领导关怀土家族医药

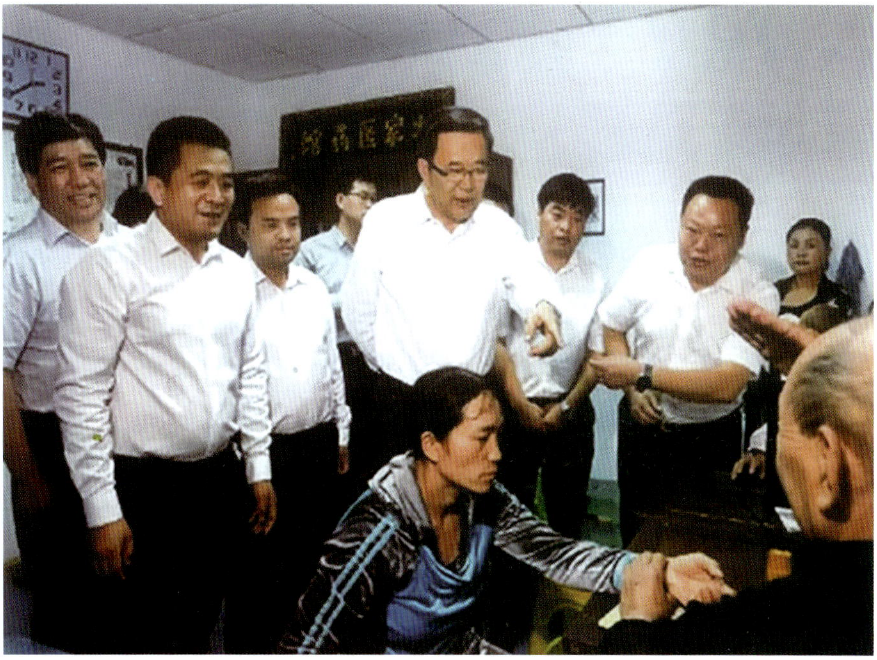

2017 年 9 月中共贵州省委书记孙志刚到德江县土家族医药馆指导工作

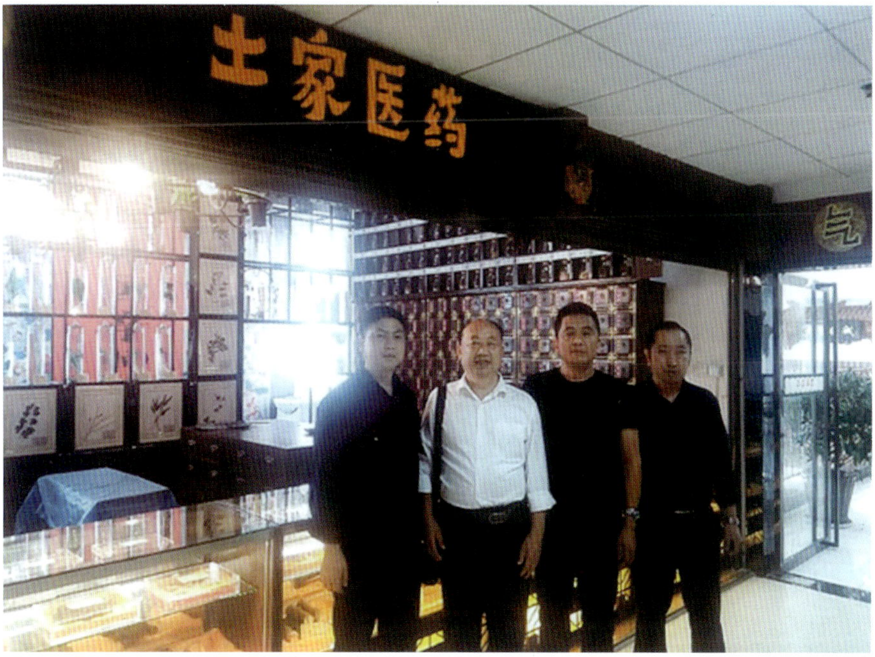

德江县民族中医院在全国率先创办土家族医药馆

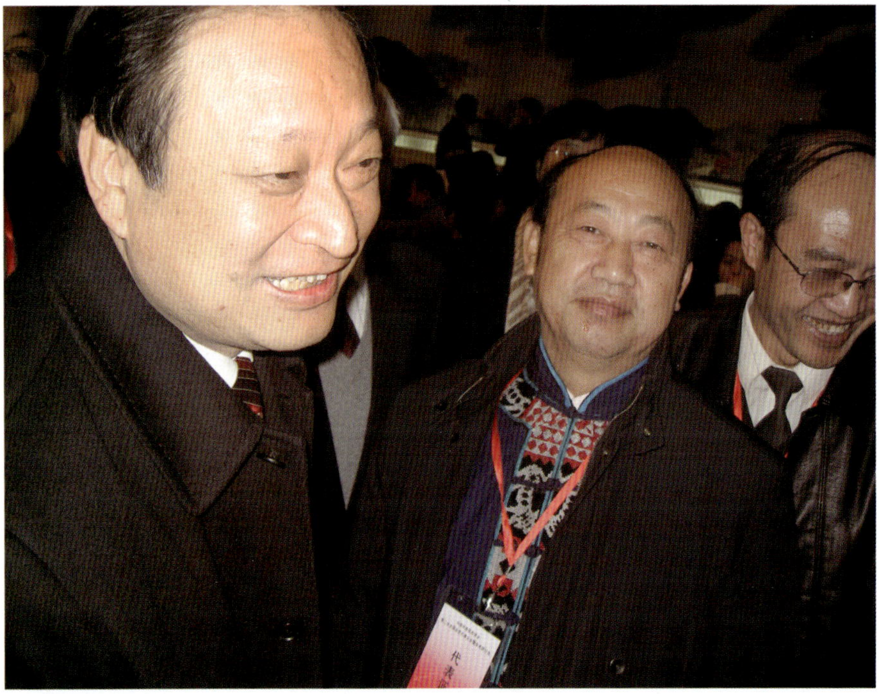

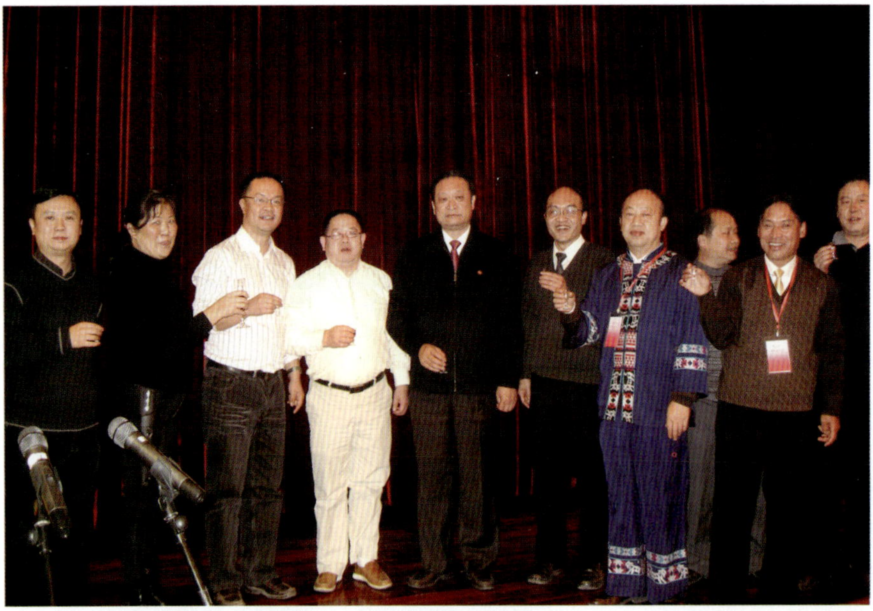

国家卫生部副部长、国家中医药管理局局长王国强关心土家族医药

《土家族医药》学术成果

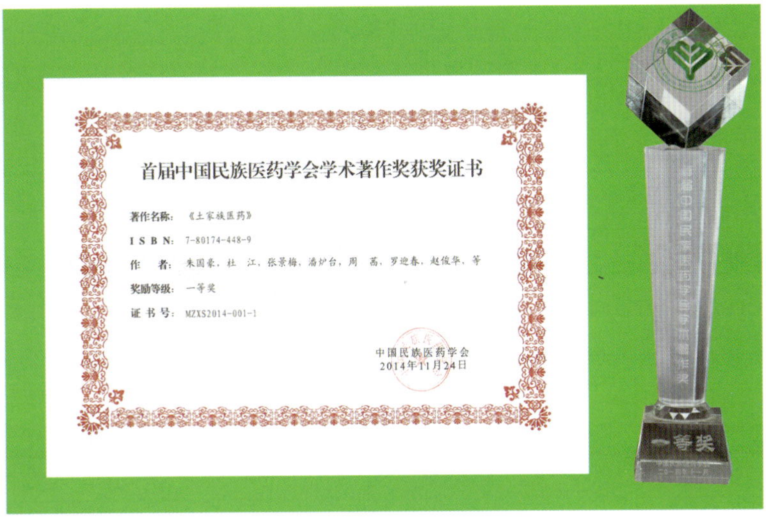

首届中国民族医药学会学术著作奖获奖证书

著作名称：《土家族医药》

I S B N：7-80174-448-9

作　　者：朱国豪，杜　江，张景梅，潘炉台，周　茜，罗迎春，赵俊华，等

奖励等级：一等奖

证 书 号：MZXS2014-001-1

中国民族医药学会
2014年11月24日

2014 年获首届中国民族医药学会学术著作一等奖

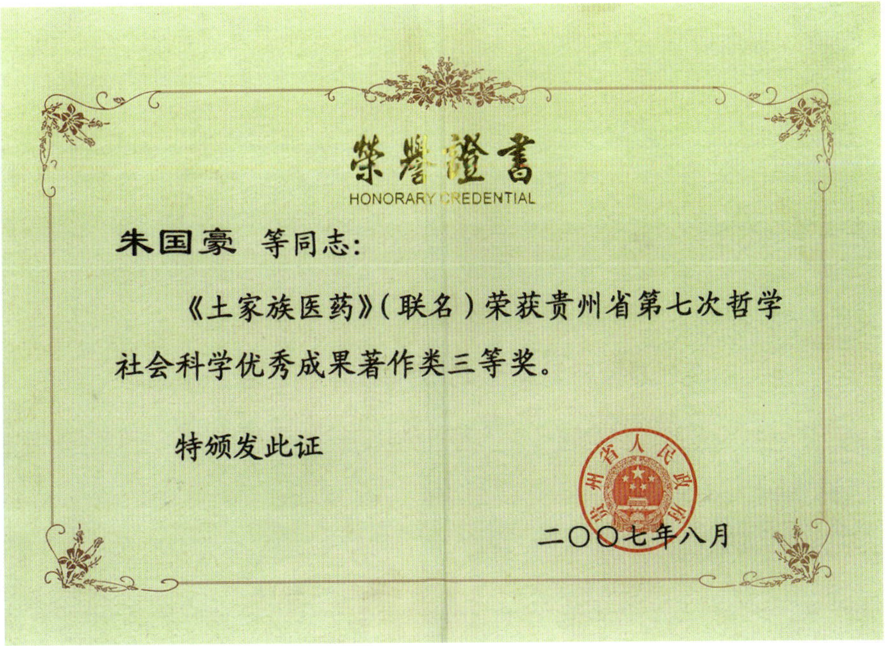

榮譽證書
HONORARY CREDENTIAL

朱国豪　等同志：

《土家族医药》（联名）荣获贵州省第七次哲学社会科学优秀成果著作类三等奖。

特颁发此证

贵州省人民政府

二〇〇七年八月

2007 年获贵州省第七次哲学社会科学优秀成果三等奖

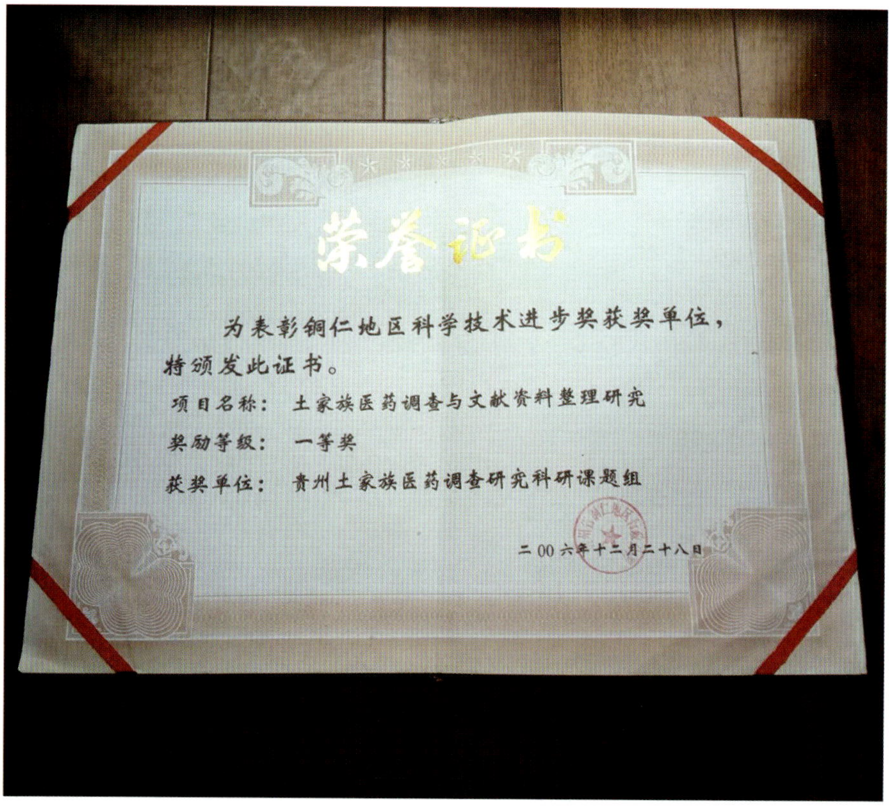
荣誉证书
为表彰铜仁地区科学技术进步奖获奖单位，特颁发此证书。
项目名称：土家族医药调查与文献资料整理研究
奖励等级：一等奖
获奖单位：贵州土家族医药调查研究科研课题组
二〇〇六年十二月二十八日

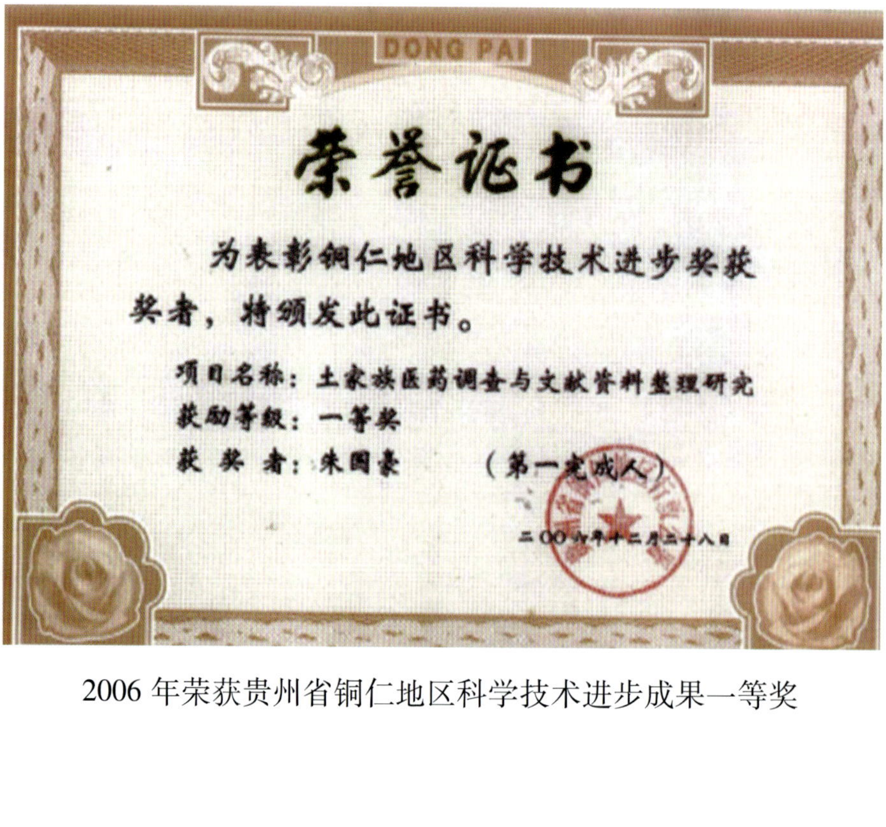
DONG PAI
荣誉证书
为表彰铜仁地区科学技术进步奖获奖者，特颁发此证书。
项目名称：土家族医药调查与文献资料整理研究
获励等级：一等奖
获 奖 者：朱国豪　（第一完成人）
二〇〇六年十二月二十八日

2006 年荣获贵州省铜仁地区科学技术进步成果一等奖

土家族珍稀“八神”药物

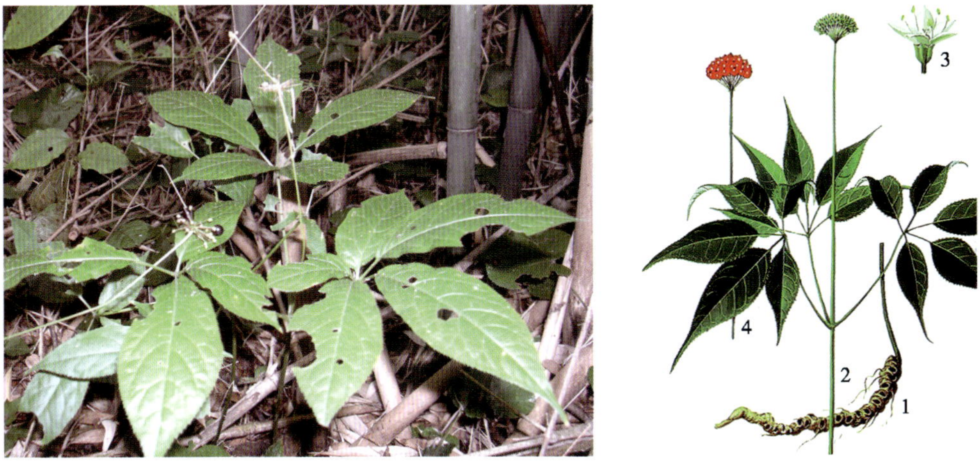

1. 神参（竹节参）*Panax japonicus* C. A Mey

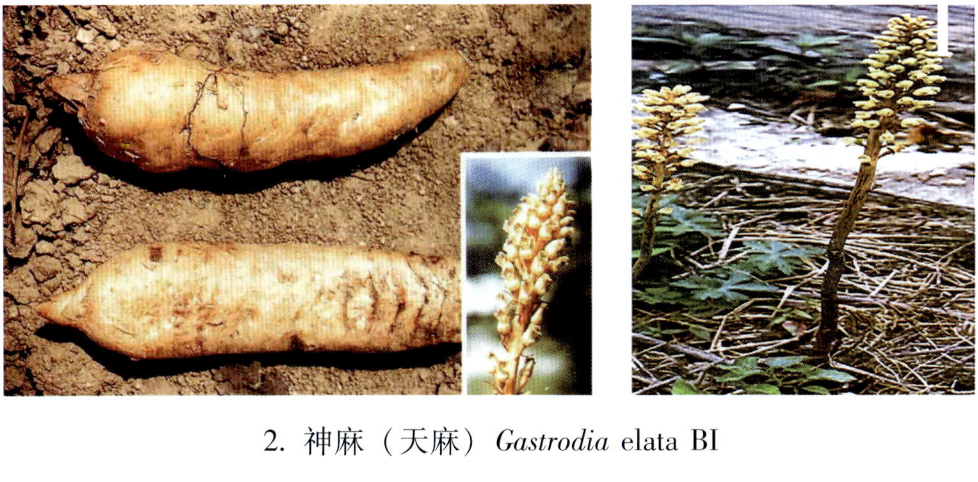

2. 神麻（天麻）*Gastrodia* elata BI

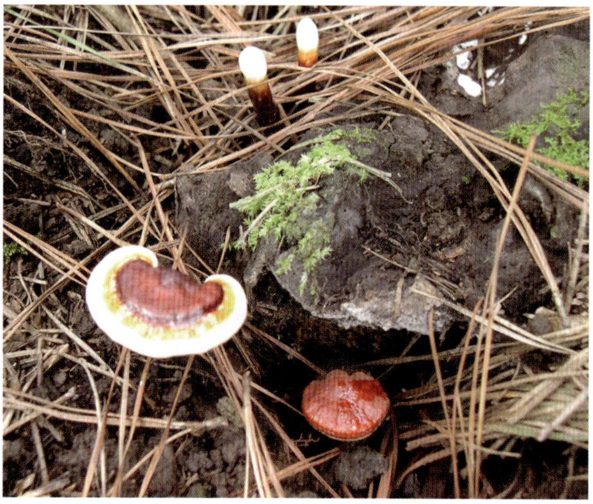
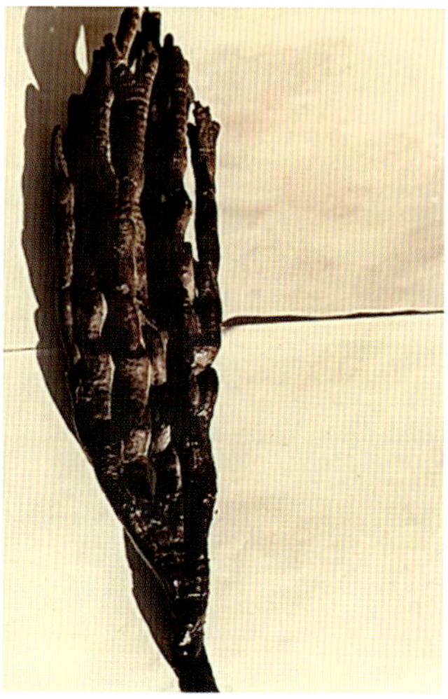

3. 神草（灵芝）*Ganoderma lucidam*（leyss ex Fr）Karst

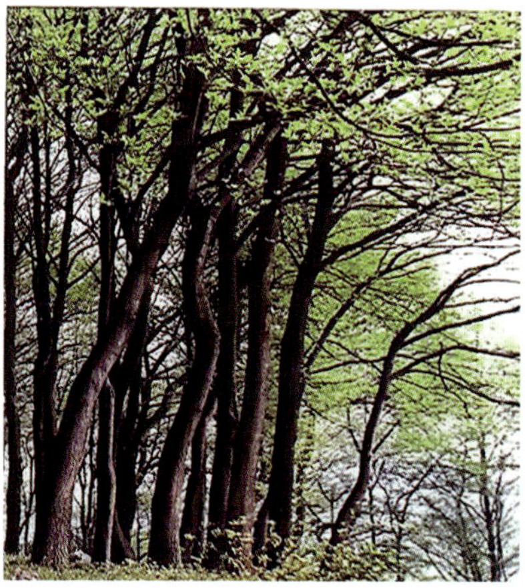
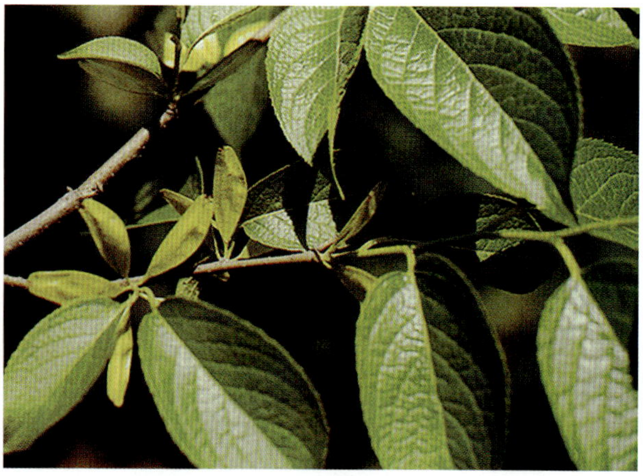

4. 神仲（杜仲）*Eucommid ulmoides* Oliv.

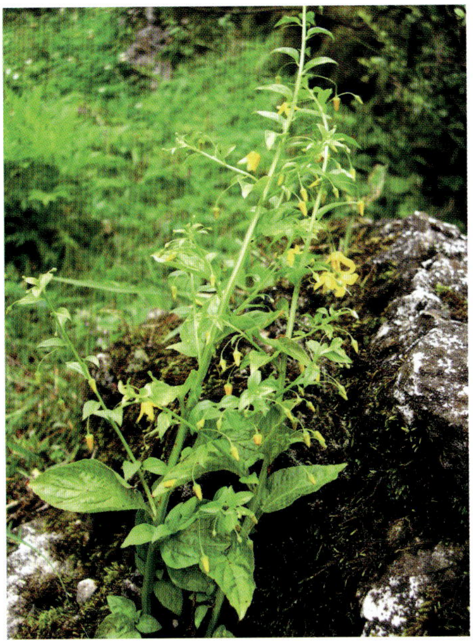

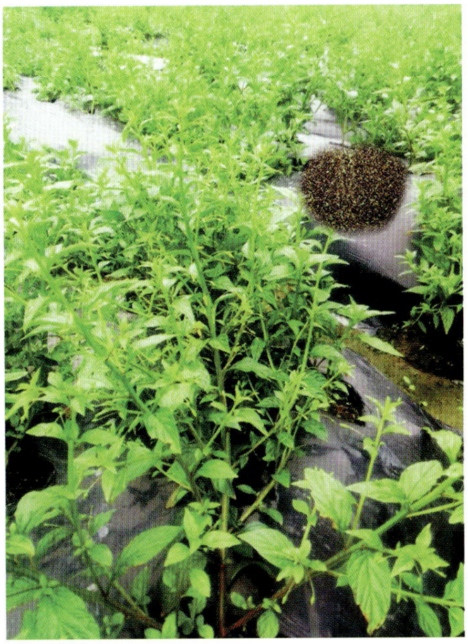

5. 神香（细梗香草）*Lysimachia capillipes* Hemls.

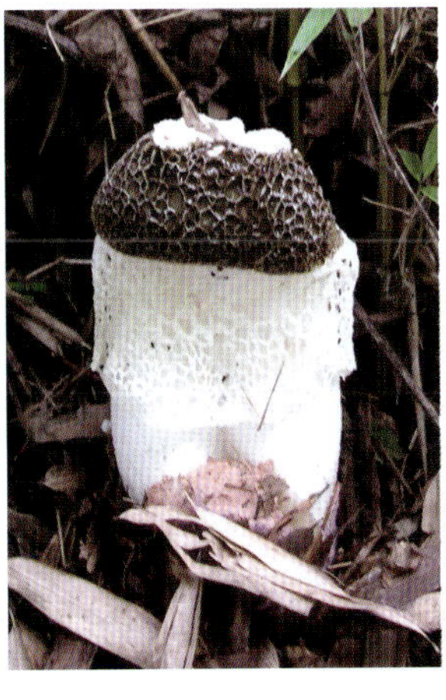

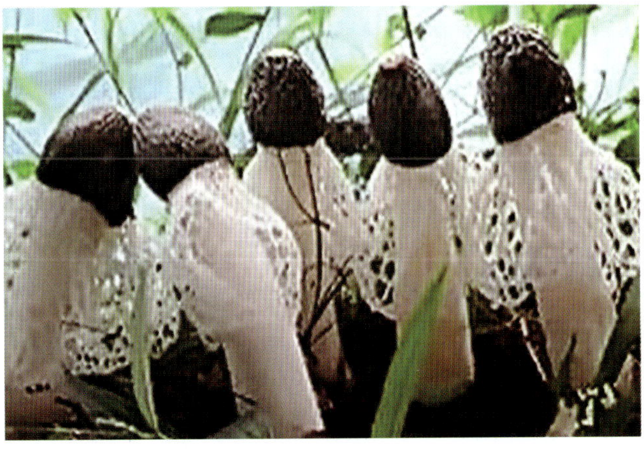

6. 神荪（竹荪）*Dictyophora induxata*（rent. ex. pers）

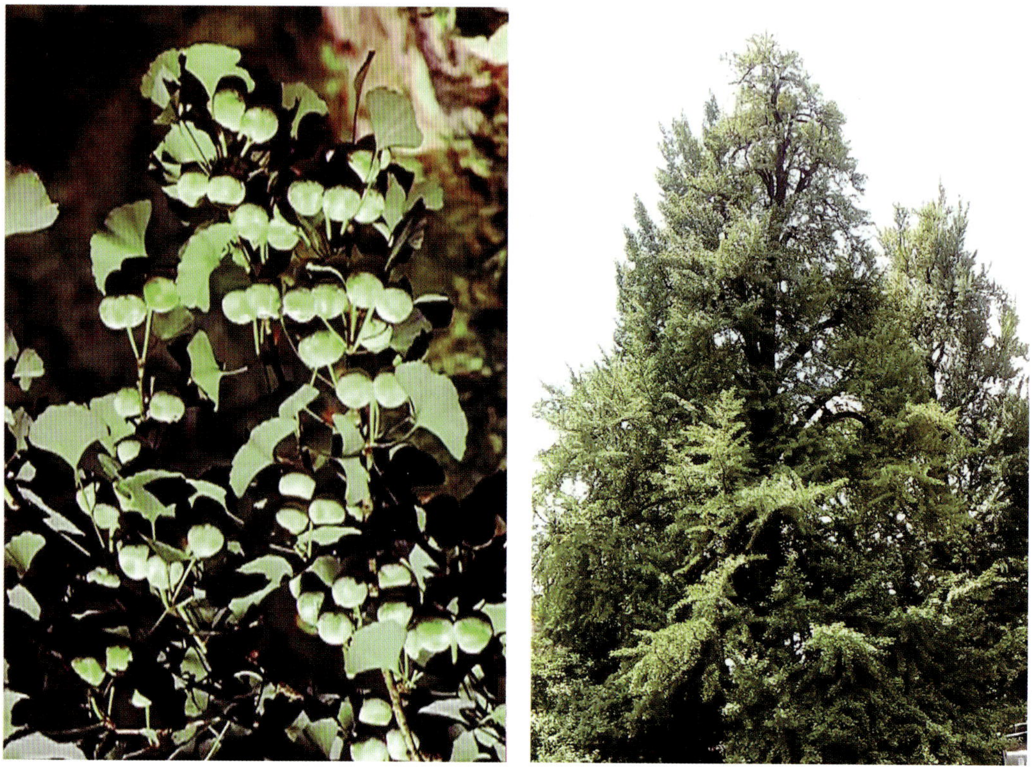

7. 神树（银杏）*Ginkgo biloda* L.

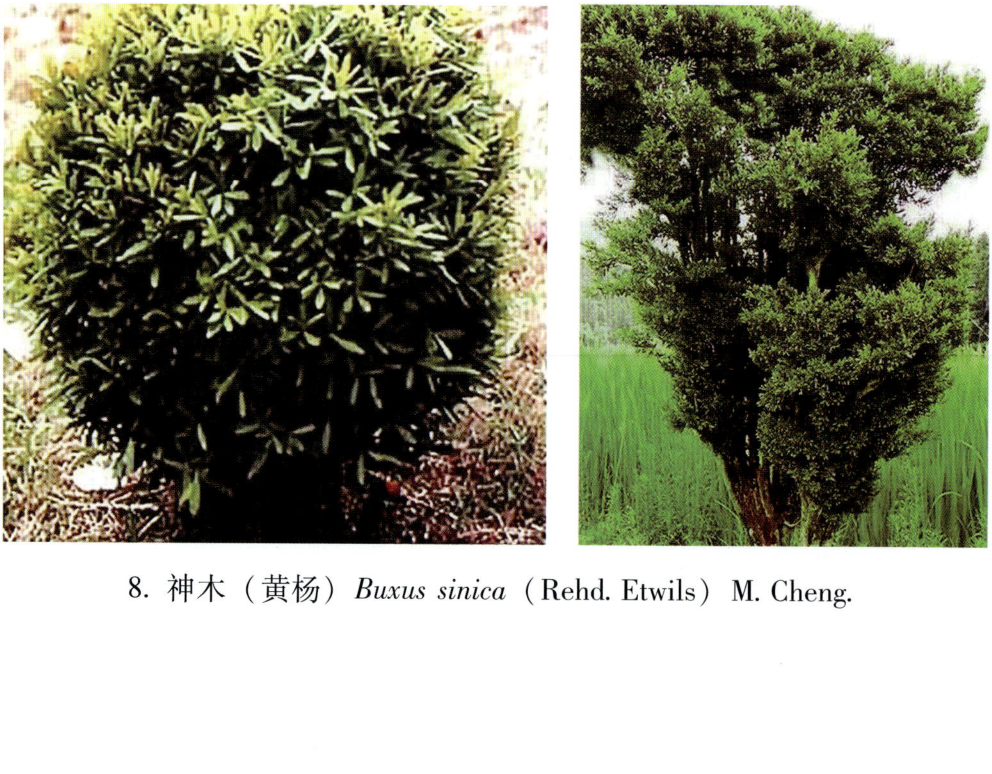

8. 神木（黄杨）*Buxus sinica*（Rehd. Etwils） M. Cheng.

国家中医药管理局
民族医药文献整理丛书

土家族医药

朱国豪　杜　江
张景梅　田永松　主编

贵阳中医学院、贵州省中医药研究院
贵州省民族宗教事务委员会文教处
贵州省卫计委中医药管理局
贵州省科学技术厅
贵州省土家学研究会
编

中医古籍出版社
Publishing House of Ancient Chinese Medical Books

图书在版编目（CIP）数据

土家族医药/朱国豪等主编．—北京：中医古籍出版社，2018.8
（国家中医药管理局民族医药文献整理丛书）
ISBN 978－7－5152－1724－6

Ⅰ.①土…　Ⅱ.①朱…　Ⅲ.①土家族－民族医学　Ⅳ.①R297.3

中国版本图书馆 CIP 数据核字（2018）第 105754 号

土家族医药

主　　编　朱国豪　杜 江　张景梅　田永松

责任编辑　刘从明
封面设计　赵石涛　天水工作室
出版发行　中医古籍出版社
社　　址　北京东直门内南小街 16 号（100700）
电　　话　010－64089446　（总编室）010－64002949（发行部）
网　　址　www.zhongyiguji.com.cn
印　　刷　北京博图彩色印刷有限公司
开　　本　787mm×1092mm　1/16
印　　张　40.5　彩插 8 页
字　　数　824.6 千字
版　　次　2018 年 8 月第 1 版　2018 年 8 月第 1 次印刷
书　　号　ISBN 978－7－5152－1724－6
定　　价　128.00 元

《土家族医药》再版编辑委员会

《土家族医药》再版序

土家族医药是深藏在黔、渝、湘、鄂四省边区交界的中国武陵山区一支最灿烂、最珍贵的民族医药文化瑰宝，是中华医药宝库的重要组成部分。土家族医学不仅在疾病的诊断和治疗上系统全面，在组方用药上有理有据，更在于理论方面独具特色。以“三元论”为核心的理论包括人体的“三元架构”“三元孔窍”“三元脏器”和人体内在的三元物质“精、气、神”，外在的三元物质“筋、骨、肉”等，贯穿了整个医学体系，成为其医学的核心和灵魂。在药物方面的“七十二参、七十二七、七十二莲、三十六风、三十六还阳、三十六蜈蚣、三十六血”无不散发出武陵山脉泥土的芳香和凝结着历史积淀的厚重。

朱国豪、杜江等同志潜心研究土家族医药多年，不计名利，不辞辛劳，长期深入田间地头，偏远山乡，走遍了黔、渝、湘、鄂四省市土家族聚居地区的“峰三千，水八百”，日以继夜，伏案挑灯，深入研究，系统整理，终得大成。他们的这种精神堪称难能可贵，也正是因为他们的不懈努力，才使得诸多珍贵的民族医药文化瑰宝得以传承下来并且进一步提高和发展。他们所著《土家族医药》一书承前启后，可谓亮点纷呈，特别是在理论方面的研究颇为深入，归纳总结系统而饱满，无不体现出土家族视角的独特和智慧的闪光。例如，“万物之精，莫不以阳统阴，故阳者，阴之主也。阳盛则壮，阴盛则老”，“上元之阳为用者，阳重阴轻；下元之阳为体者，阴重而阳轻”这类独到的见解新意满满，光彩熠熠。自2006年10月由朱国豪等编著的《土家族医药》在中医古籍出版社出版发行以来，土家族医药完整的“三元论”体系和各种独特神奇的医疗方法及原生态地道土家族药材，得到了我国，特别是黔、渝、湘、鄂四省边区交界的中国武陵山区中医药、民族医药工作者的广泛推广应用和广大人民群众的青睐。

岁月承载着历史的脚步，大地积淀出文明的精华。这次《土家族医药》专著编制委员会和德江县民族中医院共同与中医古籍出版社再版《土家族医药》专著一书，就是落实习近平总书记十九大报告作出“坚持中西医并重，传承发展中医药事业”的重要部署，也是落实中共贵州省委孙志刚书记考察德江县民族中医院时提出的“要潜心从医，开展医疗扶贫，努力传承发扬民族医药，把土家族医药保护传承好，发展利用好，为贫困群众提供更多的优质医疗服务”的重要讲话精神，我们要深入贯彻《中华人民共和国中医药法》，传承、发展、利用好深藏在中国武陵山的土家族医药瑰宝，大力普及中医药、土家族医药古今科学知识，使其得到更好的发扬光大以造福于社会，促进我省中医药、民族医药跨越发展。

杨　洪

2018 年 2 月 28 日

（注：作者为贵州省卫生计生委副主任、省中医药管理局局长）

再版前言

造化武陵山水秀，　黔渝湘鄂白虎腾。
梵净桃源铜仁美，　研发土家医药潮。

土家族医药是深藏在黔、渝、湘、鄂四省边区交界的中国武陵山区一支最灿烂、最珍贵的民族医药文化瑰宝，是中华医药宝库的重要组成部分。《土家族医药》自2006年10月在北京中医古籍出版社出版发行以来，土家族医药完整的“三元论”体系和各种独特神奇的医疗方法得到了中国，特别是黔、渝、湘、鄂四省边区交界的武陵山区中医药、民族医药工作者的广泛推广应用和广大人民群众的青睐。如铜仁市德江县民族中医院，既建立了中医药的“国医馆”，又创造性地建立了“土家族医药馆”。这使哲理精深的土家族医药“三元论”（包括土家族医学“三元论”、药学“三元性”）与各种独特的医疗方法得到了系统的保护传承和发扬光大，并在为人民群众防病治病和康复保健的实践中，展现出土家民族医药的独特魅力。

习近平主席在2016年全国卫生与健康大会上指出：“要着力推动中医药振兴发展，坚持中西医并重，推动中医药和西医药相互补充、协调发展，努力实现中医药健康养生文化的创造性转化，创造性发展。”又在2017年1月出席中国向世界卫生组织赠送针灸铜人雕像仪式上说“我们要传承好、发展好、利用好传统医药，用开放包容的心态，促进传统医药与现代医学更好融合，中国期待世界卫生组织为推动传统医学振兴发展发挥更大作用”。

德江县民族中医院“土家族医药馆”开创性的建设和实践应用工作，得到了中共贵州省委书记孙志刚2017年9月考察时的高度赞赏。孙志刚书记勉励德江广大医务工作者“要潜心从医，开展医疗扶贫，努力传承发扬民族医药，把土家族医药保护传承好，发展利用好，为贫困群众提供更多的优质医疗服务”。孙志刚书记还考察了沿河土家族自治县中界镇健康产业园种植的土家族药物白鸡七（白及）、金钗莲（铁皮、金钗石斛）等土家族药材的生产种植情况。孙书记希望政府和企业发挥各自优势，强化技术支撑，创新组织方式，扩大特色中药材种植规模，既发展了民族医药，又带动贫困群众增收致富。这对贵州中医药、民族医药的传承和发扬光大是一个极大的鼓舞。

土家族医药不仅在临床实践上传承与应用，在民族药科学研究、药园建设、保健化妆品研发等方面也不断创新。如德江县民族中医院已研制出“土王保阳强身酒”“土王风湿骨痛灵”“土家功劳烫伤膏”，铜仁袁家寺骨科医院将“土家百年骨伤奇药膏”开发成医院制剂投入临床与土家医药正骨手法结合使用，疗效卓著，受到群众好评。沿河土家族自治县将从事土家族医药研发、生产及销售的“贵州真阳纳米医科技有限公司”引入沿河经济开发区，现已建成1800多平方米的药化标准生产车间、产品研发实验室等。公司采用药物纳米新技术，在土家族医药理论基础上，创新研制出独具土家民族特色的中药与民族药结合的高端美容化妆品“真阳伊妮”，该产品于2016年面世，深受消费者欢迎。同时，沿河蛮王苦荞酒厂利用土家族医药理论，已发掘研制出了“土王保元长寿酒”。特别是“贵州天齐野生资源开发保护研究中心”从1998年开始将土家族珍稀“八神药”中的神麻（天麻）、神草（灵芝草、灵芝），神仲（杜仲）开发成“贵州三宝”品牌畅销全国，取得了较大的经济效益。我们相信，未来铜仁市土家族医药的传承应用、科学普及、产业化开发将会迈上一个新的台阶。

位于中国武陵山主峰梵净山的铜仁市总人口420多万，其中土家族人口140多万，占总人口的三分之一，居铜仁市少数民族人口的第一位。所以，在铜仁市大力发掘研究、保护传承和开发利用这块土地上几千年对当地人民繁衍生息、防病治病、康复保健作出较大贡献的土家族医药，是我们的历史使命和责任。

古今科学技术的发展，贵在实践应用和普及。这次《土家族医药》专著编辑委员会和德江县民族中医院共同与中医古籍出版社再版《土家族医药》专著一书，就是落实中共贵州省委孙志刚书记考察德江县民族中医院时，要求铜仁市传承、发展、利用好深藏在武陵山区的土家族医药瑰宝，大力普及土家族医药科学知识迈出坚实重要的一步，更是深入贯彻国家颁布的《中医药法》，促进铜仁市中医药、民族医药跨越发展的文化自信和文化自觉，有着其重要的现实意义。

《土家族医药》专著一书在中医古籍出版社再版发行，将为黔、渝、湘、鄂四省土家族居住地区，特别是将对贵州省铜仁市土家民族医药的科学普及，促进中医药、民族医药的传承保护，科学研究，开发利用和为贫困地区提供更多优质医疗服务及产业发展作出较大的贡献。

《土家族医药》再版编辑委员会

2018年7月18日于贵阳

序　一

民族医药是我国各族人民在数千年的医疗实践中积累起来的珍贵文化遗产，是中华民族的文化瑰宝。我国是一个多民族国家，丰富多彩的民族医药文化像一颗颗繁星在历史的长河中放射出耀眼的光芒，共同组成了举世闻名的中华传统医药文化。然而，具体深入到每一个民族，特别是没有形成本民族文字的少数民族医药文化的研究和文献整理工作之时，都是一项十分艰巨的工程，所幸的是，我们有一批不畏艰难的民族医药工作者在这一领域孜孜不倦地深入探索，使各民族医药文化研究的硕果不断地呈现在人们的眼前。得悉《土家族医药》一书即将出版，这是民族医药研究中的又一项重要成果和值得祝贺的盛事。

继承和发扬民族医药学，加强民族医药研究是我们党和国家发展人民医药卫生事业的重大方针政策。1992 年国务院批准的《国家中长期科学技术发展纲领》中指出："医药卫生科学技术的发展，关系到国计民生和民族兴旺发达，在社会发展中占有重要地位，要充分利用和发展我国宝贵的传统医药和丰富的药物资源，加强民族医药研究。"1997 年中共中央、国务院在《关于加强卫生改革和发展的决定》中强调指出："各民族医药是中华民族传统医药的组成部分，要努力发掘、整理、总结、提高，充分发挥其保护各民族人民健康的作用。"

土家族医药是我国传统医药的重要组成部分，由于土家族长期受历代封建统治者的压迫和歧视，致使土家民族医药亦像土家民族发展史一样经历了漫长的隐姓埋名、不能发扬光大的惨痛遭遇。是中国共产党以及马列主义、毛泽东思想和邓小平理论的民族史观，实事求是、远见卓识地解决了中国的民族问题。中华人民共和国成立后，从 1957 年 9 月 6 日国务院批准湖南省成立"湘西土家族苗族自治州"到党的十一届三中全会后，1980 年 8 月 19 日国务院又批准湖北省成立"鄂西土家族苗族自治州"，以后又相继批准宜昌市的长阳、五峰，重庆市的酉阳、秀山、彭水、石柱，贵州省铜仁地区的沿河、印江等多个以土家族为主体的县成立民族自治县。至此，横跨武陵山区和大娄山、大巴山、巫山余脉切入的黔、湘、渝、鄂四省市边区近10万平方公里土地上800多万土家族人民的整体民族成分得以认定并全部恢复。土家族悠久灿烂的民族历史、原始珍贵的民族文化和丰富多彩的民族风情才逐步为世人所了解。

土家族医药是土家族人民最宝贵的民族文化遗产之一。遗憾的是，由于土家族没有自己的文字，其民族医药大多流传于民间，缺乏规范科学的整理和记载，基本是通过家传、师传、口传心授，代代相承，且大多较为保守，不肯轻传。所以收集、挖掘、整理散落在黔、湘、渝、鄂四省市边区的土家族医药是一项十分重要而紧迫的抢救性工作。值得称赞的是，朱国豪、杜江、张景梅、潘炉台等一批民族医药研究和民族文化工作者，在贵州省民委、省卫生厅、省中医药局和贵阳中医学院、省中医药研究院、省土家学研究会、铜仁地委、行署的关怀支持下，不辞辛劳、坚持不懈深入土家民间，虚心向老一辈的土家族民间医生学习请教，通过长达十多年艰苦细致的调查研究和严谨严肃的科学整理，终于使古老的土家民族别具特色的医药理论和疗效确切的实践经验展现在世人面前。

二十一世纪是中华民族传统医药在世界“回归自然、返璞归真”的大潮中展示新风采、迎接新挑战的崭新世纪。土家医药的挖掘整理和开发利用，已初步展示广阔的前景。《土家族医药》一书的出版，为继承发扬和研究开发土家族医药提供了重要的理论依据和详实的参考资料。我相信土家族医药这支民族传统医药文化之花，一定能秀立于祖国民族传统医药之林，为我国医药卫生保健事业作出应有的贡献。

王思齐

2005年8月于贵阳

（注：作者为中共贵州省委副书记、省政协主席）

序　二

从二十世纪八十年代以来的二十余年间，是土家族医药发掘、整理、研究并取得成果的丰收时期。在全国55个少数民族中，土家族人口达802万人，居全国少数民族人口的第六位，而且分布相对集中，主要居住在武陵山和大娄山、大巴山及巫山余脉切入的湘、黔、渝、鄂交界的四省市边区。在不同的历史时期，他们被称为濮人、巴人、夷人、賨（cong）人、蛮人、土人，自称“毕兹卡”（意为本地人）。千百年来，蛮不出境，汉不入峒，直至二十世纪五十年代初，一些干部还不知道、不承认湘、黔、渝、鄂等省市有土家族这个民族，分不清苗族和土家族的区别。经中央及国家民族事务委员会多次派人到湖南湘西等地实地调查，至1956年底才由中央发文正式“批准土家为一个民族”，并成立了“湘西土家族苗族自治州”。然而，土家族民族问题的真正解决，是在十年动乱得到拨乱反正之后。历史是一种客观存在，但历史也需要发掘和记述。土家族没有文字，却有丰富的文化积累。对土家族医药文化的发掘、整理、追述、抢救，成为一项宏大而紧迫的任务。湖南（湘西）、湖北（恩施）、贵州、四川、重庆等地都相继作了大量的调查工作，在近20年内，陆续出版了《土家族医药学》（田华咏主编，潘永华、唐永佳、何炬、瞿绍双编著，1994年出版）、《土家族医学史》（田华咏主编，2005年出版）、《土家族医药学概论》（赵敬华主编，2005年出版）。前两册为湘西学者所编，后一册为鄂西学者所编，今贵州学者编著的《土家族医药》也已付梓，真令人喜出望外。历史的波折，给当代造成灾难，给后人留下碎片。土家族医药犹如长河欲断之后的开凿梳理，高楼玉碎之后的完璧再造。这些著作留下了许多原始的、考证的、口述的珍贵资料，刻求其真，不嫌其多，值得人们分外珍惜。大量民族医药著作的出版，正是我们这个时代传统医药文化重整旗鼓、返璞归真的体现。

土家族医药以自然界天、地、水，人体的上、中、下“三元”立论，以“三元受损，五毒侵袭，气滞血亏”为病机病理，同时收集、整理了疾病的七十二症、七十二风、七十二痧、三十六痨、三十六疮疡、三十六惊、三十六伤疾及“一百单八症”和药物的七十二七、七十二参、七十二莲、三十六风、三十六还阳、三十六蜈蚣、三十六血及“一百单八将”（药）。这是古代土家梯玛在发现、总结、记忆、背诵医药知识方面的创造。以“三十六”、“七十二”为成数，其丰富内涵值得我们做深入的研究。

本书在理论阐述方面沿用了不少《易经》、道家学说、宋明理学和中医基础理论的概念，反映了历代汉族知识分子进入土家族地区以后展开的文化交流。这种现象，在清代“改土归流”以后相当普遍。汉族官吏、文人主观的强势文化的渗透和少数民族上层“从善如流”的选择，难免留下支离破碎、泥沙不分的痕迹，但从总体上看乃是民族文化早期融合的一种迹象。贵州土家族医药研究工作者在收集、整理民族医药时，留了一个心眼，他们努力分清哪些是土家族人民自创的、固有的，哪些是外来的、后来加入与本民族文化有机结合的，这是一种科学的研究方法。

湘、黔、鄂、渝四省市边区是多种少数民族聚居的地区，民族文化之间的交叉、互渗、融合显得更加自由和自然。土家族医药文化与苗医、侗医往往环境相同，创意相似，异同互见，尤其对自然药物的认识，许多知识是相通的。对此，本书都作了实事求是的处理，既突出了民族性，也反映了同一性。这种比较文化的研究，将是一个更深层次的科研课题，我们将期许于未来。

诸国本

2005 年 11 月于北京

（注：作者为原国家中医药管理局副局长、现中国民族医药学会会长）

序　三

本世纪初，国家中医药管理局启动了一个“民族医药文献整理”的研究课题，旨在抢救、整理、编纂和出版我国各少数民族医药中各个方面的专著，为开展我国民族地区的医药科研、教育、临床、药品研制与开发等工作奠定基础。几年来，民族医药文献的整理工作取得了长足的进步。例如，在延边民族医药研究所的主持下，就在今年之初，整理出版了一套朝鲜族医药丛书，包括六种，即古代《东医寿世保元》校释、《汉方医学指南》校释、《乡药集成方》校释、《济众新编》校释，还有一部新编的《中国朝医学》。几个月后，藏医学的古代医经《四部医典》由四川省阿坝州藏医院和藏医研究所合作，对该典的十二种不同的古代版本进行了认真的校对，已经分两册出版（下卷不久后出版）。与此同时，还有一些其他的民族医著也相继出版了。看来，一个民族医药文献整理出版的高潮正在到来。摆在我们面前的这部《土家族医药》（朱国豪等主编）的出版，就是一个有力的证明。

犹记上世纪九十年代中期，也是在国家中医药局的领导下，我们曾经主编出版了一部《中国传统医药概览》，其中就有“土家医药”一章，通过该书的编纂，使我对土家族医药已经有了一个粗浅的认识。这次读朱国豪等主编的这部《土家族医药》，在很大程度上加深了我对土家医药的了解和认识。

土家族在我国民族大家庭里是人口比较多的一个。他们世代居住在黔、湘、鄂、川（渝）四省交界的山区。虽然土家族作为一个独立的民族，直到1957年才由我国政府认定，然而自称为“毕兹卡”的土家族的祖先却是自古以来就在祖国大地上这个地区长久居住和生活的民族，并且创造了具有自己民族特色的悠久文化。由于历史地理条件的影响，土家族祖先创造和积累的医药经验，在漫长的历史进程中，一直保持着本民族的特色，而又在一定程度上萃取了汉族医药文化的精华，留着明显的烙印。可以说，这两方面知识紧密的、有机的结合，就是土家医药的主要精髓。本书在这方面有较深入的总结，这是我对本书的印象。如书中认为：土家族医药的指导思想既有朴素的自然哲学、天命象数、周易河洛哲学等思想，又有《黄帝内经》中阴阳五行学说的融入。的确，土家医药的基本理论如“三元体架、三元脏器、三元孔窍、三元物质、药物三元性”的“三元论”就充分体现了土家族对人体结构、脏器组织、孔窍物质、药物性味功能等具有本民族特点的内容，也可以看到汉族中医脏腑学说、精气血学说等基本医学学说的明显痕迹。当然，土家族祖先对汉族中医的这些学说并没有生吞活剥、囫囵吞枣地机械搬用，而是结合了本民族的特殊情况进行消化、改造和利用。即使具体到诊断手段，这些特点也都凸显无遗。比如看诊、问诊、听诊、卦诊等，都大大超越汉族中医同类诊断的内容，就以“号脉（脉诊）”而言，尽管其诊脉的基本部位仍然是汉族中医的寸关尺三部脉，其三关脉与内脏的对应关系也与汉族中医基本相似，但其具体内容也都大大超越汉族中医的脉诊。至于临证时的具体实践方面，其病名的独特，治疗方法和手段的多样性和特殊性，处处都体现了土家族人民的创造性。

土家族属于有自己语言而没有本民族独有的文字的民族。尽管上世纪也曾发现过一种“方块汉字”的“天书”，并且也有人对此进行了研究，但毕竟它已经是一种死文字，迄今未见到有以这种文字流传的土家族著作。这也就是我国民族医药中那种有语言而无文字的一类。对于这种类型的民族医药，最主要的文献资料就是“口碑文献”，也即代代相传，广泛存活在民间，口耳相传的活文献。当然，生存在汉民族为主的民族汪洋大海中，这类民族的医药经验也零星地存活在浩如烟海的汉文文献中。这些散在的医药经验积淀，只有依赖于有志于各种民族医药文献研究的人才，尤其是本民族的这类人才经过长期深入而艰苦的潜心搜集整理、分析和研究，才有可能把它系统化、科学化。已经有一些少数民族如壮族、瑶族等医药工作者整理出本民族的医药著作，为各民族的医药工作者树立了榜样，并且正在形成一股民族医药文献整理的热潮。

眼前这部朱国豪等主编的《土家族医药》，就是这股潮流中的又一波。事实上，如果以 1993 年贵州省卫生厅中医药局和贵州省民委文教处支持的“贵州省土家族医药调查研究科研课题组”为起点，到现在前后也已经有十多年的历史，的确是经过艰苦奋斗之后，得来不易的成果。

当然，我也注意到，由于土家族分布在四省毗邻的武陵山区近 10 万平方公里的广大地区，交通比较不便，同是土家族，有着共同的历史文化背景和民族特性，但各省的土家族也还可能存在着具体的差异。因而朱国豪等主编的这部《土家族医药》与业已先此问世的正式出版物《土家族医药学》（1994年，中医古籍出版社）和《土家族医学史》（2005年，中医药出版社）中的土家族医药内容还有着一定的不同。其实，这种差异是不足为奇的。前述已出版的两部作品是湘西自治州的土家族医药研究人员的辛勤耕耘的力作；而这部朱国豪为主编纂的《土家族医药》则是贵州省土家族医药研究者对黔、湘、渝、鄂四省边区全面调查之后的集体创作，各有各的特点和长处，都是长期劳心劳力的结晶。当前，在国家中医药局的领导下，各地的民族医药专家和学者都在奋力进取，埋头苦干。我完全相信，随着这部《土家族医药》的正式出版，全国的民族医药工作者，尤其是土家族医药工作者必将团结奋进，互相取长补短，精诚合作，更上一层楼，为我国土家族医药的升华提高，为我国各族人民甚至是世界人民的医疗保健事业，做出本民族的不可磨灭的贡献。

祝土家族医药事业繁荣昌盛，前途无量！

蔡景峰

2005年8月22日

（注：作者为中国中医研究院研究员、中国民族医药学会副会长）

前　言

在我国武陵山和大娄山、大巴山、巫山余脉切入的黔、湘、渝、鄂四省边区近10万平方公里的土地上，世居着一个古老的民族——“毕兹卡”土家族。她有着悠久的历史和灿烂的文化。根据我国2004年全国人口统计，全国有土家族800多万人，居全国少数民族的第六位。

当人们踏上“峰三千，水八百，养在深闺人未识，一举成名天下知”的张家界这座原始的山水花园和登上世界人与自然生物圈（MAB）保护网成员武陵山主峰梵净山的“金顶”，在“万卷书”中翻阅着我国武陵山土家族悠久的民族历史、民族文化、民族经济、民族风情之后发现，这块宝地上最珍贵的、对当地人民健康有较大贡献的土家族医药更具独特的魅力，这是土家人民几千年来在这块土地上繁衍生息，与疾病抗争的过程中所形成的深厚的医学文化积淀，是珍贵的民族文化遗产，是我国传统医药的重要组成部分。

为了打开深藏在土家民间的土家族医药宝库，在党和国家“关于继承和发扬民族医药学意见”的通知精神指引下，1984年至1992年在全国中药资源普查中，黔、湘、渝、鄂四省市边区的广大民族医药工作者作出了有益的探索。1993年3月在贵州省卫生厅、省民委支持下成立了“贵州省土家族医药调查研究科研课题组”后，课题组自筹资金把调研范围扩大到湘、渝、鄂三省边区土家族聚居较多的地、州、县、市进行广泛深入的基础调研工作，以便全面反映土家族医药的状况。由于土家族没有文字，其医药文化大多流传于民间，通过家传、师传，口传心授，代代相承，且大都较为保守，不肯轻传，这给我们的工作带来了许多困难。欣慰的是，很多老土家医和研究土家族医药的专家、学者为我们的工作提出了不少的宝贵意见并提供了许多原始的第一手资料，使我们受益匪浅。历时10多年的土家族医药调查研究工作，让我们对土家族医药有了一个较为完整系统的了解，深感土家族医药内容丰富，特色突出，有较高的研究价值。

在贵州省民委、省卫生厅和贵阳中医学院、贵州省中医药研究院、贵州省土家族研究会领导的关怀下，2003年在贵阳中医学院民族医药研究所成立了《土家族医药》编辑委员会。两年多来，编委会全体同志努力工作，本着求真务实、严肃严谨的科学精神，认真归纳和总结朱国豪课题组长提供整理的全部调研资料和四省边区老土家医之精典论述及临床实践经验，剔除了那些艰涩难解、没有临床意义的病名、病症、药名称谓。在本书的编写过程中，我们力求做到去粗取精，去伪存真，保持特色，利于指导临床和开发利用，使之发扬光大；努力做到真实、科学、简明、适用。现三易其稿，终成《土家族医药》一书。

任何理论的发现都是建立在实践的基础上的。恩格斯指出："一个民族要站在科学的最高峰，就一刻也不能没有理论思维。"（《反杜林论·旧序》）土家族医药也不例外。在长期的医学实践中总结升华土家民族自己特色的医药理论，如《土王真药本草》中记载的七十二参、七十二七、七十二莲、三十六风、三十六还阳、三十六蜈蚣、三十六血和"一百单八将"即一百零八种行之有效的土家民族药，并有七十二症、七十二风、七十二痧、三十六痨、三十六疮疡、三十六惊、三十六伤疾和"一百单八症"即一百零八种常见病的诊断、治疗和方药的感性辩证医药理论等。后期，汪古珊《医药萃精》等土家医提出"三元论"。"三元论"认为：人的生命是天、地、水之元气化生的世间最精灵、智慧的生命。水——是产生人体生命最宝贵的物质基础；地——是人体生命活动的场所；天——是人体生命活动的空间。"三元"即"天元、地元、水元"。脑、心、肺居上为天；脾、胃居中为地；肝、肾居下为水。并提出"以阳统阴"，"阳盛则壮，阴盛则老"的生命根本形式和三元体架、三元脏器、三元孔窍、三元物质的理性哲学辩证医学理论和药学的"三元性"理论。这是土家族医药在几千年实践——理论——再实践——再理论的千回百折中锤炼出来的理论基石，奠定了土家族医药的理论基础。

本书共分六章，前五章分别对土家族医药的医药发展简史、医学基础理论、医学临床症治、常用土家族药物、学术价值和开发前景展望进行了论述和介绍。土家族医药内容丰富，特色明显，如诊断有一看、二问、三听、四摸、五号、六指、七掌、八卦。治疗方法，特别是外治法达二十四种之多，如荨麻螫刺疗法、魔球按摩疗法、太乙神针疗法、痛症超导诊疗法，都是其他民族没有的方法。临床病症选录的一百零八种病症，包括内、外、妇、儿最常见的疾病，且病名形象通俗，简明易懂易记，如白虎症（中风），吼包症（哮喘），羊毛痧症（急腹痛），坐骨风症（坐骨神经痛），肺痨（肺结核），重伤风（流感）等。

二十一世纪是人类科学实现人与自然协调、和谐发展的崭新世纪，人类“回归自然，返璞归真”运用纯天然药物促进人类健康文明的新时代已经到来。土家族医药的挖掘整理、理论研究、临床实践、开发利用已经展示出美好的前景。我们一定要在党和国家“发展现代医药和我国传统医药”方针的指导下，充分利用现代医药科学和各民族传统医药科学研究的先进方法、成果、信息，加快土家族医药研究开发的步伐，让土家族医药为人类健康、丰富我国传统医药宝库作出更大的贡献。

土家族医药蕴藏在民间几千年，一定还有很多宝贵的东西等待我们去发现，去探索，去挖掘。《土家族医药》一书的出版，只是我们迈出的第一步。但由于我们水平有限，疏漏与不足在所难免。恳望慧眼卓识的领导、专家、学者、读者不吝赐教，批评指正。

《土家族医药》编辑委员会

2016 年 8 月

凡　例

一、《土家族医药》列土家族医药发展简史、土家族医学基础、土家族医学临床症治、土家族药物、土家族医药的学术研究价值与开发前景展望土家族医药学术论文共六个章节。

二、第一章，土家族医药发展简史。列概述、土家族源流简史、土家族医药起源、改土归流前和改土归流后的土家族医药、辛亥革命和民国时期的土家族医药及新中国成立后的土家族医药。

三、第二章，土家族医学基础。列土家族医学的指导思想、人体的三元结构与功能、土家族医学“三元论”概述、病因病机、诊断方法、卫生保健与疾病预防。

四、第三章，土家族医学临床症治。列三种内治法与二十四种外治法、“神解”精神疗法与土家医常见的一百零八症。每种病症列【临床表现】、【证候分析】、【治疗法则】、【救治方药】及土家医药三十六、七十二、一百零八数理源流考。

五、第四章，土家族药物。列土家族药物资源概述、土家族药物的特点与土家族药物品种和土家族常用植物药、常用动物药、常用矿物药。

土家族药物。介绍土家族常用药物360种。首列土家族常用植物药，其中列土家族珍稀神奇类药物，参、七类药物，莲、风类药物，血、蜈蚣、还阳类药物；次列常用动物药；再列常用矿物药。

六、土家族每种药物。用土家医常用药名为正名，再列【别名】、【来源】、【植物形态】、【药性及功能】、【土家族用药经验】、【单验方】、【化学成分】、【药理作用】，再附原植物名及原植物图。

七、全书字体一般应用简体，少数为区别混淆仍用繁体。

八、计量单位。采用国际通用计量单位与符号。

九、第五章，土家族医药的学术研究价值与开发前景展望。列重要学术价值与意义，开发的必要性与重要性，开发研究的内容及目标，医药学理论深层次研究，珍稀药物保护与新药开发研究。其中列108种土家药珍稀品种的保护与变野生为家种的科技产业化开发研究，五种土家特色医疗方法的科技产业化开发研究，十九种单验方新药和七种保健药品的科技产业化开发研究。

十、第六章，土家族医药学术论文。

十一、全书后列主要参考文献及资料目录和后记。

十二、索引列植物、动物、矿物药物中文名索引、拉丁名索引。

目　　录

第一章　土家族医药发展简史

第一节　概　　述

土家族是我国五十六个民族之一，是中华民族的重要组成部分。土家族以其民族历史悠久，民风原始古朴，文化内涵丰富，人民勤劳智慧，思想包容协调，性格劲勇淳朴，群体团结坚强而称著于世。

自以“比际卡”、“毕兹卡”为族称的土家族，是我国一个古老而又年轻的少数民族。说它古老，是说它民族历史悠久，源远流长。据我国考古资料，古文化遗址“长阳人”的考证到铜仁滑出石、恩施“施南府”和黔江区“玉皇阁”巴人遗物“虎纽錞于”、“铜古碎片”、“青铜钲”的发现；从张家界、桑植米家台、秀山野坪村三处旧石器遗址陶器中发现“神斧纹陶锦”酷似家蚕，到思南合鹏溪、瓦窖嘴和永顺不二门、黔江老屋基洞发现“雷屑子”即新石器时代的“石刀、石斧”都证明，早在远古石器时代，土著先民就在这块群山耸围、环境幽箐、原始古朴的神奇土地上世代相守、繁衍生息。说它年轻，是说它的整体民族成分，由于长期受反动统治阶级的残酷压迫和歧视，几千年来，特别是元末、明清封建反动统治阶级，他们为了维护自己的反动专制统治，对土家族采取“强行汉化，改土归流”的高压政策，致使土家民族几乎处于隐族埋名的惨痛状态。有史以来，土家人民一次次地顽强反抗，他们渴望平等和新生。是中国共产党以马列主义、毛泽东思想的辩证唯物民族史观，实事求是、远见卓识地解决了中国的民族问题。1949 年，中华人民共和国成立以后，国家把民族区域自治作为一项政治制度载入《中华人民共和国宪法》。1952 年中央人民政府颁发了《中华人民共和国民族区域自治实施纲要》，土家人民才逐步恢复自己的民族成分。1957 年 9 月 6 日国务院批准湖南省成立“湘西土家族苗族自治州”承认土家族为单一的少数民族，土家族才正式成为我国五十六个兄弟民族大家庭中平等的一员。从此，土家人民才真正从历史反动统治阶级愚昧落后的歧视专制桎梏中解放出来。然而，长期居住在中国武陵山和大娄山、大巴山、巫山余脉切入的贵州铜仁地区、遵义地区、黔南州、四川（渝）黔江、涪陵地区，湖北恩施、宜昌地区聚居的土家族则是在党的十一届三中全会后，党和国家的民族光辉政策进一步落实，1980 年 8 月 19 日国家批准湖北省成立“鄂西（恩施）土家族苗族自治州”；

后湖北的长阳、五峰，重庆市的酉阳、秀山、彭水、黔江、石柱，贵州的沿河相继成立土家族自治县；到 1986 年 12 月 13 日国务院批准成立贵州印江土家族苗族自治县后，黔、湘、川（渝）、鄂四省边区土家族整体民族成分才全部恢复得以认定。所以说，土家族又是一个年轻的少数民族。

中国土家族地处荆楚文化西偏，巴蜀文化东陲，为西南蛮夷之楔尖。它长期定居在我国的武陵山和大娄山、大巴山、巫山余脉切入的黔、湘、川（渝）、鄂四省交汇的广大地区，它包括湖南省湘西土家族苗族自治州的吉首、永顺、龙山、保靖、花垣、古丈、泸溪、凤凰；张家界市的永定区、武陵源区和桑植、慈利；常德的石门、桃源；怀化的沅陵、溆浦；贵州省铜仁地区的沿河、印江、思南、德江、石阡、江口、铜仁、松桃、万山及邻近遵义地区的务川、道真、凤岗、湄潭和黔东南自治州的岑巩、三穗、镇远；重庆市的酉阳、秀山、黔江、彭水、石柱及巫山、巫溪、万县、奉节、云阳、涪陵；湖北省鄂西（恩施）土家族苗族自治州的恩施、宣恩、建始、利川、巴东、鹤丰、咸丰、来凤和宜昌市的长阳、五峰、梯归、兴山等广大地区，面积约 10 万平方公里。根据全国 2004 年人口统计，土家族人口达 800 多万，居我国少数民族人口的第六位。土家族聚居地区是一块原始、秀美、神奇的土地，这里地处东经 107°21′~110°45′，北纬 27°7′~29°13′，属亚热带季风湿润性气候，又得乌江、沅江、清江三大水系，溪河密布，交相辉映。所以，光、热、水资源十分丰富。这里地形、地貌多样复杂，高山、丘陵、平坝、河谷纵横交错，海拔落差悬殊。最高，武陵山主峰梵净山的凤凰山顶 2570. 5 米；最低，湖南沅陵的界首约 23. 5 米。所以，该地区气候、土壤、生物种类的垂直立体差异明显，致使该地区生长着品种繁多的民族中草药资源，真可谓“天然民族中草药王国”。如武陵山主峰贵州铜仁的梵净山及沿河、德江、务川交界的麻阳河自然保护区，都是当代地球上同纬度地带保存最完好的“生物基因库”，它兼存了生物南北区系的众多生物种类；还有国家级森林公园湖南的张家界，重庆市酉阳的轿子顶、广阳界，湖北恩施的星斗山，和邻近的大神农架都是我国目前保存较好的原始动植物生态园。古人曰“一方水土养一方人”。所以，这块土地上的自然风光、自然资源、自然人文景观、自然风土人情、自然民族文化独具魅力。特别是原始超然的土家民族医药，更是这块神奇土地上的一颗璀灿明珠。它伴随着世世代代居住在这里的土家人民繁衍生息，健康繁荣。

土家族医药的发展和土家民族的发展史一样经历了与自然界及封建统治者斗争的血与火的艰难里程。从土著原始部落到秦汉时期，土家族医药完全靠“口传心授，代代相承”，这是土家族医药形成的探索时期。唐宋时期至明末清初，中央封建王朝逐渐对土家族等少数民族地区实行“以蛮治蛮，以土治土，以夷治夷”的羁縻政策和土司制度。受汉文化的影响，汉医理论迅速传入土家山寨。土家民族医药开始用汉文字整理完善。在黔、湘、川（渝）、鄂土家族地区流传着一本《土王真药本草》，书中载药360种，即是土家民间常用的“七十二参、七十二七、七十二莲、三十六风、三十六还阳、三十六蜈蚣、三十六血和一百单八将”，还论述了土家民间常见疾病“七十二症、七十二风、七十二痧、三十六痨、三十六疮疡、三十六惊、三十六伤疾和一百单八症”的诊断与治疗。但全书现已失传，只是零星在民间广泛流传使用。这个时期土家族医药进入了较为成熟的感性辨证理论指导的阶段。自清康熙年间，清王朝对武陵山土家族、苗族等少数民族地区实行“改土归流，土流并治”的强化政策。土家族医药受到了祖国中医药理论的进一步熏陶。这时，土家族地区出现一批有识之士，用中医药学理论整理土家族医药。如恩施土家名医汪古珊编著的《医学萃精》（木刻本）。它以朴素唯物主义思想，运用我国古代文化巨著《周易》的“太极、河洛”理论，以子、丑、寅、卯、辰、巳、午、未、申、酉、戌、亥装订成十二册。提出“特人以气化，不以精化”的“三元论”。认为人体患病主要机理是上、中、下元气不足所致。“上、中、下”三元即“天（元）、地（元）、水（元）。”脑、心、肺居上为天，脾、胃居中为地，肝、肾居下为水。并提出“以阳统阴”、“阳盛则壮、阴盛则老”的生命根本形式。同时还进一步指出，三元之阳的关系是“下阳是上、中二元阳的根，无下阳即无上、中二阳。下阳本是先天所生，中阳乃是后天所赖，中阳不运，上下即不相交，故中者，天下之大本也，后天概以中土立极”。土家族医药三元论认为：“气、血、精”是人体内在的三元物质，“筋、肉、骨”是人体外在的三元物质。人体生理之气为内气，人体外环境中的气为外气。治则更提出“内外合一”的原则。认为：外感病是内伤病的先兆，内伤病是外感病的积累，故“外感宜赶风赶毒、保元纳元；内伤宜赶气活血、补元培元”。祛邪必须扶正，治外必须安内，不能顾此失彼。这些都是中医药学理论与土家族医药学结合的经典论述。还有在土家民间流传的《七十二症》《二十四惊风》《三十六疾》《梧桐接骨》《老祖传秘方》《急救药方》《血道专书》《外科秘方》《气功擒拿》等手抄本更是一绝。咸丰名医秦子文所著《玲珑医鉴》《中草药考证》《验方集锦》的遗稿，医药相兼，系统全面。土家族医药治疗疾病的方法分为外治法、内治法、内外兼治法、“神解”精神疗法。一病一方，精练不繁，就地取材，自采自用。特别是多种多样的外治法，方法简单易行，疗效快捷神通。如鲜药外敷疗法和薰蒸、推抹、滚蛋、爆灯火、提风、拔罐、麝针、刮痧、气功、魔球按摩、荨麻螫刺等疗法，往往能收到意想不到的效果。土家族药物学更是丰富多彩，药物命名独具民族性，它根据药物的形、色、气、味和功能主治进行综合命名，故形象生动，又便于识别和记忆。如“七十二参”多属补元培元的补益药；“七十二七”多属赶风赶湿、活血去瘀止痛药；“七十二莲”多属赶气赶水、活血、止血、收纳、收敛和妇科用药。又如神麻（天麻）、神草（灵芝草）、神苏（竹苏）地面生长周期短，很快就消失，土家人不知其理，故曰“神”。还有神木（黄杨木），李时珍《本草纲目》中说：“润年润月要长缩”。如古时用神木做的“土王魔球按摩器”能治一切疾病。土家医认为，神能起死回生，神能治病驱邪，神能益寿延年。故土家族药物有“神参”、“神麻”、“神草”、“神香”、“神苏”、“神仲”、“神树”、“神木”之称。这些都是土家族医疗保健、延年益寿的“珍宝”。土家族医药的分类亦是直指疗效和病症，使之一目了然。如赶风药（赶风寒、风热）、赶气药、赶毒（主要指瘟毒）药、赶火药、赶食药、赶水药、赶湿药、活血药（活血消瘀、活血止痛）、温补药（温补上元药、温补中元药、温补下元药）、滋补药（补气药、补血药、补阳药、补阴药）、打虫杀虫药、外用药、蛇伤药等，十分清晰，指导临床。

土家族用药品种繁多，最常用的药达800多种。根据1985年5月~1992年12月全国中药资源普查资料表明，中国武陵山和大娄山、大巴山、巫山交汇的黔、湘、川（渝）、鄂四省市土家族聚居地区地产土家族药和中草药资源达3484种，其中蕨类44科，83属，234种；裸子植物9科，27属，43种；被子植物189科，996属，3024种；动物药103科，158种；矿物药25种。这充分说明，中国武陵山土家族聚居地区的确是一座原始自然、神奇富有的医药宝库。

土家族医药源于实践，古朴自然，医药相随，自成体系，民族特色十分浓烈，它是中国传统医药学的重要组成部分。千百年来，它为土家人民和居住在这里的其他民族人民的防病治病、健康繁荣作出了不朽的贡献。在人类日益呼吁“返璞归真，回归自然”，提倡研究开发、利用使用天然药物，维护人类健康文明迈向新世纪的今天，土家族医药一定能发扬光大，铸造辉煌。

第二节　土家族源流简史

在中华民族历史发展的长河中，土家族历史悠久，源远流长。根据考古资料证明，从远古原始部落时代开始，古称“百濮”、“蛮蜒”、“盐神”、“容米”等部落的土著先民就已长期在现在的黔、湘、川（渝）、鄂四省边区这块原始古老的崇山峻岭、溪洞河谷之中世代相守，繁衍生息。文字出现殷墟甲骨有五块提到巴方即巴氏居地。廪君之后，巴人先祖是黔、湘、川（渝）、鄂土家族的一支较早的先民，他们迁踄所经过了漫长的原始氏族公社的历史。所以《后汉书》则据“世本”以录原文：“巴郡南郡蛮本有五性，巴氏、樊氏、谭氏、相氏、郑氏皆出武落钟离山，其山有赤黑二穴，巴氏之子生于赤穴，四氏之子皆生于黑穴，未有君长，俱事鬼神掷剑于石穴，约能中者，奉以为君，巴氏之子务相独中之，众皆叹，又令各乘土船，约能浮，当以为君，余姓悉沉，惟务相独浮，因共立之，是为廪君，乃乘土船，从夷水至盐阳，廪君死，魂魄世为白虎，以巴以虎饮人血，遂以人祠焉。”周武王伐纣，巴人负伐参战，以其不寻常的勇锐建功，故武王后封巴为“子国”，称“巴子国”。占有川东南、黔东北、湘西、鄂西一带。所以《华阳国志·巴志》载，当时巴国疆域“东至鱼复，西至僰道，北接汉中，南接黔涪”。黔东北的沿河、德江、思南、印江、务川都属黔涪之地。春秋战国时期，巴人相当活跃。唐《通典》一八七卷中注：“巴人呼赋为賨，谓之賨人焉，代号为板楯蛮”。“賨”巴语也。把“賨人”和“板楯蛮”划等号，可见賨人即板楯蛮夷，亦是同源异支较早的土著先民。后秦楚巴蜀反复斗争，巴国逐渐削弱，巴半壁河山入楚。据唐人梁载言《十道志》记载：“楚子灭巴，巴子兄弟五人流入黔中，汉有天下，名曰：酉（水）、辰（河）、巫（水）、武（溪）、沅（水）各为一溪之长，号称‘五溪蛮’”。所以嘉靖《思南府志》载：“思南至巴至濮，千里而近”。到秦始皇二十四年（公元前223年），秦灭楚国，收巴之余地及楚之南郡、巫郡、黔中郡。故土家郡民则为秦之编氓。那时的巫郡和黔中郡相当于现在的沅、澧、清江及黔东北、川东南乌江流域中下流的诸域土境。到两汉时期，汉高祖五年（公元前202年）改黔中郡为武陵郡。唐《通典》一百八十卷“武陵郡系今武陵（常德、桃源）、澧阳（石门、张家界）、黔州（酉、秀、黔、彭）、宁夷（沿河、德江、思南、印江）、泸溪（沅陵与溆浦之间）、泸阳（麻阳、铜仁、江口、凤凰）、灵溪（永顺、吉首、古丈一带）、潭阳郡（芷江、怀化、玉屏一带）皆是也”。当时的武陵郡包括现川（渝）、黔、湘、鄂武陵山地区全部土家族聚居地区。美中不足的是缺少了唐《元和郡县志》卷三十所说的“施州”，也就是湖北恩施迤南之地，如加进去，就复现了汉时武陵郡的全貌。又有《溪州铜柱记》记载土家人是古代迁入湖南乌蛮的一部分。说贵州境内有“比跻”。据民国《大定县志》卷五说：“比济”系白罗罗之名，因号地为“比跻”，久之化毕节。元人的《招捕总录八番顺元诸蛮》条也说“今贵阳惠水之间有必际族”。所以，贵州夜郎人，乌蛮和历代王朝派进黔东北和湘西的世袭土蛮酋长，也是居黔、湘、川（渝）、鄂武陵山地区土家族的另一先驱。所以，历史以来定居在所谓黔中郡、武陵郡、庸州、务州、思州的土家族是以我国人类早期自然原始部落“百濮”、“蛮蜒”、“盐神”、“容米”等部落的土著先民为主体，不断会合巴人、楚人、乌蛮、汉人，并结合、融合其他民族而壮大起来的。虽经历代王朝的更迭和战乱的干扰，但他们一直定居在这片神奇原始的深山幽谷中，狩猎捕鱼，刀耕火种，开劈疆土，繁衍生息。从我国最早商周时期出土文化遗物中主要留有濮人和中原汉人遗迹，到春秋战国时期主要有巴人、楚人遗迹等，都证明中国土家族是以土著先民“百濮”、“蛮蜒”、“盐神”、“容米”等部落为主体，不断汇入巴人、夜郎人、楚人、汉人。他们冲破了以血缘关系维系的本地氏族组织，逐步实现血统上以土著文化为主体的整体融合，形成了共同的居住环境、共同的文化心态、共同的经济生活、共同的语言（汉藏语系藏缅语族）的中国土家族。

封建统治者历来对聚居在黔、湘、川（渝）、鄂边境武陵山区，分布于“清江”、“乌江”、“沅水”、“酉水”、“澧水”等流域的土家族采取羁縻控制，歧视压迫的政策。称土家族先民为“廪君种”、“板楯蛮”、“南平蛮”；或以地域命族为“武陵蛮”、“五溪蛮”、“酉溪蛮”、“巴建蛮”、“施州蛮”、“巴东蛮”、“娄中蛮”、“彭水蛮”；或以姓氏命族为“冉家蛮”、“飞山蛮”（杨氏）和“土蛮”、“巴蛮”、“洞蛮”、“土蛮子”、“土巴老”等。然“土人”、“土民”、“土丁”，这在两宋以后为多见。《宋史·越遹传》载：“政和元年，越讨晏州夷西卜漏，其部将种友直田佑恭曰：‘友直所部多思黔土丁，习山岭，而山多生猱，遣土丁捕之’，暮夜，复遣土丁负绳梯登崖巅。”《续资治通鉴》称，“田佑恭为思黔夷，所部土丁为药箭射手，悉其种族，轻捷习山险。知夷中事”。然正式出现土家则是元朝初期土司制度的确定，土家才成为有别于其他民族的专称。根据明弘治《贵州图经新志·思南府》云：“沿河、务川、曰土人，有土语，彼此不开谙，唯在官应役者为汉语耳。”鄂西《施南府志》卷十说：“土著亦能贸易，多贩米粮，行而不远。”嘉靖《贵州通志》曰：“省溪司土人，离治远，居幽谷深箐之间。”《寰宇通志·思南府》云：“土人为夷僚，渐被德化，效中华之俗，务本力穑。”《思南府志》卷一云：“居部东南者，若印江，若郎溪，号曰南客，多艰不可晓。郡西北，水德蛮夷，若务川、若沿河，号曰土人，有土蛮，稍平易近俗。”《宣宗宣德实录》载：“思州、思南土军皆本地夷人，聚则为兵，散者为民。”综上所述，沿史考证，中国土家族族源源远流长，它们大体经过了百濮、蛮蜒、盐神、容米等部落——巴——夷、賨——蛮——土——土家族六个阶段的漫长演变。

第一阶段称“百濮”、“蛮蜒”、“盐神”、“容米”等部落，这是原始土著先民早期的源，从湘西龙山县里耶，泸溪县浦市及大庸古人堤等楚墓和楚文物发现的具有巴人特征的文物柳叶形上有虎文的铜剑，两耳系或三耳系铜矛，实心柄的铜铎、虎钮錞于，巴式钟和黔江区“玉皇阁”巴人遗物“虎钮錞于”，“青铜钲”等都证明，在巴子兄弟五人流入黔中之前的战国末期，楚对于今黔、湘、川（渝）、鄂四省边区土家族聚居区已是“舟师以伐濮”，“开濮地而有之”。如保靖龙溪出土的既不同于巴文化特点，也不同于楚文化特色的青铜剑则是最好的证明。民族起源和民族语言是不可分割的。土家族语言属汉藏语系，藏缅语族，接近于彝语支，土家族自称“毕兹卡”。汉语意为本地人，土生土长的。称苗族为“白卡”，邻居的人。对汉人称“帕卡”，意为外来的人。还有土家族地区发现的崖墓葬、悬棺葬如在恩施境内发现悬棺葬达40多处和黔、湘、川（渝）、鄂土家族居住的干栏式的吊脚楼及“攻取朱砂”、“绩织细布”、“跳摆手舞”都记录着土家先民源于濮人的特征。“百濮”是我国西南古代民族分布地区很大的部落。杜预《春秋释例》说“濮夷无君长总统，各以邑落自聚”，故后《华阳国志》说“巴地之属有濮，濮为巴之属”。

第二阶段称巴，其国为巴国，民为巴人。《华阳国志》云：“禹会诸侯于会稽，执玉锦者万国，巴蜀与焉。”又“周武王伐纣，实得巴蜀之师，巴国因伐纣有功，封为子国”。战国时巴与楚等有往来，也有战争，后为楚败，为秦所灭，置黔中郡。巴亡后，巴子兄弟五人流入黔中。足见先秦时期是巴人与当地土著先民“百濮”、“蛮蜒”、“盐神”、“容米”等部落征战融合，疆域属“巴子国”，民称“巴人”。

第三阶段称“夷”或“賨”。秦汉至南北朝间，对巴人称“廪君种”或“賨夷”。杨雄的《蜀都赋》说：“东有巴賨，绵亘百濮。”李善注引劭《风俗通》云：“巴有賨人剽勇。”高祖为汉王时，阆中范目说：“高祖取蜀人定三秦。”当时支持过汉李氏王朝的就有涪陵人范长生。而范长生的老家在涪陵丹兴，即今日的黔江。《华阳国志》说秦昭襄王时有白虎为患，朐忍夷射杀了白虎，秦王认为他们除患有功，“复夷人顷田不租，十妻不算”。后事“汉兴，夷从高祖定乱有功，高祖因复之，专以射白虎工为事，户岁出賨钱口四十。故号白虎复夷。一曰板楯蛮夷，今所谓弘头虎子者也”。足见夷或賨则为巴国灭亡后，土著先民称谓的变化。

第四阶段称“蛮”。汉至五代之间，“蛮”是土著先民和其他少数民族的代名词。西汉时期，黔中郡改为武陵郡，“武陵蛮”的称谓就逐渐出现。《随书地理志》云：“荆子诸郡，多杂蛮，或其与夏人杂居者，则与诸华不别，其僻处山谷者，则语言不通，嗜好居处全异，颇与巴渝同俗。”唐代诗人元稹在《台中鞠狱》中写道“三月使巴蛮，但逢巴人语”。这里的巴蛮正是巴人的一支。宋代《兴地纪胜》卷一七四说：“涪州，其俗有夏巴蛮夷，夏中夏之人

（汉人），巴则廪君之后，蛮则磐瓠之种，夷则白虎之后裘。巴夏居城廓，蛮夷居山谷。”涪州则包括黔江地区和沿河、务川等地。以后，“五溪蛮、思州蛮、酉溪蛮、彭水蛮、辰州蛮、冉家蛮、飞山蛮”都相继出现在各种史料中。

第五阶段为“土”。到宋代，巴的称谓消失，蛮逐渐为“土”所代替。“土蛮、土兵”初见宋宝元和二年（1094 年）；“土丁”则见于南宋绍兴四年（1134 年）；“土军”亦见于南宋乾道六年（1170 年）。到元、明、清三代统治者则在唐、宋羁縻政策的基础上实行了“以土治土，土流并治”的土司制度。它将土蛮部落首领氏族血缘统治升格为具有法律意义的高级形式——土司制度，它将土著大姓的君长称为“土知州”，“土宣慰史”，“土宣抚史”，“土司长官”等，在黔、湘、川（渝）、鄂武陵山地区，设置了二十四个宣慰司或安抚司。设六个土知州，43 个土司长官司。如贵州沿河土著田氏，自隋开皇年间田宗显起，世为土官，历仕九朝，传二十四世，至明永乐十一年（1413 年）始废。土著张氏自南宋高宗时张恢子、张焕为思州同知，历元、明、清三代，传二十三世。还有川东南酉阳的冉土司，秀山的杨土司，鄂西的向、覃、田土司都是历代世袭。如现国务院重点保护文物湘西永顺酉水北岸《溪州铜柱记》至今还清楚地这样写到：“溪州彭世愁，世传郡印，家总州兵，布惠立威，识恩知劝，故能历三四代，长千万夫……。”土司制度自元代王朝建立，明代发展完善，清代灭亡始废。由此可见，土家族称“土”，自然是汉人不断迁入黔、湘、川（渝）、鄂武陵山土家族聚居地区居住地域后，以“土”别于“客”之深意而形成的。故乾隆《永顺县志》序言说：“永顺千百年来，土汉隔绝，不得与中国相通，永顺之民多土人，其性纯谦朴实，亦稍知耕织。”《利川县志》有“八姓土家”的记载。

第六阶段称“土家族”。这是自清王朝覆灭，袁世凯失败，孙中山建立中华民国，使长期处于在封闭状态武陵山的土家人民逐渐感到了近代的气息。在历代封建王朝“土司杀人不请旨”的封建领主野蛮与土司皇权律令融合的淫威下，土家劳动人民开始对三座大山压迫进行反抗。如沿河、思南、德江的“白号军”，江口、印江的“红号军”，对太平军石达开的支持和积极参加孙中山领导辛亥革命的土家儿女的杰出代表反袁黔军总司令席正铭（沿河）、总统秘书王勃山（酉阳）、总统高级顾问朱和中（建始）、民政总长徐龙骧（印江），以及共产党早期领导人赵世炎（酉阳）和贺龙（桑植）领导的湘、鄂、川（渝）、黔革命根据地闹革命英雄人物，以及推翻国民党反动派三座大山的大批土家儿女就是土家人民的精英。他们升华了土家民族群体求解放，对社会进步、近代文明的参与意识和献身精神，他们为中国人民的解放事业立下了不朽的功勋。

1949年10月1日新中国成立后，中国共产党以马列主义、毛泽东思想的民族史观远见卓识地解决中国的民族问题，把民族区域自治载入国家《中华人民共和国宪法》。1956年6月，党中央国务院指示国家民委派工作组深入湘西永顺、龙山、保靖三县，对土家语盛行的土家族聚居地区的土家族自然民俗和语言进行全面调查，证明土家族自古以来就是一个单一的少数民族。故1957年9月6日，国务院正式批准湖南省成立“湘西土家族苗族自治州”。然而，整个武陵山与大娄山、大巴山、巫山余脉切入的黔、湘、川（渝）、鄂，土家族聚居地区整体民族成分的全部恢复，则是在党的十一届三中全会后。经过拨乱反正，正本清源，在党的民族政策的光辉照耀下，到1980年8月19日，国务院批准湖北省成立“鄂西（恩施）土家族苗族自治州”。后宜昌市的长阳、五峰，重庆市的酉阳、秀山、彭水、黔江、石柱，贵州省的沿河相继成立了土家族或土家族苗族自治县，到1986年12月13日成立印江土家族苗族自治县，鄂西、黔东北、川（渝）东南的600多万土家族人民的民族成分才全部恢复。真是：悠悠千古，长溯洪荒，中国土家，源远流长，今得名扬，万古流芳。

第三节　土家族医药的起源

始有人类，就有医药，“神农尝百草，一日而遇七十毒”代表了我国民族传统医药的原始性、实践性、广泛性和科学性。土家族医药也不例外。特别是由于土家族长期生活在中国武陵山和大娄山、大巴山、巫山余脉切入的深山峡谷、群山耸围、原始封闭的“动植物王国”之中，所以，中国土家族医药的原始性经历了更长的岁月。

医药的起源离不开人类的生产、生活实践。中国土家族是没有本民族文字仅存本民族语言的少数民族。因而，土家族医药古老的起源缺乏本民族文字资料记载。土家族疗伤治病的经验完全靠口传心授和家族式的师徒世代相承，所以，土家族医药的历史形成究竟起源于何时，溯源颇难稽考，但可以肯定，土著原始人类在这块高山峻岭、溪河纵横、森林密布的土地上集体出猎，打鱼捕蟹，共猎食物，共采果实，共同生活的谋生过程中，他们误食中毒、意外受伤，感染山岚瘴气，瘟疫患病。他们无意或有意去寻找一些植物、动物、矿物来尝一尝、敷一敷、刺一刺，偶遇机会，就毒解伤好，痛止病愈。随着时间的推移，经验就越积越多，知识也就越来越丰富，这样，土家民间就慢慢地产生了专门疗伤治病的“土药匠”、“土先生”、“土老师”、“土医生”。据文字记载，最早流传土家民间治病的医生叫“梯玛”。土家语“梯”，意为敬神，“玛”是人或人们的意思。在漫长的中国原始封建社会，土家族长期生活在深山峡谷、溪河密布、林海莽莽、交通不便的偏僻山区，所以，长期封闭，原始保守，生产力水平低下，科学文化落后。因而，土著先民常常把自己向往幸福生活、健康长寿的愿望，寄希望于“天地神灵”，“祖先神灵”，他们自觉和不自觉地把一些科学和不科学的东西奉之为神。故土家医生治病分“神解”与“药解”。原始的土家医认为，土民生病受灾都是妖魔鬼怪驱动山岚瘴气作祟，是魔鬼缠身，邪气附体，冤鬼夺人，魂魄离身所致。所以，土家医治病必须先作“神解法事”。他们祈祷土王神灵保佑自己受灾子民离乱真身的魂魄附体还阳；再用“药王菩萨”点化的药物赶邪解毒，调养健身，方可病愈。因而土家“梯玛”治病常常和原始宗教混杂在一起。他们原始超然，神药并举，有时把土家族医药推到了神化的地步，使之蒙上一层神秘的色彩。

土家人民最尊敬土家族医药始祖“药王菩萨”。相传土家民间的“药王菩萨”是五千年前玉皇大帝要太白仙官派到土家民间解除土家人民疾病痛苦，驱除瘟疫魔鬼的“药神”。他识百草、治百病、藏百技、创百药，医术精湛，法术高明，人神相通。土家族地区的无数“梯玛”、“水师”、“药匠”、“土医生”都是药王菩萨的弟子。在土家民间流传着“药王菩萨”为老虎治病的故事。蒙年6月6日那天，“药王菩萨”和他的几十位弟子在梵净山玉皇洞内摆设鲜果美酒庆祝“药王菩萨”百岁生日。忽然一只花斑大虎闯进洞内，张着大口嘶吼三声，当场就把几位弟子吓得昏死过去，“药王菩萨”也为之大惊，然而这时，老虎却慢悠悠地走到药王菩萨面前，双脚跪下，不断张口，不断摇头，“药王菩萨”深感惊奇，并对老虎说：“虎大王，我一辈子为土民治病消灾，没有做过什么亏心事，如果你今天要‘收我’，请点头三下，如果不“收我”，请摇头三下。老虎听后，重重摇头三下，忽双目流泪，又用一只脚指着自己的口中。“药王菩萨”立解其意，遂靠近老虎，细看老虎口中，见老虎口中卡着一块大骨头，欲吞不能，欲吐不利，药王立即抱着老虎的头，巧妙顺利地把卡在老虎喉咙中的那块大骨头取出，并给老虎用药治伤。少顷，老虎喜形于色，在地上翻滚三十六转，又起来围着药王菩萨不断点头致谢。一会儿，几位弟子醒来，见“药王菩萨”和老虎那样亲近，也就不惧怕了，大家重新为药王菩萨祝寿，药王高兴，并骑在老虎背上跳跃欢腾，几位弟子也敲石打桌，好不快活。将至明天，老虎背着“药王菩萨”走到洞口，几位弟子紧跟其后，忽然，老虎转身回头跪下向几位弟子点头告别，然后急转身，背着“药王菩萨”迎着朝霞佛光腾空而去，几位弟子惊得目瞪口呆，望空惊叹，这时忽见太白仙官站在南天门大喊：“白虎药王升天成佛，你等弟子人间造福。”瞬间，整座梵净山一片佛光环绕。据传说：这只老虎就是土家族的始祖廪君的化身，这与《后汉书·南蛮西南夷列传》中记载的“廪君死，魂魄世为白虎，遂以人祠焉”类同。所以，古往今来，土家族人民世世代代崇拜“白虎图腾”。随后在黔、川（渝）、湘、鄂的土家山寨出现了大大小小的白虎庙、药王庙，在土家民间还流传着这样一首歌谣：“虎山王，药菩萨，蛇虫五瘟都怕它，保佑土民平安福，消灾除邪迷鸡沙。”“迷鸡沙”意为消灾化的符。我们在黔、湘、川（渝）、鄂土家民间医药调查中，还发现民间土家医药流传着许多动人的故事，如“灵芝草起死回生”，“鹅寿七乌发延年”，“田医公二指成仙”，“药王晕死茶露醒”，“洋桃子与海金沙”，“五花蛇咬一支箭”，“思南岩关亮牌传”，“龙半仙得瞎眼艺”，“罗氏梧桐接骨灵”，“一百八将神仙药，七十二症病根除”等等，不胜枚举。

土家人民是智慧、劲勇、坚忍不拔的民族，所以，土家族医药的起源和发展常常显示出自强不息的民族精神和对大自然的崇高信仰。土家医认为，“万物之为我生，万物之为我用，万物不离其土，土生万物必能养人治病”。比如土家民间流传着这样一种风俗，五月端午节早晨，家家户户都要扯百草药来煎“百草汤”洗澡浴身，以健身除病，喝雄黄鸡血酒以壮胆除病，洒雄黄大蒜神香水以防疫除病，点雄黄熏烟屋内外以驱除蛇虫恶魔病邪。还说端午节那天早晨趁露水未干，从山坡上采的百草，捉来的蛇虫、蚂蚁泡酒，捡来的砂石点穴都是药王菩萨点化的好药，都可以治病。所以，土家医药治病大多用“鲜药”。至今，在土家民间还保存着很多消灾除病的原始形式，如跳滩堂戏冲傩还愿，追魂度关，土医师化水治伤止痛，六月六日晒新衣服献药王，腊月二十八过赶年打阳尘迎药王等等卫生防病习俗。

土家族医药是土家人民为了自己的生存和发展不断总结完善的经验医学，它为祖国医学作出了不朽的贡献。从我国第一部药物学专著《神农本草经》到《吴普本草》吴普，《名医别录》《本草经集注》陶弘景（梁代）、《新修本草》苏敬（唐代）、《本草图经》苏颂（北宋），再到明代大医药学家李时珍的医药巨著《本草纲目》，都记载土家族医药早在先秦时期就有一定的发展。如梁代陶弘景的《名医别录》中就这样说：“丹砂生涪陵山谷，采无时，光泽如云母，可折者，良作末珍珠……，”涪陵是涪州接巴郡南，今夏采者，乃出武陵西川诸蛮夷中。“女贞实生武陵山谷，立冬采……仙方亦服之”。“零陵香生武陵山谷，叶如罗勒……，土人名燕草，又名薰草及香草也”。“杜若生武陵山泽，八月采根入药，菖蒲生上络池泽及蜀郎严道……上络属梁州，黔蜀蛮人常将随行，以治卒患心痛，其生蛮谷者尤佳，人家移种者亦堪用。但干后辛香不及蛮人持来者，此皆医方所用石菖蒲也”。《本草图经》载施州土人用药20多种，《本草纲目》载武陵山土家族聚居地区药物30多种，由此可见，土家族医药，起源远古，源于实践，口传心授，代代相承，神药两解，原始超然。

第四节　改土归流前的土家族医药

中国土家族地处黔、湘、川（渝）、鄂四省边交会的西南蛮夷之地。这里群山耸围，莽莽苍苍，森林密布，古木参天，溪河萦绕，动植物丰昌，是一座得天独厚的原始医药宝库。

秦汉时期，当中华大地封建地主阶级登上历史舞台炫示威仪之际，中国武陵蛮还在似远隔天涯的溪峒环境中，过着原始粗犷的捕鱼狩猎、刀耕火种的原始生活，正如湘西《向氏家谱》卷首沿革略载："诸色之鱼，举网即得。山中兽物，入山必获。"这时的土家族医药还处于自然探索发展的蒙昧时期。隋唐、宋初，土家族地区封建地主经济开始发展，中央封建王朝开始加强对黔、湘、川（渝）、鄂武陵山土家族地区实行集权统治，但他们面对国内其他民族更强烈的矛盾，只得对这一内陆地区实行较松弛的羁縻政策，这就有力地促进了土家医药的发展。我国是汉族为主流的多民族国家，其他各少数民族时刻都受到汉文化的影响，对于只有语言没有文字的土家族更不例外。马克思主义民族史观认为："没有文字的民族也有自己的文化。"所以，随着汉文化的输入，中央王朝的羁縻统治，促进了武陵山这块土家族聚居地区经济文化的发展。这段时期在我土家族地区出现一批有教养、有一定文化的"梯玛"。这些人既有一定的医药知识，又是不脱离生产的宗教职业者，他们活动于只有语言、没有文字的土家族聚居的山区之间，他们"神医结合"，"神药两解"，为人治病，借人招魂，充当土家民间治病消灾的祈祷者和保护神。他们在治病消灾的过程中不断学习，完善土家族民间医药知识，又不断实践、探索、创新。因而，他们逐渐掌握了土家民间使用的各种草药、推拿、按摩、拔火罐、爆灯火、点穴、扎针、荨麻螫刺、麝针等各种民间医疗技术，又会做法事，谢神、酬神，冲傩还愿，为人们消灾除病或赐以子嗣，这样，"神药两解"，既使病人精神上得到解脱，又增强了对治疗好疾病的信心和抵抗能力，有时真起到了"药到病除"的效果。

自元代起，中央封建王朝对土家族等少数民族地区采取"以蛮治蛮，以夷治夷，以土治土"的世袭土司制度，特别是明王朝进一步完善了土司制度。土司制度加强了中央王朝与土家族世袭封建领主的密切联系，更进一步地促进土家族与汉族之间的政治经济文化交流。汉文化也就逐步填补了土家族文化教育没有文字的空白。这一段时期，汉医理论不断注入土家族民间医药，土家族医药也不断融入汉医药学的洪流。土家族是一个善于学习的开放民族，它既与外来苗族、侗族、仡佬族和睦相处、互相学习，又与汉族相互融合，土司制度使土家族医药发展很快。元末明初，土司领主及其一些弟子加强了对汉文化的学习，在土家族地区很快出现了一批书面文人，他们开始总结土家族地区的政治、历史、经济、文化、军事，也总结独具特色的土家民族医药。根据我们调查了解，在黔东北、川东南、鄂西地区曾流传着一本《土王真药本草》手抄本，书中载药360种，那就是现在土家族民间常用的七十二参、七十二七、七十二莲、三十六风、三十六还阳、三十六蜈蚣、三十六血，还从中总结了疗效卓著的“一百单八将”即一百零八种疗效好的土家族药，简述了远古至那个时代的土家民间医学治病的感性基础理论及七十二症、七十二痧、七十二风、三十六痨、三十六疮疡、三十六惊、三十六伤疾。还明确阐述了土家族民间常见“一百单八症”即一百零八种疾病的证候及临床表现与诊治。可惜这本原始土家族医药珍贵史料手抄本现已失传，根据土家名医田仁才、肖国臣和王正清口述，他们亲自在他们师傅那里阅过这本《土王真药本草》，并口述书中内容，据说已传8代，但不准转抄，后房被火烧失传。但这本书的内容确长期在黔、湘、川（渝）、鄂土家族民间师传弟子中广泛流传使用。

在土家民间的“梯玛”和土医生、土药匠中，信奉崇敬土家族医药始祖“药王菩萨”非常虔诚，他们尊师重训，在他们用土家民族医药给病人治病前，先要焚烧香纸，化钱拜祭“药王菩萨”。弟子在拜祭“药王菩萨”时的咒语时是这样默念的：“天地浑沌起云团，魔鬼人间来捣乱，我随药王来消灾，普渡众生把阳还，我得药王真药传，一百八症都过关，隔山喊你隔山应，百医百顺保平安，山岚瘴气你扫尽，冤鬼离体去阴山，叫他不痛就不痛，化钱烧纸我心甘，节节如律令，药王真君，师传永记，摸凯好凯”。后口含用香纸化的圣水，喷于患者病灶部位，十分肃穆，然后再用药物开始治病。这段咒语也可以真实地佐证在土家族民间的确流传着《土王真药本草》这本独具特色的土家民族医药史料和土家族“神医结合”、“神药两解”的真实情景。

随着土司制度的建立，祖国汉医药学理论已逐渐传入土家族民间，土家族医药到明代已达到一定的规模，且与汉族医药理论不断结合。据《印江县志》载，明万历年间，御史肖重望曾游武陵山主峰梵净山时写下这样一首诗：“红云金衣玉桥通，作造堪称鬼斧工，僧醉酒归丹炼熟，客卜吟诗药烹浓，鹏飞寨顶枫林晚，风舞山岗瑞草丰，巧将多才神力助，蒿高砌石叠玲珑。”清光绪刻制的梵净山功德碑亦有这样的记载：“梵净山者为武陵毗邻之区，实群山发脉之处，崔嵬不减五岳，灵异安播千秋……药茵万簇，叠峰垂青……。明万历年间，李皇后修行于此，血生成圣，百日升天，因此创修庙宇，满修佛像，建立四大脚庵，凿开五方通路，进香男女时往时来，若城市然……。”由此可见，明、清两代，在武陵山主峰梵净山这个土家民族天然药库，这块宗教佛地，“炼丹烹药济世救民”已达到相当的程度。据记载，当时梵净山有寺庙96座，僧尼药仙187人，远道来梵净山敬神、拜福、采药、求医者“若城市然”。纵观元、明、清，土家族医药不断发展，实现了精神疗法与药物疗法相结合、“神药两解”的特殊治病形式和民间研究与政府重视的历史飞跃。据嘉靖《思南府志》记载，当时思南府和各县土司都设有“阴阳医学官员”。在《土产篇》还记述有“府县属地……惟油桐、柏油、山漆及朱砂水银可以远行……下此则药材矣”，“思南东岳庙宣慰弟田琦曾与道士陈志虚炼丹其上，后皆仙去，今存一石井，体制堪工，庙模可以想见”等史事。又记述土家民间常用药物200多种，总之，明末清初土家族聚居的湘、黔、川（渝）、鄂地区各府、厅、县都编写的志书对土家族医药记载颇多，但大多以中医药理论加以概述。此外，近一个世纪的土司制度使土家族医药发展进入了较为成熟的阶段。

第五节　改土归流后的土家族医药

自清康熙年间，清朝政府平息了国内四方豪杰的战乱，实现了全国高度的统一，中央集权制进一步加强。因而，清王朝迅速开始对武陵山这块少数民族地区实行“改土归流，土流并治”的强化政策，以中央派来的流官代替过去的土司领主统治，取消了处于割据状态的土司制度，开始设州、县、府，结束了沿袭八九百年之久的“以夷治夷，以土治土”的土司领主制度。“改土归流，土流并治”的强高温消融着“武陵蛮”原始族长部落领主的寒冬，废除了束缚生产力发展的封闭的土司领主制度，这使汉医汉药系统理论典籍全面传入土家山寨，土家族原始医药受到强烈冲击，土药汉化，官药占领了市场，土家民族医药受到了一定的扼制，他们把土家医的“神药两解”为民治病的传统疗法完全视为“巫医”，轻视否定土家族医药几千年师徒相传的原始科学实践。故各府县官方志书都有“土人信巫不信医”的历史记载。但是改土归流使汉医汉药的理论深入了土家族地区，使土家族地区品种繁多的民族中草药资源得到进一步的发掘，土汉医药结合使土家族医药得到进一步的提高和升华。如清道光《思南府志》中说：“元朝二百年来，府县各地，地灵呈露，动植丰昌，木欣欣而向荣，草茸茸而吐秀，……属松阴而采药，穿竹坞以寻花,”并记有药之属68种，类属药物300多种。这时期黔、湘、川(渝)、鄂武陵山地区出现了一批有识之士，他们运用中医药理论整理土家民族医药，著书立说，使土家民族医药发扬光大。恩施州土家名医汪古珊著的《医学萃精》共16卷系木刻本，按子、丑、寅、卯、辰、巳、午、未、申、酉、戊、亥，装订成十二册。《本草萃精》中收药459种，每药一味，摘其主治专长，作西江月一首，便于诵记，知其梗概，使之运用自如；《杂症灵方》卷，载内科杂症66症，收方113首；《急救传方》137个；《外科从真》收外科症方112首；《女科摘要》收妇科症方131首，该书现存恩施图书馆。咸丰民医秦子文编著的《玲珑医鉴》《中草药考证》《验方集锦》等遗稿共5册，胡先容著的《医方守约》3卷，胡先兆著的《医方济世》18卷，汤开濮著的《秦世津梁》，张序著的《拯危备要》，汤先兆著的《汤氏医案》，褚正泰著的《褚氏医案》，刘老任著的《民海医案》，罗国秉著的《医学风采录》，都是用中医药理论总结土家民间中草医药的典集。在湘、黔、川（渝）、鄂民间还流传着许多民间医籍手抄本，如《医法医案》《草药三十六反》《血道专书》《蛮剪书》《草药汇编》《医学秘授录》《医方精选》《陈为寿记》《医学指南》《眼疾诊史》《二十四惊症》《七十二证》《二十四惊风》《老祖传秘方》《急救秘方》等都很有研究价值。“改土归流”使土家族医药得到新的发展。

从清康熙“改土归流”到民国初期政府不断派流官，带一些中医、西医师进入黔、湘、川（渝）、鄂土家族聚居区，土民称之为“官医”。这时期官医官药不断与土医土药结合，先后在黔、湘、川（渝）、鄂土家族地区相继出现各种中草民族医药结合的药房药堂，如鹤峰的康济药堂，桑植的寿之堂，永顺的芝兰药室，五峰的益善药房、大朝山药房，保靖的永和堂、德和堂、生春堂，恩施的延玲堂，铜仁的保和堂、济生堂，沿河的福星堂等等，还有大庸医武结合的武林堂，他们用土家民族中草药为土家人民防病治病，强身健体，正如清光绪《龙山县志》载：“贫穷无力得官医者，一时疾病则皆与草药治之，若铁石重伤及跌撞塌压，肢体碎裂者，用以接骨生肌，功效较神得之，而又易于收敛，故邑人用草药者十之七，用官药者十之三也……。”由此可见，这个时期，土家族医药在土家民间还是广泛应用，享有极高的声誉。

第六节　辛亥革命及民国时期的土家族医药

清朝末期，清王朝反动统治阶级日趋衰落腐败无能，使西方资本主义列强对中国政治经济文化的侵略日益加剧，自鸦片战争以来，中国完全陷入了半封建半殖民地的畸形社会，三座大山压得中国人民喘不过气来，这种厄运同样降临到黔、湘、川（渝）、鄂武陵山土家族聚居地区。

从19世纪初到20世纪初，近百年的中华民族的衰落史中，由于西方资本主义列强不断的入侵，西方医药学也随之传入中国，这对我国传统医药学产生极大的影响和冲击，再加上清政府政治腐败，军阀割据和后来国民党丧权辱国、民族虚无主义的黑暗统治，使祖国传统中医药学受到了极大的抑制，甚至作为“旧医”予以废止，土家族等少数民族的传统民间医药就更遭否定，所以，这时的土家民族医药的发展陷入了一定的停滞阶段。但是，由于土家族医药经济适用、简便易行、疗效卓著，是西医西药和汉医不能完全代替的。所以，土家族医药在土家民间为民防病治病中仍然发挥着巨大的作用。特别是在千百万土家儿女跟随孙中山辛亥革命和跟着中国共产党红四军贺龙军长闹革命的特殊环境里，土家民族医药作为战时医药救护起到了极大的作用。例如田维和（保靖）、黎民藩（慈利）、田运干（大庸）、彭廉泉（永顺）、秦子文（咸丰）、李树藩（江口）、彭子晋（永顺）、唐寿民（慈利）、李治民（秀山）、彭清明（酉阳）、肖海源（思南）、陈运武（龙山）、程九畴（桑植）、田国丰（沿河）、罗秉周（大庸）、周鸿翔（沿河）、安明高（德江）、罗国秉（鹤峰）、杨先学（德江）、刘泽民（大庸）等一大批土家民族医药名医，他们为支持辛亥革命和红军贺龙、任弼石、周逸群、关向应领导的湘、鄂、川（渝）、黔革命根据地的红军疗伤治病曾发挥了重要作用。土家民族医药对治疗骨折、刀伤、枪伤、跌打损伤的“化神水”、“断血水”、“退弹水”以及运用气功疗伤治病止痛的“水师”很有独到之处。当时在酉阳县南腰界医院就有土家医参加给红军治病，又如永顺县的陈正达善于武打气功，是医武结合典型代表。他收藏土家族医世代相传的《擒拿气功》手抄本堪称一绝，并附图37幅，记有勾子穴、地空穴、鬼眼穴、鱼金耳穴、架梁小穴等300多个穴位，该穴位不完全是按中医经络描述的，而是按人体骨骼部位运动着力点描述，记录的穴位中仅有少数为中医穴位。在气功武打方面还描述了擒拿二十四气，提出一天门、二金销、三心金、四井栋、五大成、六后成、七将台、八还魂、九曲池、十脉门、十一三关、十二架梁、十三五虎、十四背心、十五肛门、十六上马、十七下马、十八腿红、十九察贤、二十弯子、二十一弯弯子、二十二下察贤、二十三鞋带、二十四钩子等。陈先生还存《老祖传秘方》手抄本载方101首，还有陈复兴存的《急救药方》60首，均为土家医药急症验方。总之，这个时期的土家族医药为推翻三座大山和中国革命的胜利做出了自已卓有成效的贡献。

第七节　新中国成立后的土家族医药

1949 年 10 月 1 日，中华人民共和国成立后，中国人民获得了新生，祖国医药学和各少数民族传统医药学也获得了新生。1951 年党中央国务院召开了全国第一次民族卫生工作会议后，全国少数民族地区的医药卫生事业得到前所未有的发展。随着党的民族政策和中医政策的贯彻执行，土家民族医药也日益在人民医药卫生事业的发展中起到十分重要的作用。特别是毛泽东同志提出“中国医药学是一个伟大的宝库，应当努力发掘，加以提高”和“团结新老中西各部分医药卫生工作人员组成巩固的统一战线，为开展伟大的人民卫生工作而奋斗”的号召后，50 年代后期到 70 年代初期，全国开展两次民族医药专题调查。又在全国广泛地开展“一根针，一把草”，建立农村合作医疗，为群众防病治病，挖掘整理各少数民族医药独特的医药理论和单方、验方、秘方。这有力地促进了黔、湘、川（渝）、鄂四省边区的武陵山地区土家民族医药的发展，如沿河、秀山、思南、酉阳、印江、咸丰、大庸、永顺、恩施、长阳、鹤峰等各县都总结编写了本县收集的《中草药单验方集》，这些大部分是土家民间家传、师传的单方、验方、秘方，内容详实丰富，方法简便易行，这使土家民族医药得到了很好的继承和发展。1978 年国家又提出对民族常用药来源清楚、确有疗效、比较成熟的民族药进行重点调查，湘西、鄂西相继成立了民族医药研究所，湘西对土家民族药进行广泛的收集整理。253 种民族药载入《湖南民族药名录》，8 种土家族药收入《中国民族药物志》，鄂西编写了《鄂西药物志》，载土家族药 100 多种。1982—1983 年国家卫生部、民委先后下发了《关于调查民族医药的通知》和《关于继承和发扬民族医药学的意见》，国家经贸委、卫生部等七部委下达了《关于开展全国中草药资源普查的通知》，这使祖国医药学和各少数民族传统医药进入了崭新的发展阶段。1984 年 12 月—1987 年 12 月，土家族聚居的黔、湘、川（渝）、鄂四省地区各地、州、县都组织了规模庞大的医药专业技术人员对辖区内的中草药资源进行了全面普查，基本弄清了中国武陵山土家族聚居地区的民族中草药资源的科属、种类及分布和功能主治、运用特点，取得了十分丰硕的成果，各地、州、县都按国家中药资源普查标准规定编写了《中草药资源药物名录》《中药资源谱技术报告》《中草药资源普查工作报告》、《中草药资源普查民间单验方集》，还有普查路线图、区划图、规划图，普查方法科学全面，资料详实可靠。如铜仁地区通过普查编写铜仁地区和各县中草药资源谱技术报告与工作报告，以及《中草药资源名录》《民间单验方集》，在沿河、印江、铜仁地区获铜仁地区科技成果二等奖。此次普查查出中草药资源2069种，还对中国武陵山主峰梵净山和乌江流域中下游进行专题考察。李光华编写了《梵净山中草药资源调查研究分析》，朱国豪编写了《乌江流域中下游中草药资源调查研究分析》《沿河土家民族医药调查研究综述》，总结土家医常用药147种。湘西自治州中草药资源普查成果卓著。彭延辉、王万贤主编了《湘西土家族医药调查与研究》，收载湘西州中药资源1834种，其中植物药1666种，动物药140种，矿物药28种，还总结土家族药200多种，土家医单验方1082个，获张家界市科技成果一等奖。鄂西方志先等编写出《鄂西民族药志》载鄂西民族药2000多种。田华咏、潘永华撰写了《土家族医药学概述》，瞿绍双撰写了《论土家医七十二风症》，鄂西严其云、夏洁鹏撰写了《从〈医学萃精〉看我州民族医药》，谭明杰撰写的《土家族医药源远流长》，万定荣编写的《湖北省民族药及名录》，这为土家族医药的研究打下了坚实的理论基础。

20世纪80~90年代，由于西医化学药品副作用对人体健康危害越来越严重，引起了世界医药科学界的强烈关注，所以在世界范围内掀起了“回归自然，返璞归真”的“中医药热”。我国传统中医药和传统民族医药越来越受到世界的青睐。1993年贵州省卫生厅中医局和贵州省民委文教处支持成立了“贵州省土家族医药调查研究科研课题组”，朱国豪担任课题组长，省中医研究所陈德缓、杜江研究员作指导，对贵州土家族医药进行了全面调查研究。为了使该课题更加全面深入，全面体现黔、湘、川（渝）、鄂武陵山土家族聚居地区土家族医药整体真实面貌，课题组长朱国豪借筹资金3万元，将土家族医药调查研究扩大到土家族聚居较多的湘、渝、鄂三省市边区的湘西土家族苗族自治州、张家界市，鄂西（恩施）土家族苗族自治州，宜昌市五峰、长阳土家族自治县和四川重庆黔江区的酉阳、秀山、彭水、石柱等州、市县进行整体调查研究。1994年9月20日，中国民族民间医药研究会土家族医药专业委员会在中国武陵山张家界市正式成立，挂靠于张家界市卫生局。黔、湘、川（渝）、鄂四省边区土家族聚居的地、州、市、县和全国热爱从事土家族医药研究的专家学者、知名人士和领导120多人参加了会议。原湘西土家族苗族自治州副州长田荆贵和铜仁地区民委副主任邹廷生到会祝贺，并担任名誉会长。会议通过了《中国土家族医药专业委员会章程》，并收集交流了土家族医药研究论文100多篇，选出会长田奇伟，副会长朱国豪、彭延辉（兼秘书长）、张仁学、田仁华、汪绍先和常务理事21人，并通过了《关于对土家族医药挖掘、整理、科学研究、开发利用的决议》，还成立了中国土家族医药研究所，挂靠于张家界铁路医院。从此土家族医药进入了全面调查、科学整理、开发研究的崭新阶段。还有湖南省民族医药研究会与湘西州民族医药研究所召开了四次民族医药学会，收集土家族医药学术论文 60 多篇。1994 年湖南张家界市桑植卫校彭延辉等出版了《土家族医药学》一书，湘西民族医药研究所田华咏等出版了《土家族医药学》一书，鄂西卢发森等出版了《土家族民间医疗》。特别是湘西州民族医药研究所田奇伟开展对土家民族药木瓜、水黄连抗肿瘤病毒和抗菌痢临床药理课题研究，证明“木瓜舒肝冲剂”治疗肝炎和水黄连治菌痢疗效显著，此研究成果获湘西州科技成果二等奖，木瓜舒肝冲剂湖南药政局批文生产。湖南古丈“七叶参茶”被指定为十一届亚运会保健专用饮料。德江的“天麻酒”，印江的“灵芝酒”，慈利的“杜仲酒”，石阡的“苦丁茶”，沿河的“土家胡桃龙枣酒”、“土王五加玉珍液”、“土家秘汁刺梨干红”、“土家苦荞酒”，鄂西恩施的“弥猴桃罐头”、“刺梨酒”等土家族医药保健饮料，开发成功，走向了市场。贵州铜仁地区开发的土家民族医药瑰宝“九皇娘”美容器和“痛证超导诊疗仪”、“土王魔球按摩器”，还有一种治疗癌症肿瘤、一种治疗心血管疾病的土家族医药验方获国家专利。这为土家民族医药面向全国、走向世界开了先河。

21 世纪初土家族医药进入了全面总结研究的发展时期，特别是 2001 年 1 月中国民族医药学会在湖南吉首大学召开全国土家族医药学术会议，学术会议收到学术论文 134 篇，其中土家族医药研究学术论文 80 多篇，特别是朱国豪、邹廷生撰写的《论土家族医药鲜明的民族特色》，苛开春撰写的《汉文化中医学与土家族医药》，田华咏撰写的《神奇的土地、神奇的民族、神奇的土家族人文传统医学》引起了全国对土家族医药的极大关注。2003 年中国民族医药学会又在湖北恩施自治州召开全国土家族苗族医药学术会议，收到学术论文 300 多篇，土家族医药学术论文 50 多篇，有严其云的《鄂西土家名医汪古珊》，胡芳胜的《土家族医学毒气学研究》，谭宗艾的《土家族医药 - 民族医药的瑰宝》，赵敬华《世界传统医学奇葩——土家族苗族医学》，袁德培的《复方竹节参片治疗类风湿关节炎的实验研究》。2004 年 4 月 8—10 日，第十届中国民族民间医药研究会第二届土家族医药学术会在张家界召开，收到论文 150 多篇，朱国豪、杜江、张景梅《关于土家族原始医药“三元论”的初探揭迷》、张仁学等《同步荧光法测定土家药三月泡叶总黄酮含量的研究》、汪绍先《土家医药复方健肌丸治疗重症肌无力 118 例》、张家界市卫生局局长陈才长《为发掘弘扬土家族医药而努力奋斗》等论述把土家族医药的研究推向了一个新的高潮。

中国土家族长期定居在我国内陆武陵山和大娄山、大巴山、巫山余脉切入的黔、湘、川（渝）、鄂交界的四省边区，土家医药就是长期孕育在中国武陵山这块“天然动植物药王国”中的民族传统医药。它的原始性、自然性、实践性、创造性，现已为世界瞩目，有很高的研究价值和开发前景。我们相信在党和政府“科教兴国”和振兴我国传统中医药和民族医药政策的光辉照耀下，在黔、湘、鄂、川（渝）四省边区土家族医药工作者和全国热爱支持土家族医药研究的领导、专家、学者的关怀和共同努力下，土家族医药这支原始自然、秀美纯真的民族传统医药之花，一定会在21世纪面向全世界，在中国和世界传统民族医药之林中大放奇光异彩，为人类健康、繁荣和人民医药卫生健康事业作出较大的贡献。

第二章　土家族医学基础

土家族医学是土家族人民千百年来与疾病作斗争的经验总结，它是我国自然传统医药的重要组成部分。因而从医学基础到临床，从预防到治疗，从养生到保健都积累了一套完整的基本学说。人是自然界的生物之一，时时刻刻都与自然界接触，所处环境包括天气（风、雨、雪、光、雷、电），地气（雾、露、湿、瘟、毒、虫），人气（七情、劳伤、房事不洁、饮食与外伤），都对人体产生影响，甚则导致人体产生各种疾病。这就构成了土家族医学对这些疾病的认识、诊断、治疗、护理、保健和预防等独具土家民族特色的医学体系。

第一节　土家族医学的指导思想

一、以朴素的自然哲学思想为指导

在土家族医学原始发展时期，土家族医学是以朴素唯物论的形象思维来认识探索人体生命的生理功能和病理变化，特别是自然界各种变化对人体的影响。土家医认为，“人与天、地、水三元相应，人之所病，皆人体上、中、下三元阳不足，毒邪乘虚而入所致，故治则取培元补元、保元纳元和赶风赶气、赶水赶湿、赶火赶毒、排毒清毒”。土家医还认为，“万物之为我生，万物之为我用，天生万物必能养人治病，世间没有治不好的病，只有治不好的命”。所以，世居中国武陵山和大娄山、大巴山、巫山余脉切入广大地区的土家梯玛、药匠、土医生经过千百年漫长的实践—认识—再实践—再认识，总结出了人体患病的七十二症、七十二风、七十二痧、三十六痨、三十六疮疡、三十六惊、三十六伤疾和常见的“一百单八症”即一百零八种疾病的治疗方法，同时还总结出了治疗这些疾病的七十二参、七十二七、七十二莲、三十六风、三十六还阳、三十六蜈蚣、三十六血和常用的“一百单八将”即一百零八种有效药物。这就是流传在黔、川（渝）、湘、鄂民间世代相传的《土王真药本草》，这是土家医以朴素唯物自然哲学思想总结的最原始的土家医学理论基础。

二、以信仰自己的“祖先图腾”和天命象数观思想为指导

土家族由于世居在我国内陆崇山峻岭、溪河纵横、森林密布的贫瘠大山

区，地域原始封闭，生产力水平低下，科学文化落后。因而，土家先民对自然界和人体生命的许多自然现象和疾病、灾害的发生、发展无法作出科学的解释，他们自觉和不自觉地把自己幸福生活的向往和健康长寿寄希望于“祖先神灵”和“天地神灵”的保佑。所以，土家梯玛在病人治病前总要占篮问卦、焚香烧纸、作神解法事，祈祷土王白虎廪君和天地神灵、观音菩萨为自己的子民消灾除病。特别是对病情较重和突然患危重疾病的病人，就一定要作“神解法事”，将致病的妖魔鬼怪驱走。土家民间的神解法事庄重肃穆，这就是现在人们在土家族地区民间看到的被世界称为当今戏剧活化石的“傩堂戏”。在土家民间跳“傩堂戏”，作神解法事的大师一般都是土家族地区较有名望和知识渊博的神学大师和医学大师。所以，这种“原始超然、神药并举”的神秘治病形式可以给病人极大的精神安慰和解除病人的心理负担，从而大大激发和增强病人自身的抗病能力和战胜疾病的信心。与此同时，这些大师又用土家民族有效的药物和土家民族特殊的医疗方法，如麝针、拔罐、银针、点穴、按摩等疗法为病人治病。因而“神药两解”为土家民间最受欢迎的治病形式。

三、以《周易》的太极阴阳、河洛数理哲学思想和《内经》阴阳五行学说创立的土家族医学“三元论”为指导

我国是以汉族为主的多民族国家，其他各少数民族文化都时刻受到汉文化的影响，对于土家族医学也不例外。我国最早的哲学文化巨著《周易》的太极阴阳、河洛数理哲学思想对我国少数民族乃至全世界的影响很大，祖国医学最早的医学巨著《内经》的阴阳五行学说就是《周易》的产物。土家族医学“三元论”也可看到《周易》太极阴阳和《内经》阴阳五行学说的雏型。土家族是一个思想智慧包容而又善学习创造的民族，因而，土家族对其他民族的文化知识不是照搬照录，而是取其精华，消化吸收，为我所用。河图总数为五十五，洛书总数为四十五，二数之和为一百，河络皆以五数居中央，以奇数统偶数，以阳统阴。所以，土家医创造性地把《周易》的“人与天、地相应”的天、地、人和天地、社会、人的三维哲学模式创造为“特人以气化不以精化”的“三元论”（即天元、地元、水元）。土家医认为，人的生命是天、地、水之元气化生的世间最具智慧精灵的生命。水是产生人体生命和维持人体生命最宝贵的物质基础；地是人体生命活动的场所；天是人体生命活动的空间。故土家医才有天元、地元、水元之说，也才有人体生命的三元体架、三元脏器、三元孔窍、三元物质。人体患病的主要机理是上、中、下元气不足，毒邪乘机而入所致。上、中、下三元即天元、地元、水元，

“脑、心、肺居上为天，脾、胃居中为地，肝、肾居下为水”。并提出“万物之精，以阳统阴”，“阳盛则壮，阴盛则老”的生命转归、消长兴衰、生、壮、老、病、死的根本形式。且深刻地阐明：“上、中、下三元阳的关系是下阳是上、中二阳的根，无下阳则无上、中二阳；下阳本乎先天所生，中阳乃先天所赖，中阳不运，上、下二阳即不相交，故中者天下之大本也，后天概以中土立极。三阳各有专司，可分为天、地、水三元。”“精、气、血”是人体内在的三元物质，人体生命全赖此三元物质循环运动。“筋、骨、肉”是人体外在的三元物质，人体生命全赖此支撑运动。土家医还认为，人的生理之气为内气，人体外环境中之气为外气，所以，治则在外治法、内治法的基础上又提出“内外合一”的治疗原则。并认为“外感是内伤的先兆，内伤是外感的积累”，外感、内伤都是上、中、下元气不足。因而，治则提出外感宜赶风赶毒培元，内伤宜赶气补元。这使土家医对人体结构和脏器的生理功能、病理机制和诊治疾病有了完整的“三元论”理论的指导。

第二节　人体三元结构与功能

土家医“三元论”认为：人体主要由形体的三元架构、体内的三元脏器和功能特殊的三元孔窍、体外的三元物质“筋、肉、骨”和体内的三元物质“气、血、精”组成。筋脉、肌肉、骨头组成人体架构，再由筋脉、血脉通过三元脏器、三元孔窍贯连全身体架，构成一个以三元物质“气、血、精”升降不息的圆循环生命活动的有机整体。

一、体架的三元结构

上元骨架：包括头顶骨（脑颅骨）、面额骨（面颅骨）共23块。

1. 头顶骨（又称头顶八卦骨）包括：额头骨（额骨）1块、天庭骨（顶骨）2块、后庭骨（蝶骨）1块、枕骨1块、颅骨1块、听骨（颞骨）2块。共8块。

2. 面额骨（面颅骨）包括：上牙巴骨（上颌骨）2块、鼻梁骨（鼻骨）2块、脸巴骨（颧骨）2块、眼眶骨（泪骨）2块、下鼻甲骨（下鼻骨）1块、其它面小骨6块。共15块。

中元骨架（躯干骨）包括：龙脊骨（椎骨）、肋巴骨（肋骨）、胸堂骨（胸骨）共51块。

1. 龙脊骨（椎骨）包括：龙颈骨（颈椎骨）7块、龙背骨（胸椎骨）12块、龙腰骨（腰椎骨）5块、龙板骨（底骨）1块、龙尾骨（尾骨）1块。共

26块。

2. 肋巴骨（肋骨）与龙背骨连接左右各12块，共24块。

3. 胸堂骨（胸骨）1块。

下元骨架（四肢骨）包括：手杆骨（上肢骨）与脚杆骨（下肢骨）。

1. 手杆骨包括：手杆连胸骨、手杆活动骨、饭食骨（锁骨）。

（1）手杆连胸骨包括饭锁骨（锁骨）2块、肩膀骨（肩胛骨）2块。

（2）手杆活动骨包括手膀骨（肱骨）2块、手杆外骨（尺骨）2块、手杆内骨（桡骨）2块、手腕骨（腕骨）8×2=16块、手掌骨（掌骨）5×2=10块、手指骨14×2=28块。

2. 脚杆骨（下肢骨）包括：脚杆连带骨、脚杆活动骨。

（1）脚杆连带骨包括：胯侠骨（髋骨）2块、胯骨（髂骨）2块、坐板骨（坐骨）2块、相思骨（耻骨）2块。

（2）脚杆活动骨包括：脚筒子骨（股骨）2块、客膝盖骨（髌骨）2块、内连二杆骨（胫骨）2块、外连二杆骨（腓骨）2块、足板骨（足骨）2块、螺丝拐骨7×2=14块、脚掌骨5×2=10块、脚趾骨（趾骨）14×2=28块。

二、脏器的三元结构

上元（天元）脏器：包括脑髓、心、肺。脑心肺共居上为天，为三元之首，具有统领气血、司呼吸而吐废纳清，主思维、定神志之功。

1. 脑髓（又名神器）：居八卦骨内，主神志，管意识，定思维，为人体生命活动的神器，指挥着人体生命的一切活动。脑髓的充盈全赖人体三元物质气、血、精的滋养，气血旺、精气盛则神清气爽、行动敏捷。反之，气血亏、精气弱则精神萎弱，形如枯槁，运动不灵。所以，土家医有“神器象地球，有山川河流，往来不间断，灵感注心头”。

2. 心子（心）：居胸腔内，主血脉，是人体生命的血泵，它可以把气血输到全身，营养体架、筋脉、肌肉各部和其它脏器，是生命活动的动力脏器，所以，土家医有“心像一拳头，握动血就流，血流全身润，往返无尽头”。

3. 肺门（肺）：居胸腔两侧，主气换，管呼吸，为人体真气与自然界清气交换的场所，是人体生命活动防卫门户，是气的源发场所，故土家医有“肺是两扇门，挡贼在门前，门开清气入，门关养元神”。

中元（地元）脏器，包括连蹄（脾）、肚子（胃）、肠子（大小肠），居腹腔内。连蹄（脾）主运化，统血肉。肚子（胃）主五谷受纳、溶纳。肠子管分清化浊，共同完成受纳溶纳五谷，化生补充人体的精、气、血，使人体的三元物质气血送藏于肝脏，精送藏于肾的精门，并将废物排出体外。所以，土家医有“脾胃消五谷，肠分清化浊，精气血都造，废物通排出”。

下元（水元、精元）脏器，包括肝子（肝）、腰子（肾）、精门、尿包（膀胱）和男女生殖器。

1. 肝子（肝）：苦胆（胆）居上腹左下胸腔内，肝是藏血藏微的仓库，苦胆附肝体上，为分清化毒解毒的过滤器，所以说，肝胆是人体生命藏血藏微器，分清解毒的调节器，故土家医有“肝胆连一体，藏血藏微器，毒经此脏解，血精此调出”。

2. 腰子（肾）、精门尿包：共居于下腹腔后上接腰部，精门在两腰子之间，膀胱位于盆腔内，腰子、精门、膀胱的总体功能是主精、管水、强骨、通脑、连生殖。它们在肾元和膀胱的气化作用下完成精气的收纳和多余水分杂质的排出。腰子和精门包括卵蛋（睾丸）是人体生命的元阳启动器，所以，土家医有“肾阳化元精，元精代代生，阳足体魄壮，阳弱体虚轻”。

三、孔窍的三元结构

土家医认为：眼睛、鼻子、耳朵都位于头部，并通过经脉与脏器连系，又得各脏器气、血、精上升循环而滋养，但全部功能都是受脑、心的指挥，故为上元孔窍。嘴巴（舌条、牙齿）和皮肤汗孔、肌肉紧布全身，主要靠肝脾气血的滋养和调节，还有肛门，主要靠脾、胃、肠气的推动，使五谷消化的余浆废物排出体外，故为中元孔窍。尿道口为人体生命余液废水排出之道，主要靠尿包气化功能的推动完成，男女生殖器的玉茎和玉宫为男女繁衍后代交合的喜器，其功能主要靠肾气精门之精的推动完成，故为下元孔窍。

（一）上元孔窍

1. 眼睛：位于头上面部两侧眼眶内，主观看一切事物，接受调节识别外来一切光线和颜色刺激。故土家医有“眼睛是神灵，尘污不进门，若有五毒犯，赶火乌云散”。

2. 耳朵：位于头后部两侧，主听感一切声音传导调节，识别外来一切声响的刺激。故土家医有“两耳半边圆，脑健五音全，肾强耳不聋，肾弱耳则鸣”。

3. 鼻子：位于头面部的中央，突于两眼眶之间，主呼吸，闻香臭，是人体的嗅觉器官，能感知外来一切气味和吸收天地间之清气，呼出身体代谢排出的废气。故土家医有“鼻高面中央，两孔闻臭香，若有五毒犯，两孔就呼唤”。

（二）中元孔窍

1. 嘴巴（口）：包括嘴唇、舌条、牙齿，主吞咽食物与水液。嘴唇、舌条红润光泽是人体健康的表现。嘴唇、舌条苍白少华或瘀暗、鲜红都是人体的病态反应。嘴巴、牙齿与舌条是共同完成咀嚼吞咽食物、水液，再输送到肠胃，土家医认为人体患病，舌条反应较为灵敏，故土家医有“舌为味之觉，舌助声之圆，唇舌查病根，舌苔看就明”，“嘴巴两圆皮，吃喝无尽其，齿舌共同动，嘴巴才有用”。

2. 皮肤、毛孔与肌肉：紧密相连，并与三元体架构成人体健康的血肉之躯。皮肤毛孔，司开合，保护人体正常体温，可排出多余的汗液，是人体体温的调节器，肌肉与三元骨架产生动力，主运动。故土家医有“人皮是外层，毛孔最精灵，寒来孔就关，热来孔开屏”。

3. 肛门：其功能主要是靠肠胃和肌肉的推动完成。土家医有“肛门紧又圆，肠胃的大门，肚子饿就收，肚皮胀放行”。

（三）下元孔窍

1. 男女生殖器：男的阴囊、卵蛋（睾丸）和玉茎（阴茎）与女的玉宫（子宫）和喜道是男精女液交合的秘道，位于骨盆的前下方。其生殖功能主要靠肾气和精门元精、元气助动来完成男女交合和繁衍后代。土家医有“玉茎感最灵，大小随心情，喜交大且硬，平时小低沉”，“喜道喜盈盈，月月开红门，痨伤五毒侵，污浊不堪言”。

2. 尿道口：其排尿功能主要是在肾和尿包（膀胱）的气化作用推动下来完成余水废液的排出。故土家医有“男女尿道口，尿胀就解手，若是肾中用，排尿无热痛”。

四、人体的三元物质

包括人体内在的三元物质“气、血、精”和人体外在的三元物质“筋、肉、骨”。

1. 人体内在的三元物质

（1）气：是指人体功能之气和呼吸之气，是人体生命脏器活动的推动力量。故土家医有“气是血所生，精血气之源，人靠一身气，气是人精神”。

（2）血：是人体功能最宝贵的营养物质。气和精都藏于血中，血靠气之力，气靠血之功，精血才运行不息。故土家医有“血是精所生，精在血中行，精血化力气，气推血运行”。

（3）精：是人体的精微，即血中的一种营养物质成分，它包括现代医学所说的蛋白质、氨基酸、各种糖元、维生素和各种微量元素及人体需要的一切物质，还包括人体最宝贵的精子、卵子、遗传因子。所以土家医有“精是先天授，精乃气血源，要想人康寿，保精保阳元”。

2. 人体外在的三元物质

（1）筋：是指人体的筋脉，它包括人体的血脉网络和中医的经络网络和现代医学的神经网络。故土家医有“筋脉连全身，血随筋脉行，若是筋脉阻，不死命难全”。

（2）肉：是指人体的各肌肉和肌腱，故土家医有“肌肉保体骨，骨力才护着，力由肌发生，气由肺发出”。

（3）骨：是人体支撑架构，它包括前面所述人体三元体架，故土家医有“骨是体架构，骨力精源出，若是骨不坚，体力难支撑”。

总之，人体内在的三元物质和外在的三元物质是一个互相支持、相互协调配合的整体。故土家医有“气血精，生命圈。筋肉骨，生命曲。人是一口气，精气血滋养。体是一炉香，火灭生命亡”。

第三节 土家族医学“三元论”概述

土家族医学“三元论”包括（1）土家医对人体三元结构与功能的认识（包括体架、脏器、孔窍、物质三元结构与功能）。（2）土家医对发病病理机制的认识。（3）土家医对土家族药物三元性的认识。本节主要讨论土家医病机三元论。土家医病机三元论认为，人体发病的主要机理是人体上、中、下三元的元气（阳气）不足所致。“脑、心、肺居上为天；脾、胃居中为地；肝、肾居下为水。统乎上元之阳为用者为君火。于象为离☲，阳重阴轻。统乎下元元阳为体者，为相火，即肾中之真阳。于象为坎☵，阴重而阳轻，坎离相交，即水火相交而为乾☰，而化中土。人之立命者，即此乾元之气，健运不息。三阳本乎乾元之气一气所分，亦即一元之气，一元之阳气。阳气流通，阴气无滞。阳气不足，稍有阻滞，百病丛生”。“人身之关节窍道，全赖此气播护运行，阳气健旺，则活动矫健，出纳有节”。“三元阳的关系是下阳是上、中二阳之根，无下阳则无上、中二阳，下阳本于先天所生，中阳乃是后天所赖，中阳不运，上下即不相交，故中者，天下之大本也”，“后天概以中土立极”。“三阳各有专司，分为上、中、下三焦，‘天、地、水’三元，是作一焦一元也，就是一元之阳气”。“阳气无伤，百病自然不作，阳气若伤，群阴峰起”。人以“精、气、血”三元为本。“气血即阴阳，阴阳即水火，病症百端，元非水火不济”。“精乃气血之精微，故为阳中之元阳，阴中之真阳。”所以，三元论学说，其主要是强调阳气的作用。“阳行则阴行，阳停则阴凝，阳衰则阴盛，阳微则阴绝，阳气健旺，百病难作，阳气稍病，群阴峰起。”三元论还强调：“万物之精，莫不以阳统阴，故阳者，阴之主也。阳盛则壮，阴盛则老”，人体生命就是阳气生至盛，再由盛致衰的转归消亡过程。所以，土家医认为：“赤子初生，元气混沌，纯静无知，体虽属阳，而象则属阴，故于卦为重坤☷。自一至三岁长元气六十四铢，则一阳生而为地雷复☷。至五岁又长元气六十四铢，则二阳生为土泽临☷。至八岁又长元气六十四铢，则三阳生而为地天泰☷。至十岁又长元气六十四铢，则四阳生而为雷天大壮☷。至十三岁又长元气六十四铢，则五阳生为泽天夬☰。及至十六岁又长元气六十四铢，则六阳已具，阴尽而阳钝，是为重乾☰。际斯时也，元气弥沦，流动充满，知觉运动，先天主宰，盗天地三百六十四铢之真阳元气，原父母二十四铢之祖气，所谓先天三百八十四铢之真阳元气，以全周天之造化，共为一斤之数者，靡不于是乎全焉。乘此纯阳既备，微阴未萌，血气充足，精神完固，如得指一贯心法，立定性命根蒂，修炼金丹大道，以此纯阳假体，修炼金刚之真身，尽性复命，返本还元，则脱飞身，功成可立而待矣。无如自此以后，阳极而阴生，心迷意乱，而精窍渐开，识神日长，元性日离，以至魂魄不定，彼此戕贼，加以禁忌不知，贪痴无已，既于先天未极时而不知保阳，复于后天将起之际而不能制阴，遂至真者埋没，假者猖狂。七情六欲，五蕴四相，百忧攻其心，万缘劳其型，先天本来之面目，渐至失却。由是六水之浊清，感而生哀，以克七火之‘元神’，而以癸贼丙矣，二火之失神，性贪主灵，感而生乐。以克九金之‘元命’，而丁贼庚，四金之魂魄，性恶主死，感而生怒，以克三木之‘元性’，以辛贼甲矣，八木之游魂，性善主生，感而生喜，以五土之‘元气’，而以乙贼戊矣。且二坤八艮为十土，谓之妄意，性乱主动，感而生欲，又克一水之‘元精’，而巳贼壬矣。从此以后，五物五贼，日肆戕害，而先天之五元五德，渐次剥削，故由十六至二十四岁谓之一关，耗去元气六十四铢，一阴暗伏于下，即剥去纯阳一爻，于卦象应乎天风垢☰。此时一阴出生，势将淳浇朴散，去本虽觉未远，而履霜坚冰，此其渐也。然一阴初起，五阳犹盛，若能保其五，而补其一，犹可未不远复者矣。无如气拘欲蔽，火炽血沸。故至三十二岁又耗元气六十四铢，于卦象应乎山天肫☰，此时二阴寖长，阳德渐消，欲虑峰起，真泉荡溢，然而血气方刚，年富力强，若能戒色与斗，早觅觉路而寻本来，建立丹基亦为有力……。故至四十岁，又耗元气六十四铢，于卦象应乎天地否☰，自是天地不交，大往小来，阴柔用事，而潜伏于内。阳刚分晓失位，而徒见于外，若能悟颠倒之妙用，做逆行之功夫，以返还之，则危者可安，亡者可存，而‘否’不难复泰矣。乃复以妻室纠缠，儿女婚嫁，名利恩爱，愈缚赶紧，故至四十八岁，又耗元气六十四铢，于卦则应乎风地观☴，这时已成二阳在外，而阳德愈微，重阴上行而阴气渐盛……。若能种方盛之阴邪，扶向微之阳德，则亦可不至剥尽乃竟至。利欲薰气，用尽机械，故至五十六岁，又耗元气六十四铢，于卦象应乎山地剥䷖，将尽五阴并起于下，孤阳将穷于上……，若能保此剩余一元之气，以作水穷云起，山尽路回之想，续火种将穷之木，布雨露于垂槁之苗，纵不能将前此之剥去者逐渐收回，而亦可却病延年。乃为子孙计，越老越贪，不守全训，不知止足，故至六十四岁，卦气已周，其所得天地父母之元气，共三百八十四铢，而足一斤之数，至此则耗散已尽，于卦象乃复为重坤䷁。当此时也，纯阴用事，真阳无存。精已涸而欲枯矣，气已泄而欲脱矣，神已摇而欲散矣，兼以杂念而妄想，烦劳的灼心，致令气腾而血滞，华盖开张，遂使肝旺脾困，而水火不交，金木不育，以内脏失和，而外贼于是乎肆虐，适至油尽灯残，魂散神离，而数十年耗余之魄气，一旦下脱，则坠入地狱”。这些论述深刻地揭示了土家医“三元论”以阳统阴在人体生命科学的生、长、壮、老、病、死的客观规律和深刻的辩证哲学内涵。特别对如何预防人体生命衰老，延长人体寿命，使之健康长寿提出了崭新的科学见解。土家族医学“三元论”还进一步指出：阳中之阴沉静而降，阴中之阳浮动而升，外则成“火”为“元神”，降则成“水”为“元精”，水旺则精凝，火旺则神发。“神发”“精凝”，而后循太极之方位。阳至东南而升，阴至西北而降，东方为木，主“元胜”，西方为金，主“元命”，升降之间，黄庭四运，密密绵绵，凝结中土而生黄芽，特人以气化不以精化。精如果中之仁，气如仁中之有生意，芽生而仁即腐焉，如是欢之，则精不能生，而所以生者，精中之气也。故土气中含是为“始气”，是为无极，而始气之动机，则是“元气”，乃为“太极”。以上论述说明，土家族医学的“三元论”，是以阴阳、五元即“元神”（火）心、“元精”（水）肾、“元性”（木）肝、“元命”（金）肺、“元气”（土）脾胃为基本要素，进行辨证论治。揭示了人体由阳始生，到阳渐盛，到阳盛旺到阴始生，阴渐盛，阴盛极，阳无存的生、长、壮、老、病、死的以阳统阴的生命消长转归过程。“万物之精以阳统阴”，“阳盛则壮，男女一样”，“阴盛则老，康寿阳保”。所以，土家族医学“三元论”，特别是病机“三元论”理论，对人类疾病的治疗预防和保健长寿很有现实指导意义和极高的研究价值。

第四节 病因病机

一、病因

土家医认为，人体患病主要是人体上、中、下三元元气不足或受损，毒气乘虚而入所致；其二是人体自身的情志、饮食、劳伤损害人体三元脏器、三元体架和三元孔窍所致，此两者互为因果。人体元阳受损，元气耗散，故而患病。致使人体患病的毒气主要有风、寒、湿、瘟、火（热）五毒为害。但“毒气侵入，风必先之”，“无风毒不入，毒随风伤人”。土家医还认为“喜怒忧思悲恐惊，七情过度伤元精。饥饱饮食乱，中元遭侵犯。饮食不清洁，伤元又伤血。房室过贪心，损元更伤精。劳伤得痨病，病重才发现。外伤病常见，止血是关键。蛇虫咬毒急，赶毒消肿是秘绝。骨折跌打伤，复位消肿是秘方”。所以，土家医强调，无论何种治疗方法，何种药物治病，首先要注重培元、纳元、保元、强元，然后才是赶毒、排毒、解毒、败毒、清毒，即土家医的赶风赶毒（寒、热）、赶水赶湿、赶火赶毒、赶气赶食、活血化瘀、消肿止痛。只有这样才能达到增强人体抵抗毒气入侵造成人体损害的能力，从而达到治疗康复之目的。

（一）外感毒气

1. 风（气）毒气　土家医认为“风为百病之先，毒气侵入，风必先之，无风毒不入，毒随风伤人”，故有风寒、风湿、风瘟和风火（风热）之别。风随寒毒而入谓之风寒，随湿毒而入谓之风湿，随瘟毒而入谓之风瘟，随火毒气而入谓之风火或风热。所以，土家医说，风是毒气入侵人体的首贼。

2. 寒（冷）毒气　是一种重冷毒气，土家医认为“百病寒凉起，寒随风气至”。当风寒毒气侵入人体体表时，人体三元孔窍皮肤的护外元阳受损，故出现全身毛孔闭塞，引起全身恶寒怕冷，周身酸痛无力。当风寒毒气进入人体三元脏器时，脑、心、肺首当其冲，故出现头痛、发热、喷涕、咳喘、心悸的上元受损症状。当风寒毒气侵入人体中元脏器时，则出现腹泻肠鸣、胃纳阻滞、饮食不香等症状。当风寒毒气侵入下元脏器时，则出现肢冷、畏寒、腰腿酸软、神疲气喘、头昏眼花、耳鸣耳聋、面色苍白、爪甲不荣等症。所以，土家医有“风寒邪入表，赶风解肌表。风寒入脏器，强元驱寒气”。

3. 火（热）毒气　是一种重热毒气，火毒有外火和内火之分。外火有湿热化火、寒湿化火、五毒化火等症。外火表现为高热不退、火炽上炎、伤津伤液、伤元伤气、抽风惊厥、口渴烦热、神昏乱语等症。内火，是上、中、下三元脏器受损，虚火上炎所致。心火，表现为五心烦热、面赤身热、心慌心悸、舌红脉急等症。肺火，表现为咳嗽痰血、自汗或盗汗、喘咳、咽喉肿痛等症。肝火，表现为胸胁郁闷、目赤眩晕、胸胁作痛、吐血衄血、舌现瘀点、苔黄等。肾火，表现为形体虚弱、头晕耳鸣、口干舌燥、腰酸腿软、小便短赤等症。所以，土家医有“火为热重毒，病急神昏厥，外火容易治，内火难灭绝”。

4. 湿（水）毒气　是一种重凝结的水湿毒气。土家医认为，春生风、夏生湿，久遭雾露，久受雨淋，久居湿地，久食甘肥酒腥之物，都会引起脾胃受损，脾胃运化失常，导致上、中、下三元元阳受损而湿毒气易染。湿有寒湿、风湿、湿热之分。如湿侵上元则头痛鼻塞、面黄白浮肿而咳喘。湿侵中元则周身困重、胸闷呕吐、肚腹胀满或身黄腹泻。湿侵下元，则下肢浮肿或关节肿痛、淋浊带下。故土家医有“久居雨湿间，风湿易缠身，不是湿热注，就是湿困身，三元都俱损，手足肿不灵”。

5. 瘟（痨）毒气（包括现代医学的致病菌和病毒）　特别指具有传染性的疫痨、瘴痨之毒的总称，易春秋发病流行，故有春瘟、秋瘟之说。这种毒瘟气有的靠山岚瘴气流动传播，有的靠接触饮食传染，故有风瘟、行瘟之称。这种瘟毒气一旦侵染，起病较急，很快伤及三元脏器，引起高烧不退，神昏惊厥或呕吐腹泻或咳喘不宁或身黄浮肿或心慌心悸等症。瘟毒气一人得病，流行一片。故土家医有“瘟气发病急，病危在旦夕，一人得瘟病，四邻遭殃及；瘟病种类多，防治要隔绝，赶毒源头起，清毒要迅速”。

（二）饮食失常

人体生命的健康，除先天三元禀赋元阳外，全靠中元脾胃纳五谷之精微而生成“气、血、精”及“筋、肉、骨”三元物质，以增强人体的正常发育与生长。如饮食偏味，或过饥过饱，或饮食不洁，或暴食暴饮，或酗酒吐逆，或误食中毒，都会引起脾胃之元阳受损，元阳不足，运化失常，吸纳受阻，气血不畅，精微不济，人体难康。

饮食失常引起人体患病主要表现为：胸膈痞满，腹泻腹胀，吞酸呃逆，饮食不香，气滞腹痛，泻痢神伤。所以土家医有“脾胃功能好，饮食纳正常，切勿饥饱乱，五谷不偏尝，饮酒勿酗酒，油腻勿多尝，不洁腥臭物，绝不进肚肠，脾胃三元本，健康福命长”。

（三）劳伤

劳伤是指劳体、劳心过度造成对人体健康的损伤。劳伤分内劳伤和外劳伤。

1. 内劳伤

（1）七情所伤：七情是人体对外界事物接触或刺激后精神产生变化的具体表现，是一种正常的生理现象。故土家医有“七情之常，人皆有之，七情超常，损元伤脏，喜乐有度，悲哀有常，遇险不惊，临急不慌，心静神定，脑清神爽，过喜伤心，肺肾不藏，大怒伤肝，血亏火旺，惊恐伤肾，腰脱精凉，忧思伤脾，肺阻神伤，培元定志，心静如常，三元充盈，人安神往。小儿禀弱，情志未常，最怕惊恐，损及元阳，惊则失神，恐则落魄，防惊防恐，父母职责。”所以，土家医认为，七情是内劳伤的主要原因，如心肾惊恐引起的疾病如神癫、气癫、蒙癫、风癫的疯子症和心惊、慢脾惊、慢肾惊、小儿惊风等症。

（2）起居劳作失常：古人曰“日出而作，日落而息”。这就是说：人的劳动和休息应该是有时间和规律的。所以，土家医认为“人体活动，起居有常，劳逸有度，寒暖得当，过劳伤身，过累损脏，循太极动，养生有方，好逸恶劳，血流不畅，早起练拳，早睡养脏，神体勿伤，切忌勿忘”。

（3）房室不节或心存色妄：房室不节是指色欲过度，不知节制或月经期、怀孕期、产期恶露未尽而男女同房或房室不洁。这就会引起色痨、真月痨、月初痨、月中痨等病症。心存色妄，是指未成家的男女过度思恋色欲易患相思痨等病症。肾为先天之根，脾为后天之源。若下元肾精充盈，则身强力壮。内则五脏调和，气血精旺；外则肌肤润泽、容颜焕发、耳聪目明。如果房室不节，图一时之快，纵情色欲，就会造成肾阳亏损，肾阴枯竭，引起头昏眼花，腰膝酸软无力，遗精盗汗，阳萎早泄。妇女则经漏带下，宫冷经闭。长期心存色妄，则引起夜寐不安，肾元内耗，遗精滑精，气亏血虚，精神恍惚，面黄肌瘦，小便短赤等症。所以，土家医有“男女同房乐，过贪体羸弱，色妄起祸殃，精亏元暗伤，三元阳俱损，五毒乘虚整，整你起不来，色痨如狼豺。”

2. 外劳伤

外劳伤是指人体在劳动和其它一切活动中，受到外界意外伤害，如跌伤、打伤、扭伤、压伤、撞伤、刀伤、枪弹伤、烧伤、烫伤、溺水伤和蛇虫咬伤等。

中国土家族由于世居黔、川（渝）、湘、鄂四省边区的深山密林、溪河纵横的大山区，交通不便，原始封闭，所以，土家先民在长期与这种恶劣自然环境作斗争的艰难谋生过程中，外劳伤成为最大威胁。如跌伤、扭伤、碰撞伤、烧伤、烫伤、刀伤和蛇虫咬伤是最常见的，还有蜈蚣、马蜂、疯狗咬伤。因而，土家医对外伤出血、跌打损伤的断筋接骨、消肿止痛和毒蛇咬伤的急救治疗方面结累了很多宝贵经验，特别是治疗跌打损伤和骨折、外伤出血、毒蛇咬伤等方面，很有独到之处。故土家医有“土王百棒酒，任你打出手；土王止血丹，血止痛就散；土王接骨散，断骨把原还；土王蛇药丹，肿痛立消散”。的确，我们这些年在土家民间的土家医药调查中对这些药的疗效体验很深，很有开发价值。

二、病机

土家医由于受《周易》太极阴阳、河洛数理哲学思想和汉医阴阳五行学说的影响，对人体致病的病理机制提出了独具特色的病机“三元论”。土家医认为人体患病的病理机制主要是：五毒侵袭，三元受损；阳不统阴，气血精亏；气血精滞，诸痛始致。

（一）五毒侵袭，三元受损

土家医认为：人体致病是风、寒、湿、瘟、火五毒之气侵袭人体的三元脏器和与之相连的三元孔窍和三元体架中的三元物质“气、血、精”、“筋、肉、骨”受损所致，如风寒毒气侵袭人体，首先侵犯人体上元脑、心、肺和与之相连的三元孔窍。因而出现头痛、全身恶寒发热、泪眼汪汪、鼻流清涕、头痛、身痛、咳嗽或咳喘等症，这都是脑、心、肺元阳受损引起的一系列症状。又如湿毒气侵袭人体上元脏器脑、心、肺，则出现头痛、头重、鼻塞、面黄而喘。如侵袭中元脾胃，脾元受损，伤及下元肝胆，则出现身体困倦、四肢关节疼痛、肢体浮肿、脘腹胀满、胃纳呆滞或黄疸（面黄、眼黄、身黄）。如侵袭下元肾与尿包，则出现肢体浮肿，足趾肿胀和上下二元不交的虚喘。女的则出现湿热带下，月经不调等症。五毒侵袭三元受损是人体患病实症、寒症、热症主要病机。

（二）阳不统阴，气血精亏

宋·周敦颐对“太极图”解释中说：“无极而太极，太极动而生阳，动极而静，静而生阴，静极复动，一动一静，互为其根，分阴分阳，两仪立焉。阴交阳合而生水、火、木、金、土，五气顺布，四时引焉。五行，一阴阳也，阴阳一太极也，太极本无极也，五行之生，各一其性。……乾道成男，坤道成女，二气交感，化生万物，万物生生，而变化无穷焉……。”所以说世界上一切事物生成和发展都是阴阳五行的相互转化。阴阳协调、无极而太极，万物都有交感动向。但事物发展超过一定的动向就会走向反面，人体生命也是一样。故土家医认为：五毒侵袭人体，人体三元必受损伤。三元受损而造成阳不统阴，失去协调平衡，阳不统阴就会出现精气血滞或气血精亏。人体的“气、血、精”、“筋、肉、骨”是人体重要的三元物质。人体内在的三元物质“气、血、精”藏行于人体外在的三元物质“筋脉、肌肉和骨架”之中，气与精都藏于血中，所以，血靠气之力，气靠精之功，血才行而不固，而靠筋脉将此三元物质运行全身，以营养人体的“筋、肉、骨”。所以，肉靠筋之力，筋靠肉之功，人体才生命不息，运动不止，气血精盛，生命旺盛。由于自然界五毒侵袭人体三元脏器，使人体三元阳受损，故而造成阳不统阴，气血精亏。人体气血精亏，则出现外感内伤引起身体羸弱，肢体倦怠无力，面色白而无华，唇舌爪甲色淡和头晕目眩、耳鸣耳聋、心慌心悸、气微气短、懒言少气。或脾胃虚弱，不思饮食、胃纳呆滞，或手足麻木，筋肉骨失养无力等症。所以，土家医有“阳不统阴，气血精亏，气血精亏，百病丛生”之理。

（三）气血精滞，诸痛始致

当人体受到风寒湿瘟火五毒侵袭和饮食失常，劳伤损体，就会使人体三元受损。三元受损就会出现气血精滞，一切疼痛的疾病就会发生。土家医认为“滞则不通，不通则痛。气血精滞，诸痛始致”。疼痛是人体患各种疾病的病兆反应，故土家医有“诸病有痛，病知轻重，病而不痛，病危命送。”

疼痛有急性疼痛和慢性疼痛之分，故有刺痛、酸痛、绞痛、跳痛、持续痛、间歇痛、压痛之说。具体来讲有头痛、颈项痛、胸口痛、肚腹痛、腰背痛、四肢痛和三元脏器病变引起的疼痛。但是，百病疼痛都是所在的三元体架“筋、肉、骨”、三元脏器和三元孔窍所在部位气、血、精阻滞所致。

第五节　诊断方法

土家医诊断疾病方法多样，十分认真。讲究一看、二问、三听、四摸、五号、六指、七掌、八卦，以全面了解疾病发生原因，发展的性质、机理和临床表现，从而弄清疾病的实、虚、寒、热和所属病症、预后结果。最后得出疾病的正确诊断和治疗原则及治疗方法。

在黔、川（渝）、湘、鄂武陵山地区和大娄山、大巴山、巫山切入的四省边区土家族聚居地区，土家医中流传着这样一首诗话：“人活天地间，日月照乾坤，五谷养人体，五毒伤人身，土民得了病，梯玛坐堂前，一看二又问，三听细分明，四摸病何处，五号脉验灵，手掌指纹谱，心肝十指连，病变找得准，病情弄得清，卜卦预吉凶，傩堂祈祷诚。土王八百药，药匠数家珍，百人生百病，药王百方灵。”由此可见，土家医诊治疾病有一套系统完整的方法和理论。

一、看诊

主要是通过土家医的梯玛、药匠、土医生去观察病人的神色、形态和眼、鼻、嘴巴、口舌、牙齿及四肢、皮肤、毛发的一种诊断方法。

1. 看神色　“神”是人体生命活动的表现。土家医称之为“神气”、“精神”。色是人体脏腑精、气、血三元物质在体表的外荣，称之为“色泽”。色和泽亦有别。色是指赤、黄（橙）、白、黑、青（紫）。而泽则是指荣润，枯槁，鲜明，晦暗。看神色主要是观病人全身各部分（包括面、眼、耳、鼻、嘴巴、皮肤、背腹、四肢、毛发等）的神色。一个人气血旺盛，则色泽荣润，精神焕发，谓之“有神”，反之，一个人气血衰弱，色泽枯槁，精神萎靡，谓之“无神”。所以，土家医在诊断疾病时，十分注意观察病人全身各部分的神色变化，从一个病人的神色变化，可以观察一个病人的衰旺盛亏和疾病的预后。故土家医有“得神者，虽病可治，病重可治”，“失神者，轻病难安，重病难愈”。

2. 看形态　形是指人体的外形、形体。态是人体的姿态、动态。从一个病人的形态可以了解很多病情，若一个病人形体健壮，灵活敏捷，则有病易治，预后良好。反之，形体羸弱，行动异常，则有病难治，预后不良。从一个病人的形态可以看出很多病情。如肥人昏倒多中风，瘦人咳喘多肺痨。背肩同屈，心肺有病。腰不能立，转侧困难必下元受损。心病喜高枕半卧，肾病喜低枕平卧，心肺热病喜仰卧，肝脾患病偏侧卧。病人身轻能转侧，手足暖和多为阳能统阴易治。若身体沉重，不能转侧，足冷身倦则是阳不统阴，病多难治。若病人患热病，则面颧潮红，烦躁谵狂，身热肢展。若患寒病则面色苍白，寡言少语，肢冷身倦。所以，通过观察人体形态的异常，可诊断疾病的部位、轻重和预后。

3. 看面色　土家医认为“三元脏器，华色在面，神气在眼，灵气在鼻”。所以，观看病人面部的色泽，可诊断疾病。正常人的面部是天庭饱满有泽，无纹痕，无凹陷，无筋缠，眉间直、平、圆，颧目均匀，鼻头丰满端正、不硬不软，地角方圆，整个面部微黄，白里透红，明润亮泽，这是土家人健康的象征。健康女子称“水色好”，健康男子称“面色亮”。反之若出现其它颜色，那就是病色了。如面色潮红为情绪激动或饮酒过量或为心肺火旺的实热病，两颧赤红为阴虚火旺。面色青黄为肝病，黄肿病，或血亏，或小儿走胎，或妇女经闭。黄而浮泽是风湿，黄而泛赤是风热，妇女面青而带黑为痛经，黄而青暗属瘀血挟湿热，黄如橘子是湿热缠身，黄而色明为阳黄症，黄而晦暗属湿热缠身的阴黄病，黄而色淡是寒湿，黄而日瘦是气血亏虚，黄白肥胖是气虚。面色暗淡而黑是下元肝肾有病，或是病危阳气衰竭的现象，面色青暗为虚寒，或痛症，或月经不调，颜部暗青为饮食过度。面色苍白，午后潮红为肺痨。面色淡白，为气血虚。面色青瘀或有斑点是瘀血阻滞，病人长期病重，突然容光焕发是病人垂危将死的回光反照之症。总之面色是人体患病的“晴雨表”。故土家医有“脏腑若有病，面色跟着变”之说。

4. 看眼睛　包括眼球、眼眶、眼皮。土家医认为：眼是人体健康心灵神气的窗口，眼神、眼色、眼态都可洞察人体疾病。正常人眼球湿润光泽，黑白分明，视物清楚，转动灵活，炯炯有神，眼皮眼眶松紧适度，色泽明快，光彩照人。倘若眼球黑白界线不清，视物模糊，反应迟钝，特别颜色出现异常则反应脏器有病。若眼角眼球红赤为热症、急症，变黄则是肝胆脾病，目睛昏暗干涩是热病消耗下元肝肾之液。目光昏浊，斜视则是肝风内动，肝脾湿热。目赤怕光、怕热是肝胆血气不足受风所致。眼球和眼角出现血丝，则是热病或阴虚火旺，眼球突出为脏器有病。小儿发热眼球黄绿色而流泪，耳垂冷为出夫子（麻疹）。白睛不白为月事不调或妇人白浊。白睛出现蓝黑斑点多为蛔虫病。白睛出现玻璃样云斑则表示病人患了痨病。瞳孔缩小见于各种中毒，瞳孔散大见于外伤，两眼翻白，瞳孔散大不收，眼球不能动，则为死症。还有火眼、风眼多种眼疾。所以，土家认为“眼睛是不眨沙水晶宫”，应倍加爱护。

5. 看鼻子　鼻为面之峰，包括鼻头、鼻根、鼻孔。正常人鼻头明润亮泽峰起。鼻色明润微黄，鼻形端庄，平直高隆，鼻孔圆润气畅。若鼻头色青色黑为寒症，痛症；鼻头微黑为胸中痰饮；鼻色黄为有湿；鼻色白为气血虚或失血；鼻色赤为肺热；若鼻塞流涕为寒伤风症，鼻塞流浓涕，气促鼻翼煽动为肺火炽热，则为热伤风。土家医还有，鼻形大，鼻梁平直高隆，透泽明润表示身体健壮；形小扁平则表示身体虚弱，智力较差；鼻梁歪，鼻孔小极易患病。如头昏、失眠、肺气不通等症。女子鼻色红而肿大多为闭经，小儿鼻尖色白是乳食积滞，男子鼻尖色黑多为肾病。鼻翼色黑下连人中多有缩阴症。女子鼻翼色黑多有经带疾患。若久病，鼻翼动，喘咳不宁是为肺伤痨绝不治之症。

6. 看耳朵　土家医认为“耳是人体的信使，人体脏器皆与耳通”。正常人耳廓色微黄红润，以厚大为佳，耳薄小干枯者为先天不足。耳廓色黄白为气血虚，色青为痛症、风症。色红为热症、火症，黄为肝胆有病，黄而干动为惊风，黄而黑为肾病。耳后的耳筋可作为诊治小儿走胎症、妇女经带病的依据。如小儿出生一月后还毛发稀疏成束，面黄肌瘦无泽，腹胀如鼓，青筋暴露，形体瘦小，疲倦声微称为走胎。如小儿耳廓后筋露出一个“r”形的称之为走狗胎，筋脉有一个像猴凸起的叫走猴胎，筋有一大黑点叫走兔胎，还有走马胎、走牛胎、走羊胎之说。但治法都大同小异，都是培补中元，清赶湿热，补气纳气。若妇女耳后筋脉呈红暗色，说明有妇科经带疾病；呈青紫色则为妇女玉宫或喜道内有肿块。

7. 看嘴唇　正常嘴唇呈扁圆形，两唇红润色荣，厚薄均匀，开合自然。土家医认为“口为语之器，语从口中出”。若小儿口唇红润而厚，则体健少病，易养易治。妇人唇红润而厚，则体力强易产。若口唇苍白失泽，则气血虚或为失血难产。若口唇深红干而燥裂，粗气急则为热病，火重。口唇色紫暗为内有瘀血。口角流涎，口眼歪斜为白虎症。若小儿唇口收缩挛急变窄而小，不能强合则为小儿脐风。口唇及全身定时振颤寒热是为“摆子病”。若上唇带下有白色小点，多有痔疮。口噤不语，突然昏倒，抽痉口吐流涎是为“母猪疯”。若久病唇青舌卷，环口熏黑，唇口强合频频，气出少返，是为病重的不治之症。

8. 看口舌　口舌包括口腔、舌条和舌苔。

（1）看口腔：常人口腔黏膜呈粉红色，明润光亮。若口腔颜色异常，则为病态。如黏膜色鲜红唇颊舌出现疱疹破溃成片，并长一层白膜覆盖则为“口疮”。若因饮食过热或过硬口内出血性疮疹，色红而痛则为“血口疮”。若口腔内黏膜呈沟路形糜烂，分泌脓液味臭者则为“白腻疮”。若口内生小疮色白如菌朵突起则为“白口菌”。若小儿口腔黏膜有白色斑块、常流涎啼哭、拒乳、拒食，则为“白口疮”。总之口舌生疮皆为热证。口腔黏膜细嫩易损，腥红为实热证，淡白为虚冷证，色紫暗黑为不治重证。

（2）看舌条、舌苔：正常人舌条淡红，荣润光泽，伸缩灵活，不长不短，不厚不薄。舌面无裂痕，上有薄白苔分布。土家医认为“舌为味之觉，通心脾和胃。舌灵则生，舌强则死。口舌生疮，小儿常见，唯舌苔厚薄颜色变化，为人体疾病之明镜”。白薄苔为风寒毒邪入表，白厚苔为风寒毒邪入里，白苔中黄为寒邪入里转热，白苔滑腻痰湿过重，白苔有黑刺者为寒极入里。黄苔为湿热入里，舌苔淡黄为湿热表邪入上元心肺，黄厚苔为湿热侵袭中元脾胃，黄灰苔为湿热入下元肝肾，黄黑苔皆为热重、寒重各病之反应，或瘀血阻滞，中毒反应，属病重、病危之证。然舌白无苔为脾胃虚极。故土家医有“苔生五毒侵脾胃，连累五脏诊病情。赶散清利是关键，赶食赶气泻毒灵。若是舌质干枯萎，阎王难将命挽回”。

9. 看牙龈　常人，牙洁白光泽、坚硬、淡红、荣润。若牙出血、肿痛是下元肾亏引起肝脾阴虚火旺所致，若齿焦有垢为肾虚胃热，齿垢黄厚为湿热熏蒸，齿焦无垢、齿白如枯骨，是三元阳衰竭。若牙关紧闭断齿有声为白虎症。牙龈不肿和牙突然黄枯变黑而痛为风，肿而痛为火，出血为虚火。

10. 看皮肤　皮肤是人体外卫，是脾胃的华色，常人皮肤淡黄而白。若面目和全身皮肤深黄色为胆黄病症。黄而明亮如橘子色是阳黄症，是湿热侵染肝脾。黄而晦暗似烟熏是湿热侵染肝肾为阴黄症。若皮肤出现红色小粒丘疹或斑疹为皮肤湿毒、风毒和重热火毒所致，故有风疹、湿疹、斑疹、痧疹之分。如出现痘疹、麻疹皆为风瘟毒邪所致。若出红肿热痛的疹疮、疱疮、癀疮、丹毒、巴骨疮，则是湿瘟化火，瘀血阻滞而成。若面部干燥，小疮脓少或奇痒难忍者为“干疮”。潮湿脓水淋漓为“湿疮”。疮面分泌物为黄色者则是“黄水疮”。脓多而腥臭者为“脓疱疮”。局部痒甚如虫爬行为“蚯蚓疮”。受冻而起为“冷冻疮”。生于头部为“头疔疮”。生于头部发际中，细臭结痂成片为“癞子疮”。生于嘴角为“口角疮”。生于臀部为“坐板疮”。生于会阴部为“阴梅疮”。所以，土家医有“五毒侵人体，皮肤首受之，阻之为疹子，瘀之为疱疮。若要洁净爽，常洗热熏良。常赶湿热毒，常泻胃和肠，大小便顺畅，体美身健康”。

11. 看背腹　背腹应挺直自然，若屈身捧腹为胃腹疼痛，腰不直为腰腿有病，肾虚劳损。背起红点，舌起乌筋，肚脐处汗毛竖起，而肚子急痛者，土家医称之为“羊毛痧症”；胸起红点伴口鼻出血，肚子急痛，眼角满血丝者为“红痧症”。

12. 看毛发　即看眉毛、睫毛、汗毛、头发。

（1）眉毛：眉毛以色黑而荣润，毛顺而不乱，两端尖而中间弯隆为佳，所以，土家医有“眉如新月多康健，眉如细草多体弱”。无论何病若眉乱失泽，皱眉不举，均属病重。若久病眉乱又是眉中见青赤黑色，则是病危的表现。一般讲横眉乱竖为心乱致病，横眉竖眼是肝怒为病，愁眉苦脸是忧思而病，皱眉苦脸是思虑成疾，而眉开心喜是重病转愈，而眉光秃而油腻是“麻秃疯病”。

（2）睫毛：睫毛应整齐，毛泽灵敏。若睫毛开合难举或举而还灵为轻病，若举而不灵为重病。双睫毛举难闭是“突眼病”，单睫毛举而不全闭是“白虎症”，睫毛乱而不展是“相思痨”。

（3）汗毛：汗毛以黄微黑润泽顺皮肤纹理清明为佳，若汗毛竖而乱为轻病，竖乱卷曲失荣是重病。然新生儿汗毛多细密长均属正常，它会随年龄增长逐渐变粗稀。

（4）头发：头发应乌黑油润而光泽。若发枯而生穗是血虚火盛，病中头发失泽，失荣而乱是重病之象。毛发脱落是心思重，肝肾虚；年少头发白是气血虚；中老年头发白是肝肾元气不足不能养发所致。若白而光泽不属病症。头发像铜钱样一块一块的脱落是肝肾虚而风热湿毒侵犯所致。大病发脱则是三元俱损而引起气血虚竭之症。若小儿头发失荣干枯无色，卷曲不柔顺是先天不足；若小儿枯黄而乱，全面皆黄为“胎黄”病；1～2岁小儿发不柔不顺，尤如枯草，饮食多而不化，身黄瘦则是小儿疳积病。

13. 看二便　二便为人体废物排出之门户，内伤外感皆显而见之。

（1）小便：应微黄而清亮。若深黄而涩痛为湿热侵肝肾所致，为双重热，属火重。若尿白浊或带血丝，次数增多而量少浮肿者为肾和尿胞所病。若尿频而清长，体弱而瘦为气血亏虚。若尿红涩痛而腰腹痛为“尿积症或尿石症”。

（2）大便：应为浅黄色不稀，排而顺畅。若水泻而见谷物，是肠胃消化不良。若纳呆腹胀腹痛打馊臭嗝则为嗝食症。若腹痛上吐下泻，里急后重，或带脓带血，是红痢白痢。

二、问诊

问诊是土家医对病人及家人进行询问，从而获得病人疾病发生的全过程和以往健康的全部情况，以了解病情起因、发生、发展和现状，从而提高对病人疾病诊断的准确性。问诊包括发病时间、寒热、疼痛、饮食、睡眠、二便、经带。

（一）问发病时间

土家医认为：子丑寅卯、辰巳午未、申酉戌亥十二时辰得病多有轻重之别，有治与不治之争。男怕子寅辰午申戌，女怕丑卯巳未酉亥。指男子在子寅辰午申戌，女子在丑卯巳未酉亥，发病病则重多轻少，反之则轻多重少。预后良好。男怕“三六九”，女怕“二四八”，指男子单日发病，女子双日发病，病重多轻少，反之男子双日、女子单日发病则重少轻多。“小儿春忌羊日，夏忌蛇日，秋忌牛日，冬忌犬日患病”，指此期患病重多轻少，预后不良。反之则预后良好。

（二）问寒热

土家医认为“重冷为寒，重热为火”，问冷热即是五毒入侵在肌表还是进入了脏腑，是表症还是里症，是虚寒，还是虚热，是真热病还是假热病，是真寒冷病，还是假寒冷病，是冷热交替，还是冷热化寒化火。这对诊断疾病都有重要意义。凡病发冷发热或先冷后热或冷热相兼均为表症、实症、热症。凡病长期发冷、怕冷、长期低热均为寒冷病、寒症、虚症。凡病冷热化寒、化火都为重症、危症。

（三）问疼痛

土家医认为“五毒侵体，痛必先之”；“五毒侵体，肿必随之”。所以说，疼痛是五毒或外伤入侵人体，人体与五毒抗争的必然反应。疼痛有部位、时间、性质的不同。

1. 头痛　凡头痛者皆五毒侵犯上元，使重炽火于内，上冲于头。一般伴有喉痛和身热恶寒等表症。若入里，则为太阳头痛、阳明头痛，赶散、清降可解。若属阴虚头痛，发作无时，皆因酒色或劳苦而作，则用清补可愈。头痛还有因阴寒而起，头痛甚恶寒作呕恶心可用赶散止呕药。还有头风痛、眉骨痛和鼻病头痛皆应弄清。头重为脑虚，头胀属湿重。

2. 胸胁痛、胸痛　多为五毒入上元心肺化火所致，宜赶风赶毒。肋胁痛皆属五毒侵肝胆为病，胸腹胀满而痛是心肺有水血瘀结，都属重热化火而起。若隐隐久痛不愈，则为虚寒症。

3. 腹痛　上腹心窝作痛多食更甚，则为胃病。下腹痛则为肠、膀胱或妇科疾患。脐周常痛为“蛔虫症”，小腹痛并伴有包块坠入阴囊为疝疾，急性腹痛则多暴食、暴饮而成。多痛而拒按、中上腹常冷冷隐痛，则为脾胃虚的虚寒症。

4. 腰背痛　腰痛皆属下元肾虚，皆因劳伤或房劳过度而起。五毒乘虚而入所致，治则宜补肾活络疏筋、活血、止痛。还有外伤腰痛，则要活血止痛补肾。所以土家医有“腰为肾元府，肾亏则腰痛”之说。背痛发病较少，如痛可为心病，可为肺病，可为肝、胆、胃病。

5. 四肢关节痛　若四肢关节疼痛或肿或不肿如与季节有关，皆属风湿痛，风湿痛有寒重或热重。热重、红肿热痛为热痛风，风寒重、肿而冷痛为冷骨风。还有外伤或跌打损伤，皆为气血瘀滞而痛。但土家医认为：腰背四肢关节疼痛，皆由气血虚不能滋养筋骨所致。肢体疼痛不移乃为寒湿留滞或瘀血阻滞。手足麻木皆属气虚、血虚。

（四）问饮食

土家医认为“有胃则生，无胃则死”，饮食好坏是人体健康与否标志。所以，问饮食胃口的好坏，可察病变的深浅。若外伤风而饮食正常则知其邪毒尚未入脏腑。若久病开始不进饮食则病难治。病中喜冷饮，或多食易饥，口苦多是实热症。若病中喜热饮，口淡不思饮食多为虚寒症。若不思饮食，又腹胀便秘多为食积。口渴多饮为高热病。若病中能保持平时饮食嗜好则病轻易治。若病中失去平时饮食的嗜好则病重难治。若小儿喜吃泥土生米者多为“蛊疾”。瘦黄而喜吃衣襟谷米者为“米黄症”。婚后妇女喜吃酸又停经为妊娠有孕。若患病得食稍安则为虚症，得食病更重则为实证。若病中饮食逐渐好转是病情好转的现象。若病重长期少饮或不进饮食而突然饮食不知饱足者为病危。

（五）问二便

二便为人体废物排出之门户。大便是排饮食谷物之废，小便是排水液气血之废，故以通畅为佳。

1. 大便　每日 1 ~2 次为常，若数日不便或排便困难，干如羊屎则为热病引起的“干结症”，若突然大便干结为胃大小肠火热炽盛。若慢性便秘干结则为津亏的虚寒“干结症”，多为老年和妇女。若突然大便次数增多呈水样便则是急性水泻。若大便稀臭夹食物残渣为食积。若大便次数增带脓带血，里急后重，则为痢疾。若大便稀薄，肚痛喜按则是虚寒症。便黑色是胃肠有出血而致，便鲜红者为肛门有痔疮或中气不足小儿脱肛。

2. 小便　每日 3 ~5 次为常，但随气候变化而变化。冷天、雨天小便多而清长，热天或劳累汗出较多，小便黄少不属病证。若小便黄少热感热痛，排出不畅或尿频、尿急、尿痛则为重热湿毒侵袭下元的“尿积病”。若小便清冷量多，又失控自遗者则为下元虚寒证。小便白浊为“浊淋症。”小便带红浊为“血淋症”。常尿频、尿急、排出不畅而痛甚或带血或偶有砂石排出者为“尿石症”。病中大小便失禁者为病重、病危。

（六）问汗水

土家医认为汗为气血之余液。在内为津，排出为汗。若邪毒侵体，怕寒热无汗是邪毒未入脏器。若发热汗多则是邪毒已入上元化火。若久病自汗或汗出较多属上下元之元阳虚脱。若长期咳嗽、气喘、发热、自汗或夜间盗汗者为肺痨。阳气虚脱额汗涌，或重病大汗淋漓不止则为病危。

（七）问妇女病

主要是问妇女的月经和白带，其次是妊娠、胎产。

1. 问月经　月经是女人信使。正常女人十四岁月经初潮，以后每月一次（大约 28 天），经期 3 ~6 天。月经色红，不稀不稠，量适中，不挟血块。月经来时有轻度的腹痛腰痛。有的亦不腰痛、腹痛均属正常。50 岁左右妇女绝经。若月经提前或一月 2 次，鲜红或紫红而黏稠者为实热病。若月经推后、量少色淡而稀薄者为虚寒证。经量失常，时多时少，腹痛拒按则属血热；经期超前，色淡量少或量多，经后反觉腹痛是血虚，经前腹痛，经带多，腰酸背痛而浮肿者则湿热重而气血虚。经来腹痛挟血块者为内有瘀血。停经两月以上则为闭经。若月经淋漓不止带乌血，则为妇女“血漏症”；如月经量多，流血不止，则为“血山崩症”，应及时治疗，否则危险极大。

2. 问白带　正常妇女喜道有少量白色透明无特殊臭味的分泌物为白带。若白带量多、色黄而稠浊奇臭为湿热所致。若量多色白、质稀薄清冷无臭味或有腥味则为下元虚寒所致。

3. 问孕产　若婚后突然停经，继见呕吐，喜酸择食，则是有喜怀孕。怀孕后见腰腹痛、喜道流血、脉滑数应注意滑胎早产。妇女产后恶露不尽而腹痛，是内有瘀血。产生恶寒发热，头昏、头痛是外感风寒所致。产后流血过多、面色苍白、出汗是气血亏虚，应及时药食温补。所以，土家医有“女人命不同，月月见信红，洁为身之本，活血见神功，孕产应注意，防风防寒流，气血常温补，经调体从容”。

（八）问睡眠

土家医认为“睡眠好，病难找，睡不宁，命难全”。睡眠好坏是人体健康与否的象征。呼吸心跳平稳，困之则睡，睡之则眠是人体健康的表现。若烦躁不安，不易入睡或忽睡忽醒，气粗脉快是为热病。若神疲而不易入睡，多梦易醒或昏昏入睡，次起神疲均属虚寒病。若腹胀痛辗转打呕胃酸，是为食积。故土家医有“胃不和，睡不安”之说。还有的半夜忽睡忽起，循衣摸床，外出而归，次日醒后，不知夜中所事，则是“夜游神症”。

（九）问三元孔窍，眼、鼻、耳

1. 问上元孔窍

（1）问眼睛：应视物清楚，转动灵活。怕光流泪，视物不清，夜间眼屎封眼为火瘟毒邪所致的“红眼串病”。若黄昏后视物模糊不清，反揉眼睛也难看见，其它时间则视物清楚是为肝血虚的“鸡摸眼病”，又叫“夜盲症”。还有能看清人和物体但不能识别颜色则是肝肾气血不适的“色盲症”。而眼涩、眼痛、近视、远视的视物模糊皆属肝肾疾患。

（2）问鼻：鼻应能顺畅呼吸，闻香臭气味。若鼻孔红肿热痛是肺热；流清涕不止是外感风寒；流脓涕，鼻痒是鼻痈；若不闻香臭，鼻腔狭窄是为鼻痿；鼻常出血或流脓涕，说话声嗡而不清，鼻内肿痛是鼻岩。鼻常因天热或受刺激引起鼻窍大出血不止，则是肺心火旺所致，称之为“痧鼻”。

（3）问耳：耳应能感知听清一切事物的声音。若耳内时嗡嗡作响，时听不清，或听不见声音是为脑元、肾元不足的“耳聋症”。若耳聋兼腰膝酸软，耳朵听不清或时清时聋则为肾虚耳聋。耳内有如蝉鸣或像流水的声响时左时右则为脑肾虚引起的“耳鸣症”。若耳内洗澡游泳见水留滞，后肿痛流脓则为耳痈。还有外感风寒、风火、蒙蔽清窍引起暂时耳听减退，是外感所致。外感愈后，耳听力恢复，耳属无病。总之，突然耳聋、耳鸣属火属实。长期耳聋则属寒属虚。

2. 问中元孔窍，嘴巴、皮肤、肛门

（1）问嘴巴、舌条、牙齿：应能完成吞咽食物与水液。若出现口渴或吞咽困难则是病症。口渴喜冷饮是热证，喜热饮是寒证。口渴喜热饮不喜冷饮是肾水亏证，口渴而不想饮汤水是阴亏假热证。总之火热盛喜冷饮是实热证，阴寒喜热饮是虚寒证。若口舌生疮、吞咽困难是胃热和心火炽热所致。牙齿、牙龈肿痛有虫牙和火牙之分。舌条尖边红引起吞咽困难皆属火热证。

（2）问皮肤：应能起到保温保湿作用，若汗出怕冷是外感风热的热伤风，无汗怕冷是外感风寒的寒伤风，全身肢体皮肤冰冷是阳绝症。若皮肤有疮疔疹，肿痛则属火、属实，若皮肤有癣或瘢则属瘟、属虫。

（3）问肛门：肛门热痛是肠胃有火。肛门外有疮出血是为痔疮。肛门常痒是虫症。

3. 问下元孔窍，尿道口和男女生殖器，玉茎、卵蛋和喜道、玉宫

（1）问尿道口：男女尿赤浊热痛是为湿热所致的淋病。

（2）问玉茎：临床玉茎阳事不举，属肝肾精亏或湿热下注肾元引起，称之“弱症”。经常从尿道口滑出或梦遗白精为上下二元阳不交，或下元阴亏火旺，或湿热积沉下元所致，称之为“滑精”、“梦精”。男子卵蛋肿大或一边大一边小称之为“气包卵”，男子卵蛋特小或无称之为“隐卵症”。

（3）问喜道、玉宫：女的喜道生疮、红肿、热痛、糜烂不洁，皆为湿热二毒气下注或心肾火旺所致。女的玉宫脱出喜道外，为中元下元阳气不足引起的“脱茄胎症”。女子婚后 1 ~2 年不孕，可因男子肾虚湿热引起精冷精死而致，亦可因女喜道和玉宫小而不正而引起“不孕症”。如此等等必须仔细询问检查。

三、听诊

听诊是土家医通过听病人的话声、呼吸、心跳、咳嗽、肠鸣、呻唤，咯声和打屁等声音的变化，以诊断疾病的方法。

1. 听话声　常人说话，语音清脆、平和，不高不低。若病人说话声音高亢或语音重浊，嘶哑者多为外感风寒、风热或风瘟毒气化热化火所致。若说

话低沉、细弱或久病声嘶为虚寒症。若病后声音虽弱但语言清楚有力，谈吐从容病者是轻病；若语无伦次，语音不清，神志模糊者是重病。若出言无序，喃喃独语，精神郁淡或时悲时喜，哭笑无常，饮食无常，不知脏臭者为“癫子症”。若高声叫骂，乱说乱唱，喜怒无常或乱骂乱打者为“疯子症”。土家医对语言七情是这样描述的“肝怒心喜笑，脾歌忧烦躁，肺伤咳喘急，肾恐身闪腰”。

2. 听呼吸　正常人呼吸平和均匀，呼吸声难以呼出。若呼吸声粗急而紧者为上元心肺受损，一般伴有发热症。若呼吸微弱无力而气喘者为虚寒，此为上元受损，波及中下元，为肝肾阳气不足所致。此外还有三元脏器受损导致三元孔窍、鼻咽喉病引起呼吸困难应予详细倾听分辨。

3. 听呻唤　呻唤为病人因病痛苦不适而发出的声音。大声急促呻唤为痛症热症。低沉无力慢而低声呻唤则为寒证、虚证。抱头皱眉呻唤为头痛，按肚弯腰叫喊呻唤为腹痛，腰强直转身痛苦呻唤为腰痛，呻唤摸腮为牙痛。土家医认为，呻唤也是解除疾病疼痛痛苦的方式，所以，土家医有“病轻病重，呻唤有用，解除忧伤，解除病痛”。

4. 听咳嗽　咳嗽粗而痰多为风寒湿侵犯上元累及中元，咳痰清而怕冷恶寒冷为风寒湿侵犯上元累及下元。干咳无痰为肺胃燥热。咳痰清白为肺胃虚寒。咳痰稠黄为肺胃湿热火盛所致。久咳体弱为肺痨，咳声阵作连续不断振胸扯腹，泪涕而出者为“小儿百日咳”。长期咳而胸胀胸痛是肺停痰饮所致。

5. 听咯声与肠鸣音　若听到打咯声为胃肠阻滞气机不畅。若听到肠声咕噜，如水流声是肠胃有疾。肠声咕咕作响，腹胀嗳气扣击响声如鼓，腹泻不止为“鼓气胀症”。若饱食打咯腹胀，排屁奇臭，腹泻为“食气胀”。若腹胀膨隆，腹痛呕吐肠鸣音时有时无，排便不出为“肠梗阻症”。

6. 嗅气味　如口气臭秽，多属肺胃有热。嗳气呃逆多肠胃有宿食引起气机不畅。大小便，白带，凡有恶臭稠者多属湿热和热毒，气带腥味质稀薄者多属虚寒。

四、摸诊

是医生用手触摸病人患病部位的诊断疾病方法。主要是摸冷热温度，摸疼痛感觉，摸肿胀包块，摸跌伤骨伤部。

1. 摸温度　摸温度主要是摸头前额、手心、手背和病变部位。正常人的体温摸之前额、手背、手心和全身皮肤不热不凉，出气脉搏平和均匀。若前额、手背、手心和皮肤及病灶部发热是为“高热病”。若前额、手背、手心及四肢及全身透凉或微热是三元虚脱表示病情危重。若长期高热不退，神昏谵语，神志模糊，亦是病危病重。特别是小儿摸前额、手心、脚心对诊断小儿疾病意义更大。

2. 摸肿痛　摸肿痛主要是摸肿痛病灶部位。若按之痛增或肿硬或拒按是热肿，若按痛减或喜按是气肿或筋脉阻滞。还有摸骨折和劳伤部是诊断骨折和跌伤的有效方法，如骨折听到叽咕是骨折齐断，听到嗟嗟声多粉碎性骨折。如按左胁下肿痛是肝病，若按之腹有坚硬块疼痛是腹有痈疮或中元脏器有病。如腹部肿块有绳索状多为蟾虫病，小儿体瘦全腹隆起如鼓是"小儿疳积症"。若疮疔摸之痛是疮疔早期；摸之不甚痛，有硬块是脓未形成；若按摸则痛，肿块中软是脓已形成。

五、脉诊（土家医称之号脉）

号脉是土家医、梯玛、药匠诊断疾病的一种极为重要的诊断方法。故土家医有"人有三元，脉有三关，病脉相应，病显脉灵。号脉有时，心静神定，号脉功夫，全在手尖，三元何损，心领神会，气血精滞，脉可分清。气血精亏，脉可明辨，太极无极，相通类推。子丑寅卯，辰巳午未，申酉戌亥，循时号对，多脉合诊，三元分类，土王脉经，代代传背"。现流行在土家民间的脉象种类很多，但常用的有"三关十二脉"、"地支十二脉"。这些脉象对诊断疾病有其重要的现实意义。正常脉象是脉来均匀，和缓来去流畅从容有力，一息 4 ~5 至。

（一）三关十二脉

三关十二脉位于两手掌后桡高骨前后（相当于中医的寸口脉）。即前为"上元关"，中为"中元关"，后为"下元关"，即左手心肝肾（小肠、胆、尿包）右手肺、脾、精，男精女卵，男水女经。上中下三关脉又称"气关"、"血关"、"精关"。土家医诊脉不是将两手脉象进行分开辨证论治，而是统一用上中下三元，"气、血、精"三关进行整体辨证论治，男子以左手为主，女子以右手为主。诊脉以中指取高骨之后，取中元血关脉，然后三指紧密平平放下，细心体察，综合分析。

三关十二脉具体为：浅浮脉、深沉脉、迟缓脉、快数脉、洪大脉、细小脉强实、虚弱脉、弓弦脉、滑利脉、紧涩脉、结代脉、散乱脉。

1. 浅浮脉　脉象：其脉在三关脉处，脉位于肌浅表，轻按明显，往来流利，重按脉有而不空。主证，属表证，上元关脉浮，主上元脑心肺气机阻滞受损，表现为头痛、身热、恶风恶寒、项强不利和鼻塞或流清涕等证。中元关脉浮，主中元脾胃气机不和、下元肝气不畅，表现为咳喘、呕吐、口渴自汗或身肿，气少血虚头晕等症。下元关脉浮，主下元肾气不足，精不养气养神，表现为头晕，目眩，腰酸背痛，小便不利或妇女月经不调等症。还有浮紧、浮缓、浮数、浮大、浮迟等脉都均有主症。

2. 深沉脉　脉象：其脉在三关脉处，脉深沉在里，轻按不足，重按有余。主症，属里证。上元关脉深沉，主上元脑心肺气血不足或受损，表现为手足寒冷，肢体疼痛，心血不充，肺气不足，咳逆短气，喘咳痰饮。中元关沉，主下中元气血不足受损，表现为肝郁气痛，脾虚泄泻，消化不良，食少纳呆。下元关脉沉，主下元肾阳不足受损，表现为腰膝疼痛，头晕目眩，阳事不举，遗精滑精，女子则为血海不足，小腹痛，经淡带下等症。

3. 迟缓脉　脉象：主上元脑心肺气血不足所致，脉象一息不足四至，来去迟缓。主症，属阳虚寒证。上元关脉迟缓为心痛或肺痿，表现咳喘痰饮，心慌心悸。中元关脉迟缓，寒则气收，凝滞脉道，阳失健运，故脉行缓慢。主下中元肝脾气虚血虚，表现胸胁下满，欲吐不吐，或血瘀寒滞。下元关脉迟缓，为下元肾气不足，肾阳不能养精养神，表现精神不振，腰酸足软，面色惨白，小便清利，大便滞结，少气短气等症。

4. 快数脉　脉象：脉来急促，一息 6 ~ 7 至。主症，属阳毒热病。上元关脉快数，主上元脑心肺，受五毒毒气侵袭所致，表现为心火炽盛，烦躁烦渴，喘咳肺痈，咳嗽带血，烦闷、头痛、发烧、发热。中元关脉快数，则为中下元肝脾受五毒和饮食不洁毒气侵染，表现为肝胆火旺，胸胁痛胀或脾胃实热，腹满胀痛。下元关脉数则为下元肾元受五毒侵染，表现腰酸胀痛和淋浊带下，小便热痛，月经不调等症。

5. 洪大脉　脉象：脉来应指满溢洪大，来盛去衰。主症，属阳毒里热病。上元关脉洪大为上元脑心肺受风湿、瘟火、毒气侵袭所致，表现为壮热头晕，心烦心乱或狂动和肺热咳喘，胸满气逆，大汗烦渴。中元关脉洪大，为中下元受风、瘟、火毒和饮食不洁侵袭所致，表现为肝气横逆，胸胁胀痛，头眩癫疾或腹满。下元关脉洪大，为下元气血精受损所致，表现面浮气虚，虚劳内伤，肾火旺而小便赤、大便难等症。

6. 细小脉　脉象：其脉细如线丝，按之显见。主症，属少气里虚病。上元关脉细小，为上元脑心肺气少血虚，表现为精神不振，少气头晕，心悸难寐，胸痹心痛，肺咳少气。中元关脉细小，为中下元受寒湿毒气和饮食劳伤侵染所致，表现为肝脾血虚，腹满胃痛呕吐或湿脾症。下元关脉细小，为下元气血虚而肾气精卵受损，表现为骨软疼痛，腰膝无力软痛，精亏血少，阳气不足，阳事不举，疝气，遗精盗汗和男女不孕，妇女月经不调等症。

7. 虚弱脉　脉象：其脉迟大而软，重按轻按均无力。主症，多主里证、虚证。上元关脉虚弱，为脑心肺气血精亏所致，表现为精神不振，咳喘气短，肺气不强，心慌心悸。中元关脉虚弱，则为中元脾胃和下元肝气血不足所致，表现为形体瘦弱，面色苍白，血不荣筋骨养肉，腹虚胀，食不化。下元关脉虚弱，则为下元肾阳不足，精亏气少所致，表现为腰膝痿软、滑精、自汗、盗汗、气喘嘘嘘、阳事不足等症。

8. 强实脉　脉象：其脉长大充实，三部脉举按皆有力。主证，多主实证、里热证。上元关脉盈实，为脑心肺热甚，表现为头脑发热，咽痛，舌强气塞，肺痈瘀结。中元关脉强实，则为湿热食滞伤及中元脾胃，表现为食积食滞，呕逆，腹胀满，腹肿痛，或肝肋痛。下元关脉盈实则为下元肾亏火旺，精亏虚阳所致，表现为小便不利或经血瘀滞，腰、小腹胀满而痛等症。

9. 滑利脉　脉象：其脉往来流利，应指圆滑，匀速。主症，主里证、热证。上元关脉滑利，为上元脑心肺阻滞受损，表现为肺热痰饮、咳嗽、呕逆、心热气喘不寐。中元关脉滑利，则为中元脾胃阻滞所致，表现为脑热头晕，宿食不化，腹泻。下元关脉滑利则为下元肾气不足，膀胱湿热，表现小便不利或热赤痛，或疝气，妇女则为气滞，月事不通，或产后发热和妇女有孕。

10. 紧涩脉　脉象：其脉往来紧涩，不流利如绳弹指。主证，主里证、血证。上元关脉紧涩，为上元气滞，阳不统阴所致，表现头痛、心悸、胸痛、干咳无痰。中元关脉紧涩，为中下元气血不足所致，表现为肝脾虚弱，不思饮食，气血皆损或血滞，痹痛，肠风便血或目疾病。下元关脉紧涩，为下元肾气不足，肝血不足精滞而凝，表现为腰膝酸痛，伤精伤血，肢冷有汗，精气清凉或肾虚痨症，或无子不孕等症。

11. 弓弦脉　脉象：其脉脉来端直而长，如按琴弦。主证，主里证，肝病心病居多。上元关脉如弓弦，则是上元脑心肺气血阻滞所致，表现为胸闷痛、头痛、头晕、眼花、怕登高。中元关脉如弓弦则肝胁痛，或寒热往来或脾胃伤冷停食。下元关脉如弓弦则为下元受损，表现为腰痛足痛，小腹痛，疝气痛等症。

12. 结代脉　脉象：脉时缓时止，止无定数或止有定数。主证，主里主心病热病。上元关脉结代，为上元脑心肺受损，表现为头晕目眩、心慌、心悸、胸痛、喘息、肩背痛。中元关脉结代，为中元脾胃受损，表现为宿食停积，气滞腹痛。下元关脉结代，为下元肾阳不足，表现为小便热赤不利、遗精、神疲、亡阳，妇女则为身体虚弱、月事延期或带下不止。

（二）地支十二脉

地支十二脉是土家医号脉的一种特殊诊病方法，它是根据发病时间和发病脏器和病症而确定的，何时何脉对诊断疾病有诊断意义。一般夜半子时取舌根，丑时鸡鸣取眼睛，寅时平旦取太阳，卯时日出取耳垂，辰时食时取风府，巳时隅中取虎口（合谷），午时日中取肘关脉，未时日昳取股沟，申时晡时取膝弯窝（委中），酉时日落取足背（太冲），戌时黄昏取内踝（大钟大都），亥时入定取足虎口（内庭），这是何时看病取部位不同，比较能了解病情吉凶，但还要结合三关十二脉进行诊治。这就能比较全面地对疾病进行诊断。

1. 子时脉（夜半脉）　脉法：嘱病人将口张开，舌向上伸，医者将洗净的中指头伸压病人的舌根处号脉，此脉主要号有无。如有脉则病轻可治，无脉则病重病危，则难治。

2. 丑时脉（鸡鸣脉）　脉位：其脉在病人的瞳孔直上眉毛中“鱼腰穴”处。此脉丑时号有无，如有则病轻可治，若无为病重病危难治。

3. 寅时脉（平旦脉）　脉位：其脉在“太阳穴”处。此脉主要是号快速、迟缓、洪大、细小以分病情，具体按三关十二脉辨证分析。

4. 卯时脉（日出脉）　脉位：其脉在耳垂下二寸处，下牙巴骨后端下方。此脉卯时号主要是快速、迟缓、洪大、细小以诊病情，亦按三关十二脉分析。

5. 辰时脉（食时脉）　脉位：其脉在后脑壳下“风府穴”处。此脉卯时号，主要号快速、迟缓、洪大、细小以诊病情，按三关十二脉分析。

6. 巳时脉（隅中脉）　脉位：其脉在虎口“合谷”处。此脉巳时有无，如有则病轻可治，若无为病重病危难治。

7. 午时脉（日中脉）　脉位：其脉在倒拐窝内侧“尺泽穴”处。此脉午时号有无，若有则病轻可治，若无为病重病危难治。

8. 未时脉（日昳脉）　脉位：其脉在腹股沟中间，此脉未时号，主要号快速、迟缓、洪大、细小以诊病情，按三关十二脉分析。

9. 申时脉（晡时脉）　脉位：其脉在克膝骨后弯“委中穴”处。此脉申时号，主要号快速、迟缓、洪大、细小，按三关十二脉综合分析诊断。

10. 酉时脉（日入脉）　脉位：其脉在足背第一跖骨间隙的后方凹陷“太冲穴”处。此脉酉时号，主要号有无，若有则病轻可治，若无则病重或病危难治。

11. 戌时脉（黄昏脉）　脉位：其脉在足内侧缘第一跖骨关节前方赤白交际凹陷处，相当于“大都、大钟穴”。此脉戌时号，主要号有无，若有则病轻易治，若无则病重病危难治。

12. 亥时脉（人定脉）　脉位：其脉在足背第二、三趾间蹼缘后方赤白肉际处，相当于“内庭穴”处。此脉亥时号，主要号有无，若有则病轻易治，若无则病重病危难治。

（三）土家医脉学特色

1. 病脉相兼　病脉相应是土家医脉诊重要特色。土家医认为：疾病的变化是错综复杂的，所以，一般患病都是两种或两种以上毒气入侵，所以脉象也是两种或两种以上脉象，故土家医有“五毒不单行，病脉无单脉”之说。所以，土家诊脉强调“仔细体味，认真分析，脉证结合，多脉合诊”。

2. 循时号脉方法独特　土家医在长期的医疗实践中，探索到每天十二时辰，疾病在人体各个部位的脉象反映不是一样的，特别是受《周易》“一阴一阳之谓道”、“仰则观象于天，俯则观象于地，近取诸身，远取诸物”、“天垂象见吉凶”的影响，所以说，土家医“三关十二脉”结合循时号脉的“地支十二脉”诊断疾病方法独特，很有科学的实践指导意义，值得研究探索。

六、指诊

土家医认为“十指连心肝”。意思是说：人体十个手指与人体内脏有着密切的联系。所以指诊是通过观察人体手指的指形、指甲、指纹的改变，以认识诊断疾病的方法。

（一）指形

每个人手指都有一个基本的外形特征，统称指形，常见指形可分：

1. 方型指　即指端与指甲呈方型，手指三绊纹较淡，此指型的人易患脑、心、肾病，如精神不振、失眠多梦、心慌心悸和各种淋病。

2. 汤匙型指　指厚而方，指端宽如汤匙，此型手指易患脑、心、肾、精、气、血阻滞疾患。

3. 圆锥型指　指圆形长，指端稍尖，形似圆锥，此类指型的人易患心肺疾患。

4. 细长型指　手指纤细而长，这类指的人易患肝脾胃疾患。

5. 鼓槌型指　指端壮如锥鼓，此类指型的人多患肺、心、肾疾患。

（二）五指与季节、年龄和脏器的关系

1. 五指与季节的关系　大拇指为一年主病（男左女右），第二拇指关节主上半年，掌指关节主下半年，食指主春季，中指主夏季，无名指主秋季，小指主冬季，每指有三节，分别主一季中的一个月。如患者就医为 × 月 × 季，那么观察疾病就应取相应手指和拇指的颜色改变和形状变化以诊断疾病。

2. 五指与年龄关系　拇指反应幼年时期的身体状况，食指反应青年时期

的健康状况，无名指反映中年后期的身体状况，小指反映老年时期身体状况。只要根据指的饱满、结尖、圆滑、长短、形态及颜色就可综合判断人体的健康状况。

3. 五指与内脏的关系

（1）拇指可以反应人体脏器与全身身体状况。正常的拇指应圆长饱满、厚实、灵活，拇指一二节长度应平均，无杂纹，反之则病。

（2）食指多反应肝、肺、心和上肢肩部胸部病患。正常食指长度以达到中指末节 1/2 为标准，三个手指长短由下至上逐渐缩短，异常则病。

（3）中指多反应心、肺、脾、胃和胸部上腹部疾患，中指长度掌幅（宽度）的 7/8 左右，中指掌等长，指与掌对等长。

（4）无名指反应肺、肾和臀部、腰部、小腹部疾患，正常其长度应达中指末节 1/2 处，一般就与食指等长。

（5）小指反应肾和膝、足部疾患，正常其长度以达无名指第一节处。

4. 病态指

（1）拇指：扁平、薄弱，有弯曲现象则患脑心疾患，以头晕、失眠、精疲、记忆减退为主症。如第二节纹多且乱，则患脾胃疾患。拇指短且坚硬，则易患脑心疾患，如中风、偏瘫、颈椎病。

（2）食指：若第三节过长，提示多病，第二节过短，易患脑心疾患，指瘦弱，掌侧根部青暗，则示阳虚神疲，失眠多梦，指硬表示中元胃肠疾患。

（3）中指：苍白细致，则示气血精亏，掌侧出现红色斑点，则提示阳不统阴，气血精滞。第二指节掌侧屈纹两侧青暗或根部青暗，则表明肝胆有病和眼病，中指偏短易患肺、肾上下二元阳不交的疾患。

（4）无名指：指青暗延至掌中，表示肺、咽、喉有病，食指、中指间与中指无名指有暗斑，则表中元孔窍肛门有疾，如痔疮，第二节自掌侧赤白际处有浅纹多而乱，表示健康不佳，全指发暗为病危之象。

（5）小指：外侧青暗，为肾及尿包有病，妇女有痛经或不孕病。

（三）指甲

指甲看病犹如脉诊，它是观看人体疾病的一个窗口，爪为骨之余，故土家医有“窥甲观骨伤病灵之说”。

1. 指甲与脏器的关系

（1）拇指甲：主要反应脑、心、肺、脾、肾疾患。

（2）食指甲：主要反应心、肺、肝及上肢、上腹部疾患。

（3）中指甲：主要反应肠胃、小腹部疾患。

（4）无名指甲：主要反应肾、小肠及腹部疾患。

（5）小指甲：主要反应肾、足、膝疾患。

2. 指甲甲型分类　正常指甲指端至指关节部比例适中，甲色透明，甲面光滑，甲下均匀淡红色。

（1）长甲：指甲修长，易患脑、肺、心疾患。

（2）短甲：甲面短，易患肝、心疾患。

（3）窄甲：甲面窄，颜色不均匀，易患腰龙脊骨和肾、心疾患。

（4）三角甲：甲上距大于下距，半月多呈三角形，易患肺、心疾患。

（5）匙状甲：指甲中间下陷，整手指甲变平呈匙状，多患贫血、风湿、关节肿痛疾患。

（6）横沟甲：指甲上出现很多横沟，多为小儿营养不良。

（7）报伤甲：甲下出现按压不散瘀点和瘀斑，则为跌打损伤重症或骨折内伤。

3. 诊察方法

（1）捏：即以拇指和食指挟住患者指甲两侧。

（2）转：捏时同时拇食指上下交替移动，扭转指甲。

（3）推：捏时食指不动，拇指向前推，然后交替。

（4）挤：在捏的基础上，拇食指同时向指甲中间或指端挤压。

（5）压：用拇指或食指按压指甲背面。

（6）松：在施用以上方法时，不时中断或暂停手法，以便观察颜色改变及血流方向。

4. 指甲内含与九分比法

指甲包括甲板、半边月（甲半月）、甲床、甲沟、甲廊五部分。而九分比法是将指甲从其近端到远端，从其桡侧到尺泽，纵横均分为九区。

5. 病甲色

红为常色或病微，色白无华为血亏，色鲜红为劳伤，色黄者为房室不节或黄肿病。妇女指甲甲床周围紫色者为月经不调或白带多。小儿指甲紫黑色为疳积，小儿指关节掌侧面关节处显黄而光亮者为嗝食或积食。指甲色蓝为瘀血症，黑色为死症。

血流走向与快慢：血流向下走为上半身有病，按压指甲后，若血回复迟为气血亏虚，按压松开后，血迅速由两端向中央复原为正常。

6. 甲下血丝观察

甲下出现红色血丝为轻病或病初起，若为紫色血丝则为病重。若紫色血丝在三根以上为病更重。若红紫色血丝出现在拇指下，则是上腹痛或胸及两肋痛；若出现在左手指甲，则为肝病；若为右手指甲则为脾病；若为中指甲多为头痛、腰痛。红紫血丝出现在无名指甲则胸痛，若出现于小手指甲则为肋下痛、膝下痛或腰痛。

半边月（甲半月）：半边月即指近甲根处，甲板有一浅色半月形的指甲部分又称小月。按压指甲端观察半边月的改变及血流变化等，半边月主要诊察妇女疾患：妇女半边月见红色，透过半边月为崩红，不透过半边月为崩白，红色很快透过半边月者为热性急病，红色向两旁分叉为病已1～2月，若红色出现在拇指甲为病轻，出现在食指甲为头眩晕病，出现在中指甲者多为病已过半年，若为无名指病在3年，若出现在小指甲，为8年以上病史，半边月若为黄色则为女相思病或干血痨。

7. 指甲报伤

（1）指甲与身体部位的关系：拇指甲为头，食指甲为膈上，中指甲为脐上，无名指甲为相思骨（耻骨联合）以上，小指甲为相思骨以下，并将每个指甲分成东（左）南（下）西（右）北（上）中五个方位，便于记录。

（2）应用：瘀点出现在左手指甲，伤在左侧身体，反之为右侧身体受伤，瘀点成点状者为钝器伤，成条状者多为撕裂伤或棍伤，瘀点成片状者为挤压伤，色暗红为3～5月的内伤，伤轻，预后良好，青紫色则为1～2年内伤，伤重，时间短而伤重者预后不良，黄色为5年以上伤，时间短伤重者预后不良。

8. 病态指甲

（1）正常甲：从第三指关节（拇指为第二指关节）背侧纹中点到甲根和皮肤交界处中点距离，与此点到指端内际距离比相等，指甲的长宽之比为4:3，指甲纵横皆呈弧形微曲，厚薄适中、坚硬、光滑润泽、淡红含蓄，甲半月拇指最大，依次为食指、中指、无名指、小指，依次缩小，正常拇指半月约为指甲长度1/5左右。

（2）凸起：指甲上数条突起纵线，食指甲上出现多为外界精神刺激引起心、肾气血阻滞。中指甲出现多为心慌、心悸、精神紧张或精神过敏引起脑、心、肾亏虚。无名指出现多为外因内因过度刺激对脑、心、肾造成阻滞。小指甲上出现多为“气、血、精”、“筋、骨、肉”三元虚损。指甲横纹多为小儿元气不足，营养缺乏，成人为肝病、心病。

（3）凹陷：常为患中元脾胃疾患或湿气等。

（4）指甲缺损、剥离常为中元血亏，下元肾病，小儿则为疳积。

9. 指纹　多指指头上远端指骨上的嵴纹。人的指纹，一经发育成型，终身不变，而且各具特征，所以土家医有“世间人无同指纹”之说。

（1）指纹分型：有旋涡纹（螺旋纹）、流线纹（莒箕纹）、太极纹（阴阳纹）、波状纹（波浪纹）。

A. 旋涡纹：为嵴纹旋转，最后归于中央，而不向外流。

B. 流线纹：为嵴纹自手指中向左方或右方伸展外流。

C. 太极纹：为嵴纹呈两个相反方向的流线纹样。状如太极的阴阳图。

D. 波状纹：为嵴纹由层层弓状或波状纹重叠，向下呈盆盖状。

（2）指纹的意义：根据统计指纹可以预测人的健康与寿命：①男左女右，如大指为旋涡纹，纹理清楚、润泽，其它均为流线纹或其它指纹，则表示这个人身体健康长寿。②若拇指中指出现旋涡纹、太极纹，则表示这个人一生平安，疾病难染。③若左右手无名指小指均为流线纹，且杂乱不规则，则说明这个人先天不足；④但是不管10个手指呈现旋涡纹、流线纹、太极纹、波状纹，只要纹理清楚、红润亮泽，则是健康的表现。反之，如果纹理不清，色泽不明或出现异常则表示身体不佳，已染疾患。具体按指观察全身包括脑、心、肺、肝、脾、肾，但拇指以脑心为主，食指以肺为主，中指以肝为主，无名指以脾胃为主，小指以肾水、肾精为主。还要按红、黄、青、紫、暗黑各色主病和“天、地、水”三元进行辨证论治。

七、掌诊

掌诊是土家医在长期的医疗实践中总结的一套诊断疾病的一种方法。掌诊主要观察掌型、掌色和掌纹。

（一）察掌型

土家医将人体掌型分为五型。诊断疾病男以左为主，女以右为主。

1. 木型手　指掌秀而长，掌内厚薄适中，掌型瘦直骨坚，掌指坚实，纹理清秀，色泽明润。此型手易肝气旺或肝气不足而患肝病。

2. 火型手　掌丰指尖、指掌红润，掌型上尖下阔，掌纹深而明显，手背青筋显露，指甲尖削。此型手易气血阻滞或气血虚而患心病、脑病。

3. 土型手　指掌方厚，肌肉丰润，色红微黄、掌形圆，手指长大，掌纹清晰，指甲坚实，色红润，掌背色黄或黄黑而润。此手型易脾胃阻滞而患脾胃病。

4. 金型手　指掌方正而秀，色洁白而润，掌型四边长度几近相等，指甲指端多见方型。此型手易肺气不畅或肺气虚而感肺病。

5. 水型手　掌圆肥，指偏短，指端圆秀，根粗，掌纹明细，掌软，掌背如龟背隆起，指甲圆秀。易肾阳不足而患肾病。

（二）察色泽

正常人手掌呈淡红色或粉红色。色泽光润，富弹性，握持有力。若呈深红色则为热病，老红色为火症。白色为肺寒外感或为血亏。暗而无华为腰肾疾患。青色为头痛身痛或其它病症。紫色为血滞、血瘀，血流不通。蓝色为胃肠障碍。绿色为脾虚血虚或肚痛。金黄色为肝胆疾患。青紫黑色为死症。

（三）察掌纹

土家医认为：人体手掌的三大纹线和三条经纹能预测人体健康与疾患的发展趋向。

手掌三大纹线即天纹线、地纹线、水纹线。

1. 天纹线（天元线）　起于小指根下一横指的外侧，向上微成弧形，上于食指与中指根下方。

（1）线过长或过短，如长达食指下方，则易患心火过旺，情绪波动，气血阻滞而患眩晕症、中风症和癫厥症（相当于现代医学的高血压和心血管疾患）。如过短未达中指下方，则易气血亏损而患心悸、失眠、头昏等症（相当于现代医学的神经衰弱症）。

（2）天纹出现岛纹，则表示已患心病，如惊悸、心慌和怔忡等症。如岛纹出现在无名指下则已患眼疾。

（3）天纹中断或末端出现许多毛状虚线或紊乱，则易患脑病，若天纹上出现瘀点或黑点，则是气血阻滞。

2. 地纹线（地元线）　起于拇指与食指中间近于中点处，与水纹并线 2 ~3 厘米后，单行于掌中央。止于小指延长线左右。

（1）地纹尾部出现深且小的岛纹则是肝火旺而上冲巅顶而头晕、目眩、头痛、头胀等症，若岛纹浅而大，则是血虚肾亏，易患脱发光秃，若线上有 2 ~3 个岛纹，则易患肠胃疾患。

（2）地纹线过短（未达无名指下）易患眼疾、鼻疾，过长易患头痛病。

（3）地纹线中断或出现链状、波状则易患头昏失眠、记忆减退病。地纹中断距离较大或连续中断则易患癫痫、癫狂症。

3. 水纹线（水元生命线）　起于拇指与食指间近中点处，与第二掌骨对应，呈半弧形绕大鱼际，止于小鱼际下端腕部，水纹是观察人体体质、活力的掌纹。

（1）若水纹所包绕的大鱼际范围小，大鱼际单薄则显示这个人先天不足，体质差，活力不足。

（2）女人水纹中途走向小鱼际 1/3 部或水纹线出现箭毛纹，或小鱼际下 1/3 部凹陷或水纹被横切断，多为先天不足发育不全，易患不育症或其它妇科病。

（3）水纹线上出现连续链样纹，则是患慢性疾病的象征。

（4）水纹线下方叉出另一线与地纹线相交为妇女性淡。如已孕则易流产和难产。

（5）水纹线起点正常，中途转向小鱼际下 1/3 处则为妇女下元器官有病。

4. 手掌三条经纹

1. 命运线　起于大小鱼际腕部交合点、向上直行，穿过地纹、天纹至中指根部。此纹能反映人体体质和脑力意志。

（1）若此线出现两个连续岛纹，则表示体质差，意志弱，易情绪波动，易患精神失调症。

（2）若此线出现短横线切过，则表示体质差，抗病弱，患病后不易治愈而形成慢性疾患。

（3）若此线终端出现十字纹，则表示体质弱，易受外邪毒侵袭，晚年易患中风病。

2. 健康线　起于水纹旁，大小鱼际交合点上方，斜行向小指方向延伸，止于天纹线上。

（1）若此线出现红色或暗色斑点则为患者正在发烧。

（2）若此线过于明显粗大，又与水纹交叉则易患急性病，或出现重危症。

3. 婚姻线　正常为 1 ~ 3 条，位于手掌远端尺侧，居小指根与天纹线间的横距线。是反映男女生殖和泌尿的重要掌纹。正常时此线深直浅显。

（1）此线由小指外侧纹深而掌面纹浅，则表示是处女月经未至。若此线深而明显，则表示已婚。

（2）此线出现与本线作垂直状向上平行分枝为生育线。若为生育一个孩子，则垂直线只有一条，生育两个则垂直线为两条，依此类推。若生育为 1 男孩，此条线垂直纹粗，较长。若为女孩 1 个，则垂直线纹细浅短。

（3）若此线紊乱或分叉，小指短而弯曲则为阴萎不孕症。

（4）用掌纹诊断妇女病时，除观察婚姻线外，还要观察小鱼际隆起还是凹陷，尤其是小鱼际 1/3 部，小指的长短，发育的比例正常与失调等更要结合水纹、命运、健康线纹的观察并与手掌八卦部位与内脏的关系进行综合分析，方能明确诊断。故土家医有“掌纹诊病难，细心加师传，妇女小儿病，指掌配合看”。

八、卦诊

卜卦测病，卦象诊病是土家医在《周易》太极八卦理论指导下，总结的一套诊病、测病方法。

在原始封闭历史较长的黔、湘、渝、鄂四省边区土家族聚居地区，土家医对人体疾病的发生发展还不能作出完整的科学解释，只能用观象视物的方法进行探索。这是一条原始、漫长的科学实践之路。但现代科学研究表明：太极八卦的结合规律和衍化规律普遍存在于宇宙物质的结构中。所以土家医八卦诊病测病仍有其合理的科学内核，很有研究和发掘意义。

（一）太极八卦的来源及意义

我国最早记载八卦的文献是《书经·顾命篇》的天球河图传。“河图，八卦伏羲王天下，龙马出河遂则其文以画八卦”。传说八卦肇始于伏羲氏，以阴爻（－－）和阳爻（—）为基础组成八经卦和六十四别卦。八经卦指乾、坤、震、巽、离、坎、艮、兑。其符号表示如下：

乾三连	坤六断	震仰盂	艮覆盌
☰	☷	☳	☶
离中虚	坎中满	兑上缺	巽下断
☲	☵	☱	☴

1. 八卦分为伏羲八卦及文王八卦　如图1－1，图1－2

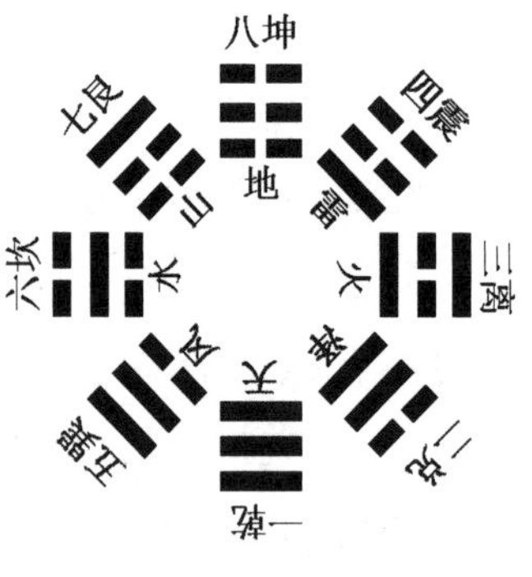

图1－1　伏羲八卦方位图

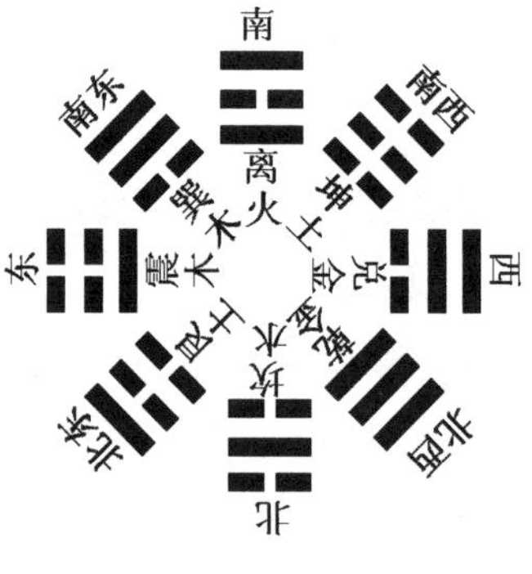

图1－2　文王八卦方位图

2. 八卦为古天文学家观察日月运动的标志　天地定位即表示先天八卦以四方、四隅八个方位象征着日影变化。古时用圭（土堆）测日影以记时历。卦由“圭”及“卜”构成。其中圭指土堆，即古代最早的日影投射测仪。以后发展为圭表测日影。卜为观察之意，卦即观察日月之纪变。八卦以符号反应客观现象，卦象统帅爻象，八卦的划线称“爻”，“—”为阳爻，性刚属阳。“- -”为阴爻，性柔属阴。“一阴一阳之谓道”，这阴阳二画，代表阴阳二气，揭示万物性能即由这阴阳二气演化。阴爻和阳爻这二符号的含义代表着男女生殖器的原始象征和龟卜兆纹的演化及蓍草占筮的征象。代表着以阳统阴的对立统一、阴阳二气的象征。爻为八卦结构的基本单位，爻有三个含义，一指日光，二指月光，三指日月之交辉投射，故有“爻自交也”，“爻交会也”之说。所以“爻”是日月运行之标志，即初爻线组成内圈（图2-1）以乾坤为起始，由坤卦阴极一阳生为起始，至乾卦阳极为阴消阳长，自乾卦阳极一阴长开始，迄坤卦为阴长阳消，表示先天八卦的阳阴消长规律，即象征太阳周年视运动及地球周日视运动的日影变化。中爻线组成的中圈（图2-2）则以坎离为始终，标志一周年及一周日内，地球公转一周和自转一周的阴阳消长变化。由上爻线及中爻线组成的外圈（图2-3）共同纪月亮的周月视运动，即由坤卦始为朔（初一）到离卦为上弦，至乾卦为望月（十五），迄坎卦为下弦，终坤卦复为朔月，这都是表明卦之爻纪日月运行的变化。

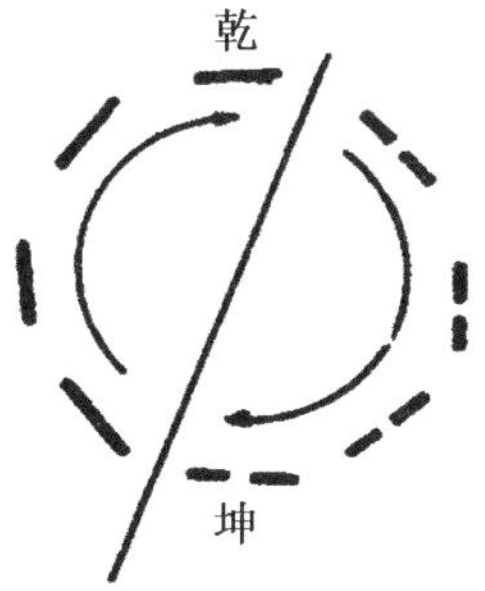

图2 1

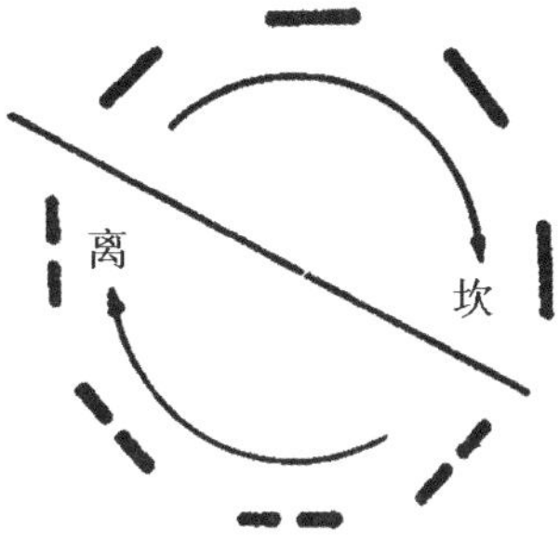

图2 2

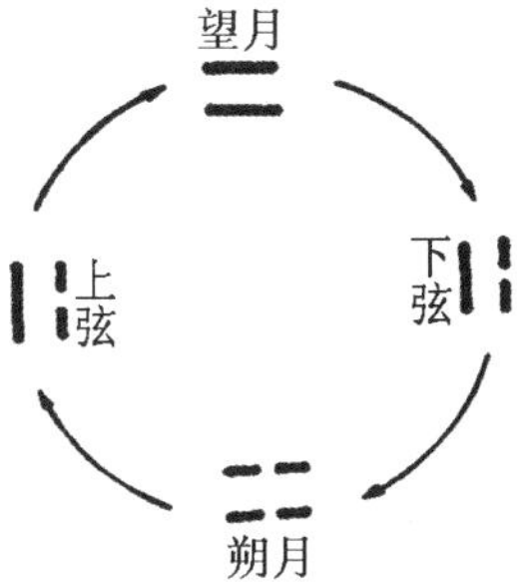

图2 3

3. 八卦的种类

八卦分先天八卦（图3-1）和后天八卦（图3-2）。先天八卦和后天八卦其卦形卦象皆相等同，区别仅在于排列顺序不一，其中先天八卦，乾南坤北，离东坎西，而后天八卦是离南，坎北，震东，兑西。

“八卦成列，象在其中矣”。八卦每一种都有征象和象形。

乾卦 ☰ 象天	坤卦 ☷ 象地
震卦 ☳ 象雷	巽卦 ☴ 象风
坎卦 ☵ 象水	离卦 ☲ 象火
艮卦 ☶ 象山	兑卦 ☱ 象泽

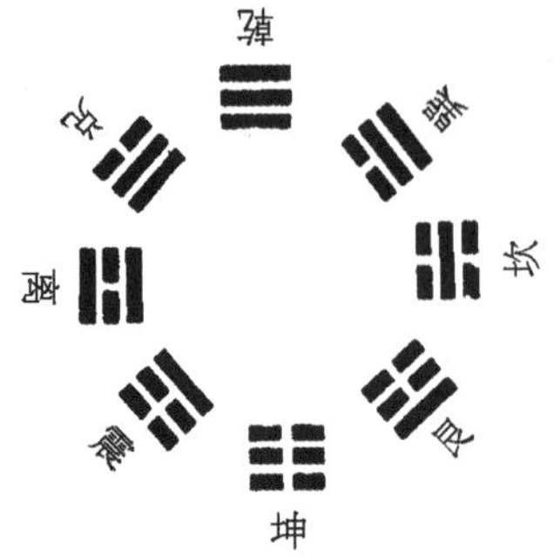

图 3－1　先天八卦

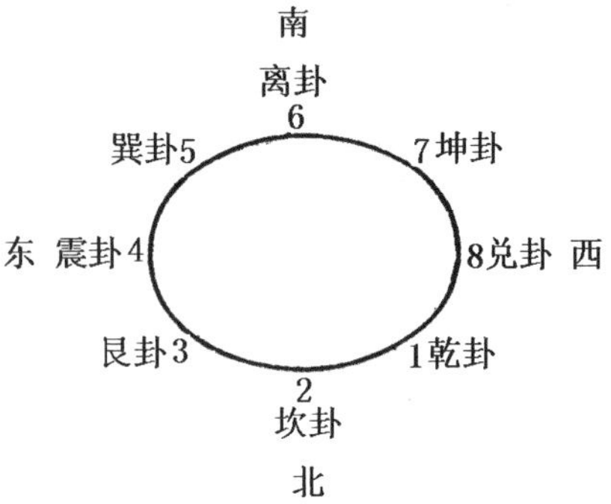

图 3－2　后天八卦

八卦象征

乾	坤	震	巽	坎	离	艮	兑
健	顺	动	入	陷	丽	止	说

远取诸物

乾	坤	震	巽	坎	离	艮	兑
马	牛	龙	鸡	豕	雉	狗	羊

近取诸身

乾	坤	震	巽	坎	离	艮	兑
首	腹	足	股	耳	目	手	口

家庭法象

乾	坤	震	巽	坎	离	艮	兑
父	母	长男	长女	中男	中女	少男	少女

八卦其天地、雷风、水火、山泽是四个阳阴对立面，万事万物变化发展，无不由阴阳对立互相转化形成新的对立统一。因此阳爻（—），阴爻（－－）演变八卦的基础，而八卦是演变六十四卦的根基，八卦是宇宙万物气化的最高标志，八卦以其阳爻（—）代表阳性动力，阴爻（－－）代表阴性物质，故八卦是阴阳气化的象征。

老子曰："道生一，一生二，二生三，三生万物，万物负阴而抱阳，冲气以为和。""道生一"是指太极为混沌元气，动则生阳，静则生阴，阴阳环抱而生两仪，即"一生二"。两仪生四象，四象再演变成八卦。八卦分别象征天、地、雷、风、水、火、山、泽。这八种物质是自然界万物衍生的物质基础，其中以乾、坤、天、地二卦为万物之母，万物生于天地之间，《周易序卦》曰"有天地然后有万物"，"与天地合其德，与日月合其明"。太极图是八卦的核心，太极即无限之意，它包括时间的无限，空间的无限。太极的物质基础是阴阳二气，《易传系辞》曰"一阴一阳之谓道，是说阴阳不是孤立的，分割的，而是互抱的"。太极八卦图最好地体现了这个宗旨，太极图阴阳合抱（图 3－3），主要是表示阴阳之间的消长是渐变不是突变。从数字来说它是从零到一到二，二到四，四到八，八到十六，再到三十二，六十四，乃至无穷，太极阴阳消长转化规律，总结了八卦的阴阳关系，阴阳是互相制约，互相依存的，但是“阳为阴之基，阴为阳之用”。太极四象八卦，六十四卦对应的是月亮运动的周期结构，所以说，太极八卦六十四卦来源于月亮运动。它揭示出近点月与朔望月会合周期的结构后，又用五运六气学说，进一步揭示了近点月，朔望月与回归年会合的周期结构。所以说，太极八卦、六十四卦（图3－4）（表3－5）是一个广博的信息储备结构，它体现了自然界一切事物阴阳对立制约，互根互用原理和阴阳消长转化，五运六气之规律，它有着无穷的奥秘和深意。

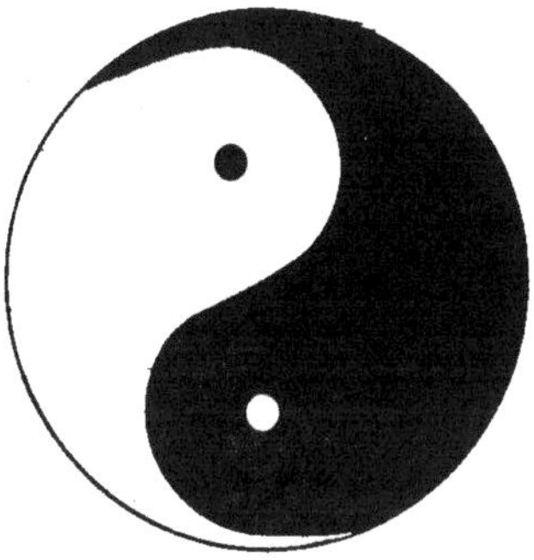

图3－3　太极图

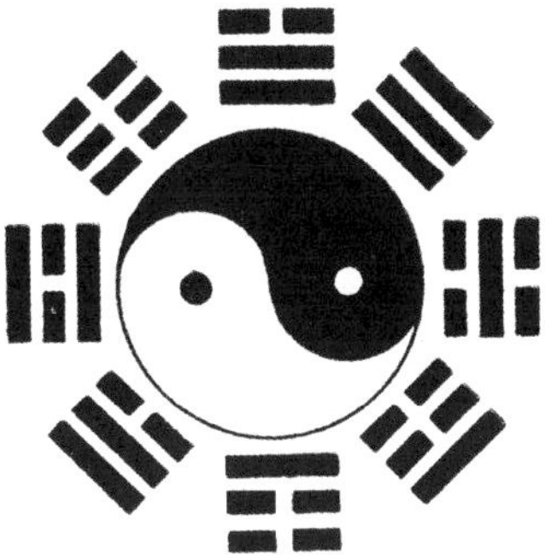

图3－4　太极八卦图

表3－5　六十四重卦表

上卦 / 下卦	乾天	坤地	震雷	巽风	坎水	离火	艮山	兑泽
乾　天	乾	泰	大壮	小蓄	需	大有	大蓄	夬
坤　地	否	坤	豫	观	比	晋	剥	萃
震　雷	无妄	复	震	益	屯	噬嗑	颐	随
巽　风	姤	升	恒	巽	井	鼎	蛊	大过
坎　水	讼	师	解	涣	坎	未济	蒙	困
离　火	同人	明夷	丰	家人	既济	离	贲	革
艮　山	遁	谦	小过	渐	蹇	旅	艮	咸
兑　泽	履	临	归妹	中孚	节	睽	损	兑

（二）太极八卦与人体生命的意义

《系辞传》曰：“古者庖羲氏之王天下也，仰观象于天，俯视法于地，近取诸身，远取诸物，于是始作八卦，以通神明之德，以类万物之情，太极生两仪，两仪生四象，四象生八卦。”所以土家医认为，太极八卦代表着四方、四偶的组合，反映着千千万万事物间的联系，太极八卦象原理，也象征着人体生命活动的原理。人体是一个大八卦结构，胸腹、手掌是一个小八卦结构。看人体八卦和胸腹八卦和手掌八卦，可以对人体疾病的发生发展进行预测。《周易》太极是阴阳合抱，象征着日、月、地三者相互运动而产生春夏秋冬、寒暑往来的阴阳消长平衡规律，也标志着宇宙万物的化生和演变过程。天地与人感应，人与自然相应，所以太极也标志着人体生命的生、长、壮、老、死的生命转化过程。八卦的乾、离、震、巽四卦为阳气，坤、坎、兑、艮卦为阴气。人体生命阴阳盛衰是阳始生，阳渐盛，阳盛旺到阴始生，阴渐盛，到阴盛极的消长转化过程。故土家医认为：水火为万物之源，阴阳之基，风雷为它鼓动，山泽终于形成。有山泽，生物开始滋生，生命开始孕育，人类因此而繁衍。所以说，离卦为火，与心相应，象征人体生命的原动力。坎卦为水为精，与肾相应，故为人体生命原气的来源。震为雷，与胆相应，象征人体生命的鼓动激化作用。巽卦为风，与肝相应，形成对人体毒气的调和作用。兑卦为泽，与肺相应，形成对人体生命阳气的施布作用。艮卦为山，山川止之，象征人体生命活动需要相对静止，保持平衡。坤卦像地，地为土，与脾胃相应，形成对人体生命后天不可少的动力来源。乾卦像天，天为君，与脑心相应，形成对人体生命活动的主宰。所以，人体八卦和胸腹脏器八卦、手掌八卦是人体生命活动的缩影。

（三）土家医人体八卦

乾卦为头首，坤卦为腹身，震卦为足趾，巽卦为股腿，坎卦为耳，离卦为目，艮卦为鼻与手指，兑卦为口舌颊。

（四）土家医胸腹脏器八卦

离卦在胸为心，坎卦腹下为肾为精，兑卦胸中为肺，巽卦左肋上为胆，震卦左肋下为肝，艮卦右下腹上为小肠，乾卦左下腹为大肠，坤卦腹中为脾为胃。

（五）土家医手掌八卦

1. 乾卦　位于小鱼际下部，属金，主脑，察脑病和与之相关的疾患。

2. 坤卦　位于小指与无名指缝下部，属土，主脾，察脾胃和与之相关的疾患。

3. 离卦　位于中指下方属火，主心，察心和与之相关的疾患。

4. 坎卦　位于离卦相对的近腕下部，属水，主肾主精（男精女卵），察肾与男女生殖方面的疾患。

5. 震卦　位于大鱼际部，属木，主胆，察胆肝和与之相关的疾患。

6. 巽卦　位于食指根部，属木，主肝，察肝胆和与之相关的疾患。

7. 兑卦　位于小鱼际部，属金，主肺，察肺和与之相关的疾患。

8. 艮卦　位于大鱼际下部，属土，主胃，察脾胃和与之相关的疾患。

（六）土家医卦象方位意义

卦在北方为坎卦属水，水性寒，寒气通于肾，故肾位正北方。卦在南方为离卦，离为火，火性热，南方生热，热通于心，故心位正南方。卦在东方为震卦，震为风雷，风性温，东方生风，风气通于肝，故肝位正东方。卦在西方为兑卦，总属泽，泽性凉，西方生凉燥，凉燥气通于肺，故肺为正西方。卦在中央为坤卦，中央属坤土，土性阴湿，湿气通于脾，故脾居正中。而乾卦与兑卦通，同属金。艮卦与坤卦通，同属土，属东北。巽卦与震卦通，同属木，属东南方。还有坤卦，虽在中，但属西南方。

（七）土家医卜卦、卦象诊病原理

土家医卜卦、卦象诊病，主要是根据视物观象（对病人看、问、听、摸、号脉、掌诊、指诊）得到病人患病的史料环境、证候情况，再用卜卦、卦象进行综合分析。卦有本卦和变卦之分，这就是土家梯玛一个意念推理综合分析的机会。因《周易》太极八卦及其象数演变的六十四卦，三百八十六爻是一个对天地日月星辰观测的古代天文象数理论。卦辞、爻辞有四百五十条，这是一个博大的观察视物、观象取意总结的信息库。它紧密结合土家医理更是深奥莫测。土家医卜卦、卦象诊病谓之“神解”。神解的关键是识卦和卦辞的体验和译秘。土家医卦诊活的灵魂就是认识到人体生命疾病的发生发展和自然界一样“生生之谓易，易穷则变，变则通，通则久”的这个哲学道理。这就是土家医卜卦、卦象诊病的原理与奥秘。

第六节　卫生保健与疾病预防

土家族是一个智慧、文明、理性、健美的民族，因而十分讲究环境卫生、饮食卫生以预防疾病。非常注重强身健体，药物保健，以预防疾病。故土家医在长期与疾病作斗争的实践中，积累了丰富的卫生保健预防疾病的理念与方法。这是土家民族医十分珍贵的文化遗产。

（一）从土家族节日民俗看土家医讲究卫生的预防疾病观。

1. 过年　土家族讲究过赶年。即从腊月二十四这天起，土家族家家户户都要对自己房前屋后的脏物、杂草进行彻底的清扫和铲除，还要疏通阴沟，打扫庭院和猪牛圈，最重要的是要打扫楼上楼下的阳尘。最后将清扫出来的杂草、脏物、阳尘堆成一堆进行焚烧，并在房前屋后和猪牛圈周围洒上生石灰。到腊月二十八就要杀猪宰羊过赶年，这一天，家家都要把屋内的一切器皿、碗筷、家具桌椅洗涤干净，这叫腊月二十八“洗邋遢”。因腊月二十八要过赶年祭奠土王。故土家医有“过年扫院打阳尘，一年四季无鬼神，过年全家扫干净，一年四季不生病”。

2. 端午节　在土家民间流传着这样一种风俗，五月初五端午节那一天天还未亮，土家族家家户户都要上山，趁露水未干扯各种草药来煎“百草汤”洗澡浴身，以健身除病。还要将“百草把”挂在门上。这个“百草把”对土家医和梯玛来说十分讲究，通过这个“百草把”可以显示土家医医术高明的程度。这个“百草把”主要是芳香开窍，赶风赶毒，赶火辟邪的草药，如你扯的草药稀少特殊珍贵，如有神香（细梗香草）就说明你医术高明。还有端午节早晨家家户户都要点雄黄薰烟以驱邪除病，喝雄黄蛇胆酒以壮胆除病，洒雄黄灵香水以防疫除病。故土家医有“端午雄黄驱蛇虫，一年全家得安隆，百草煎汤浴了身，一年四季病不生。喝了雄黄蛇胆酒，土王保你四方走，泼上雄黄灵香水，赶邪赶毒驱魔鬼”。

3. 六月六　在土家民间古历六月六日，土家人家家户户都要将自家存放的新衣、新被、新绸缎、新布要翻出来晒一天。相传六月初六是土王与官兵作战殉难的日子，故“血染龙袍”，随军土医将其“血染龙袍”脱下洗晒干净后祭天祈祷，故土家族才有“六月六，晒衣服，祭土王，全家福，虫不伤，毒不入”。

4. 七月半　是土家人超度祭奠土家祖宗和自家去世亲人亡魂及各路鬼神，祈平安，保安康的日子。这一天土家人家家户户都要用好酒好菜和煮新米饭，烧钱化纸祭奠土家祖宗及全家去世亲人的亡魂，打发各路小鬼小神出门。土家梯玛和土家医还要用松针、贯众、荆芥、薄荷等赶毒赶散的药物煎大锅汤，再烧香点化后给周围群众服用，这叫喝“神汤”。故土家医有“七月半，鬼乱窜，送出门，保平安，跳傩堂，阴气散，喝神汤，病不犯”。

（二）从土家族讲究优雅清新、依山傍水的居住环境看土家医讲究良好卫生习惯的人居文明。

土家族长期定居在中国腹地，古代巴楚交会的黔、湘、川（渝）、鄂交界的武陵山和大巴山、巫山、大娄山四省边区，这里山青水秀，原始自然，所以，土家族十分讲究居住环境与自然融合，优雅清新，住房讲究住在依山傍水，有背山而向阳的凹地这就叫“黄狗旋窝”，可避风避雨，避邪避灾。建房讲究修“撮箕口吊脚楼”，以防潮湿与蛇虫蚂蚁，营造明亮舒适的卫生环境。房前院坝里讲究花果满园，屋后讲究竹林起浪。猪牛圈建在低于正常房屋的吊脚楼下。春、夏、秋常用野棉花、青蒿、黄荆叶、马桑叶、生石灰杀蛆、灭蚊、灭蝇，营造出良好的卫生氛围和人居文明。

（三）顺应自然规律，讲究卫生防病，讲究健身防病，讲究药物保健防病。

土家医认为，“人与天地相应，病与气候物候相连”，“病从口入，病从心起，病从毒生”。所以自古以来，土家医十分注重讲究卫生预防疾病，讲究强身健体预防疾病，讲究药物、药食保健预防疾病。

1. 讲究卫生预防疾病　土家医认为“五毒侵人体，首从口中入”。因而土家医十分讲究饮食卫生，清洁卫生。土家医提倡上山喝水，要喝向阳流动的泉水，不喝背阴死塘或混浊的污水。劳动回家要多喝几杯清茶，不喝冰凉冷水，吃饭不吃冷饭冷菜，死腐臭肉不进肚肠。碗筷热水冲洗干净，灶头灰尘抹洗经常。衣被讲究勤换勤洗，身体讲究洗澡冲凉。早洗脸，晚洗脚，一年四季病不着。半月洗被，三天洗裳，虱子臭虫滚下床。晚上开水烫脚，等于吃剂补药。饭前洗手，病毒冲走。这些都是长期在土家民间流传遵循的卫生防病至理名言。土家医在讲究清洁卫生的同时，还很注意讲究心理卫生，提倡“宁静思远，知足常乐，乐观向上，逸趣自然，劳逸有度，养生养脏，淡薄名利，长寿安康”。

2. 讲究强身健体预防疾病　土家医认为“病从体虚起，防病要强身，体强邪不入，长寿是福禄”。因而土家人民在长期和大自然共存共荣的劳动实践和斗争中创造出了各种强身健体、预防疾病的方法。这些都是土家人民在劳动和运动中创造提炼升华的优秀民族医药文化产物。土家医强调，“强身健体，从小炼起”。在土家民间流传着这样一首学步童谣“儿来世间不平凡，一月蹬脚把手玩。半岁独立金鸡站，一岁学步脚闪闪。二岁跳跑炼大胆，三岁跑步炼脚杆。五岁玩耍不要管，土家娃儿一身胆”。从此看出：土家族是一个顽强向上，从小注重强身健体的民族。在土家族地区创造了许多强身健体、娱劳于乐、预防疾病的方法。如爬山、爬树、攀岩、赛跑、打羊战、跳高、跳远、抵杠、踩高脚马、搬手劲、游泳、跳水、打飞棒、踢毽子、丢手帕、挤油渣、瞎子捉跛子、斗跷跷脚、藏猫躲躲、打漂漂岩、爬竹杆、打甩秋（千秋）、跳花灯、耍龙灯、舞狮子灯、打珍钱杆、跳摆手舞、毛古斯舞、铜铃舞、拉纤船歌、打白虎拳、猴拳、太极拳、炼五禽戏、擒拿气功和跳傩堂戏（上刀山下火海）等各种气功武术，形式多样，生动活泼，效果卓著。这些都是土家人民顺应自然，在劳动中创造的丰富多彩的强身健体，预防疾病的保健长寿之术。劳动与娱乐运动结合是土家人健康长寿的秘诀。所以在土家族地区百岁寿星不少，八九十岁老人康健。中国武陵，风水宝地。土家山寨，人杰地灵。土家人民，健康神往。

3. 注重药物、药食保健预防疾病。

土家族自古以来居住在动植物丰昌，生物资源（特别是民族中草药资源）丰富的“自然民族中草药王国”之中。土家医从远古到现在已逐步从祈祷土王神灵天地神灵保护的“神解”治病，向尊重医药科学实践的“药解”上来了，并积累了一整套药物、药食预防疾病的经验。

土家医认为“人感五毒要生病，百病自有百药防，看你认识不认识，若不认识问药王”。的确，土家人民在长期和疾病作斗争中，积累了许多药物、药食预防疾病的方法和经验。如土家医常用生姜、辣椒、葱白煎大锅汤，预防着凉引起的寒伤风；用贯众、鱼鳅串、金柴胡、松枝、生姜煎大锅汤，预防山风瘴疠引起的重伤风（流行性感冒）；用藿香、厚朴、薄荷、青木香、生姜煎水服，预防中暑；还有热天上山前煎煮一碗绿豆、大枣、五谷米稀饭喝，预防中暑；用茵陈、石菖蒲、荆芥、银花藤、艾叶，煎水服，预防痧症；用野菊花、杜仲叶泡茶喝，预防高血压头晕；用石菖蒲、神参、丹参、田七研粉服，预防心脑疾病；三月三用荠菜、地米菜煮鸡蛋吃，可一年不生疔疮肿毒；用黄荆叶、艾叶、荆芥、香樟叶加小量雄黄薰烟，预防蚊虫叮咬；还可用雄黄、七叶一枝花磨水外擦亦可；用桃仁、杏仁煎蜂蜜水服，预防便秘和美容；用胡桃肉、白鸡七、百疮七、一包崽煎水拌蜂糖服，预防肺痨。土家医常把雪见七、四两麻、神参、石菖蒲、青木香、百棒七等带在身边以作急需备用。肚痛，用乌骨七、四两麻少许内服；心窝痛，用石菖蒲、神参少许内服；受伤用雪见七、三百棒少许吞酒内服；用紫珠叶和仙鹤草、蒲黄烧存性研末治外伤出血；用田基黄、车前草、黄柏皮、山栀子、冬瓜皮、金银花煎水服，预防黄疸（乙肝）；用半边莲、葫豆莲、乌骨七、骚羊古为末，预防治疗毒蛇咬伤；用吃大蒜预防拉肚子；用黄芪、神参、鹅寿乌、当归血、萸肉、淫羊藿、骚羊古、丹皮、五加皮、神麻、神草打粉长期服抗男子衰老；用当归、熟地、白芍、川芎、神参、百合、神麻、神草打粉长期服，抗女人衰老。还有秋天、冬天炖三次生姜、辣椒狗肉、羊肉吃，可使经常易外感的人不得感冒；用甜米酒加无娘藤根炖猪屁股肉吃，可预防男女患痔疮。如此等等，不胜枚举。总之，用药物、药食预防疾病是土家医的一大特色。

第三章　土家族医学临床症治

第一节　治疗方法

土家医在长期和疾病作斗争的医疗实践中，积累了很多治疗疾病的方法。现归纳起来有三种类型。一是药物内治法；二是外治法；三是“神解”精神疗法，还有内外兼治法。特别是土家医的外治法和“神解”精神疗法，原始自然古朴，方法独具特色，使用简便易廉，临床疗效显著，很值得研究和探讨。下面将三种治疗方法简述如下。

一、药物内治法

内服药物治疗疾病是土家医治病的主要方法。其原理是通过口腔吞服药物再经过肠胃消化吸收而达到治疗疾病的目的。土家医内服药物治病方法是针对疾病引起的原因制定的，由于土家医是长期生活在原始封闭的黔、湘、渝、鄂交界的中国武陵山区，土著先民较长时期过着上山赶猎、狩猎、打鸟捉兽、下河捕鱼捉蟹的“赶仗（兽）”生活，所以，土家族的“傩堂”驱赶文化成为土家族医药文化的原始积淀。“傩堂”驱赶文化的表现形式是信仰天地神灵、祖先神灵。祈祷天地祖先神灵调动一切力量对土著先民生存、生活不利的一切东西都要驱赶捉拿，为我所用，对一切邪恶都要傩除赶走或捕杀消灭，这是土家族“傩堂”驱赶文化的崇高理念。如土家医“神解”精神疗法“跳傩堂戏、还愿请愿”、赶鬼驱邪、纳吉避灾、祈福还愿的动人场面，被誉为当代戏剧的“活化石”。土家族医药则深深地打上了“傩堂”驱赶文化的烙印。因而，土家医内治法则为赶清、活消、温补三元大法，这是土家医内治法的原生特性和独特哲理方法。

（一）赶清法

“赶”是驱赶之意，“清”乃清利之说，清是赶的延续和净化。所以土家医认为：“五毒侵入体，由表再入里，赶风赶气赶火毒，痛止肿消除。”“赶毒先赶风，寒热在其中。”“赶毒要赶气，五毒血中去。”“赶毒首赶火，火去人安处。”“五毒之邪，赶而去之，赶风汗之，赶气行之，赶水赶湿利之，赶食下之，赶毒（瘟）解之。”所以，土家族药物有赶风药（赶风寒、风热药）、赶气药（行气、行血药）、赶火药（清热凉血、清热解毒药）、赶食药（行气泻下药）、赶水赶湿药（利水利湿药）、赶毒（瘟）药（清热败毒药）。“赶清法”即是使五毒之邪用各种赶清药内服通过体内吸收代谢的生理病理调节使毒邪从汗液和大小便排出，所以说，赶清法是原始土家医治病十分广泛的第一大法。

（二）活消法

土家医认为：“活”即和之意。“和”是活之根，“活”即和之源。故活有活血和解之说，活又有通之意。就是通气通血“不通则凝，不通则阻、则滞、则痛。”消是消散、通阻、破结之意。消是活的延续和加速，所以，病有结者，必先活后消，破而散之。“结有气结、血结、痰结、食结、岩结。此五结日久必坚，应活而消之，破而散之，清而利之，下而泻之，或割而去之”。又有气结于胸，赶气宽胸。痰结于胸，祛痰宽中。食结于胸，赶食宽中。血结岩结，活消同用，软坚破结，岩消不痛。所以，土家族药物有活血赶气药、活血祛瘀药、活血止痛药、破结软坚药。因而土家医的“活消法”既有赶气活血之能，又有化瘀破结之功。它对现代治疗各种肿瘤、癌症独具特色，很有指导意义。

（三）温补法

“温”即温和之意，温益之说，“补”即滋补之意，补益之说，补是温的延续和目的。此法是根据患者三元阳气虚弱、三元脏器虚损、三元物质亏虚而设立的一种治病方法，三元阳气虚弱则出现身体虚寒肢冷，故用温益三元阳的药物。温法有温益上元、温益中元、温益下元之分。如上元虚寒则出现沉寒阴冷，亡阳夺液，则表现为形寒肢冷，四肢不温，则应回阳救逆。中元虚寒则表现为胸腹冷痛，吐泻清冷，则应温中散寒。下元虚寒则表现为下元火衰，肾阳亏虚，腰膝酸软，精乏神疲或五更泄泻，故应温益肾阳。温益法一定要是三元虚寒，但三元虚寒必是一元为主，其余二元次之，故治疗应辨证施治，上、中、下三元兼顾。补法是根据人体三元脏器和三元物质亏虚程度表现出的各种虚损证候。所以土家医认为：虚有气虚、血虚、精虚、三元脏器阳虚、阴虚之分。故补法有补气、补血、补精、补阳、补阴之说。土家医把“虚者补之”看成是为人治病的“收功”大法。土家医强调“体不虚，邪不入，阳气旺，邪自出，三元足，人安福”。所以，土家医治疗强调要对人体三元脏器的元阳和气、血、精要经常调节补充，特别要注意护卫三元脏器元阳的健旺，只有这样，才能抵御外毒邪的侵犯。故土家医认为：温补有药补、食补、急补、缓补、平补、大补，还有春补、夏补、秋补、冬补之别。但如何补益，关键是要靠土家医随时准确审察病人虚之所在，掌握病人虚之所度。土家医强调：“补之得当，人安体壮，补之不当，损元伤脏。急补缓补，依病酌处，大补平补，要辨清楚。”

土家医的药物内治赶清、活消、温补三元大法，往往不是单独使用，而是二法、三法兼用。这叫“一法力薄，多法跟上，辨证施治，运用得当，毒邪侵犯，瞬息变幻，需赶需清，酌情施展，需活需消，运用连贯，驱赶毒邪，不留隐患，温补收功，体健人安”。

上述的赶清、活消、温补是原始土家医治病的三元大法，但随着汉医理论逐步进入土家山寨，汉医的汗吐下和温清消补内治八法与土家医的内治赶清、活消、温补三元大法渗透结合。现土家民间亦流传着一表、二赶、三清、四泻、五活、六消、七温、八补土家药物内治八法，本书为体现土家医的原本特色，故土家医药物内治法着重介绍赶清、活消、温补的的土家医原始药物内治三元大法。对三元大法演化的一表、二赶、三清、四泻、五活、六消、七温、八补内容与中医相近，故不再重述。

二、外治法

药物外治法是土家医在长期和疾病作斗争中创造的自然古老的传统疗法。这些方法实用简炼，疗效可靠。外治法主要是利用药物和人体外表接触，借药物的凉（寒）、温（热）、平（淡）三性和“苦、酸、涩”、“麻、辣、咸”、“甜、淡、滑”九味的刺激、摸擦、熏烫或传导使其药物发挥作用，以达到治病的目的，或以各种器具和手法疏通经脉气血达到治病目的。

（一）外敷疗法

在土家民间，常用药物局部外敷，使药物直接从患处吸收，以达到治疗疾病的目的。这是土家医始于药物内服以前最原始古老的治病方法。

1. 疗法简介　是各种新鲜药材或炮制加工后的药材，将其加工成膏泥状，配以辅助剂，如醋、黄酒、鸡蛋清等直接外敷患处。

2. 适应症　此法主要适应痈疮肿毒、无名肿毒、外伤、跌打损伤、骨折、蚊虫咬伤、风湿痹痛和小儿腹泻等。

3. 特点　此法简单易行，适用面广，疗效确切，在土家族长期聚居的黔、湘、川（渝）、鄂四省市边区的武陵山区民族中草药资源丰富，所以，就地取材，应用方便，又无毒副作用，深受土家人民欢迎。

（二）熏蒸疗法

是土家医治疗风湿痹痛、风湿麻木、皮肤病和美容的一种药物外治法。熏蒸包括烟雾熏烤和加热蒸发，使之产生气雾熏蒸之意。其机理是让药物随熏蒸气雾渗透到皮肤即病变部位，起到发汗、赶毒、消毒、杀菌、清洗、调节和消肿止痛的作用。

1. 疗法简介

（1）熏法：白虎灸条的制备，主要药物是艾绒500g，菖蒲、白芷、川芎（冰片、雄黄、麝香、硫磺少许）、神香、野烟叶、薄荷等药物，将以上药物各50g，切细焙干，研成粉末，混匀，然后用一黄纸或牛皮纸蘸上桐油，将药物放纸上卷成圆筒状白虎灸条，长约15～25cm，直径约2cm。使用方法：土家医将白虎灸条燃烧再用一块浸有桐油的青布包在燃烧的白虎条上（由于白虎灸条无火焰，燃烧缓慢，又有一层灰，故布不着火），这时医生可直接烧患者痛处或关节病变处，或穴位处用烟熏痛处即可，日1～2次，每次熏5～15分钟。

（2）熏蒸法：就是用药物加清水适量，煎煮沸后产生的蒸气，熏蒸人体有关部位，如皮肤、头面部、肛门、外阴或全身，以达到治疗全身或局部性疾病的一种方法。土家医药物组成：大血藤、小血藤、风香球、刺五加、水菖蒲、川乌、大风藤、羌活、独活、桂枝、岩防风、灵陵香、龙须藤等药组成。先将上药各适量倒入一大锅内煎煮，待药物煮30分钟左右，然后在锅上放一特制的木甑子，甑子内以能站一个人为宜，再将锅上横搁几块木板，木板上放一个小凳子，人坐在小凳上，将甑子罩在人身上人头露出，甑子顶端用毛巾或布盖好，然后用小火蒸，时间30～60分钟，在蒸时要特别注意温度的高低，过高会伤皮肤，过低达不到治疗作用，一般保持在30℃～40℃左右为宜。蒸时医生要随时守护在患者身边，以防病人发生虚脱，要多问病人，能否坚持住。但主要靠观察病人脸色，如脸色通红，汗出为正常，如面色苍白，出大虚汗，应要停止，出甑，冲白糖盐开水一大杯给病人喝，方可脱险。蒸法有的不用甑子，而用厚布或用塑料布围住身体。将脸露出进行，只要达到熏蒸的目的即可。相传武陵主峰梵净山（古为饭甑山）九皇洞主持九皇娘曾用此法为老百姓治各种顽疾及皮肤病和修行养身，沐浴美容，普度众生。现铜仁地区挖掘研究开发的“九皇娘美容器”就是利用此原理，对面部进行药物熏蒸、清洗、按摩达到了良好的美容效果。

2. 适应症　本法多用于治疗风湿麻木，风湿肿痛，腰膝痛，坐骨神经痛，风气痛，各种皮肤病，如湿疹、疥疮、痔疮、梅毒、阴道滴虫等多种疾病。

特别是对修行养身、养性、美容、保健长寿很有研究价值。

3. 特点　熏蒸是土家医一种古老传统特色治病方法，作用快，效果好，患者一般熏蒸 3～4 次即见明显效果，患者熏蒸后，全身轻松舒畅，疼痛减轻，饮食增加，精神明显好转，尤如新人重来世界感到极大的快乐。所以梵净山修行老道曾用此法为修行的善男信女沐浴静心，养生修性，保健美容。

4. 禁忌　熏蒸疗法是药物在温度的作用下熏蒸人体全身表面肌肤，使之毛孔开泄汗自出，促使风寒湿瘟毒邪从汗而解。同时使筋脉瘀阻通畅，增强血液循环和代谢过程，改善周围组织营养。但高烧、火眼、各种出血病人、红肿疮疖已形成的病人，有心血管疾病的病人不宜用此法。熏蒸后要加强饮食营养，注意补充水分，不食寒凉食物，特别是要避风寒着凉外感和忌房事。

（三）拔罐疗法

拔罐又叫“打火罐、扯火罐”。是土家民间最常用的一种简单易行的古老治病方法，古代以牛角制罐，用于吸毒拔脓，故叫牛角吸筒法。后用竹筒，现代用玻璃和陶瓷罐，还有抽气负压罐。拔罐疗法是用纸或酒精棉球点燃后，投入火罐筒内或将火罐筒煮沸，造成火罐负压，使之紧紧吸附于体表一定部位使局部形成瘀血刺激的一种疗法。

1. 疗法简介　用直径 3～5 厘米的各种竹子，制成 8～10 厘米腰鼓形圆筒，一端留节做底，另一端做罐，必须打磨得很光滑。现代已多用玻璃罐或陶瓷罐，市场有销售，各种规格都有。具体操作有直接投火法、闪火法、滴酒精法和药物水煮竹筒法，只要达到负压紧附皮肤指定位不脱即可。

2. 适应症　本法具行气活血，消肿止痛，散结退热，祛风散寒，除湿拔毒之功效。适应治疗感冒头痛、身痛和坐骨神经痛、腰腿痛、急性腰扭伤痛及内外妇儿、五官科疾患。

3. 特点　是利用燃烧的火焰或者沸后火罐筒内热外冷之特点，排去罐内空气，使罐内形成负压，吸附于治病的部位或穴位，产生强刺激，使拔部皮肤充血，从而达到防病治病的目的。此疗法应用范围广，操作简单，疗效立竿见影，又无副作用，故土家医常用，但要注意扯罐时不要强扯，以免扯伤皮肤，点火时要迅速，以免燃烫皮肤。

（四）烧灸疗法

烧灸疗法又叫烧艾。是用艾绒、青蒿和特定药物混均点燃，直接或间接在某治病的穴位、体表部位进行烧灸，达到治疗疾病的目的。

1. 疗法简介　先将艾叶适量焙干，再反复揉搓，去掉细杂灰末，将艾绒备用。另将麝香、冰片、樟脑、雄黄、穿山甲（炮甲）等药研末过筛，然后拌入艾绒内，充分拌匀，放入瓶里密封备用。具体使用方法是：在土家医诊断清楚病情的情况下，选用一个或多个穴位，将艾绒揉成包谷子大一点的圆形小团，再选好穴位，搽点盐水或清水，再将艾团贴敷于上，再以火烧艾团尖端边烧边吹，并用手在艾团上轻轻摩擦皮肤，用来分散患者的注意力，以清除患者的紧张情绪，待艾绒将烧尽，患者感到疼痛时，医生即用拇指腹部蘸水迅速压在烧尽的艾团上，紧压片刻，这叫一柱直灸。有的土家医用生姜片、大蒜片放在穴位上，再用艾团烧灸，这叫姜艾灸、隔蒜灸。在穴位上放盐烧灸，叫隔盐灸。

2. 适应症　烧灸法多用于风湿肿痛、风湿麻木、痹痛、骨节痛、头痛、腰痛、腹痛及劳伤、扭伤、痨症咳嗽、哮喘、吐泻、失眠、脘腹痛等症。

3. 特点　此法简单易行，属土家医的温灸法，主要具赶散寒湿，行气和血，通络止痛的功效。但烧后有痒感，故烧后勿用手抓和用水洗，以免破皮感染。

（五）刮痧疗法

刮痧还有放痧、拍痧、提痧同属一种疗法。痧就是沙点子，即皮肤上出现一些紫红色细小如沙粒的点子。由于是疾病引起的，所以痧症成为病症名称较多，刮痧就是治疗痧症的一种方法。痧是指夏、秋之际患者感受岚寒瘟湿和疫疠山岚瘴气，引起身体寒热、头晕、胸闷、腹胀、腹痛、神昏喉痛或上吐下泻或腰如囊带、指甲青黑或手足直硬麻木等症，有“痧”点和“胀”是痧症的主要特征，即用工具刮摩皮肤则出现紫红色或紫黑色的痧点子（又叫痧斑），发病时则出现头昏脑胀、胸部胀闷、腹部胀痛、周身酸胀、肢体胀麻等发胀的证候。痧症又叫痧胀。刮痧是土家医常用的一种治病方法。此法操作简便，适用灵活，且有很好的医疗效果。

1. 疗法简介　刮痧是利用一定的工具，土家医多用铜钱、银元、牛角板或檀香、沉香木板制成圆滑的薄板，再蘸上桐油或姜汁，洒盐水、冷水等。医生将左手抓住刮板，在患者体外筋脉穴位循行部位，从上自下均匀反复地刮，刮至看见红或紫黑点为宜，每次刮 30 ~ 90 下，边刮边蘸桐油或其它洒盐冷水等，现代用红花油更好。

2. 适应症　除治疗头昏脑胀、胸部闷胀、腹部胀痛、周身酸痛的痧症外，还可治疗感冒、咳嗽、头痛、呕吐、呃逆、腰痛、胃痛、腹痛、落枕失眠、腹泻、各种痹痛等内、外、妇、儿科疾病。

3. 特点　简便易行，容易掌握，只需就地取材配一块刮痧板和润滑剂，一般人一学就会，关键是适应症广泛，治疗各种急性病和慢性病。如急性腰扭伤、慢性支气管炎，且疗效甚佳，更重要的是这是一种纯自然的绿色疗法，安全可靠，副作用小，经济实惠，深受老百姓欢迎。刮痧效果如何，关键是手法，平、竖、斜角都要轻细柔缓，使之得气，使皮肤发红充血，呈现出痧点来，又要刺激到位，刮痧治病还配以放痧，就是某些急性病需在十指、委中、曲泽、太阳、印堂、人中等部位，用三棱针放血，还有扯痧、拍痧都是土家民间医常用的特色治病方法，可配合用之，总之刮痧疗法疗效卓著，应发扬光大。

（六）推抹疗法

推抹疗法是土家医常用的治病方法，即就是在患者体表特定部位进行推抹，以达到治病的目的。推抹疗法与中医推拿疗法相似，土家医主要是以推抹为主，按、压、提、搓、揉为辅。

1. 疗法简介　推抹疗法是土家医根据患者病情在病人特定部位和腧穴上用手指或手掌按一定顺序进行推抹、揉、搓、提、按、压，但以推抹为主，刺激患者体表部位和穴位，以达到调和阴阳、调和气血、温经络、镇静解痉、通经止痛、和中理气、开窍醒脑之功效。下面介绍常用的土家医推抹八法。

（1）提神醒脑开天门：就是医生用双手拇指从眉中向发际处推。推时可用酒或温水助推，连推 36 次，则神清气爽，小儿则精神活泼，疾病全无。

（2）解表止痛点太阳：用双手拇指从眉间向太阳穴分推。推 36 次，每推 9 次后在太阳穴上按 3 下。

（3）小儿发烧推黄经：医者用拇指或手掌从风池发际处推肩井穴，推 36 次。

（4）败毒退烧推扑翻：医者用手掌或拇指男从腕关节横线向背部推至肘关节，再从肘关节内侧向下推至腕关节，推 36 次；女从腕关节内侧向上推肘关节，再从肘关节背部向下推至腕关节，推 36 次。

（5）小儿惊风推岑岗：医者用大拇指从肘关节侧横纹处向下推至虎口穴，推 36 次。

（6）疳积隔食推手指：从食指、掌指端外则向指尖推，推 36 次。

（7）止血止泻推手心：医者用拇指从手掌内侧横线向下推至腕横纹下端，推 36 次，有止血作用。从腕横纹向上推，推至手掌内侧横线，推 36 次，有止泻作用。

（8）小儿夜哭推脊柱：医者用拇指或掌根向上而下推抹脊柱，推 36 次。

2. 适应症　小儿发烧、小儿夜哭、中风瘫痪、腹胀隔食、妇科疾患、夜尿、风湿痹症、头痛发热、腹泻腹胀、呃逆吐酸、小儿惊风等症都可用。

3. 特点　方便经济，疗效显著，尤其适应小儿患病。但推抹疗法可依照中医经络学说进行辨证论治方能得出满意的效果。

（七）瓦针放血疗法

瓦针放血疗法是土家医最原始古老的一种急救止痛、救急还阳、急救排毒的一种行之有效的治病方法。

1. 疗法简介　土家医将饭碗打破（细瓷碗较佳）取一块一头较为锋利，另一头好拿的碎碗片，此即为瓦针。然后土家医手持瓦针用白酒烧2～5分钟，再在患者特定的部位或穴位上快速闪刺，使之出血（可刺1～3处出血），从而达到急救回阳，急救排毒，急救止痛之功效。瓦针一般刺入1～2mm，放2～5滴血为宜。但随着医学的进步，现代放血疗法用三棱针或特制银针，但土家医民间医仍是坚持用瓦针。

2. 适应症　本疗法多用于各种急症、暴症。如突然昏厥，不省人事，或高热头痛，身痛和中暑、中风、昏迷、小儿惊风各种湿痹痛，及土家医称的老鼠症、霍乱症、痧症、小儿走胎，特别是对毒蚊咬伤的急救排毒止痛有独到之处。

3. 疗法特点　该疗法古老原始自然，疗效显著。土家医认为：放血能泻热排毒，开窍醒脑，回阳救逆，活血消肿，活血止痛。故土家医有“邪毒急入，放血排出，醒脑还阳，转世命长”之赞誉。但使用此疗法应注意两点：（1）放血疗法多是在人体敏感的部位或穴位，如太阳、人中、印堂、百会、太冲、曲池、合谷、手指尖、足趾尖等，所以瓦针使用前医家要用白酒烧针消毒稍冷再用。（2）放血部位不可刺得太深，并避开大血管，以免造成流血过多危及生命。

（八）麝针疗法

麝针疗法是土家医独有的一种奇特治病方法。它是一种以针带药的超导疗法，简称麝针疗法。

1. 疗法简介　（1）麝针制备：取香獐（林麝）的前挡门牙，将其牙根髓部撬开见中孔，取尽牙髓，并在孔隙中放入0.3～0.6g麝香，用棉花塞紧，再蜂腊压紧封闭，并将牙尖前端磨得很尖，使之锋利即成麝针。（2）麝针应用：土家医用此针刺穴位，放血，穿脓疱，不用消毒，不肿不痛，不发炎，且止痛效果良好。

2. 适应症　（1）麝针刺穴位可治头痛、牙痛、关节痛和各种风湿痹痛，及内外妇儿各种疾病。（2）以针带刀刺脓疱疮、疖肿和各痈疮肿毒挤出脓血即可脓出病愈。（3）当瓦针作放血疗法效果更佳。

3. 疗法特点　麝针是土家医常带在身上的一件宝贵医疗针器，方便使用，效果奇特，故土家医有“常用麝针，避邪避瘟，通络止痛，醒脑还魂”。现代医药对麝针疗法研究发现，麝针主要是利用麝香芳香化浊、芳香开窍、醒脑提神、活络通经、行气行血、活血止痛的超导作用之功效，故麝针疗法奇特。

（九）药浴疗法

药浴疗法是土家医用各种不同的药物煎好后，针对各种不同的疾病患者用药水浸泡洗浴擦身，达到预防和治疗疾病的一种外治方法。土家医多用鲜药，干药亦用。

1. 疗法简介　土家医根据患者病情选用不同的药物，每种药30～60g左右。用大沙罐或大锅煎药15～30分钟左右，然后将药水过滤倒在洗脚盆或特制药浴桶中，乘热洗澡浴身或病变部位。一般药浴洗澡需30～45分钟左右为佳。

2. 适应症　本疗法多用于皮肤病。如湿疹、荨麻疹、皮炎、疥疮和各种风湿痹痛、风湿关节痛和肢体麻木、中风偏瘫及妇科阴疮、阴痒等疾患。

3. 疗法特点　药浴是土家医运用各种赶风、赶毒、赶湿的表药、风药、败毒、活血化瘀、芳香化湿、止痛、止痒的药通过煎煮后，用这些汤药洗擦浴身，活血去瘀，调节气血，止痒止痛和健身防病之目的。这种疗法疗效可靠，一般无副作用。

（十）药佩疗法

药佩疗法是将某些药物研末装于小布袋或纸袋中（一般为柔软的细布），再佩戴在患者胸前或背后腰腹部以达到治病的目的，这亦是一种古老自然的治疗方法。

1. 疗法简介　是将某些药物研细成粉装入小袋内，再佩戴在胸前背后腹前腰部或手关节、脚关节上。其药物主要是芳香辟秽，活血止痛，赶风赶毒，安神定志的药物。如防风、白芷、青木香、神香、零陵香、石菖蒲、麝香、雄黄、冰片、荆芥、薄荷、樟树叶、野菊花、朱砂、三百棒、五加皮、三加皮、红花、薄荷、荆芥、藿香等药物，还有糯米、芝麻、黄豆等混用炒热。

2. 适应症　本疗法主要用于小儿腹痛、腹泻，走胎的胎黄病，惊吓失魂、伤风头痛，妇女月经不调、痛经，失眠多梦、神经衰弱、胸闷胸痛、腰背痛和妇女避孕等症。

3. 疗法特点　药佩法主要是通过药物芳香气味和热度使药物渗透肌肤筋脉毛孔，刺激病变部位达到治病目的，其二是药物芳香异味经鼻吸入达到调神定志，安神定惊之功效。还有芳香横逆阻胎孕，如妇女常佩戴麝香等药可以长期不孕。

（十一）滚蛋疗法

滚蛋疗法是土家医治疗小儿高热、腹泻、腹痛的一种家喻户晓的古老传统疗法。

1. 疗法简介　医者用鸡蛋两个，加白芷、抚芎七、苏叶、石膏、生姜、葱白等份，还可加银手饰将鸡蛋煮 10～15 分钟，赴热用鸡蛋在高烧的小儿头额、颈、胸、背等部位，再到四肢依次反复滚动按摩擦搓，待要凉后从药液中取出第 2 个鸡蛋，反复重复滚动，直至使患儿有微汗出即止。

2. 适应症　本疗法适应小儿外感高热不退，咳喘不宁和风寒停食的腹痛，误食毒物引起的呕吐、腹痛、腹泻，还有热结内毒的痧症和土家医称的羊毛痧症（腹胀、腹泻、腹痛的急腹症），还有皮肤疮疹、瘀斑等症。

3. 疗法特点　本疗法独具温里散寒、赶毒消胀、平喘止咳、消癍去瘀之功效，疗法简单易学，无任何副作用。

（十二）发泡疗法

发泡疗法是土家医使用某种刺激性药物，外敷肢体某一部位或穴位，使其皮肤起泡出水，排出毒物，以达到治疗某些疾病的目的。此古老疗法在土家民间流传甚久，至今仍在使用。

1. 疗法简介　根据不同疾患将一种或几种药物捣烂贴敷在患者身体某部位或穴位上，贴敷药后用布包固定，贴敷时间 30 分钟至几小时不等，待患者局部感到瘙痒疼痛时去掉药物，这时敷药处起一个或几个大小不等的水泡。这时要患者不抓破水泡，要让其自然溃破，让水流出自然结痂。切不要摩擦损伤皮肤或用生冷水洗，以免感染。

2. 疗法特点　肝胆疾患，如乙肝、胆囊炎、疟疾、胸腹疼痛、腰痛，各种风湿痹痛，小儿发烧和疳积等病。

3. 疗法特点　本疗法疗效卓著，更具简便廉的特色，但该疗法一般选用刺激性药物如天南星、半截烂、半夏、大蒜、打破碗花、桃树叶、野烟、过路黄、鸭跖草等药物。选择外敷的穴位多为敏感穴位，如内关、曲池、足三里、阳陵泉、神门、神阙和背腹部腧穴。所以使用此法一定要得法和避免发泡破溃处感染。

（十三）扑灰碗疗法

扑灰碗疗法是土家民间流传的一种自然的烫熨疗法。土家民间现仍在使用。

1. 疗法简介　（1）灰碗制备：取瓷碗一个，盛一平碗约70℃～80℃左右的灶中或火坑中的柴木灰。再用一条湿毛巾盖在灰碗上面，将碗口倒置过来，包好碗口。把毛巾角打结，手可提拿即为灰碗。（2）灰碗应用：令患者平卧或仰卧，将碗置于患者腹或背部从上至下、从左到右往返推动进行烫熨10分钟至半小时不等，待毛巾干、灰碗冷可依上法再换一次进行烫熨，每天1～2次。烫熨其它部位亦依上法。

2. 适应症　本疗法适应治疗寒湿引起的腹痛、腰背痛、肩痛、扭伤痛、肢体痛或妇女月经不调引起的小腹痛。

3. 疗法特点　本疗法具有赶风寒湿邪和活血行气，止痛之功，方法简单，使用方便，最适合农村民间使用。

（十四）烧灯火疗法（又叫爆灯火）

烧灯火是土家民间常用的治疗方法。它是土家医根据患者病况用灯草蘸桐油点燃至火苗旺时，快速直接打烧患者某部位或穴位进行刺激，以达到治病急救的目的。

1. 疗法简介　取灯草一段，蘸桐油后点燃，当火苗旺时迅速快速在患者某部位或穴位进行烧打。烧时可听到像一粒米在火中烧炸的声音。每次可依病情烧打5～10分钟。还有对小儿直烧灯火刺激较大，可将灯草烧在自己拇指上，连续在指定的穴位上印打，这叫印灯火。

2. 适应症　本疗法适应突然晕倒昏厥的急救和各种风湿痹痛、风湿关节痛和扭伤腰腿四肢疼痛，及小儿惊风、脐风等症。

3. 疗法特点　本疗法对突然昏倒在地，不省人事的急救，烧内关、百会、合谷、涌泉、膻中各一焦，效果良好。对小儿惊风烧内关、曲池、百会、涌泉亦很有效。但关键是要烧的火候得法，既要烧准产生较强的刺激又要不烧伤皮肤。这就需要多练习，使之熟能生巧，方可达到治病的目的。如万一烧伤不要去擦破皮，以防感染。

（十五）踩油火疗法

踩油火疗法土家民间又叫犁上水法。是土家医用烧热的热油拍打按揉病变部位或穴位，以达到治病的目的。这是土家医古老的传统疗法。

1. 疗法简介　（1）土家医用铧口尖（又称犁尖）一只，放在火中烧红，取出将桐油或菜油喷洒在犁尖上，油当即起火。迅速用此火油拍打揉按患部，每次 5～10 分钟，日一次。（2）医者将桐油或菜油煎沸，医者用手在冷水中泡后取出迅速伸入热油锅中摸油在患者疼痛部位或穴位上拍打按揉，每次 5～10 分钟，日一次。

2. 适应症　四肢骨节冷痛、风湿麻木、偏瘫、肩关节痛、颈椎关节痛、腹冷痛、小儿下肢瘫痪等症。

3. 疗法特点　该疗法神秘神效，有杂技疗法之称，但使用此法必须有师传，否则不能得心应手。

（十六）火功疗法

火功疗法是土家医用药酒火焰熨烫摸揉拍打患部的一种治病方法。此疗法在土家民间广泛流行，很多老百姓都会使用，且疗效满意。

1. 疗法简介　（1）药酒配制：取三百捧 30g，玄胡 30g，五花血藤 30g，当归 30g，飞天蜈蚣 30g，鸡血藤 30g，青木香 30g，四两麻 30g，五步蛇 30g，荞麦片 30g，红活麻 30g，零陵香 15g，红花 15g，将上药打成小颗粒或切成薄片放入瓷瓦罐中，加 52℃烧酒 10 斤浸泡 9 天即可使用。（2）使用方法：将泡好药酒倒入碗中约 50～100ml，用火点燃碗中药酒，土家医将手伸碗中取酒火在患部烫熨拍打按揉约 15～30 分钟，如火烫手可用左手伸入另一水碗中取出将右手火焰拍灭。此疗法治疗后患者疼痛消除，通体舒畅，此疗法每天 2 次，3 天为一疗程。

2. 适应症　本疗法主要用于风湿麻木、冷骨风、骨节风、坐骨风引起的手足关节疼痛，下肢瘫痪和中风引起偏瘫。

3. 疗法特点　此疗法解表解肌，舒筋活络，行气活血止痛。对以上疾患疗效肯定，作用迅速，2～3 疗程治疗可获意想不到的效果。如配合此药内服，效果更佳。

（十七）提筋疗法（又叫掐隔）

提筋疗法是土家医治疗嗝食消化不良久治不愈的一种传统疗法，对成人小孩嗝食消化不良均有特效。治疗其它疾病效果亦好。

1. 疗法简介　取龙脊骨（脊椎骨）旁开 2 横指上至肺俞穴（在第二椎旁开 2 横指处）或下至肾俞（与脐相对的龙脊骨旁开 2 横指处）。土家医用双手大拇指夹皮之上部余四指弯曲以食指夹皮之下部，边提边翻由下至上，每侧 5～10 次，翻毕再在肩胛骨下边两胁间寻找突起的嗝筋，用食指和中指夹住猛提掐 3 次，日 2 次。

2. 适应症　小儿和成人嗝食，消化不良，打呃，肩部痛效果良好。

3. 疗法特点　此疗法独特，疗效显著，为土家民间百姓经常使用的方法。此疗法经常使用，还有强身健体、助消化之功能。老年人每周一次可使食欲增加，精神焕发，益寿延年。

（十八）吸负疗法

吸负疗法是土家医对蛇虫咬伤中毒，紧急救治解毒的一种特殊的方法，又是土家医用其它动物口吮吸或舌舔使毒气吸出的一种外治法。

1. 疗法简介　人被毒蛇或蜈蚣咬伤后，土家医立即用口含白酒漱口或请他人口含白酒漱口后，首先用小刀消毒后扩大蛇虫咬伤的伤口，再用口用力吮吸，吐掉再吸，如此反复10～20次，使毒液充分吸出（注意用口吮吸者一定口腔无破溃出血方可进行）。现代用负压筒吸负。

2. 适应症　本疗法适应毒蛇、蜈蚣、家蜂、野蜂咬伤，还可治痈疮肿毒。

3. 疗法特点　本疗法吸毒解毒效果明显，特别是毒蛇咬伤后，经过及时吮吸，患者中毒现象明显减轻，再加上外敷，内服药物治疗，患者完全可解除生命危险，达到痊愈康复的目的。

（十九）荨麻蜇刺疗法

荨麻蜇刺疗法是土家医利用奇特植物荨麻属植物（土家民间称活麻）包括麻叶荨麻、大蝎子草、裂叶荨麻、宽叶荨麻、狭叶荨麻的蜇毛直接触及刺激患者病变部位（阿是穴）和经络穴位，使之产生双向调节刺激感应，以达到疏通经络，防病治病的目的。

1. 疗法简介　土家医在患者身上根据病情选好穴位，用生姜先行擦摩按揉，再取鲜荨麻叶或茎用钳子挟住在选定的穴位上以荨麻的蜇毛直接触及刺激，使之产生强烈的刺激波感应，触及刺激时间根据患者病轻重而定。轻者一触即可，重者可刺激1分钟左右，刺激完后，再用自制荨麻止痛膏或伤湿止痛膏贴上。

2. 适应症　本疗法适应治疗各种内科妇科杂症，特别是各种风湿痹痛、风湿关节炎、痛风、偏瘫及皮肤病和各种肿瘤疗效显著。

3. 疗法特点　该疗法经济适用，应用治病范围广泛，很有研究推广价值。现代医药研究表明：荨麻全草含多种维生素、鞣质，茎皮蜇毛含蚁酸、丁酸、醋酸、酪酸以及含氮的有刺激波作用的酸性物质和一种特殊的酵素。荨麻蜇毛触到人体皮肤，刺针尖扎皮肤，其管内的酸性物质随即注入人体皮肤内，使人体有触电似的感觉，这种刺激波能持续25小时以上。所以荨麻疗法正是利用这刺激波疏通活络，激活酶活性，提高人体免疫力，激发人体内在潜能，产生“子午针灸”样开穴时辰针刺的神奇疗效。现贵州土家族医药研究课题组朱国豪、罗月编著有《土家族传统医药荨麻螫刺疗法研究》一书待出版。

（二十）痛症超导诊疗法

痛症超导诊疗法是继承发掘土家传统医药“脏腑与体表对应反映区”特殊反应的“同源性阳性点”和祖国医学经络、卫气营血学说之精华，结合现代预防医学免疫学原理创造的痛症超导新医诊疗法。该疗法是集诊断与治疗一体化的新医诊疗法，可诊治百余种以疼痛为主证的痛症及各类急慢性疾病，该疗法已向国家申请专利（专利号为92114863.1）。

1. 疗法简介　本疗法由痛症超导诊疗仪、超导剂、超导器具投射三大系统组成。使用方法是通过痛症超导诊疗仪在人体三个凸出的手足耳找出脏腑体表疾病对应反映点，再在这个点投射超导剂，并可达到治疗目的。

2. 适应症　本疗法适应各种急慢性病引起疼痛的疾患。对各种肿瘤、癌变均有效果。

3. 疗法特点　本疗法准确高效，易于掌握，经济方便，对人体无毒无害，无过敏性反应。该疗法是根据土家医“脏腑与体表对应反映区”与现代医药学人体“同源性阳性点”与人体“生物电”原理结合研究的一种新医诊疗法。特别选用活血化瘀和高能免疫制剂在芳香超导剂的投射下，可类似靶细胞的作用，像导弹一样能准确迅速作用于旁血管神经丛到达病变部位，唤醒机体免疫机制，使之迅速消除病变部位强烈的病理刺激，自动寻找并立即与机体致痛物质—阳离子结合，出现新的离子平衡和微热氮氧循环，改变蛋白质的构相和性质。超导剂的另一部分则与机体一氧化氮结合酶结合，增强大脑功能分子活力，作用于巨噬细胞，激发机体杀菌和攻击病变细胞（或癌变细胞）能力以健全免疫机制，使之产生疏、安、调、理四大功能。所以土家医的痛症超导新医诊疗法通常1~2针见效，是一种治疗各种痛症的有效方法。

（二十一）土王魔球按摩疗法

土王魔球按摩疗法是根据土家民间“推抹”疗法与中医经络学说、推拿按摩学说与中医学的圆运动发掘研制而成。

1. 疗法简介　土王魔球按摩是中国梵净山药王以武陵山主峰梵净山麓神奇细腻的神木（黄杨木，《本草纲目》载，本植物闰年闰长缩），按照《周易》太极、八卦、河图洛书精确计算加工成四球定位，适应在人体任何部位平行自由滚动，自动寻找人体病变部位的经络、穴位刺激以进行防病治病、保健按摩的球体。球体经用土家族药煎煮，所以光滑坚实耐磨，反复滚动摸擦不生热而感清凉轻快。

2. 适应症　本疗法对各种头痛，四肢肌肉疼痛，腰背颈项疼痛，肩周炎，骨质增生引起颈腰疼痛，心脑血管疾病，神经衰弱，失眠，性机能减退，收腹减肥均有明显疗效。特别是每天按摩一次能解除运动劳累过度引起的疲劳，松弛运动强度过度引起的肌肉紧张，解除学生学习紧张的效果更佳。

3. 疗法特点　土王魔球按摩疗法是四个球体不断在人体头部、背部、胸腹、四肢滚动按摩，可自动寻找人体病变部位、经络穴位，激发全身皮肤神经末稍，促进全身血液循环，加速人体新陈代谢，提高机体免疫功能。操作：用魔球在头胸四肢腹背部从上至下往返循环，在病变部位重点滚、按、揉、压，从而达到舒经活络，调理气血，强身健体，防病治病之目的。土王魔球按摩器已获国家专利，专利号为 96214477.0，该产品做工考究，小巧玲珑，是一种男女老幼皆宜的健身器材。

（二十二）药枕疗法

土家药枕疗法是用药物作枕心填充物做成的枕头，以借助药物芳香浓烈的性味和药性及功能，从而达到防病治病的目的。该疗法在土家民间广为流传使用，土家医叫“土王神枕”。

1. 疗法简介　首先在山上采集野茅草花代棉花作为药枕的主要填充物，再后加入金柴胡、米辣子、零陵香、石菖蒲、桑叶、野菊花、白芷、川芎、檀香、含羞草、蜘蛛香各 30g，打成粗粉，再加 50g 朱砂细粉，黑黄豆、桑叶 1000g，将其均匀地放在茅花枕蕊中，用细棉布缝好做成内枕头。此土王神枕不生霉，不生虫，可使用 2～3 年。据此原理开发出来的产品“土王神枕”已向国家申请专利。

2. 适应症　头痛、头眩、失眠、多梦、高血压、神经衰弱和颈椎疾患，经常使用还可预防感冒，促进睡眠。

3. 疗法特点　该疗法简单适用，疗效确切，无任何副作用，本方法是有病治病、无病防病的自然绿色疗法。但药枕布料选择一定要以全棉透气性能好的细布料为佳。

（二十三）太乙神针疗法

太乙神针疗法是恩施老土家医周柱贤师传治疗风湿痹痛等疾病的一种特殊方法。

1. 疗法简介　（1）配方：硫磺、虎骨、麝香、生穿山甲、冰片、樟脑、丹参、红花，重用硫磺、麝香。（2）制神针杆：神针杆一个（木制）、细钢丝 10m、特制 5 寸钢针 6 颗、黑色棉布 1.6m（备用）。（3）制作：首先将上述药物用黑布包好，然后用铜丝穿在5寸的钢针鼻上，均匀地插入药包中，最后将针、药包固定在神针杆上。（4）使用方法：选好治疗穴位，依治疗部位而定，然后将神针蘸上桐油点燃，待点燃的神针燃烧30秒钟后，用明火将太乙神针刺入黑布覆盖的穴位处，反复刺入或轻或重，依病情而定，每次治疗10～15分钟，每天一次，7天一疗程。

2. 适应症　风湿痹痛、坐骨风湿、冷骨风湿、中风、腰痛、羊癫疯、母猪疯等症。

3. 疗法特点　周氏治疗原则为多取阴经穴位如列缺、鱼际、三阴交、血海、大陵、曲池、尺泽、太冲，任脉穴中极、关元、气海、中脘，督脉穴命门、大椎为主攻穴，以子午流注探其治穴“路”为其特点，充分运用神针运气血，散寒湿，通经络，活血去瘀，所以疗法特殊，疗效显著。

（二十四）针罐酒疗法

针罐酒疗法是湖南泸溪老土家医瞿绍双治疗风湿痹痛，特别是骨质增生的一种疗法。

1. 疗法简介　（1）针剂：穴位注射红茴香、夏天无、地塞米松，穴位选病变部阿是穴。（2）火罐：使用火罐先浸泡在药酒中，用时取出，拔局部疼痛处，1日1次。（3）药酒：钩藤50g，酸汤杆30g，三爪爬山虎20g，五爪爬山虎20g，小风藤20g，大风藤20g，蓑衣藤20g，大活血20g，红牛膝20g，白酒1500ml，一周可饮，每日2次，每次15ml，20天为一疗程。

2. 适应症　各种风湿痹痛、坐骨风，特别是现代医学诊断的腰颈椎骨质增生。

3. 疗法特点　此疗法是集穴位注射、拔罐疗法、药酒内服，综合治疗。很有创意，且方法简便，疗效卓著，1～2疗程可愈。

（二十五）姜艾蒸骨疗法

姜艾蒸骨疗法是河北省任丘市杨文莲祖辈传承的土家族医药独特疗法。传承人杨文莲采用贵州高原土家族医药小黄姜加蕲春艾叶及30种名贵中药材秘制而成，杨氏利用扶阳固本，保元培阳，使其药力穿透体内，打通瘀堵经络，直接加热蒸骨，达到疏通经络，促进血液循环，祛除体内的风、寒、湿邪及体内瘀毒，通过深层排汗的方式，从体内排出体外，提高肌体免疫功能，使全身经络舒畅，达到驱邪防病治病的目的。

一、疗法简介

第一步：加热姜艾料包

1. 首先剪开姜艾料包装、将袋内姜艾汁倒入瓷碗内存放、以备使用。

2. 将姜艾料包放入蒸锅加热5分钟，直到均匀受热（40度正负2度）即可。

第二步：铺物料，

1. 先将浴巾或床单铺在床上，再将一次性防水床单减半取出铺在浴巾上。

2. 然后将加热好的姜艾料包均匀摇平放在一次性防水床单上。

第三步：患者平躺在铺好的姜艾料包上，再用浴巾包裹严实，上面盖个被子43分钟即可；（宫寒患者）需平躺蒸30分钟，翻身再蒸30分钟。

第四步：起身后立即擦干身体换好衣服、需喝两杯热水、注意屋内不要通风。

第五步：将用完后的姜艾料包放凉、装回外包装自封袋封好、常温储存，可重复使用。

第六步：重复使用须知：

1. 每套姜艾料包可重复加热使用8～10次 。

2. 再次加热时，需取适量姜汁及10克50度以上白酒一同撒在姜料包上进行加热。

3、最后几次姜汁不够时可加水20克兑白酒10克一同撒在姜料包里。

二、适应症

肩颈腰疼痛、身体沉重、后背僵硬隆起、颈椎僵硬、肝气瘀堵不畅、腰椎僵硬、强制性脊柱炎、腰肌劳损、老寒腿、四肢冰凉、怕冷、双腿走路沉重、风湿性关节疼痛、痛风、体寒类风湿关节炎、滑膜炎积液、浑身不舒服等。

三、疗法特点

姜艾蒸骨疗法是通过姜和艾叶以及30多种名贵中药材，经过纳米技术利用药物把毛细孔打开，药液渗透体内，把风、寒、湿邪从体内排出体外，疏通经络气血，达到独特神奇的疗效。

三、“神解”精神疗法

土家族是长期聚居在我国武陵山这块原始封闭的“动植物王国”之中，在漫长的原始封建社会，面对自然界和社会对土著先民带来的疾病、灾害、危险和各种生活危机，土著先民常常把自己幸福生活的向往和健康长寿的希望寄托予“天地神灵”和自己的祖先神灵“白虎廪君”、“药王菩萨”。最早流传在土家民间治病的土家医叫“梯玛”，“梯”意为敬神，“玛”是人们的意思。原始土家“梯玛”认为：土民生病受灾都是阴曹地府的妖魔鬼怪来人间驱动山岚瘴气作祟，使邪气附体，冤鬼夺人魂魄所致，所以土民得病，土家“梯玛”就要为土民作“神解法事”（跳傩堂戏）举行“冲傩还愿”仪式，驱除妖魔鬼怪。

并祈祷“天地神灵”和自己的“祖先神灵”保受灾的子民漂离其身的魂魄附体还阳，再用“药王菩萨”点化的药物祛邪赶毒，调养健身，方可痊愈。所以，“神药两解”是土家医治病的原始特色，是土家人民长期与疾病作斗争过程中所形成的一种原始医药文化积淀。土家医的“神解”精神疗法“冲傩还愿”它能完好保存，延续至今，被当今世界誉为古代戏剧的“活化石”，说明它对土家人民医药文化和生存发展有着较深的文化内涵和深远的影响。

“神解”是在原始封建社会，土家梯玛看到土著先民在生活结构中，自然界和社会对人体生命的损伤，疾病和自然灾害给人们肉体造成极大的痛苦和心理挫折。面对这种对人体生命的摧残和心灵创痛，土家梯玛逐步思索寻找超越自然更快捷、更直观的出离解决之道。土家医的“神解”治病形式正是这种时代的产物。这种产物即便在医药科学和医疗技术高度发展的今天，生活结构中这种推动力量仍然在很深程度上影响着人们。正如美国宗教学家斯特伦所说：人的一切欲求实现超越性的根本转变的推动力量，皆来自于人类生活世界的种种无序、混乱、无意义，它渗透在日常生活的各个方面，在每一种超越信仰的背后都有相应的生活问题作为其负面推动力量（《人与神、宗教生活的理解》）。土家医“神解”就是这种负面推动力量的结果。所以，马克思曾说：“宗教是鸦片，同时也是太阳。”土家医的“冲傩还愿”神解仪式庄重肃穆，它通过许愿，由凡入圣，到开坛迎圣，迈向圣域，祈请诸神，到杀牲献祭，勾通凡圣，替代弭灾转移危机复原，再到傩除疫疠重建圣域，净化和喜傩和神人共悦，纳吉灭凶、安香火结束还愿仪式，它充分展示了天、地、人立体“三元”世界在傩坛空间生命运化世界图像，实现了迈向圣域，与天地参，边际状态与仪式性复原，净化圣域，文化出神的五个根本转变，从而达到土家傩堂驱赶文化（包括医药傩文化）的完全整合。所以，就土家医“冲傩还愿”神解仪式所处的文化而言，这主要来源于土著先民意欲生活的愿望，这是一种完全生活化的信仰形式，而土家梯玛就是为土著先民意欲实现愿望的圆满，而在许愿、还愿的冲傩仪式性的延宕之中进行神圣的表达与升华。它通过这种仪式带领土著先民通向圣域，肯定善恶，净化生存意识，重建生存秩序，更新意识结构，勾通凡圣差别，改变心灵状态，特别是梯玛法师通过仪式的藏身藏魂，观师默师，表示将祖师法力一一移到自身体内，由此获得非凡神力，再经开坛迎圣，发文、立楼、造船、架桥、造茅人，取替胎，游傩过海，渡关解危，衔齿钉胎，开红山，上刀山（天梯），下火海（杀铧）清火等高度技巧的危险性表演，并以许多生命创造世界的神话传说写成诰章诵读，如“烛阴”、“盘古”、“创世傩公傩母”和“伏羲兄妹成亲”繁衍人类的恩德，“白虎廪君”、“药王菩萨”为民治病作为仪式，并配合手技动作，挽法诀，掐十方，画字讳，念咒语，开法门，造法水等仪式中行为和动作的整合，表示梯玛法师以通神降神的能力将“三魂寄在三清殿，七魄藏在九霄云，三魂七魄都寄下，留下法身去降妖”，这真是一个像孙悟空三打百骨精一样冒着各种生命危险上天庭、下地府等惊心动魄的场面。这使仪式的意义空间形成神圣、刚健、永恒的空间，故让仪式参祭者及法师相信仪式已经达到了傩除凶顽鬼怪，禳祓灾祸之目的。土家梯玛法师通过这一系列表演，力图让人们相信他已集天地神灵与祖先神灵的超自然能力将邪魔鬼怪收在“禁区”，使之各居其位互不侵犯，恢复自然界即天界、地界、水界一切生物（包括神鬼）和土著先民自然祥和的生命秩序，达到一以贯通，娱神娱人，和谐圆满，使神话空间与现实感觉空间紧密相连完全整合，这就使病人和参祭者在心灵上得到极大的安慰和振奋，从而大大增强了病人的抗病意志和生存意识，憧憬向往有意义的生命世界图象，达到了现代医学所说的精神疗法、心理治疗的作用。这就是宗教学家所说的“信仰导致巫术有效”的作用。

“神”是原始人赠给文明人的礼物。所以宗教学家认为，一切仪式都是为化解危机而施行的。土家医“神解”“冲傩还愿”治病仪式也不例外。土家医“神解冲傩还愿”包括“祭傩神愿，祈福禳灾愿，白虎愿，过关愿，长寿愿”等，这些都是土著先民为自己生命健康长寿叩许的神圣大愿。原始土家“梯玛”认为，“冲傩还愿，心诚则灵”，“生病之人酬神愿，十分毛病退九分。祈嗣之人酬神愿，早送贵子入家门。怀胎之人酬神愿，是男是女早脱身。小儿关急酬神愿，添庚快长命长生。癫疾之人酬神愿，翻冤解结病脱身。出门之人酬神愿，逢凶化吉转回程。年迈体弱酬神愿，长寿健康福禄全”。这些都是土著先民生活中向往的神圣目标。但是在人欲物欲的世欲界中，人体生命充满了消长起伏和躁动烦恼，自然界风雨雷电、雾露霜雪和风寒湿瘟火五毒（包括现代医学的各种致病菌和病毒）及自然界其它生物的生存需要，常常会给人体生命造成严重威胁带来危机，使各种疾病不断发生，再加上自然界一切生物本质的利己主义，使人的物欲、利欲增强，有时会发展到道德沦丧，人命浅薄，人祸不止的地步。所以，人体生命生活的种种危机需要解决，但土著先民又难于解决，这才使土家梯玛“冲傩还愿”神解治病仪式受到土著先民真诚的信仰。然而土家医的奥秘不只是“神解”，而是“神药两解”。这就更加强化土家医“神解”的原始超然性和灵感灵验性。所以，土家医“神解”精神疗法是土家医治病的一种有效的心理治疗方法，也是一种集儒、佛、道三教渗透的土家民间娱神娱人的文化信仰。正如宗教学家牧心说：“抱有信仰的人，血才是热的，生命之弦才会弹出动人的心曲。”

第二节　临床症治

土家医治病通常是以症论病。故原始土家医临床病症则主要包括七十二症、七十二风、七十二痧、三十六痨、三十六惊、三十六疮疡、三十六伤疾。但我们在调查研究中发现，所谓七十二、三十六是土家医口头常用的成数，不能把它完全作为实数。即实有七十二种风症和痧症或三十六种痨症。土家医流传到现在，主要靠师传、祖传、口传心授，代代相承，所以，这样风，那样症，这样痧，那样痨，这样惊，那样疾，各地称谓不一，一病多名，一名多病的现象常见于临床中，但治疗方法却大同小异，为了找到土家医的真缔，发掘土家医的精华，去其繁杂零乱，名不副实或坚涩难解的病名称谓，又能保持土家医原始病名和治疗经验的特色，经我们多方考证，我们和一些老土家医从七十二症、七十二风、七十二痧、三十六痨、三十六惊中选出常见的一百零八种疾病，即"一百单八症"。它包括内、外、妇、儿大部分疾病。这是大部分土家医较为认同的。现将其具体的临床表现、证候分析、治疗法则、救治方药概述于后，以期达到保持原貌、突出特色、指导临床之目的。

一、白虎症

【临床表现】突然昏仆在地，不省人事，两手紧握，牙关紧闭，肢体拘急，语言不利，甚则口眼歪斜，半身不遂。脉滑利、微快数，舌质红或有瘀点，苔黄白或舌中苔黑。

【证候分析】此为平素体强，但内风痰火积聚，突感风寒湿瘟和山岚瘴气，患者正不胜邪，风痰、火毒随风惊忧上元，使气血上逆扰动脑心，痰火上逆，脑心窍闭，故神魂惊恐，似感白虎窜心，惊魂落魄，突发其病，故出现以上证候，土家医称之为"白虎症"。

【治疗法则】先用外治法，如重掐、爆灯火、放血等疗法进行急救。再以赶风、赶毒、赶火、开窍醒脑的药物进行治疗。

【救治方药】

（1）及时急救，对患者不要拖抬乱移动，应采取就地平卧，重掐按摩人中、百会、太阳、合谷、内关、曲池、印堂、太冲，然后用爆灯火或放血疗法进行救治，使之苏醒。

（2）用九节莲（九头狮子草）、藿香各 20g，金柴胡（一枝黄花）15g，白龙须 10g，石菖蒲 10g，神麻（天麻）15g，金钩莲（钩藤）10g，神仲（杜仲）15g，牛克七（牛膝）15g 煎水服。如高热不退可加石膏 15g，水牛角 10g。

（3）如半身不遂或偏瘫，可配合刮痧进行治疗较好。刮风池、风府、少商、肩井、曲池、委中、尺泽等穴。

二、寒伤风症

【临床表现】全身寒战发热，怕冷，怕风，四肢酸痛，头痛鼻塞，流清涕，咳嗽，无汗。苔薄白，脉浅浮。

【证候分析】此为上元阳受损，风寒毒邪侵袭上元孔窍和全身所致，此症如不及时治疗，会很快转入脏器，引发其它病变，如心肺疾患，土家医的“百病寒凉起”就是此意。

【治疗法则】赶散风寒，疏理肌腠，培元固表。

【救治方药】

（1）土防风15g，土荆芥10g，山胡椒10g，紫苏叶10g，鱼鳅串15g，生姜15g，大枣七个煎水服。

（2）咳嗽加梅子米（杏仁）15g，白气参（泡参）10g，白奶参（桔梗）10g，桑叶10g。头痛头昏加野菊花10g，神麻10g。腹胀，胃纳呆滞胀满加土大黄10g，枳实10g，厚朴10g。

（3）可用刮痧、拔火罐、爆灯火在大椎、风池、神堂、合谷、曲池、太阳、肺俞、肩井等穴进行治疗。

三、热伤风症

【临床表现】身热怕风，头身毛汗，头痛头胀，口干舌燥或咳嗽多痰，痰黄稠或喉痛，吞咽困难。舌质红，苔白微黄，脉浅浮快数。

【证候分析】风火侵犯上元脑心肺，故身热怕风，头痛头胀，热喜蒸散，故汗出，风火外邪侵犯上元孔窍和肺，使肺火上炎，故咳嗽痰黄，苔黄，口渴，咽喉肿痛，脉浅浮微快数。

【治疗法则】赶散风热，赶火赶毒，止咳祛痰。

【救治方药】

（1）金柴胡（一支黄花）15g，金银花15g，马鞭七（马鞭稍）15g，野菊花10g，薄荷10g，车前草15g，岩防风10g，鸭跖草10g，甘草6g，煎水服。

（2）咳嗽加白奶参（桔梗）15g，白气参（泡参）15g，百儿莲（天冬）15g，杏仁10g。头痛加菊花15g，青箱子10g。喉痛加黄干七（射干）15g，八爪金龙10g，阎王七（十大功劳）15g。鼻血加止血珠（紫珠）10g，仙鹤草10g，丝茅根10g。大便干燥，腹胀加枳壳10g，野山楂10g，炒萝卜子10g等。

（3）刺少商、少泽、太阳、合谷、曲池出血，可除高热，治咽喉肿痛。

四、重伤风症

【临床表现】怕冷寒战，高热不退，头剧痛，全身肌肉疼痛倦怠，咽痛，咳嗽痰稀，鼻流清涕，甚者发热惊厥，喘咳呼吸困难等症。冬春季流行发病较多。

【证候分析】此为风寒湿瘟毒邪侵袭肺元阳皮毛腠理所致，风为阳邪，阳从热化，寒为阴邪，其气紧闭，湿瘟化火，故出现以上怕冷、寒战、高热不退、头剧痛、咽痛、全身肌肉痛，毒邪所侵，阳气必虚，故出现倦怠，甚则出现发热惊厥喘咳等症。

【治疗法则】赶散风寒风热，赶瘟赶毒，赶火解毒。

【救治方药】

（1）金银花 10g，连翘 10g，苏叶 10g，梅子米（杏仁）10g，麻玉七（半夏）10g，羌活 10g，独活 10g，白奶参 10g，薄荷 10g，荆芥 10g，防风 10g，金柴胡 10g，枳壳 10g，蔓荆子 10g，抚芎七（川芎）10g，甘草 6g，生姜三片，水煎服。

（2）贯众 30g，金银花藤 30g，藿香 30g，鱼鳅串 30g，金柴胡 30g，生姜 30g，煎大锅汤可预防重伤风。

五、寒吼包症

【临床表现】气喘嘘嘘，呼吸急促，喉中有哮鸣声，甚则坐卧不宁，张口抬肩，痰多或咳痰不爽，寒重，脉浅浮或滑利。

【证候分析】此为上元心肺元阳不足，累及下元元阳亏损，又受风寒湿邪侵染，故而患病，出现以上症状。

【治疗法则】寒湿痰多而喘，应散寒湿，祛痰为主，若上下二元阳不足，寒湿侵扰，气不得续而喘，则以培补上下二元阳加平喘化痰止咳药治之。

【救治方药】

（1）折耳根全草 30g，（枇杷叶 15g，枇杷花 15g）蜂糖炒炙，黄干七 15g，苏子 15g，萝卜子 10g，梅子米（杏仁）10g，陈皮 10g，牛耳大黄 10g，煎水服。

（2）折耳根全草 30g，多儿母（麦冬）15g，（枇杷叶 15g，枇杷花 15g）蜂糖炒，桑根皮 15g，萝卜子 10g，白菜子（白芥子）15g，白薯七（山药）20g，茯苓 20g，核桃肉 20g，煎水服。

六、热吼包症

【临床表现】气喘嘘嘘，呼吸急促，咳呛阵作，喉中有明显的哮鸣声，咳痰黄稠，排吐不利，胸高气粗，烦闷不安，时头痛发热，口渴面红，汗出。

舌质淡红，苔黄腻，脉滑数。

【证候分析】此为热伤风使肺失清肃，而引起火气上逆痰热相搏，引起的以上证候，继则引起上下二元阳虚损，则喘咳更甚。

【治疗法则】赶火赶湿，宣肺清热，化痰降逆。

【救治方药】鱼鳅串 15g，金银花 10g，连翘 10g，梅子米（杏仁）10g，白奶参 10g，石膏 20g，麻玉七（半夏）10g，生姜 10g，炒苏子 10g，炒萝卜子 10g，炒白芥子 10g，葶苈子 10g，阎王七（十大功劳）15g，大枣 10g。

七、乌鸦症

【临床表现】突感眼睛发黑，头痛头晕，怕冷寒战，继而上吐下泻，四肢无力，因腹满搅痛，上吐下泻，周身不适而呻吟，声像乌鸦嗦鸣，故叫乌鸦症。

【证候分析】患者中元元阳不足，又外感风寒瘟邪，误食腐败食物，故而外感内伤，继而发病。

【治疗法则】赶风寒，赶瘟毒，培补中元元气。

【救治方药】

（1）阎王七（十大功劳）15g，马鞭七（马鞭鞘）15g，藿香 10g，青木香 10g，三颗针 15g，土人参 15g，紫苏叶 10g，煎水一碗，灶心土烧红放入再服。

（2）黄连 15g，吴萸茅 10g，苇菊参 15g，炮生姜七片，煎水服。

八、摆子症

【临床表现】先发冷后发热，头身胀痛，四肢酸痛，后寒热往来，每天或二三天定时发作。发作时热气逼人，唇红口渴，周身汗出，发作后热退身凉，倦怠喜卧。脉弦细数。

【证候分析】此为风火瘟毒邪入侵肌体，在肌表之间相搏，正气不胜毒邪，故而出现发热头痛，寒热往来，周身汗出，四肢酸痛等症。

【治疗法则】赶风赶毒赶瘟气，赶火赶食排毒气，芳香化浊辟秽气。

【救治方药】

（1）金柴胡（一枝黄花）15g，麻玉七（半夏）10g，厚朴，黄常山 15g，八宝莲根 15g，赶山鞭 15g，川楝子 10g，青蒿 20g，防风 15g，茯苓 15g，陈皮 10g，土荆芥 10g，煎水服。

（2）口渴加生地、金钗莲（石斛），热胜加黄连，腹胀加草果、厚朴。

九、黄疸症

【临床表现】以眼睛黄，全身黄，小便黄为主证，伴发热口渴，小便黄赤，腹部胀满，胁肋胀痛，恶心呕吐，时有大便溏泻。脉弦滑。

【证候分析】此为湿火瘟毒邪侵犯所致，瘟湿火毒侵犯肝脾，必然湿热交蒸，引起胆汁外溢，乃全身黄肿，肝气横逆，故肝胁胀痛，恶心呕吐。土家医认为：“黄肿胀为病，赶水是关键，脾肝肾配合，湿热毒去尽，若拖延长久，慢黄要你命。”

【治疗法则】黄疸症：分急黄、慢黄。急黄：主要是赶水赶食，赶利湿热，赶气赶毒，消活配合；慢黄：调补中元、下元之阳气，使寒湿温化，先消后补，或先补后消，或活消结合，要依病情而定。

【救治方药】

（1）急黄：田基黄、萝卜七（商陆）、茯苓、猪苓、阎王七（十大功劳）、厚朴、枳实、扁蓄、茵陈蒿、地苦胆、客马草、金柴胡各15g，煎水服。

（2）慢黄：神参（竹节参）、苦蒿、茵陈蒿、田基黄、鸡苦胆、鸡内金、茯苓、白术、半边莲、润血莲、一箭七（一支箭）各15g，甘草10g，煎水服。

十、泥鳅症

【临床表现】突然肚子痛，痛在地上床上打滚，大汗淋漓，脉弦紧，即在患者背部肩胛骨处用食指轻轻向上刮几次，可出现一条像泥鳅样的红杠。

【证候分析】此为食结寒凝，寒停胃肠之中，引起胃肠气机不畅的嗝食症，故而出现肚子急痛，爬地打滚，不能缓解。

【治疗法则】赶散风寒，赶气赶食，外治用提筋疗法掐嗝。

【救治方药】

（1）用提筋法在背部肩胛骨处食指中指重掐泥鳅样的红杠嗝筋。

（2）青木香15g，玄胡索10g，川楝子10g，乌药10g，甘草6g，牛耳大黄9克，生姜9片，煎水服。

十一、蛤蟆症

【临床表现】肚腹胀痛，鼓如蛤蟆，下腹上起鼓包，高出皮肤，大便干燥不通，吃不下饮食。舌红干裂，苔黄腻，脉紧涩。

【证候分析】过食干燥辛热食物，饮食停滞肠胃，不能消化，滋生内火，火迫肚肠，故而出现腹痛胀如蛤蟆。

【治疗法则】赶气、赶毒、赶食、通便。

【救治方药】

（1）阎王七（十大功劳）15g，土大黄10g，蓖麻子5g，青木香15g，玄胡索15g，煎水服。

（2）蜂蜜100g，黑芝麻50g，蓖麻10g，炒焦打碎，先将黑芝麻、蓖麻子调成糊状，再加蜂蜜拌匀，日二次。

十二、长蛇症

【临床表现】肚肠疼痛难忍，辗转不安，腹内梗阻如蛇盘肚中，疼痛时头额冒汗，贪食，面黄肌瘦，鼻孔作痒。苔黄白，脉紧沉。

【证候分析】此为患者食不洁之物而至蛔虫内生，蛔虫内扰，蛔虫喜聚于团，故阻隔疼痛。

【治疗法则】赶气、赶食、打虫、杀虫。

【救治方药】酸梅子（乌梅肉）15g，苦楝树根皮10g，生南瓜子20g，核桃树皮10g，青木香10g，土大黄6g，水煎服。

十三、麻木症

【临床表现】周身麻木，肢体关节时疼痛重着，有时如蚂蚁爬行，甚则手足活动不便，手足笨重，疼痛有定处，心烦躁，坐卧不安。苔白腻，脉迟缓。

【证候分析】周身麻木，肢体关节疼痛重着，活动不便，多风寒湿毒侵扰人体上中下三元所致，土家医认为："湿邪围困，肢体不便，关节不利，疼痛出现。"

【治疗法则】赶风赶湿，温补中元脾胃，活血赶气。

【救治方药】

（1）用刮痧疗法，在大椎、天柱、肩井、曲池、大杼、膏肓、神堂、龙脊骨两旁、曲池、尺泽、天井、足三里、阳陵泉，进行刮治，效果良好。

（2）百棒七（三百棒）15g，四两麻15g，五花血藤（大血藤）15g，大风藤15g，红活麻15g，牛克七（牛膝）15g，生姜9片，煎水服。

十四、麻脚症

【临床表现】突然手脚麻木疼痛，手脚缩成一团抽筋，疼痛难忍，站立不稳。舌质淡、苔薄白、脉沉迟。

【证候分析】麻脚症系阳不统阴，气血精亏，气血阻滞所致。其主要原因是风寒湿毒气侵袭，再加之活动过度疲劳，血不养筋，故手脚麻木，缩成一团，抽筋疼痛难忍，站立不稳。

【治疗法则】赶气活血通滞，赶除风寒湿邪，温补中下元阳。

【救治方药】

（1）可用按摩提筋、推抹疗法进行紧急救治，以达到舒筋活血、行气止痛之目的。

（2）黄芪15g，血当归15g，牛克七（牛膝）15g，红活麻根15g，百棒七15g，桂枝10g，土防风10g，桑枝10g，血三七15g，续断150g，神仲（杜仲）

15g，生姜9片，水煎服。泡酒内服，外擦同用。

十五、雷火症（似脑膜炎）

【临床表现】全身怕冷发热寒战，头痛剧烈，尤如雷劈，高热不退，视物模糊，颈项痛，伴呕吐，全身酸痛，重者昏扑，不省人事，神志不清，谵妄昏迷。舌质红、苔黄白、脉快数。

【证候分析】此为瘟邪侵扰，脑心蒙蔽，以致气血上壅脑心，清窍受阻，上元阳受损，故而出现头剧痛，高热不退，全身怕冷，发热，寒战，神志不清等症状。

【治疗法则】赶毒赶风赶火，芳香醒脑开窍，使之毒解人安，神清热退。

【救治方药】

（1）牛黄0.3g，麝香0.3g吞服，乌药15g，土细辛10g，青木香15g，知母15g，神香（细梗香草）15g，生石膏15g，石菖蒲15g，水牛角15g，煎水服，牛黄、麝香吞服。

（2）用松针30g，贯众30g，金柴胡30g，煎大锅汤服，进行预防。

十六、红杀症

【临床表现】七孔出血，而以鼻血为重，流血不止，起病较急。舌质淡、苔薄白、脉沉数。

【证候分析】七孔出血为暴血，是血液不循常道，除跌扑伤外，多因火毒气所致，或瘟毒气所为，使之火迫气血上行，故七窍流血不止，以鼻血为重。若是上元中元火热所致，则可治，若上中下三元脏器俱败，则不可治。

【治疗法则】赶火败毒，止血，凉血。

【救治方药】

（1）将大蒜瓣捣成泥敷包涌泉穴，再用冷水浇拍后脑风府穴、百会穴。

（2）以老棕扇烧灰冲阴阳水服。

（3）龙胆草15g，生地15g，山栀15g，水八角莲10g，血当归10g，三七粉15g（吞粉），仙鹤草15g，旱莲草15g，恶鸡七（大蓟）15g，煎水服。

十七、马杀症

【临床表现】突发头痛如劈，胸胁痛，头眩晕，高热不退，面红面热，眼睛红如马眼，故称马杀症。舌质红、脉快数。

【证候分析】此头痛为肝胆郁火，上冲脑巅引起的头痛。故头痛如劈，胸胁痛，头眩晕。又瘟毒侵犯上元脑心肺，故高热不退。

【治疗法则】赶风，赶火，赶毒。

【救治方药】

（1）取太阳、百会、印堂，麝针刺放血。

（2）神麻15g，金钩莲15g，水牛角10g，抚芎七（川芎）15g，白芷15g，防风15g，生石膏15g，煎水服。

十八、跳山症

【临床表现】天热在山上或途中突感头痛眼花，心跳快而胸闷，四肢酸软，昏迷欲呕，心慌心悸，不能动弹，全身汗出、口干。脉沉数。

【证候分析】暑瘟侵体，寒凉忽至，上中二元阳受损，又加饥渴，故脑心困扰，脾胃不和，血不养脑，气不顺心，气血不和，故发此症。

【治疗法则】赶气活血，芳香化浊。

【救治方药】

（1）立即喝一碗热糖茶。

（2）藿香15g，石菖蒲15g，生姜三片，甘草6g，煎水服。

十九、鸡窝症

【临床表现】起病急，腹剧痛，上吐下泻，头痛发热，口渴腹胀，脘闷、心慌意乱，小便黄赤。苔黄腻，脉快数。因该病传染，一人得病，一家或邻居就一窝感染，故曰鸡窝症。

【证候分析】感受瘟湿秽浊，误食不洁食物，损伤中元脾胃，故上吐下泻，秽浊毒气上冲脑心，故头痛发热，侵染脾胃，故腹痛，脉快数。

【治疗法则】赶火清热化浊，赶瘟赶湿辟秽。

【救治方药】阎王七（十人功劳）15g，藿香15g，虎杖15g，三颗针15g，青木香10g，芍药莲15g，土茯苓10g，白芷10g，生姜10g，大枣3枚，煎水服。

二十、脱肛症

【临床表现】解大便时直肠脱出，轻者便后自行缩回，重者便后不能回收，伴有出血和后重感。舌质淡、苔薄白、脉滑利。

【证候分析】此为中元脾胃元阳不足，下上二元元气不得相交，即脾胃中气虚弱，不能升提所致。

【治疗法则】补中元阳气，补肺肾之元阳，健脾胃之元气。

【救治方药】

（1）用刮痧法，刮督脉，太阳经穴部，如大椎、大杼、膏肓、神堂、长强、委中、承山、百会。

（2）神参20g，党参15g，茅术参（白术）15g，陈皮15g，血升麻（称杆升麻）20g，金柴胡15g，当归15g，炙甘草10g。

（3）地牯牛10g，山螺丝10g，天南星（蛇包谷）5g，红藤根10g，花椒叶5g，蛇泡叶5g，马蹄香10g，团鱼头2个。以药焙干，研末，解大便后敷在肛门上，然后用懒泥巴树叶推脱肛入里，用干净纱布托起，第二次解大便后又上药托起，如此3～7天可获痊愈。

二十一、脱茄胎症

【临床表现】妇女喜道中玉宫脱出，颇像茄子，故名脱茄胎。有时坠出后有擦伤、溃烂、肿胀、痒痛、不能收摄。自觉腰腹部胀痛，心悸气短，白带多。脉虚滑。

【证候分析】此为平素体虚，或分娩时用力过重，产后又负力过早过重，上中二元气虚下陷所致；亦有湿热过重，中元脾失运化，致使中元、下元阳气虚损湿热下注所致，故脱茄胎应以元气虚、湿热重为辨治。

【治疗法则】培补上中二元之阳气主之，补脾清赶湿热辅之。

【救治方药】

（1）外敷脱痂膏。脱茄膏：去壳蓖麻36粒，生大蒜一个，升麻、枳壳、小茴香、丁香各10g，麝香5分。先将蓖麻子去壳与生大蒜捣泥再加以上药物研细粉放入加黄酒调成膏。再将此药膏敷在关元、神阙、百会、子宫穴位上，用胶布固定，外用艾条灸10～15分钟，24小时后取下。三天敷一次，三次即愈。

（2）黄芪20g，当归20g，升麻20g，神麻15g，蒸小公鸡吃。三天一次，三次为一疗程，三疗程即愈。

（3）金柴胡10g，升麻15g，龙胆草10g，生地10g，黄芪20g，车前子10g，栀子10g，黄芩10g，红臭牡丹20g，甘草6g，阎王七（十大功劳）10g，水煎服。

二十二、羊毛痧症

【临床表现】夏秋之季忽然心腹胀满，肚子痛，以肚脐周围疼痛最为剧烈，伴恶心呕吐，周身寒热，心悸心慌，烦躁不安。舌质淡、脉快数。背心起红点，刮后为紫红或紫黑色的痧点子。3～12岁小孩易患。

【证候分析】因平素饮食停积，又因睡觉将肚脐外露，故风寒湿毒气侵入中元，故而腹痛，腹胀，周身寒热，心慌心悸，恶心呕吐，好似羊毛入喉引吐一样剧烈，故名羊毛痧。羊毛痧腹痛而手足暖者为阳痧，可在十指头近爪甲处刺出血可立解疼痛。如腹部手足冷，此为阴痧，可看其身上红点，用灯草蘸油，火粹之可解。

【治疗法则】赶毒止痛，安胃止呕，放痧刮痧。

【救治方药】

（1）放痧、刮痧，可在大椎、大杼、膏肓、神堂，配刮中脘、天枢、足三里和章门、期门，疗效迅速。

（2）马鞭七（马鞭梢）15g，风寒草15g，百味莲（苦金盘）10g，青木香10g，地胆七（地苦胆）10g，煎水服。

二十三、红痧症

【临床表现】发热恶寒，全身有出血小红点，或紫斑点，尤以胸腹四肢多见，继而出现鼻血、齿血，有时高热，有时低热，继后出现面色白，食欲不振，神疲乏力。舌质暗红、淡红，苔黄，脉洪大。

【证候分析】红痧症是以全身出现血点和鼻血、齿血，故名红痧。其病因病机是由于瘟毒、风毒、寒毒、火毒乘扰上元又侵中元再侵下元，故而精气血内虚，正不胜邪，迫血妄行，故出现发热恶寒，全身四肢出现红痧和鼻血齿血，此为瘟毒内陷。此病土家医又称急痧。红痧开始属实证，但很快就转为虚证。

【治疗法则】赶风，赶毒，赶火，清热止血。

【救治方药】

（1）青蒿30g，生石膏30g，黄连10g，金柴胡10g，半枝莲10g，乳清莲（蒲公英）10g，丹皮10g，生地10g，水团鱼甲15g，田七10g，葫豆莲10g，丝茅根15g，紫血珠15g，煎水服。

（2）水牛角20g，生石膏20g，金柴胡20g，薄荷10g，熟地15g，当归15g，阎王七（十大功劳）30g，朱砂莲15g，制女贞子15g，神参（竹节人参）20g，荆芥炭10g，白茅根30g，马蹄黄（大黄炭）10g，三七粉15g。打粉内服，每次服3～6g，1日3次，一月为一疗程。

二十四、水鼓症

【临床表现】全身水肿，无尿少尿，但几天前渐感下肢面部浮肿，继而全身浮肿如鼓，故曰水鼓症。舌质淡、脉沉紧。

【证候分析】此为风寒湿毒侵袭所致，由于上元、中元、下元元阳不足，故脾失健运；下元元阳不足，则水湿停滞；上元元阳不足则水湿不能疏布全身，故出现以上证候。

【治疗法则】以赶水赶湿，健脾消肿，利尿清热，同时培补三元，不断调整。

【救治方药】

（1）马鞭七（马鞭梢）15g，车前草15g，水黄花根15g，金银花10g，车前子10g，陈皮10g，生姜皮10g，冬瓜皮10g，金柴胡10g，芙蓉根10g，木防己1g，茯苓皮10g，煎水服。先服五剂，再服（2）方。

（2）神仲15g，神麻15g，神草（灵芝草）10g，茯苓15g，山萸肉15g，胡桃肉15g，山药15g，鸡公还阳（贯众）15g，牡丹皮10g，桂枝10g，车前子10g，桑枝10g，甘草6g，煎水服。

（3）苡仁米20g，糯米20g，桃仁10g，包谷细米20g，煮稀饭吃。连服3~7天。

二十五、肺痨症

【临床表现】咳嗽痰多，咳血，盗汗，潮热，身体逐渐消瘦或胸胁气满，喘息不宁，口干咽燥，饮食欠佳。舌边红，脉细数。

【证候分析】本症上下二元元阳不足，气血俱虚，风瘟毒邪侵染所致。土家医认为肺为金钟，撞动则鸣，肺是不容许任何外来毒邪侵犯的，否则就会损伤肺元，损耗气血。由于风寒湿毒邪，特别是瘟毒气侵肺、染肺，所以出现以上证候。

【治疗法则】滋养心肺上元，肝肾下元，赶毒赶气，润肺止咳。

【救治方药】

（1）一包崽（百部）50g，白鸡七（白及）50g，百疮七（白蔹）50g，白贝七50g，白气参50g，三七50g，肺痨七（阴地蕨）15g，百合50g，藕节50g，律草花50g，肺心草50g，鱼鳅串50g，白奶参50g，阎王七（十大功劳）50g，打粉加蜂蜜制成丸，每丸15g，每次一丸，每日3次。疗效甚佳。

（2）折耳根（鱼腥草）30g，律草花30g，肺心草（肺筋草）30g，百部30g，煎水服。丸汤随服，三月病愈。

（3）核桃肉30g打粉放蜂蜜、鸡蛋炖服，每晚一次，连服7天。

二十六、肺流症

【临床表现】咳则胸痛，吐痰腥臭，甚则咳脓血，口干舌燥。初期恶寒发热，中期咳则喘满，晚期咳吐腥脓血痰。苔黄腻，脉滑数。

【证候分析】此为寒火湿瘟毒犯肺，使之肺失宣畅，热毒壅肺，郁结成脓，肺中蓄脓，肺气胀满，故咳吐脓痰血痰、胸痛、自汗盗汗。

【治疗法则】赶湿赶火，赶瘟活血，清肺排脓。

【救治方药】白奶参15g，梅子米（杏仁）10g，麻玉七（半夏）10g，旱八角莲（八角莲）10g，神参（竹节参）10g，岩白花（百合）10g，蜂科莲（夏枯草）10g，土党参15g，五花血藤（大血藤）10g，土香薷10g，双肾参10g，半枝莲10g，半边莲10g，岩白菜10g，瓜子金10g，知母10g，枳壳10g，炙枇杷叶10g，炙甘草10g。煎水服或制成膏剂内服。

二十七、秋蝉症

【临床表现】突然声音嘶哑不能出声或声音不扬，或咳嗽不爽，胸闷，音哑或伴寒热。舌质淡、脉浮紧或浮数。日久则像蝉鸣收尾的嘶裂声。故曰秋蝉症。

【证候分析】此症因风寒风火侵犯引起肺失清肃，故咳嗽，喉痛，声哑，特别是风火毒邪侵肺则引起津伤肺热，口干舌燥，日久则侵袭下元，引起腰膝酸软，声哑耳鸣，反复发作。

【治疗法则】赶风赶火，清利肺气，滋阴降火，清喉润肺。

【救治方药】

（1）风寒引起声哑，喉痛：土荆芥10g，紫苏叶10g，细辛5g，白奶参10g，蝉衣6g，多儿母（麦冬）10g，玄参10g，甘草6g，蝉衣6g，生姜9片，煎水服。

（2）风火引起声哑，喉痛：桑枝15g，薄荷15g，黄干七（射干）15g，梅子米（杏仁）10g，盘龙参10g，白奶参10g，生地10g，八爪金龙10g，多儿母（麦冬）10g，甘草6g，煎水服。

（3）白奶参15g，诃子肉15g，硼砂9g，冰片0.03g，甘草6g，煎水服。

二十八、蒙心症

【临床表现】心烦不能入睡，心悸多梦，梦多易醒，体倦神疲，饮食无味，面色少华。舌质淡、脉细数。

【证候分析】思虑劳倦，内伤心脾，阳不统阴，心肾不交，阴虚火旺，肝胆气虚，胃中嘈杂，扰乱心神，神疲多梦。

【治疗法则】补元镇定安神，赶气赶食导滞。

【救治方药】

（1）神参（竹节参）15g，五甲皮（五加皮）15g，茅菊参（白术）15g，土党参10g，茯苓10g，血当归10g，远志10g，酸枣仁10g，血三七10g，脉根七（百脉根）10g，甘草6g，灯心草10g。肝胆气虚，加黄连、柴胡、龙胆；胃中不和加土大黄、厚朴、陈皮、萝卜子。

（2）灸百会、足三里、阴陵泉，效果好。

二十九、蒙忘症

【临床表现】头昏，忽感意念不清，心神不宁，记不清事情，或早说晚忘。舌质淡、脉沉细或结代。

【证候分析】土家医认为思虑伤脾，神疲失眠，易蒙忘。遗精早泄，阴虚阳弱，侵扰上元，易蒙忘。素先天不足，体弱神疲，又苦心劳作，易蒙忘。

【治疗法则】补中元脾胃，滋下元肝肾，开上元脑窍。

【救治方药】

（1）坚持早起运动，如打太极拳、猴拳、虎拳，使之汗出，药浴沐身，则蒙忘可愈。

（2）脉根七 20g，七叶莲（绞股蓝）2g，盘龙参 2g，竹黄血（竹黄）20g，泡酒服。

（3）石菖蒲 20g，黄连 10g，官桂 20g，团鱼盖 10g，肺痨七（阴地蕨）20g，打粉服，日服 3 次，每次 3g。

三十、夜游神症

【临床表现】夜间熟睡后，忽然起来到处游走，又回家睡，醒来后什么都不知道。

【证候分析】风邪侵扰上元脑心，蒙弊神窍所致。

【治疗法则】赶风赶湿，开窍醒脑。

【救治方药】五甲皮（五加皮）15g，五爪龙 15g，蛇泡草 15g，神草（灵芝）10g，神麻 10g，灶心土一块烧红，煎水服。

三十一、羊癫疯症

【临床表现】初起精神不快，神情抑郁，喃喃自语，时悲时喜，不知脏臭，时诉头痛头重，少思饮食，继而神思迷惘，神情恍惚，魂梦颠倒，哭笑无常，言语错乱，烦躁不安，后则面目红赤，乱叫乱骂，乱跳乱蹦，犹如羊羔狂喜，角架蹄踢，乱跳戏狂，故名羊癫疯，土民称“疯子”、“癫子”。舌质淡红、脉紧数。

【证候分析】羊癫疯系思虑积忧久郁，损及上元心脑，故精神抑郁，喃喃自语，后损及中元脾胃，则脾失健运，津气凝滞而为痰，后痰气上逆，不得宣泄而焦郁成火，如此久郁不开，肝、脾、胃气郁结，肝胆气逆，痰气痰火，上扰清窍脑心，故发此病。

【治疗法则】赶气，赶火，赶湿，健脾疏肝，养心安神，化痰开窍。

【救治方药】

（1）先用刮痧法，刮大椎、天柱、大天杼、膏肓至神堂，配刮肝俞至脾俞、神门、人中、劳宫至大陵、上脘、大钟。

（2）生雪见七（雪里见）20g，巴豆 10g，石菖蒲 10g，生半夏 10g，朱砂、琥珀各 5g，先将巴豆、半截烂、生半夏、石菖蒲捣成泥，然后将朱砂、琥珀研的粉放在器内，再入鸡蛋清、冰片少许，制成弹子大的药丸备用。临用时先用生姜擦脐，继而取药丸，入在脐当中，用手压紧，外用胶布固定，每 24 小时换一次，连敷脐 15 天。

（3）泥鳅、小鲫壳鱼各三条加竹黄血 10g，土党参 10g，陈皮 10g，百儿莲 10g，多儿母 10g，贝母 10g，茯苓 20g，金钩莲 10g。共煮连汤带鱼一起吃，3 次即愈。

（4）一包针（鬼针草）15g，神麻 15g，灯心草 10g，竹黄血 10g，石菖蒲 10g，金钩莲 10g，朱砂 3g，密蒙花 10g，野菊花 10g，金柴胡 10g，石膏 20g，煎水服。

三十二、母猪疯症

【临床表现】突然仆倒，不省人事，面色苍白，口吐白沫，牙关紧闭，两目上视，四肢抽搐，口中咬牙格格如猪叫一般，故名母猪疯。醒后如常人样。舌质淡、脉细数。

【证候分析】土家医一说是母腹中或月子中吃母猪肉所致，二说是母腹中听猪牛羊惊叫声受惊所致。此二说不一定有道理。但关键还是中元脾胃受湿火毒气侵扰，湿气上逆而为痰，积痰日多而闭阻经络清窍脑心，故而致病。

【治疗法则】赶湿，赶气，赶火，豁痰宣窍，平肝熄风安神，再补养精气。

【救治方药】

（1）神麻 10g，麻卞七 10g，蛇荷谷（天南星）10g，水菖蒲 10g，金钩莲 10g，大风尾草 10g，龙胆草 10g，合欢皮 10g，九香虫 5g，五虎劲（野花椒根）15g，煎水服。

（2）治羊癫疯外治法，对此病亦有效，如刮痧、烧灯火。

三十三、红痢症

【临床表现】发病急，腹剧痛，发烧口渴，头痛烦躁，下痢紫脓血，里急后重感强烈，日泻痢数次。舌红绛，脉洪大而快数。

【证候分析】此为瘟毒疫疠伤人，故发病急，毒疠损及肠胃血络严重，故下痢紫脓血，日数次，热结于内，故发烧口渴，热上扰上元脑窍，故头痛重。起病急，应急时救治，否则会发生昏迷抽搐。

【治疗法则】赶湿，赶毒，赶火，调气活血，止痢。

【救治方法】阎王七（十大功劳）20g，金银花 10g，生地 10g，赤芍 10g，血蜈蚣10g，天青地白10g，丹皮10g，马蹄莲（大黄炭）10g，三颗针10g，青木香10g，槐角炭10g，煎水服。

三十四、白痢症

【临床表现】腹痛，下痢红白相混，白脓为主，里急后重，日数次，肛门灼热痛，小便黄赤。脉滑利快数。

【证候分析】湿毒结滞肠中，气血阻滞，肠道失职，故腹痛，下痢白脓血，里急后重，湿热薰灼，脓便次数多，故肛门热痛，小便黄赤，苔黄白腻，脉滑数。

【治疗法则】赶湿，赶火，赶毒，活血，赶气，止痢。

【救治方法】

（1）阎王七（十大功劳）20g，酸汤杆（虎杖）20g，白芍15g，当归10g，青木香10g，枳实10g，鱼鳅串10g，仙鹤草10g，水黄连10g，甘草6g，生姜6g。水煎服。

（2）朱砂莲30g，八角莲30g，打粉服。每次服3～5g。1日3次。

三十五、鼓胀症

【临床表现】腹满胀大，面色苍黄，脉络暴露，腹皮绷急，肿大像鼓，故名鼓胀症。其具体是先胁下胀满疼痛，纳食减少，食后更胀。常感胁下结块胀痛，大便秘结，小便短赤。苔白腻带黄，脉弦缓。甚则鼻血，便血，神志昏迷而危及生命。

【证候分析】鼓胀为病，主要是寒湿困脾或湿热蕴蒸，中元脾胃元阳亏耗，运化失常，再加下元肝失条达，肝脾俱伤，肝气郁滞，血气凝聚，因而阻塞而成鼓胀。所以水停、气结、血瘀，是鼓胀的三大祸害，脾、肝、肾三脏元阳受损是鼓胀三大根源，因而治疗上应统筹兼顾。

【治疗法则】赶气，赶毒，赶湿，活血，利水，健脾元，清肝，补肾元。

【救治方药】大腹皮15g，冬瓜皮15g，龙胆草15g，水龙胆15g，客妈草15g，党参15g，白术15g，当归15g，金柴胡15g，枳壳10g，茯苓15g，甘草6g，芭蕉根15g，五虎劲根15g，芙蓉根10g，萝卜七15g，苦荞头根15g，煎水服。

三十六、尿积症

【临床表现】排尿困难，胀急难通，排尿次数多或点滴漏出，短少，小腹胀痛甚，大便不畅。舌质红，脉细数。甚则尿如细线，或阻塞不通，或见尿血。

【证候分析】此为湿火二邪侵犯下元膀胱扰乱上元肺，伤及下元肝肾阳气所致。土家医认为，膀胱的气化功能全赖下元肾阳所滋，肝血所利，若中元湿热移至膀胱，下元肾阳不能支持膀胱维持正常的气化功能，使小便排出体外，则出现尿频，尿急，尿痛，尿血等症。

【治疗法则】赶火，赶气，赶水（湿），培补肾阳。

【救治方药】

（1）黄柏15g，车前草15g，生地10g，泽泻10g，丹皮10g，土茯苓10g，女贞子10g，马鞭草10g，双肾参10g，煎水服。

（2）木防己15g，扁蓄15g，瞿麦15g，大木通10g，半枝莲10g，双肾参15g，车前子10g，石韦10g，栀子10g，甘草梢6g。如小便带血加白茅根、沙参，心火旺加竹叶、黄连、通草。

三十七、尿石症

【临床表现】尿中挟有沙石，小便黄赤而混浊，时而突然阻塞，尿流中断，小便困难或小便刺痛难受，腰腹牵引痛难忍，甚则尿中带血，口微苦。舌质如常，脉细数。

【证候分析】因湿热聚结成沙石不能随尿排出，故小便黄赤混浊，排尿时疼痛，排出后轻松。如砂石较大，阻在膀胱出口，故尿时突然中断，瘀阻疼感难忍，用力排尿，砂石排出引起内伤，故尿中带血。所以尿石为病，关键是要赶火，行气，清利水道，化石为浊，再化浊为尿，使之排出体外，方可安康。

【治疗法则】赶火，赶湿，消结石，清水道。

【救法方药】

（1）金钱草20g，石韦20g，客妈草15g，桃子米（桃仁）10g，茯苓20g，甘草6g，煎水服。

（2）乌药15g，滑石10g，海金沙10g，当归10g，地星宿15g，甘草6g，煎水服。如腰痛，加杜仲、续断、刺五加。出血加止血珠，丝茅根。

三十八、尿泔症

【临床表现】小便混浊如米泔或有油腻之物，尿时尿道热涩疼痛。舌质红，舌腻，脉细数。

【证候分析】本病湿热侵犯中元，下注膀胱，致使膀胱气化功能失常，不能分清浊，制约脂液下流，故小便混如米泔，甚则有黏腻之物。而尿道热涩疼痛，舌质红苔腻，脉细数。此为肾元阳已虚，湿热潴留，应培元补肾。

【治疗法则】赶水湿，清化湿热，补肾元阳，通利膀胱。

【救治方药】土茯苓15g，三月泡15g，石韦15g，黄柏15g，山栀10g，凤尾草15g，萆薢15g，薏苡仁15g，蒜盘子10g，甘草6g，煎水服。

三十九、尿血症

【临床表现】尿血淡红或红紫或如丝如条，小便热涩刺痛，疼痛急满。苔薄黄，脉快数有力。

【证候分析】热扰火蓄膀胱，损伤脉络，血渗膀胱之中；此外还有房室劳伤，肾元阳不固，扰动精血，故现尿血诸症。

【治疗法则】赶火赶湿，清热凉血，活血止血。

【救治方药】

（1）牛渣口炭（小蓟炭）、恶鸡七炭（大蓟炭）、知母、黄柏、生地炭、蒲黄炭、丝茅根、血当归、淡竹叶、通草、山栀各15g，煎水服。

（2）马鞭梢、地榆炭、车前草、仙鹤草各15g，煎水服。

四十、缩阴症

【临床表现】男的玉茎卵蛋忽然向肚子里收缩，收缩时寒冷，小腹痛，小便不出，严重时收缩呈阵发性疼痛。舌质淡、脉紧涩或迟缓。

【证候分析】此症皆肾元先天不足，后天亏损，阳气不足，又遇寒湿所致。

【治疗法则】温化寒湿，培补肺肾元阳。

【救治方药】

（1）胡椒36粒，葱白36根，百草霸15g，捣泥，贴敷在肚脐上，用胶布固定，再用3岁以下小儿热尿将一块布折成6折打湿，盖胶布上再用温水一壶在尿布上熨烫，一次即愈，再发复用三次即不复发。

（2）小茴香根、韭菜根、花椒根、双肾草各10g，炮姜三片，煎水服。

四十一、遗尿症

【临床表现】小肚子时感坠胀，尿意频繁，但尿不多，点滴沥沥不禁，甚者形体消瘦，精神不振，头晕腰酸，梦中遗尿，睡醒才知，或自遗。舌质淡，脉迟缓而细小。

【证候分析】肺、脾、肾元阳不足，使肺失疏布，下陷膀胱，肾元亏损，脑心肾不交，引起膀胱不能约束，故发此症。

【治疗法则】温补肺脾肾三阳之元气。

【救治方药】

（1）肉苁蓉15g，菟丝子10g，鸡内金10g，乌药10g，桑螵蛸10g，润血莲（鹿含草）15g，益智仁10g，双肾参15g，神仲10g，煎水服。

（2）锁阳、金樱子各20g，放在尿包里煮30分钟，吃汤肉，连服三天。

四十二、遗精症

【临床表现】常常梦中遗精，时自滑精，次日头昏头晕心悸，体倦无力，甚则精滑频频，面色苍白，精神萎靡，腰膝软痛。舌红少津或舌淡苔白，脉细小沉缓。

【证候分析】此病一是心思苦想心阳妄动，心阴暗耗，下扰肾元，故引起遗精，频繁梦遗则体虚神疲，则引起滑精。二是纵情色欲，肾元暗耗，则肝肾亏虚，肾精密藏失职，故出现梦遗滑精。

【治疗法则】滋阴清火，培补肾元，使心肾相交，肝肾相济，肝脾相和，则体强精固。

【救治方药】

（1）五倍子粉 10g，韭菜子粉 10g，龙骨粉 10g，用童尿调敷神阙和肚脐周围。甚效。

（2）双肾参 20g，韭菜子 10g，小茴香 10g，菟丝子 10g，补骨脂 10g，熟地 15g，龙骨 15g，牡蛎 10g，泡姜 9 片，煎水服。

四十三、弱症

【临床表现】身体羸弱，面色萎靡，因而临房不坚，阳事不举，腰膝酸软，头昏目眩，夜寐不安，逐渐消瘦，精神倦怠。舌质淡，脉沉细。

【证候分析】弱症一是湿热困脾伤及肾元；二是色欲竭精，伤及肾阳，故而阳事不举，头昏目眩，夜寐不安，逐渐消瘦，精神倦怠，舌质淡，脉沉细。

【治疗法则】培肾元阳，补肾元精，清心安神、赶湿清热。

【救治方药】

（1）羊角七（淫羊霍）20g，当归 10g，枸杞 10g，三月泡 10g，山茱萸 15g，毛姜七 10g，老虎七 10g，韭菜子 10g，菟丝子 15g，女贞子 15g，甘草 10g，煎水服。

（2）羊角七（淫羊霍）、当归、熟地各 15g，炖猪腰子一对，肉汤服，日三次。

四十四、老鼠钻心症

【临床表现】胸闷不舒，气短，心口痛，甚则心慌，心悸，心绞痛，尤如老鼠钻心。

【证候分析】因患者心阳不振，心血不足，心脉瘀阻，痰湿阻遏，肝肾阴虚，故引起以上病症。

【治疗法则】温补心阳，赶气通络，活血化瘀，清化热痰。

【救治方药】

（1）石菖蒲15g，金钩莲15g，螃蟹壳角20g，麻玉七（半夏）10g，贝母10g，药王七（徐长卿）10g，竹黄血10g，鸡血藤15g，川芎10g，红根七（丹参）10g，玄胡索10g，当归10g，瓜蒌壳15g，煎水服。

（2）神参（竹节人参）30g，石菖蒲30g，打粉服，每次3g，日三次。

四十五、飞蛾扑心症

【临床表现】心跳数急，心动不安，心慌心悸，稍劳即发，稍惊即犯，好似飞蛾扑心。脉快数或结代。

【证候分析】此为心阳不振，心血不足，心神不能自主，故发此症。

【治疗法则】补血养心，赶水清心，补脾肾元阳。

【救治方药】神参（竹节人参）15g，双肾参10g，麦冬10g，天冬10g，五味子10g，飞朱砂1.5g，茯苓15g，茯神15g，水龙胆10g，蜘蛛香10g，煎水服。

四十六、干咳痨

【临床表现】干咳无痰或痰不易咳出，鼻燥咽干，阵咳胸痛，时有怕寒身热之感。舌质红，脉快数。

【证候分析】风火伤肺，津液焦灼，故喉痒干咳无痰。鼻燥咽干，火燥喉干，故频频作咳，甚则胸痛，此为伤作痨嗽阴虚之症。

【治疗法则】赶风散热，赶瘟赶火，培补肺元。

【救治方药】金柴胡（一枝黄花）10g，杏仁10g，荆芥10g，肺痨七（一朵云）15克，白奶参10g，水白前10g，陈皮10g，千里马10g，一包崽（百部）15g，炙紫菀10g，炙甘草10g，炙枇杷花10g，生姜9片，煎水服。

四十七、痰咳痨

【临床表现】咳嗽痰多，痰白而粘，胸闷作痛，苔白腻，脉滑微数。或咳嗽痰多，咳痰黄稠，咳而不爽，口渴咽痛，身热微汗。苔薄黄，脉快数。

【证候分析】因寒湿内停，肺失宣降，故咳嗽痰多，胸闷作痛。若咳痰黄稠，咳而不爽，口渴咽痛，此为湿温犯肺，肺失肃清所致。

【治疗法则】培补肺脾元气，利湿化痰止咳，赶火，赶瘟（毒），清泄化痰止咳。

【救治方药】

（1）七叶莲（绞股蓝）20g，肺痨七（一朵云）15g，桑皮15g，紫苑15g，五味子10g，陈皮10g，半夏10g，茯苓10g，厚朴10g，苡仁10g，甘草

6g，生姜9片，水煎服。

（2）银花15g，麦冬10g，桔梗10g，陈皮10g，瓜蒌仁15g，知母10g，贝母10g，茯苓10g，甘草6g，水煎服。

四十八、红虎症

【临床表现】突然昏倒在地，不省人事，目合口开，鼻鼾息数，二便失禁，舌痿，或吐衄血。脉细弱。

【证候分析】由于平素体弱，今突中风，故元气衰微，阴阳离决，出现突然昏仆，不省人事，目合口开，鼻鼾息微，二便失禁的危症。

【治疗法则】益气培元，赶风救逆，回阳醒脑。

【救治方药】

（1）先用推抹、刺血等法急救。在百会、人中、劳宫、涌泉，先行重掐推拿，然后针刺放血。

（2）九节莲（九头狮子草）15g，七叶莲（绞股蓝）15g，神参（竹节参）15g，官桂10g，神麻15g，当归10g，附子10g，菖蒲10g，远志10g，老虎七（黄精）10g，甘草6g，炮姜6g，水煎服。

四十九、卧虎症

【临床表现】手足麻木，肌肤不仁，头痛头昏，易发怒，忽不省人事，口眼歪斜，语言不利或见寒热，半身不遂。苔白腻，脉浮滑。

【证候分析】患者平素身体较弱或年老体弱，今忽外受风寒毒邪或瘴气侵袭，故出现头痛，头晕，昏倒在地，不省人事，口眼歪斜，语言不利，半身不遂，苔白腻，脉缓滑。此为阳气不足，风寒毒邪得以乘虚而入肝脾，引动痰浊，上扰脑心所致。

【治疗法则】赶风散寒，活血通络，化痰开窍醒脑。

【救治方药】土防风15g，鱼鳅串15g，水龙胆10g，神麻15g，钩藤15g，石决明15g，牛膝10g，神仲（杜仲）10g，益母莲（益母草）10g，川芎10g，秦艽10g，甘草6g，水煎服。

五十、偏瘫症

【临床表现】病后突然出现半边瘫痪或半身瘫痪，麻木不仁，不能起床和行走活动，甚者口眼歪斜，语言不清，舌强。脉缓细。

【证候分析】此多为白虎症中风的后遗症，主要是脉络阻滞，气血瘀阻不畅，经脉失养所致。

【治疗法则】赶风，赶气，活血去瘀，疏通脉络，补肝肾元阳。

【救治方药】

（1）神仲（杜仲）20g，牛克七（牛膝）20g，五花血藤 15g，五虎劲（野花椒皮）15g，红活麻根 15g，当归 10g，百棒七（三百棒）15g，防风 10g，羊角七（淫羊藿）15g，神麻 15g，神参（竹节参）15g，毛姜七 10g，甘草 6g，水煎服。

（2）刮痧，大椎、大杼、膏肓、神堂加刮足三里、环跳、阳陵泉，日 2 次，15 天一疗程，三疗程见效。

五十一、面瘫症

【临床表现】突然发生口眼歪斜，口角眼睑向一侧歪斜，瘫侧肌肉挛缩。脉弦紧。

【证候分析】此为风寒之邪乘虚而入，经气阻滞，气血运行不畅，经脉失养所致。

【治疗法则】活血去瘀，疏通脉络。

【救治方药】

（1）用黄鳝鲜血加山栀粉、巴豆粉，共捣稀泥敷患侧。

（2）巴豆 3 粒，白芥 5g，捣成泥，放在胶布上，外贴于太阳穴、下关、地仓穴，24 小时后局部发泡去膏，隔 2 日后再贴，疗效甚佳。

（3）黄芪 15g，防风 15g，当归 15g，蜈蚣 15g，神麻 15g，生姜七片，煎水服。

五十二、寒头风症

【临床表现】头痛时作，遇风寒更甚，痛连项背，喜被包头裹睡，怕风怕冷。苔薄白，脉迟缓。

【证候分析】寒随风邪侵犯，上冲脑窍脑络，故出现头痛，怕风，怕冷，遇寒更甚等症。

【治疗法则】赶风散寒，赶气止痛。

【救治方药】

（1）土防风 10g，抚芎七（川芎）10g，土荆芥 10g，羌活 10g，白芷 10g，细辛 10g，薄荷 10g，野葛根 10g，甘草 6g，生姜 9 片，水煎服。

（2）神麻 15g，野菊花 10g，独活 10g，抚芎七（川芎）10g，白芷 10g，马蹄莲（大黄）6g，甘草 3g，生姜 9 片，水煎服。

五十三、热头风症

【临床表现】头痛如裂，面目红赤，口渴欲饮，发热恶风，大便秘，小便黄赤。苔黄，脉浮数。

【证候分析】风热上扰上元脑窍，故其头痛如裂，面目红赤，热邪上扰口鼻，故口渴欲饮，消灼津液，故发热恶风，小便黄赤，大便秘结。脉浮数，而苔黄等症状。

【治疗法则】赶风，赶火，赶食，泻热。

【救治方药】桑叶10g，菊花10g，黄芩10g，山栀10g，土香薷10g，天花粉15g，金钗莲（石斛）10g，马蹄莲（大黄）6g，知母10g，甘草6g，水煎服。

五十四、湿头风症

【临床表现】头痛如裹，肢体倦重，纳呆胸闷，小便不利，大便稀溏。苔白腻，脉沉缓。

【证候分析】湿风寒侵，上犯脑顶，清窍为风湿所阻，故头痛如裹，湿浊为脾阳所困，故见四肢倦重，饮食纳少。土家医认为“邪湿内蕴，清浊难分”，故小便不利而大便溏。

【治疗法则】赶风散寒，赶气止痛。

【救治方药】岩防风10g，羌活10g，白术10g，白芷10g，川芎10g，细辛6g，蒿本10g，白龙须10g，甘草6g，水煎服。

五十五、虚头风症

【临床表现】头痛绵绵，过劳则盛，体倦乏力，畏寒少气，食欲不振，头痛而晕，心悸易慌。舌淡脉虚。

【证候分析】气虚则清阳不升，浊阴不降，清窍不利，故头痛绵绵。血虚则心阴不足，血不养脑，故头痛而晕。所以虚头风是气血虚所致。

【治疗法则】补元祛寒，补血熄风，赶风止痛。

【救治方药】

（1）神参（竹节参）15g，黄芪10g，白术10g，白芍10g，当归10g，陈皮10g，金柴胡10g，蔓荆子10g，川芎10g，细辛6g，甘草6g，煎水服。

（2）生地10g，白芍15g，当归15g，川芎10g，野菊花10g，三月泡10g，防风10g，神麻15g，生姜7片，煎水服。

五十六、偏头风症

【临床表现】头痛目眩，左侧为重，常心绪烦怒，睡眠不宁，或胁痛口苦，微热面赤，脉弦有力。苔微黄或黑。

【证候分析】患者易怒，又遇风邪侵扰，此为怒引肝阳上亢，故头痛而眩晕，肝气行于左，故头痛以左侧为重，肝胆之火偏盛必然扰乱脑心，故睡不宁，火内炽盛，故脉弦。

【治疗法则】平肝潜阳，赶风清热。

【救治方药】神麻15g，金钩莲（钩藤）15g，青葙子10g，水龙胆10g，柴胡10g，菊花10g，生地10g，白龙须（八角枫）10g，车前子10g，甘草6g，生姜七片，水煎服。

五十七、骨节风症

【临床表现】患者肢体关节疼痛，且游走不定，尤以腕、膝、肘、踝关节多见。关节多屈伸不便，若天气变化寒冷下雨则疼痛等症状更甚，且时伴寒热症状，骨节风是风寒湿邪侵袭关节的初期痛症。舌质淡、脉细涩。

【证候分析】此症是同风寒湿邪滞留经络，气血运行不畅引起，故腕、肘、膝、踝关节疼痛，此为风邪偏盛。风善行走窜，故疼痛游走不定，风寒湿袭侵体，损及上中下三元阳，表邪与元阳抗争，故见寒热症状。

【治疗法则】赶风通络，散寒利湿。

【救治方药】风寒草15g，防风10g，当归10g，牛膝10g，桂枝10g，桑枝10g，药王七（徐长卿）10g，霸王七（雷公藤），秦艽10g，甘草6g，生姜七片，水煎服。

五十八、钻骨风症

【临床表现】肢体疼痛，痛有定处，且疼痛较剧，但得热痛缓，遇寒痛增，关节不可伸屈，伸屈更痛，关节肿痛处皮色不红，触之不热。舌苔白，脉弦紧。

【证候分析】此症因寒邪偏盛，且表明风寒湿毒已侵入腠理，故痛有定处，疼痛剧烈。气血受寒邪阻抑运行不畅，故关节不可伸屈，屈伸疼痛更甚。

【治疗法则】赶风表散，温散寒邪，赶风除湿。

【救治方药】风寒草15g，炮乌头七10g，黄芪10g，芍药莲10g，当归10g，牛膝10g，桑寄生10g，四大天王10g，五花血藤10g，甘草10g，生姜9片，水煎服。

五十九、破骨风症

【临床表现】肢体关节疼痛重着，肌肤麻木不仁，手足笨重，活动不便，疼痛有定处。苔白腻，脉沉缓。

【证候分析】此症为湿邪偏盛，故肢体关节疼痛重着，湿侵关节，重浊黏滞，故痛有定处，麻木重着，活动不便，是破骨风症的主要特征。

【治疗法则】赶散风寒，赶水赶湿，活血止痛。

【救治方药】

（1）风寒草10g，虎耳草10g，气藤（木防己）15g，五谷米（苡仁米）10g，当归15g，炒茅菊参15g，牛膝10g，红活麻10g，土牛膝10g，豨莶草10g，黑骨七（威灵仙）10g，甘草6g，水煎服。

（2）在关节疼痛严重的阿是穴拔火罐，效果良好。

六十、肿痛风症

【临床表现】关节疼痛，局部发热红肿，得冷则痛减较舒，肿痛风可涉及一个关节或多个关节，甚者亦有发热，恶风或口渴，烦躁不安等全身症状。舌苔中黄燥，脉滑数。

【证候分析】热为火毒，火毒侵袭再与湿相兼，故红肿灼热疼痛，热邪瘀阻络脉，血流不畅，故感疼痛红肿不能活动。全身发热、口渴、烦闷不安则是兼有外感所致。土家医认为肿痛风症，关键是要消肿，肿去痛止。消肿首要去热，热去肿消。

【治疗法则】赶散风热，赶湿清热，赶瘟除热，活血止痛。

【救治方药】鱼鳅窜15g，葫豆莲15g，阎王七（十大功劳）15g，霸王七15g，木瓜10g，牛克七（牛膝）10g，红活麻10g，土香薷10g，石膏20g，桂枝10g，桑枝10g，甘草10g，金银花藤15g，地骨皮10g，水煎服。

六十一、坐骨风症

【临床表现】坐骨板里深处疼痛，痛连脚肚子，脚后根扯痛，遇劳疼痛加重，得卧稍减，脉紧涩。

【证候分析】此症为寒湿停滞坐板深处，经络阻滞所致。

【治疗法则】赶风利湿，行气活血。

【救治方药】黄芪15g，防风10g，茅菊参（白术）10g，当归15g，牛克七（牛膝）15g，五花血藤（大血藤）15g，木瓜15g，狗骨20g，红花10g，红活麻15g，白活麻15g，甘草6g，水煎服。

六十二、气厥风症

【临床表现】突然昏倒，口禁拳握，呼吸气粗，四肢厥冷。舌苔薄白，脉沉弦，此多由情绪刺激诱发。

【证候分析】此为情绪刺激肝气不舒，气机逆乱，上扰脑心，神志蒙蔽所致，由于上元元阳被抑，故神识不清，四肢厥冷。

【治疗法则】赶气宽中，调肝开郁。

【救治方药】

（1）乌药15g，沉香10g，苏木10g，青木香10g，枳实10g，金柴胡10g，郁金10g，陈皮6g，甘草6g，水煎服。

（2）用推抹法重掐人中、太阳、百会、合谷，使之苏醒，再用药调服。

六十三、血厥风症

【临床表现】突然昏倒，不省人事，牙关紧闭，面赤唇紫，舌红，脉沉弦。

【证候分析】突怒气上逆，血随气升，蒙蔽神识，脑窍闭塞，因而突然昏厥，不省人事，牙关紧闭，面赤唇紫，脉沉弦。面赤唇紫，这是气血上逆的主症。

【治疗法则】赶气活血，芳香醒脑。

【救治方药】

（1）芙蓉花根15g，青皮10g，木香10g，香附10g，当归10g，红花10g，神香10g，石菖蒲10g，甘草6g，若虚脱加竹节参、黄芪。

（2）急救方法可用推抹法重掐人中、合谷、内关、太阳等穴。

六十四、痰厥风症

【临床表现】忽然眩仆在地，喉有痰声，呕吐痰沫。舌苔厚腻，脉沉滑。

【证候分析】平素多湿多痰，突因恼怒气逆，痰随气升，上蒙脑心故突然昏仆，痰阻气道，故喉有痰鸣，痰阻内壅，故脉沉滑。

【治疗法则】赶气豁痰，赶食下痰。

【救治方药】枳实10g，半夏10g，南星10g，厚朴10g，白芥子10g，苏子10g，莱菔子10g，甘草6g，瓜蒌10g，水煎服，有热证加山栀、黄芩。

六十五、食厥风症

【临床表现】吃饭时或饭后气息闭塞，脘腹胀满，突然昏厥，不省人事。舌苔厚腻，脉滑实。

【证候分析】暴饮暴食，食填中脘，又逢事怒，故气逆挟食上扰脑心，清窍闭塞，故而昏厥，胃肠浊气，上壅胸中，肺气不利，故气息闭塞。食滞内停则脘腹胀满，苔厚腻，脉滑实。此症为食滞不消，浊气不降而昏厥。

【治疗法则】赶气和中，赶食消导。

【救治方药】

（1）可用爆灯火或针灸先急救使之苏醒。

（2）八角莲15g，枳实10g，陈皮10g，牛耳大黄10g，藿香10g，水菖蒲10g，隔消七（隔山消）10g，甘草6g，水煎服。

六十六、胸口痛症

【临床表现】胸痛连背，咳喘更痛，遇寒更甚，喘息咳顿，气短，苔白腻，脉沉迟。甚者咳吐痰沫，气短喘促，胸痛闷满，睡卧不安。

【证候分析】胸痛是风寒毒邪停滞于胸，阳气不运，壅阻气机，心肺藏于胸中，胸阳不振，心肺元气受阻，故咳唾，喘息，气短。脉沉迟。如寒湿痰停胸中，则咳吐痰沫，心喘气促，胸痛闷满，睡卧不安。

【治疗法则】温通心阳，赶气，化痰降逆。

【救治方药】乌药15g，瓜蒌15g，半夏10g，枳实10g，桂枝10g，牛耳大黄10g，甘草6g，水煎服。

六十七、胁肋气痛症

【临床表现】胁肋下痛，痛连胸肋，常胸闷不舒，饮食不佳，胸转侧更痛。苔薄，脉弦紧。

【证候分析】胁肋胀痛，胸闷不舒，是肝失条达，脾元受损，经络受阻所致。

【治疗法则】赶气舒肝，赶火止痛。

【救治方药】金柴胡10g，水龙胆10g，青木香10g，枳实10g，山栀10g，水黄连10g，茯苓10g，芍药莲10g，当归10g，薄荷10g，甘草6g，水煎服。

六十八、胁肋胀痛症

【临床表现】胁肋下胀痛，胀痛不移，或成痞块肿块，有时疼痛加重，气喘不安。舌质红或紫暗，苔黄或白黄厚。

【证候分析】肝藏于胁肋下，若瘀血停滞，或气滞血凝，或肿胀包块都可引胁肋下肿胀痛，所以治疗以赶气活血去瘀的肿胀论治，如是肝肿胀则以肝病论治。

【治疗法则】赶气活血，去瘀通络，消肿胀。

【救治方药】金柴胡15g，土防风10g，瓜蒌10g，当归10g，红花10g，穿山甲15g，牛耳大黄10g，虎杖10g，桃仁10g，三百棒15g，水八角莲10g，甘草10g，水煎服。

六十九、腰寒痛症

【临床表现】腰冷胀痛重着，转侧不利，逐渐加重，虽静卧亦不稍减，遇阴雨而引起剧增。苔白腻，脉沉紧。

【证候分析】此症为寒湿邪毒侵袭，滞留腰部，经络阻塞，气血阻滞所致，故出现以上证候。土家医认为，腰为精脏、水脏，故寒湿易停滞而挥之不去，要靠下元精化、气化功能旺盛才能使人体活动正常。腰又是人体活动最多的关键部位，故极易劳伤损伤，所以外毒邪也易于侵入，故土家医有“腰肾易劳伤，补肾第一桩，腰强体康健，腰弱命不长。”

【治疗法则】温阳通络，赶湿止痛，培补肾元。

【救治方药】七叶莲（绞股蓝）15g，八角莲10g，茯苓15g，干姜15g，甘草10g，炒白术10g，神仲（杜仲）15g，续断15g，桑寄生10g，三百棒10g，牡丹皮15g，山萸肉15g，水煎服。

七十、腰胀痛症

【临床表现】腰胀热疼痛，以两侧为重，痛处常伴热感，小便短赤。舌苔黄腻，脉滑数。

【证候分析】此症为腰常活动，身劳汗出，久而久之，湿热壅滞于腰板经络，故见腰板胀热疼痛，痛处伴有热感，由于湿热下沉，则小便短赤。舌苔黄腻，脉滑数。

【治疗法则】赶水清热，赶湿赶气，活血止痛。

【救治方药】黄柏15g，木瓜15g，茯苓15g，泽泻10g，乌药10g，当归15g，杜仲15g，牛膝15g，红活麻根15g，白活麻根15g，甘草6g，水煎服。

七十一、腰伤痛症

【临床表现】腰劳损伤时久，过后疼痛又发，轻者仰卧不便，重则剧痛，胀痛绵绵，且痛有定处，按之痛甚，大便秘结，色黑。舌质见紫暗瘀斑，脉紧涩。

【证候分析】此为瘀血瘀阻经脉，气血不能畅通，故腰痛如刺，痛有定处，按之痛甚，时大便秘结黑色，舌紫暗瘀斑，脉紧涩，此腰伤瘀血内停之症。

【治疗法则】活血化瘀，赶气止痛。

【救治方药】

（1）土牛膝15g，地团鱼（土鳖虫）10g，当归15g，桃仁10g，红花10g，三百棒15g，神仲10g，四块瓦10g，四方麻10g，水煎服。

（2）拔火罐、针酒罐疗法，效佳。

七十二、腰虚痛症

【临床表现】腰痛酸软，绵绵作痛，腿膝无力，遇劳更甚，卧则稍轻。若肾元阳虚者则腰痛绵绵，面色㿠白，手足不温，脉沉细，色质淡。若肾元阴虚者则是腰痛绵绵，心烦失眠，口燥咽干，面色潮红，五心烦热，舌质红，脉细数。

【证候分析】腰为肾之宫，肾元亏虚则腰骨不坚，故腰痛，腿膝无力。腰是人体活动支柱，极易疲劳，劳累则气虚而滞，故腰痛绵绵，卧则痛减。阳虚则气血不能行于四肢，故出现手足不温，阳虚阴寒之症。阴虚则津液不足，故出现心烦失眠，咽干舌燥，五心烦热，面色潮红等阴虚火旺之症。

【治疗法则】阳虚温补脾肾元阳，阴虚滋补肝肾元阴。

【救治方药】

（1）肾阳虚：七叶莲（绞股蓝）15g，神参（竹节参）15g，红花 10g，熟地 15g，白薯七（山药）10g，山萸肉 10g，神仲 10g，毛姜七 10g，续断 15g，核桃肉 10g，狗骨头 20g，煎水服或泡酒服。

（2）肾阴虚：双肾参 15g，盘龙参 15g，熟地 10g，山药 10g，山萸肉 10g，菟丝子 10g，龟胶 10g，牛膝 10g，杜仲 10g，续断 10g，水獭肝 15g，水煎服。

（3）魔球按摩法按摩效果良好。

七十三、相思痨

【临床表现】是指未成家的男女青年过度思恋情人，心存色妄，但又不能达到，故忧思伤脾，不思饮食，终日昏睡，沉思结郁，梦恋情丝，梦交情人，男则经常梦遗滑精，女则引起遗溺流液。长此则月经失调或前或后，或多或少，或浓或淡，神色不安，若偶遇风寒，则咳喘痨嗽，病情更重，小便清长或黄赤。舌质淡，苔白微黄，脉沉弱微数。

【证候分析】男女青年过度思恋情欲，故忧思伤脾，下扰肾元精室，上扰脑窍神元。故男的则梦遗滑精，女的则遗溺流液，长此以往则面黄肌瘦，头昏目眩，腰酸腿软，神情恍惚，耗元伤气，气血精亏，故出现以上一系列证候。此病在封建社会情男情女多见此病，故曰相思痨。

【治疗法则】补肾益精，滋阴平阳，安神定志。

【救治方药】

（1）双肾参 15g，熟地 10g，神仲 15g，续断 10g，金樱子 15g，龙骨 15g，刺梨子 10g，白薯七 10g，泽泻 10g，茯苓 10g，当归 10g，甘草 6g。男的加竹节参、山茱萸。女的加七叶莲、牡丹皮。水煎服。

（2）病治好后应促成情男情女早日成亲，天作之合。

七十四、相色痨（又叫色痨）

【临床表现】是指成家男女常贪恋一时之快，纵情色欲，长此以往，则面黄羸弱，头昏眼花，腰膝酸软，形寒肢冷，手足无力，遗精滑精，阳痿早泄，妇女则经漏滞下，宫冷经闭，偶遇风寒，则咳喘痨嗽，面色无华，病情更重。舌质淡苔白，脉虚弱。

【证候分析】纵情色欲，则肾阳亏损，肾阴枯竭，近而则上、中、下三元阳受损，精、气、血三元不足，故出现以上证候。

【治疗法则】温补肾阳，培补肾阴，气血两补，固涩精元。

【救治方药】

（1）黄狗肾1对、黑狗肉肾炖竹节人参30g，金樱子30g，刺梨子30g，当归20g，肉苁蓉20g，汤肉一起服用，3天1次，连服3次。男女皆宜，效果甚佳。

（2）神参（竹节人参）15g，羊角七（淫羊藿）15g，熟地黄15g，山萸肉10g，神仲（杜仲）15g，骨断七（续断）10g，岩白花（百合）15g，芍药莲10g，百部15g，当归20g，菟丝子10g，炮姜10g，煎水服，男女皆宜。

七十五、月家痨

【临床表现】妇女生小孩未满大月而男女同房行房事（妇女生小孩后一月为小满月，二月为大满月）损伤玉宫喜道，导制恶阻内结或恶露不尽，小肚子常痛，饮食不佳，继而面黄肌瘦，常虚热汗出，头昏眼花，腰酸腿软。若偶遇风寒湿热，则咳喘痨嗽，精气血伤，小便黄赤，大便干结或泻泄。舌质淡，苔白黄，脉虚弱微数。

【证候分析】土家医认为“产后脉络空虚，玉宫喜道受伤，精气血都受损，二月方能复康。居室应避寒热，不可过热贪凉，衣着厚薄得当，饮食要富营养，忌吃生冷食物，不宜起劳过常，情志平和欢乐，男儿不可同房，妇儿热洗干净，月家自然安康”。而产妇未满大月而男儿冒险同房，这就更加损宫劳伤，损元伤脏，致使面黄肌瘦，恶露下扬，而使妇女小肚子常痛，饮食更是不佳，继而面黄肌瘦，虚热汗出，头昏眼花，腰膝酸软，偶遇风寒则咳喘痨嗽，舌质淡，苔白黄，脉虚弱微快数，一身痨弱之象。土家医将月家痨分为10天内同房叫“月初痨”，30天内同房叫“月中痨”，30天后同房叫“满月痨”。而以月初痨，月中痨病情较急较重。所以土家医有“月子同房，痨病染床，羸弱劳嗽，半死半伤，愚男娇妻，切忌勿忘”之警示。

【治疗法则】补气补血，活血去瘀，赶湿赶毒，排除恶阻。常防外感。

【救治方药】

（1）神参（竹节人参）15g，七叶莲（绞股蓝）10g，八角莲10g，月月红根10g，牛膝10g，白芍10g，牡丹皮10g，当归10g，金银花10g，车前草10g，牛渣口（小蓟）10g，恶鸡七（大蓟）10g，三月泡10g，金柴胡10g，土炒白术15g，甘草6g，大枣6g，水煎服。

（2）猪肺、心、肾各60g，炖神麻、当归、大枣各15g，汤肉全服，3天1次，3次1疗程，连服3疗程则愈。

（3）血当归15g，苏叶10g，荆芥10g，防风10g，黄芪15g，甘草6g，大枣6g，生姜3片，常煎水服，预防寒伤风可保母子平安。

七十六、真月痨

【临床表现】指妇女在月经期男女不忌，同行房事，继而引起小腹疼痛，月经紊乱，经漏带下，长此以往则面黄肌瘦，头昏眼花，腰膝酸软，四肢无力，若又遇风寒，则咳嗽痨喘，病情更重，面色无华。舌质淡，脉虚弱，微数。

【证候分析】经期不忌房事，则气血亏损，宫损络伤，长此以往故出现小腹疼痛，月经紊乱，经漏带下，面黄肌瘦，头昏眼花，腰膝酸软，四肢无力，若偶遇风寒，则咳喘劳嗽，病情更重，面色无华，舌质淡，脉虚弱微数。

【治疗法则】活血去瘀，补气补血，温肾清肺。

【救治方药】七叶莲15g，对月莲15g，双肾参15g，白芍15g，丹皮10g，当归10g，八角莲10g，岩百花（百合）10g，白鸡七（白及）10g，百部10g，桔梗10g，甘草10g，大枣10g，水煎服。

七十七、假月痨

【临床表现】形寒怕冷，四肢骨头骨节疼痛，饮食不佳，经漏带下，继而身体逐渐消瘦，面色无华，头晕眼花，腰膝酸软，四肢无力，咳喘痨嗽，舌质淡，苔薄白，脉沉迟，一身痨弱之象。问其病因，月经期和月子期并没有男女同房行事，而是月经期常洗冷水，又外感风寒湿热或月子期不避风寒湿热或过早下床，过分劳作所致。

【证候分析】因月经期常洗冷水又外感风寒或月子期间不避风寒湿热，又过早下床，过分劳作，故损元伤骨，损阳伤筋，继而形体消瘦，形寒怕冷，经漏带下，气血亏虚，面色无华，舌质淡，脉沉迟。因并非经期或月子期同房行事引起，故土家医称假月痨。

【治疗法则】温补气血，强筋健骨，赶风散寒。

【救治方药】

（1）当归15g，白芍15g，桂枝10g，桑枝10g，三月泡15g，黄芪15g，葛根15g，防风10g，羌活10g，三百棒15g，七叶莲15g，甘草6g，牛克七15g，生姜3片，水煎服。

（2）温灸合谷、曲池、足三里、阳陵泉、神阙等穴。效果较佳。

七十八、干血痨

【临床表现】面色苍白，头晕，眼花，耳鸣，形体清瘦，四肢无力，食欲不振，腹痛腹泻，心悸气短，脉快，甚则月经短少或停经。

【证候分析】此病是因妇女怀孕时营养较差，或经常腹痛腹泻，或妇女月经过多或崩漏，或痔疮流血，或有虫积而引起气血亏虚，或瘀血内结，新血不生所致，因面色苍白而消瘦，或月经由多变少而停经，或出现虫膨，故曰干血痨。

【治疗法则】活血止血，补气补血，健脾开胃，驱虫杀虫。

【救治方药】

（1）竹节人参15g，土党参15g，茅菊参15g，芍药莲10g，当归10g，野山楂10g，田三七10g，活血莲10g，甘草6g，大枣6g，煎水服。

（2）蜂糖煮鸡蛋吃，1次/日。连服半月，效佳。

（3）当归，生姜炖羊肉吃，1次/2日。连服一周，效佳。

（4）虫膨的干血痨，先用苦楝子根皮15g，石榴皮15g，乌梅肉15g，使君子肉15g，雷丸10g，南瓜子15g，槟榔片10g，土大黄10g，煎水服，连服三剂，再服以上的药方，效佳。

七十九、虚痢症

【临床表现】下痢白浊稀薄，饮食不佳，四肢不温，腰酸怕冷，精神不振，甚则下痢滑脱不禁。舌质淡，苔白不华，脉沉细弱。

【证候分析】此为中下二元虚寒，又毒痢侵袭，故出现下痢白浊稀薄，大便开关失禁，大便稀痢滑脱，舌质淡，脉沉虚弱。

【治疗法则】温补下元，中元阳气，收涩止痢，赶瘟（毒）。

【救治方药】茅菊参15g，芍药莲15g，乌骨七（青木香）10g，川楝子10g，血当归10g，三颗针10g，阎王七（十大功劳）10g，双肾参10g，炮干姜6g，大枣6g，煎水服。

（2）灶心土，赤石脂烧红酥水服。

（3）薏仁米，糯米煮稀饭吃，2次/日。

八十、嗝食症

【临床表现】心窝上腹部饱胀，打馊臭嗝，不想吃东西，怕冷，精神倦怠，大便清稀或带不消化食物，放屁特臭。舌质淡红，苔白厚或微黄。

【证候分析】此为饮食过量，或过食油腻不易消化之食物，或食不洁的食物，又遇寒冷损伤脾胃，故使胃气上逆而不沉降，食积胀满不消化，故出现以上症状。

【治疗法则】赶气赶食，健胃消食。

【救治方药】炒南山楂15g，隔消七10g，茅菊参15g，神曲10g，茯苓

10g，炒萝卜子 10g，枳壳 10g，青木香 10g，陈皮 10g，生姜 9 片，煎水服。

八十一、百虫吃肝症

【临床表现】儿童身体消瘦，面色黄白无血色，毛发枯槁成索，精神不安烦躁，时常啼哭，饮食失常，不知饥饱，肚子膨胀，青筋暴露，时腹痛，或喜食黄土杂物，睡时磨牙，口流清水，大便稀，唇口起白点。脉虚弱紧弦。

【证候分析】本病常见于儿童，主要是饮食不洁，感染诸虫，日久不愈，后诸虫繁殖过多而食肝内气血，引起气血亏损，再加诸虫内扰，放出毒素，故出现以上证候。

【治疗法则】赶食打虫，补气血。

【救治方药】使君子 10g，酸梅肉 10g，南瓜子 10g，雷丸 10g，苦楝皮 10g，石榴皮 10g，芍药莲 15g，疳积草 10g，七叶莲 15g，当归 10g，土大黄 10g，煎水服。连服三剂，隔七天后再服三剂。甚效。

八十二、出肤子症

【临床表现】发热恶寒，咳嗽喷嚏，流清涕，眼睑红赤，眼泪汪汪，倦怠思睡，饮食不佳，指纹红赤而浮露，小便短黄，舌质淡红，苔薄白或微黄，脉浮数；2 ~3 天后发热甚，烦渴，咳嗽，大便稀，从耳后发际及颈部出现疹点，继而渐及额颜面及全身四肢，最后手心脚都可见出现疹点，疹色鲜红或暗红，脉洪数。三天后发热渐退，疹点依次隐没，发热渐退，胃纳转佳，精神渐复。五天后疹子脱屑，留斑消失。

【证候分析】此为 3 ~5 岁小儿感染瘟湿火毒，伤及上元肺，故出类似热伤风症，2 ~3 天后，毒邪炽盛，热度更高，疹形于外，此为邪毒随疹外出，5 天后则疹毒透发完毕，故疹点依次隐没出现瘟毒邪退正复之兆。

【治疗法则】赶风表疹，赶火赶毒，透疹清热。

【救治方药】

（1）椿树皮 10g，升麻 6g，葛根 6g，前胡 6g，桔梗 6g，防风 6g，荆芥 6g，银花 6g，连翘 6g，大力子 6g，甘草 6g，水煎服，日 4 ~6 次，使疹子出齐。再以此方加阎王七 10g，板蓝根 10g，黄芩 6g，紫草 6g，大枣 3 个，水煎服则愈。

（2）疹出期间：以薏苡仁、白萝卜煮稀粥常服。

八十三、出水痘症

【临床表现】轻微发热，头痛，鼻塞，流涕，喷嚏，咳嗽，皮出现疹色红润的水痘疱疹，疱浆清亮，苔薄白，脉浮数；继而发热烦渴，唇红面赤，口舌生疮，小便短赤，痘色紫暗。苔黄厚，脉洪数。

【证候分析】此为小儿外感瘟湿毒邪，伤及上元肺卫，毒透体表之症，此水痘疱疹头面身上多，四肢少，3～4天后结痂脱痂，不留斑痕。

【治疗法则】赶风，赶火，赶毒。

【救治方药】

（1）鱼鳅串10g，金银花10g，土防风6g，连翘10g，荆芥6g，茯苓10g，板蓝根10g，阎王七10g，蜂科莲10g，地丁草6g，当归6g，甘草3g，水煎服，日4～6次。

（2）乌梅10g，薏苡仁10g，白萝卜30g，糯米煮清水稀饭服。

八十四、寒水泻症

【临床表现】泻清稀便，肚痛肠鸣，伴头痛身痛，肢体酸软。苔薄白，脉浮缓。

【证候分析】此为风寒湿毒侵中元又染上元所致，但表毒轻，里毒重，故以泄泻清稀便，腹微痛肠鸣为主。

【治疗法则】赶散清利寒湿，赶食补脾元气。

【救治方药】鱼鳅串10g，金柴胡10g，藿香10g，厚朴10g，茯苓10g，神曲10g，陈皮6g，阎王七10g，茅菊参（白术）10g，甘草6g，生姜3g，大枣3g，水煎服。

八十五、热水泻症

【临床表现】腹痛泄泻，肛门热灼便臭，口渴心烦，小便短赤，苔黄腻，脉滑数。

【证候分析】此为暑湿暑热侵袭中元肠胃，使湿热蕴熏不能从小便排出，肠胃消化转化失常而引起腹痛、腹泻等症。

【治疗法则】赶火赶食，赶清湿热。

【救治方药】三颗针10g，葛根10g，黄芩10g，银花10g，八月瓜根10g，茯苓10g，野山楂10g，炒麦芽10g，甘草6g，水煎服。

八十六、实水泻症

【临床表现】脘腹胀满，腹痛肠鸣，泻便臭秽，泻后痛减，打嗝馊臭，不思饮食。苔厚浊，脉滑沉。

【证候分析】此为饮食过饱而损伤中元脾胃，使之消化不良，传化失常所致。

【治疗法则】赶食赶气，健脾止泻。

【救治方药】鱼鳅串10g，青木香10g，陈皮10g，枳壳10g，茅菊参10g，地苦胆10g，朱砂莲10g，刺梨根10g，神曲10g，甘草6g，水煎服。

八十七、虚水泻症

【临床表现】天亮之前脐下作痛，腹鸣即泻，泻后则安，腹部畏寒，胀气，下肢冷，重则大便时溏时泻，食后胃胀不舒，面色苍白。脉沉缓虚弱。

【证候分析】此为下元肾阳虚弱，中元脾胃受损所致，故出现以上证候。

【治疗法则】温补肾阳，补脾健胃。

【救治方药】毛姜七（巴岩姜）10g，吴萸10g，茅菊参10g，芍药莲10g，羊角七（淫羊藿）10g，鱼鳅串10g，白薯七10g，甘草6g，生姜6g，大枣6g，水煎服。

八十八、肚气痛症

【临床表现】肚腹胀满，痛连胁肋，按之较舒，嗳气频繁。苔多薄白，脉沉弦。

【证候分析】此症为情志不舒，肝胆气郁结，不得疏泄，横逆犯胃，则引起胃脘疼痛，气病多游走，肋为肝之分野，故痛连胁肋，胃肠气机阻滞，故胃脘胀满，嗳气频繁，按之气元消散而暂觉减轻，苔薄白，脉沉弦，为肝郁外卫湿阻之象，如挟食则苔厚腻，化热则舌质红，脉微数。

【治疗法则】赶气疏肝，降气止痛。

【救治方药】乌龟七（山乌龟）15g，陈皮10g，抚芎七10g，芍药莲10g，枳壳10g，香附10g，金柴胡10g，青木香10g，甘草6g，水煎服。

八十九、肚绞痛症

【临床表现】肚子剧痛，痛势急迫，心烦易怒，胃嘈杂，口干口苦，大便干结。舌质红，苔干黄，脉弦数。

【证候分析】肝气郁结，日久化火，横逆犯胃，故肚痛甚剧，火热急性，肝胆相依，肝热则胆火上扰，故口干口苦，苔干黄，脉弦实。

【治疗法则】疏肝泄热，赶气止痛。

【救治方药】百味莲10g，地苦胆10g，金柴胡10g，枳壳10g，芍药莲15g，陈皮10g，栀子10g，泽泻10g，玄胡10g，甘草6g，水煎服。

九十、肚瘀痛症

【临床表现】肚子痛，痛有定处，拒按，食后更甚，时有吐血，大便黑。舌质红紫，脉紧涩。

【证候分析】胃肠络脉损伤，故肚痛拒按，食后更甚，吐血，便黑，此为瘀阻血行不畅之症。

【治疗法则】补肝养血，通络活血，赶气止痛。

【救治方药】百味莲 10g，当归 10g，芍药莲 15g，五灵脂 10g，蒲黄炭 10g，地榆血炭 10g，青木香 10g，乌药 10g，制香附 10g，甘草 6g，大枣 6g，水煎服。

九十一、肚隐痛症

【临床表现】肚子常隐隐作痛，泛吐清水，喜暖喜按，神疲乏力，四肢不温。舌质淡白，脉虚弱。

【证候分析】中元脾胃阳气不振，故使脾胃虚弱，运化迟缓，故肚子常隐隐作痛，得暖得舒，寒气消散，故痛减得安，脾阳虚则上下二元阳气不振，故神疲乏力，四肢不温，舌淡，脉虚弱。

【治疗法则】温脾健胃，补肺益肾。

【救治方药】七叶莲 15g，乌梅 10g，干姜 10g，细辛 10g，黄芪 10g，盘龙参 10g，川椒 6g，桂枝 10g，干姜 6g，木香 10g，砂仁 10g，甘草 6g，大枣 10g，山茱萸 10g，水煎服。

九十二、小儿百咳症

【临床表现】初期咳嗽，痰稠，喷嚏清涕，咳则阵作，微发热，苔白，脉浮无力。中期从第 2 周开始，咳嗽逐渐加剧，咳时阵作，面赤握拳，弯腰曲背，涕泪交进，一经发作，连续不断，日发数次或数十次，夜间为甚，口干舌燥，甚者剧咳时或痰中带血，面色发青，手足抽搐。末期咳嗽次数逐减，咳而无力，痰稀而少，唇色淡白，舌淡无苔。

【证候分析】此风寒湿火瘟毒邪侵染上元肺心所致，开始类似寒热伤风。但此病五种毒邪，特别是瘟毒邪共侵上元肺门，使肺失清肃，痰浊阻滞，肺气不畅，故咳嗽阵作，弯腰曲背，涕泪交进，这种阵咳久咳，伤阴伤气，可使上、中、下三元俱损，伤血损脏，故到后期肺气不纳，肺肾不交，咳而无力，气短声怯，唇色淡白，舌淡无苔，指纹青淡，肺胃一派虚象。

【治疗法则】初期早治疗，以祛风散寒，赶热，顺气止咳为主；中期以赶毒清肺，降气化痰止咳为主；末期以健脾和中，养肺止咳为主。

【救治方药】

（1）初期：鱼鳅串 15g，金柴胡 10g，一包崽（百部）10g，水白前 10g，岩百花 10g，紫菀 10g，荆芥 10g，陈皮 6g，白奶参 10g，梅子米 10g，甘草

6g，发热重加石膏。

（2）中期：鱼鳅串15g，折耳根15g，金柴胡10g，一包崽（百部）10g，五味子10g，萝卜子10g，芦根10g，水白前10g，岩百花10g，炙枇杷花15g，车前子10g，炙紫菀10g，杏仁10g，制麻玉七10g，甘草6g。

（3）末期：竹节参15g，土党参15g，白气参10g，茯苓10g，贝母10g，五味子10g，多儿母10g，老虎七10g，生姜10g，甘草10g，大枣10g，水煎服。

（4）鸡苦胆、蛇苦胆加蜂蜜冲水服。

九十三、胆气痛症

【临床表现】右上肚子持续性疼痛，牵引到背部肩胛区疼痛，常伴恶心呕吐，右上肚按之有显著的触痛。甚者饮食不佳，疼痛不可忍。口苦，眼睛发黄，舌红苔白黄，脉弦紧。

【证候分析】肝胆相连，内藏清汁，若肝胆火旺，则煎灼津液而为痰为石，痰石内阻，则出现以上症状。此病一次得病，易反复发作。故应一次治疗彻底，以免以后复发。

【治疗法则】赶气疏肝，利胆止痛。

【救治方药】地苦胆15g，金柴胡10g，川楝子10g，枳壳10g，青皮10g，芍药莲15g，玄胡索10g，土大黄10g，水龙胆10g，甘草6g，水煎服。

九十四、小儿猴耳包症

【临床表现】耳下部腮部肿大，继后双侧逐渐肿大，咀嚼食物困难，或伴有恶寒发热，倦怠呕吐，咽部红肿，口苦口渴。舌质红，苔黄，脉滑数。

【证候分析】此为风瘟毒邪侵袭引起瘟毒结聚耳下脉络，故发此病。

【治疗法则】赶火赶毒，消肿散结。

【救治方药】

（1）金柴胡10g，荆芥10g，土防风10g，蜂科莲（夏枯草）10g，牛蒡子10g，升麻10g，赤芍10g，板蓝根10g，橘核10g，黄柏10g，甘草6g，水煎服。

（2）蜂科莲（夏枯草）6g，地丁草6g，地骨皮6g，厚朴6g，银花6g，玄参6g，山楂6g，薄荷6g，防风6g，竹叶莲6g，煎水服。

猴耳包为儿童好发之病，轻症可不治而愈，故土家医有叫小孩到桃子树上去摇，并叫小孩喊念“猴耳包，猴耳包，上树摇，下树消”之神解。

九十五、小儿疳积症

【临床表现】面黄肌瘦，毛发焦枯，困倦喜卧，精神不振，目无光彩，食乳难进，或食后呕吐，脘腹膨胀，肚筋露，夜睡不宁，夜哭夜闹，大便溏泻或干结，小便黄或不清如泔。重者则常水泻汗出，手脚软，不能行走，或神昏肢厥。

【证候分析】此病为饮食不节，喂养不当，或诸虫感染损伤脾胃形成积滞，故营养长期失调。小儿脾胃娇弱，若脾胃受损，则诸脏失养，发育不良，日久成疳，故出现以上症状。

【治疗法则】养胃元，健脾元，赶食赶虫。

【救治方药】

（1）土党参6g，茅菊参6g，茯苓6g，鸡梳子（鸡内金）6g，陈皮5g，扁豆6g，青木香6g，神曲6g，白薯七6g，青皮6g，厚朴6g，甘草3g，干姜3g，石菖蒲6g，大枣6g。此为6岁以下小儿用量，水煎服。

（2）若有虫证，先服上药待小儿精神好后再打虫。打虫方：苦楝皮5g，使君肉5g，乌梅肉5g，石榴皮5g，芍药莲5g，雷丸5g，南瓜子5g，疳积草5g，七叶莲5g，当归5g，土大黄5g。此方为6岁以下小孩用量，水煎服。

九十六、小儿冷惊风症

【临床表现】起病急，发高烧无汗，背颈项牵引或四肢抽搐，神情不宁或神志昏迷，或抱头哭闹，大的儿童则叫怕冷头痛。苔薄白或白黄，脉浮紧。

【证候分析】此为风寒毒邪化火，上扰上元脑心，故出现以上惊风证候。

【治疗法则】赶风，赶火，止惊。

【救治方药】马鞭梢6g，鱼鳅串6g，葛根6g，白芍6g，天麻6g，金钩莲6g，土防风6g，大风藤6g，蝉衣3g，甘草3g，生姜3g，水煎服，6次/日。

九十七、小儿热惊风症

【临床表现】开始怕风，发热，咳嗽，但很快出现高热神昏，四肢抽搐，烦躁哭闹，不吃乳食，口渴喝水。舌苔白厚，脉浮数。

【证候分析】瘟火毒邪侵犯上元脑心肺，故肺热化火，上扰脑心，故出现以上惊风证候。

【治疗法则】赶风赶毒赶火，凉血养阴镇惊。

【救治方药】金柴胡6g，荆芥6g，土防6g，石膏6g，生地6g，知母6g，赤芍6g，金钩莲6g，丹皮6g，连翘6g，石斛6g，甘草3g，水煎服。

九十八、小儿痰惊风症

【临床表现】初起呕咳痰多，乳食不佳，后很快出现昏迷惊厥，四肢抽搐，颈项强直，呼吸气粗，喉中痰鸣，腹胀满。苔黄厚，脉滑数。

【证候分析】此为乳食伤脾伤胃而生积滞，复生痰热所致。故出现以上惊风证候。

【治疗法则】赶风，赶食，赶痰，镇惊。

【救治方药】竹茹6g，土防风6g，神麻6g，贝母6g，梅子米6g，茯苓6g，神曲6g，山楂6g，半夏6g，连翘6g，萝卜子6g，陈皮3g，水煎服。

九十九、小儿心惊风症

【临床表现】发热昏迷，面色时青时紫，频作惊吓，乳食难进，神情不安，大便青色，小便黄，脉弦数。

【证候分析】小儿神怯胆虚，易受惊吓，而使上元脑心受损，故出现以上惊风证候。

【治疗法则】赶风，镇惊安神。

【救治方药】

（1）七叶胆10g，七叶莲10g，炖猪心1个，汤肉均吃。

（2）多儿母6g，茯苓6g，朱砂3g，竹黄水6g，甘草3g，水牛角3g，煎水服。

一百、小儿慢脾惊风症

【临床表现】形神疲倦，面色萎黄，嗜睡露睛，大便稀溏，色带青绿，时有腹鸣，四肢不温，足跗面部轻度浮肿，神志不清，时有抽搐。舌质淡，苔薄白，脉缓弱。

【证候分析】此为久泻，伤及脾阳，脾阳伤则食不化，气血不生，故形神疲倦，面色萎黄，脾阳衰则寒湿内生，故大便稀溏，色见绿清，腹中鸣响，足跗及面部浮肿，肢冷等脾阳虚弱之象出现。

【治疗法则】赶风，温补中元脾阳。

【救治方药】

（1）盘龙参6g，炒茅菊参6g，炮干姜6g，神麻6g，茯苓6g，甘草3g，煎水服。

（2）土党参6g，炒茅菊参6g，干姜6g，当归6g，神麻6g，甘草3g，煎水服，加少量红糖冲化服。

一百零一、小儿慢肾惊风症

【临床表现】面色苍白或灰白，囟门低陷，四肢厥冷，额汗身汗，抚之不温，精神极差，沉睡昏迷，口鼻气凉，手足震颤抽风，痰涎上涌。舌苔白滑无华，舌质淡，脉沉细。

【证候分析】中元脾阳损伤累及下元肾阳，肾阳衰微，故出现以上脾肾阳虚的重症现象。

【治疗法则】赶风，培补肝、脾、肾元阳。

【救治方药】

（1）竹节参6g，双肾参6g，炒茅菊参6g，防风6g，黄芪6g，肉桂6g，炮附片6g，炮干姜6g，野薯七6g，甘草3g，煎水服。

（2）七叶莲6g，炮干姜三片，煎水一碗加少量红糖，烧红灶心土吹药汤服，日服数次。

一百零二、干渴痨症

【临床表现】饮食多，喝水多，尿多，但身体却逐渐消瘦萎黄，四肢无力，精神萎靡，面色灰干无华，常口渴饮，舌淡苔白，脉沉细无力，重则恶心呕吐昏迷。

【证候分析】此为肝脾肺肾元阳不足，精气血不能固摄所致，故出现饮食多，喝水多，而尿排泄亦多，渐而身体逐渐消瘦萎黄或灰干无华的干渴痨证候。

【治疗法则】补肝脾肺肾之元阳，固肝脾肺肾之气血。

【救治方药】

盘龙参15g，白气参15g，双肾参15g，七叶莲15g，茯苓10g，炒茅菊参10g，天花粉15g，石菖蒲10g，山萸肉10g，毛姜七10g，鸡内金10g，甘草6g，水煎服。

一百零三、气包卵症（又称疝气症）

【临床表现】阴囊卵蛋肿胀而痛，少腹结滞不舒，遇寒遇热则感肿痛，发怒过劳则使病情加重。初期阴囊卵蛋时大时小，时上时下，卧则回入少腹中，立则又气下滑入阴囊中而作胀痛，后期则阴囊卵蛋肿大重坠不再回入腹中，肿胀硬或有结水，大如升斗，使之行动不便，故土家医直观形象命名“气包卵症”。

【证候分析】哭怒寒热而使肝脾肾气机逆乱，气窜于下，则阴囊卵大，又因久居湿地，湿毒侵袭肝脾肾，下行阴囊卵中气血凝滞下行结于阴囊，日久不化，故阴囊卵蛋肿胀下坠，大如升斗，行动不便。土家医认为：气包卵症，小儿为“气疝”，大人为“气包”。均为中元下元元气不足所致，“一旦成气包，终身痛折腰”。故应及早治疗。

【治疗法则】理肝气，提中气，补肾气，赶毒气。

【救治方药】

（1）温灸足三里、神阙、百会、气海、石门、关元、气海俞、肾俞等穴。

（2）用小茴、胡椒、韭菜子共末，再加葱头捣成泥外贴肚脐上，用胶布固定，再用热水放壶中在固定胶布上热烫 15 分钟，日 1 次，24 小时后换药，7 天即愈。

（3）土柴胡 10g，土升麻 15g，青木香 10g，黄芪 10g，大茴 10g，小茴 10g，青皮 10g，橘核 10g，苦楝子 10g，乌药 10g，当归 10g，吴萸 10g，水煎服。

一百零四、气瘤症

【临床表现】瘤包软而不坚，固着不移，小如米粒黄豆，大如鸡蛋，一般不痛，多发于肩背臀部和腹内颈项、面部等处，此瘤包按之凹陷，放后弹起，皮色不变。脉强实有力。

【证候分析】寒湿火瘟侵袭，引起脉络脏腑气机阻滞，气血壅滞，积而成块包，故固定不移，胀多于痛，因包初起，故软而不坚，一般不痛，皮色不变，若红肿热痛则为疮痈。

【治疗法则】赶气，赶风，活血消肿。

【救治方药】

（1）青木香 10g，土荆芥 10g，四方消 10g，八角莲 10g，香附子 10g，青皮 10g，枳壳 10g，风见消 10g，散血莲 20g，橘核 20g，水煎服。

（2）蜂科莲 15g，乌骨七 10g，润血莲 15g，水煎服。

一百零五、肉瘤症

【临床表现】瘤块增大按之觉硬，痛而不移，时有寒热，饮食不佳，日渐消瘦，体倦乏力。女的月经不调，面色不华，舌淡红或青，苔白厚，脉弦滑，此瘤多发于颈项、腹内、股沟、乳房、耳下部等。

【证候分析】此为三元元阳不足，风寒湿火瘟五毒侵袭，使气血阻滞，积成日久而成瘤包，并逐渐增大变硬，痛处不移。由于气血阻滞和卫外失调，故时见寒热，饮食不佳，日渐消瘦，女的月经不调，面色不华，舌淡红或青。脉弦滑。

【治疗法则】赶气活血，调补肝脾肾之元气。

【救治方药】

（1）神参 15g，葫豆莲 15g，五花血藤 15g，隔消七 15g，丹皮 10g，红花 10g，桃仁 10g，乌药 10g，枳壳 10g，赤芍 10g，莪术 10g，大枣 10g，生姜 9 片，水煎服。

（2）鲜雪见七 15g，鲜独脚莲 15g，共捣泥再与冰片粉 3g，雄黄粉 3g，山栀粉 15g，与鸡蛋清和泥包敷患处。

一百零六、岩死症

【临床表现】病人自觉胸内、肚腹内或妇女玉宫内、乳房部有胀痛感，且痛逐渐剧烈，不能忍受。有的经按摸触摸检查包块坚硬如石（如左肋下肝区检查可发现此症），且身体逐渐消瘦，面色萎黄或灰暗无华，饮食不佳，且逐渐减少，时有发热恶寒，热不退，继而出现鼻血、吐血、尿血、便血。舌质淡红带青紫，苔白干厚，脉沉弦或沉滑细。

【证候分析】此症为上中下三元元阳不足，寒湿火瘟毒邪侵袭三元脏器、三元孔窍，使气血阻滞，日久成积而转成岩瘤，后迅速逐渐扩大，危及生命。土家医故名岩死症。若病人自觉胸内腹内有胀痛感，且痛感逐渐剧烈不能忍受，有的通过触摸检查，有坚硬如石像肉瘤的硬包块（如左胁下肝肚区疼痛，疼痛剧烈检查就有此状），还有颈项、乳房、玉宫等部位有此肿痛。且身体逐渐消瘦，面色萎黄，灰暗无华，饮食渐减少。若时常发热或高热不退，恶寒或出现鼻血，吐血，尿块，便血，则可诊断为岩死症。土家医认为，岩死症初期可治，晚期难愈。

【治疗法则】调补上中下三元元阳，再行赶气赶毒化瘀，消坚止痛。

【救治方药】

（1）竹节参15g，七叶莲15g，葫豆莲15g，八角莲10g，羊角七（淫羊藿）10g，蜂科莲20g，三百棒10g，隔山消10g，青木香10g，车前草10g，蛇癀莲20g，阎王七20g，阎王刺20g，土大黄10g，煎水服。

（2）神参20g，神草20g，神香10g，七叶莲20g，蛇癀莲20g，乳清莲20g，隔消七15g，马蹄莲15g，羊角七20g，阎王七15g，当归血20g，莪参20g，桃子米20g，黄芪20g，红花15g，客蚂草15g，半枝莲20g，五步蛇20g，天团鱼10g，地团鱼15g，水团鱼15g，洋金花15g，鱼鳅串15g，麝香0.3g，甘草5g，煎成浓缩膏。再用一剂超微粉碎200目过筛细粉与浓缩膏制成胶囊，每粒0.3g，每次服2粒，每日3次。

一百零七、不孕症（又叫不着床症）

【临床表现】女子结婚后二年以上，男子没有疾病而不生育的，称为不孕症。土家医又叫“不着床症”（不孕有先天性的生理缺陷和后天性的病理疾病所致）。这里所论的是后天性病理引起的不孕。不孕有五种病症引起不孕，现概述如下：

（1）寒不孕症：是婚后常少腹冷痛，经期推后，月经色淡量少，精神不振，自觉下腹部不暖，精神不振，腰酸腿软，小便多，性欲减退被动，脚常感冷。舌质淡，苔白腻，脉沉弱。

（2）湿困不孕症：面色皖白形体肥胖，头昏心悸，白带粘黄稠多，月经或前或后，色淡量多。舌质淡红，苔腻，脉滑利。

（3）气郁不孕症：常精神抑郁不乐，不喜言笑，胸闷胁胀，腹胀而空，多梦易惊，月经不行或经闭。舌质淡红，苔白腻或薄黄，脉弦数。

（4）血热不孕症：形体不衰，饮食二便如常，唇红面赤，经前头晕，咽干口苦，月经时先期，量多质稠。舌质淡微红，脉弱数。

（5）血虚不孕症：面色萎黄，形体衰弱，精神不振，头晕目眩，月经量少色淡，经期推后。舌质淡，苔薄白，脉滑沉。

【证候分析】妇女不孕，气血先虚，又遭寒湿火瘟侵袭或内伤气郁，致使妇女健康标志月经紊乱，或提前推后或经量不足，或质差色淡或经漏带下，故出现以上几种不孕证候。所以说妇女月经不正常是妇女不孕的关键所在，而妇女气血亏虚是妇女不孕的根源。故土家医有："妇女美玉宫，玉宫传龙种，玉宫若不孕，必是五毒侵，五毒侵娇体，体虚孕何起，要想身上孕，调经见神匀，毒去身自孕，经调体从容，气血常温补，玉宫育儿雄。"

【治疗法则】赶气调经，活血调经，补血补肾调经。

【救治方药】

第一步：祛邪调经方：风寒草 10g，荆芥 10g，银花 10g，连翘 10g，金柴胡 10g，菊花 10g，血当归 10g，香附 10g，吴茱萸 10g，芍药莲 10g，桂枝 10g，生姜 9 片，大枣 10g，煎水服，连服三天。

第二步：活血调经方：当归 15g，芍药莲 15g，对月莲 10g，月月红 10g，益母莲 10g，八宝莲（红臭牡丹根）10g，桃子米 10g，炙甘草 10g，生姜 3g，大枣 10g，水煎服，连服六天。

第三步：补肾调经方：双肾参 15g，七叶莲 15g，鹅寿七 15g，熟地 10g，苁蓉 15g，血当归 15g，芍药莲 15g，山萸肉 15g，巴戟 15g，毛姜七 10g，官桂 10g，多儿母 10g，丹皮 10g，神仲 10g，菟丝子 10g，大枣 10g，水煎服，三剂后再造丸剂，研细末，蜂蜜为丸，每次服 3g，日服三次。

第四步：不孕外治法，取川椒 15g 研细末，再与葱白 5 根捣烂成泥贴于脐部，用胶布固定，再热带烫脐部 15 ~ 30 分钟，每日 1 次。此为秘方，效果很好。

一百零八、小儿鸡胸五迟症

【临床表现】1 ~ 3 岁的小儿体质瘦弱，精神萎靡，气息短少，举动乏力，胸廓向前，畸形突出，形如鸡胸，脊柱弯曲，背高如乌龟形成佝偻桶状，甚者出现五迟（站立迟、行走迟、发长迟、齿长迟、说话迟），五软（头项软、口唇软、手软、足软、肌肉软)，还有前囟闭合迟，智力迟钝，头呈方脑壳，四肢骨端肿大，上肢爬行手弯曲，下肢走路形成或正或反的弯腿，面色无华。

【证候分析】此症为小儿上中下三元先后天皆不足，特别是后天中元脾胃不足和下元肾之元阳亏虚，引起乳食饮食纳差，小儿营养严重不足，脾肾不足，则气血亏损，骨髓不充，骨质柔弱。胸廓前突像鸡胸，脊背为督脉所主，肾通于督脉，肾元不足，则督脉虚而出现脊弯，背高如龟壳，肾主骨、生精、生髓，是生长发育之源，肝主血、主筋，如肝肾精血不足，不能营养筋骨肋骨，骨不健，则出现行、立、站、发、齿、囟门闭合等五迟。头为上中下三元元阳之交会处，下元肾元元阳精气不足，不能营注头颅则出现脑髓不充，智力不健，语言不明等症，脾主肌肉四肢，益气统血，中元脾元元阳不足，则气血不能营注肌肉、四肢、口唇，故出现五软。心脾不足，则心气虚弱，神窍不利则智力迟钝，语言迟缓，气血不足，则发迟枯弱稀疏萎黄。

【治疗法则】补心脾，益肝肾，培肾元，强筋骨。

【救治方药】

(1) 土党参10g，神参10g，鹅寿七10g，土人参6g，野薯七6g，炒茅菊参6g，牡丹皮6g，茯苓6g，石菖蒲3g，血当归6g，熟地6g，芍药莲6g，双肾参6g，鸡内金10g，煎水用蜂糖兑服，先煎一剂服三天，再以此方抓九剂，共混合打粉，每次3g，蜂糖开水送服。连服半月，此方疗效甚佳。此方若外感伤风或有疔疮肿毒则停用，待外感伤风好后再用。

(2) 鲜牛骨头30g，狗骨头30g，鸡内金30g，水獭肝60g，猪獾肝60g，烘干，打细粉，拌小孩汤饭或汤中服，每日服3～4次，每次服2g。连服1～2月，效佳。

第三节　土家医药三十六、七十二、一百零八数理源流考

早期土家族医药中将疾病分为七十二症、七十二风、七十二痧、三十六痨、三十六疮疡、三十六惊、三十六伤疾、一百单八症（即一百零八种病症)，还有将土家族药物分为七十二参、七十二七、七十二莲、三十六风、三十六还阳、三十六蜈蚣、三十六血和一百单八将（即一百零八种药)。古代土家梯玛为什么会用这几个数来描绘土家医药病症与药物的命名和分类呢？我们的老土家医用如下几种传说作演释。

1. 中华文化肇始于“易”。《周易》是我国哲学、自然科学与社会科学结合的巨著，是中华文化的先祖，所以，我国五十六个民族都受传统“易”文

化的影响，而且各民族都在“易”文化的研究中有自己的继承和创新，所以，我国大教育家儒圣人孔子说：“易与天地准，神无方而易无穷。”土家医七十二数亦是取自“神农易”太极经八卦和衍生的六十四重卦之和，即七十二。因土家医认为太极经八卦、六十四重卦可以占筮出自然界一切事物发生发展与吉凶，故也包括人体生命疾病的发生发展与吉凶。故土家医用七十二、三十六来概括归类一切病症和一切药物。

2. 七十二数又来源于奇门遁甲，相传黄帝创奇门遁甲法局势为四千三百二十局。即一年二十四个节气，一个节气管三元，一元为五日，一日十二时辰，五日就是六十个时辰，一时辰为一局，则一元为六十局，一节管三元，三元十五日，即得一百八十局，一年二十四个节气，所以就是四千三百二十局，风后将黄帝四局合为一局，四千三百二十局经过一简约则一千零八十局。到殷末周初姜太公、吕尚神算又进一步观察测算为一节三元，一元一局，一年二十四个节气，则测算为七十二局，这个七十二局则是姜太公的神算局。所以土家医信仰姜太公七十二神算局。

3. 相传通天教主布三十六罡阵，为姜子牙带二十八星宿和八大元帅所破，故土家医用三十六归类一些药物和病症。

4. 自西周以来，神教、道教对土家族产生很大影响，特别是宋文化对土家地区影响很大。崇拜天地神灵和祖先图腾是土家族虔诚的信仰，所以土家医认为天上有一百零八个星宿，人有一百零八穴，梁山有一百零八将，人有一百零八病症。故药有一百零八将破一百零八症。这些都是天地神灵土王所赐。

综上所述，人类各民族的生存意义是一个信仰问题，是一个价值取向问题。还是《易·说卦》论述得好：“立天之道，曰阴与阳；立地之道，曰刚与柔；立人之道，曰仁与义。”兼三才而两之，故“易”六画而成卦。医学应该是仁学、仁术，土家医崇拜《周易》的经八卦、六十四重卦之和七十二，能演义自然界一切事物的发生发展与吉凶。崇拜姜子牙七十二局神算局，崇拜姜子牙破通天教主三十六罡阵，崇拜天上一百零八星宿与梁山一百零八将。故土家医用三十六、七十二、一百零八等成数来作为土家族医药仁学、仁义、仁术的信仰和价值取向。所以，我们在挖掘整理土家族医药的时候，不能完全把这些数当着实数，也不能完全当着虚数。我们现研究的土家族医药是发展了的土家族医药。所以，我们应当从中寻找探索土家族医药发展的科学规律和博大精深的科学内涵，方能使土家族医药这支根深叶茂的奇葩，走出五陵深闺，为中华各民族和世界各民族健康服务。

第四章　土家族药物

第一节　土家族药物资源概述

一、环境概况

中国土家族世世代代生活在黔、湘、渝、鄂等四省市边区方圆10万平方公里的山原沃土之中，这里地处我国梯状地形的第二阶梯东缘云贵高原东北延伸部，地形大致由东向西北部倾斜，地质构造属加里东褶皱带，境内南部有巍峨的武陵山主峰梵净山，在黔东北铜仁地区的印江、江口、松桃三县交界地高高凸起，再向东至思南、德江、沿河到重庆市的酉阳、秀山，横跨湖南省湘西自治州和张家界市的大部分县市至鄂西的来凤县，北部则是大巴山从陕西南部切入湖北省鄂西（恩施）自治州的东北部巴东县境内，东北部有巫山，穿鄂西的恩施、宣恩、建始、利川和鹤峰及宜昌地区的五峰、长阳等县市。这里山势险峻，又被长江切断形成举世闻名的长江三峡，是我国第二阶梯的分界线。西部则由大娄山东部从黔东北的德江、沿河呈西南到重庆市的彭水、黔江、石柱延伸到鄂西西部边缘。整个土家族地区大地构造属华南地台东部的杨子准地台和南华淮地台。是属于震旦纪杨子陆台和华夏陆台，本区山体在燕山运动之后，升起1000～2000米的高原山区，形成许多宽厚的弯形、背形、枣形向斜的平坦盆地，但地面切割十分剧烈，除形成若干小规模的山间盆地、坝地外，整个土家族聚居地区高山峻岭甚为崎岖，境内海拔落差较大，北部最高峰神农架顶3000米，南部最高峰武陵山主峰梵净山顶2517米，最低海拔湖南界首50米，可以说土家族聚居地区均属亚热带季风湿润性气候。境内溪河密布，沟谷纵横，主要为澧水、清江、沅江、乌江，分属于珠江水系和长江水系。这里冬无严寒，夏无酷暑，四季分明，雨量充沛，雨热同步，温湿共节，该地区平均温度13℃～16℃或16℃～17℃，年平均积温4500℃～5300℃，无霜期达260～300天，年降水量为1100～1300mm。该地区土壤类型复杂多样，有黄壤、棕壤、红壤、紫色土、石灰土、草甸土、沼泽土、潮土和水稻土等20多个土类，37个土属，140多个土种。由于该地区独特的地形地貌，多层次立体性区域性小气候十分明显。温度变化与海拔高度变化成反比，而降水量随海拔增高而增多，这种立体性的区域性的小气候与类型多样的土壤，使该地区生物资源十分丰富，特别是给各种药用植物的生长发育繁殖和各种药用动物生存繁育创造了非常优越的条件。所以，整个武陵山和大娄山、大巴山、巫山切入的四省市边区土家族聚居地区是一个“原生态动植物药物王国”。

二、药物资源概况

土家族聚居的黔、湘、渝、鄂四省市边区，由于地质构造相对稳定，中生代侵入岩活动时，本地干扰较少，地壳受两侧地质单元挤压缓缓上升，新生代气候处于比较稳定阶段，很少或几乎没有受到第四纪冰川的袭击。因而该地区药用植物演化与发育没有受到中断，而且以变化最小的形式保存了古生物第三纪植物区系，成为第四纪冰川期的避难所。所以，黔、湘、川（渝）、鄂四省市边区保存着古老孑遗植物大量分布和成群生长。如中国特产的单种科、珙桐科、钟萼木科、大血藤科都有大量分布，如中国式东亚特产的单种科：银杏科 Ginkgoaceae、珙桐科 Davidaceae、杜仲科 Eucommiaceae、水青树科 Tetracentronaceae、连香树科 Cercidiphyllaceae、大血藤科 Sargentodoxaceae、钟萼木科 Bretschederaceae；单种属银杏 Ginkgo biloba Linn、银杉 Cathaya argyophylla Chun et Kuang、水杉 Metaseguoia glyptostroboides Hu et Cheng、白豆杉 Pseudotaxus chienii（Cheng）Cheng、秃杉 Taiwania cryptomerioides Hayata、金钱松 Pseudotarix amabilis（Nelson）Rehd、伞花木 Euryocrymbus cavaleriei（Levl.）Rehd. Et Hand. – Mazz.、香果树 Emmenopterys henryi Oliv.、喜树 Cumptotheca acuminata Decne、水青树 Tetracentron sinensis Oliv.、连香树 Cercidiphyum japonicum var. sinense Rehd. Et Wils.、大血藤 Sargentodoxa cuneata（Oliv.）Rehd. Et Wils.、青檀 Pteroceltis tatarinowii Maxim. 等。

这些都证明土家族聚居的黔、湘、渝、鄂四省边区是中国珍稀古植物最富有的地方。有关专家评论，该地区是“中国植物区系的精华之乡”，也称得上“中国植物用药资源的富集之乡”，可谓天然民族中草药生态园。据统计，这里属国家收购的中草药品种达 300 多种，如黄连、党参、黄柏、当归、贝母、吴萸、半夏、石斛、厚朴、木瓜、天麻、杜仲、银杏、灵芝等名贵药材，在本区有几百年的栽培历史，在全国产量占首位。如鄂西恩施的板党（党参）、窖归（当归），老山油厚朴、贝母，利川的黄连，黔东北的吴萸、半夏、黄精、天麻、石斛、麦冬、天冬、茯苓、淫羊藿、栀子、银花、杏仁、桃仁，重庆市酉阳、秀山的白术、黄连、大黄、续断、木香、女贞子、川芎、白芷、金钱草、冬花、山茱萸，湘西的赤芍、白芍、丹皮、射干、白及、百合、大力子、益母草等。本区中草药富集，土家族药更是富有，如神参（竹节人参）、神草（树枝样灵芝）、神麻（天麻）、神香（细梗香草）、神仲（杜仲）、神树（银杏）、神木（黄杨木）、神荪（竹荪）、七叶莲（绞股蓝）、葫豆莲（鄂豆根）、阎王七（十大功劳）、鹅寿七（何首乌）、透骨七（滇白珠）、雪见七（雪里见）、朱砂莲（薯莨）、百味莲（雪胆）、药王七（徐长卿）、霸王七（雷公藤）、百捧七（飞龙掌血）、独脚莲（七叶一枝花）、蛇癀莲（白花蛇舌草）、蓼子七（头花蓼）等不胜枚举。

土家族是一个智慧包容、善于学习、十分谦和的民族，特别是宋元明清时期汉医药全面进入土家族地区后，土家医在药物的使用上既与汉医汉药结合，又与兄弟的苗族、侗族医药融通，这使土家族常用民族中草药达到800多种。土家族聚居地区药用植物丰富，药用动物、矿物也极为丰厚，如珍稀动物药麝香、熊胆、虎骨、豹骨、白花蛇、乌梢蛇、五步蛇、牛黄，矿物药朱砂、硫磺、龙骨、石膏等。根据1984—1987年全国中草药资源普查，辖区内有维管束药物3303种，包括242科1106属，其中蕨类植物83属23种，裸子类植物9种27属43种，被子类植物189科996属3026种，动物药103科139属158种，矿物药28种，土家族聚居的黔、湘、川（渝）、鄂四省市边区民族中草药资源达3489种。所以说，土家族聚居地区是一个天然的民族中药资源极其丰富的宝库。

第二节　土家族药物的特点

一、土家族药物命名和分类的民族性

人类各民族生存和生活的文化表达方式和意义是一个对事物的认知信仰与价值取向的问题。土家族药物的命名和分类是伴随着整个民族的认知信仰而发展起来的。原始土家医认为："万物有灵，灵为神灵。"最早流传于土家民间的医生叫"梯玛"，"梯"意为敬神，"玛"是人们的意思。所以土家医对祖先、天地神灵的认知信仰是十分虔诚的，在漫长的原始医疗实践中，土家医非常崇敬地把一些珍贵稀有、功能奇特的土家民族药奉之为神，如神参（竹节参）、神草（树枝样灵芝）、神麻（天麻）、神香（细梗香草）、神仲（杜仲）、神树（银杏）、神木（黄杨木）、神荪（竹荪）等。土家医认为土家药最珍贵的药是竹节参、南田七，故有"竹节参、南田七，治百病，挡百邪"。土家药最美的药是水中荷花、莲花，故有"莲荷出芙蓉，莲藕消百愁"。土家药最有用的药是赶风、赶毒药，故有"致病百毒，随风侵入，赶风赶毒，毒解邪出"。土家医最难的事是人死不能复生，复生便是神仙，"死而还阳，土医心肠"。"蛇虫百毒，蜈

蚣最毒。以毒攻毒，土医方略”。土民生命中最宝贵的物质是精、气、血。但精、气、血都藏于血中，故有“气血充，人百功，气血少，人百了，气血滞，人百事”，“男女精气神，都是血显灵”，这些都是土家医在漫长的原始医疗实践中得出的认知和信仰，所以，土家医将这些认知和信仰贯穿于药物的命名和分类上。故原始土家族药物才有这样参、那样七、那样莲、这样风、那样还阳、这样蜈蚣、那样血。最后用《土王真药本草》归纳为七十二参、七十二七、七十二莲、三十六风、三十六还阳、三十六蜈蚣、三十六血。所以说，土家族药物这种原始实践的命名和分类饱含着土家民族医药文化的价值取向和信仰，饱含土家医药文化认知的精深哲理和浓烈民族特色。

但是我国是一个以汉族为主的多民族国家，土家族也和其他民族一样，时刻受到汉文化的影响，特别明、清统治者对黔、湘、川（渝）、鄂土家民族和其他少数民族改变过去“以土治土”的羁縻政策，而实行“改土归流，土流并治”的强化措施，这就使汉医汉药理论（官医官药）逐步进入土家山寨，深入土家族医药之中，使土药汉化加速。然而任何事物都是相辅相成的，在土药汉化的过程中，反过来又汉药土化，融会贯通，这就促进了土家族医学理论、药物理论日趋成熟，这种文化既保持了土家族药物的原生特色，又和汉医汉药、现代植物学、动物学、矿物学紧密结合。这种结合则使原始土家族药物按参、七、莲、风、还阳、蜈蚣、血类命名和分类发生新的演变。比如药物的命名，如神参－竹节人参－竹节参；神草－灵芝草－灵芝；神麻－风灵草－天麻；葫豆莲－葫豆七－鄂豆根；金钩莲－金钩藤－钩藤；乳清莲－乳黄清－蒲公英；蜂蝌莲－蜂蝌草－夏枯草；岩通斑－五步蛇－蕲蛇－尖吻腹；药王七－对叶莲－一枝香－徐长卿；肺痨七－肺痨草－一朵云－阴地蕨；阎王七－阎王刺－十大功劳；墨旱莲－墨墨草－旱莲草；雪见七－半截烂－雪里见；马蹄莲－马蹄黄－大黄；一箭七－一枝箭－瓶尔小草；隔消七－隔山撬－隔山消－牛皮消；老虎七－老虎姜－黄精；神树－公孙树－银杏；金钗莲－金黄草－金钗石斛；石上莲－岩火炮－石仙桃；百棒七－三百棒－飞龙掌血；蛇癀莲－蛇舌草－白花蛇舌草；百合莲－岩百花－百合花－百合；五虎劲－野椒子－野花椒等，这种演变是由于土家族没有自己的文字，语言也随着汉文化的影响而形成的。但是一个民族文化、习俗、信仰和价值取向，要完全变化和消亡是极不容易的，更何况土家族是长期居住在内陆腹地拥有近 10 万平方公里地域、800 多万人口、环境十分特殊、历史悠久、源远流长的民族。所以，在黔、湘、川（渝）、鄂土家民间，土家族药物的命名和分类仍保持着自己的独有特色。但是随着时代变迁和社会的进步，各民族文化的延伸和发展，土家医对土家族药物认知领域的扩大和深化，土家族药物按七、参、莲、风、还阳、蜈蚣、血类原始命名和分类不能完全表达全部土家族药物。特别是明、清以后，由于汉医汉药和现代动植物学的渗透，汉土医药互相融合，土家族药物的命名和分类亦向新的方向发展，土家族药物按草、木、花、果、根、茎、叶类和形色、气味、药用部位、生态习性进行命名和分类，使原始土家族药物按参、七、莲、风、蜈蚣、血类命名更加全面完善，如无花果、冬瓜皮、包谷毛、梅子米、桃子米、薏仁米、刺梨子、刺梨根、子柏叶、油茶子、黄栀子、闹洋花、洋桃根、野花椒根、虎耳草、金银花、大金钱草、小金钱草、大夜关门、小夜关门、活血藤、五花血藤、钓鱼杆、龙枣、打屁虫、天团鱼、地团鱼、水团鱼等等。并将各种土家族药物按功能和土家族医学理论进一步进行系统分类，如赶风药、赶气药、赶毒药、赶火药、赶食药、赶水药、赶湿药、活血药（活血消瘀、活血止痛）、温补药（温补上元药、温补中元药、温补下元药）、滋补药（补气药、补血药、补阳药、补阴药）、打虫杀虫药、外用药、蛇伤药等。这就使土家族药物命名分类达到了条理化和系统化。

二、土家族药物的性味“三元性”与土家医“三元论”的一致性

土家族药物的性味分为凉（寒），温（热），平（淡）三性和（苦、酸、涩），（麻、辣、咸），（甜、淡、滑）九味。九味与三性紧密相配，形成土家族药学的“三元性”。土家医认为，具有苦、酸、涩味的药称为凉寒药，具有麻、辣、咸味的药称为温热药，具有甜、淡、滑味的药称为平淡药，这就形成了土家族药学的“三元性”与土家族医学“三元论”的一致性。土家族药物的性味是通过无数梯玛、药匠、土医生尝试总结出来的，土家医发现每一种药物都不是一种味道。所以，土家医认为，土家族药物的味是固定的，但性是综合的，因多种味道可以使药性发生转变。土家医解释药物的功能是以味定性，以主味定主性，如神参（竹节参），味甘为主，苦为辅，故定性平。甘能补虚，故竹节参有补虚强壮之功，苦能清热散瘀止血，故竹节参有散瘀止血、消肿止痛的功效。土家医认为，竹节参既有北方人参补虚之功效，又有南方田七活血化瘀止血的功能，故曰神参。所以，土家医解释土家族药物的性味功能是长期观察药物形态和临床实践的结晶。土家医认为“藤木空心定赶风，对枝对叶可除红，枝叶有刺可消肿，叶内藏浆赶毒功，苦清辣打麻赶气，酸涩止泻甜补益，香药走窜赶风湿，苦寒赶热消肿痛，苦涩排脓咸软坚，淡滑滋补药称雄”。这是土家族对土家族药物性味功能的原始认识。所以说，土家族药物的三元性能很好地解释每种药物的功能主治和进一步探讨药物防病治病的药理性质。土家医认为，苦味的药能赶毒、赶火、赶气、赶食，

如阎王七、马蹄莲、黄连、黄柏等。酸涩的药物收敛固涩，赶火赶毒，止泻止汗，如金樱子、酸梅子、苦楝子等。麻辣的药物具有赶风（赶散风寒、风热）赶气止痛，补阳壮阳，如生姜、花椒、米辣子、木姜花等。咸味的药则具赶毒赶气，散结软坚，如马灰包、牛皮硝、螃蟹等。甜淡味的药具有温补、滋补、缓急止痛之功，如竹节参、盘龙参、白党参、白奶参等。味淡滑的药具有滋补滋养、保元保阳、延年益寿、解毒排毒、通利清利的作用，如茯苓、猪苓、银耳、羊雀菌、香菌、通草、山药等。总之，土家族药物的“三元性”既能解释药物的功能主治，又能和土家医的“三元论”保持医学哲理辨证的一致性。

三、土家族药物采集季节的原则性

土家医是在武陵山区这块原始药用动植物极其丰富的生态园中发展起来的。他们识百草，认百药，自采自用，医药相随，为民治病。所以，他们对每种土家民族药的根、茎、叶、花、果实十分熟悉，药用何部位，何时采收，他们在长期的医疗实践中积累了丰富的经验。我课题组在黔渝交界的酉阳、秀山、沿河、印江，听到几位土家医吟唱的《采药歌》使我们耳目一新，深感土家医采用药物实践理论知识深厚。现将《采药歌》摘录于后，“神医采药进深山，白虎堂前卜一卦，保佑蛇虫兽不咬，保佑爬岩不掉崖。神药长在深山里，百药满山任你拿，采药时令要记住，采药季节要对勺。春采尖叶夏采枝，花药含苞待放时，秋末冬初挖根茎，果实摘采刚熟时。块根药在夏秋挖，树皮春末夏初剥，草草药物用全株，夏至秋初快采割。挖药采药要留种，切莫一次就挖绝，记清何药长何处，病急需要才熟路。常用药物栽满园，鲜药干药挂堂前，备得奇药三百种，何愁药干不显灵”。这首采药歌谣十分精辟地讲解了对土家药物根、茎、叶、花、果实采集的季节和时间，以及采药挖药前的一切思想准备和安全防范的深刻道理，更体现了土家医采药挖药十分注重保护药物资源和变野生为家种，即土家医房前房后园地里都有栽药养药的好传统和为临床治病需要，常备各种鲜药、干药，以为民治病为本的良好民医习俗。

四、土家族药物加工炮制的法理性

土家医治病对药物加工炮制使用十分讲究法理性。土家医对常用药物加工炮制较为简洁实用，一般全草、枝叶将药物采回家后采取阴干、晒干或烘干，再切成节或片备用。但对毒性和特殊药物则要进行特殊的加工炮制。如乌头七则用火炮或童尿浸泡后使用；麻玉七则用米泔水、皮硝浸泡后晒干使用。但有的药为临床需要炮制也很讲究，如老虎七（黄精）、鹅寿七（何首乌）则需要用黑豆、生姜、女贞子并撒酒蒸三个时辰后，再晒干使用。芳香药如神香（细梗香草）不宜直接晒而要阴干后使用；枇杷叶一定要去毛后蜜炙使用。土家药物加工有修剪法、捣磨法、切制法、漂制法、发芽法、蒸制法、煨制法等，但一切都是为了治病需要。

土家医对蛇咬、骨伤、痈疮肿毒喜用鲜药。如蛇咬则用半边莲、靳龙箭（骚羊古）、一箭七（一支箭）、青木香直接捣泥或用口嚼成泥用蛋清调敷患处。故土家医有“蛇咬一支箭，狗咬一支蒿，带上半边莲，敢与毒蛇眠”的医谚。痈疮肿毒则用雪见七、独脚莲捣泥敷患处。骨折则用白龙须、地团鱼捣泥敷患处，效甚佳。

五、土家族药物用法用量的针对性

土家医治病用药以土家族药物的“三元性”和土家医的“三元论”为指导。所以，土家族药物用法用量因病不同，因人而异，具有较强的针对性。土家医常用的剂型有水煎剂、酒剂、丸剂、散剂、膏剂、露剂、外敷剂、外搽剂、洗剂等多种剂型。原始土家医用药计量比较粗略，常以一把、一兜、一块、一株、一根来估计用药剂量。但至汉医进入土家地区后则开始以分、钱、两、斤作为药用计量，现在用毫克、克、公斤计量，但在大多偏僻的土家族山村，还是用手抓计量。然而不管土家医用何剂型，药物用多少剂量，土家医都是根据疾病的轻、重、缓、急和病人的年龄、性别不同而有针对性的选择，特别是对毒性烈性药物，土家医则是严格掌握使用药物的剂型和剂量。如雪见七治胃脘痛，直接吞服舌麻起泡，则采取用雪见七根少许0.3g，用米饭团或米粑团包裹吞服，则胃脘腹痛药到痛除。如治扁桃体炎、咽喉炎、口腔炎则用葫豆莲1～2g，八爪金龙1～2g，嚼烂口含，效果极好。又如治严重风湿腰痛，中风偏瘫，则用五步蛇、乌梢蛇、菜花蛇各一条，再加上五花血藤、霸王七各30g冰糖适量泡酒服，每次10～15ml，效果很好。又如患痈、疮、肿、毒、疔、疥和皮肤瘙痒，则采用外搽剂、外洗剂、外敷剂，必要时配合内服水煎剂。内科急性杂病则多用水煎剂，慢性病则多用丸剂、散剂、膏剂。若是跌打损伤则多用酒剂和外敷剂，配合水煎剂。原始土家族长期居住在武陵山区，这里山高路险，沟谷纵横，刀耕火种，捕鱼捉蟹，打猎摘果，族家争斗，创伤、跌打损伤经常发生。故土家医对创伤、跌伤、打伤、骨折、蛇虫咬伤的药物使用经验积累较多，使用针对性强。土家医有“打得地下爬，离不开四两麻，打得地下困，离不开五虎动，打得地下拍，离不开一点血，打得地下弹，离不开透身寒，打得一把渣，离不开海金沙，打得稀巴烂，离不开地罗汉，打得一身瘫，离不开接骨丹。百打不躲匠，常服三百棒，常服神参麻天丁，飞檐走壁一身轻，常服天地水团鱼，四方乱走不撞邪”等药物的针对选择。土家医治病用药，常使用单味药治病，但大多数使用配方制剂，配方比较简练，一般3～9种，复方制剂分主药、辅药、配药，主药剂量一般12～30g，辅药剂量为10～15g，配药剂量为5～10g，小儿酌减。总之，土家医使用土家药物治病方法很多，用法、用量针对性较强。

第三节　土家族药物品种

土家族药物的应用和发展已有几千年的历史，而土家族药物品种数目是土家人民在长期与疾病作斗争的医疗实践中发展起来的。土家族药物品种是指土家医在医疗实践中使用药物的物种或种类而言，它包括植物、动物、矿物。其药物的基原有单一的，也有多原的。单一就是指单一的物种，多源的则较为复杂。用现代植物、动物、矿物分类学来讲，有同科同属不同种的，也有不同科属种类的，所以，土家族药物同名异物，同物异名和土家族药物的汉化变迁和发展给土家族药物的品种认定带来了比较复杂的考量。特别是土家医药是没有本民族文字记载的民族传统医药。而土家族聚居的黔、湘、川（渝）、鄂四省市边区，又是山高谷深、溪河纵横，所以交通不便，信息不灵，生存生活条件各异，这就需要我们从事民族医药调查研究的同志必须做广泛深入细致的调研工作。要从历史源流深处、民族文化特点、变迁发展现实、地域、语言差异和历史文献资料考证，并多角度进行比较考量。再用土家族医药理论和现代动、植、矿物学分类学理论对土家族药物进行准确的定名和定种。从而使土家族药物品种名称定位准确、说理充分、结论公允，并为大多数土家民间医认同，使现代土家医统一。根据我们二十多年深入黔、湘、渝、鄂对土家族医药的调查研究，我们认为，在土家族地区流传的《土王真药本草》记载的“七十二参、七十二七、七十二莲、三十六风、三十六还阳、三十六蜈蚣、三十六血”是土家族药物品种的原生态基础。所以我们认为，原始土家族药物品种应为360种，后随着土药汉化、汉药土化的融会变迁和发展，土家族药物品种名称发生了深刻的变化，现土家族药物品种数量也逐渐增多达800多种。根据黔、湘、川（渝）、鄂民族医药工作者近些年对土家族药物的调查研究资料表明，土家族药物品种的同名异物、同物异名现象已明显的表现出来，然而，土家族医药的精髓是指原生态土家族医学理论、药物学理论和土家族用药经验，土家族药物品种是土家族药物学理论的基础。所以弄清土家族药物品种的真伪优劣，完善土家族药物品种标准，是土家族药物研究的一项十分重要的基础课题。通过多角度比较和考量，我们下面把土家族药物按植物药、动物药、矿物药进行分类。而植物药又分为土家传统珍稀神奇类药物；土家传统参、七类药物；土家传统莲、风类药物；土家传统血、蜈蚣、还阳类药物；土汉演化植物类药物五个类型。这既体现土家族药物的原生态特色，又遵循了现代中草药按植、动、矿物分类系统的科学分类方法，这将使土家族常用药物品种定名、定种科学规范。它将对指导土家族医学临床、开发土家族新药起到积极的推动作用，使土家族医药尽快步入我国中药现代化、科技产业化，为振兴我国传统民族医药作出积极的贡献。

第四节　土家族常用植物药

一、土家珍稀神奇类药物

神　参

【别名】白三七、蜈蚣七、竹节人参、竹节三七。

【来源】五加科植物竹节参 *Panax japonicaus* C. A. Mey. 的根茎。

【植物形态】多年生草本，高 50 ~ 80cm，或更高。根茎横卧，呈竹鞭状，肉质肥厚，白色，结节间具凹陷茎痕。叶为掌状复叶，3 ~ 5 枚轮生于茎顶；叶柄长 8 ~ 11cm；小叶通常 5，叶片膜质，倒卵状椭圆形至长圆状椭圆形，长 5 ~ 18cm，宽 2 ~ 6.5cm，先端渐尖，稀长尖，基部楔形至近圆形，边缘具细锯齿或重锯齿，上面叶脉无毛或疏生刚毛，下面无毛或疏生密毛。伞形花序单生于茎顶，有花 50 ~ 80 朵或更多，总花梗长 12 ~ 20cm，无毛或有疏短柔毛；花小，淡绿色，小花梗长约 10mm；花萼绿色，先端 5 齿，齿三角状卵形；花瓣 5，长卵形，覆瓦状排列；雄蕊 5，花丝较花瓣短；子房下位，2 ~ 5 室，花柱 2 ~ 5，中部以下连合，上部分离，果时外弯。核果状浆果，球形，成熟时红色，直径 5 ~ 7mm；种子 2 ~ 5，白色，三角状长卵形，长约 4.5mm。

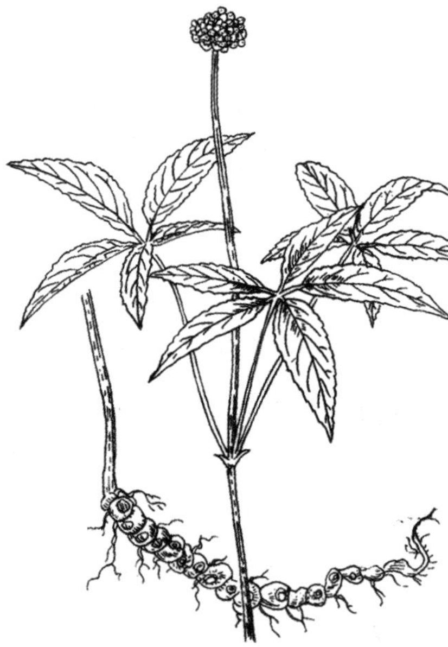

图1　神参（竹节参）

Panax japonicaus C. A. Mey.

生于海拔 1800 ~ 2600m 的山谷阔叶林中，分布于黔、湘、川（渝）、鄂及陕西、甘肃、安徽、浙江、江西、福建、河南、广西、西藏等省区。

【药性及功能】性温，味苦甘。赶气活血，止痛止咳，强元补元，补气补血。

【单验方】

1. 治痨伤虚弱：神参（竹节参）30g，雪见七（雪里见）6g，羊角七（淫羊藿）30g，与蜂蜜炒后泡酒服。

2. 治疗血虚头晕：神参10g，海椒七、神麻各30g，共研细粉，每次用10g，蒸鸡蛋一个，每天早晨吃一次。

3. 治疗跌打损伤：神参、算盘七、麻布七、药王七各9g，八棱麻6g，水煎或泡酒服。

【化学成分】含竹节人参皂甙Ⅲ、Ⅳ、Ⅴ，伪人参皂甙 F_{11} 等。

【药理作用】1. 抗炎作用。2. 延缓衰老作用。3. 降血糖作用。4. 毒性。

神　麻

【别名】赤箭、山萝卜、风灵草。

【来源】兰科植物天麻 *Gastrodia elata* Bl. 的根茎。

【植物形态】腐生，高30～150cm。块茎椭圆形或卵圆形，横生，肉质。茎黄褐色，节上具鞘状鳞片。总状花序长5～20cm；花苞片膜质，披针形，长约1cm；花淡绿黄色或肉黄色，萼片与花瓣合生成斜筒，长1cm，直径6～7mm，口偏斜，顶端5裂，裂片三角形，钝头；唇瓣白色，3裂，长约5mm，中裂片舌状，具乳突，边缘不整齐，上部反曲，基部贴生于花被筒内壁上，有一对肉质突起，侧裂片耳状；合蕊柱长5～6mm，顶端具2个小的附属物；子房倒卵形，子房柄扭转。

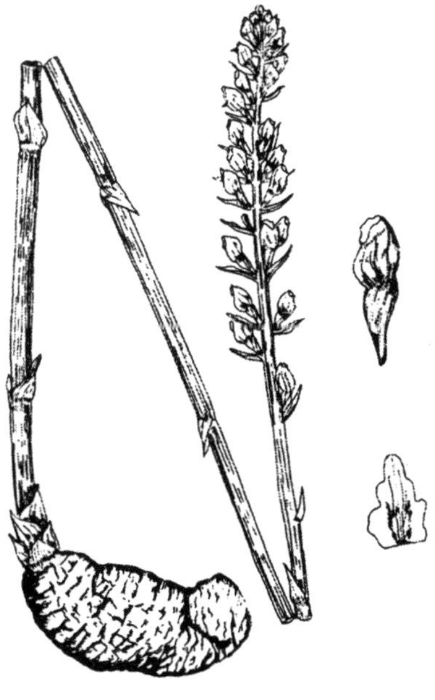

图2　神麻（天麻）
Gastrodia elata Bl.

生于灌木林、青杠林或竹林下及腐殖质的肥沃土壤。分布于黔、湘、川（渝）、鄂及吉林、辽宁、河北、陕西、河南、云南等省区。

【药性及功能】性平，味甘，微苦。赶风镇惊，强元补气。

【土家族用药经验】治疗小儿惊风，头晕头昏，元气虚弱等。

【单验方】

1. 治疗小儿高热惊厥：神麻、全蝎各3g，桑叶9g，菊花6g，金钩莲12g，水煎服。

2. 治疗头晕：神麻、天花粉、木通、防风各10g，水煎服。

3. 治疗伤风头痛：神麻9g，抚芎七15g，山羊角30g，水煎兑酒服。

【化学成分】含天麻甙、对－羟基苯甲醇、香草醇、枸橼酸、枸橼酸甲酯、琥珀酸、棕榈酸、β－谷甾醇胡萝卜甙、蔗糖。

【药理作用】1. 镇静，镇痛，抗惊厥作用。2. 降压，加快血溶作用。

神　草

【别名】红灵芝、木灵芝、灵芝草。

【来源】多孔菌科植物（树枝样）灵芝 *Ganoderma lucidum*（Leyss. ex Fr.）Karst 的子实体。

【植物形态】担子果一年生，菌盖木栓质，有柄，半圆形至肾形，罕近圆形，高及宽达20cm；柄长，侧生，惟菌盖皮壳黄色至红褐色，菌柄紫褐色，有光泽，表面有环状棱纹和辐射状皱纹；菌肉近白色至淡褐色；菌管硬，管口初期白色，后期褐色。孢子褐色，卵形，内壁具显著小疣。

生于栎及其它阔叶树的木桩旁。分布于黔、湘、川（渝）、鄂及河北、山东、山西、江苏、云南、广西、广东等省区。

【药性及功能】性温，味甘苦。补益三元，疏肝强体，止咳祛痰。

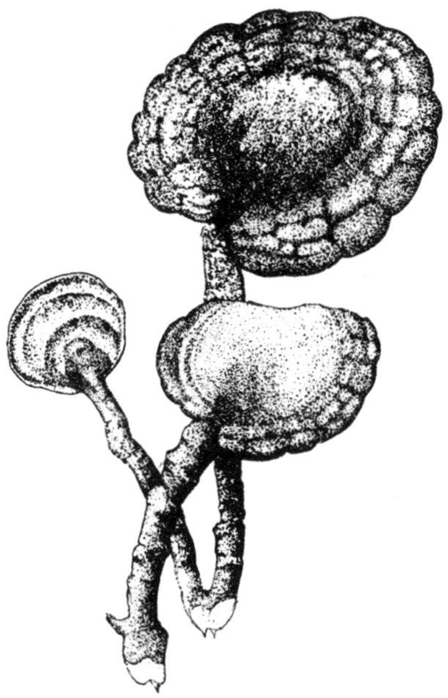

图3　神草（灵芝）

Ganoderma lucidum（Leyss. ex Fr.）Karst

【土家族用药经验】治疗慢性支气管炎，肝炎，神经衰弱，延年益寿等。

【单验方】

1. 治疗慢性支气管炎：神草10g，老鹳草10g，水煎服。

2. 治疗肝炎：神草10g，茵陈15g，厚朴10g，草决明10g，虎杖20g，水煎服。

3. 治疗神经衰弱：神草、神麻各2～5g，水煎或为末，一日二次分服。

【化学成分】含有氨基酸、糖类、三萜类成分等。

【药理作用】1. 对中枢神经系统作用。2. 对心血管系统的作用。3. 抗血小板聚集及抗血栓作用。4. 对呼吸系统等多种作用。

神　香

【别名】排香草、鸡眼草、灵陵香、灵香草。

【来源】报春花科植物细梗香草 *Lysimachia capillipes* Hemls. 的全草。

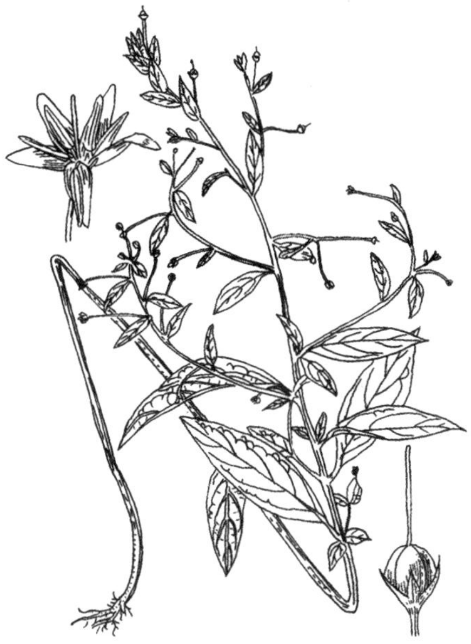

图4　神香（细梗香草）
Lysimachia capillipes Hemls.

【植物形态】一年生草本，高 40～60cm。全株平滑无毛，有香气。茎通常2至多条簇生，直立，革质，有四棱或狭翅。叶互生；叶柄长2～8mm；叶片卵圆形至卵状披针形，长1.5～3.5cm，宽1～2cm，先端锐尖，基部圆钝，两侧稍不对称，边缘全缘或微趋成波状、无毛。花单生腋下；花梗纤细，丝状，长1.5～3.5cm；花萼5深裂，长2～4mm，深裂近达基部，裂片卵形或披针形，先端渐尖；花冠黄色，长1.8～3mm，先端稍钝；花丝5枚，基部与花冠合生约0.5mm，分离部分明显，长1.25mm，花药长3.5～4mm，顶孔开裂，花柱丝状，稍长于雄蕊。蒴果球形，直径2mm。种子多数，细小，多角形。花期6～7月，果期8～10月。

生于海拔300～2000m山谷林下和溪边。分布于黔、湘、川（渝）、鄂及河南、广东等省区。

【药性及功能】性平，味甘。赶风赶湿，赶气行血，调经止痛，止咳止嗽。

【土家族用药经验】治疗感冒，风湿疼痛，月经不调等。

【单验方】

1. 治疗感冒咳嗽：神香、水白前、一包崽（百部）各10～15g，水煎服。

2. 治疗经闭：神香、血当归、芍药莲各9g，水煎服。

3. 治疗胃痛：神香、铁马鞭各9g，芭蕉果6g，木香3g，生姜3片，水煎服。

4. 治疗疔疮：神草、雪见七、黄瓜香适量，捣烂外敷。

5. 治风湿关节炎：神香 30g，红活麻、白活麻、五花血藤、木防己各 15g，水煎服或泡酒服。

【药理作用】本品具有抗流感病毒以及解热作用。

神　苏

【别名】竹荪、竹参。

【来源】鬼笔科真菌竹荪 *Dictyophora Indusata*（Vent. ex Pers）的子实体。

【植物形态】菌蕾球形至倒卵形，污白色，具包被，成熟时包被开裂，柄伸长外露，包被遗留柄基部形成菌托。成熟的子实体高 12～20cm。菌托白色，直径 3～5.5cm。菌柄白色，中空，基部粗 2～3cm，向上渐细，壁海绵状，菌盖钟形，高宽各 3～5cm，有明显网格，顶端平，具穿孔，上有暗绿色、微臭的黏性孢体。菌裙白色，从菌盖下垂达 10cm 以上，具多角形网眼，直径 0.5～1cm。孢子光滑，椭圆形。

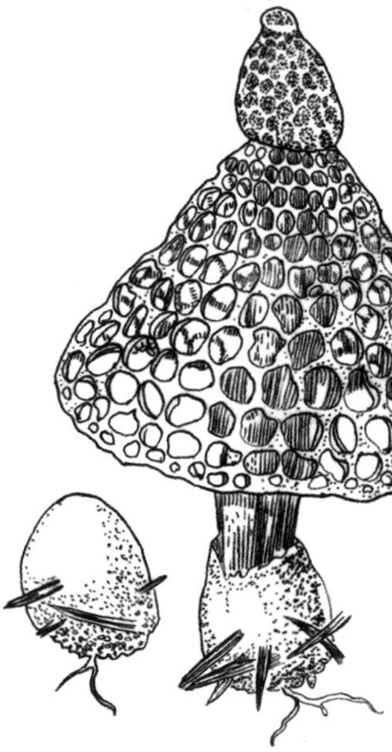

图 5　神苏（竹荪）

Dictyophora Indusata（Vent. ex Pers）

生于竹林或阔叶林下，枯枝落叶多、腐殖质的厚层土中，也兼生于腐木上。夏、秋季单生或群生。分布于华南、西南及江苏、安徽、江西、福建、台湾等地。

【药性及功能】性凉，微甘，微苦。补元养阴，润肺止咳，赶湿清热。

【土家族用药经验】治肺虚咳嗽，痢疾，高血压，高脂肪等。

【单验方】

1. 治肺痨：神苏 20g，竹笋 20g，白气参（南沙参）20g，白奶参（桔梗）20g，一包崽（百部）20g，炖团鱼 1 斤左右。肉汤与神苏、竹笋全服，一天服完。连服三天，隔一星期后再服一次。

2. 治贫血：神苏 20g，竹节人参 20g，当归 20g，炖 1 斤左右的小公鸡，竹荪与竹节人参肉汤全服，一天服完，连服三天，隔一星期后再服一次。

【化学成分】含有苏氨酸、缬氨酸、蛋氨酸、苯丙氨酸等成分。

【药理作用】1. 抗癌作用。2. 促进有丝分裂作用。

神 仲

【别名】木棉、扯丝皮、丝绵皮。

【来源】杜仲科植物杜仲 *Eucommia ulmoides* Oliv. 的树皮。

【植物形态】落叶乔木，高达 20m。树皮灰色，折断有银白细丝。叶椭圆形，长 7 ~ 15cm，宽 4 ~ 6cm，先端渐尖，基部楔形，边缘有锯齿，下面脉上有毛。花单性，雌雄异株，无花被，同或先叶开放，生小枝基部；雄花具短柄，雄蕊 6 ~ 10，花药条形；雌花具短梗，有一裸露的子房，顶端有 2 叉状花柱，胚珠 2。翅果狭椭圆形而扁，先端下凹，有种子 1 粒。

生于山林或栽培。分布于黔、湘、川（渝）、鄂地区；在长江中游及南部各省区也有，目前各地均有栽培。

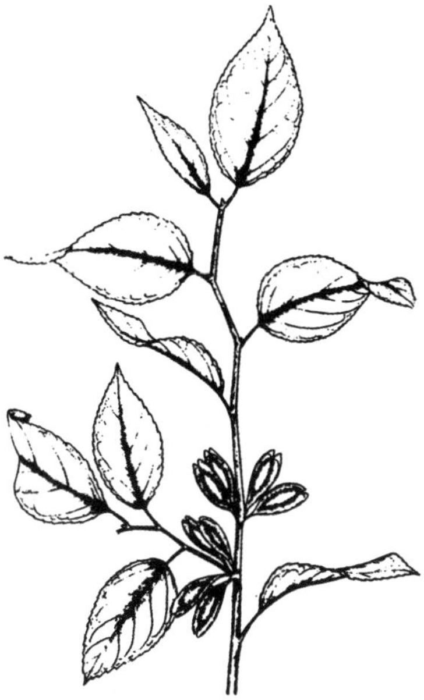

图 6　神仲（杜仲）
Eucommia ulmoides Oliv.

【药性及功能】性温，味甘微辛。补肝肾元气，强腰膝，安胎。

【土家族用药经验】治疗骨折，高血压，妊娠胎动不安、腰痛欲坠等。

【单验方】

1. 治疗骨折：神仲 20g，铜绿 20g，红花 10g，白芷 15g，共为末，加酒糟捣匀外敷。

2. 治疗高血压：神仲 15g，蜂科莲 15g，草决明 10g，海藻 10g，水煎代茶饮。

3. 治疗妊娠胎动不安、腰痛欲坠：神仲 12g，续断 12g，桑寄生 10g，苏梗 10g，大枣 10 枚，水煎服。

【化学成分】含多种木脂素及其甙类成分、醚萜类成分、三萜成分、氨基酸、杜仲胶等。

【药理作用】1. 降血压作用。2. 对垂体 – 肾上腺皮质系统有兴奋作用。3. 对子宫有兴奋作用。4. 利尿作用。

神　树

【别名】白果树、公孙树。

【来源】银杏科植物银杏 *Ginkgo biloba* L. 的叶及种仁。

【植物形态】落叶乔木，高达40m。树干直立，枝分长短枝。叶在长枝上螺旋状散生，在短枝上簇生，叶片扇形，长4～8cm，宽6～10cm，先端波状，有2浅裂，基部楔形，有多数2叉状并列的细脉；有长柄，雌雄异株；雄花生于短枝叶腋或苞腋，雄球花成柔荑花序状，雄蕊多数；雌球花有长梗，梗端2叉，球座生于叉端，每球座生1胚珠，仅1个发育成种子。种子核果状，近球形，外种皮肉质，熟时淡黄色有白粉；中果皮骨质，白色；内果皮膜质；胚乳丰富。

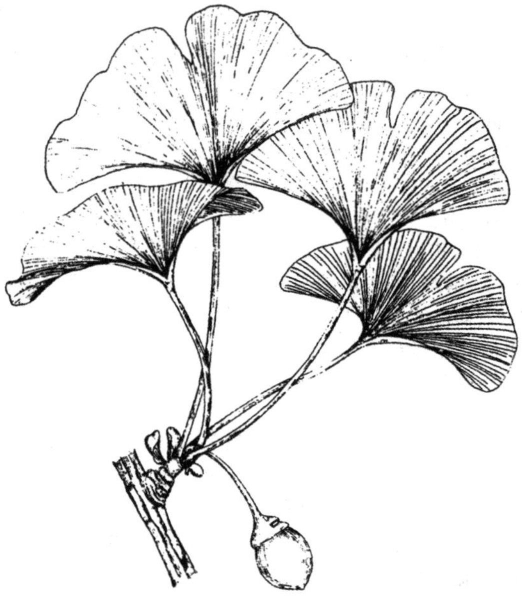

图7　神树（银杏）

Ginkgo biloba L.

全国大部分地区有栽培。

【药性及功能】性平，味甘，微苦，有毒。止咳定喘，润肺补气，活血止带。

【土家族用药经验】治疗肺结核，小儿腹泻，赤白带下等。

【单验方】

1. 治疗肺结核：神树果（嫩），浸入菜油中100天后，每次服1个，一日三次，连服30～100天。

2. 治疗小儿腹泻：神树果2个，鸡蛋2个，白果去皮研末，将鸡蛋钻孔后放入，烧熟吃。

3. 治疗赤白带下头晕目眩：神树果、莲肉、五谷米各15g，共为末，乌骨鸡1只（去内脏加入药末），烧熟食。

【化学成分】含黄酮类化合物、醇、酚、醛、酮类、水溶性多糖等成分。

【药理作用】1. 保护脑细胞作用。2. 对中枢神经的保护作用。3. 保护缺血心肌和血管壁。4. 清除自由基、抗脂质过氧化作用。5. 降血脂作用。6. 抑制血小板功能。

神 木

【别名】黄杨、千年矮、乌龙木、山黄杨。

【来源】黄杨科植物黄杨 *Buxus sinica*（Rehd. Et Wils.）M. Cheng。

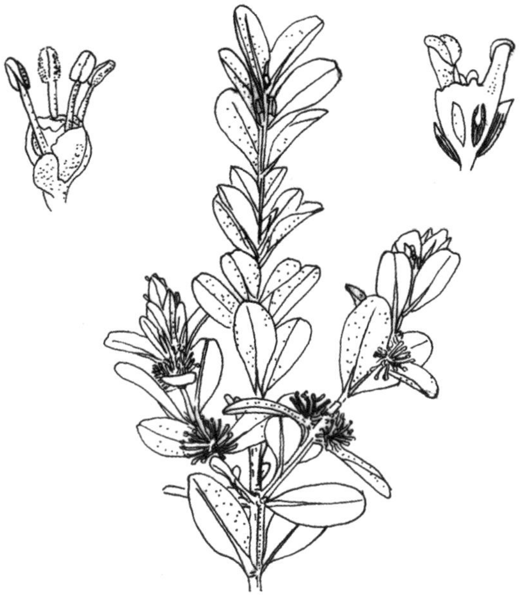

图8 神木（黄杨）

Buxus sinica（Rehd. Et Wils.）M. Cheng

【植物形态】常绿灌木或小乔木，高1～6m。树皮灰色，栓皮成有规则的剥裂；枝圆柱形，有纵棱，灰白色，小枝四棱形，被短柔毛或外方相对两侧面无毛，节间长0.5～2cm。叶对生；叶柄长1～2mm，上面被毛；叶片革质，阔椭圆形、阔倒卵形、卵状椭圆形或长圆形，通常中部以上较宽，先端圆或钝，基部圆或楔形，长1～3cm，宽0.8～2cm，叶面光滑，下半段常有微细毛，侧脉明显，中脉上常密被白色短线状钟乳体。穗状花序腋生，单性，雌雄同株，花密集，花序轴被毛；苞片阔卵形，长2～2.5mm，背部多少有毛；雄花约10朵，无花梗，外萼片卵状椭圆形，内萼片近圆形，长2.5～3mm，无毛，雄蕊连花药长达4mm，不育雌蕊有棒状柄，末部膨大，高2mm左右；雌花多存于花序上部，萼片6，排成2列，长达3mm，花柱3，子房3室，子房较花柱稍长，无毛，柱头粗厚，倒心形，下延达花柱中部。蒴果近球形，长6～10mm，宿存花柱长2～3mm，由3心皮组成，沿室背3瓣裂，成熟时黑色，径约1cm。花期3～4月，果期5～7月。

生于海拔1200～2600m的山谷、林下，现可栽培作观赏用。分布于华东、中南及陕西、甘肃、四川、贵州等地。

【药性及功能】性平，味苦。赶风赶湿，理气止痛。

【土家族用药经验】主治风湿痹痛，胸腹气胀，疝气疼痛，跌打损伤。

【单验方】

1. 治跌打损伤：神木干枝叶30g，血三七、百棒七各15g，嫩竹叶、厚朴各9～15g。水煎，早、晚空腹服。

2. 神木，做土王魔球按摩器，治各种疾病。

3. 治痈疮肿毒：鲜黄杨叶、半截烂、黄瓜香各适量捣泥敷患处。

4. 治牙痛：黄杨叶、白芷各10g，煎水服。

【化学成分】含有常绿黄杨碱D、C，环原黄杨碱A、C等成分。

二、土家常用参、七类药物

土人参

【别名】土高丽参、土洋参、瓦参。

【来源】马齿苋科植物栌兰 *Talinum paniculatum*（Jacq.）Gaertn 的根。

【植物形态】一年生肉质草本，全株光滑无毛，高20～30cm，茎圆柱形，平卧或斜向上，由基部分歧四散，向阳面常带淡褐红色或紫色，叶互生或对生，叶柄极短，叶片肥厚肉质，倒卵形或匙形，长1～3cm，宽5～14mm，先端钝圆，有时微缺，基部阔楔形，全缘，上面深绿色，下面暗红色。

生于田野、荒地及路旁。全国遍布。

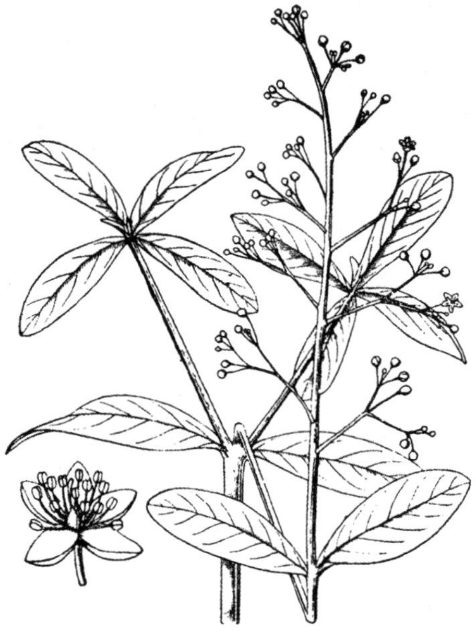

图9　土人参（栌兰）

Talinum paniculatum（Jacq.）Gaertn

【药性及功能】性平，味甘。补益三元，润肺生津，健脾止泻，止咳调经。

【土家族药用经验】治疗脾虚，劳伤，泄泻，肺痨咳嗽，潮热盗汗，自汗，月经不调，带下，乳汁稀少。

【单验方】

1. 治疗咳血、血崩：土人参根、止血珠、血当归各10～15g，水煎兑冰糖服。

2. 治疗小儿脾虚泄泻：土人参150g，茅菊参、粳米各60g（炒焦碾细），蜜为丸，每次6g，早晚空腹，开水送服。

3. 治疗劳伤咳喘：土人参、岩白菜各适量，炖鸡服。

4. 治疗虚痨咳嗽：土人参、隔山消、白奶参、冰糖各适量，炖鸡服。

【化学成分】含去甲肾上腺素、多巴胺、甜菜素、草酸、糖类等。

【药理作用】1. 收缩子宫作用。2. 肌肉松弛作用。3. 抗菌作用。4. 加强心肌收缩作用。

土党参

【别名】羊乳、柴党、金钱豹、野党参。

【来源】桔梗科植物大花金钱豹 *Campanumoea javanica* Bl. 与金钱豹 *Campanumoea javanica* Bl. subsp. japonica （Makino） Honq 的根。

【植物形态】草质缠绕藤本，主根肥大，肉质，圆柱形。茎无毛，多分枝。叶对生或互生，椭圆形，长 2 ~ 7cm，宽 1 ~ 5cm，先端尖，基部心形，边缘有浅钝齿。花单生叶腋；花萼 5 裂，基部稍联合，裂片三角状披针形；花冠钟形，淡黄绿色，有紫色条纹，裂片 5，先端向外反卷；雄蕊 5，花丝基部变宽；雌蕊 1，子房 4 ~ 5 房室，柱头球形。浆果近球形，黑紫色。

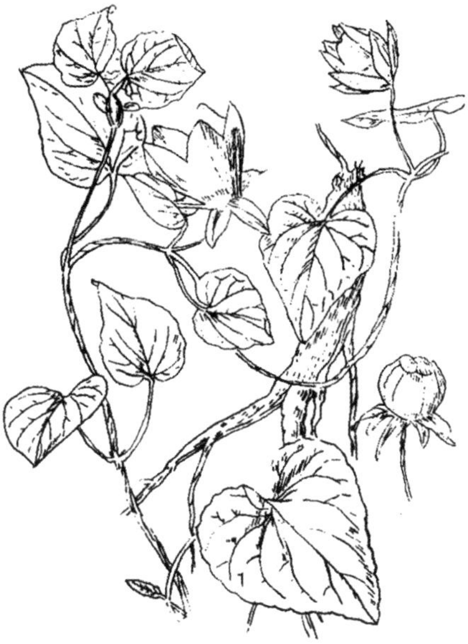

图 10　土党参（大花金钱豹）

Campanumoea javanica Bl.

生于山坡草地、灌丛中。分布于我国南部和西部各省区。

【药性及功能】性平，味甘。补中健脾，润肺生津。

【土家族用药经验】治疗气虚乏力，脾虚腹泻，肺虚咳喘，少乳。

【单验方】

1. 治疗肺虚痨嗽：土党参、岩百合、尖贝、一包崽（百部）、莲米、甜杏仁各适量，炖五花肉服。

2. 治疗白带：土党参、白背叶根各 15g，乌贼骨 24g，刺苋菜根 30g，水煎服，每日一剂，分三次服。

3. 治疗小儿疳积：土党参 15g，仙茅参 15g，猪瘦肉炖服。

双肾参

【别名】天鹅抱蛋、疝气草、双肾草。

【来源】兰科植物落地金线 *Habenaria citchinsonii* Reichb. f 与长距玉凤花 *Habenariadavidii. Franch.* 的块茎。

【植物形态】多年生草本，高 12 ~ 33cm。块茎长圆形或椭圆形，肉质长 1 ~ 2cm。叶 2 枚，近对生于近基部，绿色，圆形或卵圆形，长 2.5 ~ 5cm，宽

2～4.5 cm，先端急尖。花葶圆柱形，被孔突状柔毛；总花序具数朵密集的花；花较大，绿色或黄色；花苞片卵状披针形，短于或及长于子房；中片卵形，直立、舟状，长约3mm，侧萼片反折，卵状长圆形，长约3.5mm；花瓣舌状，披针形，直立，与中萼片等长，但较狭窄，与中萼片相靠合成兜；唇瓣3浅裂，裂片线形，侧裂片向后反折，长约9mm，比中裂片长而狭；距下垂细圆筒状，近末端稍膨大，钝前弯；柱头突起2；子房纺锤形，扭曲，被乳突状柔毛，连花梗长9～10mm。

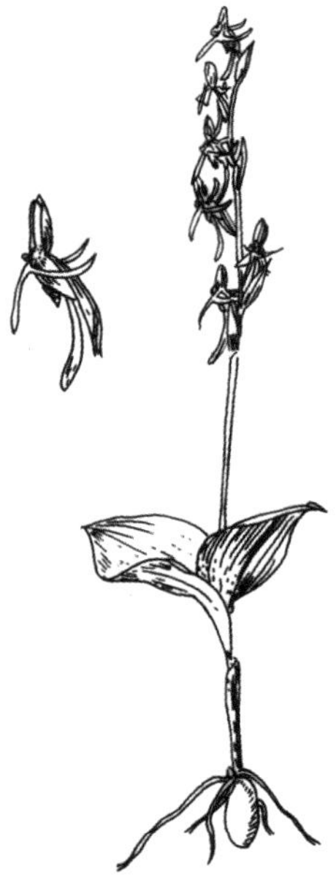

图11　双肾参（落地金钱）

Habenaria citchinsonii Reichb. f

生于海拔2850～4200m的山坡灌丛下和河谷草地。分布于黔、湘、川（渝）、鄂及西藏等地。

【药性及功能】性平，味甘，微苦。滋补肝肾，赶水解毒。

【土家族用药经验】治疗肾虚腰痛，阳痿，尿路感染，胃痛，肺痨咳嗽。

【单验方】

1. 治疗疝气：双肾参1.5～3g，水煎服。

2. 治疗痈疽疔毒：双肾参全草适量，甜酒少许，共捣烂外敷患处。

3. 治疗毒蛇咬伤：双肾参磨水内服，另取鲜品，捣烂外敷。

4. 尿路感染：双肾参茎叶15g，水煎服。

玉竹参

【别名】百解药、竹七根、尾参。

【来源】百合科植物玉竹 *Polygonatum odoratum*（Mill.）Druce的根茎。

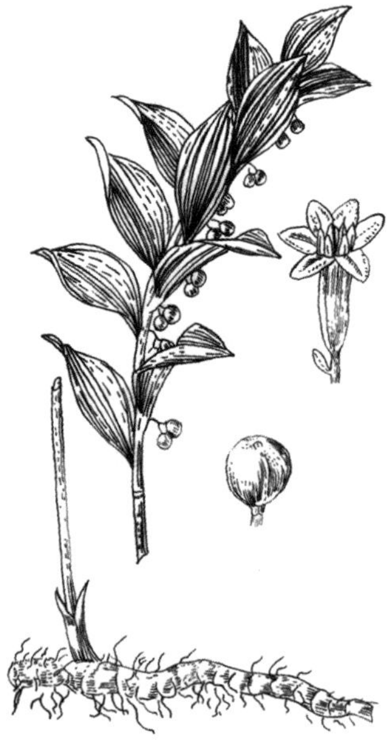

图12　玉竹参（玉竹）

Polygonatum odoratum（Mill.）Druce

【植物形态】多年生草本。根茎横走，肉质黄白色，密生多数须根。茎单一，高20～60cm。具7～12叶。叶互生，无柄；叶片椭圆形至卵状长圆形，长5～12cm，宽2～3cm，先端渐尖，基部楔形，上面绿色，下面灰白色；叶脉隆起，平滑或具乳头状突起。花腋生，通常1～3朵簇生，总花梗长1～1.5cm，无苞片或有线状披针形苞片；花被筒状，全长13～20mm，黄绿色至白色，先端6裂，裂片卵圆形，长约3mm，常带绿色；雄蕊6，着生于花被筒的中部，花丝丝状，近平滑至具乳头状突起；子房长3～4mm，花柱长10～14mm。浆果球形，直径7～10mm，熟时蓝黑色。

生于林下及山坡阴湿处。分布于黔、湘、川（渝）、鄂地区，在陕西、青海、河南等省区也产。

【药性及功能】性平，味甘。补肺脾元气，生津止渴、润肺止咳。

【土家族用药经验】治疗虚劳，虚热，慢性咳嗽，虚喘。

【单验方】

1. 治疗肺热伤阴、咽干口燥：玉竹参、白气参（南沙参）各12g，甘草6g，水煎服。

2. 治疗目赤涩痛：玉竹参、赤芍、当归、黄连各等分，水煎煮洗。

3. 治疗胃热口干：玉竹参、生石膏各15g，多儿参、白气参各9g，水煎服。

【化学成分】含玉竹黏多糖，玉竹果聚糖A、B、C、D，黄精螺甾醇POa、黄精呋甾醇甙等成分。

【药理作用】1. 降血脂作用。2. 对免疫功能的影响。3. 其他作用。4. 毒性。

白奶参

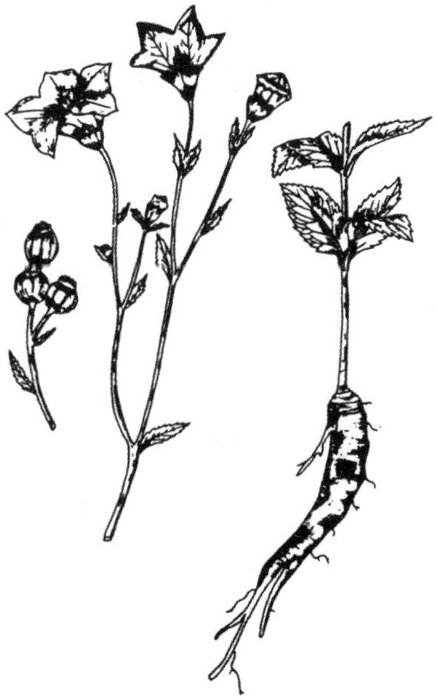

图13　白奶参（桔梗）

Platycodon grandiflorym（Jacq.）A. DC.

【别名】小人号、四叶菜、包伏花。

【来源】桔梗科植物桔梗 *Platycodon grandiflorym*（Jacq.）A. DC. 的根。

【植物形态】多年生草本，有白色乳汁。根胡萝卜形，长达20cm，皮黄褐色。茎高达120cm，无毛，通常不分枝或少分枝，叶3枚轮生、对生或互生，无柄或有极短柄；叶片卵形至披针形，顶端尖锐，基部宽楔形，边缘有尖锯齿，下面被白粉。花1至数朵生茎或分枝顶端；花萼无毛，有白粉，裂片5，三角形至狭三角形；花冠蓝紫色，宽钟状，无毛，5浅裂；雄蕊5，花丝基部变宽，内面有短柔毛。蒴果倒卵圆形，顶部5

瓣裂。

生于山坡草地或林边。全国各地均产。

【药性及功能】性平，味甘、微苦。补肺元气，润肺生津，止咳排脓。

【土家族用药经验】治疗肺痈，咽喉肿痛，肺热咳嗽等。

【单验方】

1. 治疗咽痛音哑：白奶参、玄参、多儿参、银花各9g，甘草6g，水煎服。

2. 治疗扁桃体炎：白奶参、玄参、葫豆莲、多儿参、八爪金龙各9g，水煎服。

3. 治疗感冒咳嗽：白奶参、薄荷、甘草、生姜各6g，梅子米、荆芥、牛蒡子各9g，水煎服。

4. 治疗胃十二指肠溃疡、慢性胃炎：枯矾、乌贼骨、玄胡、白奶参、贝母、一点血，各10g，水煎服。

【化学成分】根含桔梗皂甙A、C、D_1、D_2、D_3；去芹菜糖基桔梗皂甙D、D_3，Z－O－Z酰基桔便皂甙D_2等18种三萜皂甙；还含桔便皂甙元、酸等。

【药理作用】1. 祛痰与镇咳作用。2. 抗炎作用。3. 抗溃疡用。4. 降血糖作用。

白党参

【别名】辽参、上党、黄参。

【来源】桔梗科植物党参 *Codonopsis pilosulla*（Franch）Nannf. 的根。

【植物形态】多年生草本。根长圆柱形，顶端有一膨大的根头，外皮乳黄色。茎缠绕，长而多分枝，下部疏被白色粗糙硬毛，下部光华。叶对生或互生；叶片卵形，先端钝，基部截形。花单生，花梗细；花萼绿色，裂片5，长圆披针形，蒴果圆锥形，有宿存花萼。种子小，卵形，褐色有光泽。花期8～10月，果期9～10月。

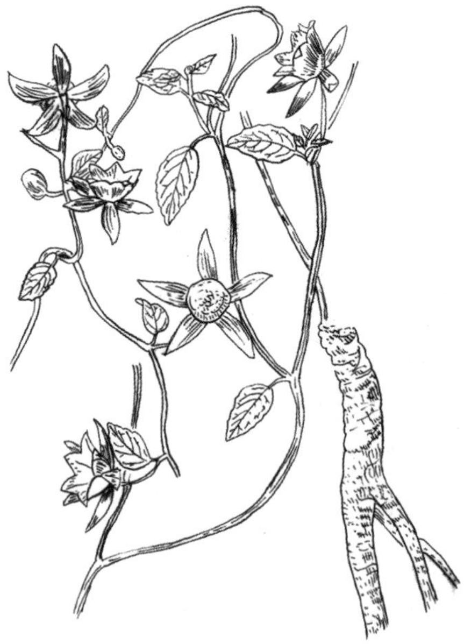

图14　白党参（党参）
Codonopsis pilosulla（Franch）Nannf.

生于山地灌木丛中及林缘。分布于黔、湘、川（渝）、鄂地区及中南、华南、华东等省区。

【药性及功能】性平，味甘。补上中二阳元气，健脾健胃，益气生津。

【土家族用药经验】治疗脾胃虚弱、食少便溏，心悸自汗，脱肛，子宫脱垂等。

【单验方】

1. 治疗脾胃虚弱，食少便溏：白党参、茯苓、茅菊参各9g，水煎服。

2. 治疗肺虚气喘：白党参、多儿参各15g，五味子6g，水煎服。

3. 治疗子宫脱垂：白党参、黄芪各25g，茅菊12g，升麻、柴胡、血当归各9g，陈皮、甘草各6g，枳壳、益母莲、八宝莲各30g，水煎服。外用蛇床子、枳壳、益母莲，水煎洗，若糜烂加黄柏。

【化学成分】本品根中大部分是糖类及少量甙类。

【药理作用】本品能增强机体应急能力，提高机体免疫力，延缓衰老以及抗溃疡、抗肿瘤等。

仙茅参

【别名】独茅根、茅爪子、千年棕。

【来源】石蒜科植物仙茅 *Curculigo orchidoides* Gaertn. 的根茎。

【植物形态】多年生草本。根茎近圆柱状直生，直径约1cm，长可达30cm，外皮褐色；须根常丛生，肉质，具环状横纹，长可达6cm。地上茎不明显。叶基生；叶片线形，线状披针形或披针形，长10～45cm，宽5～25mm，先端长渐尖，基部下延成柄，叶脉明显，两面散生疏柔毛或无毛。花茎甚短，长6～7cm，大部分隐藏于鞘状叶柄基部之内亦被毛；苞片披针形，长2.5～5cm，膜质，具缘毛；总状花序多少呈伞房状，通常具4～6朵花；花黄色，直径约1cm，下部花筒线形，上部6裂，裂片披针形，长8～12mm，宽2.5～3mm，外轮的背面有时散生长柔毛；雄蕊6，长约为花被裂片的1/2，花丝长1.5～2.5mm，花药长2～4mm；柱头3裂，分裂部分较花柱为长，子房狭长，先端具长喙，连喙长达7.5mm，被疏毛。浆果

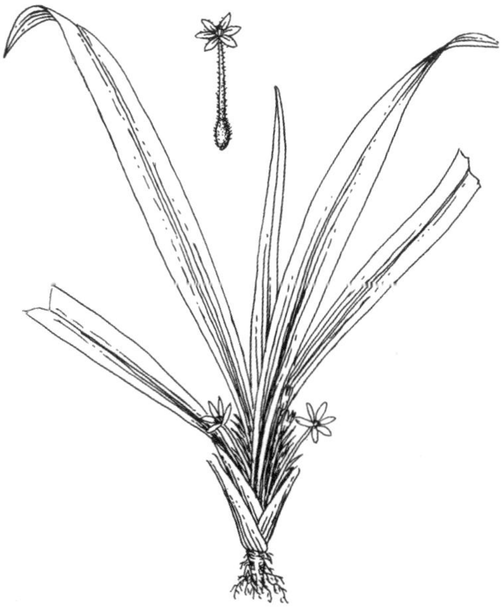

图15 仙茅参（仙茅）
Curculigo orchidoides Gaertn.

近纺锤状，长1.2～1.5cm，宽约6mm。先端有长喙。种子亮黑色，表面具纵凸纹，有喙。

生于林下草地或荒坡上。分布于黔、湘、川（渝）、鄂及江苏、浙江、江西、福建、台湾、广东、广西、云南等省区。

【药性及功能】性温，味辛，有毒。补肝肾阳气，赶气止痛。

【土家族用药经验】治疗痨损虚弱，腰膝酸软无力，阳虚等。

【单验方】

1. 治疗无名肿毒：仙茅参鲜药适量，捣烂外敷。

2. 治疗毒蛇咬伤：仙茅参15g，半边莲30g，水酒各半煎服。

3. 治疗慢性肾炎，肾虚腰痛，阳痿：仙茅参5～10g，水煎服。

4. 治疗阳痿：仙茅参6g，淫羊藿15g，枸杞子、菟丝子各9g，水煎服。

【化学成分】含仙茅甙A、B，地衣二醇葡萄糖甙、仙茅素、石蒜碱、环木菠萝烯醇、豆甾醇等成分。

【药理作用】1. 镇静、抗惊厥作用。2. 抗炎作用。3. 雄性激素样作用。4. 适应原样作用。5. 对免疫功能的影响。6. 对下丘脑－垂体－性腺轴功能的作用。7. 对红细胞膜 Na^+-K^+-ATP 酶活性的作用。8. 抗菌作用。

多儿参

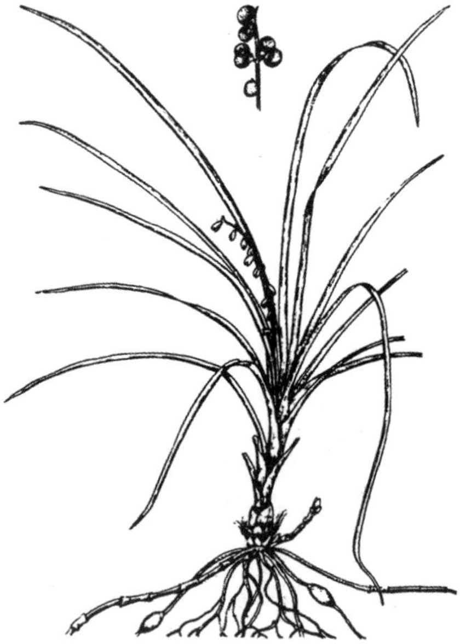

图16　多儿参（麦冬）

Ophiopogon japonicus（L. f.）Ker. －Gawl.

【别名】寸冬、野猫珠、韭莱多儿母。

【来源】百合科植物麦冬 *Ophiopogon japonicus*（L. f.）Ker. －Gawl. 的块根。

【植物形态】多年生草本，高15～40cm。须根常膨大成肉质块根。叶丛生，窄线形，长15～40cm，宽2～4mm，先端锐尖，基部狭；叶柄鞘状。花葶长达30cm；总状花序，有8～10朵花，1～2朵生于苞片腋内；花梗长，关节位于中部以上；花被片6，白色或淡紫色；雄蕊6，花丝短，花药三角状；花柱粗，向上渐狭，顶端钝，子房3室。浆果球状，成熟时深绿色或蓝色。

生于坡林下较阴湿处。分布于黔、湘、川（渝）、鄂地区，江苏、浙江、江西、福建、台湾、广东、广西、云南等省区。

【药性及功能】性凉，味甘、微苦。补肺元气，润肺生津，止咳平喘。

【土家族用药经验】治疗结石，肺阴虚，咳喘等症。

【单验方】

1. 治疗小儿夏季热：取野猫珠 15g，盐橄榄 12 枚，田蛙（亦名田鸡）1 只。先将田蛙洗净去肠杂，纳入多儿参、盐橄榄于田蛙腹中，外以针线缝牢，加水适量炖汤服，日服 1～2 剂。病程长，体质虚弱者加西洋参炖服；口渴引饮甚者，可用鲜丝瓜皮、大枣煎作饮料。

2. 治疗咳嗽，咽痛，声哑：多儿参、百儿莲各 500g，蜂蜜 250g，熬膏，每次 9～15ml，温开水送服。

3. 治疗肺胃伤阴：多儿参 12g，半夏、人参、粳米、大枣各 9g，甘草 6g，水煎服。

4. 治疗肺结核：多儿参 10g，百儿莲 10g，沙参 10g，射干 10g，法半夏 10g，当归 15g，川芎 10g，茯苓 15g，核桃树皮 10g，紫苏叶 5g，铃铃草 20g，咳血加白鸡七、血蜈蚣、岩丸子各适量，水煎内服。

【化学成分】含多糖甙、罗斯考皂甙元－1－0－硫酸酯、硫酸龙脑钙、麦冬甙元、丙三醇、挥发油等。

【药理作用】1. 保护心肌和抗心律失常作用。2. 耐缺氧作用。3. 降血糖作用。4. 清除自由基及延缓衰老作用。5. 抗菌作用。

苦　参

【别名】若气布、地槐、牛人参、川参、山槐子。

【来源】豆科植物苦参 *Sophora flavescens* Ait. 的根。

【植物形态】灌木，高达 3m。幼枝青色，有疏毛。后变无毛。羽状复叶；小叶 25～29，披针形，长 2～3cm，宽 1～2cm，先端渐尖，基部圆形，下面密被平贴柔毛。总状花序顶生；花萼钟形，花冠淡黄色，旗瓣匙形，翼瓣无耳；雄蕊 10，仅基部愈合；雌蕊 1，子房柄被毛。荚果成熟时不开裂。于种子间微溢缩，呈不明显串珠状，有种子 1～5 粒。

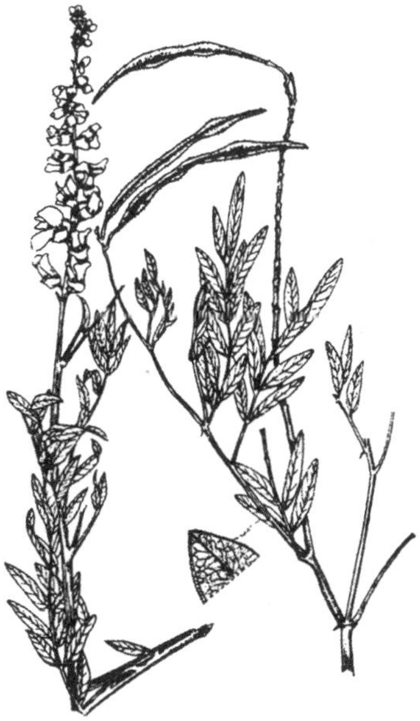

图 17　苦参（苦参）
Sophora flavescens Ait.

生于山坡、灌丛中。分布于黔、湘、川（渝）、鄂地区，在山西、河南、河北产量最大，其它各地也有产。

【药性及功能】性凉，味苦。赶水赶毒，赶湿清热，杀虫。

【土家族用药经验】治疗痢疾，带下，皮肤搔痒，疥癣等症。

【单验方】

1. 治疗细菌性痢疾：用无味苦参碱片（每片 0.3g）成人每次 0.6g，每日服 3 次，饭后服用；儿童按 40 ~ 50mg/kg，总量分 3 次口服，5 ~ 7 天为 1 疗程。

2. 治疗湿疹、皮炎等皮肤病：用 100% 苦参注射液肌注，每次 2 ~ 4ml，每日 2 次，并配合口服苦参片（每片含生药 0.3g），每次 2 ~ 4 片，每日 3 ~ 4 次，均 7 天为 1 疗程。

3. 灭孑孓：苦参 500g，加水 500ml 煮 30 分钟，按 1% 比例倾入污水中。

4. 治疗胃痛：苦参 10g，葫豆莲 10g，见肿消 10g，一枝蒿 10g，法半夏 3g，小血藤 15g，水煎内服。

【化学成分】含生物碱、黄酮类化合物、三萜皂甙及醌类化合物等。

【药理作用】1. 对心血管系统的作用为：①抗心律失常。②抗心肌缺血。③扩张血管，降压。2. 对中枢神经系统的抑制作用。3. 平喘及抗过敏作用。4. 对免疫系统的影响。5. 抗白细胞减少的作用。6. 抗肿瘤作用。7. 抗炎作用。8. 抗病原微生物。

鸡脚参

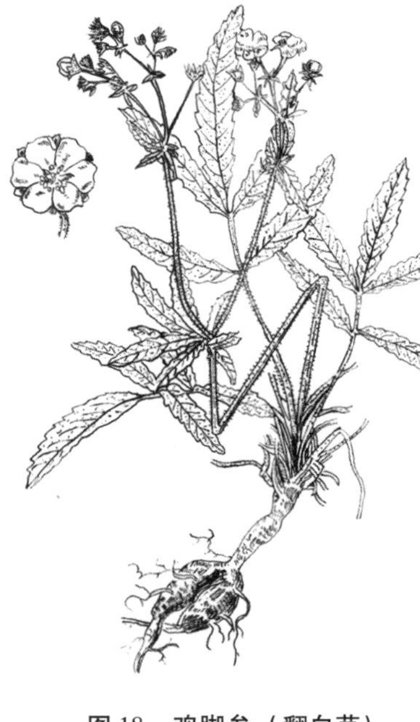

图 18　鸡脚参（翻白草）

Potentilla disaelor Bunge.

【别名】鸡腿儿、翻白草、天青地白、毛鸡腿。

【来源】为菊科植物翻白草 *Potentilla disaelor* Bunge. 的根、全草。

【植物形态】多年生草本，根粗壮，下部常肥厚呈纺锤状。花茎直立，上升或铺散，高 10 ~ 45cm，密被白色绒毛。基生叶有小叶 2 ~ 4 对，对生或互生；叶柄密被灰白色绵毛，有时并有长柔毛，小叶无柄；托叶膜质，褐色，外面密被白色长柔毛，小叶长圆形或长圆披针形，长 1 ~ 5cm，宽 5 ~ 8mm，先端圆钝，稀急尖，下面暗绿色，被疏白色绵毛，生叶 1 ~ 2，有掌状3～5小叶，托叶草质，卵形或宽卵形，边缘常有缺刻状牙齿，下面密白色绵毛，花两性。聚伞花序，花梗长1～2.5cm，花直径1～2cm，萼片三角状卵形，花瓣黄色，倒卵形，先端微凹或圆钝，比萼片长，花柱近顶生。瘦果近肾形，宽约1mm，光滑。花果期5～9月。

生于林缘、山坡。分布于黔、湘、川（渝）、鄂地区，在华东、中南及台湾、西藏各省区也产。

【药性及功能】性温，味甘。补肺脾元气，健脾消滞，舒筋活络。

【土家族用药经验】治疗消化不良，小儿疳积，白带，腹泻。

【单验方】

1. 治疗白带：鸡脚参30g，水煎服。

2. 治疗小儿疳积，腹泻：鸡脚参30g，水煎服。

3. 治水肿：鸡脚参、冬瓜皮、薏苡仁米各30g，煎水服。

【化学成分】含可水解鞣质、缩合鞣质、黄酮类，全草含延胡索酸、槲皮素。

【药理作用】抗菌作用。

茅菊参

【别名】山姜、山木青、冬白术、贡术。

【来源】菊科植物白术 *Atractylodes macrocephala* Koidz. 的根茎。

【植物形态】多年生草本。根状茎块状。茎高50～60cm，上部分枝。叶有长柄，3裂或羽状5深裂，裂片卵状披针形至披针形，长5～8cm，宽1.5～3cm，顶端长渐尖，基部渐狭，边缘有贴伏的细刺齿，顶端裂片较大；茎上部叶狭披针形，不分裂。头状花序较大，长约2.5cm，宽约3.5cm，基部苞片叶状，长约3～5cm，羽状裂片刺状；总苞片约5～7层，外面略有微柔毛，外层短，卵形，顶端钝，最内层条形，顶端尖钝，伸长；花紫红色，花冠长约1.5cm。瘦果密生柔毛；冠毛长约1.3cm，羽状，基部联合。

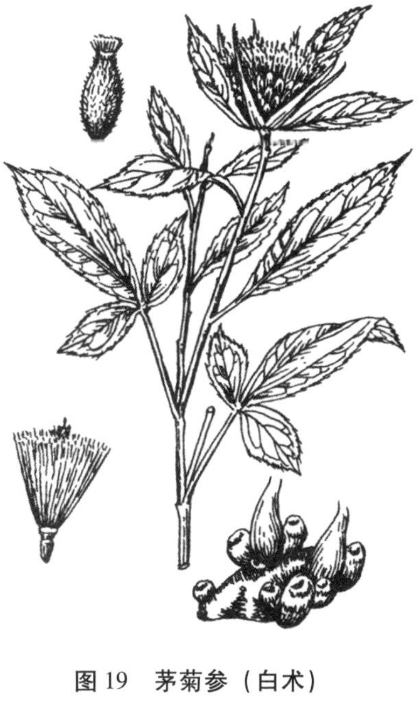

图19　茅菊参（白术）

Atractylodes macrocephala Koidz.

原生于山区丘陵地带，野生种在原产地已

经绝迹。分布于黔、湘、川（渝）、鄂及江苏、浙江、江西等省区。

【药性及功能】性平，味甘苦。补脾元气，健脾燥湿。

【土家族用药经验】治疗脾胃虚弱，小儿单纯性消化不良，白带清稀等。

【单验方】

1. 治疗脾胃虚弱：茅菊参、茯苓、炙甘草、薏苡仁、砂仁各20g，党参、淮山药、莲肉、扁豆各10g，共为末，枣、姜各10g，水煎服。每次9g，一日二次。

2. 治疗小儿单纯性消化不良：茅菊参、泽泻各3g，淮山药6g，扁豆9g，水煎服。

3. 治疗白带清稀等：茅菊参60g，补骨脂60g，白芍、八宝莲各45g。文火炒焦，为末，加白糖适量，每次5g，一日二次。

【化学成分】含挥发油、倍半萜内脂化合物、多炔醇类化合物、东莨菪碱、果糖、氨基酸等。

【药理作用】1. 保肝利尿作用。2. 抗氧化作用。3. 抗菌、肿瘤作用。4. 降血糖作用。

盘龙参

【别名】龙上树、龙抱柱、双瑚草。

【来源】兰科植物绶草 *Spiranthes sinensis* (Pers.) Ames. 的根和全草。

【植物形态】陆生植物，高15～50cm。茎直立，基部簇生数条粗厚、肉质的根，近基部生2～4枚叶。叶条状倒披针形或条形。花序顶生，长10～20cm，花白色或淡红色，螺旋状排列；花苞片卵形。生于海拔400～3500m的山坡林下、灌丛下、草地、路旁或沟边草丛中。全国各地均有。

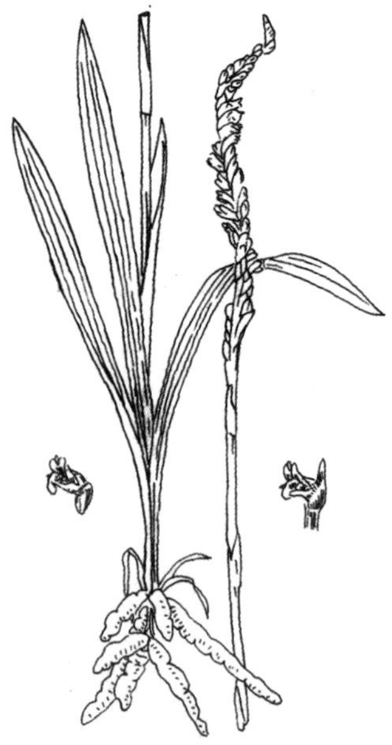

图20　盘龙参（绶草）
Spiranthes sinensis (Pers.) Ames.

【药性及功能】性平，味苦。补肾脾元气，强腰止痛。

【土家族用药经验】治疗肺虚咳喘，肾虚等。

【单验方】

1. 治疗神经衰弱：盘龙参为末，每次

1.5～3g，内服。

2. 治疗糖尿病：盘龙参根30g，猪胰4个，银杏30g，加水煎服。

3. 治疗毒蛇咬伤：盘龙参鲜草，辣椒叶各适量，捣烂外敷。

【化学成分】根含二氢菲类化合物：盘龙参酚A、B、C，盘龙参二聚菲酚，盘龙参醌等。

人血七

【别名】豆叶七、野人血。

【来源】为罂粟科植物人血草 *Stylophorum lasiocarpum*（Oliv）Fedde 的全草。

【植物形态】多年生草本。茎高30～50cm，含红色汁液，通常不分枝，茎、叶柄及叶背均被褐色卷曲的柔毛。基生叶叶柄长约7.5～10cm；叶片大头羽状深裂至中脉，裂片4～7对，侧面的斜卵形，边缘粗齿状，顶生裂片最大，宽卵形，长7.5～10cm，宽5～7.5cm；茎生叶2～3片生茎上部，近对生或近轮生，长达20cm。聚伞花序伞状，花4～6朵；苞片窄卵形，长1～1.5cm；花梗长5～15cm；萼片2；花瓣4，黄色，倒卵形，长约2cm，雄蕊多数，长约1.2cm；子房有短毛。蒴果细圆柱形，长达8cm，直径粗达4mm，有短柔毛。

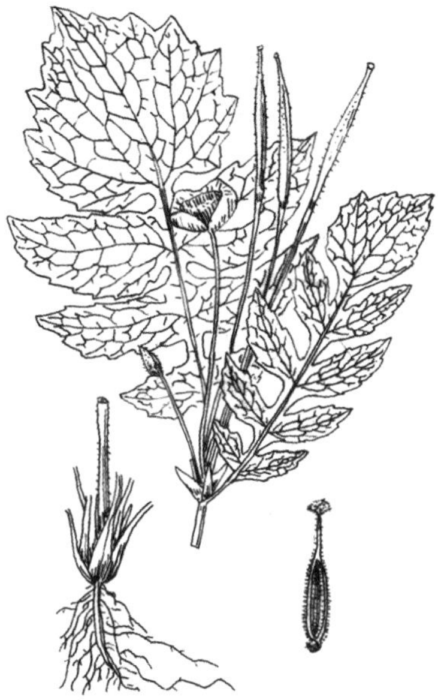

图21 人血七（人血草）
Stylophorum lasiocarpum（Oliv）Fedde

生于海拔700～2200m的高山林下阴处。分布于黔、湘、川（渝）、鄂地区，在陕西省也产。

【药性及功能】性平，味苦、微涩。赶气行血，活血调经，散瘀止痛。

【土家族用药经验】治疗跌打损伤，劳伤，月经不调。

【单验方】

1. 治疗跌打损伤：人血七15g，百捧七12g，水煎服。

2. 治疗外伤出血：人血七、接骨丹、三七各等分，研细，撒伤口。

3. 治疗疮疖：人血七、七叶一枝花各等份为末，调敷患处。

【化学成分】含四氢黄连碱、血根碱、白屈菜红碱、黄连碱、别隐品碱、原阿片碱等成分。

土蛋七

【别名】野豆子、野豆根、九子羊。

【来源】豆科植物土栾儿 *Apios fortunei* Maxim. r 的块根或全草。

【植物形态】缠绕草本，有球状块根。茎有稀疏白色短柔毛。羽状复叶；小叶 3 ~ 7，卵形或宽披针形，长 3 ~ 7cm，宽 1.5 ~ 4cm，先端急尖、有短尖头，基部圆形，全缘；托叶及小托叶早落。总状花序腋生，长 6 ~ 26cm，苞片及小苞片条形，有白色短毛；萼为二唇形，无毛；花冠绿白色，旗瓣圆形；翼瓣矩形；龙骨瓣长，狭矩形，卷曲成半圆形；雄蕊（9 + 1）二组；子房无子房柄，有白色疏矩毛，花柱长而卷曲成半圆圈。荚果条形，长约 8cm，有矩毛。

生于较潮湿的山坡或林缘。分布于黔、湘、川（渝）、鄂及广东、广西、浙江、江西等省区。

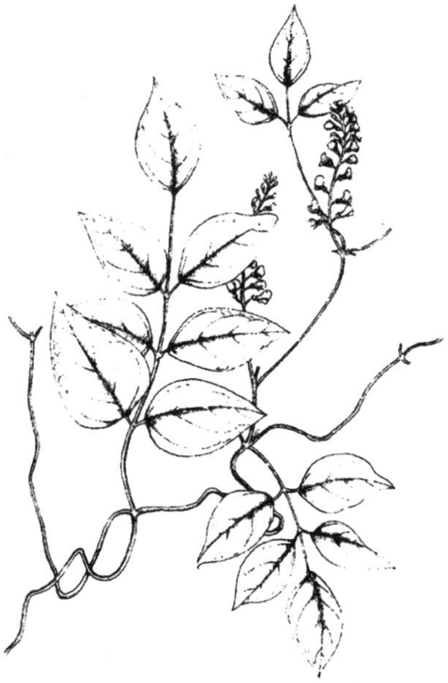

图 22　土蛋七（土栾儿）
Apios fortunei Maxim. r

【药性及功能】性平，味微甜、苦。赶湿清热，化痰止咳。

【土家族用药经验】治疗咽喉肿痛，感冒咳嗽，百日咳，无名肿毒。

【单验方】

1. 治疗小儿百日咳，感冒发热，咽喉肿痛：土蛋七 15 ~ 30g，糖或蜂蜜 15g，水适量，蒸半小时取汁，饭后服。

2. 治疗毒蛇，毒虫咬伤：土蛋七 15 ~ 30g，捣烂敷伤口。

3. 治疗痈肿疔疮，乳疮：土蛋七适量，捣烂外敷。

【化学成分】含淀粉、生物碱、葡萄糖等成分。

山姜七

【别名】小甘草、九龙盘、小杆子。

【来源】为姜科植物山姜 *Alpinia japonica*（Thunb.）Miq. 的根茎。

【植物形态】多年生草本，高 35 ~ 70cm。根茎横生，分枝。叶片通常 2 ~ 5 片；具长达 2cm 的叶柄；叶舌 2 裂，长约 2mm，被短柔毛；叶片披针形，倒披针形或狭长椭圆形，长 25 ~ 40cm，宽 4 ~ 7cm，两端渐尖，特别是叶下面被短柔毛。总状花序顶生，长15～30cm，花序轴密生绒毛；总苞片披针形，长约9cm，开花时脱落；小苞片极小，早落；花通常2朵聚生，小花梗长约2mm；花萼棒状，长1～1.2cm，被短柔毛，先端3齿裂；花冠裂片长约1cm，被疏柔毛，花冠裂片长圆形，长约1cm，外被绒毛，侧生退化雄蕊线形，长约5mm；唇瓣卵形，宽约6mm，白色而具红色脉纹，先端2裂；雄蕊长1.2～1.4cm；子房密被绒毛。果球形或椭圆形，直径1～1.5cm，被短柔毛，熟时橙红色，先端具宿存的萼筒；种子多角形，长约5mm，径约3mm，有樟脑味。花期4～8月，果期7～12月。

生于林下阴湿处。分布于黔、湘、川（渝）、鄂地区，在浙江、江西、福建、台湾、广东、广西、云南等省区也产。

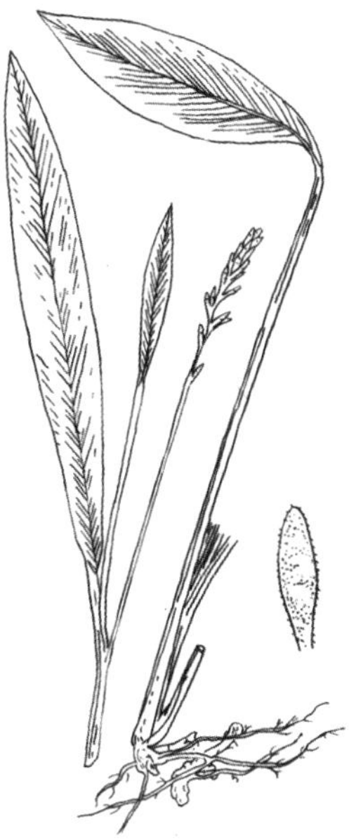

图23　山姜七（山姜）
Alpinia japonica（Thunb.）Miq.

【药性及功能】性温，味辛。温脾肺元气，止咳平喘。

【土家族用药经验】治疗肺痨咳嗽，咯血，风湿骨痛，胃腹冷痛。

【单验方】

1. 治疗胃痛、腹痛：山姜七15g，朱砂莲15g，吴萸9g，小茴9g，鼻血莲6g，水煎服。

2. 治疗风寒咳嗽：山姜七6g，车前草9g，水煎服，或小杆子20g，散痰木25g，上升麻15g，水煎服。

3. 治疗感冒风寒：山姜七、枇杷叶、野烟、仙鹤草、紫苏、荆芥、薄荷、椿树子各10g，水煎服。

【化学成分】根茎含9（10）－佛术烯－11－醇、9－羟基山姜内酯、山姜萜醇、小茴香醇、汉山姜过氧萜酮、桃金娘醇等成分。

【药理作用】1. 对离体肠管平滑肌的影响。2. 抗溃疡作用。3. 抗菌作用。4. 毒性。

马牙七

【别名】九子莲、背脊七、石龙。

【来源】兰科植物流苏虾脊兰 *Calanthe fimbriata* Franch. 和剑叶虾脊兰 *Calanthe davidii* Franch. 的假鳞茎和根。

【植物形态】陆生植物，高 20 ~ 50cm。茎短，粗约 1.5mm。假鳞茎卵形，长 1 ~ 2cm，粗 5 ~ 10mm。基部有多数须根，基部披数枚鞘状叶。叶近基生；叶片椭圆形或倒卵状椭圆形，长 12 ~ 30cm，宽 4 ~ 6cm，先端急尖或锐尖，基部楔形下延呈短柄，全缘。花葶从叶丛中长出，高出叶；总状花序常具 3 ~ 6 朵花，花苞片披针形，长约 15mm，短于或长于花梗（连子房）；花淡黄色带紫红色条纹；萼片卵状披针形，长约 1.5 ~ 2cm，宽约 6mm，先端锐尖，具 3 脉；侧萼片较长，基部扩大，贴生于合蕊柱上；花瓣卵状椭圆形，比萼片短而窄，先端渐尖；唇瓣肉质，近扇形，不裂，伸展，前部边缘流苏状，先端微凹，其凹处具短尖；长圆筒形，伸直，长 2 ~ 3.5cm；子房弧曲，被柔毛。蒴果倒卵状椭圆形，具纵肋。花期 7 月，果期 7 ~ 8 月。

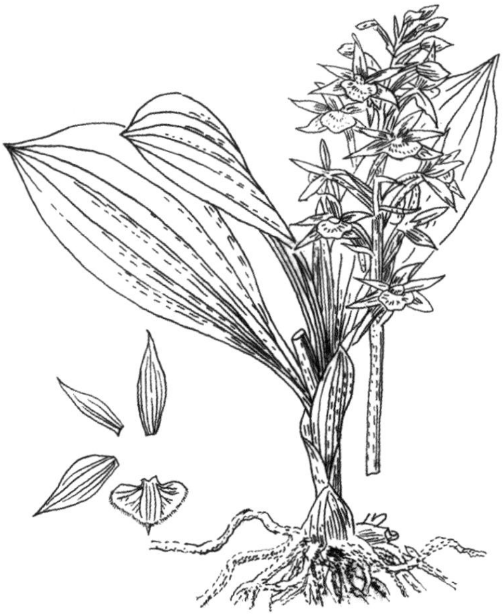
图 24　马牙七（流苏虾脊兰）
Calanthe fimbriata Franch.

附生于疏林中树上。分布于黔、湘、川（渝）、鄂及西南、陕西等地。

【药性及功能】性凉，味甜淡。赶水消肿，止咳，补阴降火。

【土家族用药经验】治疗劳伤、水肿、胃病。

【单验方】

1. 治疗劳伤：马牙七全草 10g，五香血藤 10g，一口钟 5g，杜仲 10g，桑皮 10g，地枇杷 10g，金樱子 10g。上药浸入白酒内，5 ~ 7 天后开始服，每次 20ml，一日一次。

2. 治胃溃疡：马牙七、玄胡索、酸梅子、鸡内金各 15g，水煎服。

3. 治水肿：马牙七、银花藤、包谷毛、客蚂草各 30g，生姜七片煎水服。

马尾七

【别名】马尾参、金尾蟮。

【来源】虎耳草科植物落新妇 *Astilbe chinensis* （Maxim.） Franch. et Sav. 的全草。

【植物形态】多年生直立草本，高 40 ~ 65cm。茎被褐色长柔毛并杂以腺毛；根茎横走，粗大呈块状，披褐色鳞片及绒毛，须根褐色。基生叶为二至三回三出复叶，具柄，小叶片卵形至长椭圆状卵形或倒卵形，长 2.5 ~ 10cm，宽 1.5 ~5cm，先端短渐尖或急尖，边缘有尖锐的重锯齿，两面被刚毛；茎生叶 2 ~3，较小，与基生叶相似。花轴直立，20 ~ 50cm，下端具鳞状毛，上端密被棕色卷曲柔毛；花两性或单性，圆锥状花序；苞片卵形；花萼筒浅杯状，5 深裂；花瓣 5，淡紫色或紫红色；雄蕊 10，花丝青紫色，花药青色；心皮 2，基部连合，子房半上位。蓇果，成熟时橘黄色。种子多数。

生于山坡林下湿地或林缘路旁草丛中。分布于黔、湘、川（渝）、鄂及宁夏、山东、浙江等地。

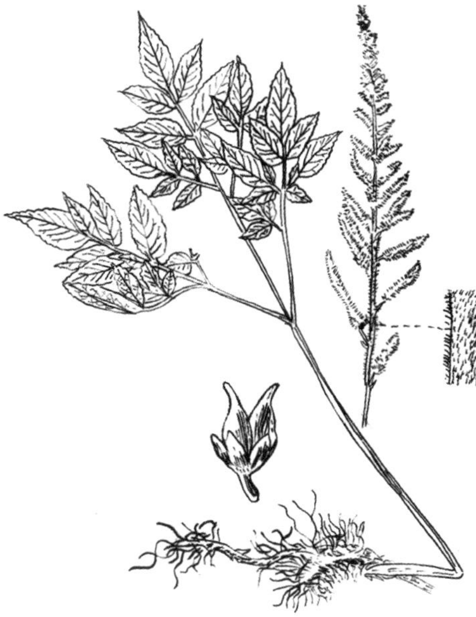

图 25　马尾七（落新妇）
Astilbe chinensis（Maxim.）Franch. et Sav.

【药性及功能】性微温，味辛微涩。赶毒清热，赶风赶湿，散瘀消肿，止痛止咳。

【土家族用药经验】治疗跌打损伤，风湿性关节痛，胃痛，毒蛇咬伤等。

【单验方】

1. 治疗跌打损伤：马尾七 15g，铁扫帚 60g，水煎服。

2. 治疗风湿性关节痛：马尾七 9g，白四块瓦 1.2g，红茴香根 0.9g，先将红茴香根煎 1 小时后，再与其它药共煎，取煎液冲黄酒服。

3. 治疗胃痛：马尾七 16g，青木香 10g，焙干研细，开水送服。

4. 治疗毒蛇咬伤：马尾七（鲜）30g，水煎服，药渣敷患处。

【化学成分】含水杨酸、2，3 – 二羟基苯甲酸等。

马鞭七

【别名】铁马鞭、铁马钱、马鞭梢。

【来源】马鞭草科植物马鞭草 *Verbena officinalis* L. 的全草。

【植物形态】多年生草本，高达 80cm。茎四方形。叶对生，卵圆形至矩圆形，长 2 ~8cm，宽 1 ~4cm，基部叶的边缘通常有粗锯齿和缺刻，茎生叶多数，3 深裂，裂片边缘有不整齐的锯齿，两面有粗毛。穗状花序顶生或腋生，每朵花有 1 苞片，苞片和萼片都有粗毛；花冠淡紫色或蓝色，唇形，上唇 2 裂，下唇 3 裂，喉部有毛；雄蕊 4，不外露；雌蕊 1，子房 4 室。蒴果方形，长约 2mm，外果皮薄，成熟时裂为 4 个小坚果。

生于山脚路旁或村边荒地。分布于黔、湘、川（渝）、鄂地区。长江流域各省区，云南、陕西、山西均产。

【药性及功能】性凉，味苦。赶毒清热，赶水消肿，通经散瘀。

【土家族用药经验】治疗痢疾，牙周炎，肝炎，月经不调，尿路感染，咽喉肿痛。

【单验方】

1. 治疗痢疾，淋症：马鞭七（鲜）、阎王七各 30g，水煎服。

2. 治疗牙周炎，牙龈炎：马鞭七 30g，水煎服。

3. 治疗闭经，腰腹坠痛：马鞭七、茜草根、益母莲各 15g，水煎服。

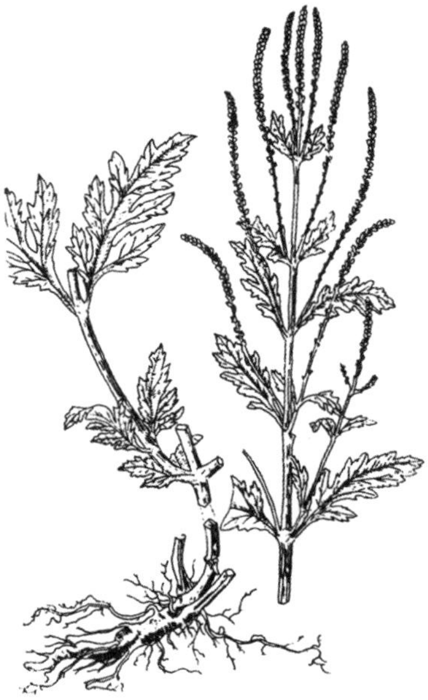

图 26　马鞭七（马鞭草）

Verbena officinalis L.

4. 治疗腹泻：马鞭七适量，水煎服。

5. 治疗腰痛：马鞭七、仙鹤草根各 30g，接骨风 9g，水煎兑酒服或泡酒服。孕妇禁服。

【化学成分】含马鞭草甙、戟叶马鞭草甙、羽扇豆醇、β－谷甾醇、熊果酸、桃叶珊瑚甙、蒿黄素等。

【药理作用】1. 抗炎止痛作用。2. 抗癌作用。3. 抗溃疡作用。4. 降血糖作用。5. 镇咳作用。

乌头七

【别名】草乌、川乌、顺片。

【来源】毛莨科植物乌头 *Aconitum carmichaeli* Debx. 的块根。

【植物形态】多年生草本。块根纺缍形或倒圆锥形，外皮褐黑色。茎高 120cm。叶互生，五角形，3 全裂，中央裂片宽菱形，近羽状分裂，小裂片三角形，侧生裂片斜扁形，边缘有粗齿或缺刻。总状花序狭长，密生反曲的微柔毛；小苞片狭条形；萼片 5 蓝紫色，上萼高盔形，侧萼片近圆形；花瓣 2，有长爪；雄蕊多数，花丝下半部扩张成宽线形的翅；心皮 3 ~5。蓇葖种子有膜质翅。

生于山坡、草地。分布于黔、湘、川（渝）、鄂及陕西、浙江、江西、福建、河南、广西、云南等省区。

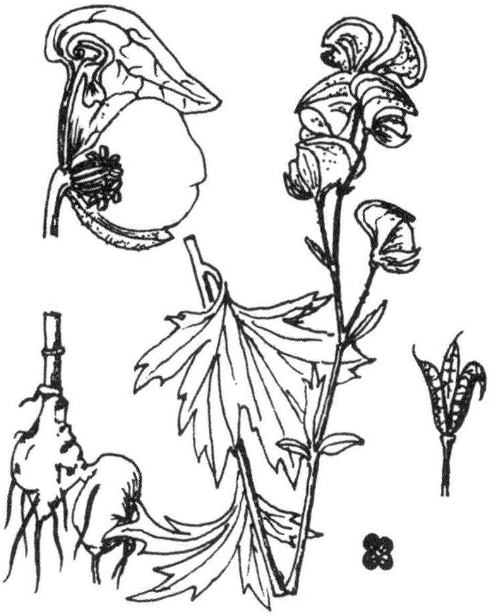

图 27　乌头七（乌头）

Aconitum carmichaeli Debx.

【药性及功能】性温，味辛，有大毒。赶风赶湿，散寒止痛，温中补阳，散寒燥湿。

【土家族用药经验】治疗跌打损伤，风湿痹痛，半身不遂，坐骨神经痛，慢性腰腿痛，胃冷痛。

【单验方】

1. 治疗胃寒疼痛：制乌头七、吴茱萸、肉桂、甘草各 3g，白术 5g，香附 3g，水煎，姜汤送服。

2. 治疗风寒痹痛：制乌头七 3g，制附子 12g，秦艽 10g，千年健 15g，水煎服。

3. 治疗风湿关节炎，跌打损伤，腰肌劳损，四肢麻木：制乌头七 3 ~ 6g，泡酒服。

4. 治疗虫牙痛：制乌头七 3g，八爪金龙 6g，研末，饭为丸，放痛牙内。

5. 治疗骨折疼痛：制乌头七 15g，石菖蒲 20g，共为细末，白酒送服。

【化学成分】含多种乌头生物碱、乌头多糖等。

【药理作用】1. 抗炎，镇痛作用。2. 降血糖作用。3. 强心和抗心律失常作用。4. 局麻作用。5. 抗癌作用。

乌龟七

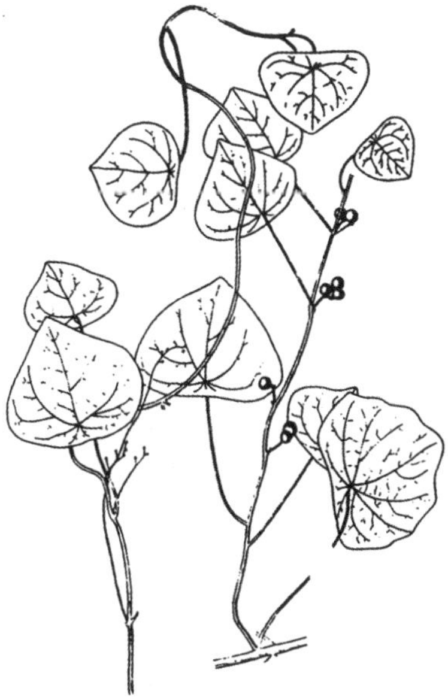

图 28　乌龟七（金线吊乌龟）

Stephania cepharantha Hay ata

【别名】白药子、地不容、山乌龟。

【来源】防己科植物金线吊乌龟 *Stephania cepharantha* Hay ata 的块根。

【植物形态】多年生缠绕性落叶藤本，全株无毛。叶互生，纸质，三角状圆形，长 5 ~ 9cm，宽 4 ~ 8cm，先端圆钝，具小突尖，基部楔形，边缘微波状，下面具白粉，掌状脉 5 ~ 9；叶柄盾状着生。花单性，雌雄异株；花序腋生；雄花序为头状聚伞花序，18～20朵；萼片4～6；花瓣黄绿色，3～5；雄蕊6，花丝合成柱头状体，花药合成圆盘状；子房上位，柱头3～5裂。核果球形，成熟后紫红色。

生于阴湿山坡、石缝、灌丛中。分布于黔、湘、川（渝）、鄂及广西、广东、江西、江苏、浙江、福建等省区。

【药性及功能】性凉，味苦。赶气赶毒，凉血止血，散瘀消肿。

【土家族用药经验】治疗无名肿毒，痢疾，风湿痹痛等。

【单验方】

1. 治疗无名肿毒：乌龟七10～15g，水煎服。

2. 治疗痢疾：乌龟七30g，蜈蚣七、活血丹各15g，黄酒500ml，浸泡3天，每次服10ml，每日二次，饭后服。

3. 治疗风湿痹痛：乌龟七、乌骨七、乌头七各10～15g，水煎服或泡酒服。

乌金七

【别名】毛叶细辛、茗叶细辛。

【来源】为马兜铃科植物双叶细辛 *Asarum caulescens* Maxim. 的全草。

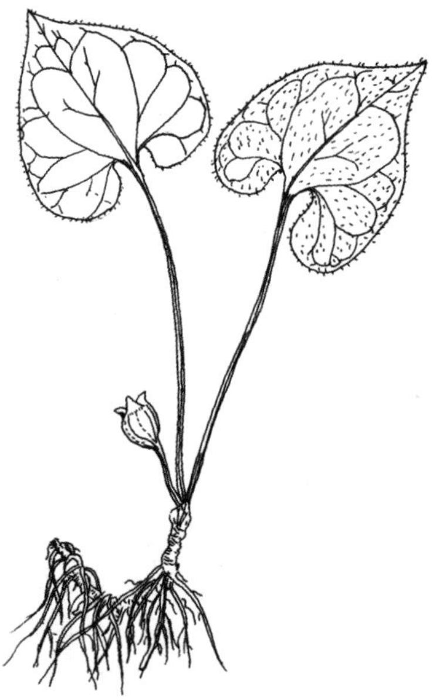

图29　乌金七（双叶细辛）

Asarum caulescens Maxim.

【植物形态】多年生草本。根茎横走，节间长3～5cm。地上茎匍匐。叶柄长6～12cm；芽胞叶近圆形，边缘密生睫毛；叶片近心形，长4～9cm，宽5～10cm，先端常具1～2cm的尖头，基部心形，两侧裂片常向内弯接近叶柄，两面散生柔毛，下面毛较密。花紫色；花梗长1～2cm，被柔毛；花被裂片三角状卵形，开花时上部向下反折；雄蕊和花柱上部常伸出花被之外，花丝比花药长约2倍，药隔锥尖；子房近下位，略成球状，花柱先端6裂，裂片倒心形，柱头着生于裂缝外侧。蒴果近球状，直径约1cm。花期4～5月。

生于林下阴处。分布于黔、湘、川（渝）、鄂及陕西、甘肃等省区。

【药性及功能】性温，味辛。赶气止痛，健胃消食。

【土家族用药经验】治疗中暑头晕，胃、腹痛，风湿疼痛，跌打损伤，痨伤疼痛。

【单验方】

1. 治疗中暑头晕：乌金七 1～3g，水煎服。

2. 治疗胃、腹痛：乌金七适量，研细末，每次服 1g，早晚各一次，用酒或开水送服。

3. 治疗跌打损伤，风湿疼痛：乌金七 15g，石菖蒲 15g，白酒 100ml，浸泡 1 天后，每日服二次，每次 10～40ml。

4. 治疗胃气痛，呕吐酸水：乌金七 10g，萝卜七 20g，山胡椒 10g，水煎服。

【化学成分】含月桂烯、樟烯、香桧烯、柠檬烯、对－聚伞花素、肉豆蔻醚、橙花叔醇等成分。

乌骨七

【别名】天仙藤、万丈龙、一点白、青木香。

【来源】马兜铃科植物马兜铃 *Aristolochia debilis* Sieb. et Zucc. 的根。

【植物形态】草质藤本，全体无毛。根地下伸长，气辛香。叶互生，三角状卵形，长 4～8cm，宽 3～6cm，顶端钝圆，基部心形，两侧具圆耳片，全缘。花单生于叶腋，花暗紫色，基部急剧膨大呈球形，中部管状，上部扩大成向一侧偏心的侧片；雄蕊 6，贴生于粗短的花柱体周围；花药 2 室；花柱 6 枚愈合成柱体。蒴果近球形，自基部沿室间开裂为 6 瓣。

生于山坡灌丛中。全国各地均有分布。

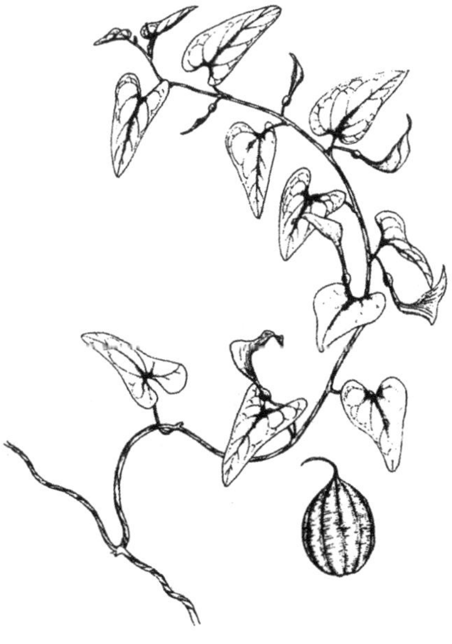

图 30　乌骨七（马兜铃）

Aristolochia debilis Sieb. et Zucc.

【药性及功能】性凉，味苦，微辛。赶气止痛，解表消肿，降血压。

【土家族用药经验】治疗胃痛，高血压，跌打损伤，咽喉肿痛。

【单验方】

1. 治疗高血压：乌骨七 9g，野菊花 6g，水煎服。

2. 治疗关节痛，腹痛，胃痛：乌骨七根适量，研粉 1.5～3g，内服。

3. 治疗咽中异物感：乌骨七 15～30g，水煎服。

4. 治疗肠热，痔疮出血：乌骨七、地榆血各25g，水煎服。

【化学成分】含马兜铃酸、马兜铃内酰胺、青木香酸、尿囊酸等。

【药理作用】1. 镇痛抗炎作用。2. 抗病原体作用。3. 降压作用。

乌棒七

【别名】倒莲花、三岔子、木本远志、水黄杨木。

【来源】远志科植物尾叶远志 *Polygala caudate* Rehd. et Wils. 的根。

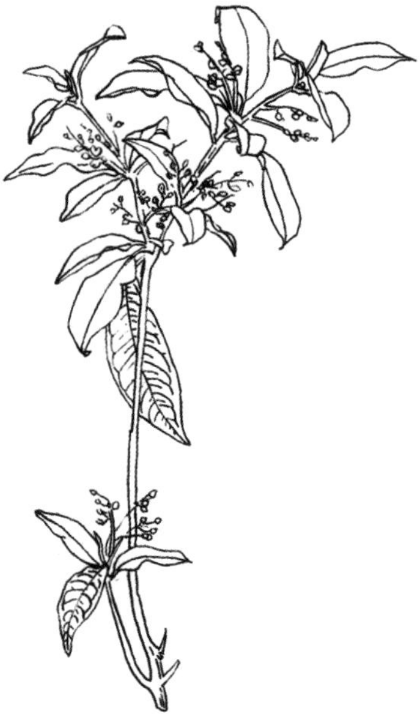

图31　乌棒七（尾叶远志）
Polygala caudate Rehd. et Wils.

【植物形态】灌木，高1～3m。多分枝，小枝圆柱形，具纵槽及棱，幼枝顶端被金黄色短柔毛，不久即脱落。单叶互生；叶柄长5～10mm，上面具槽；叶近革质，大部分螺旋状紧密排于枝端，长圆形至倒披针形，稀倒卵状披针形，长3～12cm，宽1～3cm，先端尾状渐尖或细尖，基部渐狭至楔形，全缘，稍反卷，波状，上面深绿色，下面淡绿色；主脉在上表面凹陷；侧脉7～12对。花两性，总状花序顶生，多数密集成聚伞花序状或圆锥花序，长2.5～7cm，被紧贴短柔毛；花长5～8mm。花梗长1～1.5mm，无毛，具小苞片3枚，早落；萼片5，果时早落，外面3枚小，卵形，具缘毛，里面2枚大，花瓣状，无缘毛；花瓣3枚，白色、黄色至紫色，侧生花瓣与龙骨瓣于3/4以下合生，龙骨瓣长5mm，先端背部具一盾状鸡冠状附属物；雄蕊8枚，花丝长4mm，3/4以下连合成鞘，花药卵形；子房压扁，倒卵形，基部具杯状花盘，花柱由上向下逐渐增粗，并弯曲，柱头生于下裂片内。蒴果长圆状倒卵形，长达8mm，直径约4mm，先端微凹，基部渐狭，具杯状环，边缘具狭翅。种子广椭圆形，棕黑色，长约1.5mm，直径约1mm，密被红褐色长毛，靠种脐端具1棕黑色突起。

生长于山林下、浅山沟、溪边荫湿处。分布于黔、湘、川（渝）、鄂及广东、广西等省区。

【药性及功能】性平，味辛微苦而甜。赶气赶毒，活血止痛，滋阴泻火。

【土家族用药经验】治疗阴虚火旺，跌打损伤，腰肌劳损，肩周炎，急性睾丸炎。

【单验方】

1. 治疗肩周炎：乌棒七注射液（酒精沉淀法制成），每次 2～4ml，肌注，一日二次，一月为一疗程。

2. 腰肌劳损，急性睾丸炎：乌棒七 30～50g，水煎内服。一日一剂，连服 5～7 天。

【化学成分】含乌棒子甙 A、B、C，豆甾醇葡萄糖甙等成分。

【药理作用】25% 倒莲花煎剂在体外对几种呼吸道常见致病及非致病细菌皆有抑制作用（琼脂平板挖孔法）。

五爪七

【别名】毛五加、岩五加、藤五甲、走游草。

【来源】葡萄科植物岩巴藤 *Tetrastiqma. obtecum*（Wall.）Planch. 及叶毛岩巴藤 *Tetrastiqma. obtecum*（Wall.）Planch. varqlabrum（Levl. etVant.）*Gaqnep* 的带根全草。

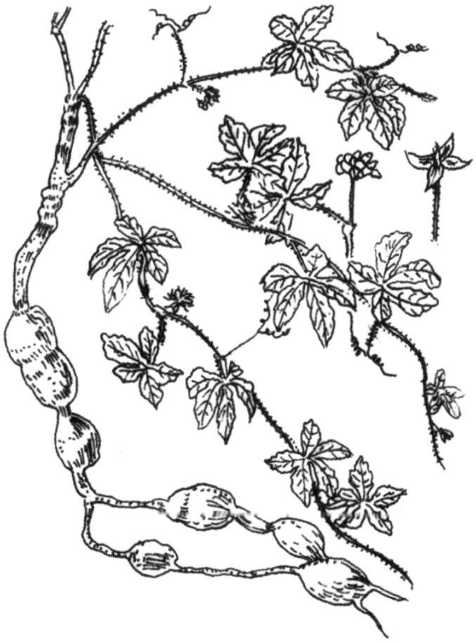

图 32　五爪七（毛叶崖爬藤）

Tetrastiqma. obtecum（Wall.）Planch. varqlabrum（Levl. etVant.）*Gaqnep*

【植物形态】常绿或半常绿木质藤本。小枝稍有棱，被柔毛；卷须有数个分枝，顶端有吸盘。掌状复叶互生；总叶柄 7～11cm，被柔毛，有苞叶；小叶通常 5，有时 3，中间小叶菱状倒卵开，长 1.5～4.5cm，宽 1～3.5cm，先端渐尖，基部楔形；侧生小叶常偏斜，基部常不对称，两面尢毛，边缘有稀疏的具尖头的小锯齿，上面绿包，下面带粉白色或锈色。花单性，伞形花序长约 2cm；花小，黄绿色，花梗长 0.5～1cm，有毛，花萼小，近无齿，浅碟状；花瓣 4，卵形，长约 3mm，顶端具极短的角；雄花有雄蕊 4，与花瓣对生，花药近圆形，花盘贴于子房基部，不显著；雌花子房无毛，宽圆锥状，柱头 4 裂。果序长达 6cm，浆果球形或倒卵形，长 5～7mm，熟时黑紫色。花期 5～6 月，果期 8～9 月。

生于林下或高山草地。分布于黔、湘、川（渝）、鄂及陕西、云南、西藏等省区。

【药性及功能】性平，味微苦。赶风赶湿，活血止痛，解毒消肿。

【土家族用药经验】治风湿关节肿痛，跌打损伤，痨伤丹毒。

【单验方】

1. 风湿关节骨痛：五爪七 30g，骨断七、络石藤各 15g，水煎服。

2. 跌打损伤：五爪七 40g，百棒七 40g，月季花 7 朵，茜草 20g，水煎，红糖兑服。

3. 治月经不调：五爪七 20g，茜草 15g，益母草 15g，水煎服。

4. 治黄水疮丹毒：五爪七 90g，黄柏 30g，野鸭椿叶 30g，捣泥取汁涂患处。

毛狗七

【名别】毛犬、狗脊。

【来源】蚌壳蕨科植物金毛狗脊 *Cibotium barometz.* （L.） J. Sm. 的根茎。

【植物形态】植株树状，高达 3m。根状茎粗壮直立，密被金黄色茸毛，形如金毛狗头，顶端有叶丛生。叶柄长 120cm；叶片革质，除小羽轴两面略有褐色短毛外，余皆无毛，阔卵状三角形，长宽几相等，三回羽裂；末回裂片镰状披针形，长 1 ~ 1.4cm，宽约 3mm，尖头，边缘有浅锯齿，侧脉单一，或在不育裂片上为二叉。孢子囊群生于小脉顶端，每裂片 1 ~ 5 对；囊群盖两瓣，形如蚌壳。

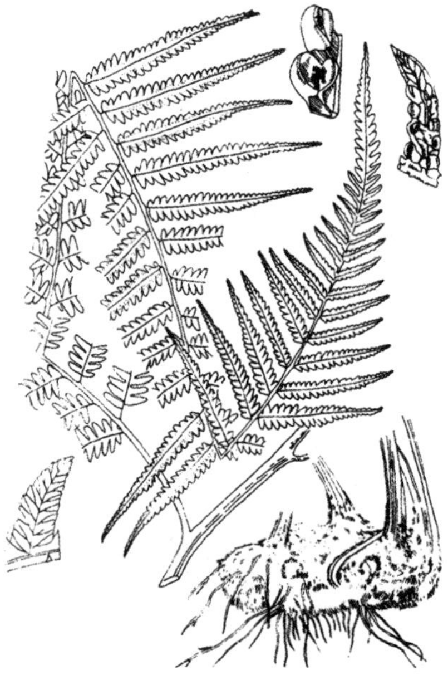

图 33　毛狗七（金毛狗脊）
Cibotium barometz. （L.） J. Sm.

生于山脚沟边及林下阴湿处酸性土上。分布于黔、湘、川（渝）、鄂及浙江、江西等省区。

【药性及功能】性温，味苦。赶风赶湿，补肾元阳。

【土家族用药经验】用于壮筋骨，止痛，腰膝酸软，风湿痹痛，白带遗精等症。

【单验方】

1. 治疗腰膝酸软，半身不遂：毛狗七 15g，牛膝、海风藤、木瓜各 12g，桑枝、续断、杜仲、秦艽各 9g，桂枝 6g，水煎服。

2. 治疗拔牙创面出血：取毛狗七毛，（消毒处理）贴敷出血创面。

3. 治疗风湿性关节炎：毛狗七、海风藤、木通、草乌、防风各10g，大血藤30g，鸡血藤20g，小血藤、皮消各15g，骨碎补、伸筋草、桑寄生各5g，浸白酒1～1.5kg，泡一周左右，每次10～15ml，一日2～3次。饭前服。

【化学成分】含蕨素R、金粉蕨素、蕨素等成分，根茎含淀粉及绵马酸、鞣质等成分。

毛姜七

【别名】爬岩姜、巴山虎、猴姜、骨碎补。

【来源】槲蕨科植物槲蕨 *Drynaria fortunei*（Kunze）J. Sm. 的根茎。

【植物形态】附生草本，高达40cm。根状茎粗状，肉质，横走，密被棕黄色、线状凿形鳞片。叶二型，营养叶厚革质，红棕色或灰褐色，卵形，无柄，长5～7cm，宽3～6cm，边缘羽状浅裂；孢子叶绿色，具短柄，柄有翅；叶片矩圆形或长椭圆形，长20～37cm，宽8～18cm，羽状深裂，羽片6～15对，广披针形或长圆形，长4～10cm，宽1.5～2.5cm，先端急尖或钝，边缘常有不规则的浅波状齿，基部2～3对羽片缩成耳状，两面均无毛，叶脉显著，细脉连成4～5行长方形网眼。

孢子囊群圆形，黄褐色，在中脉两侧各排列成2～4行，每个长方形的叶脉网眼中着生1枚，无囊群盖。

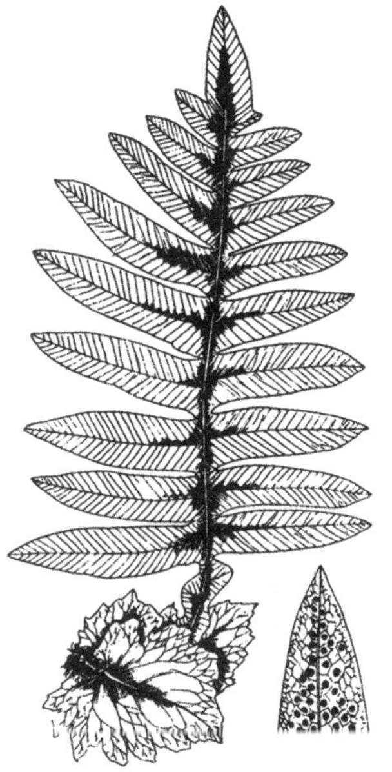

图34　毛姜七（槲蕨）
Drynaria fortunei（Kunze）J. Sm.

附生于树上、山林石壁上或墙上。分布于黔、湘、川（渝）、鄂及浙江、福建、台湾、广东、云南等省区。

【药性及功能】性温，味苦，微涩。补肾元，强筋骨，活血止痛。

【土家族用药经验】治疗跌打损伤，骨折，瘀血作痛，肾虚耳鸣等。

【单验方】

1. 治疗跌打损伤：毛姜七20g，当归20g，川芎15g，续断20g，土鳖虫15g，制香附15g，制没药15g，丹参15g，泽兰15g，水煎内服。

2. 治疗骨折：毛姜七20g，润血莲20g，仙桃草20g，泽兰20g，伸筋草20g，肺筋草20g，接骨草20g，共捣烂外敷于整复后的骨折部位，其外再用杉木皮捆扎包裹，每2天换药1次。

3. 治疗肝炎：毛姜七20g，虎杖、田基黄各20g，岩防风、四方麻、石菖蒲、杜仲皮各15g，水煎内服。

【化学成分】茎含柚皮甙、21－何帕烯、9（11）半齿烯、7－半齿烯、3－雁齿烯、β－谷甾醇、豆甾醇、菜油甾醇及四环三萜类化合物。

【药理作用】1. 强骨作用。2. 抑制链霉素的耳毒性作用。3. 降血脂作用。4. 强心作用。

牛克七

【别名】怀牛膝、对芦草、鸡胶骨。

【来源】苋科植物牛膝 *Achyranthes bidentata* Bl. 的根。

【植物形态】多年生草本，高70～120cm。根圆柱形，直径5～10mm，土黄色。茎有棱角或四方形，绿色或带紫色，有白色贴生或开展柔毛，或近无毛，分枝对生，节膨大。单叶对生；叶柄长5～30mm；叶片膜质，椭圆形或披针形，长5～12cm，宽2～6cm，先端渐尖，基部宽楔形，全缘，两面被柔毛。穗状花序顶生及腋生，长3～5cm，花期后反折；总花梗长1～2cm，有白色柔毛；花多数，密生，长5um；苞片宽卵形，长2～3mm，先端长渐尖；小苞片刺状，长2.5～3mm，先端弯曲，基部两侧各有1卵形膜质小裂片，长约1mm；花被片披针形，长3～5mm，光亮，先端急尖，有1中脉；雄蕊长2～2.5mm；退化雄蕊先端平圆，稍有缺刻状细锯齿。胞果长圆形，长2～2.5mm，黄褐色，光滑。种子长圆形，长1mm，黄褐色。

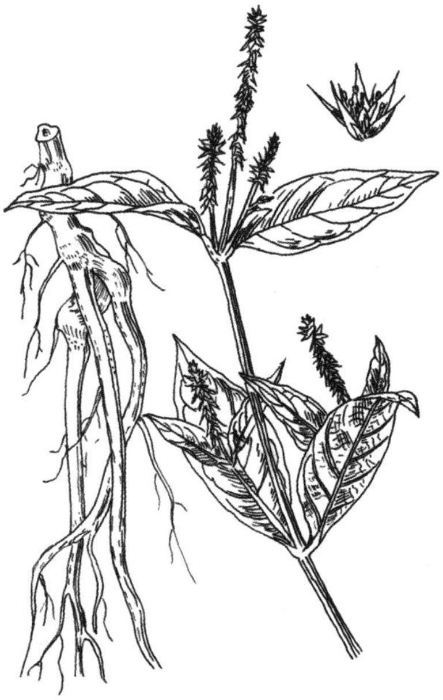

图35 牛克七（牛膝）
Achyranthes bidentata Bl.

生于屋旁、林缘、山坡草丛中。黔、湘、川（渝）、鄂大量栽培，河南产的怀牛膝为道地药材。

【药性及功能】性平，味甘微苦，微涩。赶气赶湿，活血散瘀，消痈肿，补肝肾，强筋骨。

【土家族用药经验】治疗咽喉肿痛，高血压，闭经，胞衣不下，痈肿，跌打损伤，酒炙疗四肢不利，风湿痹痛。

【单验方】

1. 治疗跌打损伤：牛克七鲜品、酒糟、红糖各适量，共捣烂外敷伤部。

2. 闭经：牛克七、当归各12g，红花6g，水煎服。

3. 治疗疔：牛克七、麦冬各30g，共为细末，取一半兑白酒服，以微醉为度，另一半水调外敷。

4. 治疗腹痛：牛克七10g，川芎、甘草各10g，青木香20g，隔山消15g，水煎内服。

5. 治疗疟疾：牛克七、常山各30g，水煎兑酒服。

【化学成分】含三萜皂甙、多糖、蜕皮甾酮、牛膝甾酮、红苋甾酮、精氨酸、甘氨酸、生物碱类、香豆精类等成分。

【药理作用】1. 镇痛作用。2. 抗炎作用。3. 对心血管及呼吸的影响。4. 对胃肠道的作用。5. 利胆作用。6. 对子宫的作用。7. 抗生育作用。8. 对血液流变学的影响。9. 降血糖作用。10. 降脂作用。11. 蛋白同化作用。12. 对免疫功能的影响。13. 延缓衰老作用。14. 其他作用。15. 体内过程。16. 毒性。

玉龙七

【别名】玉龙盘、麒麟草。

【来源】为爵床科植物白接骨 *Asystasiellachinensis*（S. Mooe）E. Hossain 的全草。

【植物形态】多年生草本，高25～45cm。地下茎白色，质脆，带方形，有白色黏液。茎直立，略呈四棱形，分枝，节部膨大，棱上疏被白色短毛或光滑。叶对生；叶片长卵形至椭圆状长圆形，长6～12cm，宽2～4.5cm，先端渐尖或尾尖，基部渐窄呈楔形下延至叶柄，边缘微波状或具稀疏而不明显的锯齿，上面深绿色，下面淡绿色。穗状花序或基部有分枝，顶生，长6～12cm，花单生或双生，常偏于一侧；苞片微小，长约2mm，有腺毛；花萼5裂深达基部，长约6mm，有腺毛；花冠淡紫红色，漏斗状，外疏生腺毛，花冠筒细长，

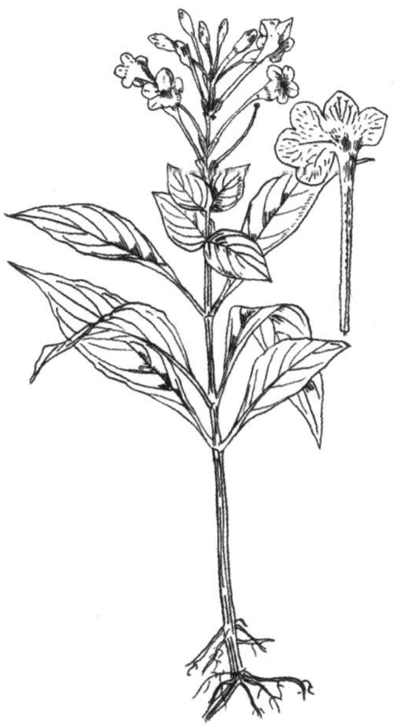

图36 玉龙七（白接骨）

Asystasiellachinensis（S. Mooe）E. Hossain

长约4cm，檐部5裂，略不等，长约1.5cm；雄蕊4，2强，着生于花冠喉部；子房上位，每室有2枚胚珠。蒴果长椭圆形，长约2cm，上部具种子4颗，下部实心细长似柄。

生于山坡、山谷林下阴湿的石缝内和草丛中，溪边亦有。分布于黔、湘、川（渝）、鄂及江苏、浙江、江西、河南、广东、广西、云南等省区。

【药性及功能】性凉，味淡。赶气活络，赶毒清热，散瘀止血。

【土家族用药经验】治疗外伤出血，创伤出血，扭伤等。

【单验方】

1. 治疗外伤出血：玉龙七根茎或全草，捣烂，外敷。

2. 治疗创伤出血：全草或根（为末）加冰片少许，纱布包伤口。

3. 治疗扭伤：玉龙七根茎、黄栀子、麦粉各适量，盐少许，捣烂包敷患处。

白马七

【别名】满天星、白雪丹。

【来源】茜草科植物六月雪 *Serissa foetida* Comm. 的全草。

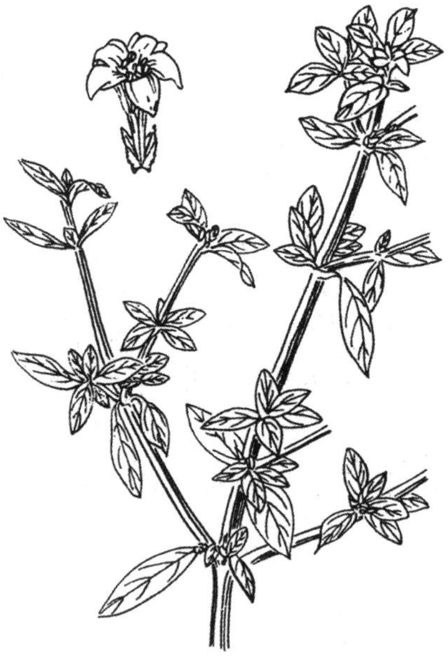

图37 白马七（六月雪）
Serissa foetida Comm.

【植物形态】多枝灌木，通常1～1.5m。叶对生，有短柄，常聚生于小枝上部，形状变异很大，通常狭椭圆形或椭圆状倒披针形，长1～2cm，宽0.3～1cm，顶端急尖至稍钝，两面无毛或下面被疏毛；托叶膜质，顶端有几条刺状毛。花白色，近无梗，多朵簇生于枝顶；花萼裂片5，三角形，有睫毛；花冠约7mm。核果近球形，有两个分核。

生于溪边、林缘或灌丛中。分布于黔、湘、川（渝）、鄂地区及西南、中南、华南、华东等省区。

【药性及功能】性凉，味苦，微麻辣。赶风活络，赶毒止痛。

【土家族用药经验】治疗风湿关节炎，跌打损伤，黄疸，骨蒸劳热，小儿疳积等。

【单验方】

1. 治疗风湿关节炎、跌打损伤：白马七 15 ~30g，水煎服。

2. 治疗黄疸：白马七鲜根 60g，白茅根 30g，水煎服或白马七根 30g，天胡葵 30g，算盘子根 30g，白茅根 15g，水煎服。

3. 治疗骨蒸劳热、小儿疳积：白马七 30 ~60g，水煎服。

【药理作用】对关节炎有抑制作用。

白鸡七

【别名】白鸡、猪蹄叉。

【来源】兰科植物白及 *Bletilla striata* (Thunb.) Reichb. f. 的鳞茎。

【植物形态】多年生草本，高达 50cm。假鳞茎扁球形，黄白色，上面具环带，富黏性。茎粗状，劲直。叶 4 ~5 枚，狭矩圆形或披针形，长 8 ~29cm，宽 1.5 ~4cm。花序具 3 ~8 朵花；苞片在开花时常凋落；花大型，紫色或淡红色，萼片和花瓣近等长，狭矩圆形，急尖，花瓣较萼片阔，唇瓣较萼片和花瓣稍短，白色带淡红色紫脉，在中部以上 3 裂，侧裂片直立具细齿，中裂片边缘有波状齿，褶片仅在中裂片上为波状；雄蕊与雌蕊结合为蕊柱，两侧有狭翅，柱头顶端着生 1 雄蕊，花粉块 4 对，扁而长，蜡质。蒴果圆柱形，顶端常具花瓣枯萎后留下的痕迹。

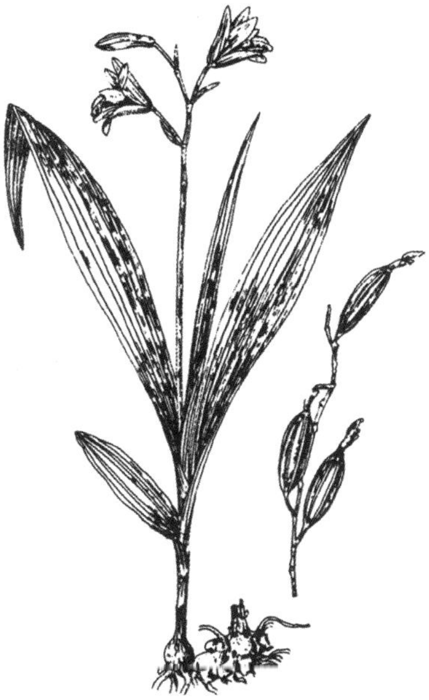

图 38　白鸡七（白及）

Bletilla striata (Thunb.) Reichb. f.

生于山坡、山谷阴湿处。分布于黔、湘、川（渝）、鄂地区及广西、云南、安微、浙江、台湾等省区。

【药性及功能】性凉，味苦、涩。赶火赶毒，敛创止血。

【土家族用药经验】治疗肺结核咳血，支气管扩张咯血，胃肠道出血等。

【单验方】

1. 治疗肺结核咳血：白鸡七、贝母、百合各等量，每次 3g，一日 2 ~3 次。

2. 治疗支气管扩张咯血：白鸡七、海螵蛸、三七各 180g，共为末，每次 6g，一日三次。

3. 治疗胃肠道出血：白鸡七、血三七各 30g，共为粉，每次 6g，一日三次。

【化学成分】含联苄类化合物、联菲化合物。

【药理作用】1. 止血作用。2. 对黏膜的保护作用。3. 抗肿瘤作用。4. 抗菌作用。

白薯七

【别名】土山药、野白薯、白芋、山药。

【来源】薯蓣科植物薯蓣 *Dioscorea opposita* Thunb. 的块茎。

【植物形态】草质缠绕藤本；块茎略呈圆柱形，垂直生长，长可达1m。茎右旋，光滑无毛。单叶互生，至中部以上叶对生，很少有三叶轮生的，叶腋间常生有珠芽（名零余子），叶片形状变化较大，三角状卵形、广卵形或耳状3浅裂至深裂，中间裂片椭圆形或披针形，两侧裂片矩圆形或圆耳形。雄花序穗状，直立，2~4腋生，花轴多数呈曲折状；花小，花被背面除棕色毛外，常散有紫褐色腺点；雄蕊6，着生于花托边缘，花丝粗短。蒴果翅半月形，表面常被白色粉状物，果翅长几等于宽，约1.5cm，顶端及基部近圆形。种子着生于果实每室的中央，四周有薄模状栗褐色的翅。

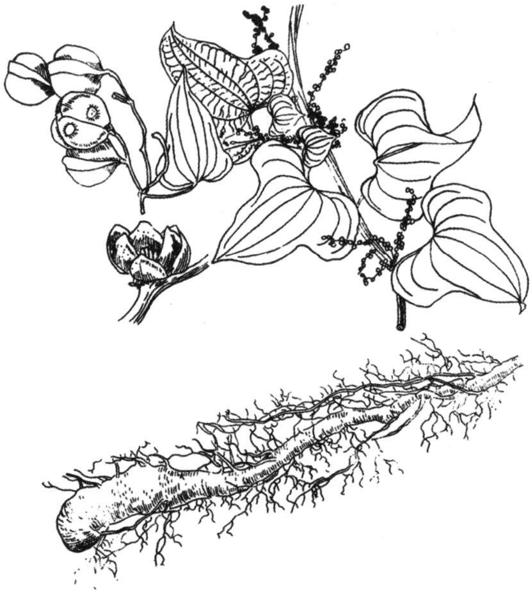

图39　白薯七（薯蓣）

Dioscorea opposita Thunb.

多栽培。分布于黔、湘、川（渝）、鄂地区及西南、中南、华南、华东、陕西等省区。

【药性及功能】性平，味甘、酸。补益三元，健脾健胃，强肾赶水。

【土家族用药经验】治疗久泻，久咳，遗精，带下。

【单验方】

1. 治疗脾虚久泻：白薯七（山药）、党参各12g，白术、茯苓各9g，神曲6g，水煎服。

2. 治疗小儿腹泻：白薯七、白术各9g，滑石粉、车前子各3g，甘草1.5g，水煎服。

3. 治疗肺肾阴虚，咳嗽遗精：白薯七12g，熟地15g，山茱萸、麦冬各

9g，五味子6g，水煎服。

4. 治疗慢性肾炎：白薯七10g，红参10g，熟地10g，枣皮8g，杜仲8g，当归10g，枸杞10g，炙甘草8g，水煎服，每日一剂。

5. 治疗腰痛：白薯七15g，白术25g，泽泻6g，茯苓6g，防己10g，白芥子6g，甘草12g，水煎服。

【化学成分】含薯蓣皂甙元、多巴铵、盐酸山药碱、多酚氧化酶等成分。

【药理作用】1. 降血糖作用。2. 对消化系统的作用。3. 对免疫功能的影响。

地乌七

【别名】黑地雷、蜈蚣三七、地乌。

【来源】毛茛科植物林荫银莲花 *Anemone flaccida* Fr. Schmidr 的根茎。

【植物形态】多年生草本，高15～40cm。根茎近横生，圆柱形，直径2～13mm，节间短。基生叶1～2；叶柄长10～28cm，无毛或近无毛；叶片轮廓五角形，长3.5～7.5cm，3全裂，中央全裂片3裂，末回裂片卵形或宽披针形，有1～3齿或全缘，侧生全裂片不等2深裂，边缘有不整齐齿，上面有疏毛，下面通常无毛或近无毛。花葶上部有疏柔毛；苞片3，轮生，叶状，不等大，无柄；花两性；萼片5，花瓣状，白色，倒卵形或椭圆形，长7～10mm，宽4～5.5mm，先端钝或圆，外面有疏柔毛；花瓣无；雄蕊多数，长约为萼片之半，花药长约0.8mm，心皮约8，密被淡黄色短柔毛，无花柱，柱头近球形。

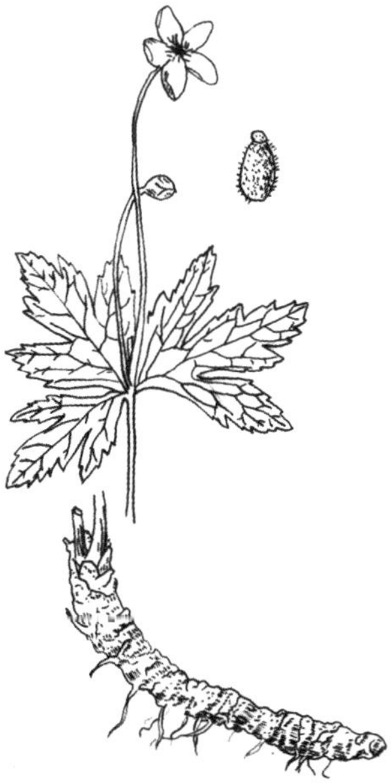

图40　地乌七（林荫银莲花）
Anemone flaccida Fr. Schmidr

生于海拔100～3000m的山谷、草地或林下。分布于黔、湘、川（渝）、鄂地区；在陕西南部、甘肃南部、江苏南部、浙江西北部、江西、云南西北部也产。

【药性及功能】性温，味辛、微苦。赶风赶湿，强壮筋骨，散瘀止痛。

【土家族用药经验】治疗风湿，劳伤身痛。

【单验方】

1. 治疗风湿：地乌七30g，浸白酒250ml，每次10ml。

2. 治疗劳伤身痛：地乌七 12g，血三七 12g，田七 6g，三百棒 10g，五加皮 10g，赶山鞭 10g，荞麦 10g，白酒 1000ml 浸泡，每次服 20ml，一日一次。服药期间忌食牛、羊肉。

【化学成分】含巨头刺草皂甙 D、林荫银莲素 B，林荫银莲花皂甙Ⅱ、Ⅲ等。

【药理作用】1. 对中枢神经系统作用。2. 毒性。

地胆七

【别名】青牛胆、九龙胆、九连珠、金果揽。

【来源】防己科植物青牛胆 *Tinospora sagittata*（Oliv.）Gagnep. 的块根。

【植物形态】缠绕藤本。根细长，部分膨大，多节相连如串珠，外表土黄色，小枝细长，粗糙有槽纹，节上被短硬毛，叶互生，卵状披针形，长 7～13cm，宽 2.5～5cm，先端渐尖或钝，基部尖锐箭形，全缘，两面被短毛。花单性，雌雄异株，总状花序，雄花多数萼片排成两轮，外轮 3，细小，花瓣 6，倒卵形，基部楔形，雄花 6，分离，较花瓣长，雌花 4～10 朵组成总状花序，小花梗较长，心皮 3～4，柱头裂片乳头状，花瓣小，匙形。核果红色，背部隆起近顶端处有时具花柱的遗迹。

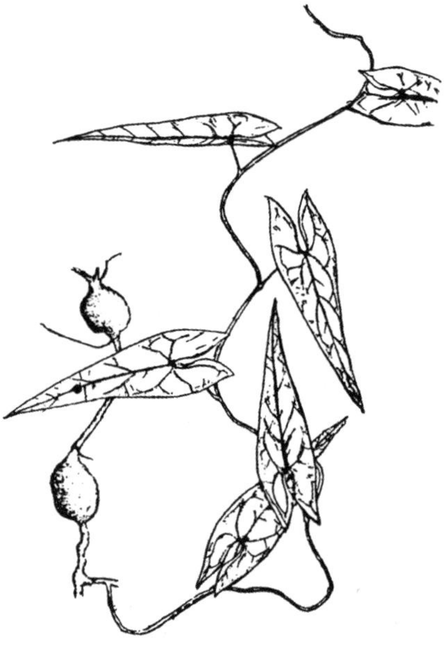

图 41　地胆七（青牛胆）

Tinospora sagittata（Oliv.）Gagnep.

生于灌木林下石缝中。分布于黔、湘、川（渝）、鄂边区及西南、华南等省区。

【药性及功能】性凉，味苦。赶毒清热，清利咽喉，散结消肿。

【土家族用药经验】治疗咽喉肿痛，口腔炎，扁桃体炎，急性胃肠炎，痢疾等。

【单验方】

1. 治疗咽喉肿痛，口腔炎，扁桃体炎：地胆七 3g 研末吞服。

2. 治疗骨结核：地胆七 30g，一枝蒿 3g，黄连 10g，研末调敷患处。

3. 治疗胃痛：地胆七、山豆根、青木香各等量，研末煎服。

【化学成分】含掌叶防己碱、氨基酸、黄酮苷、糖类等成分。

【药理作用】抗肿瘤作用。

百疮七

【别名】隔山消。

【来源】为葡萄科植物白蔹 *Ampelopsis japonica*（Thunb.）Makinod 的块根。

【植物形态】落叶攀援木质藤本，长约1m。块根粗壮，肉质，卵形，长圆形或长纺锤形，深棕褐色，数个相聚。茎多分枝，幼枝带淡紫色，光滑，有细条纹；卷须与叶对生。叶片长6～10cm，宽7～12cm；小叶3～5，羽状分裂或羽状缺刻，裂片卵形至椭圆形或卵状披针形，先端渐尖，基部楔形，边缘有深锯齿或缺刻，中间裂片最长，两侧的较小，中轴有阔翅，裂片基部有关节，两面无毛。聚伞花序小，与叶对生，花序梗长3～8cm，细长，常缠绕；花小，黄绿色；花萼5浅裂；花瓣、雄蕊各5；花盘边缘稍分裂。浆果球形，径约6mm，熟时白色或蓝色，有针孔状凹点。

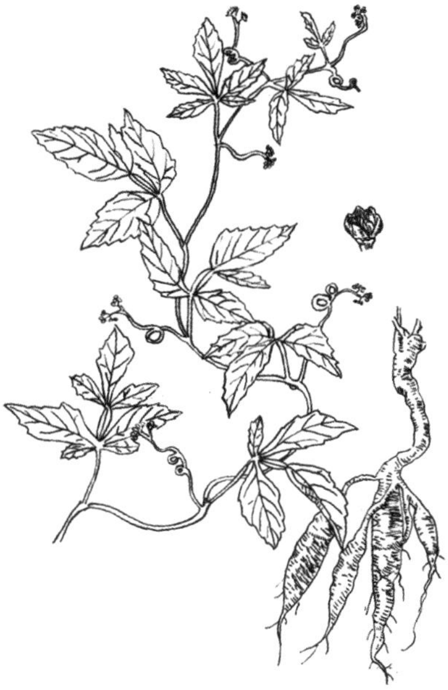

图42　百疮七（白蔹）

Ampelopsis japonica（Thunb.）Makinod

生于山地、荒坡有灌木林中，也有栽培。分布于黔、湘、川（渝）、鄂地区，在东北、华北、华东、中南及陕西、宁夏、四川等地也产。

【药性及功能】性凉，味苦，有小毒。赶毒排毒，消肿止痛。

【土家族用药经验】治疗痈疽疮毒初起，扭挫伤，面生粉刺等。

【单验方】

1. 治疗痈疽疮毒初起：百疮七4～6g，水煎服或研末调水或热酒外敷。

2. 治疗扭挫伤：百疮七（鲜）适量，食盐少许，捣烂外敷。

3. 治疗面生粉刺：百疮七、杏仁各等量研末，鸡蛋清调涂，或加白丁香少许，调涂。

【化学成分】含黏质、淀粉、延胡索素、胡萝卜素等。

【药理作用】1. 抗菌作用。2. 抗癌作用。

百棒七

【别名】黄椒、见血飞、三百棒。

【来源】芸香科植物飞龙掌血 *Toddalia asiatica* （L.）Lam. 的根或皮。

【植物形态】常绿木质藤本，高达 8m。茎枝常有向下弯的皮刺；小枝常被褐锈色的短毛，有白色圆形皮孔。三出复叶，总叶柄长 35cm；小叶无柄。纸质或近革质，倒卵形、椭圆形或倒卵状矩圆形，长 3 ~ 9cm，宽 1.5 ~ 3.5cm，边缘近前半部有细圆锯齿，齿缝和叶片有透明腺点。花单生，白色或黄绿色，苞片细小；雄花常排成腋生的伞状圆锥花序；雌花常排成腋生的聚伞状圆锥花序，花较少。核果近球形，橙黄色至朱红色，有深色腺点，果皮肉质，有 3 ~ 5 条微凸的肋纹，种子肾形，黑色，有光泽。

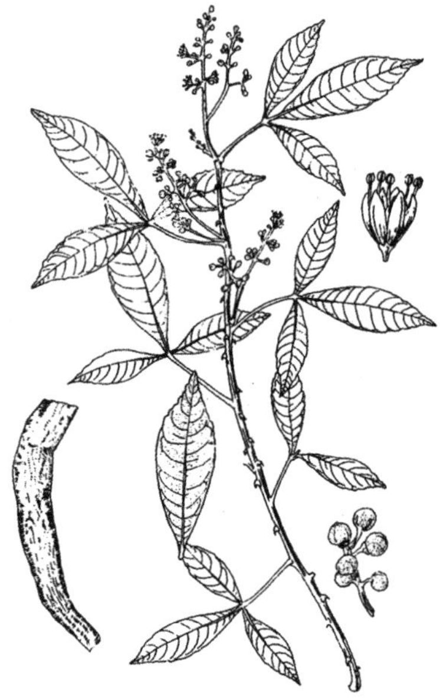

图 43　百棒七（飞龙掌血）

Toddalia asiatica （L.）Lam.

生于山间沟谷丛林中或山坡旁阔叶林中。分布于黔、湘、川（渝）、鄂及陕西、浙江、福建、广东、广西、云南等省区。

【药性及功能】性温，味辛苦，有小毒。赶风赶湿，活血止痛，凉血止血。

【土家族用药经验】治疗跌打损伤，外伤骨折，胃痛腹痛。

【单验方】

1. 治疗跌打损伤，劳伤，风湿疼痛：百棒七根 10 ~ 15g，水煎服，或 15 ~ 30g 泡酒服。

2. 治疗外伤出血：百棒七根皮、南田七适量，为末，外用。

3. 治疗胃痛，腹痛：百棒七 100g，青木香 10g，水煎服。

4. 治疗劳伤吐血：百棒七 15g，血三七 15g，木防已 15g，蜈蚣 15g，泡酒内服。

【化学成分】含白屈菜红碱、二氢白屈菜红碱、茵芋碱、飞龙掌血双香豆精、树脂等。

【药理作用】1. 抗炎作用。2. 镇痛作用。

竹根七

【别名】包谷七、搜山虎、斩蛇箭、青龙胆。

【来源】百合科植物万年青 *Rohdea japonica*（Thunb.）Roth 的根及根茎。

【植物形态】多年生草本。根状茎粗，有多数粗的纤维根。叶基生，3～6枚，矩圆形、披针形或倒披针形，长15～50cm，宽2.5～7cm，顶端急尖，基部稍狭，纸质。穗状花序侧生，密生多花，长3～4cm，宽1.2～1.7cm；苞片卵形，膜质，短于花；花被合生，球状钟形，长4～5mm，宽6mm，裂片6，不十分明显，内向，肉质，厚，淡黄色或褐色；雄蕊6，花药卵形；子房球形；花柱不明显，柱头3裂。浆果红色。

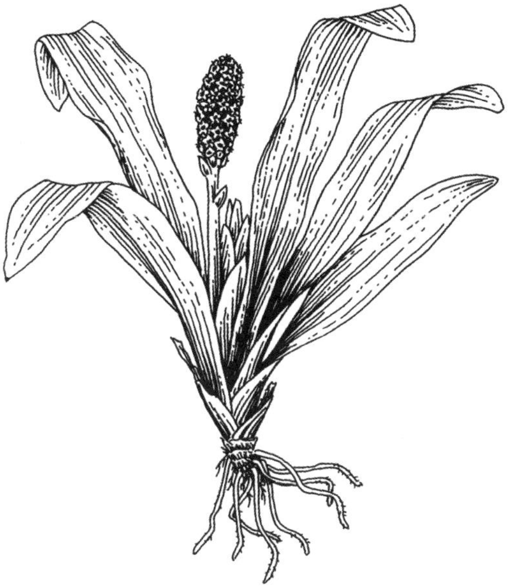

图44　竹根七（万年青）

Rohdea japonica（Thunb.）Roth

生于海拔750～1700m的林下、山谷阴湿草地。分布于黔、湘、川（渝）、鄂及山东、江苏、浙江、江西、广西等省区。

【药性及功能】性凉，味甘、苦，有毒。赶水消肿，强元强心。

【土家族药用经验】心虚弱，痈疽，咽喉肿痛，浮肿。

【单验方】

1. 治疗喉痈：竹根七（鲜）10～15g，水煎服。
2. 治疗蛇咬伤，疔疮肿毒：竹根七适量，加酒糟共捣烂外敷。
3. 治疗心脏性水肿：竹根七鲜根茎3～6g，水煎服。
4. 治疗蛇咬伤、疮毒：竹根七、半边莲、一支箭各20g，鲜品加酒糟捣烂外敷。

【化学成分】含强心甙、螺甾烷类、类脂等成分。

【药理作用】1. 对心脏的作用。2. 对血压的影响。3. 对平滑肌的作用。4. 催吐作用。5. 抗菌作用。

红牛克七

【别名】红牛膝、剪刀牛膝、土牛膝。

【来源】为苋科植物柳叶牛膝 *Achyranthes longifolia*（Makino）Makino 的根及根茎。

【植物形态】多年生草本。高 70～120cm。根圆柱形，直径 5～10mm，鲜根常呈淡红至红色。叶片披针形或狭披针形，长 4.5～15cm，宽 0.5～3.5cm，先端及基部均渐尖，全缘，上面绿色，下面常呈紫红色。退化雄蕊方形，先端有不明显的牙齿状。花果期 9～11 月。

生于山坡。分布于黔、湘、川（渝）、鄂及广东、陕西、浙江等省区。

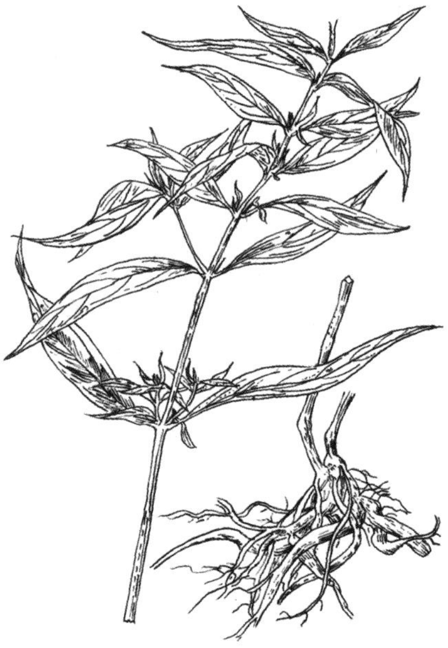

图 45 红牛克七（柳叶牛膝）
Achyranthes longifolia（Makino）Makino

【药性及功能】性平，味甘。赶毒清热，赶湿利尿，活血止痛。

【土家族用药经验】治疗感冒发热，咽喉肿痛，月经不调，小便不利，贫血，痈疽。

【单验方】

1. 治疗痢疾：红牛克七 15g，地桃花 15g，车前草 10g，青蒿 12g，水煎冲蜂蜜服。

2. 治疗急性中耳炎：红牛克七适量，取鲜药捣汁，滴耳。

3. 治疗尿闭：红牛克七根、铁马鞭、车前草各适量，水煎服。

4. 治疗跌打损伤：红牛克七、百棒七、桃子米各 10～15g。水煎服。

【化学成分】含蜕皮甾酮、牛膝甾酮、熊果酸等成分。

【药理作用】1. 抗生育作用。2. 子宫兴奋作用。3. 抗炎作用。4. 毒性。

红根七

【别名】木羊乳、赤参、血三根。

【来源】唇形科植物丹参 *Salvia miltiorrhiza* Bunge 的根。

【植物形态】多年生草本。高 30～100cm。全株密被淡黄色柔毛及腺毛。根肥厚，外红内白。茎高 40～80cm，被长柔毛。叶对生，常为奇数四棱形，具槽，上部分枝，羽状复叶；侧生小叶1～2（3）对，卵形或椭圆状卵形，长1.5～8cm，两面被疏柔毛。轮伞花序6至多花，组成顶生或腋生假总状花序，密被腺毛及长柔毛；苞片披针形，具睫毛；花钟状，长约1.1cm，外被腺毛及长柔毛，11脉，二唇形，上唇三角形，顶端有3个聚合小尖头，下唇2裂；花冠紫蓝色，长2～2.7cm，筒内有斜向毛环，檐部二唇形，下唇中裂片扁心形；花丝长3.5～4mm，花隔长17～20mm，上臂长14～17mm，下臂短而增粗，药室不育，顶端联合。小坚果椭圆形。

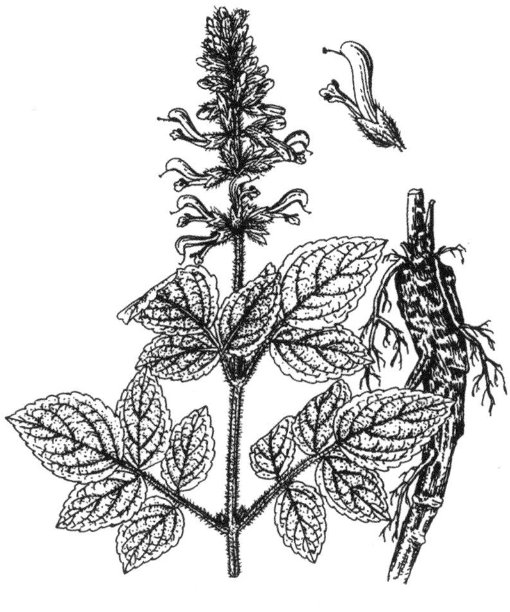

图46　红根七（丹参）

Salvia miltiorrhiza Bunge

生于山坡、林下或溪旁。分布于黔、湘、川（渝）、鄂地区，在辽宁、华北、陕西、华东等省区也产。

【药性及功能】性凉，味微苦。赶气赶毒，活血散瘀，调经，安神。

【土家族用药经验】治疗月经不调，血滞经闭，心烦，冠心病，心绞痛。

【单验方】

1. 治疗痛经，血滞经闭：红根七15g，水煎服。

2. 治疗气滞血瘀性胸腹刺痛：红根七12g，檀香6g，砂仁6g，水煎服。

3. 治疗神经衰弱，心烦，失眠：红根七、柏子仁、酸枣仁、当归各12g，首乌18g，水煎服。

4. 治疗冠心病，心绞痛：红根七18g，赤芍、川芎、红花各9g，降香6g，水煎服，或制成冲剂和膏剂，分二次内服。

【化学成分】含脂溶性的二萜、水溶性的酚酸、黄酮、三萜、甾醇等。

【药理作用】1. 对心、脑血管系统的影响。2. 对血脂和动脉粥样硬化的作用。3. 对血液系统的影响。4. 对耐缺氧能力的作用。5. 对免疫功能的影响。6. 抗炎及抗过敏作用。7. 对肝脏的作用。8. 抗胃溃疡作用。9. 对肿瘤的影响。10. 对中枢神经系统的作用。11. 抗氧化作用。12. 抗菌作用。

老虎七

【别名】老虎姜、肉罗汉、鸡头参。

【来源】百合科植物多花黄精 *Polygonatumcyrtonema* Hua 的根茎。

【植物形态】多年生草本。茎高达 100cm，根状茎肥厚，通常连珠状或结节状。叶互生，椭圆形、卵形、卵状披针形或稍作镰刀状弯曲，全缘，顶端渐尖。花序腋生，呈伞形状，具 2 ~ 7 朵花，总花梗长；花被黄绿色，筒状，先端裂片 6；雄花 6，花丝着生近花被筒中部或上 1/3 处，具乳头状突起，顶端膨大具囊状突起；花柱长。浆果，熟时黑色。

生于山地阴湿处。分布于黔、湘、川（渝）、鄂及河北、山东、广西、云南等省区。

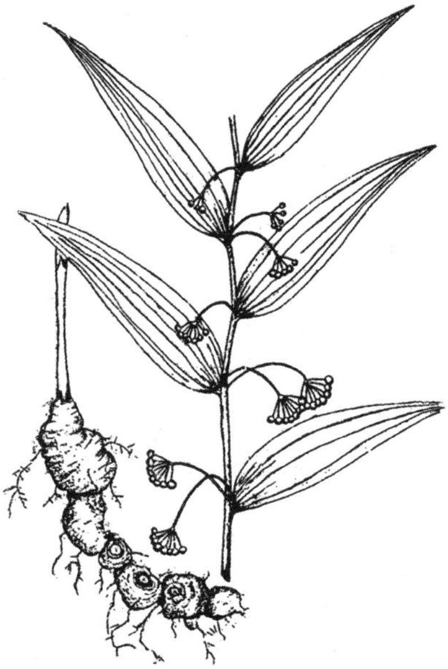

图 47 老虎七（多花黄精）*Polygonatumcyrtonema* Hua

【药性及功能】性平，味甘。养元润肺，健脾补肾。

【土家族用药经验】治疗肺痨，肾虚腰痛等。

【单验方】

1. 治疗肺痨：老虎七 30g，矮地茶 20g，百部 10g，白及 10g，百合 10g，水煎服。

2. 肾虚腰痛：老虎七 30g，神仲 30g，续断 20g，川芎 20g，红花 20g，龙枣 20g，泡酒服。

3. 治各种虚痨：蒸制老虎七 30g，炖乌骨鸡一小只，药肉汤吃一天，两天一次，连服三次。

【化学成分】含甾体皂甙，黄精多糖 A、B、C 等。

【药理作用】1. 抗病原微生物作用。2. 降血脂作用。3. 延缓衰老作用。

血三七

【别名】散血草、血牡丹、血当归。

【来源】菊科植物菊叶三七 *Gynura segetum*（Lour.）Merr. 的根或全草。

【植物形态】多年生草本，高达 1m 左右。宿根肉质肥大，土褐色，具疣状突起及须根，断面灰黄白色。茎直立，具纵棱，绿色略带紫色，上部多分枝，光滑无毛或稍具细毛。基生叶簇生，匙形，边缘有锯齿或作羽状分裂，花时凋落；茎下中和中部叶互生，长椭圆形，长 10 ~ 25cm，宽 5 ~ 10cm，羽状分裂，裂片卵形以至披针形，边缘浅裂或有疏锯齿，两面近光滑或具细毛，先端短尖或渐尖，基部具 2 ~ 5 浅裂的假托叶 2 枚；茎上部叶渐小，卵状披针形，边缘羽状齿裂，或有线状披针形。头状花序直径 1.5 ~ 2cm，排成伞房状，着生于枝顶；总苞圆柱状；总苞片 2 层，条状披针形，长约 1.5cm，边缘膜质，外层丝状；花两性，筒状，金黄色，花冠先端5 齿裂，花柱基部小球形，分枝先端有细长线形具毛的尖端，长约 4mm。瘦果狭圆柱形，有条纹，被疏毛；冠毛丰富，白色。

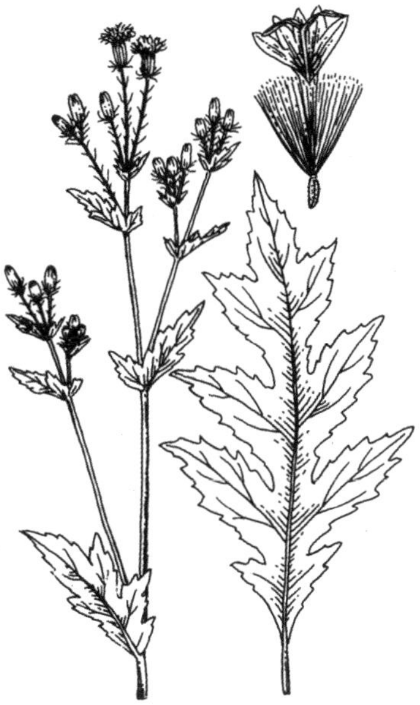

图 48　血三七（菊叶三七）

Gynura segetum（Lour.）Merr.

生于沟边及屋前后肥厚湿润的土壤中。分布于黔、湘、川（渝）、鄂及河北、陕西、江苏、安徽、浙江、江西、台湾、广东、广西、云南等省区。

【药性及功能】性湿，味甘微苦。赶气止痛，活血散瘀，止血消肿。

【土家族用药经验】治疗跌打损伤，骨折，咳血等。

【单验方】

1. 跌打损伤：血三七、乌骨七各 15 ~ 30g，水煎服或捣汁冲酒内服。
2. 骨折：血三七 15 ~ 30g，水煎服或捣汁冲酒内服。
3. 咳血：血三七 15 ~ 30g，水煎服或捣汁冲酒内服。

【化学成分】含千里光宁碱、菊叶三七碱类、芸香甙等。

【药理作用】菊叶三七有抗疟作用。

抚芎七

【别名】大叶川芎、抚芎、风痛七。

【来源】伞形科植物川芎 *Ligusticum chuanxiong* Hort. 的全草。

【植物形态】多年生草本，高约 0.3 ~ 1m；全珠有浓烈香气。根状茎呈不规则的团块状，下端有多数须根。茎直立，圆柱形，中空，表面有纵直沟纹。茎下部的节膨大成盘状，中部以上的节不膨大。茎下部叶具柄，柄长 3 ~ 10cm，基部扩大成鞘；基生叶三角形，长 12 ~ 15cm，宽 10 ~ 15cm，三至四回三出式羽状全裂，终裂片4～5对，卵状披针形，长6～7cm，宽5～6cm，上面脉上有乳头状突起，边缘不整齐羽状深裂；茎上部叶具扩展叶鞘。复伞形花序顶生或侧生，有乳头状粗毛，总苞片3～6个，狭条形，伞辐7～22不等长；小总苞片数个，丝状条形；花梗多数；花白色。双悬果宽卵形，长约2mm。花期7～8月，果期9～10月。

生于山地草丛中，或栽培。分布于黔、湘、川（渝）、鄂及陕西、甘肃、河北、江西、云南等省区。

【药性及功能】性温，味辛而后甜。赶风止痛，行气活血。

【土家族用药经验】治疗头风，寒痹，闭经，血虚。

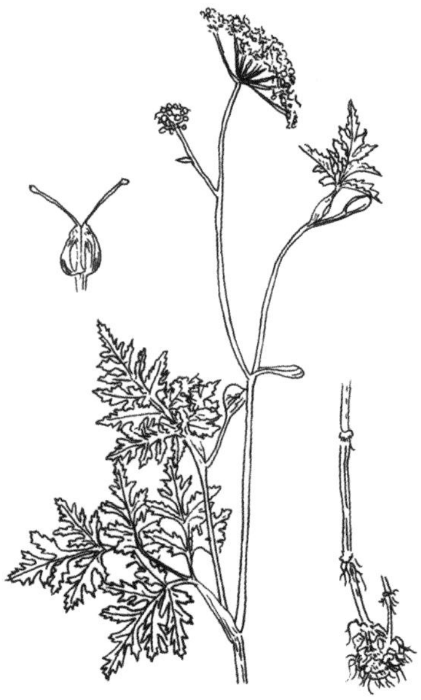

图49　抚芎七（川芎）
Ligusticum chuanxiong Hort.

【单验方】

1. 治疗月经不调：抚芎七6g，当归、白芍各9g，熟地、香附、丹参各12g，水煎服。

2. 治疗感冒头痛：抚芎七5g，白芷6g，细辛3g，防风6g，羌活6g，荆芥6g，薄荷3g，甘草3g，茶叶6g，水煎服。

3. 治疗近视眼：抚芎七、野菊花、薄荷、密蒙花、荆芥、蔓荆子、金黄草、当归、甘草各30g，水煎服。蜂蜜制丸服。连服一个月。

【化学成分】含挥发油、乙酸4－松油醇酯、棕榈酸、洋川芎内脂、蔗糖等。

【药理作用】1. 镇静，镇痛作用。2. 抗炎作用。3. 抑制平滑肌作用。4. 降血压作用。

鱼蓼七

【别名】大叶蓼、小蓼子草、大马蓼、辣蓼、节蓼。

【来源】为蓼科植物酸模叶蓼 *Polygonum lapathifolium* L. 的全草。

【植物形态】一年生草本，高20～120cm。茎直立。叶互生；叶柄较短，生粗硬刺毛；托叶鞘筒状，无毛，先端截形，具多条脉；叶片披针形、长圆状披针形，先端渐尖，常微钝，基部楔形，上面有新月形斑点，绿色，下面有腺点，主脉及叶缘具粗硬刺毛。圆锥花序由数个花穗组成，花穗顶生或腋生，并有稀疏缘毛，内具数花；花被淡绿色或粉红色，通常4裂，具腺点；裂片椭圆形；雄蕊6；花柱，近基部分离，向外弯曲。瘦果卵圆形，扁平，微有棱，长2.5～3mm，褐黑色，有光泽，包于宿存花被内。

生于路旁湿地、沟渠水边。我国各地均有分布。

【药性及功能】性微温，味辛、苦。赶毒赶湿，活血止痛。

【土家族用药经验】治疗疮疡肿痛，腹泻，痢疾，湿疹，疳积，风湿痹痛，跌打损伤，月经不调等症。

【单验方】

1. 治疗羊毛痧症：鱼蓼七、野烟头、马蹄草各等份，酒煎服。

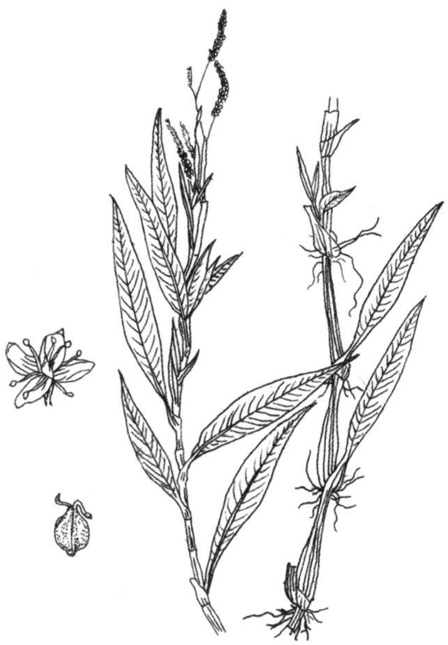

图50　鱼蓼七（酸模叶蓼）
Polygonum lapathifolium L.

2. 治疗中暑：鱼蓼七30g，黄精叶12g，水煎服。

3. 治疗毒蛇咬伤：鱼蓼七、猫爪刺各6g，一点血10g，雄黄、大蒜各3g，共捣烂外敷。

【化学成分】含槲皮素3－O－β－D吡喃葡萄糖甙、槲皮素－3－O－β－D－吡喃半乳糖甙、槲皮素－3－O－β－D葡萄糖甙－2″－没食子酸酯、槲皮素－3－O－α－L－呋喃阿拉伯糖甙、山柰酚－3－O－β－D－葡萄糖甙－2″－没食子酸酯、酸模叶蓼异黄酮酚、酸模叶蓼当归酰氧查尔酮、酸模叶蓼异戊酰氧查尔酮、酸模叶蓼2－甲基丁酰氧基查尔酮等，酸模叶蓼的根中含有2－甲基萘。此外，该植物中还含有3，5－二羟－4－甲基芪和5－甲氧基－6，7－亚甲二氧基黄酮。

【药理作用】乙醇提取物对亲水性气单胞菌、金黄色葡萄球菌和霍乱弧菌的生长有抑制作用。果实水煎剂对志贺和福氏痢疾杆菌有一定抑制作用。从本植物中提取的3，5－二羟－4－甲基芪和5－甲氧基－6，7－亚甲二氧基黄酮对苯并咪类杀真菌药有解毒作用。

鸡血七

【别名】血散七、九龙盘、散血丹。

【来源】为蓼科植物中华抱茎蓼 *Polygonum amplexicaule* D. Don. var. sinense

Oliv. 的根茎。

【植物形态】多年生草本，高 30 ~ 60cm。茎直立或斜生，上部常分枝。根茎圆柱状，肥厚，外面紫褐色，断面淡紫红色。叶互生，具细梗；托叶鞘膜质，管状，褐色，易破裂；叶心状卵形，长 6 ~ 13cm，宽 4 ~ 8cm，先端渐尖，基部心形，表面绿色，沿叶脉有稀疏的乳头状突起，背面淡绿色，边缘具乳头状突起。顶生或腋生总状花序，穗形，总花梗细，苞片膜质，内含花 1 ~ 3 朵；花梗顶端有关节；花小，花被红色，5 深裂；雄蕊 8；花柱 3，柱头头状。瘦果椭圆形，黑褐色，有光泽。

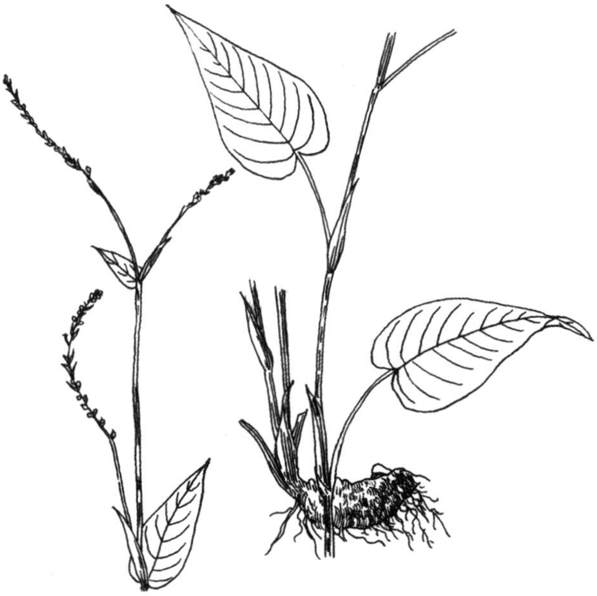

图 51 鸡血七（中华抱茎蓼）

Polygonum amplexicaule D. Don. var. sinense Oliv.

生于阴湿山沟、水边沙地、林下或草丛。分布于黔、湘、川（渝）、鄂及云南、陕西等省。

【药性及功能】性温，味涩、微苦。赶气止痛，散瘀止血。

【土家族用药经验】治疗外伤出血，跌打损伤，腹痛，痛经等症。

【单验方】

1. 治疗跌打损伤，腰痛：鸡血七 10g，扣子七 10g，毛五加皮 10g，当归 12g，白酒 1kg，浸泡内服。

2. 治疗月经过多，崩漏，痛经：鸡血七 10g，小蛇参 6g，珍珠鱼 6g，女儿红 12g，香血藤 12g，水煎服。

3. 治疗骨折：鸡血七、螃蟹七、冷水七、血筋草各适量，捣烂外敷。

4. 治疗风湿骨痛：鸡血七 10g，威灵仙 10g，木通 10g，木瓜 10g，红毛七 5g，水煎服或酒泡服。

【化学成分】含有黄酮类成分异牡荆素、异牡荆素阿拉伯糖甙、异鼠李素、异鼠李素阿拉伯糖甙，根茎中含蒽醌类成分大黄酚、大黄素甲醚、大黄素、三萜类成分 β－香树脂醇和甾体成分豆甾醇。

【药理作用】1. 抗病毒。2. 抗菌。

肺痨七

【别名】蛇不见、一朵云。

【来源】阴地蕨科植物阴地蕨 *Botrychium ternatum*（Thanb.）Sw. 的全株入药。

【植物形态】植株高达 40cm。总柄长 20～30cm。不育叶从总柄近基部或下部生出，草质，无毛，阔三角形，长 8～10cm，宽 10～12cm，具 3～8cm 的柄，三羽裂，基部一对羽片最大，阔三角形，长宽各约 5cm，末回小羽片或裂片边缘有不整齐的细尖锯齿。孢子叶生于总柄顶端，无毛，二至三回羽状，复圆锥形，长 4～10cm，孢子囊穗聚成圆锥状，长 5～10cm，3～4 回羽状分枝；孢子囊无柄，黄色，沿小穗内侧成两行排列，不陷入，横裂。

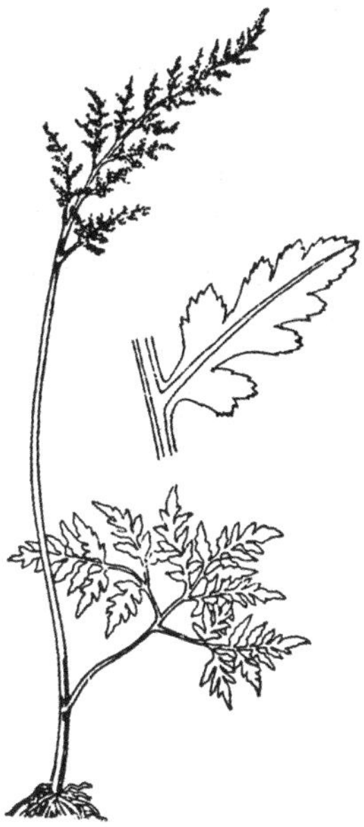

图 52　肺痨七（阴地蕨）
Botrychium ternatum（Thanb.）Sw.

生于山区的草坡灌丛阴湿处。分布于黔、湘、川（渝）、鄂地区，在长江流域，广西、福建和台湾、朝鲜、日本也产。

【药性及功能】性温，味甘微苦，涩。补肺肾元气，赶风赶湿，清热排毒。

【土家族用药经验】治疗肺痨，头晕目眩，急性睾丸炎，小儿惊风等。

【单验方】

1. 治肺痨：肺痨七 20g，一包崽（百部）15g，白鸡七（白及）10g，白奶参（桔梗）10g，甘草 10g，水煎服。

2. 治疗头晕目眩：肺痨七 30～50g，鸡蛋 3 个，共煮食蛋及药水，一日一剂，连服 3～5 剂。

3. 治疗急性睾丸炎：取肺痨七 30～50g，水煎服，每日一剂，连服 3～5 剂。

4. 治疗小儿惊风：全草 10g，水煎服。

【化学成分】含阴地蕨素、槲皮素 3－O－γ－L－鼠李糖－7－O－β－D－葡萄糖甙、木犀草素等。

脉根七

【别名】牛角花、五叶草。

【来源】为豆科植物百脉根 *Lotus cornicelatus* L. 的根。

【植物形态】多年生草本，高 10～60cm。茎丛生，有疏长柔毛或后来无毛。小叶 5 片，3 小叶生于叶柄的顶端，2 小叶生于叶柄的基部；小叶柄极短，长约 1mm；叶纸质，叶片卵形，长 5～20mm，宽 3～12mm，先端尖，基部圆楔形，全缘，无毛或于两面主脉上有疏长毛。花 3～4 朵排成顶生的伞形花序；具叶状总苞；花长 1～1.4cm；花萼黄绿色，宽钟形，近于膜质，内外均具长硬毛，萼齿 5，三角形；蝶形花冠，黄色，旗瓣宽倒卵形，长 9～13mm，宽 4～6mm，具较长的爪，翼瓣较龙骨瓣稍长，龙骨瓣弯曲；雄蕊 10，二体；子房无柄，花柱长而变曲，柱头小。荚果长圆筒形，褐色，长 2～2.7cm，宽 3～4mm，内含多粒种子。

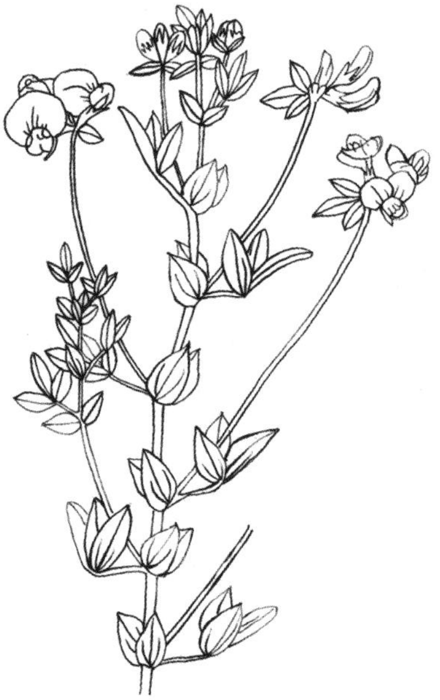

图 53　脉根七（百脉根）

Lotus cornicelatus L.

生于海拔 2300～3400m 山坡草地、田间湿润处。分布于黔、湘、川（渝）、鄂及陕西、广西、西藏等省区。

【药性及功能】性平，味辛。赶火赶风，清热除烦，止咳平喘。

【土家族用药经验】治疗脘腹痞满，妇女不孕。

【单验方】

1. 治疗脘腹痞满：脉根七全草 12g，小蛇参 6g，陈皮 6g，法夏 10g，香附 10g，水煎服。

2. 治疗妇女不孕：脉根七 10g，果上叶 10g，香连 10g，白鹤莲 10g，当归 10g，白芍 10g，川芎 10g，月月红 10g，熟地 10g，经期后五天水煎服，连服 3～5 剂。

【化学成分】含黄酮类化合物等。

药王七

【别名】竹叶土细辛、寮刁竹、对月莲。

【来源】萝摩科植物徐长卿 *Cynanchum paniculatum*（Bge.）Kitagawa 的根。

【植物形态】直立草本，高达 1m。茎不分枝，稀从根部发生几条。根须状。叶对生，披针形至条形，两端锐尖，上面具疏柔毛，叶缘有睫毛。圆锥花序顶生或腋内，有花 10 朵；花萼内腺体有或无毛；花冠黄绿色，副花冠裂片 5；花粉块每室 1 个；柱头五角形。蓇葖果单生，刺刀形；种子顶端具白色绢毛。

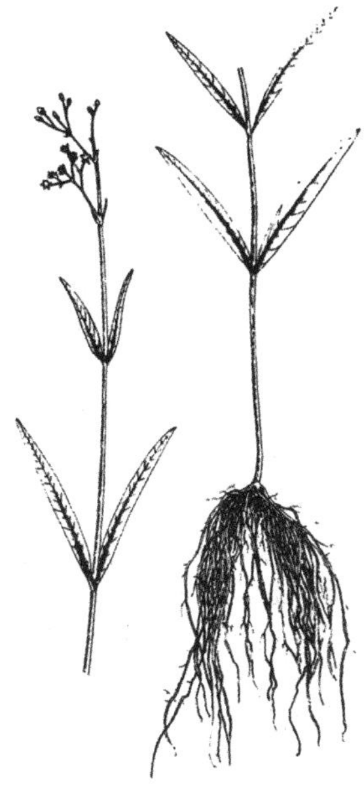

图 54　药王七（徐长卿）

Cynanchum paniculatum（Bge.）Kitagawa

生于山坡。分布于黔、湘、川（渝）、鄂地区，西南、中南、华南、华东、台湾等省区也产。

【药性及功能】性温，味辛。赶风活络，赶气止痛。

【土家族用药经验】治疗风湿痹痛，胃痛，腹痛，牙痛，跌打损伤等症。

【单验方】

1. 治疗跌打损伤，劳损，风湿痛：药王七根 6 ~ 10g，水煎服或酒泡服。

2. 治疗蛇伤：药王七根、一支箭、斩龙箭（鲜）各适量外敷，或兑淘米水内服。

3. 治疗痧症腹痛：药王七根 0. 6 ~ 1g，嚼烂开水吞服。

【化学成分】含牡丹酚、异牡丹酚、赤藓醇、三十烷十六烯、硬脂酸癸酯等。

【药理作用】1. 镇痛，镇静，解热作用。2. 降压，抗心肌缺血作用。3. 抑制血小板聚集及抗血栓形成。4. 抗炎和抗变态反应作用。5. 抗菌作用。

黄干七

【别名】扁竹、剪刀草、野萱花。

【来源】鸢尾科植物射干 *Belamcanda chinensis*（L.）DC. 的根茎。

【植物形态】多年生草本，高达 80cm。根茎横走，略呈结节状，外皮鲜黄色。叶2裂，嵌迭状排列，宽剑形，扁平，长达60cm。茎直立。伞房花序顶生，二歧状，苞状膜质；花桔黄色，花被6，基部合生成短筒，外轮开展，散生暗红色斑点，内轮与外轮相似；雄蕊3，着生于花被基部；花柱棒状，顶端3浅裂，被毛。蒴果倒卵圆形，熟时3裂，果瓣向内弯曲。种子近球形，黑色，有光泽。

生于山坡、草丛、路旁向阳处。分布于全国各地。

【药性及功能】性凉，味苦。赶火赶风，活血散瘀，清热消肿。

【土家族用药经验】治疗跌打损伤，骨关节痛，神经痛，痨伤等。

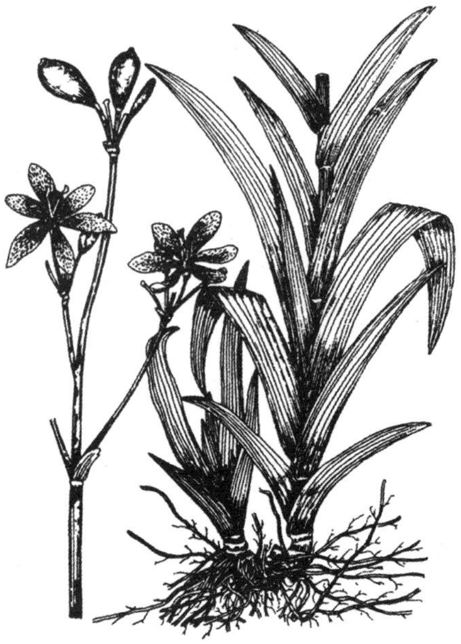

图55 黄干七（射干）
Belamcanda chinensis（L.）DC.

【单验方】

1. 治疗咽喉肿痛：黄干七9g，山豆根6g，桔梗、金银花、玄胡各9g，水煎服。

2. 稻田皮炎：黄干七、黄柏各250g，加水1000ml，煎半小时，加食盐20g，趁热擦患处。

【化学成分】含异黄酮类成分、射干酮、茶叶花宁就是香草乙酮、射干醛、28－去乙酰基射干醛等。

【药理作用】1. 抗炎作用。2. 解热作用。3. 抗过敏作用。4. 抗微生物作用。5. 祛痰作用。

恶鸡七

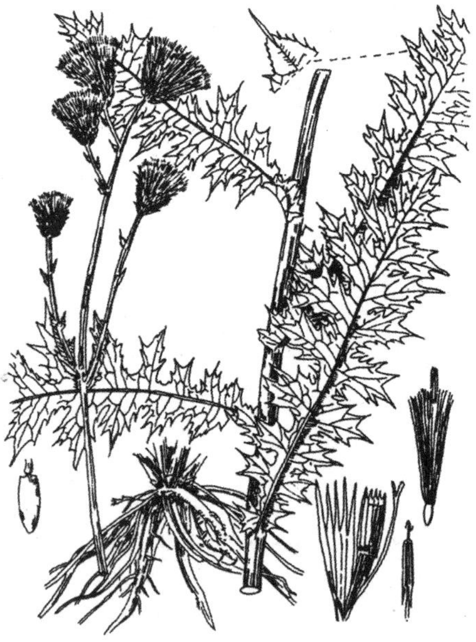

图56 恶鸡七（大蓟）
Cirsium japonicum DC.

【别名】恶鸡婆、雷公菜、大油渣口。

【来源】菊科植物大蓟 *Cirsium japonicum* DC. 的根或全草入药。

【植物形态】多年生草本，高约50cm。有纺锤状宿根。全株灰黄色膜质长毛，基生叶有柄，矩圆形或披针状长椭圆形，长15～30cm，宽5～8cm，中上部叶无柄，基部抱茎，羽状深裂，边缘具刺，两面均被长毛，头状花序单个或数个生于枝端；总苞片多层条状披针形，外层较小，被蛛丝状毛，顶端有短刺，最内层的较长，无刺；花两性，管状，紫红色，裂片5；雄蕊5，花药顶端有附属物。瘦果长椭圆形，稍扁，冠毛暗灰色比花冠稍短，羽毛状。

生于山野路旁，全国大部分地区有分布。

【药性及功能】性凉，味甘、苦。赶火赶毒，清热止血。

【土家族用药经验】治疗吐血，衄血，血尿，崩漏等。

【单验方】

1. 治疗乳腺炎，烧伤：恶鸡七鲜根适量，捣烂外敷。

2. 治疗急性黄疸型肝炎：恶鸡七、栀子、黄柏、生大黄、虎杖各9g，茵陈30g，旱莲草、车前草各12g，水煎服。

3. 治疗吐血，咳血：恶鸡七30g，生地60g，大黄3g，水煎服。

4. 治疗内出血：恶鸡七根15～30g，水煎服。

5. 治疗外伤出血，无名肿毒，乳痈：恶鸡七鲜草适量，捣烂外敷。

【化学成分】含柳穿鱼甙、β－香树脂醇乙酸酯、三十二烷醇、豆甾醇β－谷甾醇、柳穿鱼素、蒲公英甾醇乙酸酯、φ－蒲公英甾醇乙酸酯、菊糖。

【药理作用】1. 止血作用。2. 降压作用。3. 抗菌作用。4. 对平滑肌的作用。

海椒七

【别名】山海椒、野海椒、苦葵。

【来源】茄科植物龙葵 *Solanum nigrum* L. 的全草。

【植物形态】一年生草本，高约25～100cm。茎直立，有棱角或不明显，近无毛或稀被细毛。叶互生；叶柄长12cm；叶片卵形，先端短尖，基部楔形或宽楔形并下延至叶柄，通常长2.5～10cm，宽2.5～5.5cm，全缘或具不规则波状粗锯齿，光滑或两面均被稀疏短柔毛。蝎尾状聚伞花序腋外生，由3～6（10）朵花组成；花梗长12.5cm；花萼小，浅杯状，外疏被细毛，5浅裂；花冠白色，辐状，5深裂，裂片卵圆形，

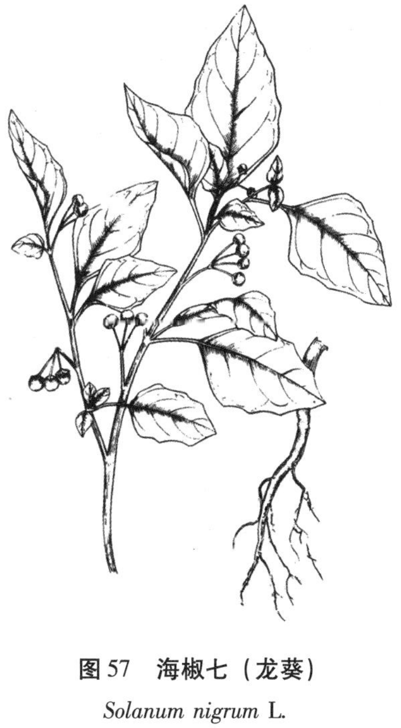

图57　海椒七（龙葵）

Solanum nigrum L.

长约2mm；雄蕊5，着生花冠筒口，花丝分离，花药黄色，顶孔向内；雌蕊1，球形，子房2室，花柱下半部密生白色柔毛，柱头圆形。浆果球形，有光泽，直径约8mm，成熟时黑色；种子多数扁圆形。

生于田边、路旁或荒地。全国均有分布。

【药性及功能】性凉，味苦。赶火赶毒，活血去瘀，消肿。

【土家族用药经验】治疗癌症，疮痈肿毒，肝癌等。

【单验方】

1. 治疗癌症：海椒七30g，白英30g，蛇莓15g，水煎服。

2. 治疗疮痈肿毒：本品鲜草，捣烂外敷。

3. 治疗肝癌：海椒七、白英、连钱草各30g，蛇莓、半枝莲、蛇癀莲、紫花地丁各15g，水煎服。

【化学成分】含澳洲茄碱、澳洲茄边碱、β-澳洲茄边碱、α-胡萝卜素、植物凝集素、澳洲茄胺、龙葵皂甙A和B、龙葵螺甙A和B等。

【药理作用】1. 对血糖的影响。2. 降压作用。3. 抗炎作用。

破血七

【别名】老鹳草、破铜钱。

【来源】牛儿苗科植物尼泊尔老鹳草 *Geranium henryi* R. Kunth 的全草。

【植物形态】多年生草本，高达30~80cm。根斜生。茎纤细，近方形，蔓延于地面，向上倾斜，有倒生平伏毛。叶对生，肾形、五角形，3~5裂，裂片宽卵形，有齿状缺刻或浅裂，两面有毛，花序腋生，1~2朵花；花萼5，卵形；花瓣5，倒卵形，白色或淡红色；雄蕊10，花柱5裂，延长并与果柄连合成喙。蒴果先端长喙状，成熟后开裂，裂瓣向上卷曲。

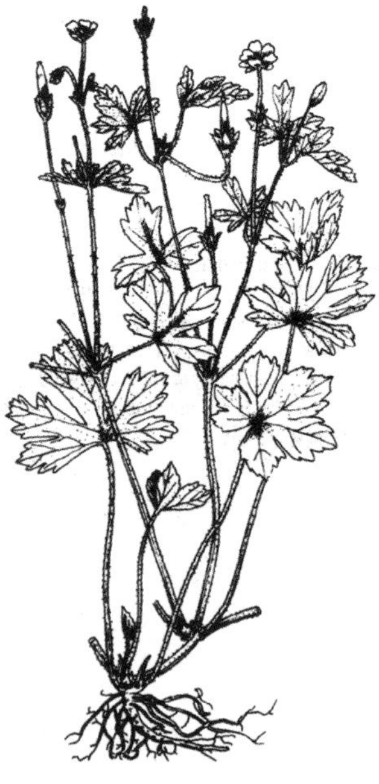

图58　破血七（尼泊尔老鹳草）

Geranium henryi R. Kunth

生于山坡、草地、路旁。分布于黔、湘、川（渝）、鄂及吉林、辽宁、黑龙江、江苏、浙江、安徽等省区。

【药性及功能】性平，味苦、微辣。赶风赶湿，活血止痛，止泻止痢。

【土家族用药经验】治疗风湿性关节炎，荨麻疹，跌打损伤等。

【单验方】

1. 治疗风湿性关节炎：破血七、苍术各12g，水煎服。

2. 治疗荨麻疹：破血七、钩藤、石菖蒲各15g，薄荷10g，水煎服。

3. 治疗跌打损伤：破血七根10g，捣烂，米酒或水送服。

【化学成分】含鞣质、山柰酚-7-鼠李糖甙、山柰甙、没食子酸等。

【药理作用】1. 抗病毒、抗菌作用。2. 抗炎作用。3. 止咳作用。4. 抑制诱变作用。5. 抗氧化作用。

翁须七

【别名】婆婆针线包、老君须。

【来源】萝摩科植物直立白薇 *Cynanchum atratum* Bunge 的根。

【植物形态】多年生直立草本，高达50cm。根须状，有浓香气味。叶对生，卵形或卵状矩圆形，长5～8cm，宽3～4cm；两面均被白色绒毛；侧脉每边6～7条。聚伞花序伞形状，无花序梗，有花8～10朵；花深紫色，直径约10mm；花萼外面被绒毛，内面基部有小腺体5枚；花冠辐状，外面有短柔毛，花冠裂片5枚，有缘毛；副花冠5裂，裂片盾状圆形，与合蕊柱等长；花药顶端具有圆形的膜片，花粉块每室1个，矩圆状膨胀，下垂；柱头扁平。蓇葖果单生，长约9cm，直径5～10mm；种子扁平，顶端具白绢质长约3cm的种毛。

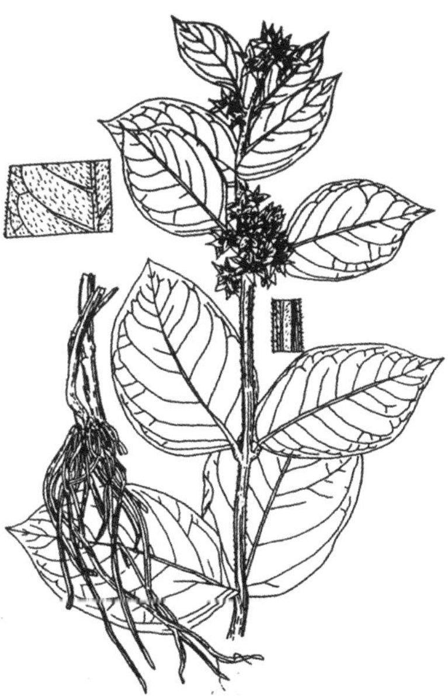

图59　翁须七（直立白薇）
Cynanchum atratum Bunge

生于海拔100～1800m林下草地或荒地。分布于黔、湘、川（渝）、鄂地区，西南、中南、华南、华东等省区也产。

【药性及功能】性凉，微苦。赶火赶毒，清热凉血，生津止咳。

【土家族用药经验】治疗阴虚潮热，产后血虚发热，热淋、涩痛等。

【单验方】

1. 治疗阴虚潮热：翁须七、柴胡、地骨皮各9g，生地5g，水煎服。

2. 治疗产后血虚发热：翁须七、当归、党参各9g，水煎服。

3. 治疗热淋、涩痛：翁须七、淡竹叶、木通、滑石各9g，甘草3g，水煎服。

耗子七

【别名】夏天无、紫背天葵、千年老鼠屎、天葵草。

【来源】毛茛科植物天葵 *Semiaquilegia adoxoi des*（DC.）Makino 的块根。

【植物形态】多年生草本，高达 15 ~ 40cm。地下根茎纺锤形或椭圆形，外皮棕黑色。根生叶丛生，有长柄；一回三出复叶；小叶扇形、菱形，3 深裂，裂片具粗齿，上面绿色，下面紫色。花序有 2 至数朵花，中部有 2 枚细苞片；花小，萼片 5，花瓣状，白色或淡紫色；花瓣 5，匙形，基部囊状；雄蕊 8 ~ 14，退化雄蕊 2；心皮 3 ~ 5，花柱短。蓇葖果 3 ~ 4 枚，熟时开裂。种子倒卵形。

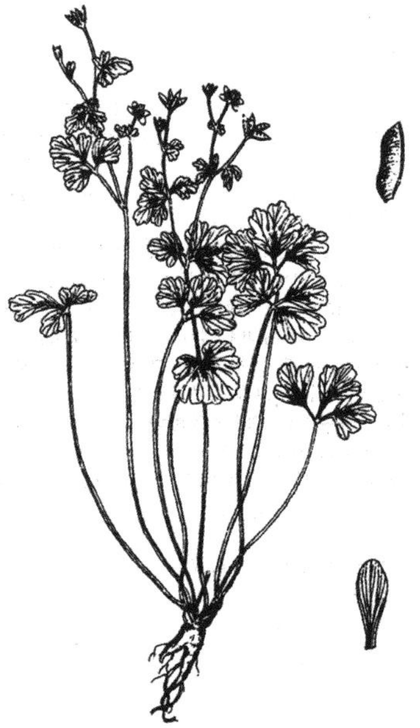

图 60　耗子七（天葵）

Semiaquilegia adoxoi des（DC.）Makino

生于林下、石缝、草丛等阴湿处。分布于黔、湘、川（渝）、鄂地区，在华东、东北也产。

【药性及功能】性平，味甘、微苦、微涩。赶火赶湿，清热解毒，利尿散结，收敛止带。

【土家族用药经验】治疗小便不利，跌打损伤，淋巴结核，扁桃体炎，子宫内膜炎，乳腺炎，疔疮肿毒。

【单验方】

1. 治疗子宫内膜炎：耗子七 10 ~ 20g，水煎服，连服一周为一疗程。

2. 治疗淋巴结核：耗子七 5 粒，鸡蛋 1 个，先将鸡蛋敲一小孔，放入天葵子，共蒸熟，每日 1 次，连服 12 个为一疗程。

3. 治疗痔：耗子七（鲜）100g，瘦猪肉 250g，药肉共炖服，内外痔初起，肿痛者佳。

4. 治疗淋巴结肿大：耗子七适量，捣烂或水磨成糊状外涂。

5. 治疗鹅口疮：耗子七适量，捣烂，兑米泔水洗口腔。

【化学成分】含生物碱、黄酮甙等。

盘龙七

【别名】蜘蛛抱蛋、九节鞭、小九龙盘、青蛇莲、赶山鞭。

【来源】百合科植物褐黄蜘蛛抱蛋 *Aspidistra lurida* Ker – Cawl 及蜘蛛抱蛋 *Aspidistra. Elatior* B1 的根状茎。

【植物形态】多年生常绿草本，根状茎直径约5mm，具密的节和鳞片，叶鞘生于叶的基部，不等长，紫褐色，枝后裂成纤维状；叶单生，具柄，柄长10～25cm，纤细，坚硬，上面具槽，叶片狭矩圆形至矩圆状披针形，长17～26cm，顶端渐尖，基部楔形。总花梗长2.5～5cm，具2～3枚褐紫色鳞片，花基部有苞片1～3枚宽卵形，先端急尖，褐紫色；花被杯状，长约1.5cm，直径1cm，褐紫色，底部淡黄白色，具紫色细点，有6～8浅裂，裂片近三角形，长4mm，先端钝，向外弯曲；雄蕊6～8枚，几无柄，宽卵形，生于花筒基部，低于柱头；雌蕊高9mm；子房基部膨大，花柱粗，无关节，柱头盾状膨大，直径约6mm，圆形，中部微凹，边缘波状。

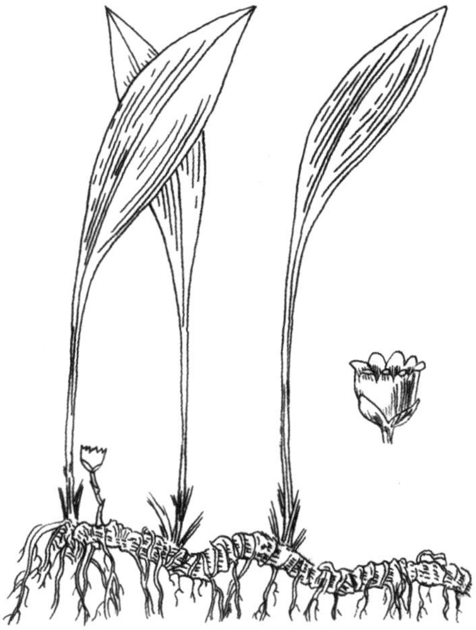
图61　盘龙七（褐黄蜘蛛抱蛋）
Aspidistra lurida Ker – Cawl

生于水沟边或山谷阴湿向阳处。分布于黔、湘、川（渝）、鄂地区，西南、中南、华南、华东等省区也产。

【药性及功能】性平，味辛、苦。赶风赶湿，活血止痛。

【土家族用药经验】治疗坐骨神经痛，腰腿痛，跌打损伤等症。

【单验方】

1. 治疗小儿消化不良，胃、十二指肠溃疡：青蛇莲15g，水煎服。

2. 治疗风湿骨痛，肾虚腰痛：盘龙七6g，千只眼15g，糯米6g，煮食或泡酒服。孕妇慎用。

3. 治疗刀伤，骨折，拔弹：盘龙七鲜品适量，捣烂外敷。

4. 治疗腰痛，风湿痛，跌打损伤，浸润性肺结核：盘龙三七15g，水煎服或泡酒服。

5. 治疗食积腹胀：盘龙七10g，水菖蒲6g，地枇杷15g，莱菔子15g，水煎服。

萝卜七

【别名】牛萝卜、土冬瓜。

【来源】商陆科植物商陆 *Phytolacca acinosa* Roxb. 的根。

【植物形态】多年生草本，高 1～1.5m，无毛；根肥，肉质，圆锥形，外皮淡黄色；茎绿色或紫红色。叶卵状椭圆形至长椭圆形，长 12～25cm，宽 5～10cm；叶柄长 3cm。总状花序顶生或侧生，长达 20cm；花直径约 8mm；花被片 5，白色，后变淡粉红色；雄蕊 8，花药淡粉红色；心皮 8～10，离生。分果浆果状扁球形，紫色或黑紫色。

生于林下、路旁及住宅旁的阴湿处。全国各地均有。

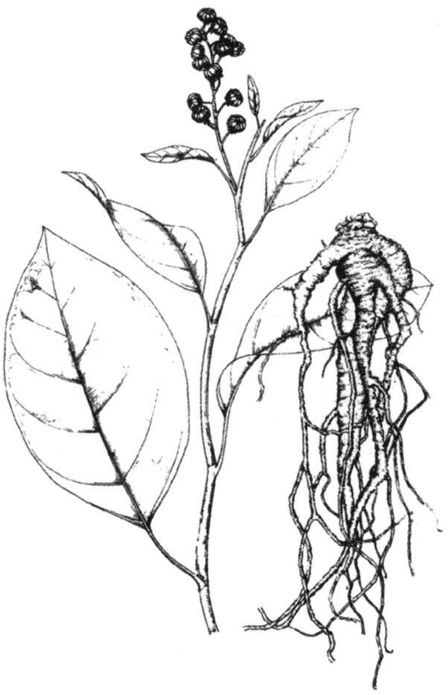

图 62　萝卜七（商陆）
Phytolacca acinosa Roxb.

【药性及功能】性凉，味苦、微甘，有毒。赶水赶食，赶水消肿，通二便。

【土家族用药经验】治疗虚弱盗汗水肿，痈肿疮毒，跌打损伤等。

【单验方】

1. 治疗水肿胀满：萝卜七、槟榔、大腹皮、木通、泽泻各 9g，茯苓、赤小豆各 15g，姜皮 6g，水煎服。

2. 治疗浮肿：萝卜七 50g，陆英 150g，鲜麻叶 15g，豆汁 100ml，加水煎服。

3. 治牛皮癣痒：萝卜七叶，野烟山尖，大构叶浆（鲜）适量，共捣浆涂患处。

【化学成分】根含商陆总甙 A、B、C、D、E 等，块根含 2－乙基－正己醇，2－甲氧基－4－丙烯基苯酚等。

【药理作用】1. 抗炎作用。2. 抗菌抗病毒作用。3. 抗肿瘤。4. 抑制胃肠溃疡。

阎王七

【别名】土黄柏、刺黄连、刺黄芩。

【来源】小檗科植物阔叶十大功劳 *Mahonia bealrei*（Fortu ne）Carrd 的根。

【植物形态】常绿灌木。羽状复叶互生，长 30～45cm，小叶 9～15 枚，宽卵形或长卵形，长 6～12cm，先端渐尖，边缘各具 2～8 个锯齿，基部近心形而不相等；上面绿色，下面灰白色。总状花序丛生茎顶；花序柄粗壮，压扁，花密聚，黄色；苞片，卵圆披针形；萼片 9；花瓣 6，雄蕊 1。浆果卵形，暗蓝色，被腊粉。

生于山坡及灌木中；也有栽培。分布于黔、湘、川（渝）、鄂地区，在我国南部、中部及华中各省区也有。

【性味与功能】性凉，味苦。赶火赶毒，清热解毒，止痢止泻，化痰止咳。

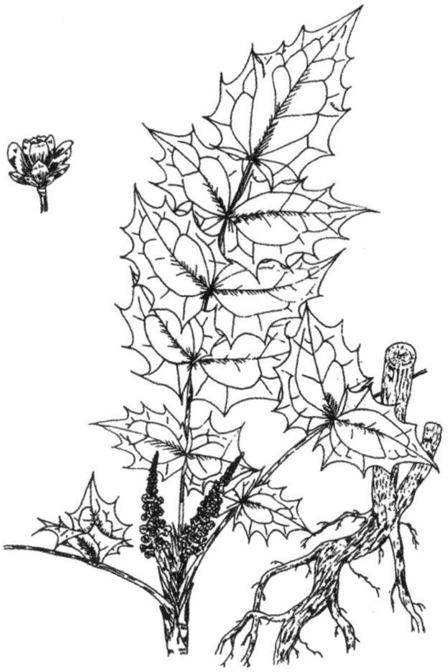

图 63 阎王七（阔叶十大功劳）
Mahonia bealrei（Fortu ne） Carrd

【土家族用药经验】治疗肺痨，痢疾，急性胃肠炎，肺炎，咽喉肿痛，火眼，痈肿。叶可治疗肺痨咳嗽、咯血。

【单验方】

1. 治疗湿热痢疾：阎王七、槟榔、厚朴、木香、白芍、吴茱萸根、茯苓各 9g，水煎服。

2. 治疗黄疸型肝炎：阎王七 30g，虎杖 30g，白马骨 20g，栀子 10g，鸡矢藤 10g，茵陈 15g，水煎服。

3. 治疗痢疾：阎王七茎 20g，地蜂子 10g，水煎服。

4. 治疗类风湿性关节肿痛：阎王七 20g，木防已 10g，地骨皮 10g，水煎兑酒服。

5. 治疗黄肿病：阎王七皮 30g（去粗皮），猪肝适量，同煮内服。

【化学成分】含小檗碱等成分。

雪见七

【别名】半截烂、躲雷草。

【来源】天南星科植物雪里见 *Arisaema rhizomatum* C. E. C. Fischer 的茎块。

【植物形态】根状茎粗达 1.5cm，假茎高达 7cm，具 1 ~2 叶。小叶片 3 ~5，中间 1 片倒卵状椭圆形，长 11 ~12cm，顶端尾状渐尖，有很短的小叶柄，两侧者矩圆形至椭圆形或卵状椭圆形，较中间者稍小；叶柄长约 10cm。雌雄异株；总花梗甚短，佛焰苞全长约 9cm，下部筒状长约 5cm，顶端具长达 8cm 的丝状尾尖；雄花序下部 2.5cm 部分具花，附属体圆柱状，有柄，基底近平截，顶端钝圆，长约 4cm；雄花具 4 ~5 花药，合生花丝短柄状，花药顶孔开裂。

生石山林下或岩坡。分布于黔、湘、川（渝）、鄂地区，西南、中南有产。

【药性及功能】性温，味辛、有毒。赶风赶毒，去瘀止痛，解痉。

【土家族用药经验】治疗跌打损伤，劳伤疼痛，无名肿毒等。

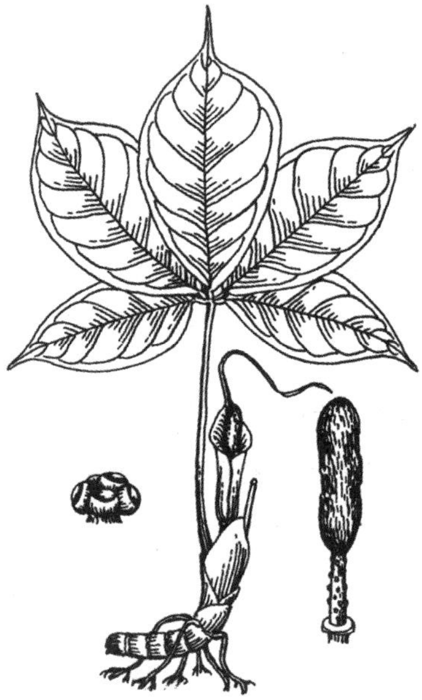

图 64　雪见七（雪里见）
Arisaema rhizomatum C. E. C. Fischer

【单验方】

1. 治疗跌打损伤：雪见七 0.3g，用豆腐皮包，酒吞服。

2. 治疗劳伤疼痛：雪见七、乌骨七各 3g，泡酒 200ml，每次服 5ml。

3. 治疗无名肿毒：雪见七根茎适量，捣烂，敷患处。

麻玉七

【别名】三步跳、麻芋果、麻玉子。

【来源】天南星科植物半夏 *Pinellia ternata*（Thunb.）Breit. 的块茎。

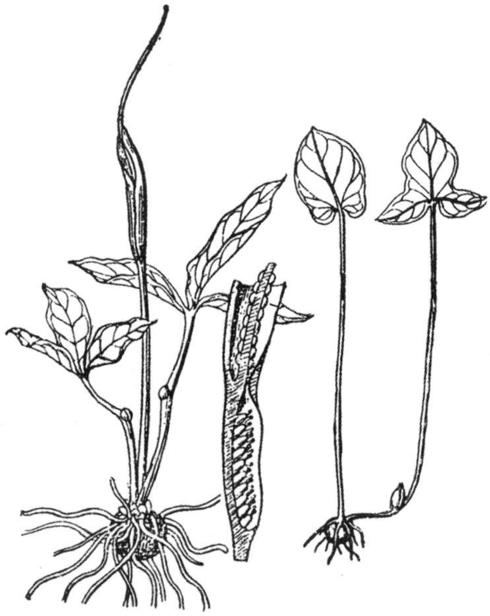

图 65　麻玉七（半夏）
Pinellia ternata（Thunb.）Breit.

【植物形态】多年生草本，高 15 ~30cm，块茎球形，直径 0.5 ~1.5cm。一年生叶为单叶，心形至戟形，多年生，叶为 3 小叶，椭圆形，全缘；叶柄下部生 1 白色珠芽。肉穗花序顶生，佛焰苞绿色；花单性，上部着生雄花，下部着生雌花，二者之间有不育部分相隔，顶端附属细长，长达10cm，生出佛焰苞片。子房椭圆形。具短而明显的花柱，1室1胚珠。浆果卵形。

生于村边、阴湿草丛、岩石上。分布于黔、湘、川（渝）、鄂及江苏、浙江、江西、福建、广州等省区。

【药性及功能】性温，味辛、有毒。赶气赶湿，消痰止咳，止痛散瘀。

【土家族用药经验】治疗咳嗽咳痰，心烦喜呕，心腹痛，痨伤等。

【单验方】

1. 治疗外伤出血：生麻玉七浸出液，浓缩制成粉剂，外用。

2. 治疗咳嗽，呕吐：制麻玉七3~9g，水煎服。

3. 治疗小儿惊风：生麻玉七3g，皂角1.5g，为末，吹入鼻内。

4. 治疗淋巴结核：麻玉七适量，酒磨涂敷患处。

【化学成分】含挥发油、尿黑酸、黄芩甙、天冬氨酸、多糖、半夏蛋白等。

【药理作用】1. 镇痛和催吐作用。2. 镇咳和祛痰作用。3. 抗癌作用。4. 抗生育作用。

麻根七

【别名】泽苦、圆麻、山麻。

【来源】荨麻科植物苎麻 *Boehmeria nivea* (L.) Gaud. 的根或根茎。

【植物形态】半灌木状，高1~2m。根圆柱形。茎分枝，小枝和叶柄密被长毛。单叶互生，有长柄，叶片卵圆形或广卵形，长6~12cm，宽5~9cm，先端渐尖，基部圆形或楔形，边缘有锯齿，上面粗糙，背面灰白色，密被白色棉毛，基出3脉。单性花，雌雄同株，雄花小，为腋生的圆锥花序，雄花序通常位于雌花序之下，黄白色，花被4，雄蕊4；有退化雌蕊，雄花簇球状，花被管状。瘦果小，椭圆形密生短毛，宿存柱头丝状。

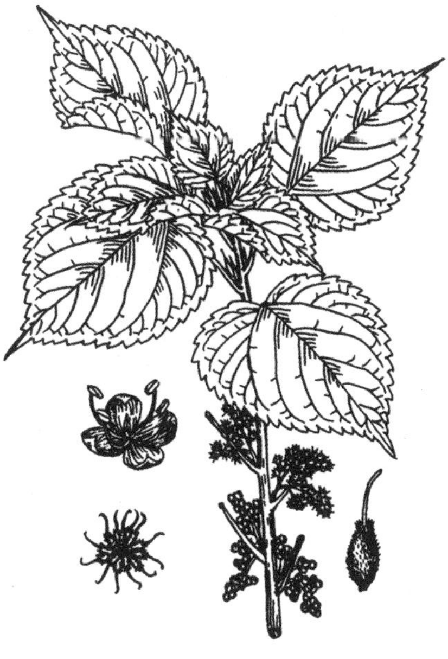

图66 麻根七（苎麻）

Boehmeria nivea (L.) Gaud.

我国西部、中部、南部各省均有栽培。

【药性及功能】性凉，味甘。赶毒清热，止血散瘀，安胎。

【土家族用药经验】治疗月家病，热病大渴，血淋，癃闭，吐血，赤白带下等症。

【单验方】

1. 治疗上消化道出血：用200% ~300%麻根七液60 ~90ml，每日3次，口服。

2. 治疗尿道感染：麻根七鲜品15 ~20g，水煎服。

3. 治疗胃肠炎：麻根七25g，棉纱、门兜灰、千脚泥、旧棕扇、食盐各10g，烧灰冲开水服。

4. 治疗腰痛：麻根七、松针、药王七、白酒各适量，共敷痛处。

5. 治疗哮喘：麻根七15g，文武火灼去外皮，切细焙干为末，每次服10g，同豆腐食。

【化学成分】含绿原酸、酚、三萜萜、挥发油等成分。

【药理作用】止血作用。

景天三七

【别名】马三七、胡椒七、还阳草。

【来源】景天科植物费菜 *Sedum aizoon* L. 的根或全草。

【植物形态】多年生肉质草本，高20 ~80cm，全株无毛。根状茎粗短，近木质化。茎直立，基部常紫色，叶互生或近于对生；叶片长3.5 ~8cm，宽1.2 ~2cm，先端钝或稍尖，几无柄，边缘有不整齐的锯齿。聚伞花序顶生，花枝平展，多花，花下有苞叶；萼片5，线形至披针形，花瓣5，黄色，长圆形至椭圆状披针形，雄蕊10，2轮，均较花瓣短；鳞片5，正方形或半圆形；心皮5，稍开展，卵状披针形，先端狭成花柱，基部稍合生，腹面凸起。蓇葖果，黄色或红棕色，呈星芒状排列。种子细小，褐色，平滑，椭圆形，边缘有狭翅。

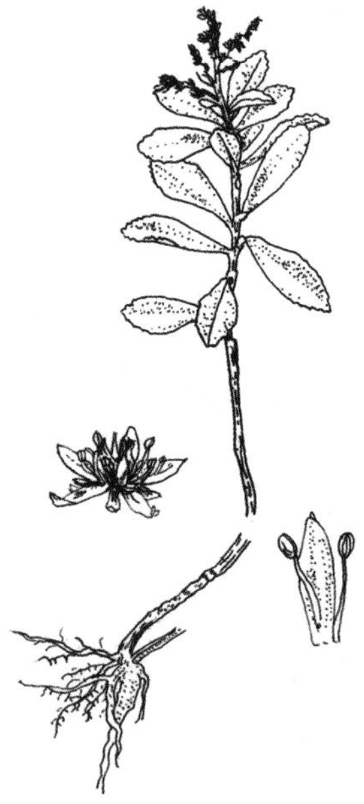

图67 景天三七（费菜）

Sedum aizoon L.

生于温暖向阳的山坡岩石或草地上。分布于黔、湘、川（渝）、鄂及青海、山东、江苏、浙江等省区。

【药性及功能】性平，味酸。赶气活血，止血止痛，镇静安神。

【土家族用药经验】治疗跌打损伤，病后心悸，肺结核咯血等。

【单验方】

1. 治疗跌打损伤：景天三七（鲜）60g，水煎去渣，甜酒调服。

2. 治疗病后心悸：景天三七（鲜）60g，蜂蜜60g，猪心1个，将景天三七捣烂包猪心，置于瓷罐内，加入蜂蜜，再冲入开水，以淹没为度，锅内蒸熟，去药渣，分二次吃猪心。

3. 治疗肺结核咯血：景天三七叶（鲜）适量，洗净阴干，每次数片嚼服。

【化学成分】含景天庚糖、蔗糖、齐墩果酸、熊果酸、左旋景天宁等。

【药理作用】1. 镇静、降压作用。2. 扩张冠状动脉作用。

黑骨七

【别名】白条根、黑灵仙。

【来源】毛茛科植物威灵仙 *Clematis chinensis* Osbeck. 的根。

【植物形态】藤本。茎圆柱形，有纵条纹，茎和叶均无毛，干时常变黑。叶对生，为羽状复叶；小叶通常5，薄革质，卵形或狭卵形，长达11cm，宽达4cm，先端急尖或渐尖，基部宽楔形或圆形，下面披白粉，网脉明显；有时为二回复叶，下部的羽片具3小叶；叶柄长5～7.5cm。花序圆锥形，常长过于叶；萼片4，白色，展开，长约1.2cm，顶端急尖，仅在外面边缘有短绒毛；无花瓣；雄蕊多数，无毛，花丝狭条形；子房无毛。瘦果近柱状钻形，无毛，长约6mm，羽状花柱长2cm。

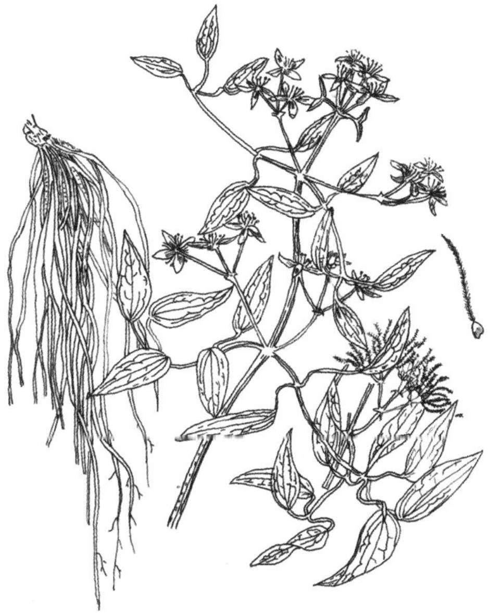

图68 黑骨七（威灵仙）

Clematis chinensis Osbeck.

生于灌木丛中。分布于黔、湘、川（渝）、鄂地区，在华南至长江中、下游各省区，北达陕西南部均有分布。

【药性及功能】性微热，味苦。赶风赶气，消肿止痛，舒筋活络。

【土家族用药经验】治疗脚膝酸痛，筋骨痛，肚子痛，三分证，偏头痛，气痛，腋窝痨子肿大，跌打损伤等症。

【单验方】

1. 治疗脊柱肥大症：用黑骨七注射液注射于肥大椎体左右两侧之华佗夹脊穴，一般取2～4穴，得气后注药，每穴注射1～2ml，每日或隔日一次，10次为一疗程。

2. 治疗足跟痛症：黑骨七捣烂，用陈醋调呈膏状敷患处。

3. 治疗中期妊娠引产：取黑骨七鲜根，洗净后用碘酊和75%乙醇消毒，然后沿孕妇子宫壁徐送入宫腔。

【化学成分】含原白头翁素、以常春藤皂甙元、表常春藤皂甙元、威灵仙三糖皂甙等多种成分。

【药理作用】1. 镇痛作用。2. 利胆作用。3. 对平滑肌作用。4. 引产作用。5. 抗微生物作用等等。

蜂子七

【别名】山蜂子、三爪金、地蜂子。

【来源】蔷薇科植物三叶委陵菜 *Potentilla freyniana* Bornm 的根。

【植物形态】多年生草本，高8～25cm。主根短而粗；茎细长柔软，稍匍匐，有柔毛。三出复叶；基生叶的小叶椭圆形、矩圆形或斜卵形，长1.5～5cm，宽1～2cm，基部楔形，边缘有钝锯齿，近基部全缘，下面沿叶脉处有较密的柔毛；叶柄细长，有柔毛；茎生叶小叶片较小，叶柄短或无毛。聚伞花序，总花梗和花梗有柔毛；花直径10～15mm，黄色。瘦果黄色，卵形，无毛，有小皱纹。

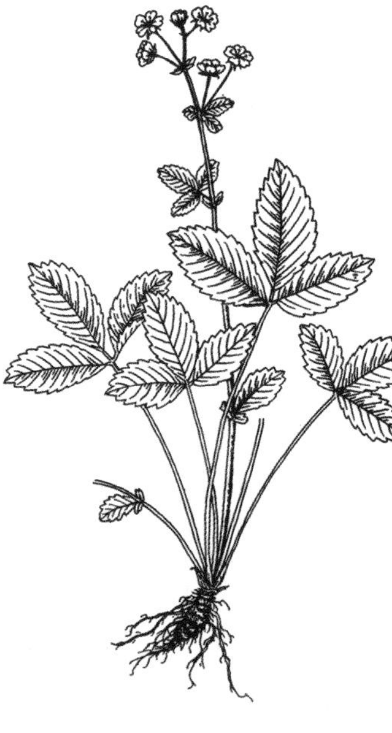

图69 蜂子七（三叶委陵菜）
Potentilla freyniana Bornm

生于海拔300～2100m的山坡草地、溪边及疏林下阴湿处。分布于黔、湘、川（渝）、鄂地区，在东北及河北、山西、陕西、甘肃、山东、浙江、江西、福建等地也有。

【药性及功能】性凉，味苦、涩。赶毒清热，活血止血，生肌止痛。

【土家族用药经验】治疗外伤出血，痢疾、腹泻，胃痛等。

【单验方】

1. 治疗外伤出血：蜂子七研末，撒患处。

2. 治疗痢疾、腹泻：蜂子七研末，每次1.5～3g内服。

3. 治疗胃痛：蜂子七研末，每次1.5～3g内服。

隔消七

【别名】过山飘、隔山撬、白首乌、牛皮消。

【来源】萝藦科植物牛皮消 *Cynanchum auriculatum* Royle ex Wight 及隔山消 *Cynanchum wilfordii*（Maxim.）Hemsl. 的块根。

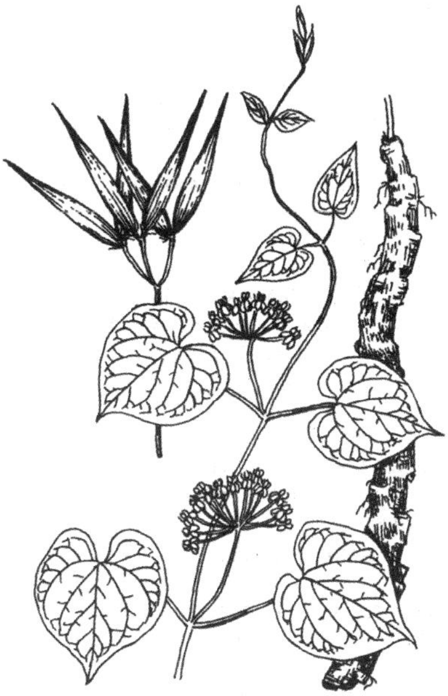

图70　隔消七（牛皮消）

Cynanchum auriculatum Royle ex Wight

【植物形态】蔓性半灌木。根肥厚，具乳汁，类圆柱形，表面黑褐色，断面白色，茎被柔毛，叶对生；叶柄长3～9cm；叶片心形或卵心形，长4～12cm，宽3～10cm，先端短渐尖，基部深心形，两侧呈耳状内弯，全缘，上面深绿色，下面灰绿色。聚伞花序，腋生；总花梗圆柱形，长10～15cm，花约30朵花，萼近5全裂，卵状长圆形，反折；花冠辐状5深裂，内具疏柔毛；副花冠浅杯状，裂片椭圆形长于合蕊柱，每裂片内中部有一个三角形舌状鳞片；雄蕊5，着生于花冠基部，花丝连成筒状，花药2室，附于柱头周围，每室有黄色花粉块1个，长圆形，下垂；雄蕊2离生心皮组成，柱头圆锥状，先端2裂。蓇葖果双生，基部较狭，中圆上尖，长约8cm，直径约1cm，种子卵椭圆形或倒楔形，边缘具狭翅先端有一束长绒毛。花期6～9月，果期7～11月。

生于山坡、山谷或灌木丛中。分布于黔、湘、川（渝）、鄂及江西、江苏等省区。

【药性及功能】性平，味甘。赶食消滞，活血养血，乌须黑发。

【土家族用药经验】治疗产后缺奶，食滞，小儿脾胃虚弱等。

【单验方】

1. 治疗产后缺奶：隔消七15g，土党参15g，当归15g，无花果15g，落花生60g，猪蹄1只，共煮熟后，吃猪蹄。

2. 治疗食滞：隔消七15g，枳实9g，神曲9g，山楂9g，麦芽9g，陈皮6g，莱菔子6g，水煎服。

3. 治疗小儿脾胃虚弱：隔消七、糯米草、鸡屎藤各适量，研细，兑米粉蒸熟服。

【化学成分】含高磷脂甾体酯甙、隔山消甙和白首乌二苯酮、人体需要的全部氨基酸等多种成分。

【药理作用】1. 抗氧化作用。2. 调节免疫功能。3. 抗肿瘤作用。4. 降血脂作用。5. 强心作用。

蓼花七

【别名】省丁草、火眼丹、石辣梦、太阳花。

【来源】蓼科植物头花蓼 *Polygonum capitatum* Buch. – Ham. ex D. Don 的全草。

【植物形态】多年生草本，长 15 ~ 25cm。茎近直立或蜿蜒，无毛。叶互生，有柄，叶柄基部两侧常各有一耳垂形的小裂片，垂片通常早落；托叶鞘通常膜质，斜截形；叶片卵形或长圆状卵形，长 5 ~ 10cm，宽 3 ~ 6cm，先端渐尖，基部截形，全缘，两面均无毛，有时下面沿脉有毛，下面有褐色小点。头状花序排成伞房花序或圆锥花序；花序轴密生腺毛；苞片膜质，卵形，无毛；花白色或淡红色；花被 5 裂，裂片果时增大；雄蕊 8，花柱 3。瘦果卵形，有 3 棱，黑色，光亮。

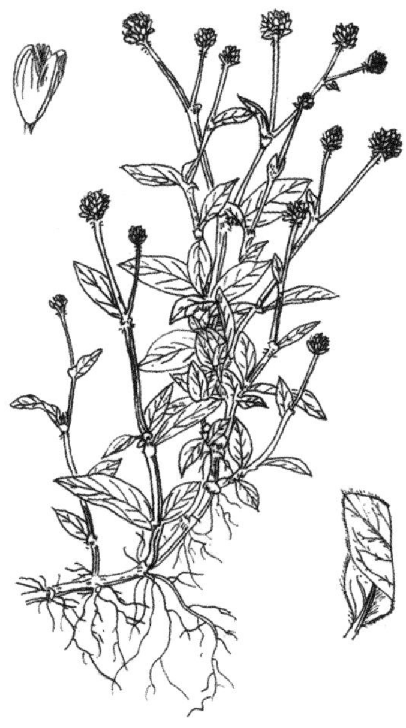

图 71　蓼花七（头花蓼）
Polygonum capitatum Buch. – Ham. ex D. Don

生于山坡、沟边、田边阴湿处及岩缝中。分布于黔、湘、川（渝）、鄂及江西、广西、云南、西藏等省区。

【药性及功能】性凉，味苦、微苦。赶毒清热，赶水赶湿，活血止痛。

【土家族用药经验】治疗肠炎，痢疾，跌打损伤，风湿痛。

【单验方】

1. 治疗痢疾：蓼花七 60g，水煎。每日分两次吃。

2. 治疗蛔虫病：蓼花七根 60g，蒸瘦肉吃。

3. 治肺癌、子宫癌、鼻咽癌：（蓼花七 60g，蛇癀莲 60g，大黄 20g）纱布包，薏苡仁 60g，绿豆 30g，煮稀饭内服。

4. 治泌尿道感染或肾炎：蓼花七 30g，客蚂草 20g，煎水服。

【化学成分】含苯甲醛、乙酸、24 – 羟基二十四烷 – 3 – 酮等成分。

【药理作用】1. 抗感染作用。2. 解热作用。

缠腰七

【别名】一点白、奶浆藤、见肿消。

【来源】萝摩科植物华萝摩 *Metapleis hemsleyana* Oliv. 的根茎、根或全草。

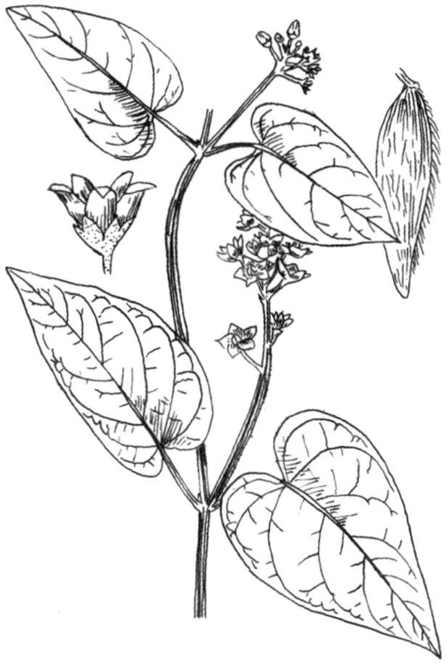

图 72　缠腰七（华萝摩）

Metapleis hemsleyana Oliv.

【植物形态】多年生草质藤本，长达 5m。全株具乳汁；枝条具单列短柔毛，节上更密。叶对生，膜质；叶柄长 4.5～5cm，顶端具丛生小腺体；叶片卵状心形，长 5～11cm，宽 2.5～10cm，先端急尖，基部心形，叶耳圆形，上面深绿色，下面浅绿色或粉绿色，两面均无毛；侧脉 5 对，斜曲上升，叶缘前网结。总状式聚伞花序腋生，有花 6～16 朵；总花梗长 4～6cm，被疏柔毛，花梗长约 1cm；花萼 5 裂，裂片卵状披针形；花蕾宽卵形，先端钝或圆形；花冠近辐状，白色，两面无毛；副花冠 5 裂，兜状，着生于合蕊冠基部；花粉块每室 1 个，下垂，花粉块基部膨大，有粉腺卵球状；心皮离生；柱头长尖，先端 2 裂。蓇葖果叉生，长圆形，长 7～8cm，直径约 2cm，粗糙；种子先端具长约 3cm 的白色绢质种毛。

生于山地林谷、路旁或山脚湿地灌木丛中。分布于黔、湘、川（渝）、鄂及陕西、江西、广西等省区。

【药性及功能】性温，味甘涩。补肾元阳，补气益精，益气强壮。

【土家族用药经验】治疗肾虚腰痛，产后缺乳，蛇虫咬伤等。

【单验方】

1. 治疗肾虚腰痛：缠腰七 30g，神仲 30g，羊角风 30g，水煎服。
2. 治疗产后缺乳：缠腰七 30g，猪蹄 1 只，炖服。
3. 治疗蛇虫咬伤：缠腰七鲜药适量，捣烂外敷。

豌豆七

【别名】一代宗、水三七。

【来源】景天科植物菱叶红景天 *Rhodiola henryi*（Diels）S. H. Fu. 的全草

或根。

【植物形态】多年生草本，高 30～40cm。全株无毛。根茎肉质，肥厚，褐色，被鳞片。茎直立，单一或丛生，淡绿色。叶 3 片轮生，无柄；叶片卵状菱形至椭圆状菱形，长 1～3cm，宽 0.8～2cm，先端急尖，边缘有疏锯齿。聚伞圆锥花序，雌雄异株；雄花萼片 4，线状披针形，花瓣 4，黄绿色，长圆状披针形，雄蕊 8，2 轮，淡黄绿色；雌花花瓣线状长圆形，鳞片 4，褐色，匙状四方形，先端微缺；心皮 4，花柱长 4.5～5mm，基部稍合生。蓇葖果，上部叉开呈星芒状。种子狭卵形至长圆形，褐色，两端有翅。

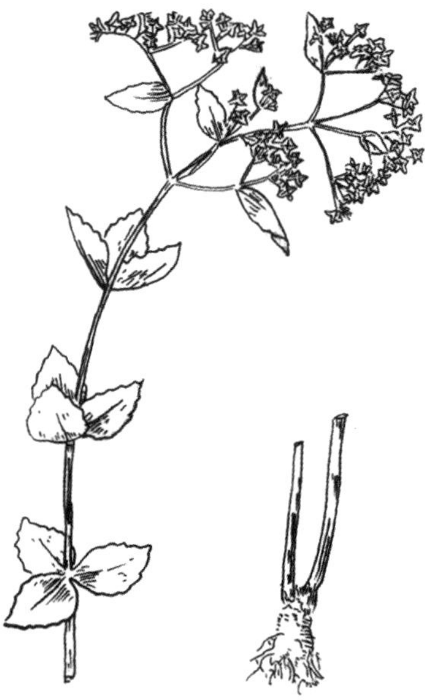

图 73　豌豆七（菱叶红景天）
Rhodiola henryi（Diels）S. H. Fu.

生于山坡、沟边阴湿岩石上或林中。分布于黔、湘、川（渝）、鄂及陕西、河南等省区。

【药性及功能】性温，味甘辛。赶毒赶气，散瘀止痛，安神定志。

【土家族用药经验】治疗失眠，胃痛等。

【单验方】

1. 治疗失眠：豌豆七 9g，蜘蛛香 3g，水煎服。

2. 治疗胃痛：豌豆七、青木香、玄胡索各 30g，研细，开水送服，每次 10g。

【化学成分】含蒲公英甾醇乙酸酯、没食子酸、小麦黄素、琥珀酸等。

螃蟹七

【别名】紧箍咒、白南星。

【来源】天南星科植物螃蟹七 *Arisaema fargesii* Buchet 的块茎。

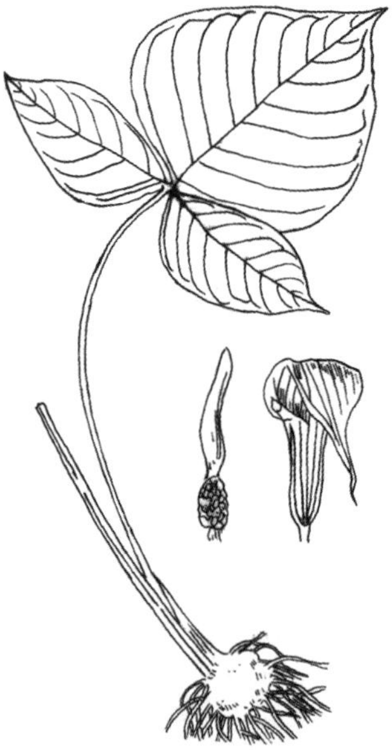

图 74　螃蟹七（螃蟹七）
Arisaema fargesii Buchet

【植物形态】多年生草本。块茎扁球形，直径 3～5cm，常具多数小球茎。鳞叶 3，褐色，宽 2～2.5cm，叶柄长 20～40cm，下部 1/4 具鞘；叶片 3 深裂至 3 全裂，全缘，中裂片近菱形，侧裂片斜椭圆形，中肋背面隆起，花序柄比叶柄短而细。佛焰苞紫色，有苍白色线状条纹，管部近圆柱形，长4～8cm，喉部边缘耳状反卷。肉穗花序单性，雄花序长2.5～3cm，圆柱形，雄花花药2～4，药室卵圆形，基部叉开，顶孔开裂；雌花序长约2cm，子房具棱，顶部常圆形，柱头有毛；附属器粗状，圆锥状，长约4.5～9cm，近直立或上部略弯。

生于林下或灌丛内多石处。分布于黔、湘、川（渝）、鄂及陕西、甘肃等省区。

【药性及功能】性温，味辛、有大毒。赶毒赶气，散结消肿。

【土家族用药经验】治疗半身不遂，小儿惊风，毒蛇咬伤等。

【单验方】

1. 治疗半身不遂：螃蟹七6g，灵芝6g，峨参10g，钩藤根10g，当归10g，南田七6g，红牛膝10g，研细与白糖拌匀，制成丸，每次5g。

2. 治疗小儿惊风：螃蟹七3g，南天竹3g，血蜈蚣3g，水灯草3g，饿蚂蝗3g，水煎服。

3. 治疗毒蛇咬伤：螃蟹七、血蜈蚣、小蛇参、地蜂子各适量，水煎，取煎液口服，药渣外敷患处。

霸王七

【别名】雷公藤。

【来源】卫矛科植物雷公藤 *Tripterygium wilfordii* Hook. f. 的根的木质部分。

【植物形态】落叶蔓生灌木，长达3m。小枝棕红色，有4～6棱，密生瘤状皮孔及锈色短毛。单叶互生，亚革质；叶柄长约5mm；叶片椭圆形或宽卵形，长4～9cm，宽3～6cm，先端短尖，基部近圆形或宽楔形、边缘具细锯齿，上面光滑，下面淡绿色，主侧脉在上表面均稍突出，脉上疏生锈褐色柔毛。聚伞状圆锥花序顶生或腋生，长5～7cm，被锈色毛。花杂性，白绿色，直径达5mm；萼为5浅裂；花瓣5，椭圆形；雄蕊5，花丝近基部较宽，着生在环状花盘边缘；花柱短，柱头6浅裂；子房上位，三棱状。蒴果具3片膜质翅，长圆形，长达14mm，宽13mm，翅上有斜生侧脉。

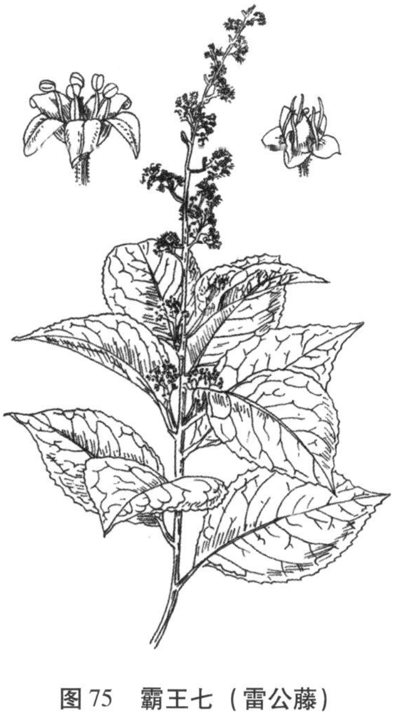

图75　霸王七（雷公藤）
Tripterygium wilfordii Hook. f.

生于背阴多湿的山坡、山谷、溪边灌木丛林中。分布于黔、湘、川（渝）、鄂及长江流域以南各地及西南地区。

【药性及功能】性凉，味苦、辛。赶风赶湿，活血通络，消肿止痛。

【土家族用药经验】治疗类风湿性关节炎，风湿性关节炎，肾病综合征。

【单验方】

1. 治疗风湿性关节炎：霸王七（根、叶）捣烂外敷，半小时后即去，否则起泡。

2. 治烧伤：霸王七、乌韭各60g，虎杖30g，水煎，药液敷伤面。

3. 治癌肿痛：霸王七25g，药王七15g，乳清莲20g，蜂科莲20g，大枣10g，煎水服。

【化学成分】含雷公藤碱、雷公藤次碱、雷公藤碱乙、雷公藤内脂等成分。

【药理作用】1. 抗炎作用。2. 对免疫系统的作用。3. 对实验性肾炎的作用。4. 抗肿瘤作用。5. 抗生育作用。

三、土家族常用莲、风类药物

七叶莲

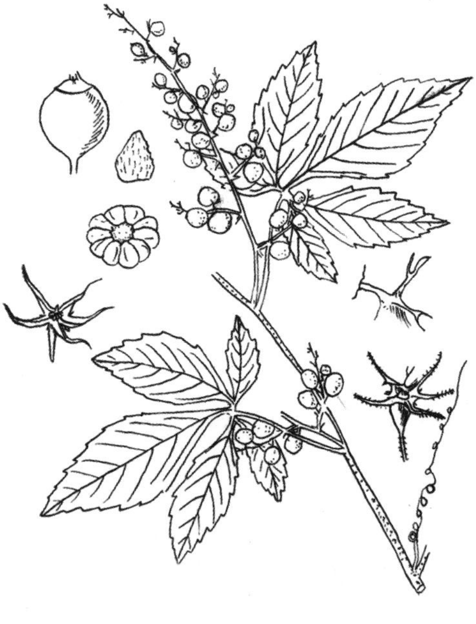

图76　七叶莲（绞股蓝）

Gynostemma pentaphyllum（Thunb.）Makino

【别名】七叶胆、小苦药、七叶参。

【来源】葫芦科植物绞股蓝 *Gynostemma pentaphyllum*（Thunb.）Makino 的全草。

【植物形态】多年生攀援草本。茎细弱，多分枝具纵棱和沟槽，无毛或疏被短柔毛。叶互生；叶柄长3～7cm；卷须纤细；叶片卵状长圆形；上面深绿色，背面浅绿色，两面均被硬毛。雌雄异株，雄花为圆锥花序，花序穗纤细，多分枝，花梗丝状；基部具钻状小苞片；花萼筒极短，5裂，裂片卵状披针形；雄蕊5，花丝短，联合成柱；雌花为圆锥花序，较雄花小，花萼、花冠均似雄花；子房球形。果实球形，径5～6mm，灰褐色或深褐色，顶端钝，基部心形，压扁状，面具乳突状突起。

生于海拔100～3200m的山谷密林中、山坡疏林下或灌丛中。分布于黔、湘、川（渝）、鄂地区，在陕西、甘肃，以及长江以南各地有产。

【药性及功能】性凉，味苦、微甘。赶毒清热，化痰止咳，抗衰老，抗疲劳。

【土家族用药经验】治疗慢性支气管炎，高血脂，体虚乏力，疲劳失精等疾病。

【单验方】

1. 治疗病后体虚：七叶莲500g，鸡蛋3个，共煮熟，去药渣及水，取鸡蛋服。

2. 治干血痨：七叶莲、山药、神参各15g，炖猪脚服。

3. 治手足癣：用鲜茎叶布包挤擦，效甚佳。

4. 心血管病虚弱：七叶莲30g，红根七、南田七各20g打细，大枣七枚煎水服。

【化学成分】本品含绞股蓝糖甙TN－1和TN－2、绞股蓝甙以及甾醇类成分和黄酮类成分等。

【药理作用】1. 提高人体免疫力。2. 抗肿瘤。3. 延缓衰老。4. 降血脂。

七孔莲

【别名】紫金钟、仰天钟。

【来源】野牡丹科植物假朝天罐 *Osbeckia crinita* Benth. et Wall. 的全草。

【植物形态】灌木，高0.2～1.5m。茎四棱形，被疏或密且平展的刺毛。叶对生；叶柄长2～15mm，密被糙伏毛；叶片坚纸质，长圆状披针形、卵状披针形至椭圆形，长4～9cm，宽2～3.5cm，先端急尖至渐尖，基部钝或近心形，全缘，具缘毛，叶面被糙伏毛，背面仅脉上被毛，基出脉5。总状花序顶生，或每节有花2朵，常仅1朵发育，或聚伞花序组成圆锥花序；花梗短或几无；萼管长坛形，花萼长约2cm，紫红色或紫黑色，具多轮刺毛或有柄星状毛，毛长达2.5mm，裂片4，线状披针形或钻形，长约8mm；花瓣4，紫红色，倒卵形，长约1.5cm，具缘毛；雄蕊8，分离，常偏向一侧，

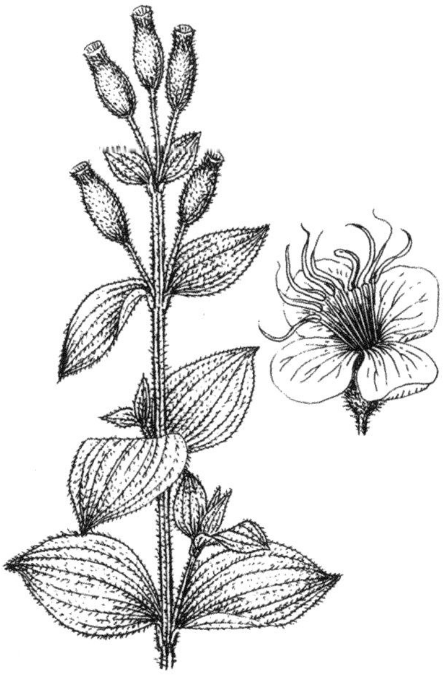

图77　七孔莲（假朝天罐）

Osbeckia crinita Benth. et Wall.

花丝与花药等长，花药先端具长喙，喙与药室等长，药隔基部微膨大，向前微伸，向后呈短距；子房半下位，4 室，卵形，上部被疏硬毛，顶端有刚毛 20 ~ 22 条。蒴果卵形，4 纵裂，宿存萼坛状，先端平截，长 1. 1 ~ 1. 8cm，直径 5 ~ 8mm，近中部缢缩成颈，被有柄刺毛状星状毛。

生于海拔 800 ~ 2300m 的山坡向阳草地、地梗或矮灌木丛中及山谷溪边，林缘湿润处。分布于黔、湘、川（渝）、鄂地区，在浙江、福建、广西、西藏等地也产。

【药性及功能】性凉，味甘涩。赶毒清热，赶水赶湿，止咳。

【土家族用药经验】治疗红蹦，痢疾，虚咳等。

【单验方】

1. 治疗红蹦：七孔莲 30g，红鸡冠花 15g，月月红 15g，仙鹤草 15g，芥子七 15g，厚朴 15g，元宝草叶 10g，水煎服。

2. 治疗痢疾：七孔莲鲜根 30g，水煎服。

3. 治疗虚咳：七孔莲、杏仁各 15g，桃仁 9g，水煎服或炖猪肉服。

七星莲

【别名】野白菜、提脓草、地白草。

【来源】堇菜科植物蔓茎堇 *Viola diffusa* Ging. 的全草。

【植物形态】一年生草本。全株被糙毛或白色柔毛，或近无毛，花期生出地上匍匐枝。匍匐枝先端具莲座状叶丛，通常生不定根。根茎短，具多条白色细根及纤维状根。基生叶多数，丛生呈莲座状，或于匍匐枝上互生；叶柄长 2 ~ 4. 5cm，具明显的翅；托叶线状披针形，2/3 离生，边缘具长齿；叶片卵形或卵状长椭圆形，长 1. 5 ~ 3. 5cm，宽 1 ~ 2cm，先端钝或稍尖，基部楔形或截形，两面散生白色柔毛，边缘具钝齿及缘毛。花较小，淡紫色或浅黄色，具长梗，生于基生叶或匍匐枝叶丛的叶腋间；花梗纤细，中部有 1 对线形小苞片；萼片 5，披针形，边缘具白毛，基部附属物短；花瓣 5，长椭圆状

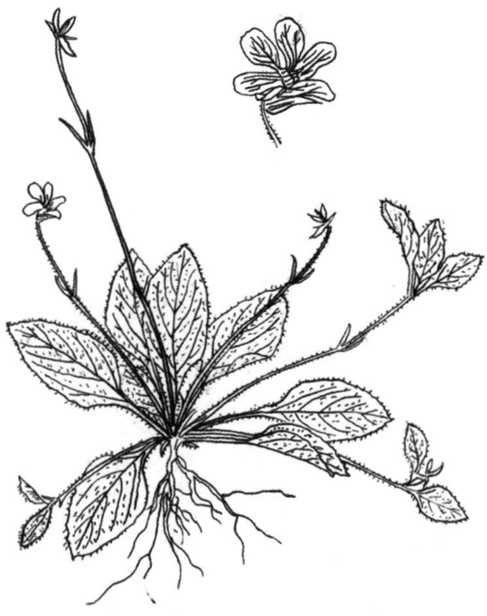

图 78　七星莲（蔓茎堇）

Viola diffusa Ging.

倒卵形；矩极短，长1.5mm。蒴果长圆形，直径3mm，长约1cm，无毛。

生于山地林下、林缘、草坡、溪谷旁、岩石缝隙中。分布于黔、湘、川（渝）、鄂地区，在安徽、福建、台湾、浙江、云南、西藏等地也产。

【药性及功能】性凉，味苦。清热解毒，利尿排脓。

【土家族用药经验】治疗痈疽疮疡，外伤出血，跌打损伤等。

【单验方】

1. 治疗痈疽疮疡：七星莲（鲜）适量，捣烂外敷。
2. 治疗外伤出血：七星莲（鲜）适量，捣烂外敷。
3. 治疗跌打损伤：七星莲30g，水酒各半，煎服。

八宝莲

【别名】大红花、八宝莲、野牡丹。

【来源】马鞭草科植物臭牡丹 *Clerodendrum bungei* Steud 的茎叶、根。

【植物形态】小灌木，高1~1.5m。嫩枝稍有柔毛，枝内白色中髓坚实。单叶对生，有强烈臭味；叶片宽卵形或卵形，长10~20cm，宽5~15cm，顶端急尖或渐尖，基部心形或近截形，边缘有大或小的锯齿，两面多少有糙毛或近无毛，下面有小腺点。聚伞花序紧密，顶生，苞片早落，花有臭味，花萼紫黄色或下部绿色，外面有绒毛和腺点；花冠淡红色、红色或紫色，花柱不超出雄蕊。核果倒卵形或球形，成熟后蓝紫色。

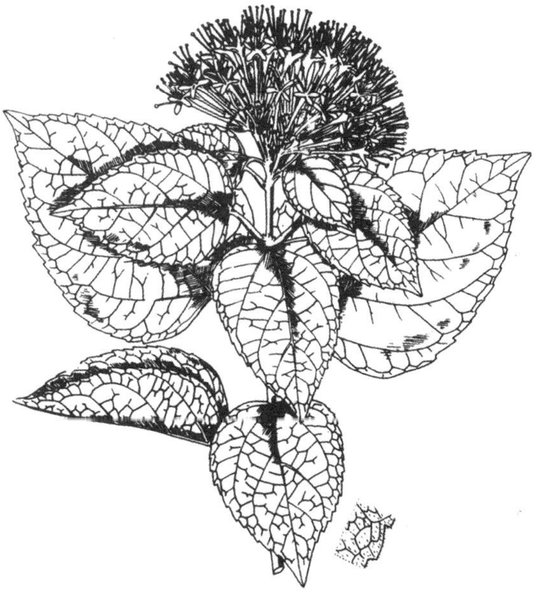

图79 八宝莲（臭牡丹）
Clerodendrum bungei Steud

生于山坡、林缘或沟旁。分布于黔、湘、川（渝）、鄂地区，在华北、西北等地区也产。

【药性及功能】性温，味甘、辛。赶毒赶气，活血消肿，散瘀止痛。

【土家族用药经验】治疗痈肿，乳痈，湿疹，脱肛，头昏目眩等。

【单验方】

1. 治疗高血压：八宝莲12g，夏枯草、荠菜各15g，防己9g，水煎服。

2. 治疗白带：八宝莲30g，水煎服。

3. 治疗咳血：八宝莲30g，马蹄莲炒黑30g，水煎服。

【化学成分】含琥珀酸、茴香酸、香草酸、乳酸镁、硝酸钾和麦芽醇等。

【药理作用】1. 对免疫功能的影响。2. 对子宫圆韧带肌电的影响。3. 其他作用。

九节莲

【别名】尖惊药、化痰青、项开口、九节离。

【来源】爵床科植物九头狮子草 *Peristrophe japonica*（Thunb.）Bremek. 的全草。

【植物形态】草本，高20～50cm。叶常卵状矩圆形，长5～12cm，顶端渐尖。花序由2～8（10）聚伞花序组成，每个聚伞花序下托以2枚总苞状苞片，内有1至少数花，苞片椭圆形至卵状矩圆形，2枚约不相等，长1.5～2.5cm；花萼裂片5，钻形，长约3mm；花冠粉红色至微紫色，长2.53cm，外疏生短柔毛，2唇形，下唇微3裂；雄蕊2，2药室一上一下。蒴果长1～1.2cm，疏生短柔毛，开裂时胎坐不弹起，上部具4颗种子，下部实心；种子有小瘤状突起。

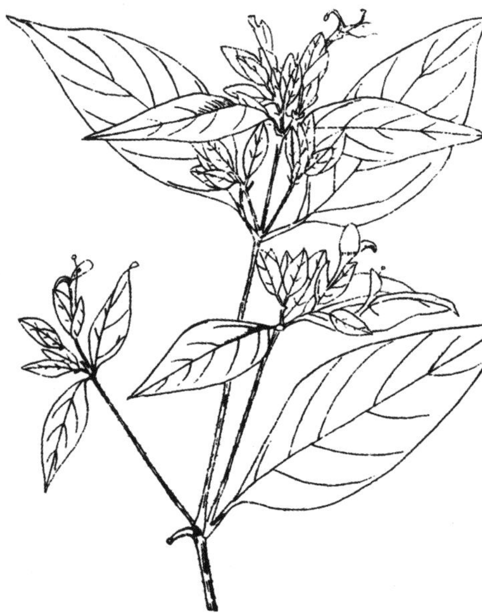

图80　九节莲（九头狮子草）
Peristrophe japonica（Thunb.）Bremek.

生于山坡、林下、路旁、溪边等阴湿处。分布在长江流域以南省区。

【药性及功能】性凉，味辛。赶风赶火，化痰止咳，解痉安神。

【土家族用药经验】治疗感冒，咽喉肿痛，小儿惊风，毒蛇咬伤。

【单验方】

1. 治疗喉痛，感冒发热：九节莲、金银花各15～30g，水煎服。

2. 治疗蛇虫咬伤，无名肿毒：九节莲（鲜）适量，捣烂外敷。

3. 治疗小儿高热，惊风：九节莲6g，六月雪花5g，钩藤5g，水煎服。

4. 治疗痔疮：九节莲60g，槐树根60g，鱼腥草60g，炖猪大肠一段，服五次。

【化学成分】含3，5－吡啶二酰胺、羽扇豆醇、豆甾醇、葡萄糖甙、尿素等成分。

【药理作用】抗菌作用。

马蹄莲

【别名】马蹄黄、唐古大黄、南大黄。

【来源】为蓼科植物掌叶大黄 *Rheum palmatum* L. 的根茎。

【植物形态】多年生高大草本。根茎粗壮。茎直立，高2m左右，中空，光滑无毛。基生叶大，有粗壮的肉质长柄，约与叶片等长；叶片宽心形或近圆形，径达40cm以上，3～7掌状深裂，每裂片常再羽状分裂，上面疏生乳头状小突起，下面有柔毛；茎生叶较小，有短柄；托叶鞘筒状，密生短柔毛。花序大圆锥状，顶生；花梗纤细，中下部有关节。花紫红色或带红紫色；花被片6，长约1.5mm，成2轮；雄蕊9；花柱3。瘦果有3棱，沿棱生翅，顶端微凹陷，基部近心形，暗褐色。花期6～7月，果期7～8月。

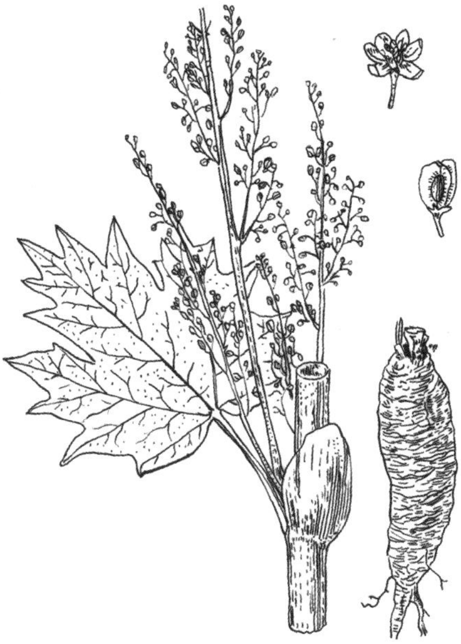

图81　马蹄莲（掌叶大黄）

Rheum palmatum L.

生于山地林缘或草坡，野生或栽培。分布于黔、湘、川（渝）、鄂及云南西北部、甘肃东南部及西藏东部等地。

【药性及功能】性凉，味苦。赶火凉血，逐瘀通经，赶食导滞。

【土家族用药经验】治疗胃肠实热，便秘，衄血，血瘀经闭，跌打损伤。

【单验方】

1. 治疗胃肠实热，便秘：马蹄莲15g，芒硝、枳实各9g，水煎服。

2. 治疗跌打损伤，瘀血作痛：马蹄莲、当归各等量，共研末，每服10g，酒调服或外敷。

3. 治疗痈疮肿毒：马蹄莲适量，研末，醋调敷。

4. 治疗水火烫伤：马蹄莲适量，研末，麻油调敷。

【化学成分】含大黄酸、大黄素、大黄素甲醚、大黄酚等成分。

【药理作用】1. 对消化系统的作用。2. 对病原微生物的作用。3. 抗肿瘤作用。4. 利尿作用。

水八角莲

【别名】川八角莲、八角金盘、八角乌、金边七。

【来源】小檗科植物川八角莲 *Dysosma veitchii*（Hemsl. et Wils.）Fu ex Ying 的块茎。

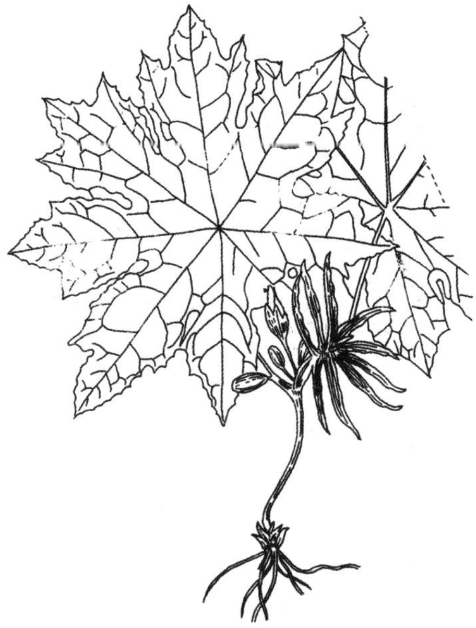

图 82 水八角莲（川八角莲）
Dysosma veitchii（Hemsl. et Wils.）Fu ex Ying

【植物形态】多年生草本。茎高 12～20cm，多汁，基部密覆棕色大鳞片。茎生叶 2，对生，纸质，圆形，几为中心着生的盾状，直径约 20cm，通常 6～8 掌状深裂几达中部，上面无毛，中部饰有红棕色，下面叶脉有微柔毛，后变无毛；裂片楔状矩圆形，顶端常 3 裂，小裂片三角形。伞形花序有花 2～6 朵，簇生于茎顶叶柄分叉处的腋间（偶有腋外生），无总花梗；花梗下弯，长 1.5～2cm，有柔毛；萼片 6，膜质，长 2cm，矩圆状倒卵形，早落；花瓣 6，紫色，长 4～5cm，椭圆状披针形；雄蕊 6；花柱矩粗，柱头大而成流苏状。果实卵形，长约 3cm，红色。

生于林下灌丛中、阴湿处。分布于黔、湘、川（渝）、鄂地区，西南、中南及广西也产。

【药性及功能】性凉爽，味苦，有毒。赶气活血，赶毒去瘀。

【土家族用药经验】治疗跌打损伤，咳嗽，咳血，毒蛇咬伤。

【单验方】

1. 治疗跌打损伤：水八角莲 20g，血丝大黄 10g，伸筋草 10g，共捣烂外敷患处。

2. 治疗劳伤腰痛：水八角莲 20g，蛇尾七 30g，扣子七 10g，血三七 10g，红毛五加皮 10g，泡酒服，每次 20ml，一日二次。

3. 治疗蛇伤，痈疽肿毒：水八角莲 6g，水煎服，并用鲜品加酒捣烂外敷。

4. 治疗体虚，劳咳，身痛无力：水八角莲 15g，猪肉 250g 或鸽子一只，共炖服。连服三剂。

【化学成分】含鬼臼毒素、山荷叶素、山柰酚、槲皮素、大黄素甲醚、八角莲酮醇等成分。

【药理作用】1. 对心血管系统的作用。2. 对平滑肌的作用。3. 毒性。

水苦莲

【别名】半边山、水泽兰、鸭儿草、水仙桃草。

【来源】玄参科植物北水苦荬 *Veronica anagallis-aquatica* L. 的带虫瘿果实的全草。

【植物形态】多年生（稀为一年生）草本，高 10～100cm。通常无毛，有的在花序轴、花梗、花萼、蒴果上有腺毛。根茎斜走。茎直立，中空，富肉质，基部略倾斜。叶对生；无柄，上部的叶半抱茎；叶片多为卵圆形或长卵形，少为卵状长圆形，长 2～10cm，宽 1～3.5cm，先端钝圆或锐尖，全缘或具波状齿。总状花序腋生，长于叶，多花；花梗与苞片近等长，上升与花序轴成锐角；花萼 4 深裂，裂片卵状披针形，急尖，长约 3mm；花冠浅蓝色、淡紫色或白色，直径 4～5mm，筒部极短，裂片宽卵形；雄蕊 2，短于花冠；子房上位，柱头头状。蒴果近圆形，先端微凹，长宽近相等，常有小虫寄生，寄生后果实膨大在圆球形。种子细小，长圆形，扁平，无毛。

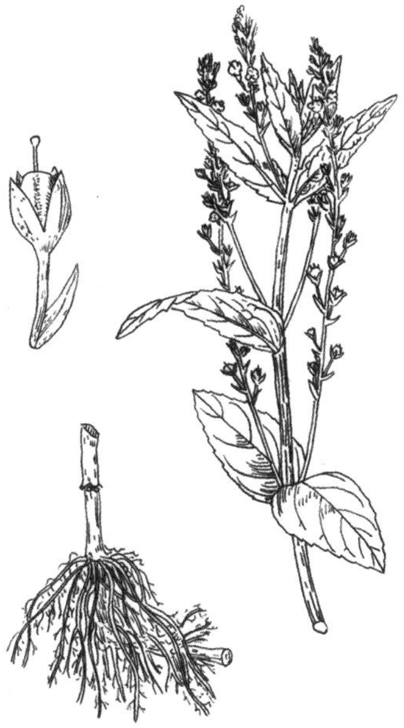

图 83　水苦莲（北水苦荬）

Veronica anagallis-aquatica L.

生于水边及沼地。分布于黔、湘、川（渝）、鄂地区，在长江以北也产。

【药性及功能】性凉，味苦。赶湿清热，赶气散瘀，止痛止血。

【土家族用药经验】治疗跌打损伤，劳伤咳嗽，风湿痛，骨痛，月经不调，闭经等。

【单验方】

1. 治疗跌打损伤，咯血，呕血：水苦莲 10～15g，水煎服。

2. 治疗胃痛：水苦莲 10g，青木香 6g，水煎服。

3. 治疗痛经：水苦莲、益母草各 15g，当归 12g，艾叶 6g，水煎服。或水苦莲 15g，当归、赤芍、乌药、茺蔚子各 10g，水煎服。

4. 治疗崩漏：水苦莲、仙鹤草各 15g，血余炭 6g，水煎服。

5. 治疗咯血：水苦莲 18g，仙鹤草、藕节各 15g，水煎服。

【化学成分】含苯甲酸、原儿茶酸、咖啡酸、对－羟基苯甲酸、香草酸、阿魏酸、梓醇、葡萄糖、大波斯菊甙等成分。

水黄连

【别名】青鱼草、肝炎草、胆炎草、青叶丹、青叫胆。

【来源】龙胆科植物美丽獐牙菜 *Swertia angustifolia* Buch – Ham. ex D . Don. var. pulchella（D. Don. Burk.）及青叶胆 *Suertia miletnsis* T. N. HO tt. WL. Shi 的全草。

【植物形态】一年生草本。高 20 ~ 50cm。茎直立，四棱形，棱上有狭刺，上部多分枝。叶对生；无柄；叶片披针形或披针状椭圆形，长 2 ~ 6cm，宽 0. 3 ~ 1. 2cm，两端渐狭，具 1 ~ 3 脉，中脉在下面突起。圆锥状聚伞花序有多花，花梗细，长 3 ~ 7mm；花萼 4 裂，裂片线状披针形，在花时比花冠短，背面有突起的 3 脉；花冠黄色或淡黄绿色，直径 8 ~ 9mm，4 裂，裂片卵状长圆形，先端钝圆，有小尖头，中上部有紫色斑点，基部具 1 个蜜腺，蜜腺圆形，深陷，上半部边缘具短流苏，基部有一个膜片，盖在腺窝上；雄蕊 4，花丝线形；子房狭卵形，无柄，长约 5mm，花柱短，明显，柱头 2 裂。蒴果宽卵形；种子长圆形，褐色。

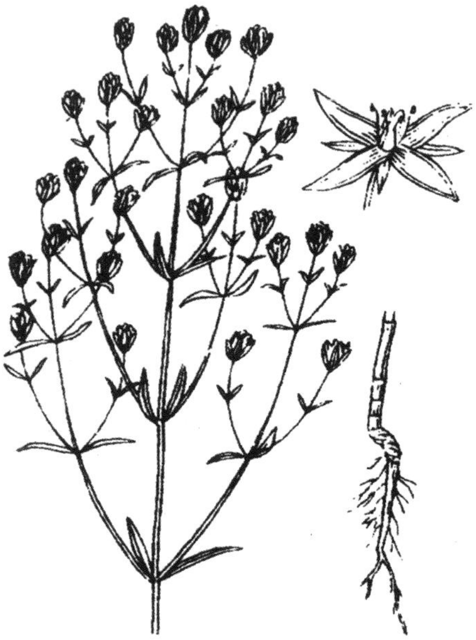

图 84　水黄连（美丽獐牙菜）

Swertia angustifolia Buch – Ham. ex D. Don. var. pulchella（D. Don. Burk.）

生于海拔 150 ~ 3300m 的田边、草坡荒地。分布于黔、湘、川（渝）、鄂地区，西南、华南、广西也产。

【药性及功能】性寒，味苦。赶毒清热，赶湿退黄。

【土家族用药经验】治疗湿热黄疸，感冒发热，急性胃炎，咽喉炎，扁桃体炎，结膜炎，盆腔炎，肺炎等症。

【单验方】

1. 治疗肺炎：水黄连 10g，栀子 12g，黄芩 9g，水煎服。

2. 治疗火眼：水黄连幼苗、甜酒各适量，捣烂外敷眼皮部。

3. 治疗火牙：水黄连 10g，千年矮根 10g，水煎服。

4. 治疗腹痛：水黄连 5g，黄柏、酒大黄、一点红各 10g，青木香、楠木香、大血、金毛狗脊各 12g，水煎服，一日三次，每日一剂。

5. 治疗鹅口疮：水黄连、开口箭、马桑树叶、鱼腊树叶、儿茶、冰片、青黛、石膏各10g，前四药分别为末，再与后四味共碾细，敷入口内。

【化学成分】含齐墩果酸、当药素、青叶胆内酯、当药苦苷等成分。

【药理作用】保肝作用。

半边莲

【别名】细米草、瓜仁草、半边菊、半边花。

【来源】桔梗科植物半边莲 *Lobelia chinensis* Lour. 的全草。

【植物形态】多年生草本，有白色乳汁。茎平卧，在节上生根，分枝直立，高6~15cm，无毛。叶无柄或近无柄，狭披针形或条形，长8~25mm，宽2~5mm，顶端急尖，全缘或有波状小齿，无毛。花通常1朵生分枝上部叶腋，花梗长1.2~1.8cm，无小苞片；花萼无毛，裂片5，狭三角形，长3~6mm；花冠粉红色，近唇形，长约12mm，裂片5，无毛；雄蕊5，长约8mm，花丝上部、花药合生，下面2花药顶端有鬓毛；子房上位，2室。

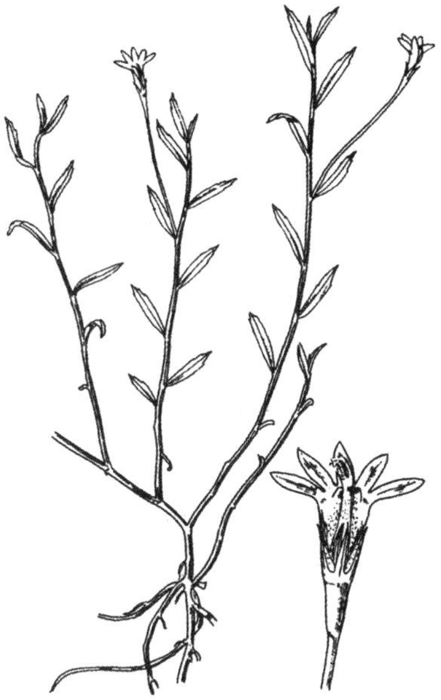

图85 半边莲（半边莲）

Lobelia chinensis Lour.

生于水田边、沟边或潮湿草地。分布于黔、湘、川（渝）、鄂及江苏、浙江、江西、福建、广东、广西等省区。

【药性及功能】性平，味辛。赶毒清热，赶水消肿。

【土家族用药经验】治疗毒蛇咬伤，腹水，肠痈，跌打损伤，湿疹，脚癣等。

【单验方】

1. 治疗毒蛇咬伤：半边莲鲜草捣烂外敷，或加雄黄、剪刀草、鱼腥草各适量，共捣烂外敷。

2. 治疗肝硬化腹水，肾炎水肿：半边莲全草15~30g，水煎服。

3. 治疗痈疖，无名肿毒，蜂刺伤：半边莲鲜药、食盐各适量，捣烂外敷。

4. 治疗湿疹，脚癣：半边莲鲜草捣烂取汁，加热浓缩成流浸膏，搽患处。

5. 治疗肝炎：半边莲、田基黄、茵陈蒿、矮地茶、金钱草各等分，水煎内服，每日服三次。

【化学成分】含生物碱、菊糖、对－羟基苯甲酸、延胡索酸、琥珀酸和半边莲果聚糖等。

【药理作用】1. 利尿作用。2. 对神经系统的作用。3. 呼吸兴奋作用。4. 对心血管系统有降压作用。5. 利胆作用。

半枝莲

【别名】歪头草、并头草、通经草、再生草。

【来源】唇形科植物半枝莲 *Scutellaria barbata* D. Don 的全草。

【植物形态】多年生直立草本。高 15 ~ 50cm。茎四棱形，无毛或在花序轴上部疏被紧贴小毛。叶近无柄，三角状卵形或卵状披针形，长 1.3 ~ 3.2cm，宽 0.5 ~ 1（1.4）cm，边缘有疏而钝的浅牙齿，两面沿脉上疏被紧贴小毛或几无毛。花单生于茎或分枝上部叶腋内；苞片叶状，渐变小；花萼长约 2mm，盾片高约 1mm，果时均增大，花冠紫蓝色，长 9 ~ 13mm，筒基部囊大，下唇中裂片梯形；雄花 4，2 强；花盘前方隆起。小坚果扁球形，具瘤。

生于水田边、溪边或湿草地。分布于黔、湘、川（渝）、鄂地区，在江南各省区也产。

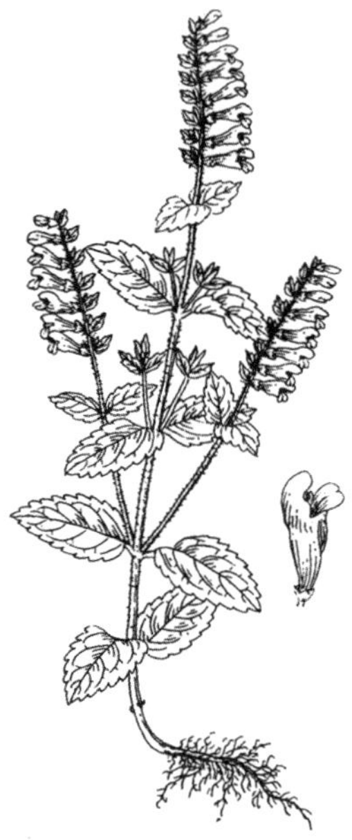

图 86　半枝莲（半枝莲）

Scutellaria barbata D. Don

【药性及功能】性凉，味辛、微苦。赶毒清热，赶气散结，祛瘀生新。

【土家族用药经验】治疗黄疸，咽喉肿痛，吐血，跌打损伤，癌肿。

【单验方】

1. 治疗癌肿，肝炎，肝硬化腹水，阑尾炎，疮痈肿毒，蛇虫咬伤：半枝莲干品 15 ~ 30g，水煎服。癌肿与白花蛇舌草、蒲公英各 30g，神参 30g，水煎服。

2. 治疗咽喉肿痛：半枝莲（鲜）24g，马鞭草（鲜）24g，食盐少许，水煎服。

3. 治疗肺脓疡：半枝莲、鱼腥草各 30g，水煎服。

4. 治疗肝炎：半枝莲（鲜）15g，田基黄 15g，红枣 5 个，水煎服。

5. 治疗毒蛇咬伤：半枝莲、乌敛莓（鲜）各等量。捣烂取汁，敷于伤口周围。

【化学成分】含红花素、异红花素、高山黄芩甙、生物碱、芹菜素等。

【药理作用】1. 抗癌作用。2. 免疫调节作用。3. 抑菌作用。

瓜子莲

【别名】果上叶、石豆、石仙桃。

【来源】兰科植物麦斛 *Bulbophyllum inconspicum* Maxim. 的全草。

【植物形态】附生植物，根状茎纤细，质硬。假鳞茎卵圆形，鲜时绿色，干后变黄绿色，彼此相距1cm，基部生多数须根，顶生1叶。叶片革质，厚而脆，倒卵状长椭圆形，长1～3cm，宽不及1cm，先端凹缺，基部楔形渐尖呈短柄，全缘，中脉明显。花葶从假鳞茎基部一侧长出，不高出叶，顶生一朵花，具数枚鞘；花小，白色，直径4～5mm；中萼片卵圆形，先端短尖；侧萼片较中萼片长约1倍，卵状椭圆形；花瓣宽卵圆形，边缘撕裂状；唇瓣短小而肥厚，与合蕊柱基部的突起相联；合蕊柱短粗。

附生于山林树干上或湿岩上。分布于黔、湘、川（渝）、鄂及江西、广东等省区。

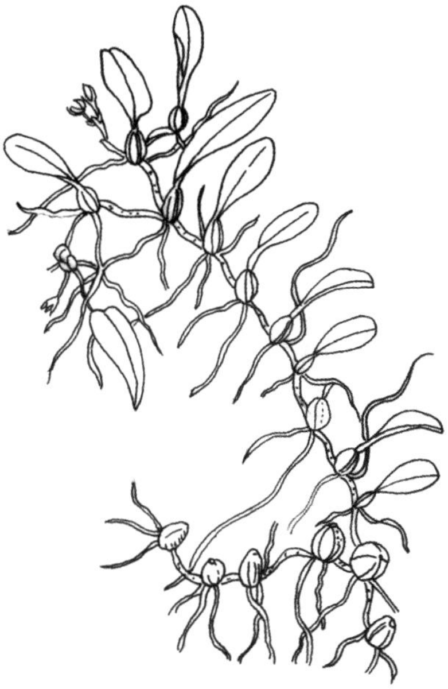

图87 瓜子莲（麦斛）

Bulbophyllum inconspicum Maxim.

【药性及功能】性凉，味甜、淡。赶火止血，生津止渴，化痰止咳。

【土家族用药经验】治疗肺痨咳血，小儿惊风，跌打损伤，不育等症。

【单验方】

1. 治疗肺结核咳嗽，胁肋痛，月经过多：瓜子莲15～30g，水煎服。

2. 治疗百日咳：瓜子莲30g，黄连3g，蜂蜜15g，水煎服。

3. 治疗月经不调：瓜子莲鲜品、月季花各15g，炒鸡蛋1个，水煎服，白糖饮。

4. 治疗疮毒：瓜子莲30g，水煎，红糖饮。

对月莲

【别名】对叶草、蛇喳口。

【来源】藤黄科植物元宝草 *Hypericum sampsonii* Hance 的全草。

【植物形态】多年生草本，高约65cm，光滑无毛；茎直立，圆柱形。叶对生，其基部完全合生为一体，而茎贯穿其中心，长椭圆状披针形，两叶长约7～13cm，宽约2.5cm。花小；黄色；萼片、花瓣各5片；雄蕊3束；花柱3个。蒴果卵圆形，3室，具黄褐色腺体。

生于山坡或路边阴湿处。分布于黔、湘、川（渝）、鄂地区；在长江流域和台湾、印度和日本也产。

【药性及功能】性凉，味苦。赶毒清热，调经止血。

【土家族用药经验】治疗各种出血，乳痈，蛇咬伤，跌打损伤，月经不调，外治痈疖肿毒等。

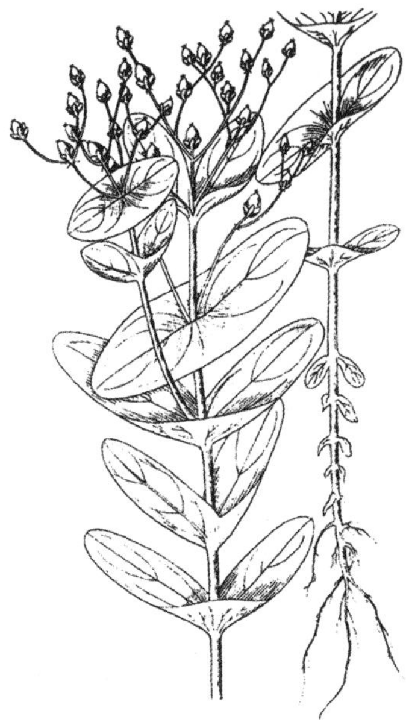

图88 对月莲（元宝草）
Hypericum sampsonii Hance

【单验方】

1. 治疗便血，尿血：对月莲10～15g，水煎服。或对月莲、墨旱莲各20g，水煎服。

2. 治疗外伤出血，蛇咬伤：对月莲鲜草捣烂，外敷。

3. 治疗烫火伤：对月莲（鲜草）适量，捣汁外敷。

4. 治疗月经不调：对月莲15～30g，益母草9g，金锦香根15g，水煎服。

5. 治疗乳痈：对月莲15g，水、酒各半煎，分二次内服。

【化学成分】含金丝桃素等成分。

百儿莲

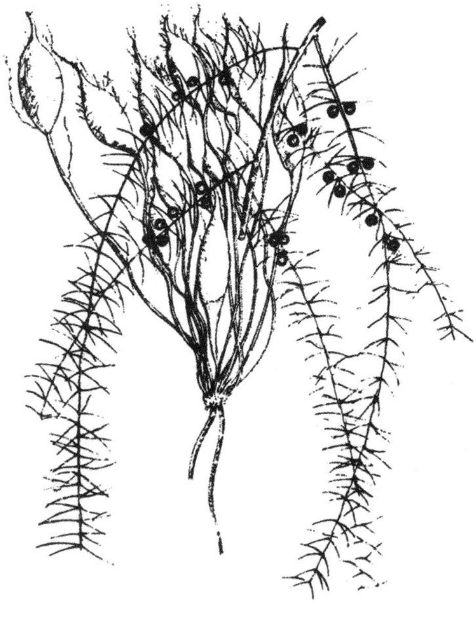

图89 百儿莲（天门冬）
Asparagus cochinchinensis（Lour.）Merr.

【别名】天冬、多儿母、天门冬。

【来源】百合科植物天门冬 *Asparagus cochinchinensis*（Lour.）Merr. 的块根。

【植物形态】攀援植物；根稍肉质，在中部或近末端呈纺锤状膨大，膨大部分长3～5cm，粗1～2cm。茎长1～2m，分枝具棱或狭翅。叶状枝通常每3枚成簇，扁平，或由于中脉龙骨状而略呈锐三棱形，镰刀状，长0.5～3cm，宽1~2mm；叶鳞片状，基部具硬刺。花通常2朵腋生，单性；雌雄异株，淡绿色，花梗长2~6mm；雄花，花被片6，雄蕊稍短于花被，花药卵形；雌花与雄花大小相似，具6枚退化雄蕊。浆果球形，成熟时红色，1颗种子。

生于山坡、路旁、疏林下。分布于黔、湘、川（渝）、鄂地区。

【药性及功能】性凉，味甘。补肺培元，赶毒清热，生津止嗽。

【土家族用药经验】痨伤，咳血，不孕。

【单验方】

1. 治疗肺结核咳嗽：百儿莲15g，生地、洋参各12g，水煎服。

2. 治疗百日咳：百儿莲10g，多儿参（麦冬）9g，一包崽（百部）、瓜蒌各6g，陈皮、贝母各3g，水煎服。

3. 治疗扁桃体炎，咽喉肿痛：百儿莲、野猫珠（麦冬）、板蓝根、桔梗、山豆根各9g，甘草6g，水煎服。

4. 治疗老年便结：百儿莲240g，麦冬、当归、麻子仁、生地各120g，蜜为膏，每次1匙，一日二次。

5. 缺奶：百儿莲30g，王不留行6g，炖肉服。

【化学成分】含甾体皂甙、寡糖、葡萄糖、多糖、氨基酸等。

【药理作用】1. 抗菌作用。2. 杀灭孑孓作用。

芍药莲

【别名】离草、没骨花、白芍药、金芍药。

【来源】为芍药科植物芍药 *Paeonia lactiflora* Pall. 的根。

【植物形态】多年生草本，高40~70cm，无毛。根肥大，纺锤形或圆柱形，黑褐色。茎直立，上部分枝，基部有数枚鞘状膜质鳞片。叶互生；叶长9cm，位于茎顶部者叶较短；茎下部叶为二回三出复叶，上部叶为三出复叶；小叶狭卵形、椭圆形或披针形，长7.7~12cm，宽2~4cm，先端渐尖，基部楔形或偏斜，边缘具白色软骨质细齿，两面无毛，下面沿叶脉疏生短柔毛，近革质。花两性，数朵生茎顶和叶腋，直径7~12cm，苞片4~5，披针形，大小不等；萼片4，宽卵形或近圆形，长1~1.5cm，宽1~

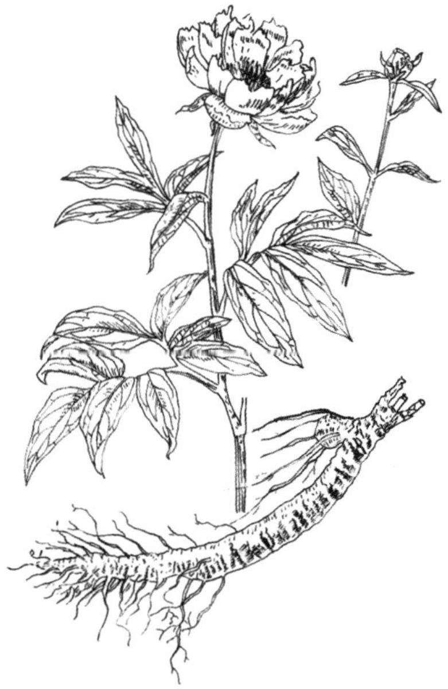

图90 芍药莲（芍药）
Paeonia lactiflora Pall.

1.7cm，绿色，宿存；花瓣9～13，倒卵形，长3.5～6cm，宽1.5～4.5cm，白色，有时基部具深紫色斑块或粉红色，栽培品花瓣各色并具重瓣；雄蕊多数，花丝长7～12mm，花药黄色；花盘浅杯状，包裹心皮基部，先端裂片钝圆；心皮2～5，离生，无毛。蓇葖果卵形或卵圆形，长2.5～3cm，直径1.2～1.5cm，先端具喙。

生于山坡草地和林下。分布于黔、湘、川（渝）、鄂地区，在东北、华北、陕西及甘肃等省区也产。

【药性及功能】性平，味酸、微苦。补血补气，赶气止痛。

【土家族用药经验】治疗传染性肝炎，肝阳上亢、头痛眩晕，肝气不和、胸肋痛，痛经等。

【单验方】

1. 治疗传染性肝炎：芍药莲30g，凤尾草60g，水煎服。连服十天为一疗程，每日一剂。

2. 治疗肝阳上亢、头痛眩晕：芍药莲、菊花各15g，钩藤、生地各12g，石决明15g，水煎服。

3. 治疗肝气不和、胸肋痛、痛经：芍药莲12g，当归、香附各9g，柴胡、甘草各6g，水煎服。

【化学成分】含芍药甙、氧化芍药甙、白芍甙等。

【药理作用】1. 中枢抑制作用。2. 抗炎、抗溃疡作用。3. 抗菌作用。4. 保肝和解毒作用。5. 抗诱变与抗肿瘤作用。

地黄连

【别名】岩黄连、水黄连。

【来源】为罂粟科植物白屈菜 *Chelidonium maius* L. 的全草。

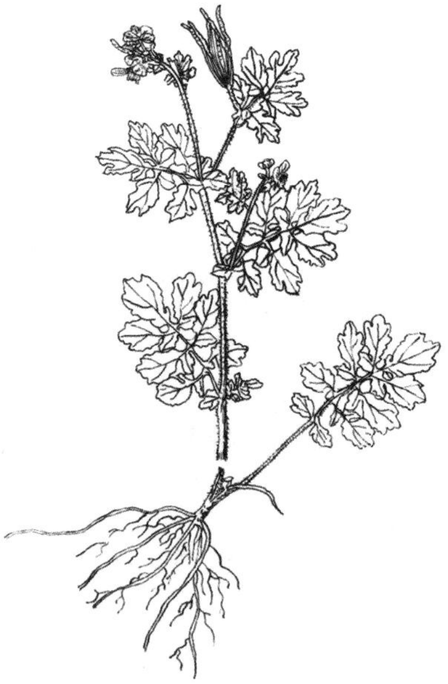

图91　地黄连（白屈菜）
Chelidonium maius L.

【植物形态】多年生草本，高30～100cm，含橘黄色乳汁。主根粗壮，圆锥形，土黄色或暗褐色，密生须根。茎直立，多分枝，有白粉，具白色细长柔毛。叶互生，一至二回奇数羽状分裂；基生叶长10～15cm，裂片8对，裂片先端钝，边缘具不整齐缺刻；茎生叶长5～10cm，裂片2～4对，边缘具不整齐缺刻，上面近无毛，褐色，下面疏生柔毛，脉上更明显，绿白色。花数朵，排列成伞形聚伞花序，花梗长短不一；苞片小，卵形，长约1.5mm；萼片2枚，椭圆形，淡绿色，疏生柔毛，早落；花瓣4枚，卵圆形或长卵状倒卵形，黄色，长0.8～1.6cm，宽0.7～1.4cm，两面光滑，雄蕊多数，分离；雌蕊细圆柱形，花柱短，柱头状，2浅裂，密生乳状突起。蒴果长角形，长2～4.5cm，直径约2mm，直立，灰绿色，成熟时由下向上2瓣。种子多数细小，卵球形，褐色，有光泽。

生于山谷湿润地、水沟边、绿林草地或草丛中、住宅附近。分布于黔、湘、川（渝）、鄂地区；在东北、华北、西北及江苏、江西等地也产。

【药性及功能】性凉，味苦，有毒。赶水赶毒，赶气止痛，止咳，解痉。

【土家族用药经验】治疗黄疸性肝炎，稻田皮炎，腹痛腹泻。

【单验方】

1. 治疗黄疸性肝炎：地黄连3g，蒲公英9g，商陆9g，臭草根9g，茵陈15g，水煎服。

2. 治疗稻田皮炎：地黄连、黄柏各60g，狼毒30g，樟脑6g，前三味加水煎一小时过滤，反复三次，制成膏状，再加入樟脑。外用涂患处。

3. 治疗腹痛腹泻：地黄连6g，佩兰10g，珍珠香10g，水煎服。

【化学成分】含白屈菜碱、原阿片碱、消旋金罂粟碱等。

【药理作用】1. 对中枢神经系统的作用。2. 镇咳、祛痰，平喘作用。3. 对平滑肌的解痉作用。4. 抗炎作用。5. 抗肿瘤作用。

朱砂莲

【别名】血当归、避血雷。

【来源】薯蓣科植物薯莨 *Dioscorea cirrhosa* Lour. 的块茎。

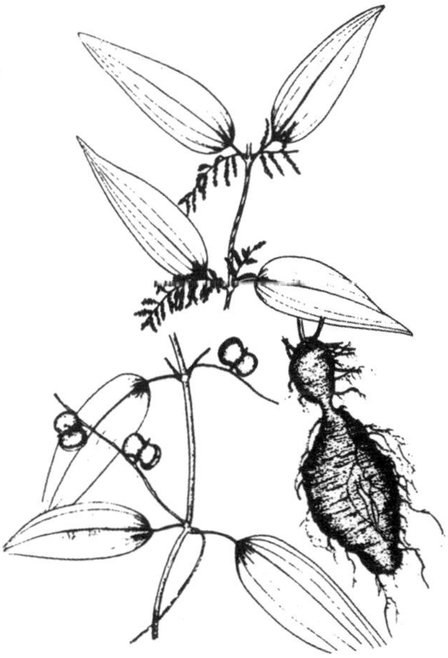

图92　朱砂莲（薯莨）

Dioscorea cirrhosa Lour.

【植物形态】粗状藤本；块茎形状不一，圆锥形，短圆形或卵形，表面棕黑色，断面新鲜时红色，干后铁锈色。茎圆形，有分枝，平滑无毛近基部有刺，单叶互生，革质或近革质，长椭圆形，基部阔心形，上部叶对生，卵形，下面网状支脉明显，雄花序穗状，雌花花序相似。蒴果光滑无毛，不反曲，翅长1.8～2.3cm，宽1.5～3cm，种子扁平，着生于果实每室外的中央，四周围有薄膜状的翅。

生于山谷阴处，疏林下或灌丛中。分布于黔、湘、川（渝）、鄂及浙江、江西、广西等省区。

【药性及功能】性平，味甘，微涩。赶毒赶气，活血止血，止泻止痢。

【土家族用药经验】治疗红崩，痢疾，外伤出血。

【单验方】

1. 治疗红崩：朱砂莲9g，红鸡冠花9g，百草霜3g，研细，内服，每次6g。

2. 治疗痢疾：朱砂莲6g，水煎服。

3. 治疗外伤出血：朱砂莲（鲜）适量，捣烂包患处。

【化学成分】含缩合鞣质、苷类、糖、维生素等。

【药理作用】1. 止血作用。2. 抑菌作用。

竹叶莲

【别名】白接骨、羊藿。

【来源】鸭跖草科植物竹叶花 *Pollia japonica* Thunb. 的根茎和全草。

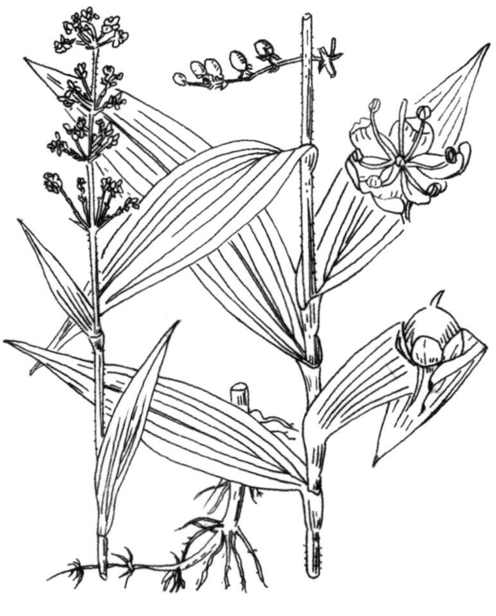

图93 竹叶莲（竹叶花）

Pollia japonica Thunb.

【植物形态】多年生草本，高30～90cm。有香气。根茎细长横生，白色。茎较粗壮，节明显，被短柔毛，不分枝。叶互生；叶柄成鞘状抱茎；叶片长椭圆形，长20～30cm，宽3～7cm，先端长渐尖，基部渐狭成鞘，全缘，上面粗糙，暗绿色，下面淡绿色，散生细毛。聚伞花序组成顶生圆锥花序，窄长如总状，花序梗长15～30cm；总苞片卵状披针形，膜质；花梗长约5mm；萼片3，圆形，肥厚，长约5mm；花白色，3瓣，倒卵形，长约3mm，质薄；雄蕊6；子房3室。果实球形，浆果状，蓝黑色，径约5mm，干时不裂；种子数颗，五面体形。

生于山沟林边阴湿处及溪边等处。分布于黔、湘、川（渝）、鄂及江苏、安徽、浙江、江西、福建、台湾、广东、广西等省区。

【药性及功能】性平，味辛。赶毒消肿，补肺补肾。

【土家族用药经验】治疗腰痛，胸、胃气痛，蛇虫咬伤等。

【单验方】

1. 治疗腰痛：竹叶莲根茎9g，猪肉适量，共煮服。

2. 治疗胸、胃气痛：竹叶莲、萝卜子各20g，海金沙10g，水煎服。

3. 治疗蛇虫咬伤：竹叶莲，一支箭全草，适量捣烂，外敷患处。

竹节莲

【别名】淡竹花、万寿竹、百尾笋、竹林霄。

【来源】百合科植物宝铎草 *Disporum sessile*（Thunb.）D. Don. 的根及根茎。

【植物形态】多年生草本，高30～80cm。根茎肉质，横走，直径约5mm。茎直立，上部具叉状斜升的分枝。叶互生，有短柄或无柄；叶片薄纸质至纸质，椭圆形、卵形到披针形，长4～15cm，先端渐尖或急尖，下面色较浅，脉上和边缘有乳头状突起，有横脉。花钟状，黄色、淡黄色、白色或绿黄色，1～3（5）朵生于分枝顶端；花梗长1～2cm；花被片6，倒卵状披针形；雄蕊内藏，不伸出花被片外，花丝长约1.5cm，花药内藏；花柱长1.5cm。浆果椭圆形或球形，直径约1cm，黑色，含3颗直径约5mm的深棕色种子。

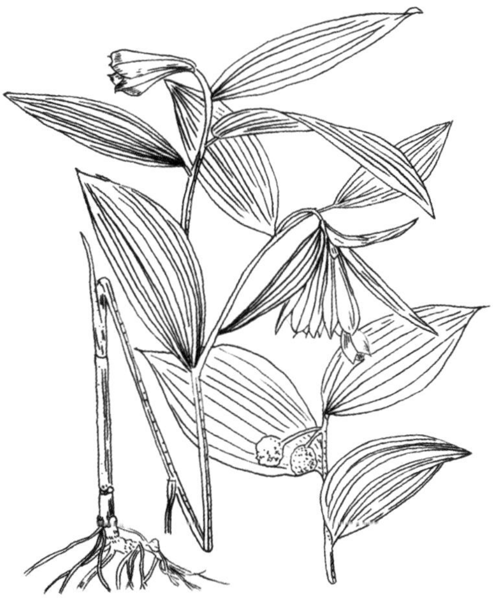

图94 竹节莲（宝铎草）

Disporum sessile（Thunb.）D. Don.

生于海拔600～2500m的林下或灌木丛中。分布于黔、湘、川（渝）、鄂地区，在华东、中南、西南及河北、陕西、台湾等地也产。

【药性及功能】性平，味甘微酸。补益三元，润肺止咳，止血。

【土家族用药经验】治疗病后体虚遗尿，骨折，咳喘等。

【单验方】

1. 治疗病后体虚遗尿：竹节莲、岩白菜、大苋菜各30g，炖肉吃。

2. 治疗骨折：竹节莲、水冬瓜、野葡萄根、泽兰、黄酒各适量，共捣烂包患处。

3. 治疗咳喘：竹节莲15g，薏苡仁根20g，雄猪刀口肉，炖服。

【药理作用】强心作用。

鸡血莲

【别名】铁板金、铁蕨鸡。

【来源】金星蕨科植物披针星月蕨 *Abacopteris penangiana*（Hook.）Ching. 的根茎及全草。

【植物形态】多年生草本。根状茎长而横走，粗壮，坚硬；黑褐色，有纵槽沟。羽状复叶，远生叶柄粗壮，长5～25cm，稻杆色；叶片披针形或矩圆形，长40～80cm，宽18～30cm；羽状6～9对，互生，长线形至狭线状披针形；长15～30cm，先端渐尖，边缘有小锯齿，基部广楔形，有短柄，侧脉羽状。孢子囊群圆形，近侧脉着生成两行；无囊群盖；孢子两面型。

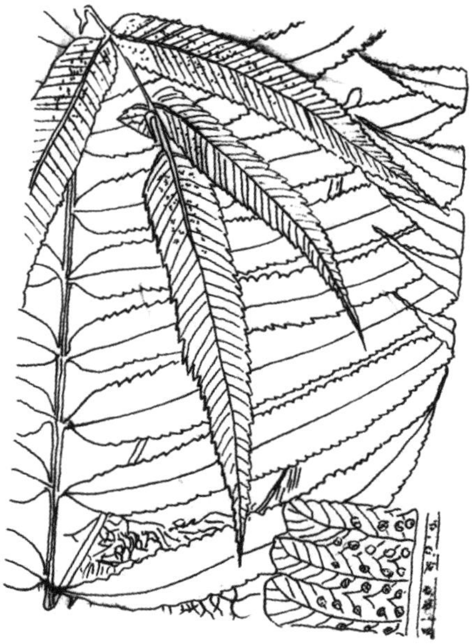

图95 鸡血莲（披针星月蕨）
Abacopteris penangiana（Hook.）Ching.

生于沟中阴湿地带或山林下。分布于黔、湘、川（渝）、鄂地区。

【药性及功能】性凉，味苦。赶气止痛，活血止血。

【土家族用药经验】治疗急性结膜炎，劳伤，跌打损伤，气滞，月经不调等症。

【单验方】

1. 治疗跌打损伤：鸡血莲30～60g，水煎服。
2. 治疗月经不调：鸡血莲9～15g，水煎服。
3. 治肺痨：鸡血莲、一朵云各30g，煎水服。

乳清莲

【别名】黄花地丁、灯笼草。

【来源】菊科植物蒲公英 *Taraxacum mongolicum* Hand. -Mazz. 的全草。

【植物形态】多年生草本。根垂直。叶莲座状平展，矩圆状倒披针形或倒披针形，长 5 ~ 15cm，宽 1 ~ 5.5cm，羽状深裂，侧裂片 4 ~5 对，矩圆状披针形或三角形，具齿，顶裂片较大，戟状矩圆形，羽状浅裂或仅具波状齿，基部狭成短叶柄，被疏蛛丝状毛或几无毛。花葶数个，与叶多少等长，上端被密蛛丝状毛。总苞淡绿色，外层总苞片卵状披针形至披针形，边缘膜质，被白色长柔毛，顶端有或无小角，内层条状披针形，长于外层的 1.5 ~2 倍，顶端有小角；舌状花黄色，瘦果褐色。

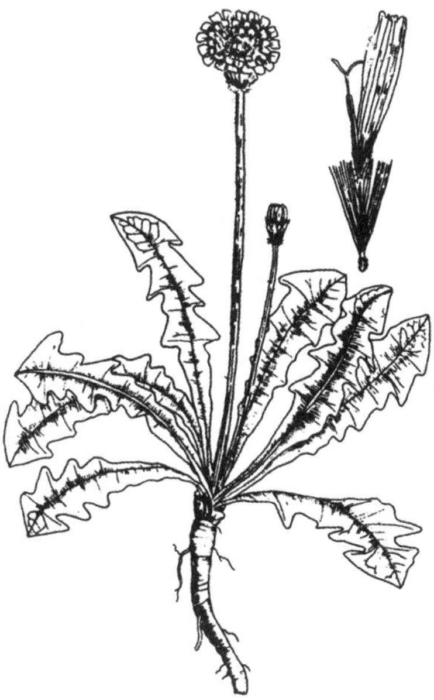

图 96　乳清莲（蒲公英）

Taraxacum mongolicum Hand. – Mazz.

生于山坡草地、路旁、河岸沙地及田野间。分布于全国大部分地区。

【药性及功能】性凉，味微苦。赶毒清热，消痈消肿。

【土家族用药经验】治疗乳痈，目赤肿痛，尿路感染，水火烫伤等。

【单验方】

1. 治疗乳痈：乳清莲、忍冬藤各适量，水煎加酒服。

2. 治疗目赤肿痛：乳清莲（鲜）60g，水煎服。

3. 治疗尿路感染：乳清莲 60g，车前草 60g，金银花 15g，水煎服。

4. 治疗水火烫伤：乳清莲适量，捣烂取汁，用鸭毛蘸汁涂创面。

【化学成分】含蒲公英甾醇、胆碱、菊糖、果胶等。

【药理作用】1. 抗病原微生物作用。2. 抗肿瘤作用。3. 抗胃溃疡作用。4. 利胆及保肝作用。

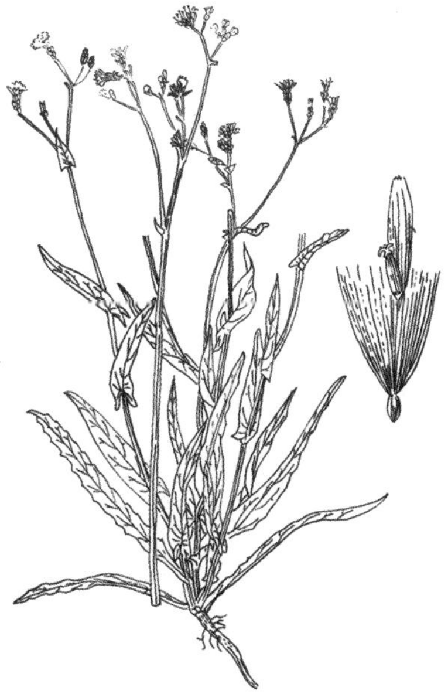

图 97　败毒莲（苦荬菜）

Ixeris polycephala Cass.

〔Lactuca polycephala（Cass.） Benth〕

败毒莲

【别名】满天星、苦荬菜、苦碟子。

【来源】菊科植物多头苦荬菜 *Ixeris polycephala* Cass. 〔Lactuca polycephala

(Cass.) Benth〕的全草。

【植物形态】一年生或多年生草本，高15~40cm，全株无毛。基生叶条状披针形，长8~22cm，宽6~13mm，先端渐尖，基部狭窄成柄，全缘或羽状分裂。茎生叶椭圆形或披针形，长6~14cm，宽8~14mm，无柄，先端渐尖，基部耳状，抱茎。头状花序密集成伞房状或近伞房状，具细梗；总苞长6~8mm，外层总苞片小，卵状，内层总苞片8，卵状披针形，长约5~8mm；舌状花黄色，长8~9mm，先端5齿裂。瘦果成熟时黄棕色，纺锤形，长约3~4mm，具刺棱，先端有短尖头，喙长约1mm，冠毛白色。花果期4~7月。

生于荒野、山坡、路旁、河流及疏林下。分布于黔、湘、川（渝）、鄂地区，在东北、华北、华东各省区也产。

【药性及功能】性寒，味苦、辛。赶毒清热，止痛消肿。

【土家族用药经验】治疗牙痛，胃痛，阑尾炎，实热嗓子嘶哑，咽喉肿痛，黄水疮，痔疮等症。

【单验方】

1. 治疗阑尾炎：败毒莲15g，苡仁30g，附子6g，水煎服，一日两次，一日一剂。

2. 治疗痔疮：败毒莲适量，水煎，熏洗患处。

3. 治疗黄水疮：败毒莲为末，香油调涂。

【化学成分】含黄酮类、酚性化合物、有机酸、香豆素内酯类、氨基酸、植物甾醇等成分。

【药理作用】1. 对心血管功能的影响：①降低氧代谢。②提高耐缺氧功能。③增加脑血流量，改善微循环。2. 对血液系统的影响：①对血小板聚集的抑制作用。②增强纤维蛋白溶解酶的活性。3. 镇痛镇静作用。

金钗莲

【别名】大黄草、扁草。

【来源】兰科植物金钗石斛 *Dendrobium nobile* Lindl. 的茎。

【植物形态】多年生附生草本。茎丛生，直立。上部多少回折状，稍扁，长10~60cm，

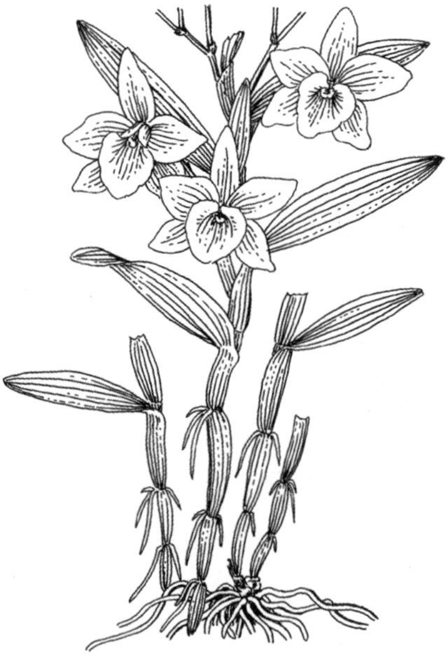

图98　金钗莲（金钗石斛）

Dendrobium nobile Lindl.

粗达1.3cm，具槽纹，节略粗，基部收窄。叶近革质，矩圆形，长8～11cm，宽1～3cm，顶端2圆裂。花期有叶或无叶；总状花序具1～4朵花；总花梗长1cm左右，基部被鞘状苞片；花苞片膜质，长6～13mm；花大，直径达8cm，下垂，白色带淡紫色；萼片矩圆形，顶端略钝；萼囊短、钝，长约5mm；花瓣椭圆形，与萼片等大，顶端钝；唇瓣宽卵状矩圆形，比萼片略短，宽达2.8cm，具短爪，两面被毛，唇盘上面具1个紫斑。

附生于树上或岩石上。分布于黔、湘、川（渝）、鄂地区，在台湾、广东、广西及亚热带其他地区也有。

【药性及功能】性凉，味甘淡。补肺元气，生津止咳，赶火清热，去翳明目。

【土家族用药经验】治疗外伤出血，小儿惊风，高热等。

【单验方】

1. 治疗外伤出血：金钗莲鲜草捣烂，外敷。

2. 治疗小儿惊风：金钗莲嫩尖3～6g，水煎服。

3. 治疗高热：金钗莲鲜草30g，水煎服。

4. 治喉痛、喉炎、声哑：金钗莲、兰花参、玄参、麦冬各10g，甘草3g，水煎沸3分钟，以后用开水冲当茶喝。

【化学成分】含石斛碱、石斛醚碱、石斛脂碱、胡萝卜甙等。

【药理作用】1. 对平滑肌的作用。2. 对心血管的作用。3. 延缓衰老作用。

金钩莲

【别名】双勾草、金钩藤。

【来源】茜草科植物华钩藤 *Uncaria rhynchophylla*（Miq.）Miq. Ex Havil. 的茎。

【植物形态】藤状木，高达3m，小枝四方形；钩近叶腋。叶对生，膜质，椭圆形，长10～17cm，宽5～8cm，先端尖，基部楔形，全缘；托叶近圆形，全缘，通常反卷。头状花序生叶腋；总花梗长达8cm，中部生着几枚苞片；花萼管状，先端5裂，裂片椭圆形，密被粗毛；花冠管状，裂片5，近圆形，外面被

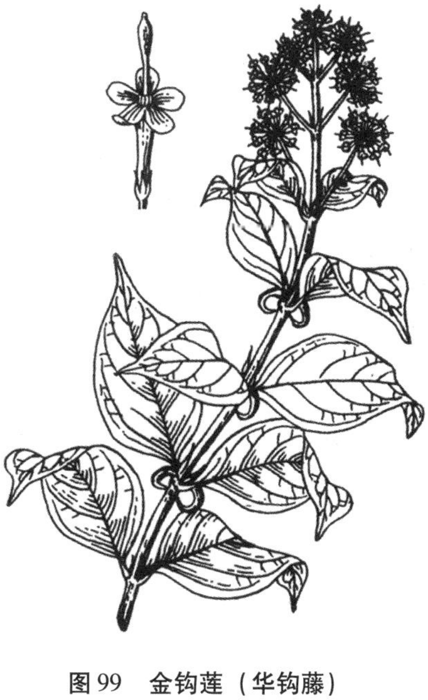

图99　金钩莲（华钩藤）

Uncaria rhynchophylla（Miq.）Miq. Ex Havil.

粉末状柔毛；雄蕊5，生于花冠喉部；子房下位，花丝线形，伸出花冠管外。蒴果棒状，被疏毛。种子两端有翅。

生于山谷疏林或灌丛中。分布于黔、湘、川（渝）、鄂及云南、广西等省区。

【药性及功能】性凉，味甘、苦。赶风清热，赶毒止惊。

【土家族用药经验】治疗小儿惊风，高热惊厥，风热头痛，目眩等。

【单验方】

1. 治疗头痛发热：金钩莲、桑白皮、马牙硝、栀子、甘草各10g，鱼鳅串、茯苓各15g，水煎服。

2. 治疗小儿惊风：金钩莲、朱砂、茯苓各9g，天麻、天竺黄各6g，全蝎3个，贝母4.5g，水煎服。

3. 治疗全身麻木：金钩莲、黑芝麻、紫苏各12g，水煎服。

4. 治疗关节痛：金钩莲250g，泡酒服。

【化学成分】本品茎叶含2-氧代吲哚类生物碱：异去氢钩藤碱、异钩藤碱、去氢硬毛钩藤碱、硬毛钩藤碱等。

【药理作用】1. 降压作用。2. 抗心律失常作用。3. 抑制血小板聚集和抗血栓形成作用。

美荷莲

【别名】藕、莲子。

【来源】睡莲科植物莲 *Nelumbo nucifera* Gaertn 的成熟种子和根茎。

【植物形态】多年生水生草本。根茎横生，肥厚，节间膨大，内有多数纵形通气孔，外生须状不定根。节上生叶，露出水面；叶柄着生于叶背中央，粗状，圆柱形；多刺；叶片圆形，直径25~90cm，全缘或稍呈波状，上面粉绿色，下面叶脉从中央射出，有1~2次叉状分枝。花单生于花梗顶端，花梗与叶柄等长或稍长，也散生小刺；花径10~20cm，芳香红色、粉红色或白色；花瓣椭圆形或倒卵形，长5~10cm，宽3~5cm；雄蕊多数，花药条形，花丝细长，着生于花托之下；心皮多数，埋藏于膨大的花托内，子房椭圆形，花

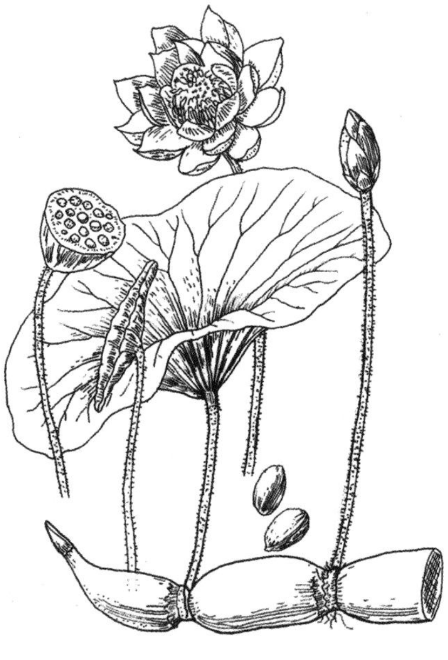

图100　美荷莲（莲）
Nelumbo nucifera Gaertn

柱及短。花后结“莲蓬”，倒锥形，直径5～10cm，有小孔20～30个，每孔内含果实1枚；坚果椭圆形或卵形；长1.5～2.5cm，果皮革质，坚硬，熟时黑褐色。种子卵形，或椭圆形，长1.2～1.7cm，种皮红色或白色。花期6～8月，果期8～10月。

生于水泽、池塘、湖沼或水田内。南北各地均有。

【药性及功能】性平，味甘、涩。补脾肾元气，收敛止泻。

【土家族用药经验】治久泻久痢，遗精，滑泄，小便不禁，崩漏，带下，心神不宁，惊悸，不眠。

【单验方】

1. 治疗脾虚泄泻：荷莲子、茯苓、补骨脂、焦六曲各9g，山药15g，水煎服。

2. 治疗久痢不止：老荷莲子60g，研末，每次服3g，陈米汤调下。

3. 治口渴繁饮：鲜藕节30g，荷莲子10g，鲜芦根20g，煎水服。

【化学成分】含炭水化合物、蛋白质、脂肪、钙、磷、铁等。

独脚莲

【别名】铁灯台、蚤休。

【来源】百合科植物七叶一枝花 *Paris polyphylla* Smith var. chinensis (Franch.) hara 的根茎。

【植物形态】多年生草本，高达30～100cm。根茎粗壮，直径1～3cm，黄褐色，有多数环节。茎通常单一，直立，圆柱形，常带紫红色或青紫色，基部具1～3枚膜质鞘。叶5～10枚，轮生茎顶，矩圆形、倒卵形、披针形，全缘；有长柄；花单生顶端，外轮花被片3～6枚，绿色，内轮花被片条形，黄色线形，通常短于外轮被片；雄蕊8～12枚，花药与花丝近等长，药隔伸出；子房上位，4～6棱，花柱短，向后反卷。蒴果。熟时黄色，种子黄色。

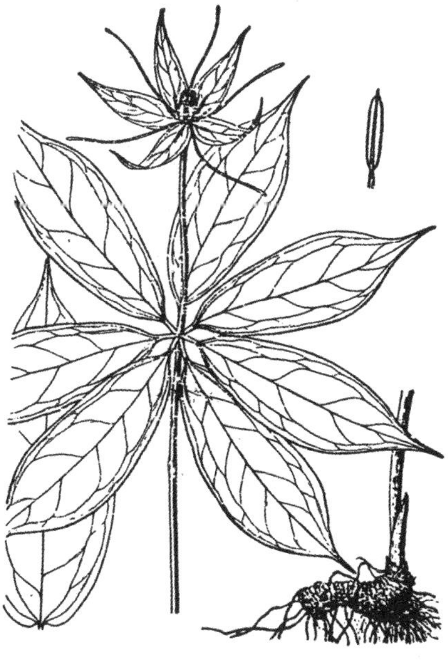

图101　独脚莲（七叶一枝花）

Paris polyphylla Smith var. chinensis (Franch.) hara

生于山坡、林下或灌丛下阴湿处。分布于黔、湘、川（渝）、鄂及云南、广西、广东、江西等省区。

【药性及功能与功能】性凉，味苦，有小毒。赶毒清热，散结止痛。

【土家族用药经验】治疗淋巴结核，胃痛等。

【单验方】

1. 治疗淋巴结核，痈疖未破溃：独脚莲 10g，醋磨外涂患处。

2. 治痈疮肿毒：独脚莲、雪见七各 10g，与山栀粉调鸡蛋清外敷患处。

【化学成分】含薯蓣皂甙元。

【药理作用】1. 抗菌作用。2. 抗肿瘤作用。3. 杀精子作用。4. 收缩子宫作用。

蛇癀莲

【别名】蛇舌草、节节结蕊草。

【来源】茜草科植物白花蛇舌草 *Hedyotis diffusa*（Willd.）Roxb. 的带根全草。

【植物形态】一年生草本，高 15 ~ 50cm。茎纤弱，略带方形或圆柱形，秃净无毛。叶对生，具短柄或无柄；叶片线形至线状披针形，长 1 ~ 3.5cm，宽 1 ~ 3mm，草质；托叶膜质，基部合生成鞘状，长 1 ~ 2mm，顶端有细齿。花单生或 2 朵生于叶腋，无柄或近于无柄；花萼筒状，4 裂，裂片边缘具短刺毛；花冠漏斗形，长约 3mm，纯白色，先端 4 深裂，秃净；雄蕊 4；子房 2 室，柱头 2 浅裂呈半球状，蒴果，扁球形，直径 2 ~ 3mm，室背开裂，花萼宿存。种子棕黄色，极细小。

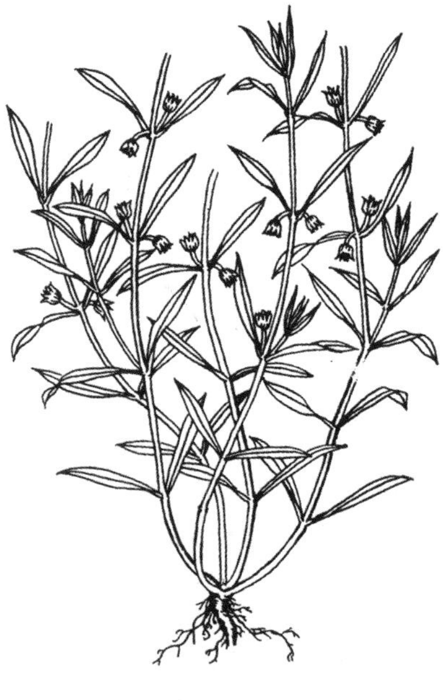

图 102　蛇癀莲（白花蛇舌草）
Hedyotis diffusa（Willd.）Roxb.

生于山坡、路边、溪畔草丛中。分布于黔、湘、川（渝）、鄂及云南、广东、广西、福建、浙江、江苏、安徽等省区。

【药性及功能】性凉，味苦、甘。赶毒清热，赶水消肿，活血止痛。

【土家族用药经验】治疗癌症，急性阑尾炎，肺炎等。

【单验方】

1. 治疗癌症：蛇癀莲 30 ~ 60g，水煎服。

2. 治疗急性阑尾炎：蛇癀莲（干品）60g，水煎服。

3. 治疗肺炎：蛇癀莲鲜草60g，陈皮6g，水煎服。

【化学成分】含卅一烷、豆甾醇、熊果酸、齐墩果酸、β－谷甾醇、对香豆酸等。

【药理作用】1. 抗肿瘤作用。2. 抗菌、消炎作用。

益母莲

【别名】月母草、旋风草、四棱草。

【来源】唇形科植物益母草 *Leonurus hetrophyllus* Sweet. 的全草。

【植物形态】一年或二年生直立草本，高达1m。茎四方形，有倒向糙伏毛，基部叶轮廓卵形，掌状3裂，中部以上叶三裂成矩圆形裂片，花序上的叶呈条状披针形，全缘。轮伞花序，下部有刺状苞片；花萼筒状钟形，齿5，前2齿靠合；花冠粉红色或淡紫色，花冠筒内有毛环，檐部二唇形，下唇3裂，中裂片倒心形；雄蕊4，2强；子房4，柱头2裂。坚果三棱形。

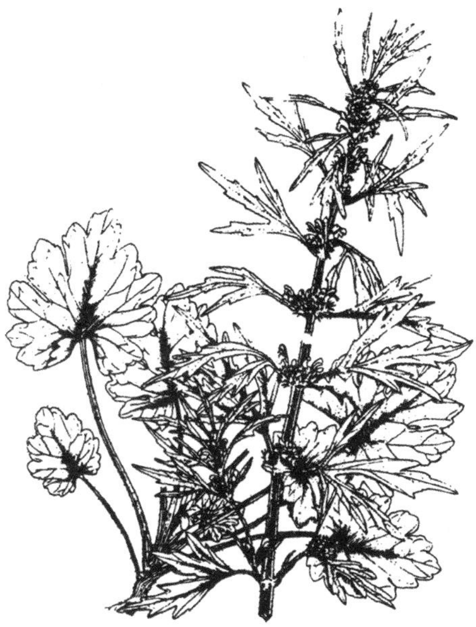

图103 益母莲（益母草）
Leonurus hetrophyllus Sweet.

生于山野荒地。分布于全国大部分省区。

【药性及功能】性凉，味苦、辛。赶气活血调经，赶水利尿消肿。

【土家族用药经验】治疗月经不调，闭经，产后瘀血腹痛，肾炎水肿等。

【单验方】

1. 治疗月经不调，产后瘀血腹痛：益母莲15g，当归15g，木香6g，水煎服。

2. 治疗月经不调，痛经：益母莲10g，香附10g，水煎服。

3. 治疗肾炎水肿：鲜益母莲60g，车前草60g，白茅根60g，水煎服。

【化学成分】含益母草碱、水苏碱、前西班牙夏罗草酮、益母草二萜等。

【药理作用】1. 对子宫有兴奋作用。2. 有改善微循环，减慢心率作用。3. 抗血小板聚集及抗血栓形成。4. 对呼吸中枢有兴奋作用。5. 对肠平滑肌有弛缓作用。

润血莲

【别名】肺心草、破血丹、鹿寿茶。

【来源】鹿蹄草科植物鹿蹄草 *Pyrola rotundifolia* L. subsp. chinensis H. Andr. 的全草。

【植物形态】多年生常绿草本，高10～30cm。根茎细长横生，每节具鳞片1。叶基生，4～7片；叶片卵圆至圆形，长3～6cm，宽2～5cm，先端钝圆，基部圆形，革质，边缘强度反卷。花葶长达15cm，有1～2个苞片；总状花序，多花密生；花萼5，裂片舌状；花瓣5，椭圆形，白色或粉红色；雄蕊10；雌蕊1，花柱肉质，柱头5裂。蒴果扁球形，具5棱，花萼宿存。

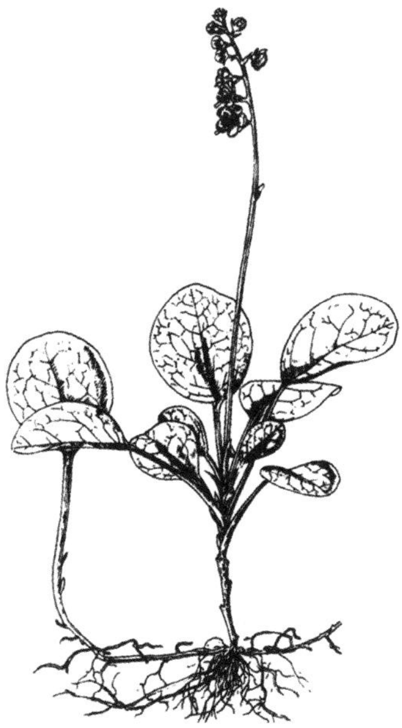

图104　润血莲（鹿蹄草）

Pyrola rotundifolia L. subsp. chinensis H. Andr.

生于山地针叶林、针阔叶混交林或阔叶林下。分布于黔、湘、川（渝）、鄂及河北、山西、陕西、青海等省区。

【药性及功能】性温，味辛。赶风赶湿，强腰膝，止血止痛。

【土家族用药经验】治疗风湿痹痛，肾虚腰痛，月经过多，外伤出血。

【单验方】

1. 治疗风湿痹痛：润血莲15g，薏苡仁15g，桂枝9g，独活9g，伸筋草9g，水煎服。

2. 肾虚腰痛：润血莲、杜仲、补骨脂、菟丝子、牛膝、桑寄生各9g，水煎服。

3. 月经过多：润血莲15g，水煎服。

4. 外伤出血：润血莲适量，捣烂，外敷患处。

注：同属植物普通鹿蹄草 *Pyrola decorata* H. Andr. 也同入药。

【化学成分】含N－苯基－2－萘胺、伞形梅笠草素、高熊果酚甙、没食子酸、原儿茶酸等。

【药理作用】1. 强心作用。2. 降压和扩血管作用。3. 抗炎作用。4. 抗菌作用。5. 抑肿瘤作用。

黄　连

【别名】王连、鸡爪连。

【来源】毛茛科植物黄连 *Coptis chinensis* Franch. 的根茎。

【植物形态】多年生草本，高 15 ~ 25cm。根茎黄色，常分枝，密生须根。叶基生，叶柄长 6 ~ 16cm，叶片稍革质，卵状三角形，宽达 10cm，3 全裂，中央裂片稍呈菱形，基部急速下延成 1.8 ~ 2cm 的细柄，裂片再作羽状深裂，深裂片 4 ~ 5 对，边缘具针刺状锯齿；两侧裂斜卵形，下等深裂，裂片再作羽状深裂，上面被柔毛，下面无毛。花茎 1 ~ 2，与叶等长，二歧或多歧聚伞花序，花 3 ~ 5 朵；萼片 5，黄色；花瓣线形或线状披针形，中央有蜜槽；雄蕊多数，花药黄色；心皮 8 ~ 12。蓇葖果 6 ~ 12，具柄。种子 7 ~ 8，褐色。

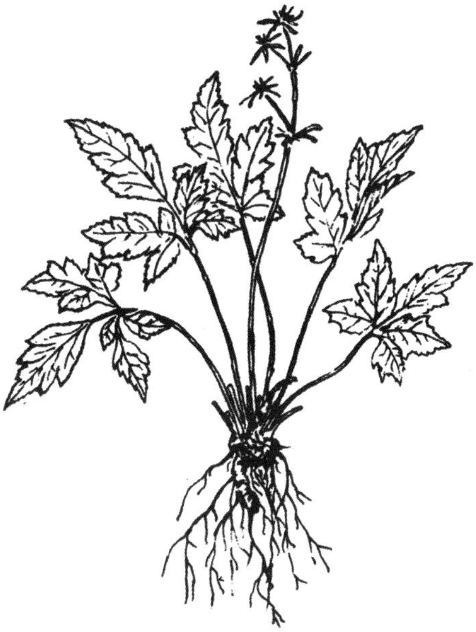

图 105　黄连（黄连）
Coptis chinensis Franch.

贵州有栽培。分布湖北、四川、陕西等。

【药性及功能】性凉，味极苦。赶火凉血，赶毒利湿。

【土家族用药经验】治疗白内障，内痔，烧烫伤，湿疹等。

【单验方】

1. 治疗白内障：黄连 250g，羊肝 1 具，瞳孔放大者上药用醋炒，瞳孔缩小者上药用酒炒，为丸内服。

2. 治疗内痔：黄连 30g，鸡蛋 2 个，共炒至蛋熟，食蛋。

3. 治疗烧烫伤：黄连 7g，黄柏 10g，大黄 10g，冰片 3g，研细，用蜂蜜调敷患处。敷药前，用盐水洗患处，一日一换。

4. 治疗湿疹：黄莲 6g，研细，人乳调敷患处。

【化学成分】含生物碱、黄柏酮、黄柏内酯等。

【药理作用】1. 抗微生物及抗原虫作用。2. 降压作用。3. 对平滑肌有松弛作用。4. 利胆，抗贫血作用。

葫豆莲

【别名】豌豆还阳、胡豆七。

【来源】豆科植物管鄂山豆根 *Euchresta tubulosa* Dunn. 的全株或根。

【植物形态】匍匐状小灌木，高约50cm。根粗长，灰褐色。叶互生；奇数羽状复叶，小叶椭圆形或倒卵椭圆形。花序顶生；花萼5齿裂；花冠白色。荚果椭圆形，两端尖，棕褐色。花期5月，果期9~11月。

生于海拔300~1200m的山地密林下或沟边。分布于黔、湘、川（渝）、鄂地区及云南、广西。

【药性及功能】性凉，味苦。赶毒清热，消肿止痛，利咽清喉。

【土家族用药经验】治疗急慢性咽喉肿痛，痢疾，肠炎，胃痛，火眼等。

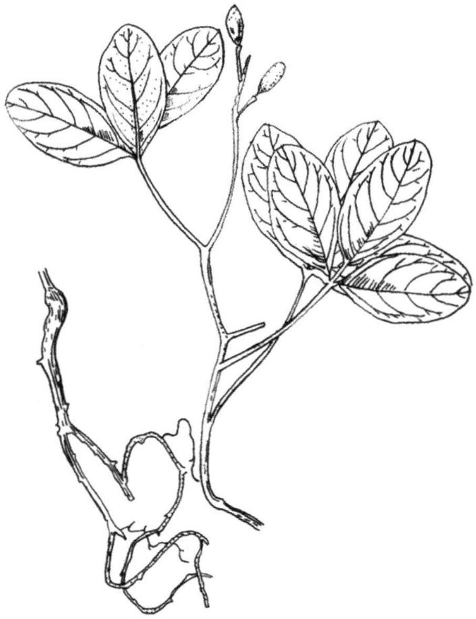

图106　葫豆莲（管鄂山豆根）
Euchresta tubulosa Dunn.

【单验方】

1. 治疗痢疾，肠炎：葫豆莲根3g，雄黄连6g，珍珠香6g，共研末，温开水送服。

2. 治疗火眼：葫豆莲种子、乳汁各适量共捣烂，取上清液点眼。

3. 治鼻咽癌：葫豆莲25g，穿心莲15g，药王七15g，一支箭15g，水煎服。再用葫豆莲，半截烂，蒲公英捣成泥敷患处。

4. 治脘腹痛：葫豆莲根叶打成粉，每次1~2g。

5. 治蛇咬伤：葫豆莲、轩龙箭、半边莲、黄花香、青木香各10~15g，捣泥加雄黄粉3g，和匀敷患处。

雷公莲

【别名】大软筋藤、青竹标、石南藤。

【来源】天南星科植物雷公莲 *Epipremnopsis sinensis*（Engl.）H. Li 的全株。

【植物形态】附生藤本。茎较细弱，粗3~5mm，借气生根紧贴于树干上，节间长 3 ~5cm。叶柄上面具槽，长 8 ~15cm，叶柄鞘撕裂状脱落；叶片革质，镰状披针形，全缘，基部宽楔形至近圆形，长 13 ~23cm，宽 5 ~8cm，细脉网状。花序柄淡绿色，佛焰苞肉质，席卷为纺锤形，肉穗花序倒卵形，长约 4cm，粗约 1.8cm；花两性，子房顶部五至六边形，花丝基部宽，长约 4mm，药隔线形，药室长圆形，从顶部外向纵裂。浆果绿色，成熟时黄色、红色，味臭。种子 1 ~2 颗，棕褐色，倒卵状肾形，长约 2mm。

附生于常绿阔叶林中树干或石崖上。分布于黔、湘、川（渝）、鄂地区及云南、广西、陕西。

【药性及功能】性凉，味辛、有毒。赶毒赶气，散瘀消肿。

【土家族用药经验】治疗骨折，心绞痛等。

【单验方】

1. 治疗骨折：雷公莲适量，捣烂，与酒糟炒热敷复位后的患处，外用小夹板固定。

2. 治疗心绞痛：雷公莲 3g，石菖蒲 3g，共研细，用淘米水送服。

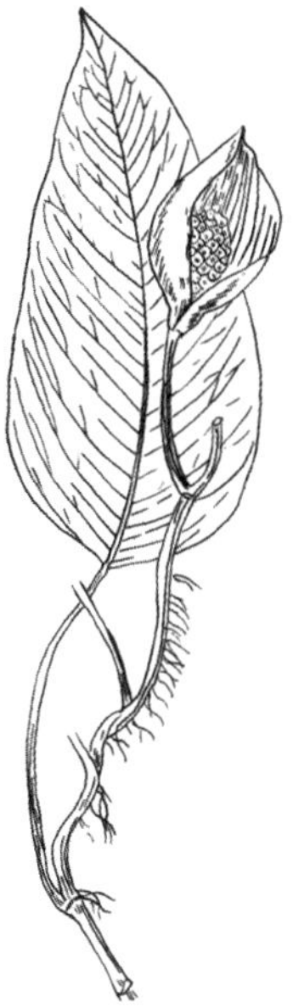

图 107　雷公莲（雷公莲）
Epipremnopsis sinensis（Engl.）H. Li

散血莲

【别名】黑虎七、眉凤草、凤尾草。

【来源】裸子蕨科植物凤丫蕨 *Coniogramme japonica*（Thunb.）Diels 的根茎或全草。

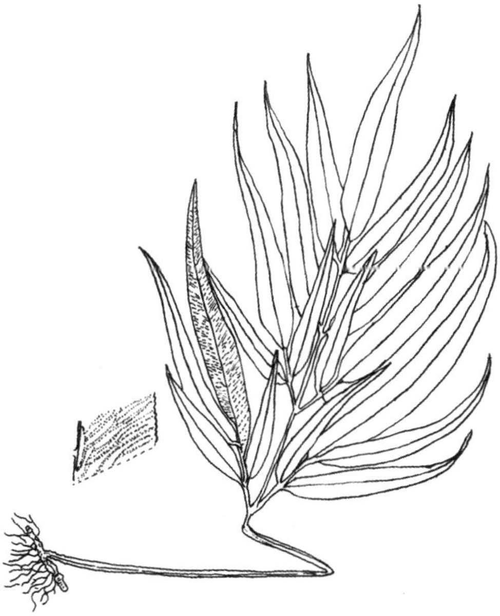

图 108　散血莲（凤丫蕨）
Coniogramme japonica（Thunb.）Diels

【植物形态】植株高 80 ~120cm。根茎横生，连同叶柄基部疏被鳞片。叶远生；叶柄长 40 ~45cm，禾秆色；叶片草质，长圆状三角形，长 50 ~70cm，宽 20 ~30cm，上部为一回羽状，下部为二回羽状；羽片 2 ~5 对，互生，基部 1 对最大，卵状长圆形或阔卵形，一回羽状或三出，侧生小羽片 1～2 对，狭长披针形；顶生小羽片和侧生小羽片同形，但较大，基部以上第 3 对起羽片均为单一；羽片边缘均具细锯齿。孢子囊群线形，沿叶脉延伸，几达叶边；无囊群盖。

生于阔叶林下和溪沟阴湿处。分布于黔、湘、川（渝）、鄂及广东、福建、江西等省区。

【药性及功能】性凉，味苦。赶毒清热，赶风赶湿，活血止血止痛。

【土家族用药经验】治疗便血，蛔虫，癞子等。

【单验方】

1. 治疗便血：散血莲适量，研细，开水送服，每次 3g。

2. 治疗蛔虫：散血莲 10g，使君肉 10g，水煎服。

3. 治疗癞子：散血莲适量，研细，用茶油调敷患处。

【化学成分】含蕨素 D、表蕨素 L、β－谷甾醇、环鸦片甾烯醇等。

蜂科莲

【别名】五月凉、白花草、灯龙球。

【来源】唇形科植物长冠夏枯草 *Prunella asiatica* Nakai 的全草果穗。

【植物形态】多年生草本，茎高 15～30cm。有匍匐地上的根状茎，在节上生须根。茎升，下部伏地，自基部多分枝，钝四棱形，紫红色，被稀疏糙毛。叶对生；叶柄长 0.7～2.5cm；叶片卵状长圆形或卵圆形。轮状花序密集排列成顶生长 2～4cm 的假穗状花序，花冠明显超出花萼很多。小坚果黄褐色长圆状卵形。花期 4～6 月，果期 6～8 月。

生于荒地、路旁及山坡草丛中。分布于黔、湘、川（渝）、鄂及山西、山东、江西等省区。

【药性及功能】性寒，味苦。赶毒清肝，赶水消肿，散结生肌。

【土家族用药经验】治疗目赤头晕，筋骨疼痛，肺结核，白带，淋漓等。

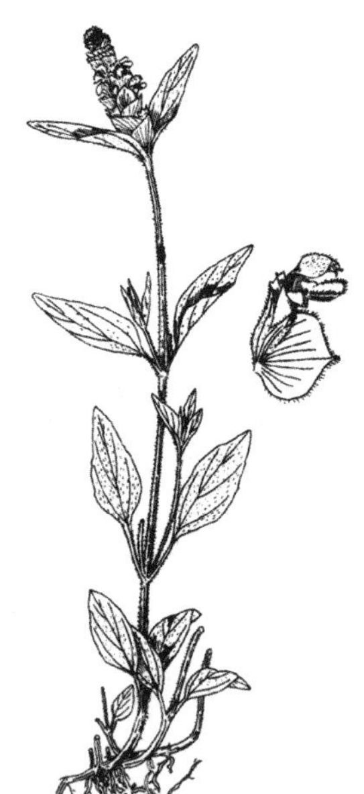

图 109 蜂科莲（夏枯草）

Prunella asiatica Nakai

【单验方】

1. 治疗肝火头痛：蜂科莲 15g，黄芩、决明子、菊花各 9g，水煎服。

2. 治疗高血压：蜂科莲 30g，川芎、黄芩、胆草各 10g，石决明 15g，桑枝 25g，水煎服。

3. 治疗肺结核：蜂科莲全草 50 ~ 100g，水煎服。

4. 治甲状腺瘤：蜂科莲全草 30g，鱼鳅串 15g，马鞭七 15g，马勃 15g，甘草 10g，水煎服。

【化学成分】果穗含熊果酸、齐墩果酸等；全草含具抗人免疫缺陷病毒（HIV）的酸性多糖；地上部分含香豆精类化合物；花序含飞燕草素和矢车菊素的糖甙、报春花素 -3 等；叶多含脂肪酸。

【药理作用】1. 降压作用。2. 降血糖作用。3. 抗炎作用。4. 抗菌（如伤寒杆菌，痢疾杆菌）。5. 抗病毒（如夏枯草皂甙具有明显的抗艾滋病毒作用）。6. 免疫抑制作用。

鼻血莲

【别名】公老鼠藤、野桃草、爆竹消。

【来源】为防己科植物千金藤 *Stephania japonica*（Thunb.）Miers 的根或茎叶。

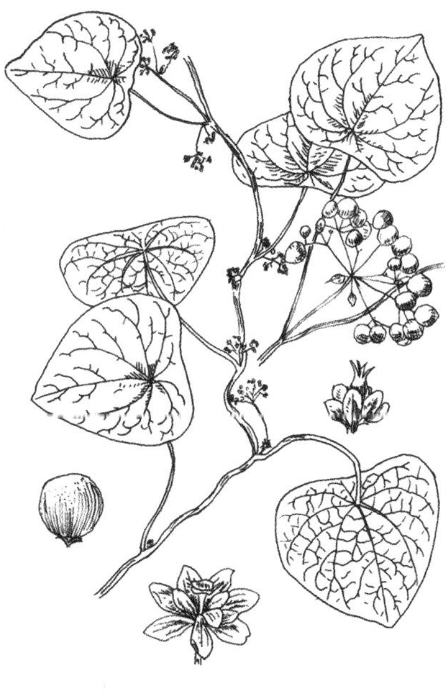

图 110　鼻血莲（千金藤）

Stephania japonica（Thunb.）Miers

【植物形态】多年生落叶藤本，长可达 5m。全株无毛。根圆柱状，外皮暗褐色，内面黄白色。老茎木质化，小枝纤细，有直条纹。叶互生；叶柄长 5 ~ 10cm，盾状着生；叶片阔卵形或卵圆形，长 4 ~ 8cm，宽 3 ~ 7cm，先端钝或微缺，基部近圆形或近平截，全缘，上面绿色，有光泽，下面粉白色，两面无毛，掌状脉 7 ~ 9 条。花小，单性，雌雄异株；雄株为复伞形聚伞花序，总花序梗通常短于叶柄，雄花：萼片 6（~8），排成 2 轮，卵形或倒卵形；花瓣 3（~4）；雄蕊 6，花丝合生成柱状。雌株也为复伞形聚伞花序，总花序通常短于叶柄，小聚伞花序和花均近无梗；雌花：萼片 3（~4）；花瓣 3（~4）；子房卵形，花柱 3 ~ 6 深裂，外弯。核果近球形，红色，直径约 6mm，内果皮背部有 2 行高耸的小横肋状雕纹，每行通常 10 颗，胎座迹通常不穿孔。花期 6 ~ 7 月，果期 8 ~ 9 月。

生于山坡、路边、草丛或山地丘陵地灌木丛中。分布于黔、湘、川（渝）、鄂及江苏、安徽等省区。

【药性及功能】性凉，味苦、辛。赶风活络，赶毒清热，止痛消肿。

【土家族用药经验】治疗胃痛，痢疾，淋浊，腹水，跌打损伤，尿路感染，湿疹。

【单验方】

1. 治疗风湿性关节炎，偏瘫：先用鼻血莲根15g，水煎服，连服七天，再用根30g，白酒500ml浸七天，每晚睡前服适量，连服十天。

2. 治疗跌打损伤：鼻血莲根15g，当归15g，仁花6g，桃仁9g，研末，每次5g，温酒吞服。

3. 治疗淋浊，痢疾，腹痛，咽喉肿痛：鼻血莲根15～30g，水煎服。

4. 治疗腹痛：鼻血莲根15g，七叶一枝花12g，水煎服。

【化学成分】含千金藤碱、表千金藤碱、次表千金藤碱、间千金藤碱、原千金藤碱等成分。

【药理作用】1. 肌松作用。2. 神经节阻断作用。3. 其他作用。

墨旱莲

【别名】墨斗草、旱莲草。

【来源】菊科植物鳢肠 *Eclipta prostrata* L. 的全草。

【植物形态】一年生草本，高10～60cm。全株被白色粗毛，主根细长，茎直立或倾斜，多分枝，绿色或淡紫色，揉后汁变黑色。单叶，对生，披针形，长3～10cm，宽0.5～2.5cm，先端渐尖，基部渐窄，全缘或具浅齿，两面被白色粗毛。头状花序腋生或顶生。总苞钟状，苞片5～6片，绿色，外围为舌状花2层，白色，雌性，多数发育；中部为管状花，黄绿色，两性全育。瘦果，椭圆形而扁，无冠毛。

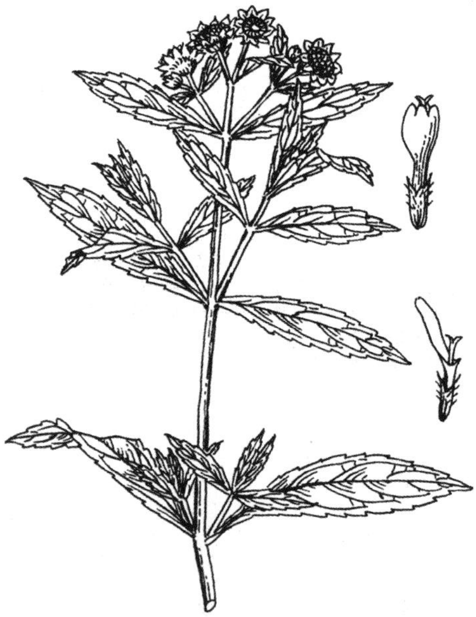

图111　墨旱莲（鳢肠）

Eclipta prostrata L.

生于坡地、田边、沟边、路旁。分布于全国各地。

【药性及功能】性凉，味甜微酸。滋补肝肾，凉血止血。

【土家族用药经验】治疗外伤出血，痢疾，血尿等。

【单验方】

1. 治疗外伤出血：墨旱莲（鲜）适量，捣烂敷患处。

2. 治疗痢疾：墨旱莲15g，铁苋菜20g，小夜关门20g，水煎服。

3. 治疗血尿：墨旱莲20g，大蓟10g，小蓟10g，地榆10g，华紫珠20g，水煎服。

【化学成分】含生物碱、黄酮类化合物、三萜类化合物、有机醇、蛋白质、氨基酸、皂甙等。

【药理作用】1. 抑菌作用。2. 保肝作用。3. 增强细胞免疫功能。4. 抗诱变作用。5. 止血作用。

七角风

【别名】七角风、五爪金、七叶风、接骨丹。

【来源】为五加科植物短梗大参 *Macropanax rosthornii*（Harms）C. Y. Wu ex Hoo 的根和叶。

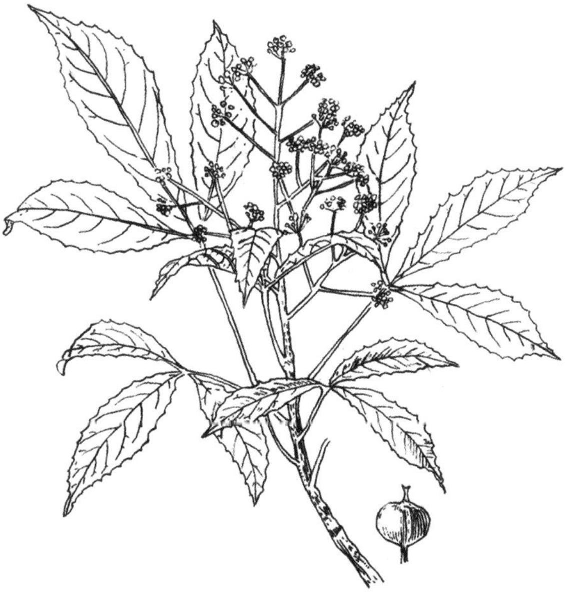

图112　七角风（短梗大参）

Macropanax rosthornii（Harms）C. Y. Wu ex Hoo

【植物形态】常绿灌木或小乔木，高2～9m，胸围达20cm。小枝暗棕色，具纵棱，无毛。叶互生；叶柄长2～20cm或更长，小叶柄长0.3～1cm，稀长至1.5cm；掌状复叶，有小叶3～5，倒披针形，长6～12cm，宽1.5～3.5cm；先端短渐尖或长渐尖，基部楔形，边缘有稀疏尖锐的锯齿，上面深绿色，下面淡绿白色，两面均无毛；侧脉8～20对。圆锥花序顶生，长15～20cm，主轴和分枝无毛；伞形花序具6～11花，径约1.5cm，花萼长约1.5mm，无毛，边缘近全缘；花瓣5，三角状卵形，长1.5mm，黄白色；雄蕊5，花丝长约3mm；花盘微突，半球形；子房下位，2室，花柱合生成柱状，先端2浅裂。核果卵球形式，长约5mm，直径3～5mm，宿存花柱长1～2mm。花期7～9月，果期10～12月。

生于海拔500～1300m的森林、灌丛和林缘路旁。分布于黔、湘、川

（渝）、鄂及福建、广东、广西、陕西、甘肃等省区。

【药性及功能】性凉，味甜。赶风赶湿，赶毒散瘀。

【土家族用药经验】治疗风湿痛，骨折，消化不良，急性咽炎。

【单验方】

1. 治疗骨折：半截烂 10g，七角风 30g，黄瓜香 30g，山栀子 30g，共捣烂，用鸡蛋清调敷复位后的患处（鲜药更好）。

2. 治疗风湿痹痛：党参 15g，七角风 15g，飞龙掌血 20g，水煎服。

3. 治疗咽炎：七角风 15g，八爪金龙 10g，煎水服。

三匹风

【别名】蛇泡草、三脚虎。

【来源】蔷薇科植物蛇莓 *Duchesnea indica*（Andr.）Focke 的全草。

【植物形态】多年生草本，具长匍匐茎，被柔毛。三出复叶，小叶菱状或倒卵形，边缘锯齿状，两面散生柔毛或上面无毛；托叶有时 3 裂。花单生于叶腋；花托扁平，果期膨大或半圆形，海绵质，红色；副萼 5，萼裂片披针形，比副萼小；花瓣黄色。瘦果，暗红色。

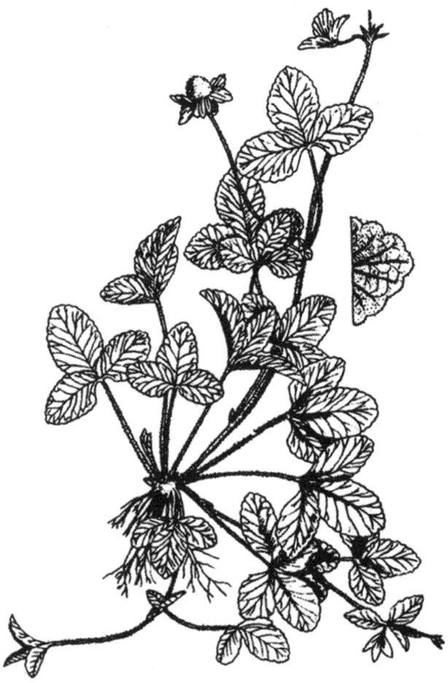

图 113　三匹风（蛇莓）

Duchesnea indica（Andr.）Focke

生于路旁田埂上，分布于黔、湘、川（渝）、鄂地区及中南、西南、华南等省区。

【药性及功能】性凉，味甜、微苦，有小毒。赶毒清热，止泻止痛。

【土家族用药经验】治疗腰痛，感冒发热，痢疾，蛇伤，带状疱疹等。

【单验方】

1. 治疗痢疾：鲜三匹风 15 ~ 30g，水煎服。

2. 治疗腰痛：三匹风、石菖蒲各 15g，泡酒服。

3. 治疗带状疱疹：鲜三匹风适量捣烂外敷。

【化学成分】含低聚缩合鞣质、甲氧基去氢胆甾醇、戊糖、熊果酸等。

【药理作用】1. 抗癌作用。2. 抗菌作用。3. 降压作用。4. 收缩平滑肌。5. 增强免疫功能。

三角风

【别名】上树蜈蚣、钻天风。

【来源】五加科植物中华常春藤 *Hedera nepalensis* K. kock var. sinensis (Tobl.) Rehd. 的茎、叶。

【植物形态】常绿藤本，借气生根攀援它物；长达 1 ~ 20m；嫩枝上有柔毛，鳞片状。单叶互生；营养叶三角状卵形，全缘或 3 裂；花枝和果枝的叶椭圆状卵形，长 6 ~ 12cm，宽 4 ~ 9cm，先端渐尖，基部圆形，全缘。伞形花序，伞梗具棕黄色柔毛；花萼 5 齿；花瓣黄绿色，5 片；雄蕊 5；子房 5 室，花柱联合成短柱。果实圆球形，浆果黄色或红色。

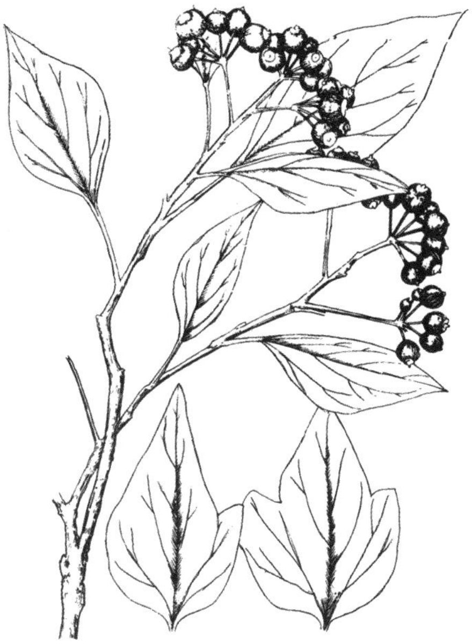

图 114　三角风（中华常春藤）

Hedera nepalensis K. kock var. sinensis (Tobl.) Rehd.

生于山野，多攀援于树木或岩石上。分布于黔、湘、川（渝）、鄂地区，在华南、华北、华东及其它地区也产。

【药性及功能】性温，味苦、辛。赶风除湿，消肿止痛，活血通络。

【土家族用药经验】治疗风湿关节痛，腰痛，跌打损伤，闭经等。

【单验方】治疗坐骨神经痛：三角风、棉花根、岩糖梨、八角枫各 10g，水煎服。

【化学成分】含鞣质、树脂、三角风甙、肌醇、胡萝卜素、糖类等成分。

五匹风

【别名】地五加、地五爪。

【来源】蔷薇科植物蛇含委陵菜 *Potentilla kleiniana* Wight et Arn. 的全草。

【植物形态】多年生草本，高达 40cm。根茎短。茎多分枝，细长，略匍匐。基生叶具长柄，茎生叶几无柄，掌状，小叶 3 ~ 5，椭圆形或狭倒卵形，长 2 ~ 4cm，宽 1 ~ 2cm，先端钝或圆，基部楔形，边缘有粗锯齿，下部全缘；托叶阔披针形。伞房花序；花黄色；萼片 5，卵状披针形，副萼 5，线形；花瓣 5，倒心形；雄蕊多数；雌蕊多数。瘦果宽卵形，黄褐色。

生于山坡草地或湿地。全国大部分地区有分布。

【药性及功能】性凉，味甘苦。赶毒清热，赶气止痛。

【土家族用药经验】治疗外感发热，产后气血痛，顽癣，咽喉肿痛，乳痈，产后腹痛，湿疹等。

【单验方】

1. 治疗产后气血痛：鲜五匹风30g，水煎服。

2. 治疗顽癣：五匹风24g，枯凡6g，共为末，调醋外擦。

3. 治疗乳痈：五匹风、黄爪香、蒲公英各等量，捣烂外敷。

【化学成分】含仙鹤草素、鞣质、长梗兜铃素等。

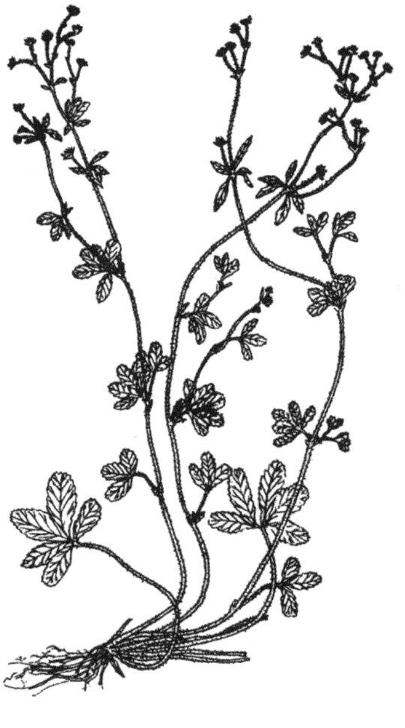

图115　五匹风（蛇含委陵菜）
Potentilla kleiniana Wight et Arn.

五刺风

【别名】钉木树、丁皮、次秋。

【来源】五加科植物刺楸 *Kalopanax septemlobus*（Thunb.）Koidz的根皮及枝。

【植物形态】落叶乔木。叶在长枝上互生，短枝上簇生，直径9~25cm或更大，掌状5~7裂，裂片宽三角状卵形或长椭圆状卵形，先端渐尖，边缘有细锯齿，上面无毛，下面幼时有短柔毛。伞形花序聚生为顶生圆锥花序，长15~25cm，花白色或淡黄绿色；萼边缘有5齿；花瓣5；雄蕊5，花丝较花瓣长1倍以上；子房下位，2室。果球形，成熟时兰黑色，直径约5mm。

生于山地疏林中。分布于黔、湘、川（渝）、鄂地区，在华南、华中等地也产。

【药性及功能】性凉或平，味辛、苦。赶风赶湿，活血止痛，杀虫止痒。

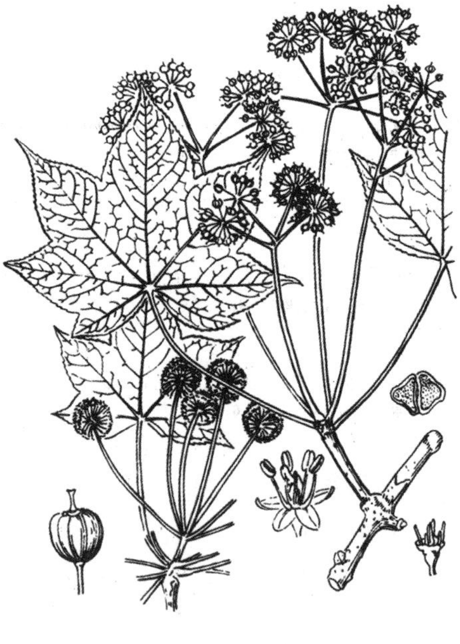

图116　五刺风（刺楸）
Kalopanax septemlobus（Thunb.）Koidz

【土家族用药经验】治疗水肿，风湿关节痛，跌打损伤，骨折，痔疮等症。

【单验方】

1. 治疗荨麻疹：取五刺风叶适量，煎水，洗澡。

2. 治疗风湿痛，跌打损伤：五刺风根皮30g，泡酒服。

3. 治疗筋骨痛：五刺风根60g，杜衡3g，鸡血藤30g，水煎服。

4. 治疗癣疥：五刺风、川槿皮、蛇床子、大黄、轻粉各6g，共为末，桐油调敷患处。

【化学成分】含生物碱、皂甙类、鞣质、挥发油等成分；根含多糖。

风寒草

【别名】胡氏排草、爬地黄。

【来源】报春花科植物聚花过路黄 *Lysimachia congestiflora* Hemsl. 的全草。

【植物形态】多年生匍匐草本。茎基部节间短，常生不定根，上部及分枝上升，长6~50cm，圆柱形，密被多细胞卷曲柔毛；分枝纤细，有时仅顶端具叶。叶对生，茎端的2对间距短，近密集；叶柄长1.4~9cm；叶片卵形、阔卵形以至近圆形，近等长，先端锐尖或钝，基部近圆形或截形，稀略呈心形，上面绿色，下面较淡，有时沿中肋和侧脉染紫红色，两面多少被具节糙伏毛，稀近于无毛，近边缘有暗红色或有时变为黑色的腺点，侧脉2~4对，在下面稍隆起，网脉纤细，不明显。花2~4朵集生茎端和枝端或近头状的总状花序，在花序下方的1对叶腋有时具单生的花；花梗极短或长至2mm；花萼5，深裂，长5~8.5mm，裂片披针形，宽约1.5mm，背面被疏柔毛；花冠黄色，内面基部紫红色，长9~11mm，基部合生部分长2~3mm，5裂，裂片卵状椭圆形至长圆形，宽3~6.5mm，先端锐尖或钝，散生暗红色或变黑色的腺点；雄蕊5，花丝下部合生成高约2.5mm的筒，分离部分长2.5~4.5mm，花药长圆形，长约1.5mm；子房被毛，花柱长5~7mm。蒴果球形，直径3~4mm，上半部具毛；花萼宿存。

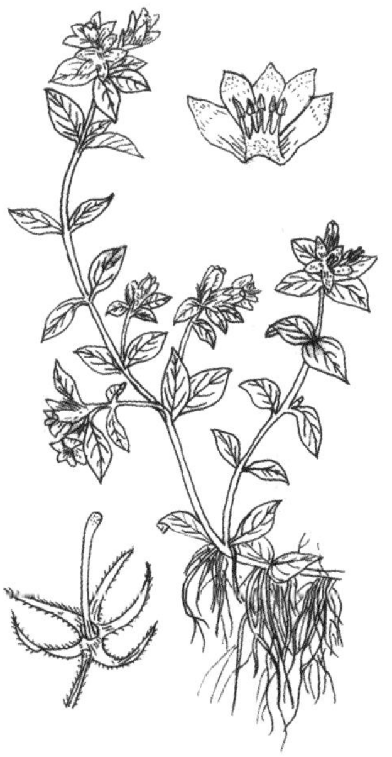

图117 风寒草（聚花过路黄）
Lysimachia congestiflora Hemsl.

生于水沟边、田坎上和山坡林缘、草地等湿润处。分布于黔、湘、川（渝）、鄂地区，在长江以南各地以及陕西、甘肃南部和台湾均有产。

【药性及功能】性平，味辛、微甘。赶风散寒，赶毒消积，止咳化痰。

【土家族用药经验】治疗风寒头痛，咽喉肿痛，咳嗽痰多，小儿疳积，腹泻，蛇咬伤。

【单验方】

1. 治疗伤风感冒，咽喉肿痛：风寒草15g，连钱草15g，野菊花、兔耳风、吉祥草各12g，水煎服。

2. 治疗湿热黄疸：风寒草、虎杖、三白草、马蹄金、水黄连各15g，水煎服。

3. 治疗痢疾：风寒草、蓼花七、翻白草各15g，水煎服。

4. 治疗肺结核：风寒草、五爪龙、大鹅儿肠各等量，水煎内服，或泡酒内服，一日二次。

5. 治疗泌尿结石：风寒草30g，白杨树尖、地米菜、半边钱、八步拿各适量，水煎内服。

防　风

【别名】关防风。

【来源】伞形科植物防风 *Saposhnikouia diuaricata*（Turcz.）Schischk. 的根。

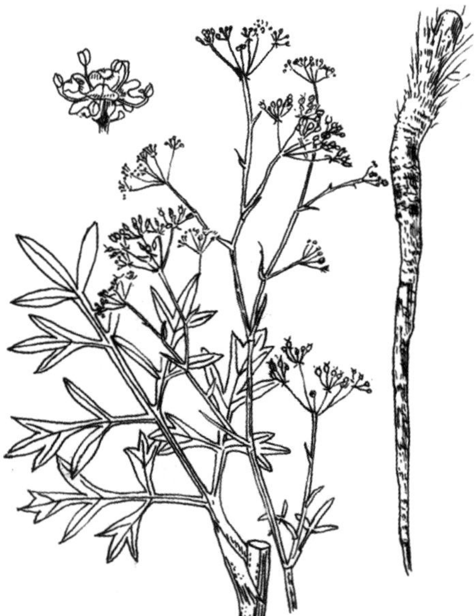

图118　防风（防风）

Saposhnikouia diuaricata（Turcz.）Schischk.

【植物形态】多年生草本，高30～80cm。根粗壮，长圆柱形，有分枝，淡黄棕色，根头处密生纤维状叶柄残基及明显的环纹。茎单生，二歧，分枝，分枝斜上升，与主茎近等长，有细棱。基生叶丛生，有扁长的叶柄，基部有宽叶鞘，稍抱茎；叶片卵形或长圆形，长14～35cm，宽6～8（18）cm，二至三回羽状分裂，第一回裂片卵形或长圆形，有柄，长5～8cm，第二回裂片下部具短柄，末回裂片狭楔形，长2.5～5cm，宽1～2.5cm；基生叶简化，有宽叶鞘。复伞形花序多数，生于茎和分枝顶端，顶生花序梗长2～5cm，伞辐5～7，长3～5cm，无毛；无总苞片；小伞形花序有花4～10，小总苞片4～6，线形或披针形，长约3mm；萼齿三角状卵形；花瓣倒卵形，白色，长约1.5mm，无毛，先端微凹，具内折小舌片。双悬果狭圆形或椭圆形，长4～5mm，宽2～3mm，幼时有疣状突起，成熟时渐平滑；每棱槽内有油管1，合生面有油管2。

生于草原、丘陵和多石砾山坡上。栽培于黔、湘、川（渝）、鄂地区，在东北、华北及陕西、甘肃、宁夏、山东等地也产。

【药性及功能】性温，味甘辛。赶风散寒，赶气止痛。

【土家族用药经验】治疗风湿关节痛，风热头痛，腰痛等。

【单验方】

1. 治疗风湿关节痛：防风、茜草、苍术、老鹳草各15g，白酒一公斤浸泡7～10天，每次10～15ml，一日三次。

2. 治疗风热头痛：防风、荆芥、连翘、炙大黄各15g，石膏、桔梗、甘草各30g，共为末，每次6g，温开水送下。

3. 治疗腰痛：黄芪30g，杜仲15g，苡仁15g，防风10g，茯苓10g，前仁6g，肉桂3g，水煎服。

【化学成分】含防风色酮醇、甘露醇、香草酸等。

【药理作用】1. 解热与降温作用。2. 抗炎作用和对免疫功能的影响。3. 抗菌作用。

惊风草

【别名】小远志。

【来源】远志科植物瓜子金 *Polygala japonica* Houtt. 的全草。

【植物形态】多年生草本，高约15cm。茎被灰褐色细柔毛。叶互生，卵形至卵状披针形，长10～20mm，宽5～10mm，先端短尖，全缘；叶柄短；叶柄、叶脉、叶缘均具细柔毛。总状花序腋生，最上一花序低于茎的顶端；萼片5，前面1萼片卵状披针形，呈囊状，两侧2萼片大形，花瓣状，广卵形或椭圆形，后面2萼片呈线状披针形；花瓣3，紫白色，下部愈合，背面近顶端处有流苏状附属物；雄蕊8；雌蕊1，子房倒卵形而扁。蒴果广卵形而扁，先端凹。种子卵形而扁。

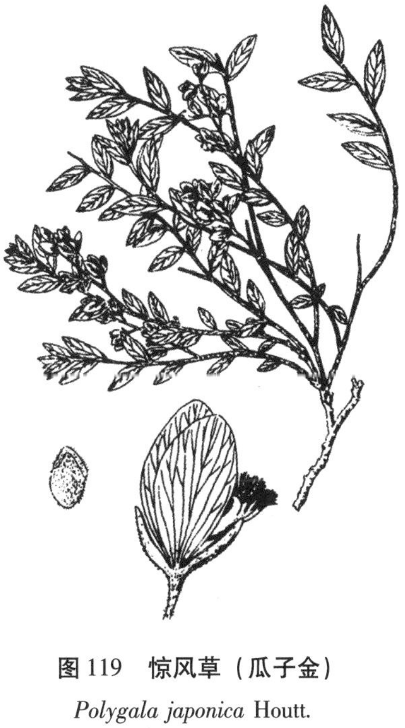

图119　惊风草（瓜子金）
Polygala japonica Houtt.

生于山坡草地或荒野。分布于黔、湘、川（渝）、鄂地区，在东北、华北及长江流域等省区也有。

【药性及功能】性平，味苦、淡。赶毒清热，止咳化痰。

【土家族用药经验】治疗小儿惊风，疔疮肿毒，蛇伤，口腔炎，咽喉炎等。

【单验方】

1. 治疗小儿惊风：惊风草 6g，车前草 6g，水竹叶 6g，钩藤 6g，白茅根 6g，灶心土 30g，水煎服。

2. 治疗疔疮肿毒、蛇伤：鲜惊风草适量捣烂外敷。

3. 治疗口腔炎、咽喉炎：全草适量捣烂加淘米水浸含。

【化学成分】含三萜皂甙、树脂、脂肪油、瓜子金皂甙、山萘酚等。

【药理作用】1. 镇静催眠作用。2. 溶血作用。

接骨风

【别名】白马桑、七叶金。

【来源】忍冬科植物接骨木 *Sambucus williamsii* Hance 的茎枝。

【植物形态】落叶灌木或乔木，高达 6m，老枝有皮孔，髓心淡黄棕色。叶单数羽状复叶；小叶 3～11，椭圆形至长圆披针形，长 5～12cm，顶端尖至渐尖，基部常不对称，边缘有锯齿，糅碎后有臭味。圆锥花序顶生，长达 7cm；花小，白色至淡黄色；萼筒杯状；花冠辐状，裂片 5；雄蕊 5。浆果状核果，近球形，直径 3～5mm，黑紫色或红色。

生长于向阳山坡或栽培于庭园。分布于黔、湘、川（渝）、鄂地区，在云南、东北、华北、华中、华东、甘肃等地也产。

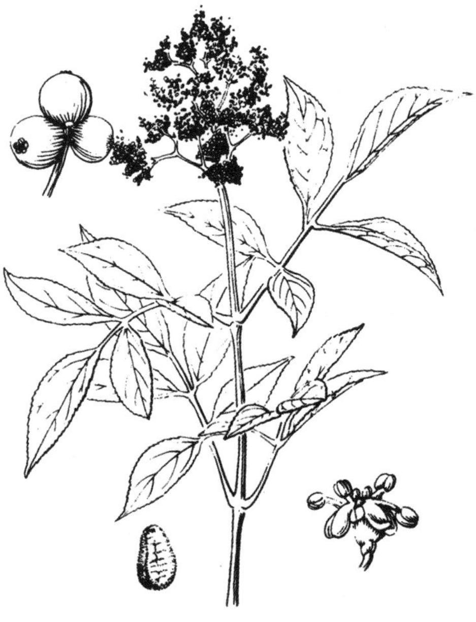

图 120　接骨风（接骨木）

Sambucus williamsii Hance

【药性及功能】性平，味微苦。赶风止痛，活血去瘀，接骨舒筋。

【土家族用药经验】治疗跌打损伤，骨折，急慢性肾炎，风湿关节痛等。

【单验方】治疗筋骨损伤：接骨风 15g，煅自然铜 30g，乳香、没药、川芎各 6g，当归、赤芍各 15g，共为末；黄醋 90g，溶化为丸，每次 9g，一日

2 次。

【化学成分】含接骨木花色素甙、花色素葡萄糖甙、氨基酸氰醇甙、环烯醚萜甙等。

【药理作用】1. 镇痛、镇静作用。2. 利尿抗病毒作用。

钻地风

【别名】兔耳风、小一支箭、一枝香。

【来源】菊科植物毛大丁草 *Gerbera piloselloides*（L.）Cass. 的全草。

【植物形态】多年生草本。根状茎粗壮，密生白色绵毛。叶基生，有短柄，长圆形或倒卵形，长 5 ~ 10cm，宽 2.5 ~ 4.5cm，顶端钝圆。基部楔形，全缘，幼时上面有柔毛，下面密生灰白色绵毛。花茎单生，直立，长 15 ~ 40cm，头状花序单生于花茎顶端，直径约 3.5cm，总苞片 2 层，条状披针形，背面密生淡褐色绵毛；舌状花白色，雌性，筒状花两性。瘦果条状披针形，长约 5mm，有纵肋和细柔毛，喙在瘦果成熟时与瘦果等长；冠毛长约 1cm，淡红色。

生于山坡、草地、林缘。分布于黔、湘、川（渝）、鄂地区及西南、华东、华南等省区。

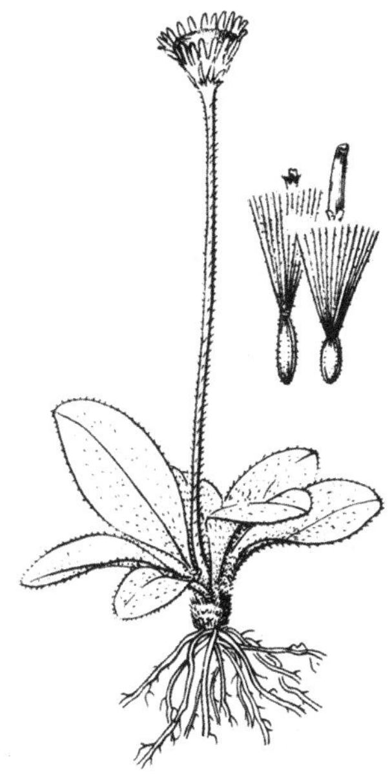

图 121　钻地风（毛大丁草）
Gerbera piloselloides（L.）Cass.

【药性及功能】性平，味苦、辛而涩。赶毒清热，止血，止咳。

【土家族用药经验】治疗咯血，咳嗽，气管炎，腹胀消化不良等。

【单验方】

1. 治疗外伤出血：钻地风适量，为末，外涂患处。

2. 治疗咳嗽痰多：钻地风 15 ~ 30g，水煎服。

3. 治疗腹痛：钻地风 15g，水煎服。

4. 治疗咽喉炎，扁桃体炎：钻地风、百合（鲜）、节节草、赤小豆各 15g，车前草 9g，水煎服。

5. 治疗急性肾炎：钻地风（鲜）适量，食盐少许共捣烂，敷肚脐，2 小时后除去。每日一次，连续三天，第 1 天脐部加隔姜艾灸，禁盐。

【化学成分】含酚类、甙类、还原糖、挥发油、粘胶及叶绿素、紫花前胡甙元、熊果酚甙、醌醇、异山柑子萜醇和五环三萜类化合物。

【药理作用】降低血压及对氯化钡引起的大鼠离体肠管痉挛有抑制作用。

四、土家族常用血、蜈蚣、还阳类药物

一口血

【别名】水八角、花鸡公、水黄连、水蜈蚣。

【来源】秋海棠科植物掌裂叶秋海棠 *Begonia pedatifida* Levl. 的根茎。

【植物形态】多年生肉质草本，高 35 ~ 40cm。无茎，根状茎粗而横走。通常有 1 ~ 2 叶；叶柄超过叶片长近 2 倍，疏被褐色长柔毛；叶片近圆形，长宽各 12 ~ 15cm，掌状深裂达基部不远处，基部心形，近对称；裂片 5 ~ 6，长圆状披针形，先端长渐尖，基部两侧较短，中部的最长，再分裂，边缘有疏锯齿。2 歧聚伞花序有 5 ~ 6 花，总花梗从根茎生出，长 25 ~ 34cm，无毛；花淡红色，直径 3 ~ 4cm，雄花花被片 4，2 大 2 小；雌花花被片 5，4 大 1 小，宽卵状椭圆形；子房 2 室。蒴果有 3 翅，其中有一翅特别大，长圆形，长、宽约 1. 2cm。

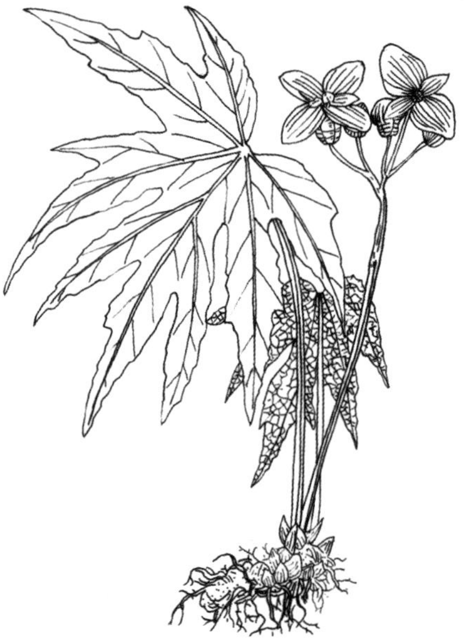

图 122　一口血（掌裂叶秋海棠）

Begonia pedatifida Levl.

生于林下的阴湿地。分布于黔、湘、川（渝）、鄂地区，在江西、广东、广西等省区也产。

【药性及功能】性凉，味甘涩。赶气活血，消肿止痛，止血。

【土家族用药经验】治疗吐呕积滞，崩漏，内伤，劳伤，肺痨等。

【单验方】

1. 治疗痛经：一口血鲜药 3 ~ 6cm，咬碎吞服。
2. 治疗咳嗽，吐血：一口血 15g，白及 10g，水煎服。
3. 治疗跌打内伤：一口血适量，为末，每次服 1 ~ 2g。
4. 治疗外伤青肿，出血：一口血鲜药适量，捣烂外敷。
5. 治疗痢疾：一口血 10g，岩黄连 10g，共为末，白酒送服。

一颗血

【别名】一口血、散血莲。

【来源】秋海棠科植物秋海棠 *Begonia evansiana* Andr. 的茎、叶。

【植物形态】多年生草本，长 60 ~ 100cm，通常 80cm。地下具球形块茎。茎直立粗壮，多分枝，光滑，节部膨大。叶腋间生珠芽；叶互生，叶柄长 5 ~ 12cm；托叶披针形；叶片斜宽卵形，长 8 ~ 20cm，宽 6 ~ 18cm，先端尖，基部偏斜，两面生细刺，叶下面和叶柄部带紫红色，边缘有细尖牙齿。花单性，粉红色，直径 2.5 ~ 3.5cm；雌雄同株，成腋生的叉状伞花序；雄花被片 4，雄蕊多数，聚成头状，花丝成一总柄，花药黄色，雌花被片 5，雌蕊 1，由 3 心皮合生，子房下位，花柱 3 歧，柱头扭曲状。蒴果长 1.5 ~ 3cm，上有 3 翅。

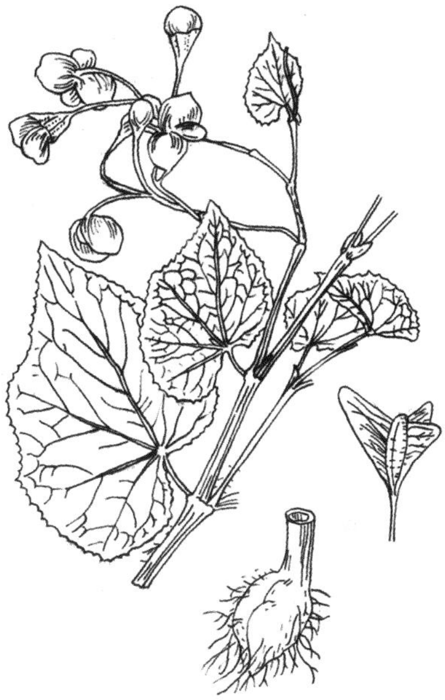

图 123　一颗血（秋海棠）
Begonia evansiana Andr.

生于林下阴湿处。分布于黔、湘、川（渝）、鄂地区，在长江以南各地，北至河北、山东也产。

【药性及功能】性凉，味酸、辛。赶毒消肿，散瘀止痛，杀虫。

【土家族用药经验】治疗吐血，咳血，痢疾，崩漏，月经不调，跌打损伤劳伤等。

【单验方】

1. 治疗痢疾：一颗血 3 ~ 9g，水煎服。
2. 治疗崩漏：一颗血 9g，水煎服。
3. 治疗肾虚，劳伤腰痛：一颗血、神仲各 10g，食盐 1.5g，水煎服。
4. 治疗淋症：一颗血、蓼花七各等量研末，每次服 3g，温开水送服。

【化学成分】含吲哚 -3 - 乙酸氧化酶、草酸等。

九滴血

【别名】八爪金龙、朱砂根、开喉箭。

【来源】为紫金牛科植物百两金 *Ardisia crispa*（Thunb.）A. DC. 和大叶百两金 *Ardisia crispa*（Thunb.）A. DC. var. *amplifolia Walker*、细柄百两金 *Ardisia* crispa (Thunb.) A. DC. var. *dielsii* (Levl) Walker 的根或根茎。

【植物形态】灌木，高 1 ~ 2m。具匍匐的根茎；幼嫩时被微柔毛，除侧生特殊花枝外，无分枝。叶互生；叶柄长 5 ~ 8cm，被细微柔毛；叶片坚纸质，狭卵形至近长圆形，先端极尖且钝，或渐尖，基部楔形或近圆形，长 7 ~ 12cm，宽 1.5 ~ 3cm，近全缘，边缘具不明显的腺点，背面被细微柔毛，尤以中脉为多，具疏腺点，侧脉与中脉几成直角，至近边缘上弯，连成远离边缘的不规则的边缘腺。亚伞形花序，着生于侧生特殊花枝顶端，花枝通常无叶，长 13 ~ 18cm；近顶端有 1 ~ 2 片叶；花梗长 1 ~ 1.5cm；花萼基部连合达 1/3，萼片披针形或卵形，长约 2mm，具腺点；花瓣粉红色，卵形，长约 5mm，里面被疏细微柔毛，具腺点；雄蕊较花瓣短，花药披针形，背部具腺点；雌蕊与花瓣等长，无毛，具腺点。果球形，直径约 6mm，鲜红色，具腺点，宿存萼与果梗通常为紫色。花期 5 ~ 6 月，果期 10 ~ 12 月。

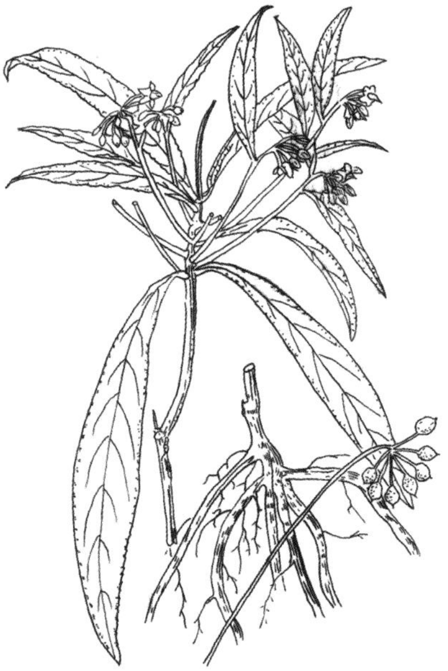

图 124　九滴血（百两金）

Ardisia crispa (Thunb.) A. DC.

生于海拔 400 ~ 1260m 的林下阴处。分布在长江流域以南各省区。

【药性及功能】性凉，味苦、辛。赶风赶湿，清利咽喉，散瘀消肿。

【土家族用药经验】治疗咽喉肿痛，风火牙痛，风湿筋骨痛，腰痛，跌打损伤，痈疮肿毒。

【单验方】

1. 治疗跌打损伤：九滴血 60g，泡酒外擦内服。

2. 治疗腰痛：九滴血、骨断七、竹黄血各适量，泡酒服。

3. 治疗风火牙痛：九滴血根适量，切碎，置痛处，让口涎流出，随时换药。

4. 治疗无名肿毒：九滴血鲜叶适量，捣烂外敷。

【药理作用】1. 抗炎作用。2. 解热作用

小血藤

【别名】过山龙、红丝线、拉拉锯。

【来源】茜草科植物茜草 *Rubia cordifolia* L. 的根。

【植物形态】草质攀援藤本。根紫红色或橙红色，小枝有明显的 4 棱角，棱上有倒生小刺。叶 4 片轮生，纸质，卵形至卵状披针形，长 2 ~ 9cm，宽可达 4cm，顶端渐尖，基部圆形至心形，上面粗糙，下面脉上和叶柄常有倒生小刺，基出脉 3 或 5 条；叶柄长短不齐，长的达 10cm，短的仅 1cm。聚伞花序通常排成大而疏松的圆锥花序状，腋生和顶生；花小，黄白色，5 数，有短梗；花冠辐状。浆果近球形，直径 5 ~ 6mm，黑色或紫黑色，有 1 颗种子。

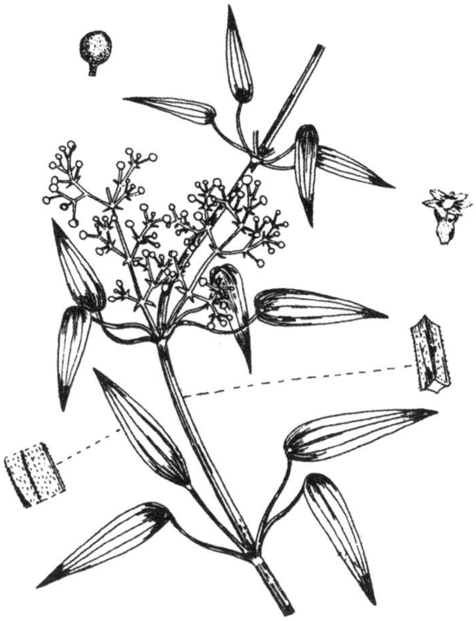

图 125　小血藤（茜草）

Rubia cordifolia L.

生于灌丛中。全国均产。

【药性及功能】性凉，味苦。赶气活血，化痰止咳，止血。

【土家族用药经验】治疗咳血，便血，尿血，崩血，经闭，跌打损伤等。

【单验方】

1. 治疗痛经，闭经：小血藤根 10 ~ 15g，水煎服。
2. 治疗跌打青肿：鲜小血藤适量捣烂外敷。
3. 治疗吐血：小血藤炭、侧柏叶、生地各 9g，水煎服。

【化学成分】含蒽醌衍生物、萘醌衍生物、大叶茜草素、环己肽、三萜化合物等。

【药理作用】1. 止血作用。2. 抗血小板聚集作用。3. 镇咳祛痰作用。4. 抗菌作用。5. 抗癌作用。

止血珠

【别名】臭常山、万年青、珍珠风、止血柴。

【来源】马鞭草科植物广东紫珠 *Callicarpa kwangtungensis* Chun 的茎、叶。

【植物形态】灌木，高 1 ~ 2m。幼枝常常紫色，略被星状毛，老枝灰黄色，无毛。单叶对生；叶柄长 1 ~ 1.5cm；叶片狭椭圆状披针形、披针形或狭披针形，长 10 ~ 27cm，宽 3 ~ 5cm，先端渐尖，基部楔形，边缘上半部有细齿，两面通常无毛，背面密生细小黄色腺点；侧脉 12 ~ 15 对。聚伞花序宽2 ~

3cm，3～4次分歧，疏被星状毛，花序梗长5～8mm；花萼外面疏被星状毛，结果时脱落，萼齿4浅裂，钝三角形；花冠白色或带紫红色，长约4mm，先端4裂；雄蕊4，花丝与花冠近等长或稍短；子房有黄色腺点。果实球形紫红色，径约3mm。

生于海拔300～1600m的山坡灌丛中或山地路旁。分布于黔、湘、川（渝）、鄂地区及广西、云南等省区。

【药性及功能】性温，味酸、涩。赶风活络，止血止痛。

【土家族用药经验】治疗偏头风痛，吐血，跌打损伤，外伤出血等症。

【单验方】

1. 治疗血崩，便血：止血珠茎叶30g，水煎服。

2. 外伤出血：止血珠叶适量，为末，散布创面。

3. 急性肾炎：止血珠30g，搜山虎15g，大石韦30g，石椒草10g，蛇牙草30g，金钱草15g，米泔水煎服。

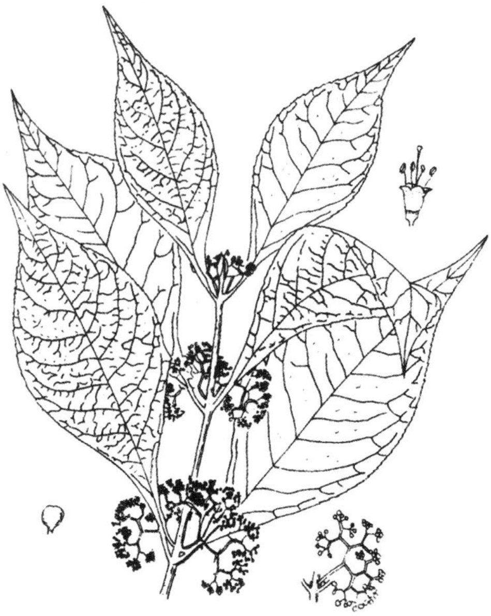

图126　止血珠（广东紫珠）

Callicarpa kwangtungensis Chun

五花血藤

【别名】红藤、大活血、红皮藤。

【来源】木通科植物大血藤 *Sargentodoxa cuneata*（Oliv.）Rehd. et Wils. 的根、茎。

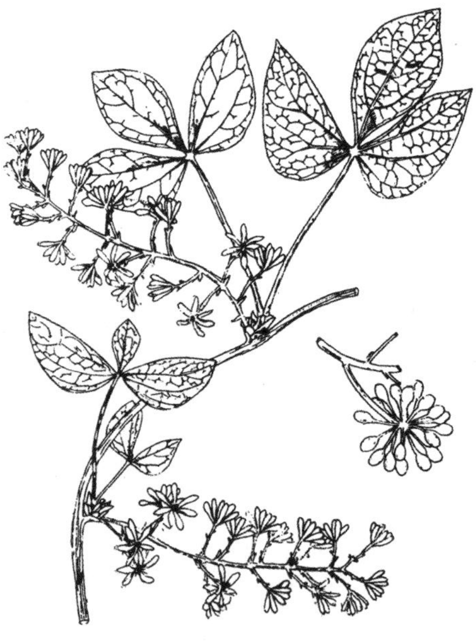

图127　五花血藤（大血藤）

Sargentodoxa cuneata（Oliv.）Rehd. et Wils.

【植物形态】落叶攀援灌木。茎褐色，圆形，有条纹，光滑无毛。3出复叶，互生；叶柄长，上面有槽；中间小叶菱状卵形，先端尖，基部楔形，全缘，有柄；两侧小叶较中间者大，斜卵形，基部两边不对称，内侧楔形，外侧截形或圆形，几无柄。花单性，雌雄异株，总状花序腋生，下垂，具苞片，花多数，芳香；

雄花黄色，花萼6片，长圆形，花瓣小，6片，菱状圆形，雄蕊6枚，花丝极短；雌花与雄花同株，而有不发育雄蕊6枚。浆果卵圆形。种子卵形，黑色。

生于杂木林下阴湿处，或沟边小丛林中。分布于黔、湘、川（渝）、鄂及广西、云南等省区。

【药性及功能】性凉，味苦、微涩。赶风赶湿，消痈散结，活血止痛。

【土家族用药经验】治疗风湿痹痛，跌打损伤，经闭腹痛，四肢麻木，钩虫病。

【单验方】

1. 治疗跌打损伤：五花血藤、血当归、景天三七各30g，水煎服。

2. 治疗风湿性腰痛：五花血藤15g，铁筷子8g，铁扁担12g，黄包袱12g，螃蟹七12g，三百棒12g，泡酒服。

3. 治疗红崩：五花血藤15g，当归15g，红花6g，桃仁6g，川芎6g，赤芍10g，月季花12朵，红鸡冠花10g，血蜈蚣10g，甘草6g，水煎加红糖内服。

【化学成分】右旋二氢愈创木脂酸、大黄酚、原儿茶酸以及对香豆酸-对羟基苯乙醇酯和红藤多糖等成分。

【药理作用】抑菌作用。

五香血藤

【别名】小血藤。

【来源】五味子科植物铁箍散 *Schisandra propinqua*（Wall.）Baill. Var. sinensis Oliv. 的茎藤或根。

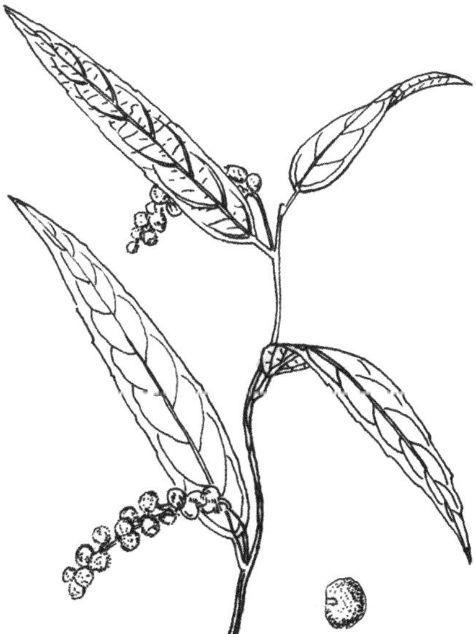

图128　五香血藤（铁箍散）

Schisandra propinqua（Wall.）Baill. Var. sinensis Oliv.

【植物形态】落叶或半落叶木质藤本，长2～3m。根圆柱形，木质而硬，略弯曲，有贴伏的短柔毛，基生叶和下部叶矩圆形，长达25cm，宽达5cm，两面密生短柔毛或短糙毛；茎中部以上无柄，矩圆状披针形或披针形，长3～9cm，宽0.8～3cm。花序分枝成锐角叉分开，无苞片；花梗长1～1.5mm，结果时几不增长；花萼长1.5～2.2mm，外面密生短毛，裂片卵圆形，花冠淡蓝色，檐部5裂，喉部有5个梯形附属物；雄蕊5，内藏；子房4裂。小坚果4，卵形，密生锚状刺。

生于300～1500m的向阳低山坡或山沟灌丛中。分布于陕西、甘肃、湖南、四川、云南、贵州等地。

【药性及功能】性温，味辛。赶风活血，散瘀消肿，止血。

【土家族用药经验】治疗风湿麻木，跌打损伤，劳伤吐血等。

【单验方】

1. 治疗月经不调：五香血藤藤根30g，香附、益母草各15g，煎水兑甜酒服。

2. 治疗跌打损伤：五香血藤根适量，捣烂外敷。

【化学成分】含β－谷甾醇、月桂酸、澳洲到提壶碱等成分。

血升麻

【别名】佩兰、山佩兰、红升麻、秤杆升麻、土升麻。

【来源】菊科植物单叶佩兰 *Eupatorium japonicum* Thunb. 的全草。

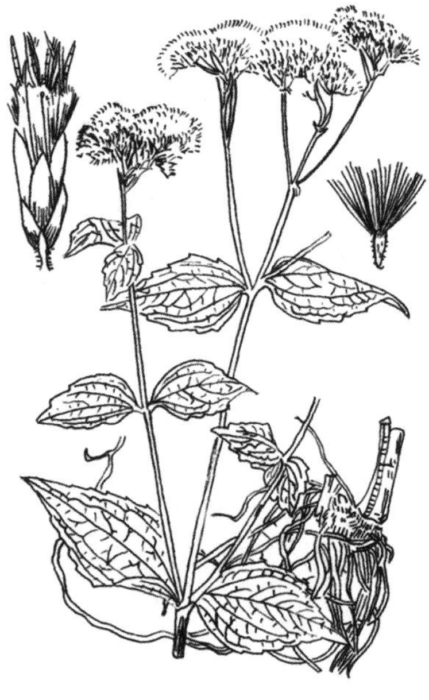

图129　血升麻（单叶佩兰）
Eupatorium japonicum Thunb.

【植物形态】多年生草本，高达2m。茎通常不分枝，上部被细柔毛。叶对生，有长短不等的叶柄，椭圆形或矩椭圆形，长7～12cm，宽2～5cm，边缘有深或浅、大或小锯齿，上面几无毛，下面被柔毛而沿脉的毛较多并有腺点，基部楔形渐狭。头状花序多数，在茎顶或分枝顶端排成伞房状；总苞钟状；总苞片顶端钝；头状花序含5个两性筒状花；冠毛与花冠等长。瘦果有腺点及柔毛。

生于荒地、林旁、路边，也栽培。分布于黔、湘、川（渝）、鄂及山西、山东、陕西、江苏、云南等省区。

【药性及功能】性平，味甘、微苦、辛。赶风散寒，赶毒止痛。

【土家族用药经验】治疗肺结核，痛经，活血去瘀，治扭伤。

【单验方】

1. 治疗痛经：血升麻50g，小茴10g，水煎服。

2. 治疗肺结核：血升麻30g，矮地茶20g，叶下红10g，水煎服，早晚各一次。忌饮酒、辛辣食物。

3. 治疗扭伤：血升麻 15g，当归 20g，川芎 15g，续断 20g，制香附 15g，制没药 15g，骨碎补 20g，丹参 15g，水煎服。

【化学成分】含己醛、2－已烯醛、顺式－3－已烯－1－醇、樟烯、月桂烯、香豆精等成分。

【药理作用】1. 抗癌作用。2. 抗菌作用。3. 毒性。

血当归

【别名】云归、秦归。

【来源】伞形科植物当归 *Angelica sinensis*（Oliv.）Diels 的根。

【植物形态】多年生草本，高 40～100cm。根圆柱状，有分枝，黄棕色。茎带紫红色。基生叶及茎下部叶卵形，长 8～18cm，二至三回三出式羽状全裂，最终裂片卵形或卵状披针形，长 1～2cm，宽 5～15mm；2～3 浅裂，有尖齿，叶脉及边缘有白色细毛；叶柄长 3～11cm，有大叶鞘；茎上部叶简化成羽状分裂。复伞形花序；无总苞片或有 2 片；伞幅 9～13，不等长；小总苞片 2～4，条形；花梗 12～36，密生细柔毛；花白色。双悬果椭圆形，长 4～6mm，宽 3～4mm，侧棱具翅，翅边缘淡紫色。

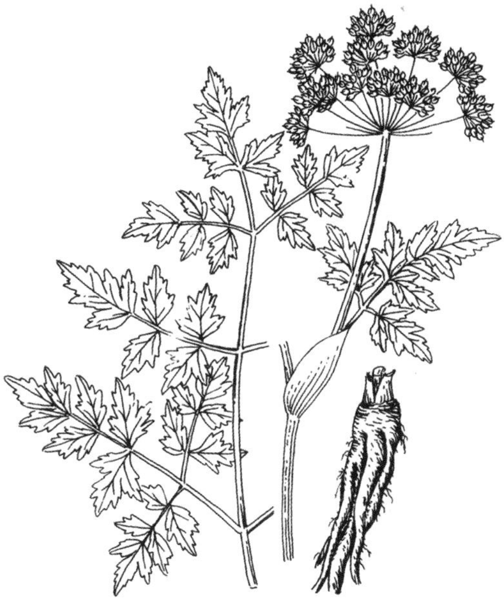

图 130　血当归（当归）
Angelica sinensis（Oliv.）Diels

多为栽培，少有野生。分布于黔、湘、川（渝）、鄂及陕西、甘肃、云南等省区。

【药性及功能】性温，味甘辛。赶气赶食，补血活血，调经止痛。

【土家族用药经验】治疗月经不调，血虚；里急后重，血痢；产后虚弱等。

【单验方】

1. 治疗月经不调、血虚：血当归、川芎、熟地各等份，水煎服。

2. 治疗血痢、里急后重：血当归 5g，黄连 6g，龙骨 60g，共为末，每次服 6g，粥饮调下。

3. 治疗产后血虚：血当归 20g，生姜 150g，羊肉 250g，同煎服。

【化学成分】含挥发油、苯酚、肉豆蔻酸、藁本内酯、尿嘧啶、当归酮等成分。

【药理作用】1. 对血液与造血系统的影响。2. 对免疫系统的影响。3. 对生育的影响。4. 抗肿瘤作用。

血盆草

【别名】天情地红、反背红、破罗子。

【来源】唇形科植物血盆草 *Salvia cavaleriei* Lévl. var. simplicifolia Stib. 带根的全草。

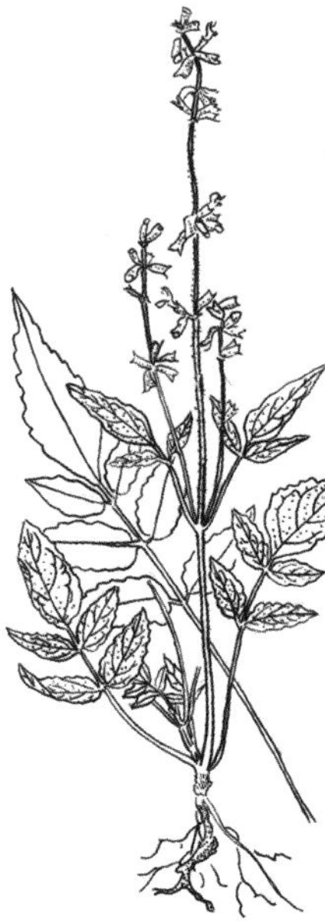

图 131　血盆草（血盆草）

Salvia cavaleriei Lévl. var. simplicifolia Stib.

【植物形态】一年生草本，高 12 ~ 32cm。主根粗短，纤维状须根细长，多分枝。茎单一或基部多发枝，细瘦，四棱形，青紫色，下部无毛，上部略被微柔毛。叶形状不一，下部的为羽状复叶，较大，顶生叶长卵圆形或披针形，先端钝或渐尖，基部楔形或圆形而偏斜，边缘有疏锯齿，上面绿色，下部紫色，侧生小叶 1 ~3 对，常较小，上部的叶为单叶，或裂为 3 裂片，或于叶的基部裂出一对不裂的片；叶柄长 1 ~7cm，下部的较长，无毛。轮伞花序 2 ~6 花，组成顶生的总状花序，或基部分枝而成总状圆锥花序；苞片披针形，带紫色；花梗与花序轴略被微柔毛；花萼筒状，外面无毛，内面上部被微硬伏毛，二唇形；花冠蓝紫色或紫色，冠檐二唇形，下唇与上部近等长，3 裂；能育雄蕊 2，药室退化，增大成足形，先端相互联合，退化雄蕊短小；花柱先端不相等 2 裂，后裂片较短。小坚果黑色，无毛。

生于海拔 530 ~ 1300m 的多岩石的山坡上、林下、水沟边。分布于黔、湘、川（渝）、鄂及广东、广西等省区。

【药性及功能】性凉，味苦。赶毒清热，散瘀。

【土家族用药经验】治疗肺热咳嗽，咯血，跌打损伤，痢疾等。

【单验方】

1. 治疗肺热咳嗽，咯血：血盆草 30g，吉祥草 30g，水煎服。

2. 治疗跌打损伤：血盆草 30g，野牡丹根 30g，水煎服。

3. 治疗痢疾：血盆草30g，白糖（炒）适量，水煎服。

【化学成分】含丹参酚酸A、B、C、H、Ⅰ，异丹参酚酸C、紫草酸、迷迭香酸等成分。

【药理作用】1. 抗凝血作用。2. 耐缺氧作用。

地榆血

【别名】枣儿红、九叶草。

【来源】蔷薇科植物地榆 *Sanguisorba officinalis* L. 的根。

【植物形态】多年生草本，高1～2m。根粗壮，茎直立，有棱，无毛。单数羽状复叶；小叶2～5对，稀7对，矩圆状卵形至长椭圆形，长2～6cm，宽0.8～3cm，先端急尖或钝，基部近心形或截形，边缘有圆而锐的锯齿，无毛；有小托叶；托叶包茎，近镰刀状，有齿。花小密集，成顶生、圆柱形的穗状花序；有小苞片，萼裂片4，花瓣状，紫红色，基部具毛；无花瓣；雄蕊4；花柱比雄蕊短。瘦果褐色，有纵棱，被细毛，包藏在萼内。

生于山坡、草地。分布于黔、湘、川（渝）、鄂地区，在华北、华中，华南等省区也有产。

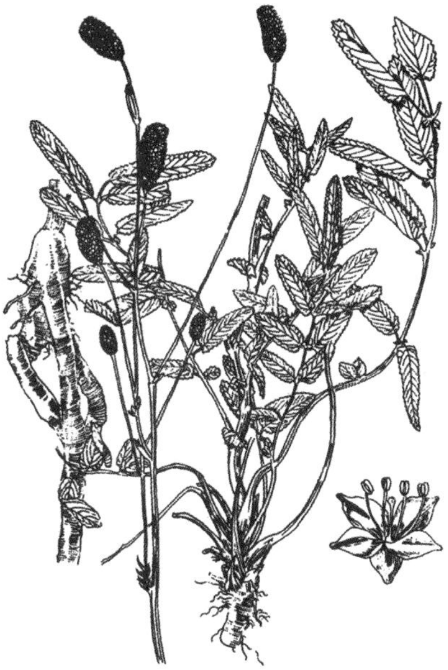

图132　地榆血（地榆）

Sanguisorba officinalis L.

【药性及功能】性凉，味微苦、涩。赶毒清热，凉血止血。

【土家族用药经验】治疗便血，烫打伤，无名肿毒。

【单验方】

1. 治疗便血：地榆血炭9～15g，水煎服。

2. 治疗烫打伤：地榆血炭、大黄等量，共研细末，麻油调涂。

3. 治疗无名肿毒：地榆血500g，田基黄200g，田三七5～15g，研末加凡士林700g，配膏外敷。

【化学成分】含鞣质、没食子酰金缕梅糖衍生物、黄烷-3-醇衍生物、地榆糖甙、地榆皂甙等。

【药理作用】1. 止血作用。2. 抗炎作用。3. 促进伤口愈合。4. 抗菌作用。5. 镇吐作用。

竹黄血

【别名】竹花、天竹花、淡竹黄。

【来源】肉座菌科真菌竹黄 *Shiraia bambusicola* P. Henn. 的子座及孢子。

【植物形态】子座呈不规则瘤状，呈白色，后变成粉红色，初期表面平滑，后期有龟裂，肉质，渐变为木栓质，长 1.5 ~ 4cm，宽 1 ~ 2.5cm。子囊壳近球形，埋生于子座内，直径 480 ~ 580um。子囊长圆柱形，（280 ~ 340）um ×（22 ~ 35）um；子囊孢子单行排列，长方形至梭形，两端大多尖锐，有纵横隔膜，（42 ~ 92）um ×（13 ~ 35）um，无色或近无色，成堆时，柿黄色。

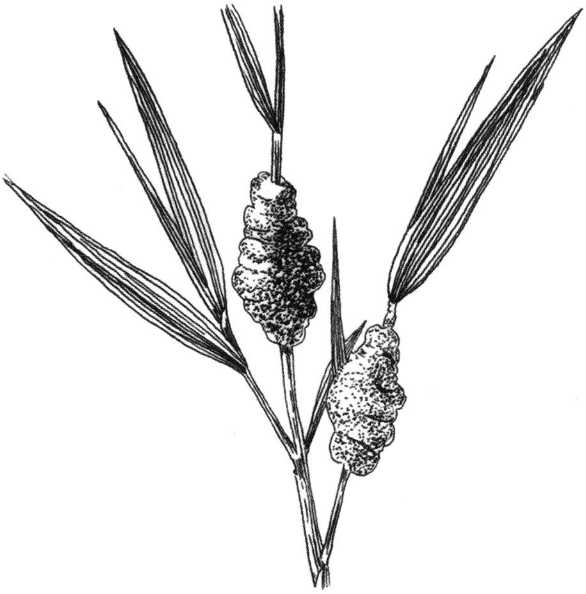

图 133 竹黄血（竹黄）
Shiraia bambusicola P. Henn.

生于竹属、刚竹属的竹竿上，多生长在将衰败或已衰败的竹林中。分布于黔、湘、川（渝）、鄂及江苏、安徽、浙江、江西、福建、云南等省区。

【药性及功能】性平，味淡。赶风赶湿，舒筋活血，止咳。

【土家族用药经验】治疗风湿痹痛、四肢麻木，白带过多，崩漏，毒蛇伤。

【单验方】

1. 治疗风湿痹痛、四肢麻木：竹黄血 60g，白酒 250ml，浸泡 24 小时，每晚服 30ml 或外搽患处。

2. 治疗白带过多、崩漏：竹黄血 10g，臭椿根白皮 9g，地锦草 6g，冰糖 10g，水煎内服。

3. 治疗毒蛇伤：竹黄血 20g，水煎服。也可用醋浸泡后取汁外搽。

【化学成分】含 D－半乳糖、D－葡萄糖，竹黄色素 A、B、C 等。

【药理作用】1. 对血凝及血浆复钙时间有影响。2. 镇痛抗炎作用。3. 毒性。

红血藤

【别名】散血飞、小血藤。

【来源】五味子科植物长梗南五味子 *Kadsura longepedunculata* Finet et Gagnep. 的根。

【植物形态】常绿木质藤本，全体无毛。小枝圆柱形，褐色或紫褐色。叶互生，革质或近纸质，椭圆形或椭圆状披针形，长5～10cm，宽2～5cm，顶端渐尖，基部楔形，边缘有疏锯齿，有光泽；叶柄长约1.5～3cm。花单性，雌雄异株，单生于叶腋，黄色，芳香；花梗细长，花后下垂；花被片8～17；雄蕊柱近球形，雄蕊30～70；雌蕊群椭圆形，心皮40～60。聚合果近球形，直径2.5～3.5cm；浆果深红色至暗蓝色，卵形，肉质。

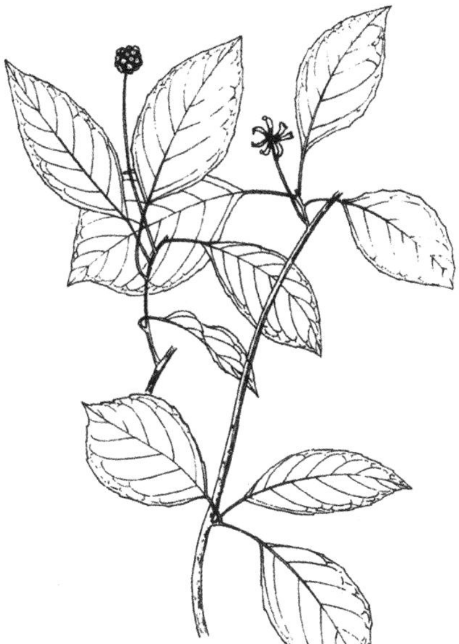

图134 红血藤（长梗南五味子）

Kadsura longepedunculata Finet et Gagnep.

生于山野灌木林中。分布于黔、湘、川（渝）、鄂地区，在华中、华南、西南各省区也产。

【药性及功能】性温，味甘、微辣。赶气活血，赶风活络，消肿止痛。

【土家族用药经验】治疗风湿痹痛，跌打损伤，月经不调等。

【单验方】

1. 治疗风湿痹痛：红血藤15g，羌活8g，秦艽10g，细辛3g，薏苡仁30g，水煎服。

2. 治疗跌打损伤：红血藤30g，制乳香、没药各6g，桃仁、红花各9g，土鳖虫6g，水煎服。

3. 治疗月经不调：红血藤39g，当归10g，川芎6g，益母草、香附各10g，水煎服。

【化学成分】含五内脂B、E，长南酸、内消旋二氢愈创木脂酸、五味子素、华中五味子醇B、戈米辛、当归酰戈米辛H、翼梗五味子酚、华中五味子酯B、巴豆酰戈米辛P等。

【药理作用】1. 抗胃溃疡作用。2. 镇静作用。3. 镇痛和抗炎作用。4. 镇咳祛痰作用。5. 抗菌作用。

鸡血藤

【别名】过江龙、猪血藤、活血藤。

【来源】豆科植物山鸡血藤 *Millettia clielsiana* Harms ex Dieks. 的茎藤。

【植物形态】木质藤本，长 2～6m，根状茎及根粗壮，内面黄色，断面有红色黏液流出，断面呈环状；单数羽状复叶，互生，叶柄、叶轴均被短柔毛，小叶 5 片，柄长约 3mm，小托叶刺毛状，小叶片长椭圆形，长 5～15cm，宽 2.5～5cm，先端渐尖，基部圆形，全缘，下面脉上被黄棕色绒毛或无毛。圆锥花序，长达 15cm，密被黄棕色绒毛；花多数，排列紧密；花萼钟状，密被锈色毛；花冠碟形，紫红色，长 1.2～2cm。荚果条状披针形，长 7～12cm，密生锈色茸毛；种子 3～6 粒，长圆形。

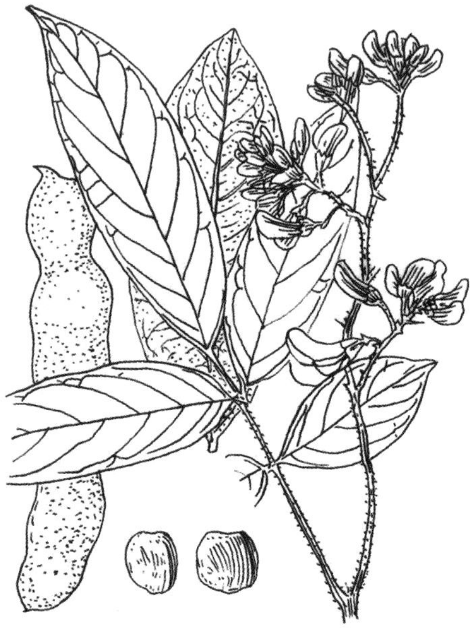

图 135　鸡血藤（山鸡血藤）

Millettia clielsiana Harms ex Dieks.

生于岩边、林缘。分布于黔、湘、川（渝）、鄂地区及西南、华南、华东等省区。

【药性及功能】性热，味甘。补气补血，舒通筋脉。

【土家族用药经验】治疗筋骨酸痛，四肢麻木，跌打伤痛，月经不调等症。

【单验方】

1. 治疗风湿痹痛：鸡血藤根或茎 120g，白酒 500ml，泡七天以上，每次服 15～30ml。

2. 治疗再生障碍性贫血：鸡血藤 60～250g，鸡蛋 2～4 个，红枣 10 个，加水煎煮熟，去蛋壳，与药渣再煎，服蛋及汤。

3. 治疗赤白带下：鸡血藤 250g，猪腿瘦肉适量，炖服肉或汤。

4. 治疗坐骨神经痛：鸡血藤 30g，小血藤、大血藤各 20g，五加皮 15g，伸筋草、山木通、海风藤、木瓜、威灵仙各 10g，白酒 1.5kg，浸泡三天，每次服 15ml 左右，一日三次。

【化学成分】含鸡血藤醇、无羁萜、无羁萜 -3β- 醇、豆甾醇、谷甾醇等成分。

活血丹

【别名】八步拿、遍地香、十八缺、风车。

【来源】唇形科植物活血丹 *Glechoma longituba* (Nakai) Kupr 的全草。

【植物形态】多年生草本，具匍匐茎。高 10 ~ 30cm，幼嫩部分被疏长柔毛。茎下部叶较小，心形或近肾形，上部者较大，心形，长 1.8 ~ 2.6cm，上面被疏粗伏毛，下面常带紫色，被疏柔毛；叶柄长为叶片 1 ~ 2 倍。轮伞花序少花；花苞片刺芒状；花萼筒状，长 0.9 ~ 1.1cm，齿 5，长披针形，顶端芒状，呈 3/2 式二唇形，上唇 3 齿较长；花冠淡蓝色至紫色，下唇具深色斑点，筒有长短两型，长者长 1.7 ~ 2.2cm，短者长 1 ~ 1.4cm，檐部二唇形，下唇中裂片肾形。小坚果矩圆状卵形。

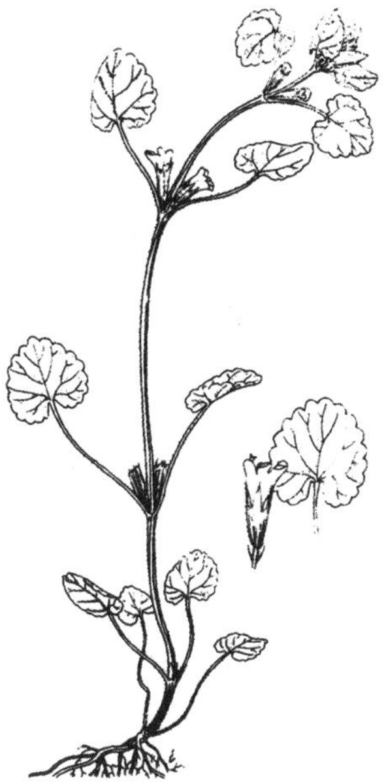
图 136　活血丹（活血丹）
Glechoma longituba (Nakai) Kupr

生于疏林下、路旁、溪边。全国各地均有产。

【药性及功能】性平，味苦、辛。赶气活血，赶水通淋，止咳。

【土家族药用经验】治疗跌打损伤，带下，淋浊，气管炎等病症。

【单验方】

1. 治疗肾炎：活血丹、海金沙各 30g，车前草 20g，水煎服。

2. 治疗尿路结石，胆道结石：活血丹全草 30g，水煎服。

3. 治疗风湿痹痛：活血丹、威灵仙、八角风、活血藤各等量，捣烂敷患处。

【化学成分】含挥发油、欧亚活血丹呋喃、欧亚活血丹内酯等。

【药理作用】1. 利胆作用。2. 利尿作用。3. 溶解结石作用。4. 抑菌试验对金黄色葡萄球菌极度敏感，宋内痢疾杆菌中度敏感，大肠杆菌、绿脓杆菌均不敏感。

破血丹

【别名】退血草、退热草、石灰菜、五月凉。

【来源】唇形科植物紫背金盘 *Ajuga nipponensis* Makino 的全草或根。

【植物形态】一年或二年生草本，高 10 ~ 20cm 以上。茎通常直立，常从基部分枝而无基生叶，全体被柔毛。茎生叶具柄；叶片宽椭圆形或倒卵状椭圆形，长 2 ~ 4.5cm，宽 1.5 ~ 2.5cm，两面被糙伏毛。轮伞花序向上渐密集成顶生假穗状花序；苞片小，卵形至宽披针形；花萼钟状，10 脉，萼齿 5；花冠淡蓝色或蓝紫色，稀白色或白绿色，具深色条纹，筒长 8 ~ 11mm，近基部具毛环，檐部近二唇形，上唇短，下唇延伸，中裂片扇形；雄蕊 4，2 强，伸出；花盘环状。小坚果卵圆状三棱形，背部具网状皱纹，合生面达果轴长 3/5。

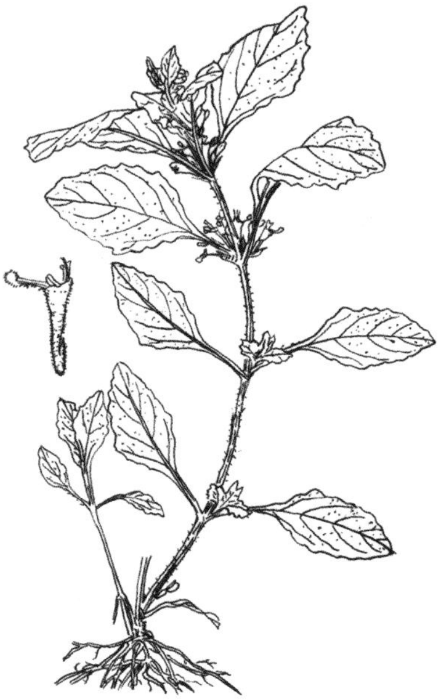

图 137　破血丹（紫背金盘）

Ajuga nipponensis Makino

生于草地、林内及阳坡地。分布于黔、湘、川（渝）、鄂及浙江、江西、云南等省区。

【药性及功能】性凉，味苦、淡。赶湿清胆，消肿凉血。

【土家族用药经验】治疗肺炎，单纯性阑尾炎，跌打损伤等。

【单验方】

1. 治疗肺炎：破血丹 30g，鱼腥草 30g，水煎服。

2. 治疗单纯性阑尾炎：破血丹 30g，大血藤 30g，金银花 15g，紫花地丁 15g，野菊花 15g，南五味子根 9g，延胡索 9g，水煎服。

3. 治疗跌打损伤：破血丹、红牛膝、泽兰、红马鞭草、铜锤草、五花血藤、接骨木、栀子、鹅不食草各适量，研末，用酒调匀包敷患处。

【化学成分】含筋骨草素、β－蜕皮素、筋骨草甾酮 A 和 B、旌节花甾酮等。

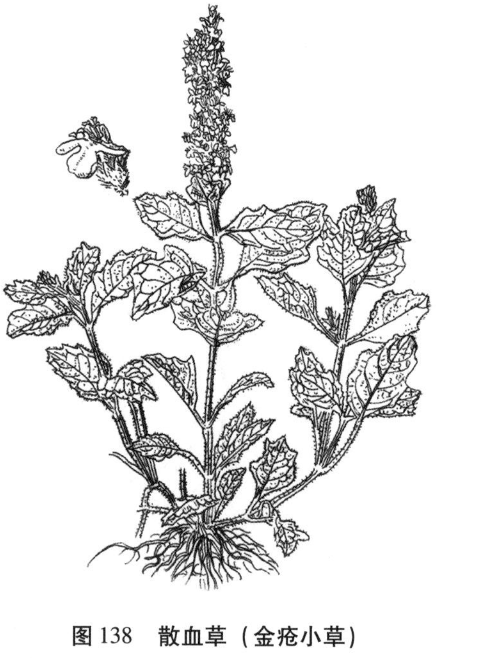

图 138　散血草（金疮小草）

Ajuga decumbens Thunb.

散血草

【别名】六月凉、苦胆草、筋骨草。

【来源】唇形科植物金疮小草 *Ajuga decumbens* Thunb. 或筋骨草 *Ajagacititata* BLnge 的全草。

【植物形态】多年生草本，高 10～30cm。茎基部平卧或斜上升，具匍匐茎，全体略被白色长柔毛。基生叶较茎生叶长而大，叶柄具狭翅；叶片匙形或倒卵状披针形，长 3～6（14）cm，宽 1.5～2.5（5）cm，两面被疏糙伏毛。轮伞花序多花，排列成间断的假穗状花序；苞片大，匙形至披针形；花萼漏斗状，10 脉，齿 5，近等；花冠淡蓝色后淡红紫色，稀白色，筒长 8～10mm，近基部具毛环，檐部近于二唇形，上唇直立，圆形，微凹，下唇延伸，中裂片狭扇形或倒心形；雄蕊 4，2 强，伸出；花盘环状，前方具 1 指状腺体。小坚果倒卵状三棱形，背部，色黄灰具网状皱纹，合生面达果轴长 2/3。

生于路旁、草地、村庄附近较阴湿肥沃的土壤。分布于黔、湘、川（渝）、鄂地区，在华东、中南地区也有。

【药性及功能】性凉，味苦甘。赶毒清热，凉血消肿，止咳化痰。

【土家族用药经验】治疗小儿结核，天头蛇等。

【单验方】

1. 治疗小儿结核：散血草 30g，百部 15g，倒生根 10g，小鸡一只（鱼 100g）或以螃蟹 3～5 只代，共捣烂外敷。

2. 治疗天头蛇：散血草、土青蛙、贯头尖共捣烂，外敷患处。

3. 治咳喘：散血草 15g，水白前 15g，白奶参 10g，甘草 6g，煎水服。

【化学成分】含金疮小草素、筋骨草素，筋骨草素 A_2、B_2、G_1、H_1、F_4 等。

【药理作用】1. 呼吸系统的作用。2. 抑菌、抗病毒作用。3. 对心血管的作用。4. 抗炎止咳平喘作用。

上树蜈蚣

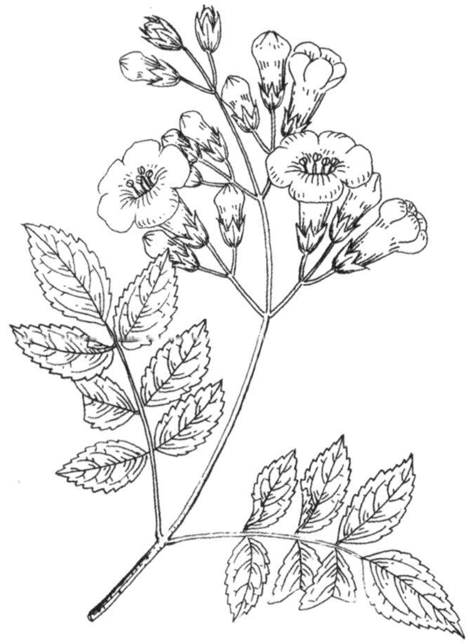

图 139　上树蜈蚣（凌霄）

Campsis grandiflora (Thunb.) Loi sel ex K. Schum.

【别名】追骨风、盘龙七。

【来源】紫葳科植物凌霄 *Campsis grandiflora* (Thunb.) Loi sel ex K. Schum. 的花。

【植物形态】落叶木质藤木，借气生根攀附于其它物上。茎黄褐色具梭状网裂。叶对生，单数羽状；小叶 9 枚，卵形至卵状披针形，长 4～6cm，边缘有齿缺，两面无毛。花序圆锥状，顶生；花大；花萼钟状，不等5裂，裂至筒之中部；花冠漏斗状钟形，裂片5，橘红色；雄蕊4枚，2长2短；子房2室。蒴果长如豆荚，2瓣裂；种子多数，扁平，有透明的翅。

生山谷、小河边、疏林下；亦有庭园栽培。分布于黔、湘、川（渝）、鄂及山东、江苏、江西、广东、广西等地。

【药性及功能】性凉，味微酸。赶风止痒，活血通经。

【土家族用药经验】治疗白带，小腹胀痛，闭经等。

【单验方】

1. 治疗血瘀经闭：上树蜈蚣、红花、赤芍、牛膝、归尾、桃仁各等量，水煎服。

2. 治疗皮肤搔痒：上树蜈蚣为末，每次3g，调酒服。

3. 治疗便血：上树蜈蚣适量，泡酒服。

【化学成分】含芹菜素、β－谷甾醇等。

【药理作用】1. 对血管平滑肌的作用。2. 抗血栓形成。3. 对子宫平滑肌的作用。4. 抗菌作用。

飞天蜈蚣

【别名】土一支蒿、千叶蓍、一支蒿。

【来源】菊科植物云南蓍 *Achillea wilsoniana* Heimerl ex Hand. Mazz. 的全草。

【植物形态】多年生草本，高达1m。根状茎短，茎直立，中部以上被较密的柔毛。叶无柄，下部叶花期常凋落，中部叶长圆形，长4～6.5cm，宽1～2cm，二回羽状深裂，裂片椭圆状披针形，顶端和齿端均有软骨质小尖，上面有疏柔毛，下面有较密的柔毛和腺点。头状花序多数，密集成宽7～15cm的复伞房花序；总苞半球形，总苞片3层，卵状披针形，有中肋；舌状花6～16，舌片白色，筒状花黄色，长约4mm。瘦果长圆状楔形，具翅，无冠毛。

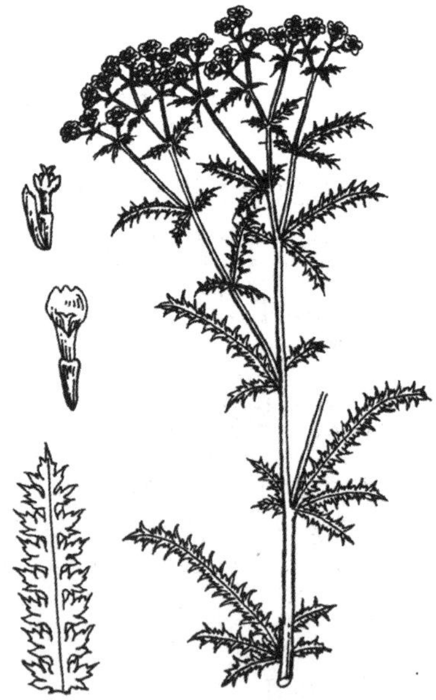

图140　飞天蜈蚣（云南蓍）
Achillea wilsoniana Heimerl ex Hand. Mazz.

生于山坡草地。分布于黔、湘、川

(渝)、鄂及山西、陕西、云南等省区。

【药性及功能】性凉，味辛。赶风消肿，赶毒清热，活血止痛。

【土家族用药经验】治疗头痛，痛经，跌打损伤，肺炎，毒蛇咬伤。

【单验方】

1. 治疗跌打损伤：飞天蜈蚣、茜草、五加皮、当归、土三七、泽兰、牛膝各 9g，白酒 500ml 浸泡，每次服 30～50ml。

2. 治疗毒蛇咬伤：鲜飞天蜈蚣适量，捣烂外敷或用根，雄黄各等量为末，水调敷，并用土一枝蒿水煎服。

3. 治疗闭经腹痛：飞天蜈蚣（鲜）9～15g，水煎服。

4. 治疗水肿：飞天蜈蚣根 30～60g，水煎服。

5. 治疗外伤出血：飞天蜈蚣、苦蒿子、血见愁各等量，鲜草捣烂外敷。

【化学成分】含挥发油、鞣质、有机酸等成分。

血蜈蚣

【别名】岩红、一口血、红孩儿、血蜈蚣。

【来源】秋海棠科植物裂叶秋海棠 *Begonia palmate* D. Don. 的全草。

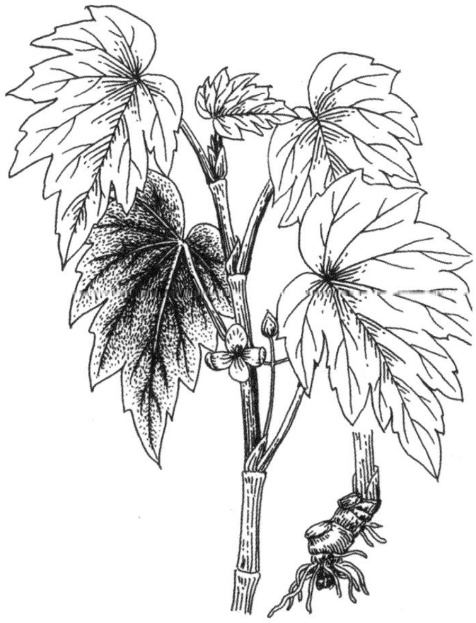

图 141　血蜈蚣（裂叶秋海棠）
Begonia palmate D. Don.

【植物形态】多年生草本，高 15～60cm。根茎横生，粗壮；地上茎肉质，茎节膨大，多少被棕色绵毛。单叶互生；叶柄与叶片近等长；托叶披针形，长约 2cm，早落；叶片膜质，斜卵形，长 12～20cm，宽 10～15cm，呈多角状或不规则状 5～7 裂，先端渐尖，基部偏心形，边缘有小锯齿及睫毛，上面绿色，略被柔毛，下面淡绿或淡紫色，被褐色绵毛。花单性，雌雄同株；聚伞花序腋生，总花梗与花梗细长，粉红色，被棕色柔毛；雄花花被片 4，外面 2 枚比内轮大，外被绵毛；雄蕊多数，花丝线形，花药椭圆形；雌花花被片 5，斜卵形，近相等，子房被柔毛。蒴果长 10～15mm，具 3 翅，其中一翅特大。

生于海拔 450～1900m 的山谷、密林潮湿地。分布于黔、湘、川（渝）、鄂地区及华南、华东、西南等省区。

【药性及功能】性凉，味酸。赶毒清热，化瘀消肿，止血止痛。

【土家族用药经验】治疗肝脾肿大，咳嗽吐血，跌打损伤。

【单验方】

1. 治疗肝脾肿大：血蜈蚣、蝴蝶花、丹参各30g，水煎服，连服30天为一个疗程。

2. 治咳嗽吐血：血蜈蚣、白鸡七各15g，水煎服。

3. 治跌打损伤：血蜈蚣、百棒七各30g，地团鱼、冰糖各15g，泡酒服。

红蜈蚣

【别名】接骨草、大地星宿、大叶止血草。

【来源】伞形科植物红马蹄草 *Hydrocotyle nepalensis* Hook. 的全草。

【植物形态】多年生草本，高5～45cm。茎匍匐，斜上分枝，节上生根。单叶互生；叶柄长4～27cm；托叶膜质，先端钝圆或有浅裂；叶片膜质，肾形，长2～5cm，宽3.5～9cm，边缘5～9浅裂，裂片三角形，有钝锯齿，基部心形，疏生短硬毛。伞形花序数个簇生于茎端叶腋，花序梗长0.5～2.5cm，有柔毛；小伞形花序有花20～60，常密集成球形的头状花序；花柄极短；小总苞片倒卵形，无萼齿；花瓣卵形，白色，有时有紫红色斑点；花柱幼时内卷，花后向外反曲。双悬果近圆形，长1～1.2mm，宽1.5～1.8mm，基部心形，两侧扁压，常有紫色斑点，成熟后常呈黄褐色或紫黑色，中棱和背棱显著。

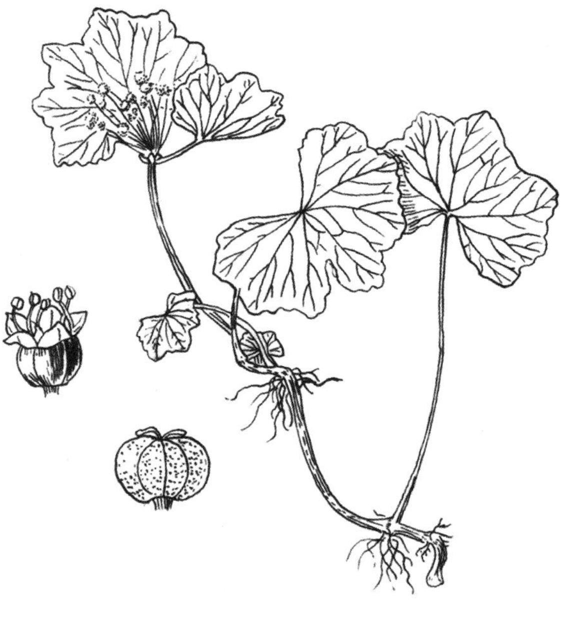

图142　红蜈蚣（红马蹄草）

Hydrocotyle nepalensis Hook.

生于海拔350～2000m的山坡、路旁、阴湿地、水沟和溪边草丛中。分布于黔、湘、川（渝）、鄂及陕西、安徽、浙江、江西、广东、广西、西藏等省区。

【药性及功能】性凉，味苦。赶风赶毒清热，活血祛瘀。

【土家族用药经验】治疗尿路感染，湿疹，风热感冒等。

【单验方】

1. 治疗尿路感染：红蜈蚣、木通、车前草各15g，水煎服。

2. 治疗湿疹：红蜈蚣适量，水煎服。

3. 治疗风热感冒：红蜈蚣15g，桑叶、杏仁、菊花、薄荷、肺心草各9g，水煎服。

地蜈蚣

【别名】菜还魂、狗牙齿、爪子草、土三七。

【来源】景天科植物垂盆草 *Sedum sarmentosum* Bunge 的全草。

【植物形态】多年生肉质草本，高10～20cm。茎淡红色，枝纤细，倾斜，匍匐生根，3叶轮生，倒卵形至矩圆形，长1.5～2.5cm，宽3～5mm，先端尖，基部楔形，沿茎下延为半圆形的耳状片，全缘，2歧聚伞花序，平展，直径5～6cm；花少数无梗；萼片5，披针形至矩圆形，长5～8mm，先端有较突出的尖头；雄蕊10；鳞片小，楔状四方形；花丝细长；心皮5，略叉开，长5～6mm。蓇葖果；种子细小，卵圆形。

生于山坡阴湿地或石缝中。分布于黔、湘、川（渝）、鄂地区及华东、华南、西南、陕西等省区。

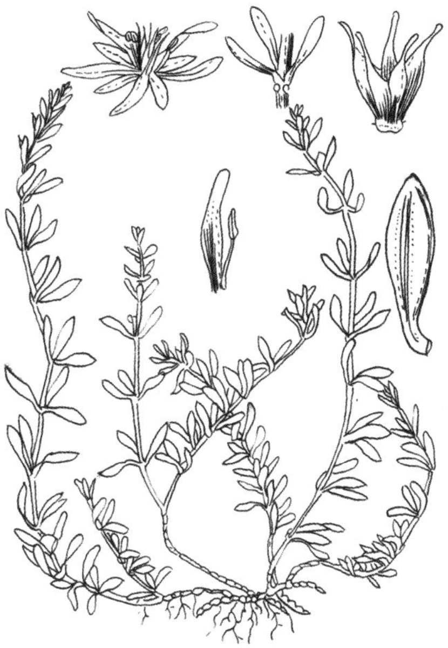

图143　地蜈蚣（垂盆草）

Sedum sarmentosum Bunge

【药性及功能】性凉，味甘、微酸。赶毒清热，消肿，散瘀，排脓。

【土家族用药经验】治疗咽喉肿痛，口腔溃疡，肝炎，痢疾，癌症，烧烫伤，毒蛇咬伤等症。

【单验方】

1. 治疗癌症：地蜈蚣草30g，七叶莲30g，水煎服。

2. 治疗毒蛇咬伤：地蜈蚣草鲜草90g，捣汁内服，并鲜草适量外敷。

3. 治疗外伤出血：地蜈蚣草适量捣烂外敷。

【化学成分】含甲基异石榴皮碱、景天庚糖、蔗糖、果糖、天冬氨酸、黄酮、三萜等成分。

水蜈蚣

【别名】三箭草、球子草、水香附。

【来源】沙草科植物水蜈蚣 *Kyllinga brevifolia* Rottb. 全草。

【植物形态】多年生草本。根状茎匍匐，被褐色鳞片，有节，每节上生一秆。秆成列生，细弱，高约 20cm，扁三棱形，基部具 4 ~ 5 叶鞘，上部 2 ~ 3 叶鞘顶端具叶片。叶片线形；叶状苞片 3，后期反折；穗状花序近球形；小穗极多，扁，有 1 朵花；鳞片白色具锈斑，龙骨突起绿色，具刺，顶端具外弯的短尖；雄蕊 3 ~ 1；柱头 2。小坚果倒卵状矩圆形，扁双凸状。

生于水边、路旁。全国大部分地区有分布。

【药性及功能】性平，味辛。赶风赶湿，清热消肿。

【土家族用药经验】治疗感冒发热，痢疾，咳嗽，慢性支气管炎等。

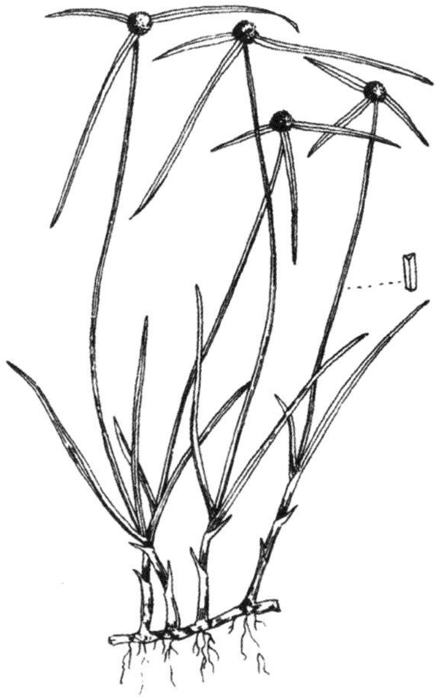

图 144　水蜈蚣（水蜈蚣）

Kyllinga brevifolia Rottb.

【单验方】

1. 治疗感冒，疟疾：水蜈蚣 6 ~ 15g，水煎服。
2. 治疗咳嗽，百日咳：水蜈蚣 15 ~ 30g，红枣 3 枚，水煎服。
3. 治疗跌打损伤：水蜈蚣 500g（捣烂），酒 120ml，过滤去渣，得酒 60ml，外敷患处。
4. 治疗麻疹不透：水蜈蚣、浮萍、水竹叶、小杆子各适量，水煎服。
5. 治疗蛇伤，疮疡肿毒：水蜈蚣鲜草适量，捣烂外敷。

【化学成分】含挥发油、牡荆素等黄酮类成分。

九死还阳

【别名】万年松、铁拳头、老虎爪。

【来源】卷柏科植物卷柏 *Selaginella tamariscina*（Beauv.）Spring 的全草。

【植物形态】多年生常绿草本，高 5 ~ 15cm，全株成莲座状，干后内卷如拳。主茎短，下着须根。侧枝丛生在顶端，各枝为二叉式扇状分枝到二至三回羽状分枝。叶二型，在枝两侧及中间各 2 行；侧叶斜展，长卵圆形，长 2 ~

2.5mm，宽约1mm，先端突尖呈芒状，远轴的一边全缘，宽膜质，近轴的一边膜质全缘极狭，有微锯齿；中叶2行，卵圆状披针形，长1.5～2mm，宽0.6～0.8mm，先端有长芒，斜向，左右两侧不等，边缘有微锯齿，上脉在叶上面下陷。孢子囊穗单生于枝顶，长约5mm，四棱形；孢子叶卵状三角形，先端有长芒，边缘有宽的膜质；孢子囊圆肾形，大、小孢子的排列不规则。

生于向阳山坡或岩石缝内。分布于黔、湘、川（渝）、鄂地区，在东北、华北、华东、中南等地也产。

【药性及功能】性平，味辛。补肺肾元阳。生用活血破血，炒用凉血止血。

【土家族用药经验】治疗经闭，跌打损伤，哮喘，吐血，便血，脱肛等症。

【单验方】

1. 治疗蜈蚣咬伤：九死还阳10g，捣烂外敷。

2. 治疗崩红：九死还阳、红鸡冠花、血当归各20g，水煎后加红糖内服。

3. 治疗跌打损伤，腰痛：九死还阳15～30g，泡酒服。

【化学成分】含苏铁双黄酮、穗花杉双黄酮、扁柏双黄酮、柳杉双黄酮、芹菜素和海藻糖等。

【药理作用】1. 抗菌作用。2. 对消化系统的作用。3. 抗肿瘤作用。

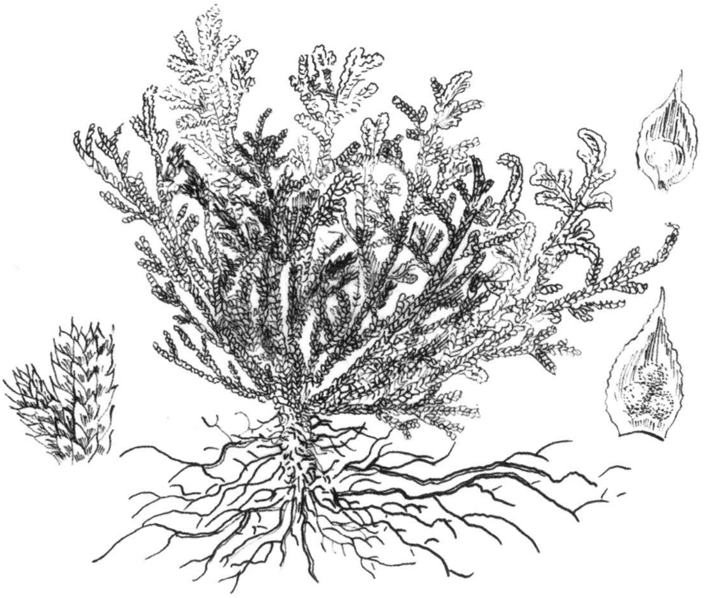

图145　九死还阳（卷柏）

Selaginella tamariscina（Beauv.）Spring

石松还阳

【别名】鱼草、石松子、伸筋草。

【来源】石松科植物石松 *Lycopodium japonicum* Thunb. 的全草。

【植物形态】匍匐茎蔓生，分枝有叶疏生。直立茎高 15 ~ 30cm，分枝；营养枝多回分叉，密生叶，叶针形，长 3 ~ 4mm，顶部有易落的芒状长尾；孢子枝从第二、三年营养枝上长出，远高出营养枝，叶疏生；孢子囊穗长 2.5 ~ 5cm，有柄，通常 2 ~ 6 个生于孢子枝的上部；孢子叶卵状三角形，顶端急尖而具尖尾，边缘有不规则的锯齿，孢子囊肾形。孢子同形。

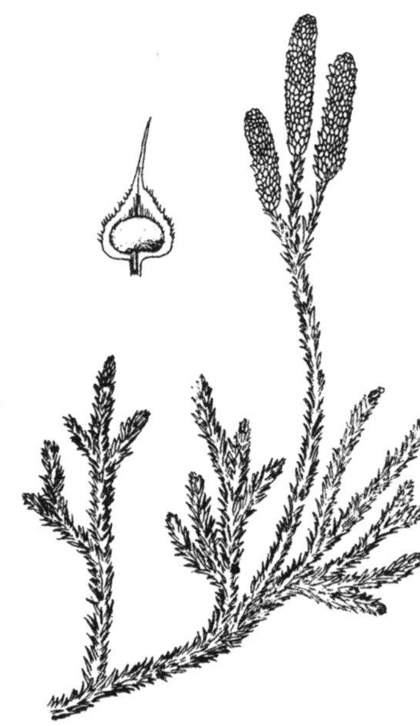

图 146　石松还阳（石松）
Lycopodium japonicum Thunb.

生于疏林下或灌丛酸性土。分布于黔、湘、川（渝）、鄂地区，在东北及长江以南各省区也产。

【药性及功能】性温，味微辛。赶风赶湿，活络通经。

【土家族用药经验】治疗外伤，难产。

【单验方】

1. 治疗外伤：石松还阳 30g，生栀子 20g，莪术 10g，共研细末，酒调外敷伤处。

2. 治疗难产：石松还阳适量，水煎服。

【化学成分】含生物碱、萜类化合物、植物甾醇等。

【药理作用】1. 解热、镇痛作用。2. 对神经中枢有抑制作用。4. 对肠平滑肌有兴奋作用。

鸡公还阳

【别名】公鸡头、鸡老壳、铁狼鸡。

【来源】鳞毛蕨科植物贯众 *Cyrtomium fortunei* J. Sm. 的根茎。

【植物形态】根状茎短，直立或斜升，连同叶柄基部有密的阔卵状披针形黑褐色大鳞片。叶簇生；叶柄长 15 ~ 25cm，禾秆色，有疏鳞片；叶片阔披针形或矩圆披针形，纸质，长 25 ~ 45cm，宽 10 ~ 15cm，沿叶轴和羽柄有少数纤维状鳞片，单数一回羽状；羽片镰状披针形，基部上侧稍呈耳状凸起，下侧圆楔形，近缘有缺刻状细锯齿。叶脉网状，有内藏小脉 1 ~ 2 条。孢子囊群生于内藏小脉顶端，在主脉两侧各排成不整齐的 3 ~ 4 行。囊群盖大，圆盾形，全缘。

生于岩缝、路边或墙缝。全国各地均有分布。

【药性及功能】性平，味甘、淡。补肺肾元气，益肾强腰。

【土家族用药经验】治疗肾虚腰痛，阳痿，肾炎。

【单验方】

1. 治疗肾虚腰痛：鸡公还阳 10g，杜仲 10g，菟丝子 10g，金毛狗脊 12g，山药 15g，泽泻 5g，枸杞 10g，水煎服。

2. 治疗阳痿：鸡公还阳 10g，淫羊藿 30g，清炖公鸡内服。

3. 治疗肾炎：鸡公还阳 15g，乌金七 5g，白三七 10g，七叶一枝花 10g，水煎服。

【化学成分】含绵马酸、黄绵马酸、白绵马素、东北贯众素等成分。

【药理作用】1. 驱虫作用。2. 抗早孕及堕胎作用。3. 雌性激素样作用。4. 抗肿瘤作用。

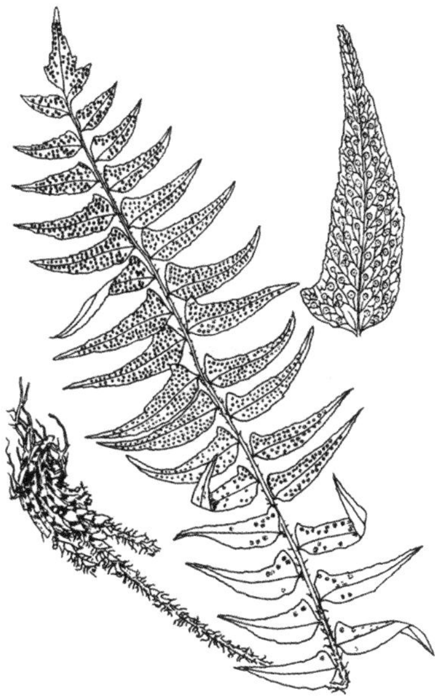

图 147　鸡公还阳（贯众）

Cyrtomium fortunei J. Sm.

虎耳还阳

【别名】石白菜、岩青菜。

【来源】报春花科植物鄂报春 *Primula obconica* Hance. 的全草。

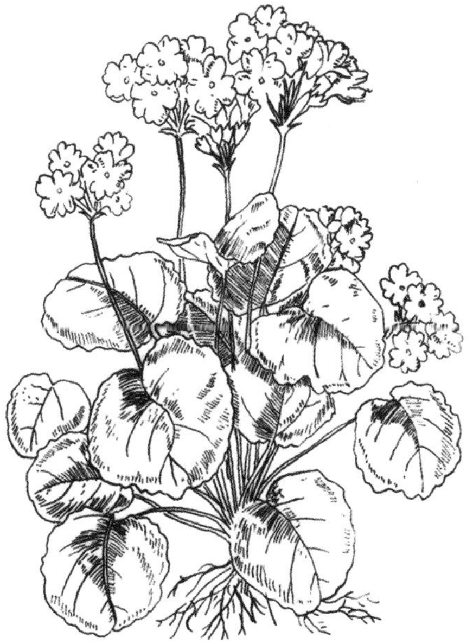

图 148　虎耳还阳（鄂报春）

Primula obconica Hance.

【植物形态】多年生草本。全株被多细胞柔毛。根茎褐色，多须根。叶柄长 10 ~ 15cm，被白色或褐色柔毛；叶片卵形或椭圆形，长 5 ~ 10cm，宽 4 ~ 9cm，先端钝圆，基部心形，边缘全缘，上面光滑，下面沿叶脉被多细胞柔毛。花葶柔弱，高 15 ~ 30cm；伞形花序通常一轮，花朵每轮多数；苞片绿色，线形；花萼钟状漏斗形，5 浅裂，外被短柔毛；花冠高脚碟状，淡紫色或淡红色，裂片 5，倒心形，先端 2 裂，平展；雄蕊 5，花柱与花冠管部等长。蒴果球形，包藏于萼筒中。花期 3 ~ 6 月，果期 4 ~ 7 月。

生于海拔 500 ~ 2200m 的林下、水沟边和湿润岩石上。分布于黔、湘、川（渝）、鄂及云南、江西、广东、广西、西藏等省区。

【药性及功能】性凉，味苦。赶毒清热，消肿止咳。

【土家族用药经验】治疗疔疮肿毒，腹痛，醉酒。

【单验方】

1. 治疗疔疖，痈肿：虎耳还阳 12g，蒲公英 12g，假地兰 12g，水煎服。
2. 治疗醉酒：虎耳还阳 9 ~ 15g，水煎服。
3. 治腹痛：虎耳还阳 15g，青木香 15g，雪见七 3g，水煎服。

晒死还阳

【别名】晒不死、树韭菜。

【来源】书带蕨科植物书带蕨 *Vittaria flexuosa* Fee 的全草。

【植物形态】植株高 20 ~ 40cm。根茎稍短，横生，连同叶柄基部密被黑褐色、粗筛孔状有虹光的钻状披针形鳞片，顶部纤维状，边缘有小齿。叶茎生；叶柄极短或近无柄；叶片革质，无毛，线形，长 30 ~ 40cm，宽 4 ~ 8mm，先端渐尖，基部渐缩狭而下延几达叶柄基部，全缘；中脉上面略下陷，下面稍隆起，侧脉稀疏，不明显，斜上和并行于中脉的边脉相连，组成斜长网眼。孢子囊群生于叶边内的浅沟中，远离中脉而露出叶肉，沟的内缘有 1 条隆起的棱脊，幼时为反卷的叶边覆盖，成熟时露出。

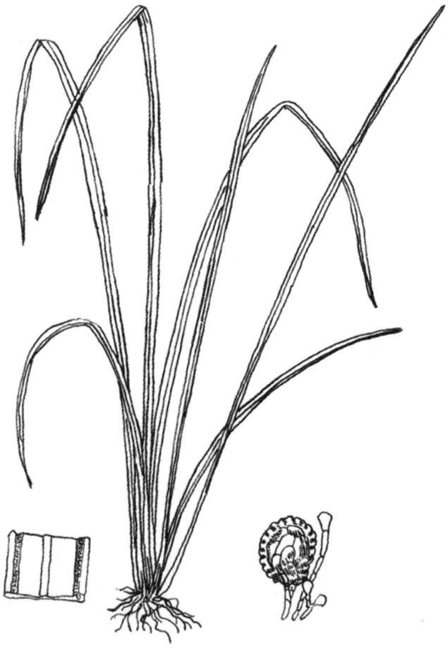

图 149　晒死还阳（书带蕨）

Vittaria flexuosa Fee

附生于林中树干或密林下的岩石上。分布于黔、湘、川（渝）、鄂地区，在华东、华南各省区也产。

【药性及功能】性凉，味微辛、涩。赶风赶湿，止咳平喘，接骨。

【土家族用药经验】治疗风湿关节炎，支气管炎，小儿急惊风，妇女干血痨等。

【单验方】

1. 治疗风湿性关节炎：晒死还阳、红活麻、三角各30g，泡酒服。

2. 治疗支气管炎：晒死还阳30g，矮地茶15g，水煎服。

3. 治疗小儿急惊风：晒死还阳30～90g，加红糖适量，水煎，空腹服。

蜈蚣还阳

【别名】毒风草、矮杉树、千层塔。

【来源】为石杉科植物蛇足石杉 *Lycopodium serratum* Thunb. 的全草。

【植物形态】多年生草本，高10～30cm。根须状。茎直立或下部平卧，一至数回两叉分枝，顶端常具生殖芽，落地成新苗。叶纸质，略面四行疏生；叶片披针形，长1～3cm，宽2～4mm，锐尖头，边缘有不规则的尖锯齿，基部渐狭，楔形，仅有主脉1条，具短柄。孢子叶和营养叶同形，绿色。孢子囊横生于叶腋，肾形，淡黄色，光滑，横裂；孢子同形。孢子期6～10月。

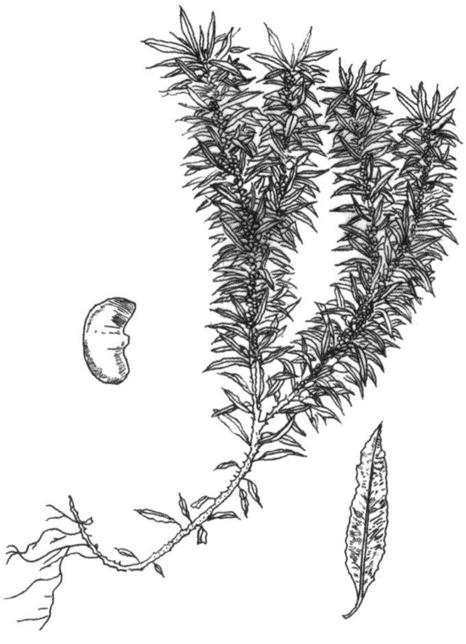

图150 蜈蚣还阳（蛇足石杉）

Lycopodium serratum Thunb.

生于林荫下湿地或沟谷石上。分布于黔、湘、川（渝）、鄂及广东、广西、浙江、福建等省区。

【药性及功能】性凉，味苦，有小毒。赶毒消肿，散瘀止痛，杀虫。

【土家族用药经验】治疗跌打损伤，瘀血肿痛，内伤出血，毒蛇咬伤，烧烫伤。

【单验方】

1. 治疗烧烫伤：蜈蚣还阳适量，研末，菜油调敷。

2. 治疗无名肿毒：蜈蚣还阳鲜草适量，捣烂外敷。

3. 治疗劳伤咯血，痔出血：蜈蚣还阳60～120g，炖服。

【化学成分】含石松碱、石松定碱、石松灵碱、千层塔碱、千层塔它宁碱、石杉碱等成分。

【药理作用】1. 对中枢神经系统有抑制作用。2. 抗胆碱酯酶作用。3. 对神经肌肉的作用。4. 对学习记忆的作用。5. 对中枢胆碱能系统的作用。

五、土汉演化植物类药物

一点红

【别名】叶下红、大苦麻菜、红背叶、羊蹄草。

【来源】菊科植物一点红 *Emilia sonchifolia* (L.) DC. 的全草。

【植物形态】直立或近直立草本，高 10 ~ 40cm，光滑无或被疏毛，多少分枝；枝条柔弱，粉绿色。叶稍肉质，生于茎下部的叶卵形，长 5 ~ 10cm，宽 4 ~ 5cm，琴状分裂，边具钝齿，茎上部的叶小，通常全缘或有细齿，全无柄，常抱茎，上面深绿色，背面常为紫红色。头状花序直径 1 ~ 1.3cm，具长梗，为疏散的伞房花序，花枝常 2 歧分枝；花全为两性，筒状，5 齿裂；总苞圆柱状，苞片 1 层与花冠等长，花紫红色。瘦果长约 2.4mm，狭矩圆柱形，有棱；冠毛白色，柔软，极丰富。

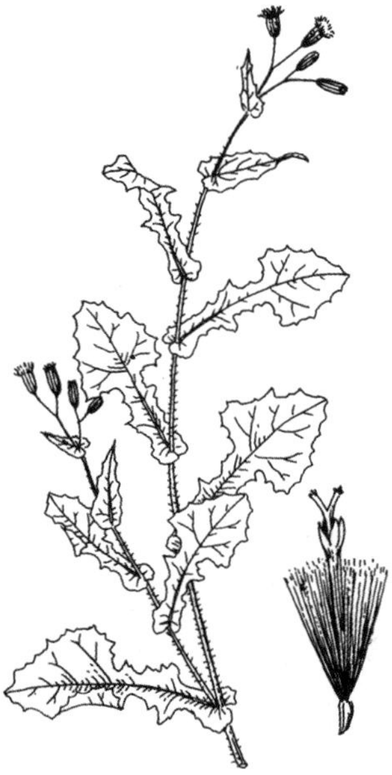

图 151　一点红（一点红）
Emilia sonchifolia (L.) DC.

生于村旁、路边、田园和旷野丛中。分布于黔、湘、川（渝）、鄂地区，在陕西、江苏、浙江、江西、广西等省区也有。

【药性及功能】性凉，味苦。赶毒清热，通乳利尿，止痛止痢。

【土家族用药经验】治疗咽喉肿痛，中耳炎，痢疾等。

【单验方】

1. 治疗咽喉肿痛：一点红 15 ~ 30g，水煎服。
2. 治疗中耳炎：一点红 15 ~ 30g，水煎服。
3. 治疗痢疾：一点红 15 ~ 30g，水煎服。

【化学成分】含生物碱、多榔菊碱、黄酮类、三萜类等成分。

【药理作用】对金黄色葡萄球菌、绿脓杆菌、伤寒杆菌有抑制作用。

一包针

【别名】毛鬼针草、细鬼针草、鬼针风。

【来源】菊科植物三叶鬼针草 *Bidens pilosa* L. 的全草。

【植物形态】一年生草本，高 30 ~ 100cm。中部叶对生，3 深裂或羽状分裂，裂片卵形或卵状椭圆形，顶端尖或渐尖，基部近圆形，边缘有锯齿或分裂；上部叶对生或互生，3 裂或不裂。头状花序直径约 8mm；总苞基部被子细软毛；外层总苞片 7 ~ 8 枚，匙形、绿色，边缘具细软毛；舌状花白色或黄色，有数个不发育；筒状花黄色，长约 4.5cm，裂片 5。瘦果条形，具 4 棱，稍有硬毛，冠毛芒状，3 ~ 4 枚。

生于路边、荒地或住宅旁。分布于黔、湘、川（渝）、鄂及陕西、河北、江苏、安徽、福建、台湾、广东等省区。

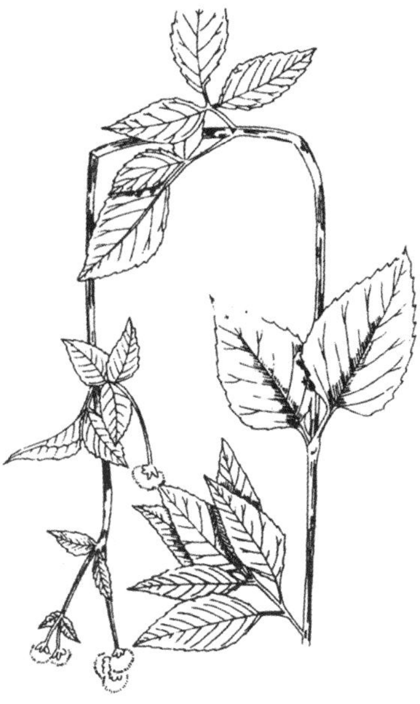

图 152　一包针（三叶鬼针草）

Bidens pilosa L.

【药性及功能】性平，味苦。补肾元，强筋骨，赶气活血止痛。

【土家族用药经验】治疗跌打损伤，骨折，瘀血作痛等病症。

【单验方】

1. 治疗骨折：一包针、润血莲各 20g，仙桃草 20g，泽兰 20g，伸筋草 20g，接骨草 20g，共捣烂外敷。

2. 治疗肝炎：一包针 10g，虎杖、田基黄各 20g，四方麻、石菖蒲、杜仲各 15g，水煎服。

【化学成分】含金丝桃甙、奥卡宁、海生菊甙、水杨酸、原儿茶酸、没食子酸、脂肪类化合物等。

【药理作用】1. 镇痛作用。2. 抗高血脂及血栓形成作用。3. 抗胃溃疡作用。4. 对胃肠道平滑肌有收缩作用。5. 减少胃液分泌量。

一包崽

【别名】大叶百部、一包虎。

【来源】百部科植物对叶百部 *Stemona tuberosa* Lour. 的根。

【植物形态】多年生攀援草本。块根肉质，纺锤形圆柱形。茎缠绕。叶通常对生；叶柄长；叶片广卵形，长，宽，基部浅心形，全缘或微波状；叶脉条。花梗腋生，不贴生于叶片中脉上，花单生或朵成总状花序，黄绿色带紫色条纹，花药附属物呈钻状或披针形。蒴果倒卵形而扁。

生于向阳的灌木林下。分布于贵州、云南、四川、广西、广东、浙江、福建等省区。

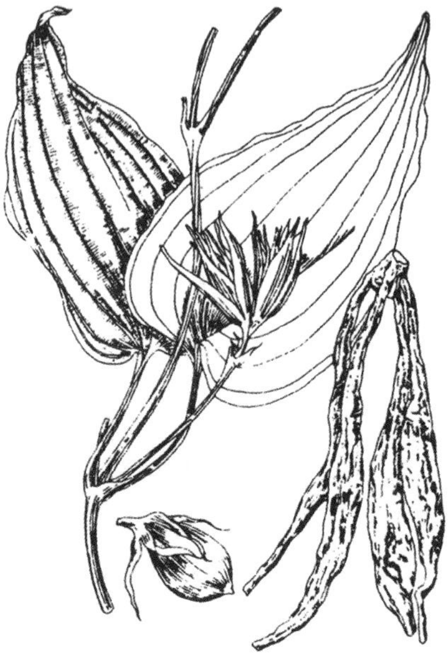

图 153　一包崽（对叶百部）

Stemona tuberosa Lour.

【药性及功能】性微温，味苦。补肺元气，润肺止咳，杀虫灭虱。

【土家族用药经验】治疗新久咳嗽，肺痨，百日咳，蛲虫病。

【单验方】

1. 治疗三十年咳嗽：一包崽 20 斤，水白前 10 斤，白奶参 10 斤，白气参 10 斤，甘草 5 斤，煎如饴。服一方寸匕，日三服。

2. 治疗小儿百日咳：蜜炙一包崽、夏枯草各 20g。水煎服。

3. 治发虱、阴虱：一包崽捣烂，按 1∶5 比例浸于 75% 乙醇或米醋中 12 小时，取浸出液涂患处。对家畜体虱亦有很好疗效。

【化学成分】含百部碱、对叶百部碱、异对叶百部碱、百部次碱、次对叶百部碱等成分。

【药理作用】1. 抗病原微生物作用。2. 抗寄生虫作用。3. 杀虫作用。

一窝蛆

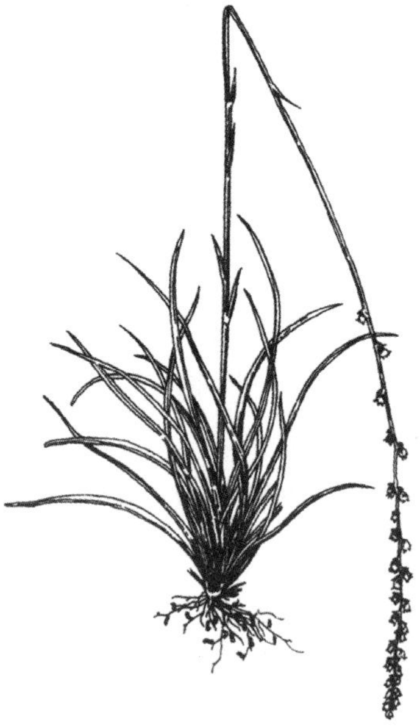

图 154　一窝蛆（粉条儿菜）

Aletris spicata（Thunb.）Franch.

【别名】一包心、肺心草、土瞿麦。

【来源】百合科植物粉条儿菜 *Aletris spicata*（Thunb.）Franch. 的全草。

【植物形态】多年生草本。丛生纤维状须根，叶基生，线形，长 15 ~ 20cm，宽 3 ~ 4mm，质软。花葶高 40 ~ 65cm，总状花序，花茎上叶苞片状；花小，花被下部合生成短筒状，上部钟形，淡粉红色；雄蕊6，花丝短；花柱丝状。蒴果椭圆形，顶端具残存花被。

生于低山地、草坡。分布于黔、湘、川（渝）、鄂及江苏、浙江、安徽、广东、山西、云南等省区。

【药性及功能】性平，味甘、微苦。赶风清肺，止咳平喘，赶食杀虫。

【土家族用药经验】治疗肺热症，肺痈，消化不良，小儿食积，蛔虫病。

【单验方】

1. 治疗咳嗽咯血：一窝蛆（鲜）30g，白茅根30g，水煎服。

2. 治疗小儿疳积：一窝蛆根9～15g，水煎服。

3. 治疗支气管哮喘：一窝蛆、枇杷叶各30g，水煎服，一日一剂，分两次服。

4. 治疗蛔虫病：一窝蛆50～100g，水煎服，连服三天。

5. 治疗蛲虫病：一窝蛆100g，大白30g，水煎服。

【化学成分】含皂甙等成分。

八棱麻

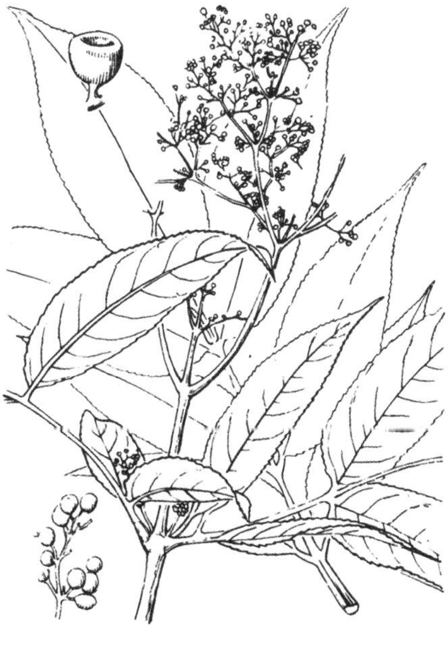

图155　八棱麻（接骨草）
Sambucus chinensis Lindl.

【别名】走马风、赶山虎、排风草。

【来源】忍冬科植物接骨草 *Sambucus chinensis* Lindl. 的全草。

【植物形态】高大草本或半灌木，高达2m。茎有棱条，髓部白色。奇数羽状复叶对生；托叶小、线形或呈腺状突起；小叶5～9，最上1对小叶基部相互合生，有时还和顶生小叶相连，小叶片披针形，长5～15cm，宽2～4cm，先端长而渐尖，基部钝圆，两侧常不对称，边缘具细锯齿，近基部或中部以下边缘常有1或数枚腺齿；小叶柄短。大型复伞花序顶生；各级总梗和花梗无毛至多少有毛，具由不孕花变成的黄色杯状腺体；苞片和小苞片线形至线状披针形，长4～5mm；花小，萼筒杯状，长约1.5mm，萼齿三角形，长约0.5mm；花冠辐状，冠筒长约1mm，花冠裂片卵形，长约2mm，反曲花药黄色或紫色；子房3室，花柱极短，柱头3裂。浆果红色，近球形，直径3～4mm；核2～3粒，卵形，长约2.5cm，表面有小疣状突起。

生于山脚、河边。分布于黔、湘、川（渝）、鄂及广西、云南、山东、河南、江西、福建等省区。

【药性及功能】性凉，味苦。赶湿清热，散瘀止痛。

【土家族用药经验】用于外伤，骨折，白带，肾炎水肿，散瘀止痛等症。

【单验方】

1. 治疗外伤青肿，骨折：本品捣烂外敷或干品研末，油调外敷。
2. 治疗白带：八棱麻15g，野山药15g，车前草10g，水煎服。
3. 治疗肾炎水肿：八棱麻60g，生黄芪5g，玉米须15g，水煎服。
4. 治疗风疹：八棱麻根茎适量，水浓煎，趁热熏洗。

【化学成分】含黄酮类、鞣质、糖类、绿原酸等成分。

【药理作用】1. 镇痛作用。2. 毒性。

八月瓜

【别名】八月炸、八月札、山木通。

【来源】木通科植物木通 *Akebia quinata* (Thunb.) Decne. 的根或果实。

【植物形态】落叶木质缠绕藤本，高达5m。枝灰色，皮孔突起。掌状复叶，3~5叶簇生于枝端；叶柄细长；小叶椭圆形，长3~6cm，宽1.5~2.5cm，先端微凹，基部圆形，全缘，下面稍呈白色。雌雄同株，总状花序腋生；花紫色；雌花1~2朵生于花序下部，苞片线状披针形，花被3，雄蕊6，已退化；雌蕊6，子房1室；雄花密集于花序上部，花被3，雄蕊6，退化雌蕊3~4。蓇葖状浆果长筒形，长达8cm，熟时紫色，沿腹缝线开裂。

生于山间或灌木丛中。分布于黔、湘、川（渝）、鄂及河南、山东、安徽、江苏、广东、广西、陕西等省区。

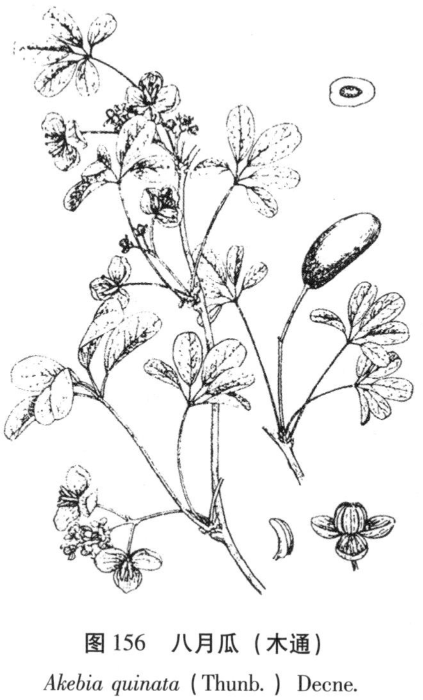

图156　八月瓜（木通）
Akebia quinata (Thunb.) Decne.

【药性及功能】性凉，味苦。培补下元，赶气止痛，清热利尿，止血止带。

【土家族用药经验】治疗尿路感染，尿路结石，月经不调，红崩白带。

【单验方】

1. 治疗胸肋满闷，脘腹气痛：八月瓜根6g，珍珠香12g，盘龙参12g，乌金七6g，见血飞6g，水煎温服。

2. 治疗妇女白带：八月瓜壳10g，葫芦瓢10g，血当归12g，佛手12g，水煎服。

3. 治疗小便不通（尿闭）：八月瓜根50g，生地100g，甘草20g，淡竹叶10g，车前草10g，水煎内服。

4. 治疗胃脘痛：八月瓜根、散血连、一朵云、刺梨根各等量，为末，白酒调敷脐部。

5. 治疗小便不通：八月瓜根15g，桃仁12g，五谷根15g，水煎服。

【化学成分】白桦脂醇、齐墩果酸、木通皂甙、豆甾醇等。

【药理作用】1. 利尿作用。2. 抗菌作用。

三颗针

【别名】安哀梭龙、三根针、刺黄柏、秦氏小檗。

【来源】小檗科植物豪猪刺 *Berberis julianae* Schneid 和细叶小蘖的全株。

【植物形态】常绿灌木，高达2m。多分枝，枝有棱，黄色，微有黑色疣状突起，老枝灰黄色具槽，刺分三叉，长约3cm左右，粗，坚硬，黄色。叶革质，常5片纵生，坚厚，椭圆形，披针形或倒披针形，长3~8cm，宽1~2.5cm，先端急尖，基部宽楔形，边缘有10~20刺状锯齿，长1~1.5mm；叶柄长1~4mm；花15~30朵簇生叶腋，花梗长8~15mm；小苞片3，卵形或披针形；萼片6，花瓣状排成2轮；花瓣6，长椭圆形，顶端微凹，长5.5mm，宽2.7mm；胚珠单生。浆果矩圆形或椭圆形，长7~8mm，直径3~4mm，蓝黑色；种子1粒，椭圆形。

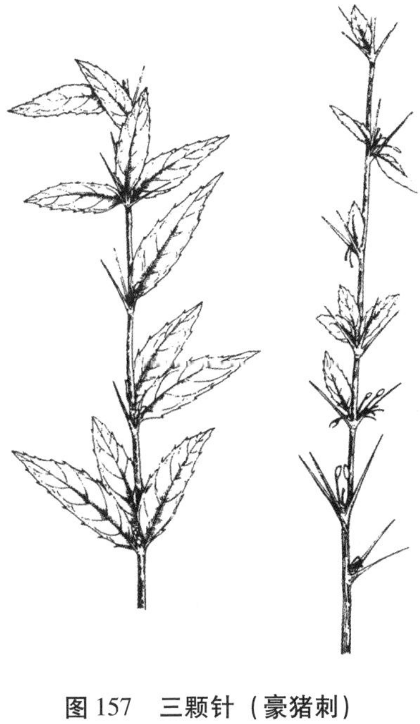

图157 三颗针（豪猪刺）

Berberis julianae Schneid

生于向阳山坡，灌木丛中。分布于黔、湘、川（渝）、鄂地区，广东、广西、浙江、福建等省区。

【药性及功能】性凉，味苦。赶毒，赶火，赶湿，利小便。

【土家族用药经验】治疗痢疾，胃肠炎，肾炎，目赤肿痛，外伤感染等症。

【单验方】

1. 治疗急性眼结膜炎：三颗针 30g，车前子、光明草、菊花各 9g，龙胆草 12g，水煎服。

2. 治疗痢疾、胃肠炎：三颗针、映山红根各 30g，吴萸根 15g，石榴皮 9g，水煎服。

3. 治痢疾：三颗针根、刺梨根各 15g，甘草 6g，生姜 3g，水煎服。

【化学成分】含小檗碱、药根碱、九莲碱、叔胺酚性生物碱等成分。

千里光

【别名】九里光、九龙明、千里及、千里明。

【来源】菊科植物千里光 *Senecio scandens* Buch. -Ham. 的全草。

【植物形态】多年生草本。茎曲折，攀援，长达 5m，多分枝，初常被密柔毛，后脱毛。叶有短柄，叶片长三角形，长约 6 ~ 12cm，宽约 2 ~ 4. 5cm，顶端长渐尖，基部截形或近斧形至心形，边缘有浅或深齿，稀近全缘，两面无毛或下面被短毛。头状花序多数，在茎皮枝端排列成复总状的伞房花序，总花梗常反折或开展，被密微毛，有细条形苞叶；总苞筒状，基部有数个条形小苞片；总苞片 1 层，约 12 ~ 13 个，条状披针形，顶端渐尖；舌状花黄色，约 8 ~ 9 个；筒状花多数。瘦果圆柱形，有纵沟，被短毛；冠毛白色。

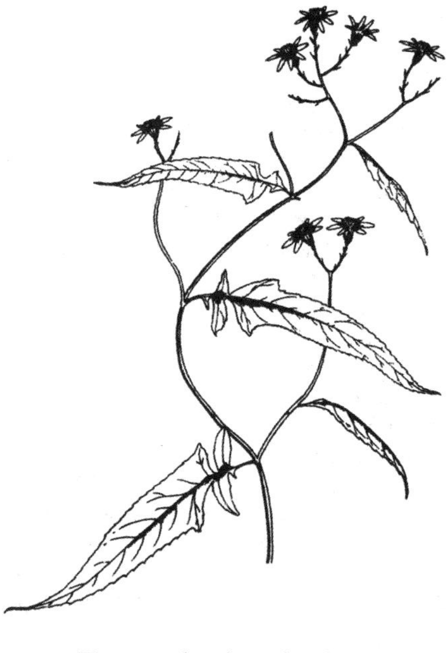

图 158　千里光（千里光）

Senecio scandens Buch. -Ham.

生于疏林及灌丛中。分布于黔、湘、川（渝）、鄂地区，在西北部至西南部、中部、东南部各省区也产。

【药性及功能】性凉，味苦。赶风明目，赶毒消肿。

【土家族用药经验】治疗眼翳，风火眼，咽喉炎，感冒。

【单验方】

1. 治疗咽喉肿痛，乳腺炎，阑尾炎：千里光 30g，水煎服。

2. 治疗结膜炎：千里光 30g，水煎洗，或 50% 千里光眼药水滴眼。

3. 治疗乳痈：千里光嫩叶适量，捣烂外敷患处。

4. 治疗青水疮：千里光、田边菊、鸡矢藤各适量，水煎洗患处。

【化学成分】含毛茛黄素、菊黄质、β－胡萝卜素、千里光宁碱、香草酸、水杨酸、焦粘酸、挥发油、黄酮甙、鞣质等成分。

【药理作用】1. 抗菌作用。2. 抗钩端螺旋体作用。3. 抗滴虫作用。

子柏叶

【别名】丛柏叶、侧柏叶。

【来源】柏科植物侧柏 *Biota orientaiis*（L.）Endl. 的枝叶。

【植物形态】常绿乔木。树皮红褐色，呈鳞片状剥落。小枝扁平，排成一面，鳞形叶交互对生，小枝上下两面之叶露出部分卵状菱形槽。雌雄同株；球花单生短枝顶端，球果蓝色熟肉质，被白霜，熟后木质红褐卵圆形，无翅或有棱脊。

喜生湿润肥沃山坡。分布于黔、湘、川（渝）、鄂地区。全国大部份省区都有栽培。

【药性及功能】性凉，味苦、涩。清热凉血，收敛止血，止咳化痰。

【土家族用药经验】治疗鼻血，咳血，尿血等症。

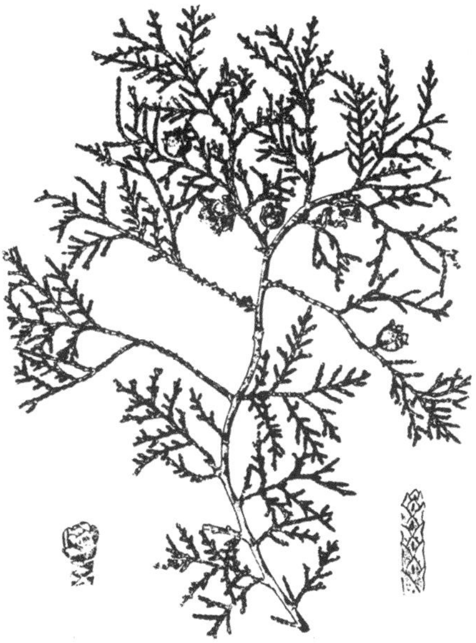

图 159　子柏叶（侧柏）
Biota orientaiis（L.）Endl.

【单验方】

1. 治疗咳血：子柏叶 250g，水煎内服。

2. 治疗鼻血：子柏叶、荷叶、干葛各适量，共炒炭，煎内服。

3. 治疗心悸，失眠：柏子仁、夜交藤各 12g，酸枣仁（炒）、茯苓、远志各 9g，水煎服。

4. 治疗脱发：柏子仁 500g，当归 500g，共为细末，炼蜜为丸，每次 6 ~ 9g，一日三次，饭后内服。

5. 治疗便血：子柏叶炒炭 12g，荷叶、生地、百草霜各 9g，水煎服。

【化学成分】含挥发油、脂类、黄酮类、鞣质等。

【药理作用】1. 止血作用。2. 镇咳，平喘，祛痰作用。3. 抗病原微生物作用。4. 镇静作用。5. 降压，扩张血管作用。

土大黄

【别名】血丝大黄、红筋大黄。

【来源】为蓼科植物尼泊尔酸模 *Rumexnepa lensisspr* Qng 或钝叶酸模 *Rumex madaio auct*. Non Makino 的根。

【植物形态】多年生草本。高 60 ~ 100cm，根粗大，断面黄色。茎直立，通常不分枝。单叶互生，具柄；叶片卵状长圆形，下部较宽，先端急尖或钝类，基部心形或近圆形，两面的叶脉及叶缘均被白色短毛；结果时增大的内花被边缘具 7 ~ 10 对针刺，针刺先端呈钩状弯曲。花期 5 ~ 6 月，果期 6 ~ 7 月。

生于山坡边。分布于黔、湘、川（渝）、鄂及江苏、安徽、浙江、江西、河南、广西、广东、云南等省区。

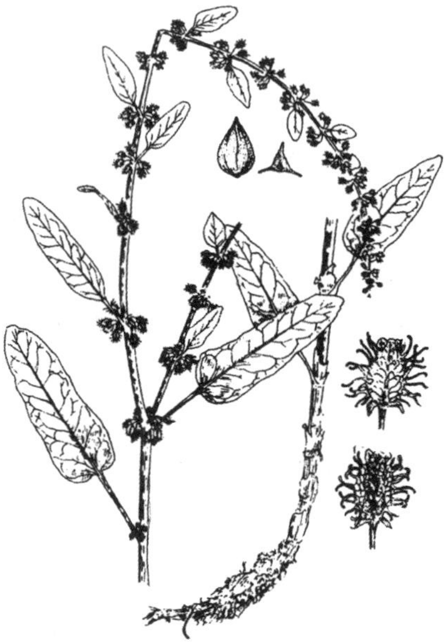

图 160 土大黄（尼泊尔酸模）
Rumexnepa lensisspr Qng

【药性及功能】性凉，味苦、辛。赶毒清热，赶食下气，散瘀止痛。

【土家族用药经验】治疗跌打损伤，皮肤疥癣，烧烫伤。

【单验方】

1. 治疗跌打损伤，关节及筋骨损伤：土大黄 20g，三百棒 10g，散血丹 10g，冷冰丹 10g，共为末，酒、蜜各半，调敷患处。

2. 治疗烧烫伤：土大黄（为末）、冰片、香油各适量，调敷患处。

3. 治疗顽癣：土大黄、樟脑、硼砂、巴山虎各适量，共浸入 75% 酒精内 3 ~ 5 天，去渣取酒涂患处。

【化学成分】含大黄素、大黄素甲醚、大黄酚衍生物、酸模素等成分。

【药理作用】1. 抗菌作用。2. 止血作用。3. 其它作用。

土当归

【别名】鸭脚七、山芫荽、鸭脚板。

【来源】伞形科植物紫花前胡 *Angelica decursiva*（Miq.）Franch. et Sav. 的全草。

【植物形态】多年生草本。高 1m 左右，根圆锥形，常有数枝根，表面黄褐色至棕褐色。茎粗直立，圆柱形，分枝，茎无毛。根生叶和茎生叶有长柄，柄长 13 ~ 36cm。下部叶卵形，长 10 ~ 15cm；二回三出复叶；顶生小叶宽卵形，长 2 ~ 5cm，宽 2 ~ 3.5cm，常 3 裂；侧生小叶菱形，长 2 ~ 3cm，宽 1 ~ 3cm，3 浅裂或不裂，两面无毛；中部叶柄长 6 ~ 8cm，有长叶鞘，上部叶分裂少。复伞形花序顶生和侧生，直径 4 ~ 12cm，有微柔毛，无总苞，小总苞片多数，条形，花梗多数，花白色。果实长圆形至卵状圆形，长 4 ~ 7mm，宽 3 ~ 5mm，无毛，或有微柔毛，扁平，光滑。花期 8 ~ 9 月，果期 9 ~ 11 月。

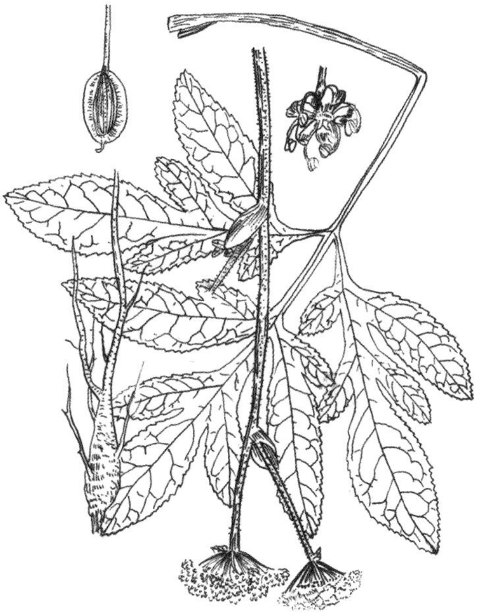

图 161　土当归（紫花前胡）
Angelica decursiva (Miq.) Franch. et Sav.

生于山坡草丛中。分布于黔、湘、川（渝）、鄂及江苏、安徽、浙江、江西、河南、广西、广东、云南等省区。

【药性及功能】性凉，味苦、辛。赶风清热，止咳平喘。

【土家族用药经验】治疗感冒咳嗽，支气管哮喘，胸胀，肿毒等症。

【单验方】

1. 治疗风湿性关节炎：土当归、五加皮、三杆风、七匹风各适量，水煎服。
2. 风热咳嗽：土当归、白前、桑白皮、杏仁、桔梗各 12g，水煎服。
3. 感冒头痛：土当归、葛根、水灯芯、荆芥、马鞭草各 10g，水煎服。

【化学成分】含香豆精类化合物、紫花前胡素、挥发油、海棉甾醇等。

【药理作用】1. 抗心律失常。2. 降血压。3. 祛痰。

土连翘

【别名】千层塔。

【来源】藤黄科植物贯叶连翘 *Hypericum perforatum* L. 的全草或带根全草。

【植物形态】多年生草本。茎直立，多分枝；茎或枝两侧各有凸起纵脉 1 条。叶较密，椭圆形以至条形，长 1 ~ 2cm，宽 0.3 ~ 0.7cm，基部抱茎，全缘，上面满布透明腺点。花较大，黄色，成聚伞花序；花萼、花瓣边缘都有黑色腺点；花柱3裂。蒴果矩圆形，具有水泡状突起。

生于山坡路旁或杂草丛中。分布于黔、湘、川（渝）、鄂地区，在河北、陕西、山东、河南、湖北等省区也产。

【药性及功能】性平，味苦、涩。赶毒清热，调经止血。

【土家族用药经验】治疗风湿关节痛，各种出血。

【单验方】

1. 治吐血：土连翘、仙鹤草、旱莲草、蒲黄灰各10g，水煎服。

2. 治风湿筋骨痛：土连翘、寻骨风、伸筋草、木瓜、活血藤各15g，水煎服。

3. 治癌肿：土连翘60g，炖肉吃。

【化学成分】含黄酮类、贯叶连翘素、咖啡酸、绿原酸、叶绿素、表儿茶精等。

【药理】1. 抗微生物与抗寄生虫作用。2. 镇痛作用。3. 对心血管的作用。4. 对中枢神经系统的影响。5. 其他作用。

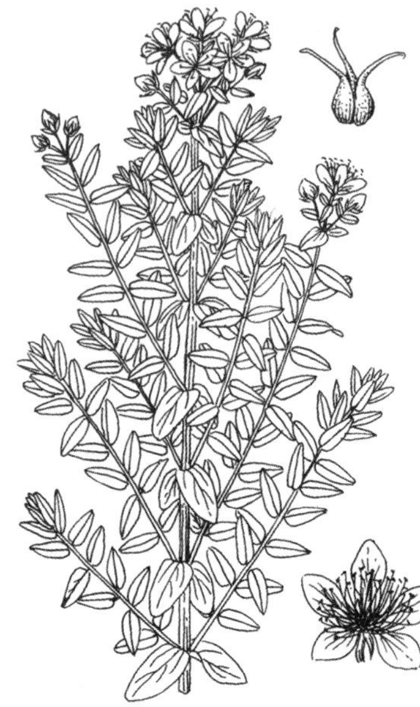

图162　土连翘（贯叶连翘）

Hypericum perforatum L.

土茯苓

【别名】金刚豆藤、尖光头、过山龙。

【来源】百合科植物土茯苓 *Smilax glabra* Roxb. 的根茎。

【植物形态】攀援状灌木。根茎块状，有明显结节，着生多数须根。茎无刺。单叶互生；革质，披针形至椭圆状披针形，长6～20cm，宽1.2～5cm，先端渐尖，基部圆形，全缘，下面常被白粉，茎出脉3～5条；叶柄长1～2cm，略呈翅，近基部具开展的叶鞘，叶鞘先端常变成2条卷须。花单性，雌雄异株；伞形花序腋生，花序梗极短；小花梗纤细，基部有多数宿存的三角形小苞片；花小，

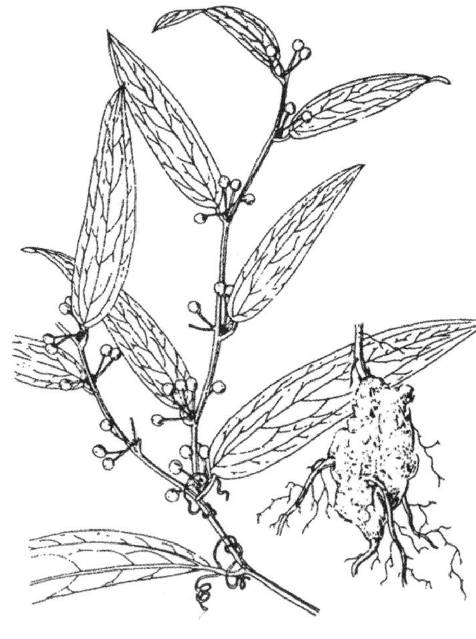

图163　土茯苓（土茯苓）

Smilax glabra Roxb.

白色，直径约4mm；花被裂片6，2轮；雄花的雄蕊6，花丝较花药短，退化雌蕊缺；雌花的退化雄蕊线形。浆果球形，直径6~8mm，红色。

生于山坡、荒山及林边的半阴地。分布于全国各地。

【药性及功能】性平，味甘、微涩。赶毒散瘀，赶湿消肿。

【土家族药用经验】治疗痈疮，疥癣，疮毒，风湿骨痛，跌打损伤。

【单验方】

1. 治疗湿热疮毒：土茯苓30g，白鲜皮12g，金银花15g，甘草6g，水煎服。

2. 治疗痈疽疔毒：土茯苓、金银花各30g，水煎服。

3. 治疗水肿：土茯苓30g，双花15g，五加皮根15g，车前草15g，水煎服，最后食老鸭一只。

【化学成分】含落新妇甙、黄杞甙、3－O－咖啡酰莽草酸、莽草酸、阿魏酸、β－谷甾醇、葡萄糖等。

【药理作用】1. 抗肿瘤作用。2. 解毒作用。3. β－受体阻滞样作用。

土荆芥

【别名】满坡香、五香草、小叶薄荷。

【来源】唇形科植物牛至 *Origanum vulgare* L. 的全草。

【植物形态】多年生草本。茎高25~60cm，被倒向或微卷曲的微柔毛。叶片卵形或矩圆状卵形，长1~4cm，被柔毛及腺点；叶柄短，被毛。花序为伞房状圆锥花序，开张，由多数圆柱形，在果时多少伸长的小假穗状花序所组成；苞片矩圆状倒卵形至倒卵形或倒披针形，绿色或带红晕；花萼钟状，长3mm，外面被小硬毛或近于无毛，内面在喉部有白色柔毛环，13脉，齿5，三角形，等大；花冠紫红色至白色，内面在喉部下疏被微柔毛，上唇直立，顶端2浅裂，下唇3裂，中裂片较大。小坚果卵圆形。

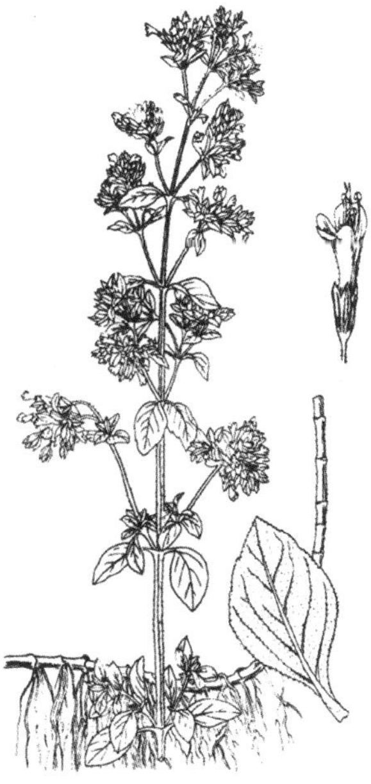

图164　土荆芥（牛至）
Origanum vulgare L.

生于路旁、山坡、林下。分布于黔、湘、川（渝）、鄂地区，在甘肃、陕西、河南至江南各省区也产。

【药性及功能】性凉，味辛。赶风清热，赶湿清暑，止咳。

【土家族用药经验】治疗中暑，小儿疳积，胃痛，泄泻，感冒发热等。

【单验方】

1. 治疗伤风发热，呕吐，咳嗽：土荆芥 10g，紫苏、枇杷叶各 6g，灯芯草 3g，水煎服。或土荆芥 10g，薄荷 6g，葱白 6g，水煎服。

2. 治疗急性结膜炎：土荆芥叶适量，揉碎塞鼻，同时取土荆芥鲜药 60g，水煎洗眼。

3. 治疗咳嗽：土荆芥、羊角七、四块瓦各适量，水煎服。

【化学成分】含水苏糖和挥发油。油中主要含百里香酚、香荆芥酚、聚伞花素等成分。

【药理作用】1. 抗微生物作用。2. 对平滑肌的作用。3. 对免疫功能的影响。

土茵陈

【别名】阴行草、糯蒿、细绒蒿。

【来源】玄参科植物菘蒿 *Pheheirospermim japonicum*（Thunb.）Kanitz. 的全草。

【植物形态】一年生草本，高达 1m。全株被腺毛，有粘性。茎直立，或弯曲而后上升，多分枝。叶对生，具有带狭翅的柄，柄长 5 ~ 12mm；叶片长三角状卵形，长 1 ~ 7mm，下端羽状全裂，向上渐变深裂至浅裂，裂片长卵形，边缘具细齿。花单生于叶腋，花稀疏；花梗长 2 ~ 7mm；萼钟状，5 裂，果时增大，裂片长卵形，上端羽状齿裂，边缘有细齿；花冠紫红色或淡紫红色，筒状，长 1.5 ~ 2cm，2 唇形外披柔毛，上唇裂片三角状卵形，稍盔状，浅 2 裂，裂片边缘外卷，下唇有两条横的大皱褶，上有白色长柔毛；雄花 4。蒴果卵状圆锥形，长约 1cm，室背 2 裂。种子卵圆形，扁平，长约 7.2mm。

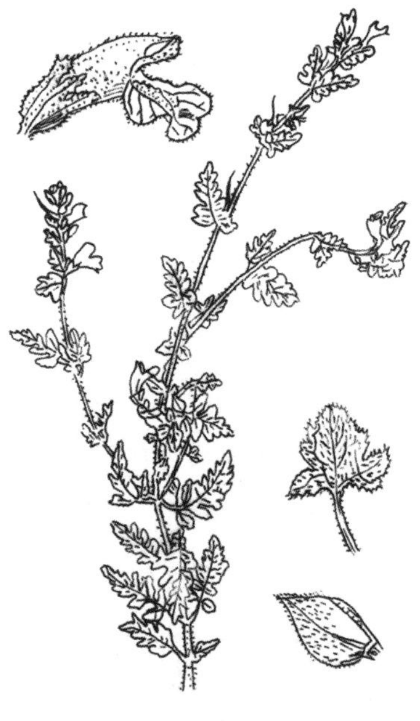

图 165 土茵陈（菘蒿）

Pheheirospermim japonicum（Thunb.）Kanitz.

生于山坡、沙质地、草地。分布全国各地。

【药性及功能】性凉、平，味微辛。赶毒清热，赶湿消黄。

【土家族用药经验】治疗黄疸，水肿，风热感冒，疮肿等症。

【单验方】

1. 治疗湿热黄疸：土茵陈30g，岩白菜15g，黄柏皮、小黄草、木节草各9g，甘草6g，水煎服。

2. 治疗水肿：土茵陈30g，水煎服。

3. 治疗风热感冒：土茵陈15g，生姜3片，水煎服。

4. 治疗小儿惊风：土茵陈15g，一枝黄花根、半枝莲、白茅根、甘草各9g，水煎服。

【化学成分】含菘蒿苷、洋丁香酚苷、车前醚苷等成分。

土香薷

【别名】山苏子、半边苏、野鱼香。

【来源】为唇形科植物香薷 *Elsholtzia ciliata* (Thunb.) Hyland. 的全草。

【植物形态】一年生草本，高 30～90cm。茎直立，四棱形，紫褐色，多分枝，被疏柔毛。叶对生；叶柄长5～35mm，边缘具狭翅，被毛。叶片卵形或椭圆状披针形，长3～9cm，宽1～4cm，边缘具锯齿，上面被小硬毛，下面叶脉被小硬毛，其余散布腺点；轮伞花序多花密集成假穗状花序，长2～7cm，顶生和腋生；苞片宽卵圆形或扁圆形，先端针芒状，外面近无毛而具腺点，边缘具缘毛；花萼钟形，长约1.5mm，外面有毛和腺点，萼齿5，前2齿较长，先端具针芒状；花冠淡紫色，外面被毛，上唇直立，先端微缺，下唇3裂，中裂片半圆形；雄蕊4，前对较长，伸出，花丝无毛，花药2室；雌蕊子房4裂，花柱内藏，柱头2浅裂。小尖果长圆形，长约1mm，棕黄色。花期7～10月，果期8～12月。

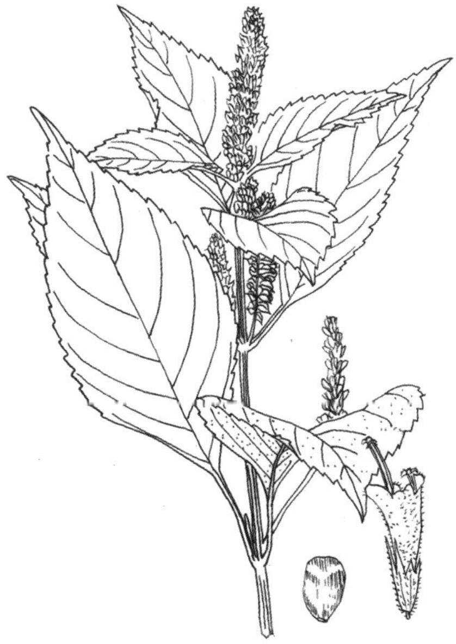

图166 土香薷（香薷）
Elsholtzia ciliata (Thunb.) Hyland.

生于海拔可达3400m的山地、林内、河崖和路旁。分布地区除青海、新疆外，全国各地均有产。

【药性及功能】性温，味辛、微苦。赶风散寒，赶湿利尿。

【土家族用药经验】治疗风寒感冒，胸闷，小便不利，痨痛，半边风。

【单验方】

1. 治疗感冒畏寒，头身痛：土香薷12g，白芷9g，川芎9g，水煎服。

2. 治疗月家病：土香薷、细毛火烧兰、益母草、辣子草各15g，水煎服。

3. 治疗肝炎：土香薷20g，虎杖15g，枳实20g，木通15g，水煎服。

【化学成分】含黄酮类、甾醇类、三萜类、烷烃类及有机酸类等。

土黄芩

【别名】土黄连、鸡爪莲、岩黄连。

【来源】罂粟科植物深山黄堇 *Corydalis parllida* (Thunb.) Pers 及小花黄堇 *Corydalis racemoca* (Thunb.) Pers 的全草。

【植物形态】二年生草本，高20～60cm，无毛。主根长直。茎直立，上部有少数分枝。叶互生；下部叶有长柄，上部叶柄极短；叶片轮廓卵形至宽卵形，长达20cm，2～3羽状全裂。总状花序顶生，长达25cm，疏生数花；苞片狭卵形至条形，全缘，下部者略具齿；萼片小；花冠黄色，长17～23mm；子房条形，柱头2裂，具8乳突。蒴果串珠状，长3cm，直径约2mm。种子扁球形，直径约1.5mm，黑色，表面密生短圆锥状小突起。花期4～6月，果期5～7月。

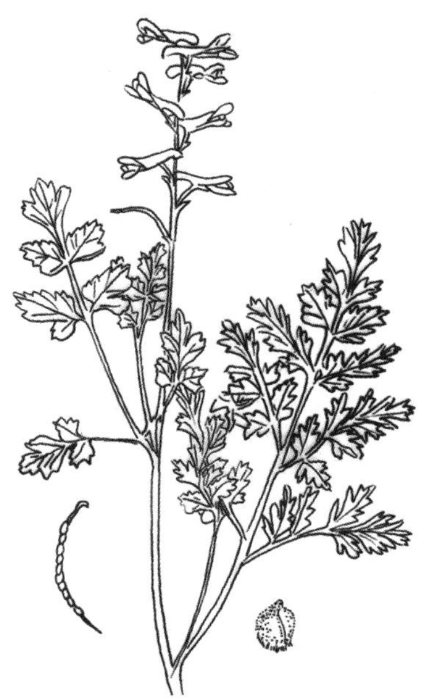

图167　土黄芩（深山黄堇）

Corydalis parllida (Thunb.) Pers

生于丘陵林下或沟边潮湿处。分布于黔、湘、川（渝）、鄂地区，在江西、河南等地也产。

【药性及功能】性凉，味微苦。赶毒清热，赶湿止泻，止嗽排脓。

【土家族用药经验】治疗痢疾，腹泻，肺痈，痈疽等病症。

【单验方】

1. 治疗痢疾，腹泻：土黄芩6～10g，水煎服。

2. 治疗咳嗽，痰黄色：土黄芩15g，鱼腥草30g，水煎服。

3. 治疗肺痈：土黄芩10g，天冬30g，白茅花10g，双飞蝴蝶30g，水煎服。

【化学成分】本品含原阿片碱、咖坡任碱、咖坡明碱、咖坡定碱、紫堇碱、隐品碱等。

【药理作用】1. 镇痛作用。2. 抗菌作用。3. 抗肿瘤作用。

大凤尾草

【别名】井口边草、亮凤尾蕨、锦鸡尾。

【来源】凤尾蕨科植物凤尾蕨 *Pterisr cretica Lvar nervosa*（Thunb.）的全草。

【植物形态】多年生草本。根状茎直立，有条状披针形的褐色鳞片。叶 2 型，丛生，叶柄禾秆色，光滑；能育叶卵圆形，长 25～30cm，宽 15～20cm，1 回羽状，但中部以下的羽片通常分叉，有时基部 1 对还有 1～2 片分离的小羽片；羽片或小羽片长 15～25cm，宽 6～8mm，条状披针形，顶部有锐锯齿；不育叶同型，羽片或小羽片宽 1～1.5cm，边缘有锐尖锯齿。孢子囊群线形，沿羽片顶部以下的叶缘连续分布，囊群盖狭条形，灰色，膜质。

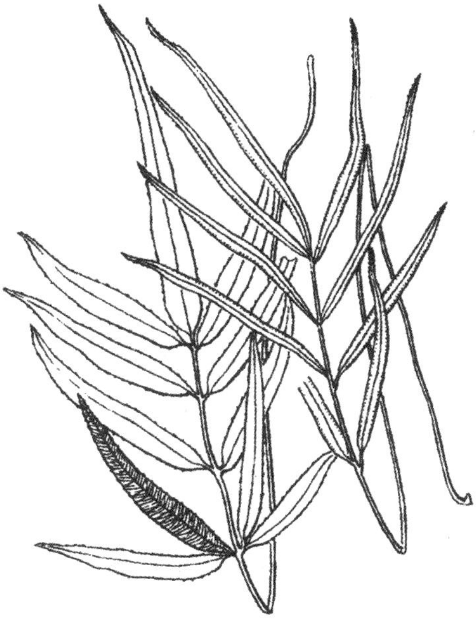

图 168　**大凤尾草（凤尾蕨）**
Pterisr cretica Lvar nervosa（Thunb.）

生于林下阴湿处或石灰岩缝中。分布于黔、湘、川（渝）、鄂地区，在长江以南的大部分地区也产。

【药性及功能】性凉，味辛。赶湿清热，赶毒消肿。

【土家族用药经验】治疗痢疾，水肿，扁桃体炎，月经不调等。

【单验方】

1. 治疗口眼歪斜：大凤尾草 9g，水煎服。

2. 治疗肠炎，痢疾：大凤尾草、铁苋菜、马齿苋各 30g，水煎服。

3. 治疗磷、砒、毒蕈中毒：大凤尾草（鲜）150g，泉水一碗，捣汁绞汁内服。

【化学成分】含大叶凤尾蕨甙，全草含 2β，6β，16γ－三羟基一左旋一贝壳杉烷，2β，15γ，16γ，17－四羟基左旋贝壳杉烷，及蕨素、大叶尾蕨甙、异蕨甙、欧蕨伊鲁甙等。

大 蒜

【别名】胡蒜、独头蒜、独蒜。

【来源】百合科植物大蒜 *Allium sativum* L. 的鳞茎。

【植物形态】草本。鳞茎球形或扁球形，常由多个肉质、瓣状的小鳞茎紧密排列组成；鳞茎外皮白色至带紫色，膜质。花葶圆柱形，实心，高可达60cm，中部以下具叶鞘。叶宽条形至条状披针形，扁平，顶端长渐尖，比花葶短，宽可达2.5cm。总苞具长7~20cm的喙；伞形花序密具珠芽，间有数朵花；花梗纤细；苞片大，卵形，膜质，具短尖；花常淡红色，长3~4mm；花被片6，披针形到卵状披针形，内轮的比外轮的短；花丝比花被片短，基部合生并与花被贴生，内轮的基部两侧各具1齿，齿端呈丝状，长短不等，超过花被片，外轮的锥形；子房球形；花柱不伸出花被。

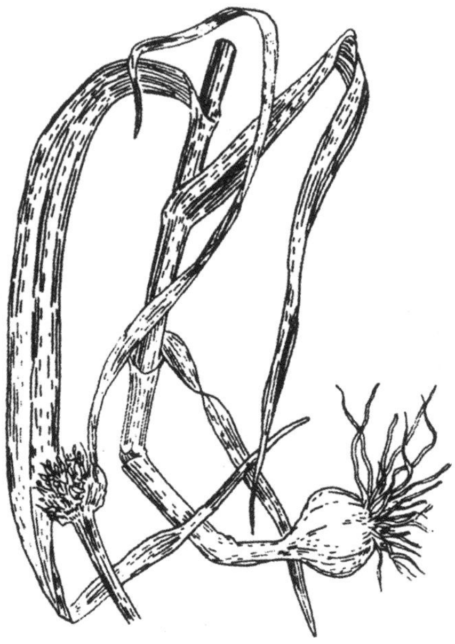

图169 大蒜（大蒜）

Allium sativum L.

全国各地均有栽培。

【药性及功能】性温，味辛。赶气消积，赶毒杀虫，减肥。

【土家族用药经验】治疗胸腹冷痛，食滞，痨伤，肥胖。

【单验方】

1. 治疗预防流感，流脑，痢疾，麻疹，百日咳：每日食生大蒜3~5瓣，一日三次。
2. 治疗阴道滴虫，阴痒，湿疹瘙痒：大蒜适量，水煎外洗。
3. 治疗腹痛，腹泻，老年体弱，小便困难：大蒜适量，捣烂，敷肚脐。
4. 治疗毒草中毒：大蒜适量，捣汁灌服。
5. 治疗泄泻：大蒜一个，捣烂和鸡蛋炒熟食。

【化学成分】含挥发性成分、硫代亚磺酸酯类、S-烷（烯）-L-半胱氨基酸衍生物、γ-L-谷氨酸多肽、甙类、多糖、脂类、酶等。

【药理作用】1. 抗菌抗病毒及抗原虫作用。2. 降压作用。3. 降血脂与抗动脉粥样硬化作用。4. 抑制血小板聚集及溶栓作用。5. 抗肿瘤抗突变和阻断亚硝胺合成的作用。6. 保肝作用。

大蜘蛛香

【别名】满坡香、雷公七、养血莲。

【来源】败酱科植物蜘蛛香 *Valeriana jatamansii* Jones 的根或根茎。

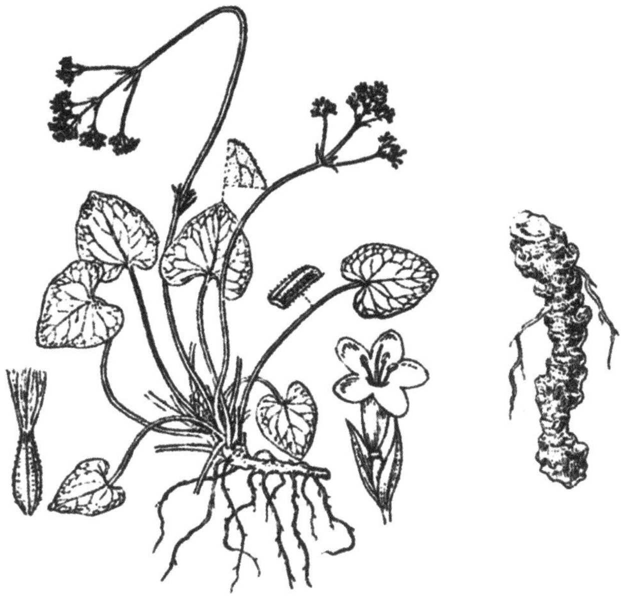

图 170　大蜘蛛香（蜘蛛香）

Valeriana jatamansii Jones

【植物形态】多年生草本，高 30 ~ 70cm。茎通常数枝丛生，密被短柔毛。根状茎横走，肥厚，粗大，块状，节间紧密，有叶柄残基，黄褐色，有特异香气。基生叶发达，叶片心状圆形至卵状心形，长 2 ~ 10cm，宽 1.5 ~ 8cm，先端短尖或钝圆基部心形，边缘微波状稀疏小齿，具短毛，上面暗绿色，下面淡绿色，均被短柔毛，基出脉 5 ~ 9 条。茎生叶不发达每茎 2 ~ 3 对，下部心状圆形，近无柄，上部常羽裂，无柄，顶生伞房状聚伞花序。苞片和小苞片钻形，中脉明显。花小白色或微带红色，杂性；花萼内卷，于开花后裂为 10 余条线形裂片，将来形成瘦果先端的多条羽状毛。花冠筒状，先端 5 裂，雄蕊 3，着生于花冠筒中部，伸出花冠外。雌蕊伸出花冠外，柱状 3 裂，子房下位，两性花较大，长 3 ~ 4cm，雌雄蕊与花冠等长。瘦果长柱状，顶端有多条羽状毛。花期 5 ~ 7 月，果期 6 ~ 9 月。

生于山坡、林下、沟边。分布于黔、湘、川（渝）、鄂地区，在长江以南的大部分地区也产。

【药性及功能】性温，味苦微辛，有小毒。赶风解痉，安神止痛。

【土家族用药经验】治疗心悸，失眠。

【单验方】

1. 治疗心悸失眠：大蜘蛛香、五味子各 6g，水煎服。

2. 治风湿痹痛：大蜘蛛香 15g，牛克七 15g，红活麻 15g，生姜七片，煎水服。

3. 治胃痛：大蜘蛛香9g，芍药莲15g，土大黄6g，水煎服。

4. 治痈疮肿毒：大蜘蛛香、独脚莲、雄黄各3g，醋捣泥敷患处。

【化学成分】含挥发油、环烯醚萜化合物、生物碱等。

【药理作用】1. 镇静作用。2. 抗菌作用。3. 解痉作用。

小凤尾草

【别名】井口边草、龙须草、山鸡尾。

【来源】凤尾蕨科植物凤尾草、又名井栏边草 *Pteris multifida* Poir. 的全草或根茎。

【植物形态】陆生蕨类植物，植株高20～70cm。根茎短，直立或斜生，顶端密被钻形棕色鳞片。叶草质，二型，簇生；不育叶柄长4～6cm，光滑，禾秆色，基部略带棕色；叶片椭圆形，长6～8cm，宽3～6cm，先端尾状，单数一回羽状；羽片1～4对，对生，下部的具柄；羽片线形，长4～5cm，宽4～8mm，先端长尖，边缘具小尖齿，下部的2～3叉状深裂，有时二回分叉；叶轴两侧具翅，叶脉羽状，侧脉常二叉状。能育叶与不育叶相似而较大，仅在不育部分具小尖齿。孢子囊群线形，生于羽片边缘的边脉上；囊群盖线形，膜质，灰白色。

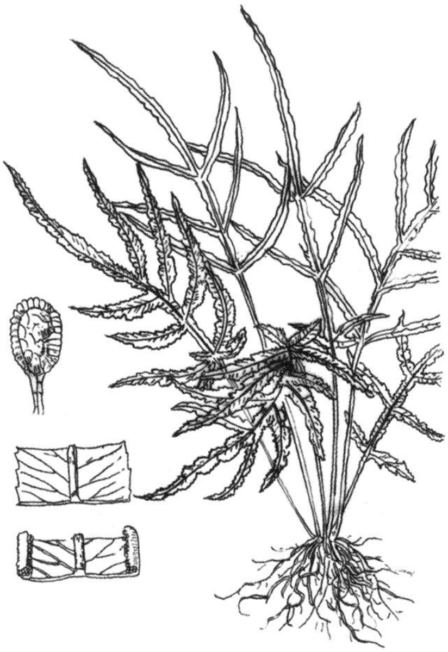

图171　小凤尾草（凤尾草）

Pteris multifida Poir.

生于石灰岩缝内或墙缝、井边。分布于黔、湘、川（渝）、鄂地区，在华东、中南及山西、陕西等省区也产。

【药性及功能】性凉，味淡。赶湿清热，赶风赶毒，止血。

【土家族用药经验】治疗肠炎，痢疾，肝炎，便血，尿血等。

【单验方】

1. 治疗传染性肝炎：取小凤尾草50g，白芍20～30g，水煎服。

2. 治疗劳伤：小凤尾草、杜仲、双肾草、故纸各30g，水煎过滤去渣，滤液加猪肾一对煮熟内服。

3. 治疗鼻衄：小凤尾草21～24g，切碎，水酒各半煎服。

4. 治疗痢疾，肠炎，咽喉痛：小凤尾草30g，水煎服。

5. 治疗狗咬伤：小凤尾草、油茶树叶各适量，共捣烂外敷。

【化学成分】含蕨素B、C、F、O、S，蕨素C－3－O－葡萄糖甙，大叶凤尾甙A、B等成分。

【药理作用】1. 抗菌作用。2. 抗肿瘤作用。

小金钱草

【别名】小马蹄草、黄疸草。

【来源】旋花科植物马蹄金 *Dichondra repens* Forst. 的全草。

【植物形态】多年生草本。茎细长，匍匐地面，被灰色短柔毛，节上生根。叶互生，圆形或肾形，长5～10mm，宽8～15mm，顶端钝圆或微凹，全缘，基部心形；叶柄长1～2cm。花单生叶腋，黄色，形小，花梗短于叶柄；萼片5，倒卵形，长约2mm；花冠钟状，5深裂，裂片矩圆状披针形；雄蕊5，着生于二裂片间弯缺处，花丝短；子房2室，胚珠2，花柱2，柱头头状。蒴果近球形，膜质，短于花萼；种子1～2，外被毛茸。

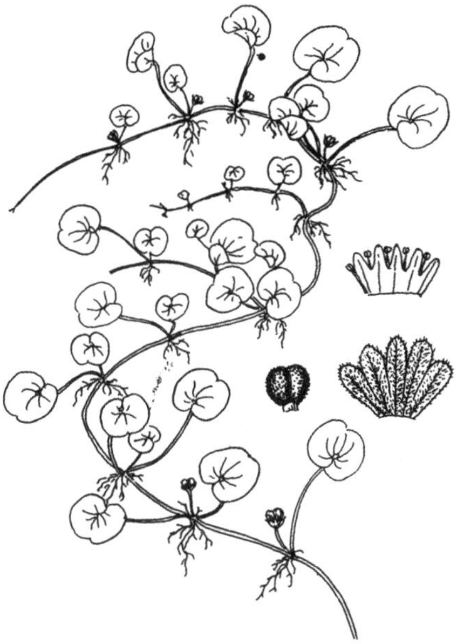

图172　小金钱草（马蹄金）

Dichondra repens Forst.

生于路边、沟边草丛中或墙下、花坛等半阴湿处。分布于黔、湘、川（渝）、鄂地区，在华东、中南及山西、陕西等省区也产。

【药性及功能】性凉，味苦、辛。赶毒清热，赶水消肿。

【土家族用药经验】治疗黄疸，水肿，白浊，痢疾，跌打损伤。

【单验方】

1. 治疗黄疸型肝炎：小金钱草30g，满天星30g，水煎服。

2. 治疗肾炎水肿：小金钱草鲜草适量，捣烂敷于肚脐上，每天一次，七天为一疗程。

3. 治疗肺结核：小金钱草一握，猪肉25g，共炖服，食药水及肉。

4. 治疗肝炎：小金钱草、六月雪、虎杖、茵陈各30g，避蛇生10g，煎水服。

【药理作用】本品水煎剂和酊剂作体外抗菌试验，对白喉杆菌高度敏感，对金黄色葡萄球菌中度敏感，对溶血性链球菌、枯草杆菌和大肠杆菌轻度敏感。临床上用于预防和治疗白喉有一定疗效。

小茴香

【别名】野茴香、谷香、香子。

【来源】伞形科植物茴香 *Foeniculum vulgare* Mill. 的根。

【植物形态】多年生草本，有强烈香气。茎直立，圆柱形，高达1.5m，上部分枝。茎生叶互生，叶柄长3.5～4.5cm，由下而上渐短，近基部呈鞘状，宽大抱茎，边缘有膜质波状狭翅，叶片3～4回羽状分裂，最终裂片线形至丝形。复伞形花序顶生，伞梗5～20枝或更多，每一小伞形花序有花5～30，小伞梗纤细，长4～10mm；不具总苞和小总苞；花小，无花萼；花瓣5，金黄色，广卵形，中部以上向内卷曲，先端微凹。双悬果，卵状长圆形，外表黄绿色，顶端残留黄褐色柱基，分果椭圆形。

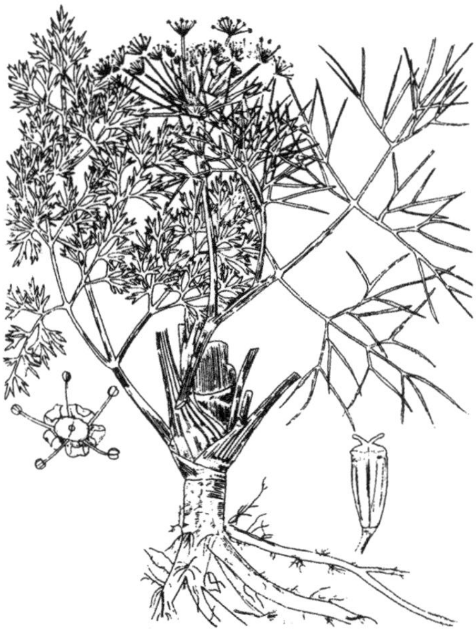

图173　小茴香（茴香）

Foeniculum vulgare Mill.

全国各地普遍栽培。

【药性及功能】性温，味辛。赶气止痛，温中健胃，止带。

【土家族用药经验】治疗胃寒腹痛，腹胀，白带，食欲不振。

【单验方】

1. 治疗胃痛，少腹冷痛：小茴香10g，藿香10g，良姜10g，香附10g，陈皮10g，水煎服。

2. 治疗疝气痛，睾丸肿痛：小茴香、橘核、玄胡、川楝子、伏毛各10g，荔枝核12g，水煎服。

3. 治疗痛经：小茴香10g，泽兰50g，水煎服。

4. 治疗月家病：小茴香6g，猪五花肉炖服。

5. 治疗胃痛：小茴香10g，藿香、良姜、香附、陈皮各15g，水煎服。

【化学成分】含反式－茴香脑、柠檬烯、小茴香酮、樟脑、樟烯等成分。

【药理作用】1. 对消化道系统的作用。2. 对气管的作用。3. 对肺的作用。

小蜘蛛香

【别名】九转香、雷公七。

【来源】败酱科植物心叶缬草 *Valeriana jatamansii* Jones 的根茎。

【植物形态】多年生草本，高达 70cm。茎1 至数枚丛生，被短毛；根状茎粗厚微弯，块状圆柱形，节密，有叶柄残茎和苞片，有浓香气。叶茎生，叶片心状圆形至卵状心形，长 5 ~ 9cm，宽 3 ~ 8cm，边缘有疏浅波齿，被短毛；叶柄长于叶片，达 20cm，茎生叶与基生叶近似而具短柄，上部叶常羽状 3 ~ 7 裂，渐无柄，花成顶生聚伞花序，初紧密，花开时渐疏大；花小，白色或微带红色，花萼内卷；花冠筒状，上部稍膨胀，5 裂；雄蕊 3。瘦果长柱状，顶端有多条羽状毛。

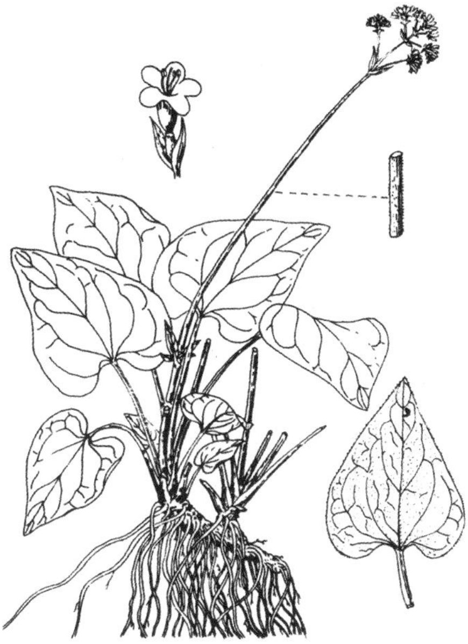

图 174 小蜘蛛香（心叶缬草）

Valeriana jatamansii Jones

生于山坡草地、灌木丛林中。分布于黔、湘、川（渝）、鄂及河南、陕西、云南等省区。

【药性及功能】性温，味辛、微苦。赶气散寒，活血止痛。

【土家族用药经验】治疗胃痛，小儿疳积，头晕等。

【单验方】

1. 治疗胃痛：小蜘蛛香 12g，地苦胆 12g，爬地香 12g，黄连 3g，川贝母 3g，乌贼骨 150g，碧血莲 9g，研细，冷开水送服，每次 20g。

2. 治疗小儿疳积：小蜘蛛香适量，研细，温开水送服，每次 3g。

3. 治疗头晕：小蜘蛛香 15g，红升麻 30g，水煎服。

【化学成分】含挥发油、绿原酸、咖啡酸等。

【药理作用】1. 有镇静、催眠、抗惊厥作用。2. 镇痛作用。

山扁豆

【别名】磕睡草、鸡毛箭、砂子草、水皂角。

【来源】豆科植物含羞草决明 *Cassia mimosoides* L. 的全草。

【植物形态】半灌木状草木，茎直立，多分枝，高 30 ~ 45cm。叶互生，偶数羽状复叶长 4 ~ 10cm；小叶 50 ~ 120cm，条形，微呈镰状弯曲，长 3 ~ 4mm，宽约 1mm，先端有细尖。花单生，或 2 至数朵排成短总状花序，腋生；花梗纤细，长约 5mm；萼片 5，披针形；花冠黄色，与萼片等长；雄蕊 10，长短间生；子房有毛。荚果条形，扁，长 2.5 ~ 6cm，宽约 5mm，疏被毛，有种子 16 ~ 25 粒。

生于山坡地或空旷地的灌木丛或草丛中。分布于黔、湘、川（渝）、鄂及江苏、安徽、浙江、江西、福建、台湾、广东、广西、云南等省区。

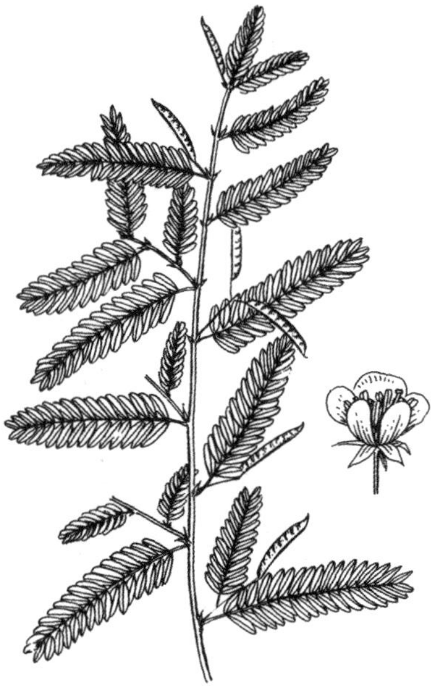

图 175　山扁豆（含羞草决明）
Cassia mimosoides L.

【药性及功能】性凉，味微苦。赶毒清热，赶水通淋。

【土家族用药经验】治疗湿热黄疸，小儿疳积，痢疾，淋症。

【单验方】

1. 治疗淋症：山扁豆种子 15g，车前草 30g，海金沙 15g，水煎服。

2. 治疗痢疾，腹泻：山扁豆鲜根 30g，翻白草 30g，水煎服。

3. 治疗疔疮肿毒：山扁豆鲜草，捣烂加盐少许外敷患处。

4. 治疗水肿：山扁豆、葶蓄各 30g，水煎服。

【化学成分】含正 - 三十一烷醇、大黄酚等。

川楝子

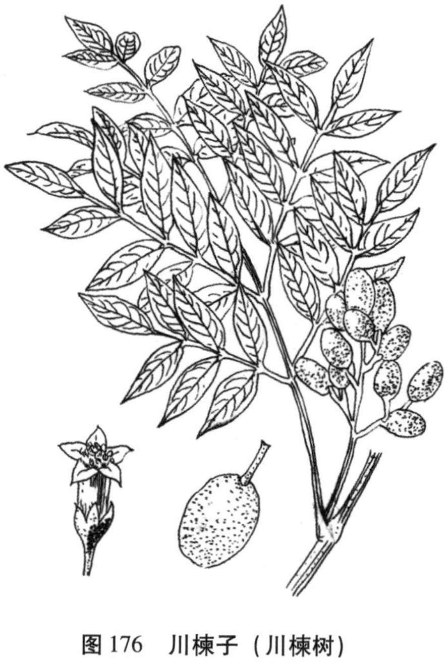

图 176　川楝子（川楝树）
Melia toosendan Sieb. Et Zucc.

【别名】川楝、金铃子。

【来源】楝科植物川楝树 *Melia toosendan* Sieb. Et Zucc. 的果实和茎皮。

【植物形态】落叶乔木，高达 10m；树皮纵裂。叶 2 回单数羽状复叶，互生；小叶 11 ~ 13，卵形至椭圆形，长 3 ~ 7cm，宽 2 ~ 4cm，边缘有钝锯齿，幼时披星状毛。圆锥花序，腋生；花紫色；花萼 5 裂，披针形；花瓣 5，倒披针形；雄蕊 10，花丝合生成筒。核果近球形，淡黄色，4 ~5 室，每室有种子 1 枚。

生于路旁、坡脚，有的栽培在房前屋后。分布于黔、湘、川（渝）、鄂及陕西、云南、广东、广西、福建、台湾、江西等省区。

【药性及功能】性大凉，味苦，有小毒。赶湿清热，赶气止痛，杀虫。

【土家族用药经验】治疗湿热疝痛，虫积腹痛，痛经，头癣。

【单验方】

1. 治疗胃痛，胁痛：川楝子、延胡索各等量，研末，每次 3 ~9g，每日 2 ~3次，开水送服。

2. 治疗风疹：川楝子 200g，甘草 100g，苦参 200g，水煎去渣，加猪苦胆一个调匀外涂。

3. 治疗心腹痛：川楝子 9g，玄胡 6g，木香 6g，水煎服。

4. 治疗疝气：川楝子 3g，桔梗 5g，山楂 3g，木瓜 3g，荔枝核 5g，棕树子 3g，广木香 3g，水煎服。

【化学成分】含川楝素，多种苦味的三萜成分，苦楝子酮、脂苦楝子醇、21 – O – 甲基川楝子五醇、21 – O – 乙酰川楝子三醇。

【药理作用】1. 阻断神经肌肉接头间的传递作用。2. 驱蛔虫作用。3. 抑菌作用。

马苋菜

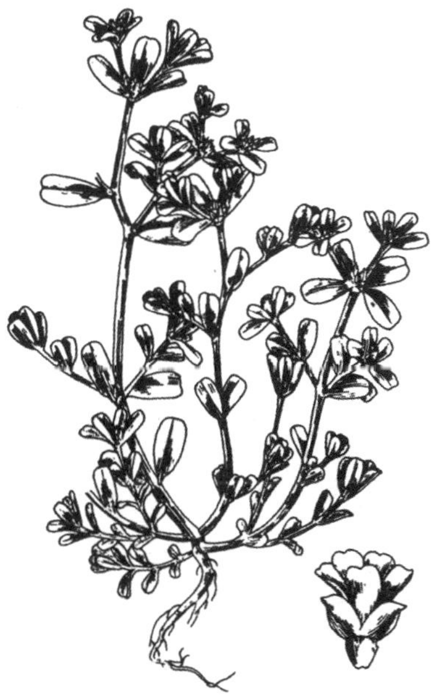

图 177　**马苋菜（马齿苋）**

Portulaca oleracea L.

【别名】马齿菜、蛇子菜、长寿菜。

【来源】马齿苋科植物马齿苋 *Portulaca oleracea* L. 的全草。

【植物形态】一年生肉质草本，全株光滑无毛，高 20 ~30cm，茎圆柱形，平卧或斜向上，由基部分歧四散，向阳面常带淡褐红色或紫色，叶互生或对生，叶柄极短，叶片肥厚肉质，倒卵形或匙形，长 1 ~3cm，宽 5 ~14mm，先端钝圆，有时微缺，基部阔楔形，全缘，上面深绿色，下面暗红色。

生于田野、荒地及路旁。全国遍布。

【药性及功能】性凉，味酸。赶湿清热，赶毒凉血。

【土家族用药经验】治疗疮疡肿毒，蛇虫咬伤。

【单验方】

1. 治疗急性肠炎，痢疾：马苋菜（鲜）20g，水煎服。

2. 治疗疮疡肿毒，虫蛇咬伤，外伤出血：马苋菜（鲜）适量，捣烂外敷。

3. 治鼻炎、鼻窦炎：挤鲜马苋菜汁直接滴鼻，连滴半月。

【化学成分】含去甲肾上腺素、多巴胺、甜菜素、草酸、糖类等。

【药理作用】1. 收缩子宫作用。2. 肌肉松弛作用。3. 抗菌作用。4. 加强心肌收缩作用。

马桑叶

【别名】马桑泡、千年红、马鞍子。

【来源】马桑科植物马桑 *Coriaria sinica* Maxim. 的根及叶。

【植物形态】落叶灌木，高达6m。全株有大毒。幼枝有棱，无毛。单叶，对生，椭圆形，长3～7cm，宽2～4cm，顶端渐尖，基部近圆形，全缘，两面无毛，基出3脉；叶柄紫色。总状花序侧生于前年生枝上；花杂性，雄花序先叶开放，下垂；花小，萼片和花瓣各5；雄蕊10；心皮5，分离。浆果状瘦果，5个，成熟由红色变黑色，外被肉质花瓣所包。

生于山坡、路旁。分布于黔、湘、川（渝）、鄂及山西、陕西、河南、云南、广西等省区。

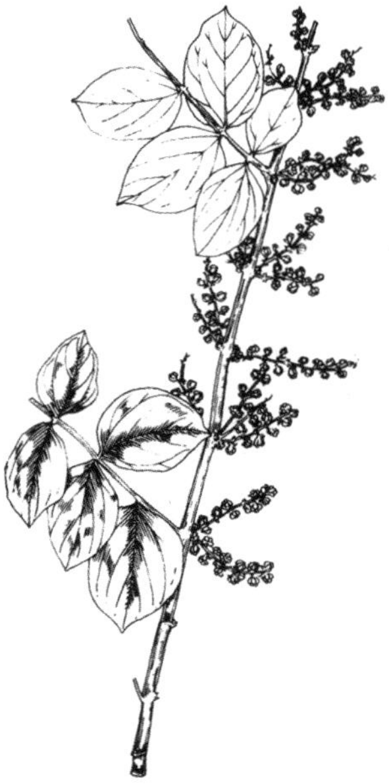

图178 马桑叶（马桑）

Coriaria sinica Maxim.

【药性及功能】性凉，味苦，有毒。赶风赶毒，消肿止痛，生肌杀虫。

【土家族用药经验】治疗肿毒，痈疽。

【单验方】

1. 治疗风火牙痛：马桑皮6g，地骨皮9g，水煎服。

2. 治疗淋巴结核：马桑树皮3g，当归9g，何首乌15g，炖肉服。

3. 治疗烧烫伤：马桑叶适量（为末），桐油共调均敷患处。

【化学成分】含马桑毒素、马桑亭、油脂、鞣质、多糖、蛋白质及树脂等成分。

【药理作用】1. 一般抗炎作用。2. 毒性。

马蹄香

【别名】狗肉香、冷水丹。

【来源】马兜铃科植物马蹄香 *Saruma henryi* Oliv. 的根及根茎。

【植物形态】多年生草本。茎高 50 ~ 100cm，被柔毛。叶心形，膜质，长 6 ~ 14cm，宽 6 ~ 15cm，顶端短渐尖，基部两侧耳片圆，边缘和两面被柔毛；下部的叶柄长 4 ~ 12cm。花辐射对称；外轮花被裂片 3，半圆形，外面被柔毛，果时宿存并增大；内轮花被裂片 3，与外轮花被裂片互生，肾状圆形，黄色，长约 8mm，宽 6 ~ 8mm；雄蕊 12；心皮 6，下部贴生于花萼，上部分离。果熟时革质，沿腹缝线开裂；种子卵形，顶端尖，长约 3mm，具明显的横皱纹。

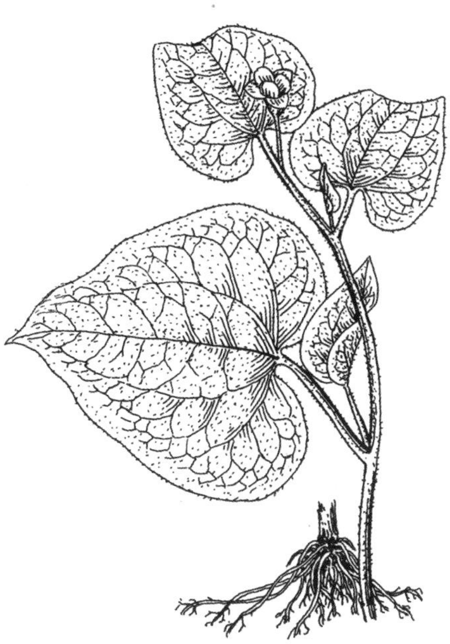

图 179　马蹄香（马蹄香）
Saruma henryi Oliv.

生于山谷林下或沟边草丛中。分布于黔、湘、川（渝）、鄂及陕西、江西、河南等省区。

【药性及功能】性温，味苦、辣，有小毒。赶风散寒，赶气止痛。

【土家族用药经验】治疗风寒头痛，疔疮肿毒，胃寒痛等。

【单验方】

1. 治疗风寒头痛：马蹄细辛 1. 5 ~3g，开水泡服。
2. 治疗疔疮肿毒：马蹄细辛鲜草适量捣烂，外敷。
3. 治疗胃寒痛：马蹄细辛适量研末，每次 1. 5g 开水送服。

五甲皮

【别名】鸡脚风、五叶刺木、刺五加。

【来源】五加科植物五加 *Acanthopanax gracilistylus* W. W. Smith 的根皮。

【植物形态】灌木，有时蔓生状，高达 3m。枝条无刺或仅在叶柄基部单生扁平的刺。掌状复叶在长枝上互生，在短枝上簇生；小叶 5，中央一片最大，倒卵形，长 3 ~ 8cm，宽 2 ~ 3cm，先端渐尖，基部楔形，边缘有钝细锯齿，两面无毛或沿脉疏生刚毛。伞形花序腋生或单生于短枝上；花黄绿色；

萼缘5齿裂；花瓣5；雄蕊5；花柱丝状，分离。果近球形，侧扁，成熟时黑色。

生于山坡、灌丛、林缘。分布于黔、湘、川（渝）、鄂地区，在华中、华东、华南各省区也产。

【药性及功能】性温，味辛。赶风赶湿，强筋壮骨。

【土家族用药经验】治疗风湿关节痛，腰腿酸痛，半身不遂，跌打损伤。

【单验方】

1. 治疗风湿痹痛：五甲皮15g，水煎服或水、酒各半煎服。

2. 治疗跌打损伤，出血过多：五甲皮15g，归尾、桃仁、毛姜七各12g，赤芍、红花、三棱、文术、广木香各9g，土鳖虫6g，水煎，白酒引。

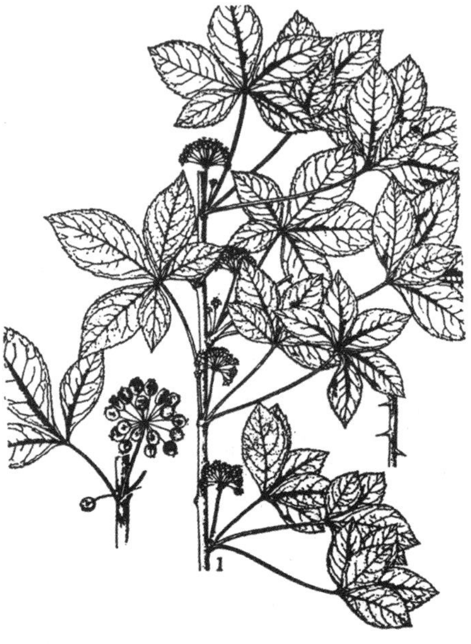

图180　五甲皮（细柱五加）

Acanthopanax gracilistylus W. W. Smith

3. 治疗流痰：五甲皮、六月凉、岩五加、竹根七、八宝莲、草乌、小血藤、三叶青各适量，共捣烂外敷。

4. 治疗骨折：五甲皮15g，接骨风20g，伸筋草20g，泽兰20g，节节草20g，小鸡一个，面粉适量，共捣烂敷于整复后的伤部，其外再用杉木皮质小夹板固定，捆扎，每七天换药一次（换药时可不再用小鸡）。

5. 治疗乳疮：五甲皮叶、地五加、秋芙蓉各适量，捣烂外敷。

【化学成分】含丁香甙、刺五加甙B_1、右旋芝麻素、16γ－羟基－（一）－贝壳松－19－酸、左旋对映贝壳桦烯酸、β－从轻甾醇、β－谷甾醇葡萄糖甙、硬脂酸、棕榈酸、亚麻酸及维生素、挥发油等成分。

【药理作用】1. 抗炎镇痛作用。2. 抗应激作用。3. 性激素样作用。4. 对核酸代谢的影响。

五谷米

【别名】川谷米根、串谷子、五谷子、草珠子。

【来源】禾本科植物薏苡 *Coix lachryma-jobi* L. var. ma-yuen（Romanet）Stapf的种仁。

【植物形态】一年或多年生草本。秆高1～1.5m。须根较粗，直径可达

3mm。杆直立，约具 10 节。叶条状披针形，长可达 30cm，宽 1.5 ~ 3cm，总状花序成束腋生；小穗单性；雄小穗覆瓦状排列于总状花序上部，自珐琅质呈球形或卵形的总苞中抽出，2 ~ 3枚生于各节，1 无柄，其余 1 ~ 2 有柄，无柄小穗长 6 ~ 7mm；雌小穗位于总状花序的基部，包藏于总苞中，2 ~ 3 枚生于一节，只 1 枚结实。

生于荒野、河边或阴湿山谷中。分布于全国大部分地区。

【药性及功能】性平，味甘。滋脾肾元气，赶水利尿，赶湿清黄。

【土家族用药经验】治疗水肿，脚气，腹胀，黄疸，小儿脐突等。

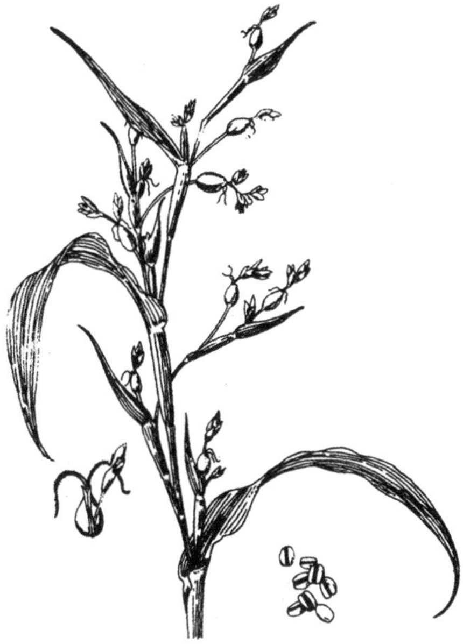

图 181　五谷米（薏苡）

Coix lachryma-jobi L. var. ma-yuen (Romanet) Stapf

【单验方】

1. 治疗水肿，脚气：五谷米、冬瓜皮、赤小豆各 30g，水煎服。

2. 治疗腹胀：五谷米根 30g，土党参 15g，大七口 15g，白水消 15g，白花草 15g，隔山消 15g，水煎服。

3. 治疗黄疸：五谷米根 50g，水煎服。

4. 治疗小儿脐突：五谷米 10g，白芍 10g，水煎服。

【化学成分】含薏苡仁酯、粗蛋白、脂类、甾醇酯、游离脂肪酸、单油酸甘油酯、薏苡多糖、挥发油等。

【药理作用】1. 抗肿瘤作用。2. 抑制骨骼肌收缩作用。3. 镇痛作用。解热抗炎作用。4. 对心血管有扩张作用。5. 增强免疫作用。6. 降血糖作用。7. 诱发排卵作用。

五虎劲

【别名】大风泡。

【来源】芸香科植物野花椒 *Zanthoxylum simulans* Hance 的叶、根、果。

【植物形态】灌木，高 1 ~ 2m。树干有时无刺，枝通常有皮刺及白色皮孔。奇数羽状复叶互生，厚纸质；叶轴边缘有狭翅和长短不等的皮刺；小叶柄极短，顶生小叶具柄；小叶片卵圆形、卵状长圆形或广卵圆形，长 2 ~ 5cm，宽1～3cm。聚伞状圆锥花序顶生，长1～5cm；花单性，花被片5～8，一轮；雄花雄蕊5～7；药隔顶面观成三棱形，具深色腺点一颗；雌花心皮2～3，背缝具腺点一颗，花柱外弯，柱头略成钝三角形。种子近球形，径约4mm，黑色光亮。花期3～5月，果期6～8月。

生于海拔500m以下的灌丛中。分布于黔、湘、川（渝）、鄂及河南、广东、辽宁等省区。

【药性及功能】性温，味辛。赶气散寒，赶湿止痛，杀虫。

【土家族用药经验】治疗脘腹冷痛，呕吐，皮肤湿疹等。

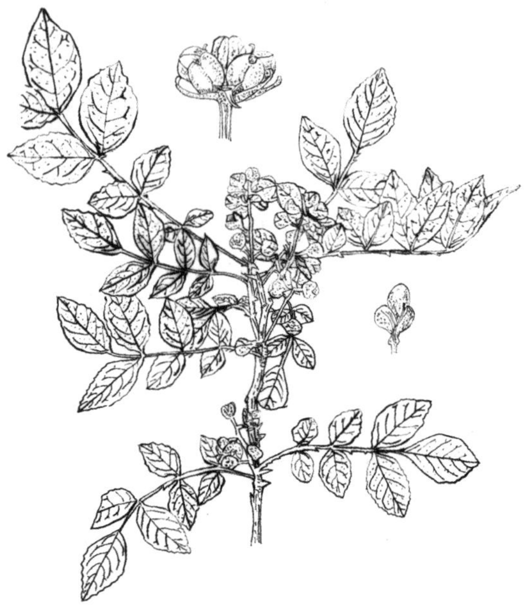

图182　五虎劲（野花椒）
Zanthoxylum simulans Hance

【单验方】

1. 治疗皮肤湿疹：五虎劲叶、蛇床子各适量，水煎洗患处。

2. 治疗蛔虫，腹痛呕吐：五虎劲叶6g，乌梅12g，榧子9g，生姜3g，水煎服。

3. 治疗风湿性关节痛：五虎劲叶5g，防已10g，牛膝10g，草乌5g，虎杖10g，威灵仙10g，毛耳朵10g，首乌10g，茜草10g，赶山鞭10g，扣子七10g，血蜈蚣10g，剥皮血10g，上药共浸白酒中。每次10～15ml，早晚各一次。

五倍角

【别名】倍子树、五倍子、山杜仲。

【来源】漆树科植物盐肤木 *Rhus chinensis* Mill. 的寄生虫瘿。

【植物形态】落叶乔木，高达10m；树皮有无数皮孔和三角形叶痕；幼枝密生褐色柔毛。单数羽状复叶互生，叶轴及叶柄常有翅；小叶7～13，无柄，卵形，长6～12cm，宽4～6cm，先端急尖，基部圆形至楔形，边缘有锯齿，下面密生灰褐色柔毛。圆锥花序顶生；花小，杂性，黄白色；萼片5～6；花瓣5～6；雄蕊5，花药黄色；子房上位，柱头3裂。核果近扁球形，熟时红色，有灰白色毛。

生于山坡及灌木丛中。分布于黔、湘、川（渝）、鄂及云南、江西、河南、山东、安徽、江苏、浙江、广东、广西等省区。

【药性及功能】性凉，味酸、咸、涩。赶毒化痰，赶火止咳。

【土家族用药经验】治疗咳嗽，咳痰，盗汗，风湿骨节痛，跌打损伤，白带，慢性支气管炎等。

【单验方】

1. 治疗自汗盗汗：五倍角适量，为末，温开水调膏，临睡前填入肚脐，外用胶布固定。

2. 治疗脱肛：五倍角 15g，研末，香油调成糊状，涂患处，再纳入脱垂管，每日数次。

3. 治疗肺虚久咳：五倍角 6g，党参、五味子各 9g，紫菀、冬花各 12g，水煎服。

【化学成分】含鞣质、脂肪、树脂、淀粉、有机酸等成分。

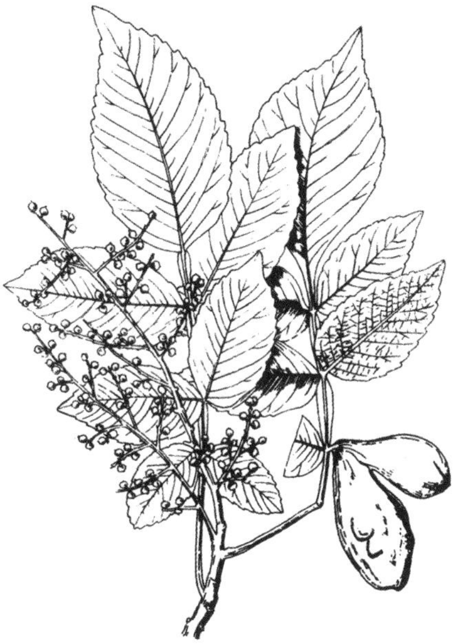

图 183　五倍角（盐肤木）
Rhus chinensis Mill.

双肾藤

【别名】大夜关门、马蹄甲。

【来源】豆科植物湖北羊蹄甲 *Bauhinia hupehana* Craib. 的根及叶。

【植物形态】藤本，小枝疏生红褐色毛，卷须 1 个或 2 个对生，被黄褐色柔毛。叶近肾形，长 3 ~ 8cm，宽 4 ~ 9cm，基部心形，有时近截形，先端 2 裂，长约至裂片的 1/3，裂片先端几圆形，下面疏生短柔毛。伞房花序；花序轴，花梗密生红棕色柔毛；萼管形，有红棕色毛，裂片 2 个；花冠粉红色，花瓣 5；发育雄蕊 3，子房无毛；有长柄。荚果条形，扁平，无毛，长 14 ~ 30cm，有多数种子。

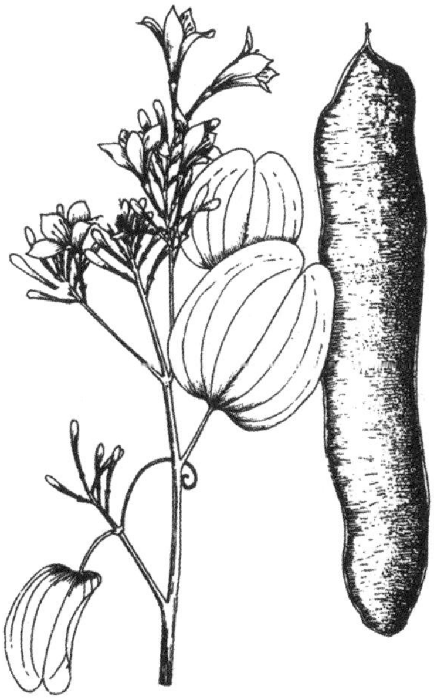

图 184　双肾藤（湖北羊蹄甲）
Bauhinia hupehana Craib.

生于林中、灌木丛中或山坡石缝中。分布于黔、湘、川（渝）、鄂及江西、广东、云南等省区。

【药性及功能】性温，味苦涩。赶风活络，补肾强腰，止痛止血。

【土家族用药经验】治疗腰痛，痢疾，血崩，睾丸肿痛，绣球风等。

【单验方】

1. 治疗腰痛：双肾藤 15 ~ 30g，猪肾 1 对，共炖服。

2. 治疗痢疾，血崩，咯血，吐血，衄血，跌打损伤，风湿痹痛：双肾藤 15 ~ 30g，水煎服。

3. 疝气：双肾藤 30g，荔枝核、橘核、小茴香各 9g，吴萸根 30g，猪小肚炖服。

4. 睾丸肿痛：双肾藤 30g，鸡肾草 9g，毕澄茄 9g，茴香根 12g，阴桃子 3 个，共炖猪肉内服。

5. 阴囊湿疹（绣球风）：双肾藤、苦参、蛇床子、博落回各适量，水煎洗患处。

【化学成分】含香橙素，二氢槲皮素，5，7 – 二羟基色酮等。

天南星

【别名】蛇包谷、一把伞。

【来源】天南星科植物天南星 *Arisaema consanguineum* Schott 的球茎。

【植物形态】草本植物，块茎略扁球形，直径达 4cm，假茎高 20 ~ 40cm。叶 1 枚，小叶片 7 ~ 23，辐射状排列，条形、披针形至椭圆状倒披针形，长 10 ~ 30cm，宽（2）5 ~ 40（70）mm，顶端细丝状；叶柄长 15 ~ 25cm。雌雄异株；总花梗短于叶柄，佛焰苞通常绿色或上部带紫色，少有紫色而具白色条纹，下部筒长 4 ~ 6cm，上部约与下部等长，直立或稍弯曲，顶端细丝状；肉穗花序下部 2 ~ 3cm 部分具花，附属体紧接具花部分以上，近棍棒状，稍伸出佛焰苞口外；雄花具 4 ~ 6 花药，花药顶孔开裂。果序梗常下垂，浆果鲜红色。

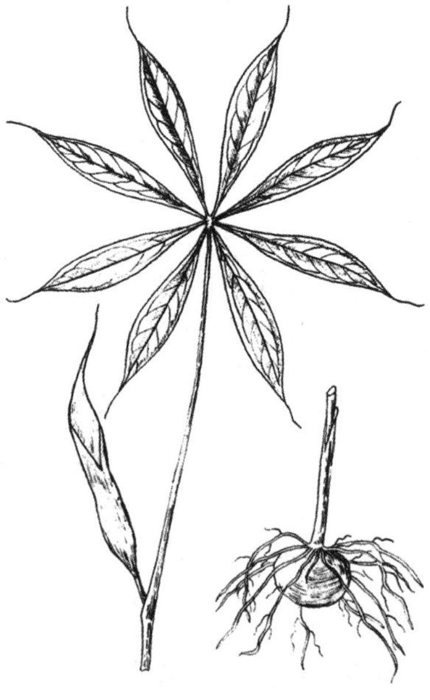

图 185　天南星（天南星）

Arisaema consanguineum Schott

生于林下、灌丛中阴湿处。分布于黔、湘、川（渝）、鄂地区及江西、广东、云南等省区。

【药性及功能】性温，味辛，有大毒。赶风赶气，消痰散结，止痛。

【土家族用药经验】治疗头风，口眼歪斜，淋巴结肿，疽等。

【单验方】

1. 治疗癫痫：制南星、制半夏、建菖蒲、白矾各 30g，共为末，白面为丸，每次 3 ~6g，一日三次。

2. 治疗毒蛇咬伤：生南星半个，白花蛇舌草（鲜）60g，共捣烂外敷患处。

3. 治疗无名肿毒：天南星 6 ~9g，加酒适量，捣烂外敷患处。

4. 治疗脓性指头炎、脚臭：南星一个，莨夹娘 10g，共捣烂外敷。

5. 治疗急性惊风：制南星 2g，菊花 3g，桑叶 3g，法夏、皂角各 2g，共为末，每次 3 ~4g。

【化学成分】含 β－谷甾醇及多种氨基酸和无机微量元素等。

【药理作用】1. 祛痰作用。2. 抗肿瘤作用。3. 镇静作用。4. 抗惊厥作用。5. 抗心律失常作用。6. 抗氧化作用。

天青地白

【别名】鸡爪七、下路鸡。

【来源】蔷薇科植物委陵菜 *Potentilla chinensis* Ser. 的全草。

【植物形态】多年生草本。高 30 ~60cm。根肥大，木质化，茎丛生，直立或斜上，有白色柔毛。羽状复叶；基生叶有小叶 15 ~31，小叶矩圆状倒卵形或矩圆形，长 3 ~5cm，宽约 1.5cm，羽状深裂，裂片三角状披针形，下面密生白色绵毛；叶及长约 1.5cm；托叶和叶柄基部合生；叶轴有长柔毛；茎生叶与基生叶相似。聚伞花序顶生，总花梗和花梗有白色绒毛或柔毛；花黄色，直径约 1cm。瘦果卵形，有肋纹，多数，聚生于有绵毛的花托上。

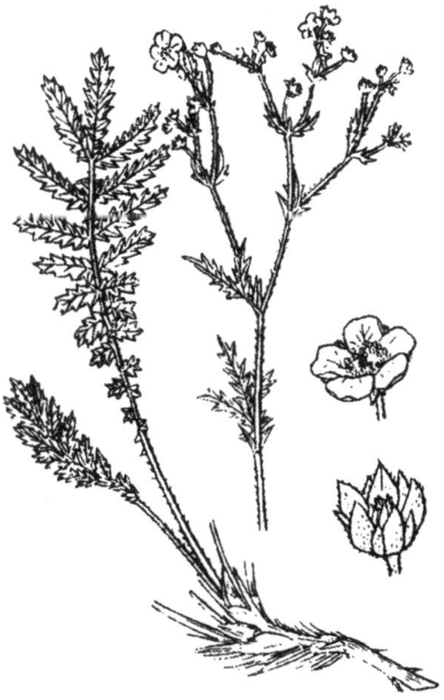

图 186　天青地白（委陵菜）

Potentilla chinensis Ser.

生于山坡、路旁、沟边。分布于黔、湘、川（渝）、鄂地区，在东北、西北等地也产。

【药性及功能】性凉，味苦、涩。赶湿止痢，止血止咳，消肿止痛。

【土家族用药经验】治疗红痢，便血，小儿抽筋，肺痨病，风湿痹痛等症。

【单验方】

1. 治疗痢疾、肠炎：天青地白20g，虎杖10g，香血藤10g，甘草3g，水煎服。

2. 治疗痔疮红肿：天青地白30g，冬青子20g，水煎外洗敷患处。

【化学成分】含熊果酸、没食子酸、丝石竹皂苷元、d－儿茶素、槲皮素、任二酸等成分。

巴　豆

【别名】猛子、江子、八百力。

【来源】为大戟科植物巴豆 *Croton tiglium* L. 的种子。

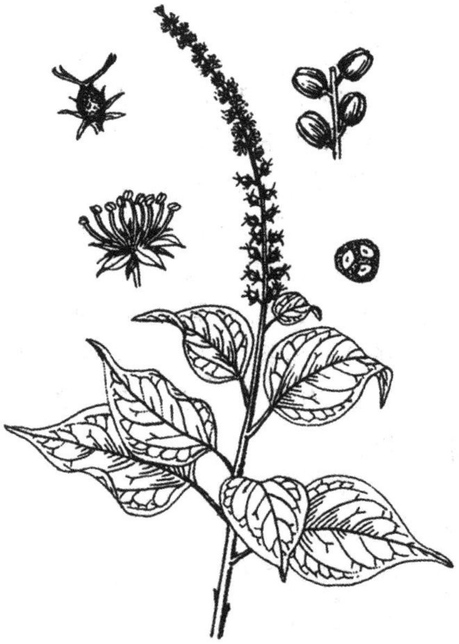

图187　巴豆（巴豆）
Croton tiglium L.

【植物形态】常绿乔木，高6～10m。幼枝绿色，被稀疏星状柔毛或几无毛；二年生枝灰绿色，有明显黄色细纵裂纹。叶互生；叶柄长2～6cm；叶片卵形或长圆状卵形，长5～13cm，宽2.5～6cm，先端渐尖，基部圆形或阔楔形，近叶柄处有2腺体，叶缘有疏浅锯齿，两面均有稀疏星状毛，主脉3出；托叶早落。花单性，雌雄同株；总状花序顶生，上部着生雄花，下部着生雌花，亦有全为雄花者；花梗细而短，有星状毛；雄花绿色，较小，花萼5裂，疏生细微的星状毛，萼片卵形，花瓣5，反卷，内面密生细的绵状毛，雄蕊15～20，着生于花盘边缘，花盘盘状；雌花花萼5裂，无花瓣，子房圆形，3室，密被短粗的星状毛，花柱3枚，细长，每枚再2深裂。蒴果长圆形至倒卵形，有3钝角。种子长卵形，3枚，淡黄褐色。

多为栽培植物；野生于山谷、溪边、旷野。分布于黔、湘、川（渝）、鄂地区及江西、广东、云南等省区。

【药性及功能】性温，味辛，有大毒。赶食赶水，泻积消胀。

【土家族用药经验】治疗寒积停滞，腹胀水肿。

【单验方】

1. 治疗白喉：巴豆、郁金、桔梗、雄黄、黄连各适量，共研细末，口服。

2. 治疗消化不良，酸胀，便秘，四肢发冷：巴豆（去油）3g，白芷 3g（为末），冲开水服。

3. 治疗牙痛：巴豆、花椒各适量，研末塞牙孔内。

【化学成分】含巴豆油、蛋白质、甘油酯、巴豆醇及 16 种巴豆醇双酯化合物、巴豆素、辅致癌剂 C－3、巴豆甙、巴豆生物碱异鸟嘌呤、β－谷甾醇、氨基酸等。

【药理作用】1. 对消化道的作用。2. 抗病原生物作用。3. 抗肿瘤作用。4. 促肿瘤发生作用。5. 抗炎及免疫功能作用。

月月红

【别名】四季花、月月红、月月开。

【来源】蔷薇科植物月季 *Rosa chinensis* Jacq. 的花。

【植物形态】直立灌木，高达 1.5m。小枝有粗壮而略带钩状的皮刺。羽状复叶，小叶 3～5，卵状矩圆形，先端渐尖，基部楔形，边缘有锯齿；叶柄和叶轴散生皮刺和腺毛；托叶附生叶柄上，边缘有腺毛。花数朵聚生，红色或玫瑰色，微香；萼裂片羽片状裂，边缘有腺毛。蔷薇果梨形，红色，萼片宿存。

各地普遍栽培。

【药性及功能】性温，味辛、微苦。赶气活血，调经消肿，止血止带。

【土家族用药经验】治疗月经不调，跌打损伤，外伤出血，肝炎等。

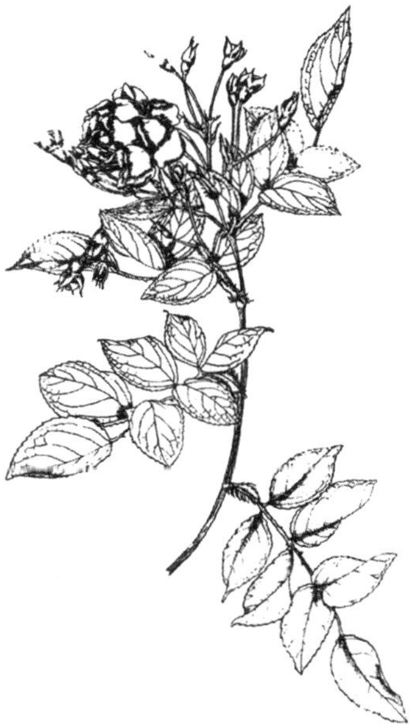

图 188　月月红（月季）

Rosa chinensis Jacq.

【单验方】

1. 治疗月经不调：月月红或根 5～10g，水煎服。

2. 治疗肝炎、瘰疬：月月红 5～10g，水煎服。

3. 治疗外伤出血：月月红鲜叶加豨莶草鲜叶各适量，共捣烂外敷。

4. 治疗牙痛：月月红根皮适量、鸡蛋三个，共煮食。

5. 治疗月经不调，先后无定期：月月红 15g，乌泡刺 12g，水煎兑红糖服。

【化学成分】含挥发油，主要为萜醇类化合物。

木姜花

【别名】山胡椒、木香子、木樟子。

【来源】樟科植物毛叶木姜子 *Litsea mollifolia* Chun 的果实。

【植物形态】落叶灌木或小乔木，高达 4m。幼枝灰褐色，密被短柔毛，老时脱落；顶芽圆锥形，鳞片外面有柔毛。叶互生或聚生于枝顶；叶柄被白色柔毛；叶片长圆形或椭圆形，长 4 ~ 12cm，宽 2 ~ 4. 8cm，先端急尖，基部楔形，上面暗绿色，无毛，仅中脉疏被柔毛，下面绿白色，密被白色柔毛。伞形花序腋生，常 2 ~ 3 个簇生于短枝上；花单性，雌雄异株，每一花序有花 4 ~ 6 朵，先叶开放或与叶同时开放；花被裂片 6，黄色，宽倒卵形；能育雄蕊 9，花丝有柔毛；退化雌蕊无。果球形，直径约 5mm，果托很小，成熟时蓝黑色，果梗长 5 ~ 8mm，有稀疏短柔毛。

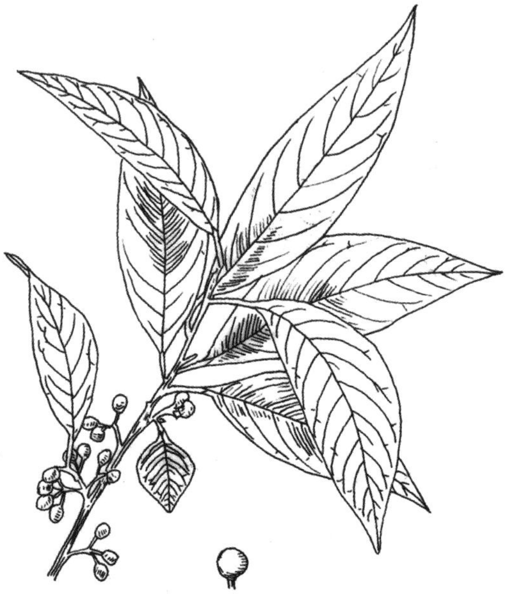

图 189 木姜花（毛叶木姜子）
Litsea mollifolia Chun

生于山坡灌丛或常绿阔叶林缘中。分布于黔、湘、川（渝）、鄂地区，在云南、西藏东部等省区也产。

【药性及功能】性温，味苦、辛。温补中元，赶风散寒，赶气止痛。

【土家族用药经验】治疗胃寒呕吐，呃逆，腹痛，小便浑浊。

【单验方】治疗胃寒痛：木姜花根 15 ~ 30g，水煎酒引。

【化学成分】含挥发油 3% ~ 5%，脂肪油 25% 等。

【药理作用】1. 平喘作用。2. 抗心律失常作用。3. 抗真菌作用。

木槿花

【别名】木棉、荆条。

【来源】锦葵科植物木槿 *Hibiscus syriacus* L. 的根、茎及花。

【植物形态】落叶灌木，高 34m，小枝密被黄色星状绒毛。叶菱状卵圆形，长 3 ~ 6cm，宽 2 ~ 4cm，常 3 裂，基部楔形，下面有毛或近无毛；叶柄长 5 ~ 25mm；托叶条形，长约为花萼之半。花单生叶腋，花梗长 4 ~ 14mm，有星状短毛；小苞片 6 或 7，条形，长 6 ~ 15mm，有星状毛；萼钟形，裂片 5；花冠钟形，淡紫、白、红等色；雄蕊多数，花丝联合成筒状；子房 5 室，花柱 5 裂，柱头头状。蒴果卵圆形，密生星状绒毛。种子黑褐色，背部有长棕色毛。

全国均有栽培。

【药性及功能】根、根皮或茎皮：性凉，味甜、微苦。赶湿清热，赶毒止痒。叶：性凉，味苦。清热利湿，导滞。子：性凉，味苦。清肺化痰。

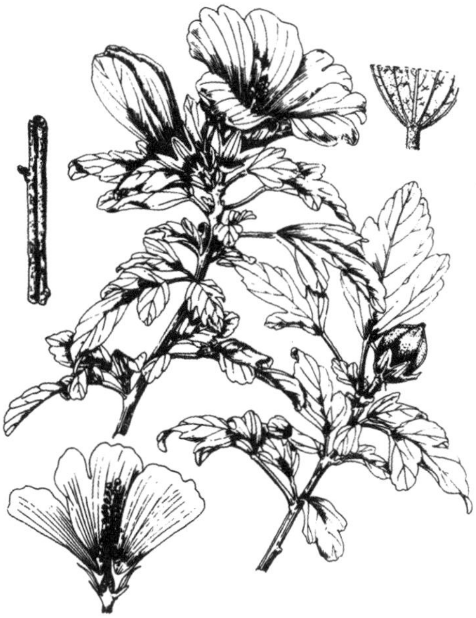

图 190　木槿花（木槿）
Hibiscus syriacus L.

【土家族用药经验】根：治疗赤白带下，疥癣。花：治疗红白痢疾，带下崩漏。子：治疗咳喘。

【单验方】

1. 治疗痢疾，咳血，肠炎：木槿花 6 ~ 12g 或叶 60 ~ 90g，水煎服。
2. 治疗疖肿：木槿花鲜花或根皮适量，捣烂外敷。
3. 治疗顽癣：木槿花根皮适量，泡酒或醋一周后，外搽患处。
4. 治疗烫伤：木槿花（研末）适量，茶油调涂患处。
5. 治疗腮腺炎：木槿花根、黄独、石蒜各适量，捣烂外敷。

【化学成分】含胡萝卜素 -5、花药黄质、叶黄素、隐黄素、菊黄素、花药黄素、木槿粘液质 SF 等。

老虎草

【别名】瞌睡草、火筒青、辣辣草、毛田菜。

【来源】毛茛科植物毛茛 *Ranunculus japonicus* Thunb. 的全草。

【植物形态】多年生草本，高 30 ~ 70cm。须根多数，簇生。茎直立，具分枝，中空，有开展或贴伏的柔毛。基生叶为单叶；叶柄长达 15cm，有开展的柔毛；叶片轮廓圆心形或五角形，长及宽为 3 ~ 10cm，基部心形或截形，通常 3 深裂不达基部，中央裂片倒卵状楔形或宽卵形或菱形，3 浅裂，边缘有粗齿或缺刻，侧裂片不等2裂，两面被柔毛，下面或幼时毛较密；茎下部叶与基生叶相同，茎上部叶较小，3深裂，裂片披针形，有尖齿牙；最上部叶为宽线形，全缘，无柄。聚伞花序有多数花，疏散；花两性，直径1.5～2.2cm；花梗长达8cm，被柔毛；萼片5，椭圆形，长4～6mm，被白柔毛；花瓣5，倒卵状圆形，长6～11mm，宽4～8mm，黄色，基部有爪，长约0.5mm。蜜槽鳞片长1～2mm；雄蕊多数，花药长约1.5mm；花托短小，无毛；心皮多数，无毛，花柱短。瘦果斜卵形，扁平，长2～2.5mm，无毛，喙长约0.5mm。

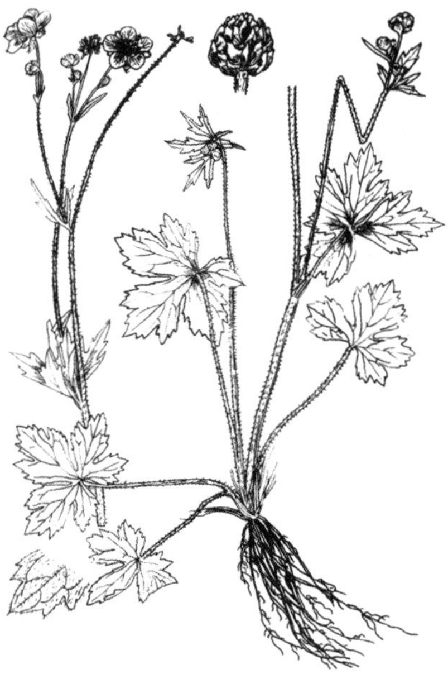

图191　老虎草（毛茛）
Ranunculus japonicus Thunb.

生于田野、路边、水沟边草丛中或山坡湿草地。分布于全国各地（西藏除外）。

【药性及功能】性温，味辛，有毒。赶湿消肿，止痛止疟。

【土家族用药经验】治疗牙痛，腰痛，风湿关节炎，黄疸，偏头痛。

【单验方】

1. 治疗黄疸，结膜炎：老虎草鲜根或全草适量，捣烂，贴敷于寸口或内关穴（也可下垫薄姜一片），皮肤灼热，起泡时即去之。

2. 治疗偏头痛：老虎草（鲜）适量，食盐少许，共捣烂，敷患侧太阳穴，一小时后取去。

3. 治疗一切牙痛：老虎草、山豆根、四两麻各等量，共碾细末，以药棉蘸药末置牙根处。

4. 治疗乳痈：老虎草适量，酒或甜酒，捣烂外敷。

【化学成分】含原白头翁素、白头翁素等成分。

【药理作用】1. 本品所含成分原白头翁素对皮肤、黏膜有强大刺激作用，故捣烂外敷于皮肤可引起炎症、疼痛、发泡。2. 对微生物的作用。3. 对平滑肌作用。

气　藤

【别名】小青藤、青风藤。

【来源】防己科植物木防己 *Cocculus trilobus*（Thunb.）DC. 的根。

【植物形态】缠绕藤本，长达 4m。根圆柱形。茎基木质化，小枝密生灰白色柔毛。叶互生，叶片广卵形，有时 3 浅裂，长 5 ~ 12cm，宽 3 ~ 9cm，先端锐尖或钝，有短尖头，基部略为心形，全缘；叶柄长达 3cm。聚伞花序生于叶腋；花单性，雌雄异株；雄花淡黄色，萼片 6，成 2 轮排列；花瓣 6，卵状披针形；雄蕊 6；雌花序较短，萼片和花瓣与雄花相似；有退化雄蕊 6；心皮 6，分离。核果近球形，熟时黑色，被白粉，种子马蹄形。

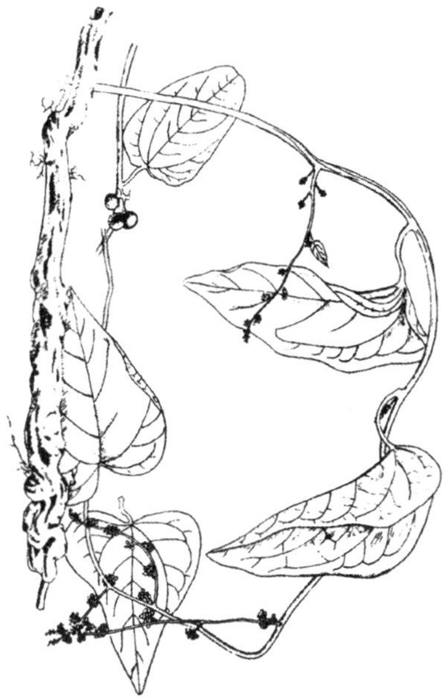

图 192　气藤（木防己）

Cocculus trilobus（Thunb.）DC.

生于山坡、丘陵、灌丛、路旁。分布于黔、湘、川（渝）、鄂及河北、河南、陕西、山东、江苏、浙江、江西、云南、广东、福建等省区。

【药性及功能】性凉，味苦、微辛。赶风赶湿，利水消肿。

【土家族用药经验】治疗风湿痹痛，尿路感染，水肿，感冒发热，腹痛。

【单验方】

1. 治疗水肿：气藤、黄芪、茯苓各 9g，桂枝 6g，甘草 3g，水煎服。

2. 治疗风湿性关节炎：气藤 24g，川牛膝 18g，乳香、没药各 12g，薏仁 18g，水煎服。

3. 治疗毒蛇咬伤：气藤 9g，白酒少许，磨汁外涂或内服。

4. 治疗痛经腰痛：气藤 20g，续断 15g，杜仲 12g，茜草 12g，水煎服。

5. 治疗肾炎水肿，尿路感染：气藤 15g，车前草 30g，水煎服。

【化学成分】含木防己碱、异木防己碱、木兰花碱、木防己胺等成分。

水白前

【别名】水杨柳、水柳。

【来源】为萝藦科植物柳叶白前 *Cynachum staumloi*（Dcone）Schltr. et Levl. 的全草。

【植物形态】多年生草本，高达 60cm，根茎匍匐，有成束根。茎直立，单一，下部木质化。单叶对生，叶片披针形，先端渐尖，基部狭，边缘反卷。聚伞花序腋生，总花梗上着生小苞片；花萼绿色，5 深裂；花冠紫色，5 深裂，线形；副花冠 5，上部围绕于蕊柱顶端；雄蕊 5；5 雌蕊合成蕊柱，花药 2 室；

雌蕊1，花柱2，在顶端连合成一平盘状的柱头。蓇葖果角状。种子顶端具白色细绒毛。

多生于水沟，溪边或阴湿处。分布于黔、湘、川（渝）、鄂及浙江、江苏、安徽、江西、广西、云南等省。

【药性及功能】性凉，味苦、微辣麻。赶湿化痰，止咳平喘。

【土家族用药经验】治疗咳嗽喉中痰鸣，咳嗽气喘，胃脘痛等。

【单验方】

1. 治疗咳嗽喉中痰鸣：水白前适量为末，每服3～6g，一日一次，温开水送服。

2. 治疗咳嗽气喘：水白前、紫菀、半夏各9g，甘草3g，水煎服。

3. 治疗胃脘痛：水白前、重阳木根各15g，水煎服。

【化学成分】含白前皂甙元A、B，白前新皂甙A、B，白前二糖等。

【药理作用】1. 祛痰作用。2. 平喘作用。3. 抗炎作用。

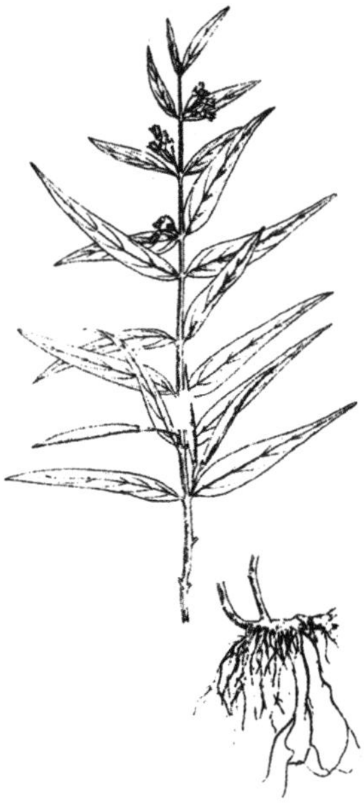

图193　水白前（柳叶白前）

Cynachum staumloi（Dcone）Schltr. et Levl.

水菖蒲

【别名】白菖、蒲剑、家菖蒲。

【来源】天南星科植物菖蒲 *Acorus calamus* L. 的根茎。

【植物形态】水生植物，根状茎横卧，粗壮，肥厚，白色带紫色。叶根生，剑形，长达80cm，中脉明显突起，基部叶鞘套折。花葶基出，短于叶片，稍扁平；佛焰苞叶状，长约与叶等；肉穗花序圆柱形，淡黄绿色，密生细花；花两性，花被片6，顶端平截而内弯；雄蕊6，伸出花被，花药黄色，花丝白色；雌蕊1，子房3室。果实红色，果期花序增大。

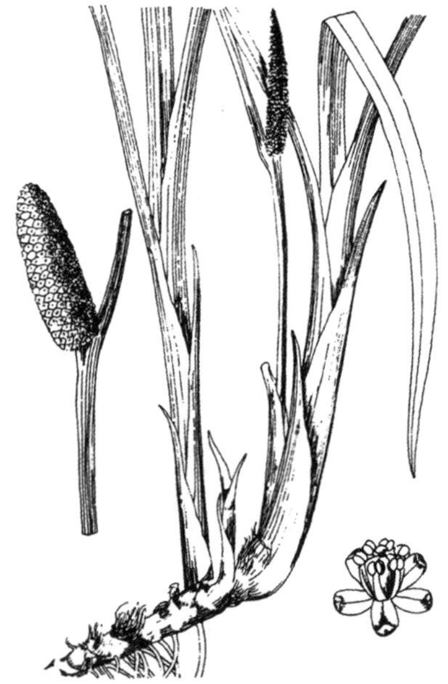

图194　水菖蒲（菖蒲）

Acorus calamus L.

生于水边及潮湿地。分布于黔、湘、川（渝）、鄂地区，江西、广西、云南等省也有产。

【药性及功能】性温，味辛、苦。赶毒赶湿，赶气消胀，消痹止痛。

【土家族用药经验】治疗腹胀，消化不良，停食，痢疾，痈疽等。

【单验方】

1. 治疗腹胀，消化不良：水菖蒲、莱菔子（炒）、神曲各9g，香附12g，水煎服。

2. 治疗风湿痹痛：水菖蒲3～6g，水煎服。

3. 预防流脑，麻疹，流感：水菖蒲鲜草适量，放入水缸内，作饮水消毒。

4. 治疗肾炎：水菖蒲、红车前草、水灯草、水高梁、荆芥、小杆子各适量，水煎内服。

【化学成分】含挥发油、鞣质、维生素、菖蒲甙、棕榈酸等成分。

水辣蓼

【别名】川蓼、辣蓼草。

【来源】蓼科植物粗毛水蓼 *Polygonum hydropiper* L. var. hispidum（Hook. f.）Steward 及水蓼 *Polygonum chinenso* L 的全草。

【植物形态】一年生草本，高20～80cm，直立或下部伏地。茎红紫色，无毛，节常膨大，且具须根。叶互生，披针形或椭圆状披针形，长4～9cm，宽5～15mm，两端渐尖，均有腺状小点，无毛或叶脉及叶缘上有小刺状毛；托叶鞘膜质，筒状，有短缘毛；叶柄短。穗状花序腋生或顶生，细弱下垂，下部的花间断不连，苞漏斗状，有疏生小腺点和缘毛；花具细花梗而伸出苞外，间有1～2朵花包在膨胀的托鞘内；花被4～5裂，卵形或长圆形，淡绿色或淡红色，有腺状小点。瘦果卵形，扁平，少有3棱，表面有小点，黑色，包在宿存的花被内。

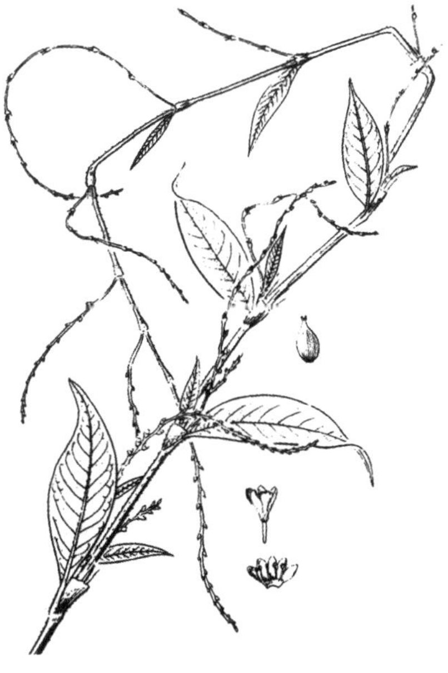

图195　水辣蓼（粗毛水蓼）
Polygonum hydropiper L. var. hispidum（Hook. f.）Steward

生于湿地、水边或水中。分布于黔、湘、川（渝）、鄂地区，江西、广西、云南等省也有产。

【药性及功能】性平，味辛、微苦、微涩，有毒。赶风赶湿，消肿行滞，散瘀止痛。

【土家族用药经验】治疗痢疾，腹泻，风湿痹痛，跌打肿痛，功能性子宫出血，皮肤湿疹，毒蛇咬伤。

【单验方】

1. 治疗菌痢，肠炎：水辣蓼、铁苋菜各 60g，水煎服。或水辣蓼、苦麻叶、路边黄、大龙胆、车前草、地黄花、算盘子、白马骨、鸡眼草、木香各适量，水煎内服。

2. 治疗顽癣，湿疹：水辣蓼（鲜）适量，水煎洗患处。

3. 治疗毒蛇伤：水辣蓼（鲜）、雄黄各适量，捣烂外敷。

4. 治疗眉风痛：水辣蓼、陈海椒各适量，炒热包熨患处。

【化学成分】含水蓼二醛、异水蓼二醛、密叶辛木素、水蓼酮、水蓼素、槲皮素、金丝桃甙、对羟基苯甲酸、龙胆酸、没食子酸、水杨酸、绿原酸和微量元素等成分。

【药理作用】1. 止血作用。2. 抗炎作用。3. 抗癌作用。4. 抗氧化作用。

火麻仁

【别名】大麻仁、黄麻子。

【来源】桑科植物火麻 *Cannabis sativa* L. 的种仁。

【植物形态】一年生草本，高达 3m。茎直立，有纵沟，密生柔毛，皮层富纤维。叶对生或互生，掌状全裂，裂片 3～11，披针形，长 8～12cm，宽 5～8cm，上面有糙毛，下面密被灰白色毡毛，边缘具粗锯齿。花单性，雌雄异株；雄花排列成长而疏散的圆锥花序，黄绿色，花被片和雄蕊各 5；雌花丛生叶腋，每朵花外具一卵形苞片，花被退化，紧包子房。瘦果扁卵形，为宿存黄褐色苞片所包裹。

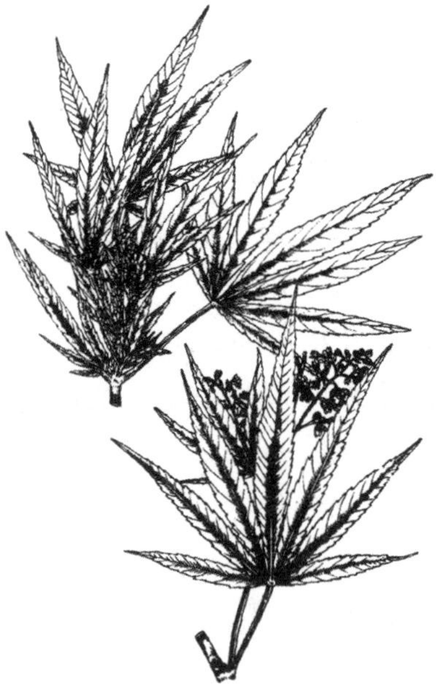

图 196　火麻仁（火麻）

Cannabis sativa L.

全国各地有栽培。

【药性及功能】性平，味辛甘。赶气赶食，滑肠通乳。

【土家族用药经验】治疗老人体虚、热病后

伤津，习惯性便秘，烫伤等。

【单验方】

1. 治疗津亏肠燥便秘：火麻仁、枳实、白芍、大黄、厚朴、杏仁各10g，水煎服。

2. 治疗火烫伤：火麻仁、黄柏、栀子各适量，研细，调猪油外涂患处。

3. 痄腮：火麻仁、马黄瓣各3g，匍地虎5g，捣烂外敷患处。

【化学成分】含胡芦巴碱、L－右旋异亮氨酸三甲铵乙内酯、脂肪油、玉蜀黍嘌呤等成分。

火艾叶

【别名】大艾、火艾。

【来源】菊科植物艾 *Artemisia argyi* Lévl. et Vant. 的干燥叶。

【植物形态】多年生草本，高50～120cm，被密茸毛，中部以上或仅上部有开展及斜升的花序枝。叶互生，下部叶在花期枯萎；中部叶长6～9cm，宽4～8cm，基部急狭，或渐狭成短或稍长的柄，或稍扩大而成托叶状；叶片羽状深裂或浅裂，侧裂片约2对，常楔形，中裂片又常三裂，裂片边缘有齿，上面被蛛丝状毛，有白色密或疏腺点，下面被白色或灰色密茸毛；上部叶渐小，三裂或全缘，无梗。头状花序多数，排列成复总状，长3mm，直径2～3mm，花后下倾；总苞卵形；总苞片4～5层，边缘膜质，背面被绵毛；花带红色，多数，外层雌性，内层两性。瘦果常几达1mm，无毛。

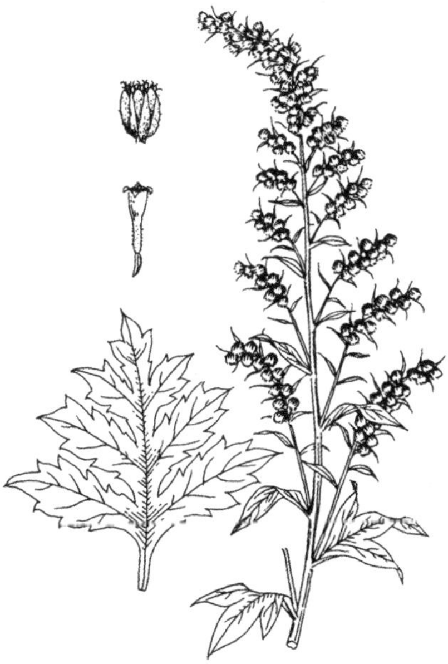

图197　火艾叶（艾）

Artemisia argyi Lévl. et Vant.

生于荒地林缘。分布于黔、湘、川（渝）、鄂地区，江西、广西、云南等省也有产。

【药性及功能】性温，味苦。赶风散寒，止痛止血，安胎，止咳化痰。

【土家族用药经验】治疗小儿咳嗽、哮喘，支气管炎，皮肤瘙痒等。

【单验方】

1. 治疗小儿咳嗽、哮喘：火艾叶2片，紫苏叶2片，鸡蛋一个，棉油烤熟后，一日一次，连服三天。

2. 治疗支气管炎：火艾叶 18g，蒲公英 30g，鱼腥草（鲜）30g，为末，蜜丸，每次 9g。一日三次。

3. 治疗皮肤瘙痒：火艾叶、凤尾草、金不换、陈皮各等量，水煎熏洗。

【化学成分】含挥发油、黄酮类、桉叶烷类、三萜类、豆甾醇等成分。

【药理作用】1. 抗菌作用。2. 增强网状内皮细胞的吞噬功能。3. 平喘作用。4. 抗过敏性休克作用。5. 镇咳作用。6. 祛痰作用。7. 对心血管系统作用。8. 对血凝和血小板的影响。9. 利胆作用。10. 兴奋子宫作用。11. 对中枢神经系统的作用。12. 毒性。

牛渣口

【别名】小刺菜、小刺盖、小蓟。

【来源】菊科植物刺儿菜 *Cephalanoplos segetum*（Bungr）Kitam. 的全草。

【植物形态】多年生草本，根状茎长。茎直立，高达 50cm，无毛或被蛛丝状毛。叶椭圆形或长椭圆状披针形，长 7 ~ 10cm，宽 1. 5 ~ 2. 5cm，顶端钝尖，基部狭或钝圆。全缘或有齿裂，有刺，两面被疏或密蛛丝状毛，无柄。头状花序，单生于茎端，雌雄异株；雄株头状花序较小，雌株头状花序较大；总苞片多层，外层较短，矩圆状披针形，内层披针形，顶端长尖，具刺；雄花花冠长 17 ~ 20mm，雌花花冠长 20mm，紫红色。瘦果椭圆形或长卵形，略扁平；冠毛羽状。先端稍肥厚而弯曲。

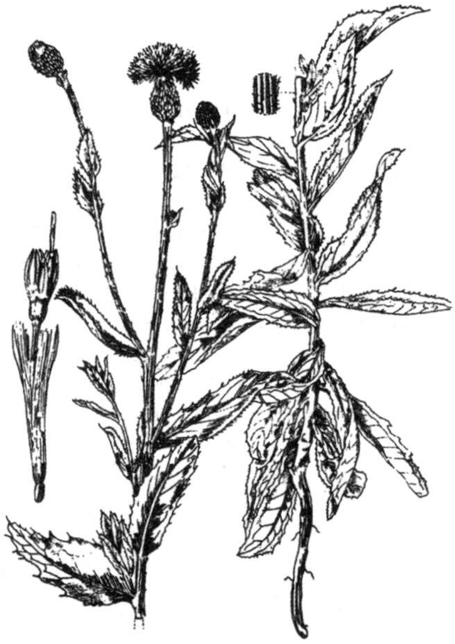

图 198　牛渣口（刺儿菜）

Cephalanoplos segetum（Bungr）Kitam.

生于荒地、路旁、田间。全国各地均产。

【药性及功能】性凉，味苦。赶火散热，凉血止血。

【土家族用药经验】治疗咯血，月经过多，崩漏，尿血。

【单验方】

1. 治疗热淋尿血：牛渣口 30g，木通 15g，蒲公英 10g，淡竹叶 15g，藕节 30g，山栀子 15g，生地 20g，滑石 15g，当归 20g，甘草 6g，水煎服。

2. 治疗咳血，咯血：牛渣口、侧柏叶各 30g，藕节 15g，水煎服。

3. 治疗牙龈肿痛：牛渣口（鲜）30g，捣烂，咬牙处，二十分钟即可止痛。

【化学成分】含芸香甙、原儿茶酸、绿原酸、蒙花甙、豆甾醇等。

【药理作用】1. 升高血压作用。2. 止血作用。3. 抗菌作用。

牛蒡子

【别名】恶实、鼠粘子、大力子、毛锥子。

【来源】菊科植物牛蒡 *Arctium lappa* L. 的成熟果实。

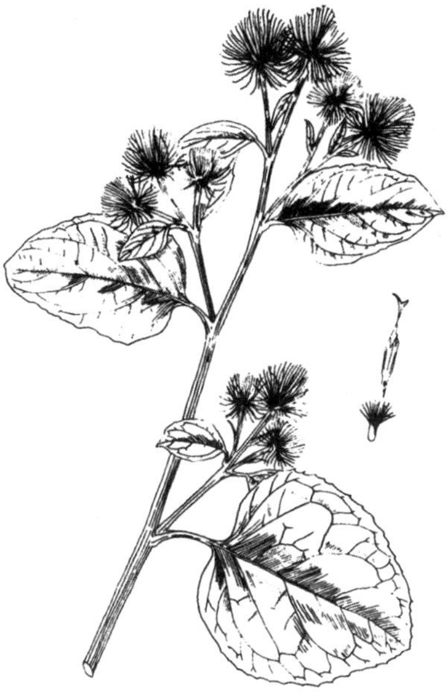

图 199 **牛蒡子（牛蒡）**

Arctium lappa L.

【植物形态】二年生草本，高 1～2m。根粗壮，肉质，圆锥形。茎直立，上部多分枝，带紫褐色，有纵条棱。基生叶大形，丛生，有长柄；茎生叶互生；叶片长卵形或广卵形，长 20～50cm，宽 15～40cm，先端钝，具刺尖，基部常为心形，全缘或具不整齐波状微齿，上面绿色或暗绿色。具疏毛，下面密被灰白色短绒毛。头状花序簇生于茎顶或排列成伞房状，直径 2～4cm，花序梗长 3～7cm，表面有浅沟，密被细毛；总苞球形，苞片多数，覆瓦状排列，披针形或线状披针形，先端钩曲；花小，红紫色，均为管状花，两性，花冠先端 5 浅裂，聚药雄蕊 5，与花冠裂片互生，花药黄色；子房下位，1 室，先端圆盘状，着生短刚毛状冠毛；花柱细长，柱头 2 裂。瘦果长圆形或长圆状倒卵形，灰褐色，具纵棱，冠毛短刺状，淡黄棕色。

常栽培。野生者，多生于山野路旁、沟边、荒地、山坡向阳草地、林边和村镇附近。分布于黔、湘、川（渝）、鄂地区，在东北、西北、中南及河北、山西、山东、江苏、安徽、浙江、江西、广西等省区也产。

【药性及功能】性凉，味苦。赶风赶毒，清热透疹。

【土家族用药经验】治疗风疹块，风热，麻疹，咽喉肿痛等。

【单验方】

1. 治疗风热感冒：牛蒡子、连翘、荆芥各 9g，金银花 12g，薄荷 6g，水煎服。

2. 治疗咽喉肿痛：牛蒡子、射干、玄参、山豆根、桔梗各 9g，水煎服。

3. 治疗麻疹不透：牛蒡子、西河柳各 9g，蝉蜕 6g，水煎服。

4. 治疗头面肿毒：牛蒡子根适量，煎成膏贴敷患处。

5. 治疗痔疮：牛蒡子根15g，漏芦根15g，炖猪大肠服。

【化学成分】果实含牛蒡甙、罗汉松脂酚、络石甙元、倍半木质素AL-D及AL-F。种子含牛蒡甙，牛蒡酚A、B、C、D、E、F、H，又含脂肪油等成分。

【药理作用】1. 抗菌抗病毒作用。2. 降血糖作用。3. 钙拮抗作用。4. 对肾病的作用。5. 抗肿瘤抗诱变作用。6. 其他作用。7. 毒性。

王 瓜

【别名】土瓜、山苦瓜、水瓜、山冬瓜、毛瓜六。

【来源】葫芦科植物王瓜 *Trichosanthes cucumeroides*（Ser.）Maxim. 的果实。

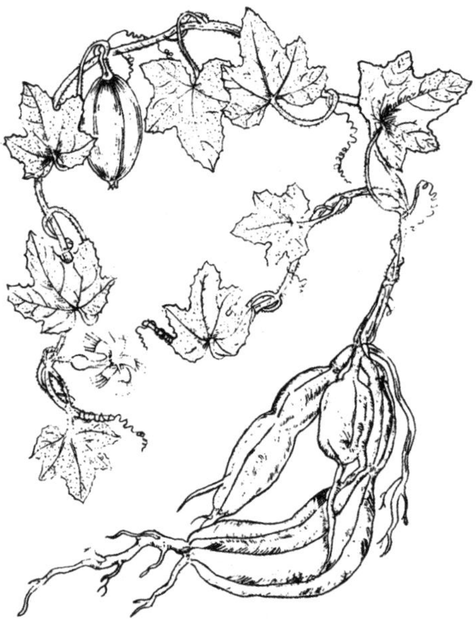

图200 王瓜（王瓜）
Trichosanthes cucumeroides（Ser.）Maxim.

【植物形态】多年生草质藤本。块根纺锤形，肥大。茎细弱，多分枝，具纵棱和槽，被短柔毛。卷须2歧，被短柔毛。叶互生；叶柄3～10cm，具纵条纹，密被短茸毛和疏短刚毛状软毛；叶片纸质，阔卵形或圆形，先端钝或渐尖，基部深心形，边缘具细齿或波状齿，长5～13（～19）cm，宽5～12（～18）cm，常3～5浅裂至深裂，或有时不分离，裂片卵形或倒卵形，上面深绿色，被短绒毛和疏散短刚毛，下面淡绿色，密被短茸毛，基出掌状脉5～7条，细脉网状。花雌雄异株；雄花总状花序，或1单花与其并生，总花梗长5～10cm，具纵条纹，被短茸毛；花梗短，约5mm，被短茸毛；小苞片线状披针形，长2～3mm，全缘，被短茸毛，稀无小苞片；花萼筒喇叭形，长6～7cm，基部径约2mm，先端径约7mm，被短茸毛，裂片线状披针形，长3～6mm，宽约1.5mm；花冠白色，裂片长圆状卵形，长14～15mm，宽约6～7mm，具极长的丝状流苏；雄蕊3，花丝短，分离；退化雌蕊刚毛状；雌花单生，花梗短，长0.5～1cm，子房长圆形，均密被短柔毛，花萼花冠与雄花同。果实卵圆形、卵状椭圆形或球形，长6～7cm，径4～5.5cm，成熟时橙红色，平滑，两端钝圆，具喙；果柄长约5～20mm，被短柔毛。种子横长圆形，长7～12mm，宽7～14mm，深褐色，两侧室大，圆形，径约4.5mm，表面具瘤状突起。

生于山谷森林中或山坡疏林中或灌丛中。分布于黔、湘、川（渝）、鄂地区，在华东、华中、华南和西南各省区也产。

【药性及功能】性凉，味苦，有毒。赶毒清热，活血散瘀。

【土家族用药经验】治疗毒蛇咬伤，跌打损伤，咽喉肿痛，烫火伤等。

【单验方】

1. 治疗毒蛇伤：王瓜10～15g，水煎服。并用鲜品捣烂外敷。

2. 治疗痈疖，跌打损伤：王瓜鲜根捣烂外敷。

3. 治疗烫火伤：王瓜鲜根适量，加凉水，擂成糊状外敷，每日3～4次。

4. 治疗便血：王瓜子10g，生地、地榆各15g，黄连5g，水煎服。

【化学成分】含β－胡萝卜素、番茄烃、有机酸、黄酮类等成分。

仙桃草

【别名】无风自动草。

【来源】玄参科植物蚊母草 *Veronica peregrina* L. 的全草。

【植物形态】一年生草本，高达25cm，通常自基部多分枝，侧枝披散，全株无毛或茎叶被柔毛。叶对生，无柄，下部倒披针形，上部长矩圆形，长1～2cm，全缘或有不明显的齿。总状花序顶生；苞片比叶略小，花梗极短；花萼4深裂，裂片长矩圆形至宽条形；花冠白色或浅蓝色，裂片几相等；雄蕊2，比花冠短得多；蒴果倒心形，长3～4mm，宽略过之，侧扁，顶端凹，有时沿脊疏生短腺毛。

生于潮湿荒地及路旁。分布于黔、湘、川（渝）、鄂地区，在东北、华北、华中也有。

【药性及功能】性凉，味辛。赶气活血，调经补血，接骨续筋。

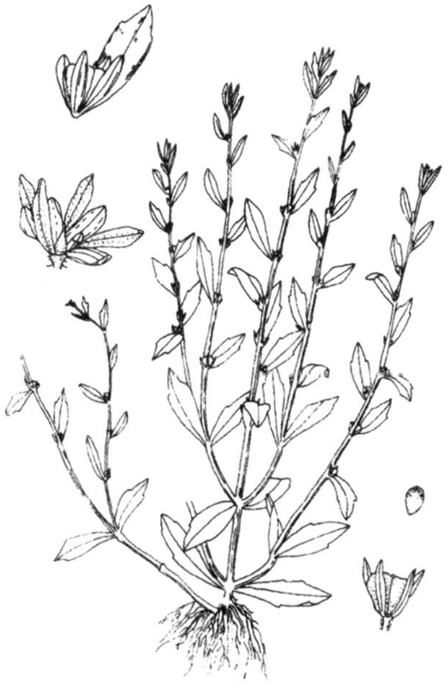

图201　仙桃草（蚊母草）

Veronica peregrina L.

【土家族用药经验】治疗跌打损伤，咳血，吐血，劳伤痛，月经不调，贫血，头昏，外伤出血等。

【单验方】

1. 治疗经期腹痛：仙桃草、活血藤、香附子、益母草各9g，水煎加甜酒一杯兑服。

2. 治疗肝胃不和：仙桃草9g，青木香6g，水煎服。

3. 治疗咳血，便血，吐血：仙桃草、人血草、仙鹤草各等量，炒存性为末，每次9g，开水吞服或炖肉食服。

【化学成分】含木犀草素、金圣草素、原儿茶酸、香草酸、甘露醇等。

仙鹤草

【别名】黄龙牙、路边黄。

【来源】蔷薇科植物龙牙草 *Agrimonia pilosa* Ledeb. 的全草。

【植物形态】多年生草本，全株密生长柔毛，单数羽状复叶，小叶5～7，椭圆状卵形，边缘有锯齿，两面均被疏柔毛，下面有多数腺点，叶轴与叶柄均有疏柔毛，托叶卵形。总状花序顶生，苞片3裂；花黄色；萼筒外面有槽或毛，顶端生一圈钩状刺毛，裂片5；花瓣5；雄蕊10；心皮2。瘦果倒圆锥形，萼片宿存。

生于山坡、路旁、草地。全国各地均有分布。

【药性及功能】性凉，味苦、涩。赶毒消肿，收敛止血。

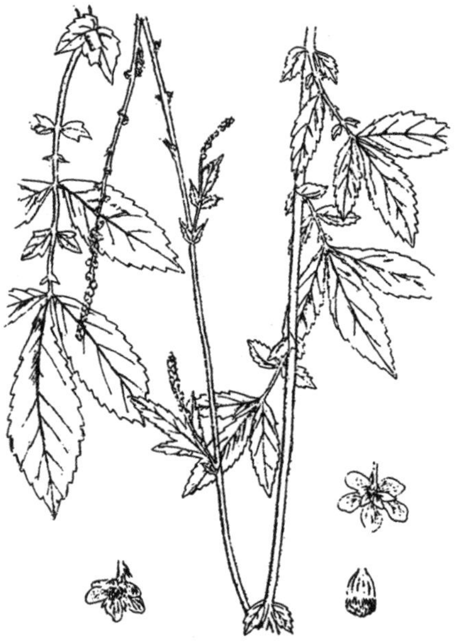

图202 仙鹤草（龙牙草）

Agrimonia pilosa Ledeb.

【土家族用药经验】治疗各种出血，痢疾，肺痨，眼红赤肿等。

【单验方】

1. 治疗各种内出血：仙鹤草15～30g，水煎服。

2. 治疗痢疾，食欲不振：仙鹤草15～30g，水煎服。

3. 治疗火眼肿痛：仙鹤草（鲜）30g，车前草15g，土大黄10g，水煎服。

4. 治疗外伤出血，痈疖肿毒，狗咬伤：仙鹤草（鲜）适量，捣烂外敷。

5. 治疗腹痛、腹泻：仙鹤草冬芽3～5个嚼服。

【化学成分】含木犀草素-7-葡萄糖甙、槲皮素、没食子酸、三萜化合物、鞣质等。

【药理作用】1. 抗凝血和抗血栓形成。2. 抗肿瘤作用。3. 抗寄生虫作用。

冬瓜皮

【别名】白瓜、水芝、白冬瓜、地芝。

【来源】葫芦科植物冬瓜 *Benincasa hispida* (Thunb.) Cogn. [B. cerifera Savi] 的果实的皮。

【植物形态】一年生蔓生或架生草本。茎被黄褐色硬毛及长柔毛，有棱沟，长约6cm。单叶互生；叶柄粗壮，长5~20cm，被黄褐色硬毛及长柔毛；叶片肾状近圆形，宽15~30cm，5~7浅裂或有时中裂，裂片宽卵形，先端急尖，边缘有小齿，基部深心形，两面均被粗毛，叶脉网状，在叶背面稍隆起，密被毛。卷须生于叶腋，花梗被硬毛；花萼管状，裂片三角卵形，边缘有锯齿，反折；花冠黄色，5裂至基部，外展；雄花有雄蕊3，花丝分生，花药卵形，药室呈S形折曲；雌花子房长圆筒形或长卵形，密被黄褐色长硬毛，柱头3，略扭曲。瓠果大型，肉质，长圆柱状或近球形，长25~60cm，径10~25cm，表面有硬毛和蜡质白粉。种子多数，卵形，白色或淡黄色，压扁。

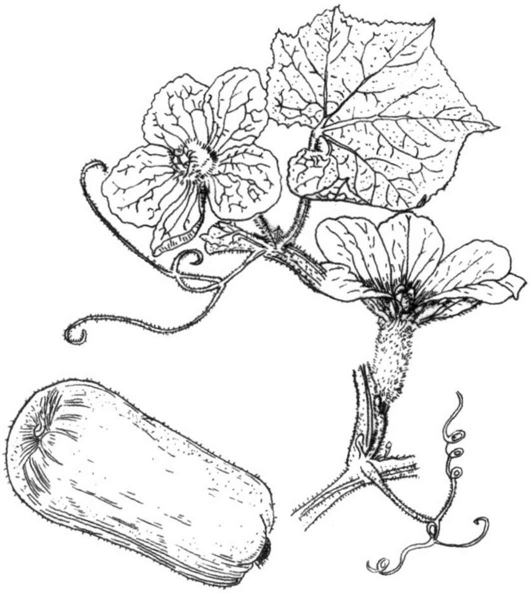

图203　冬瓜皮（冬瓜）

Benincasa hispida (Thunb.) Cogn.

全国各地均有栽培。

【药性及功能】性凉，味甘。外果皮：赶湿利尿。种子：清热化痰，消痈排脓。

【土家族用药经验】果皮治疗：水肿，小便不利。种子治疗：肺热咳嗽，肺痈，肠痈等。

【单验方】

1. 治疗消渴：冬瓜皮1个，剥去皮，埋入湿地中，一月取出，破开，取清汁饮之。

2. 治疗小儿寒热往来：冬瓜皮绞汁内服。

3. 治疗肠寒后痢，四肢浮肿，口干：冬瓜皮1个，黄泥土厚裹15cm，煨至烂熟，去皮绞汁内服。

4. 治疗食鱼中毒：饮冬瓜皮汁。

5. 治疗泌尿结石：冬瓜皮、车前草、金钱草、白茅根各 15g，干地龙 1 条，水煎服。

【化学成分】含蛋白质、糖、粗纤维、钙、磷、铁、硫胺素、核黄素、烟酸、维生素 C 等成分。

冬青子

【别名】冬青树、将军树、蜡树、女贞子。

【来源】木樨科植物女贞 *Ligustrum lucidum* Ait. 的果实或叶。

【植物形态】乔木，一般高 6m 左右，高者可 15m；枝条无毛，有皮孔。叶革质而脆，卵形、宽卵形、椭圆形或卵状披针形，长 6～12cm，无毛。圆锥花序长 12～20cm，无毛；花近无梗；花冠颈和花萼略等长；雄蕊和花冠裂片略等长。核果矩圆形，紫蓝色，长约 1cm。

多栽培于街道路旁或庭院。全国各地均有分布。

【药性及功能】性平，味甘、微苦、涩。补肝肾元阳，强腰壮膝，乌发明目。

【土家族用药经验】头发早白，腰膝酸软，头晕。

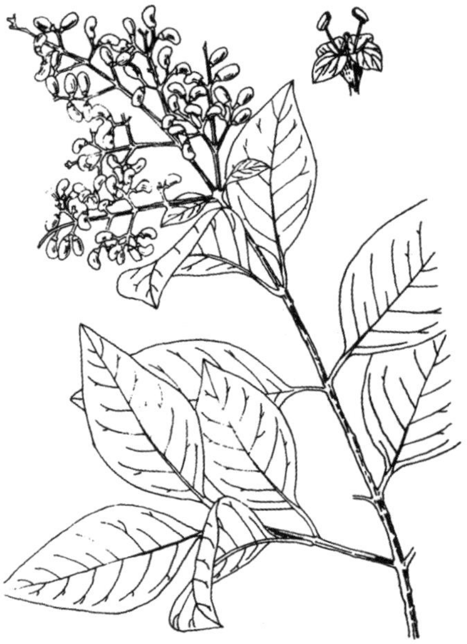

图 204　冬青子（女贞）

Ligustrum lucidum Ait.

【单验方】

1. 治疗遗精：冬青子 10g，金樱子 10g，石连子 10g，地骨皮 10g，地枇杷 10g，山药 10g，菟丝子 10g，油茶子 5g，铁扫帚 10g，水煎服。

2. 治疗腰痛：冬青子根、大柳辣（火煨）各适量，鸡蛋 3 个。先将鸡蛋煮熟去壳，再与药共煮，服药水及蛋，若后久腰痛加山姜根适量。

3. 治疗风火眼：冬青子 12g，黄连 6g，水煎服。

4. 脂溢性脱发：何首乌、冬青子、菟丝子、当归各 20g，水煎服。

【化学成分】含齐墩果酸、对－羟基苯乙醇、大波斯菊甙、草素－7－葡萄糖甙、熊果酸等。

【药理作用】1. 心血管作用。2. 镇咳作用。3. 中枢作用。4. 抗菌作用。

冬葵子

【别名】葵子、葵菜子。

【来源】锦葵科植物野葵 *Malva verticillata* L. 的果实。

【植物形态】二年生草本，高 60～90cm。茎被星状长柔毛。叶互生；叶柄长 2～8cm，仅上面槽内被绒毛；托叶卵状披针形，被星状柔毛；叶片肾形至圆形，直径 5～11cm，常为掌状 5～7 裂，裂片短，三角形，具钝尖头，边缘有钝齿，两面被极疏糙状毛或几无毛。花 3 至数朵簇生于叶腋间，几无柄至有极短柄；总苞的小苞片 3 枚，线状披针形，被纤毛；萼杯状，5 裂，广三角形，被疏星状长硬毛；花冠淡白色至淡红色，花瓣 5，长 6～8mm，先端凹入，具爪；雄蕊柱长 4mm，被毛；花柱分枝 10～11。果扁圆形，直径 5～7mm，背面平滑，两侧具网纹。种子肾形，直径约 1.5mm，紫褐色，秃净。

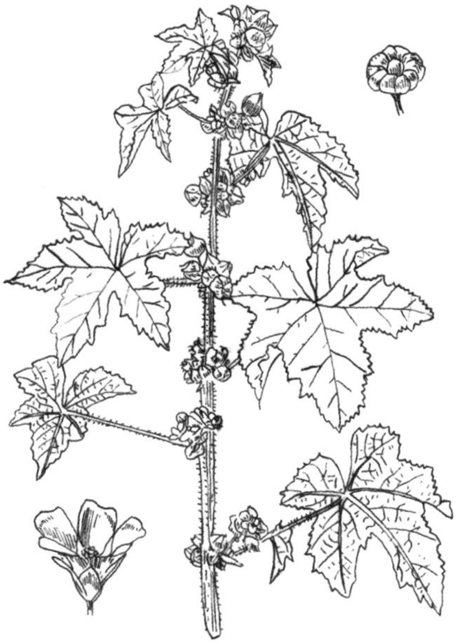

图 205　冬葵子（野葵）

Malva verticillata L.

生于平原、山野等处。全国各地均有分布。

【药性及功能】性凉，味甘。茎叶：赶湿清热。根：补中益气。子：利水，下乳，通便。

【土家族用药经验】茎叶治疗：黄疸。根治疗：气虚，盗汗，慢性肾炎，脱肛。子治疗：泌尿系结石，感染，胎死腹中等。

【单验方】

1. 治疗水肿小便不利：冬葵子鲜草 60～90g，水煎服。

2. 治疗乳汁不通，大便燥结：冬葵子种子 10～15g，水煎服。

3. 治疗黄疸：冬葵子全草 30g，天胡荽 20g，紫花地丁 15g，车前草 30g，猪瘦肉 90g，炖服。

4. 治疗消渴：冬葵子根或茎叶 15g，生姜七片，水煎服。

5. 治疗乳汁少：冬葵子根 60g，猪肉炖服。

【化学成分】含中性多糖、酸性多糖、肽聚糖等成分。

【药理作用】能明显增强网状内皮系统的吞噬活性。

叶下珠

【别名】山皂角、叶后珠、阴阳草。

【来源】大戟科植物叶下珠 *Phyllanthus urinaria* L. 的带根全草。

【植物形态】一年生草本，高 10～60cm；茎直立，分枝倾卧而后上升，具翅状纵棱。叶 2 列互生，长椭圆形，长 0.5～1.5cm，先端斜或有小凸尖，基部偏斜，两面无毛几无柄；托叶小，披针形。花小，单性，雌雄同株，无花瓣；雄花 2～3 朵簇生于叶腋，萼片 6，雄花花盘腺体 6，分离，与萼片互生，无退化子房；雌花单生于叶腋，宽约 3mm，表面有小凸刺或小瘤体。

生于山坡、路旁、田边。分布于黔、湘、川（渝）、鄂及江苏、安徽、浙江、福建、江西、台湾、广东、海南、广西、云南等省区。

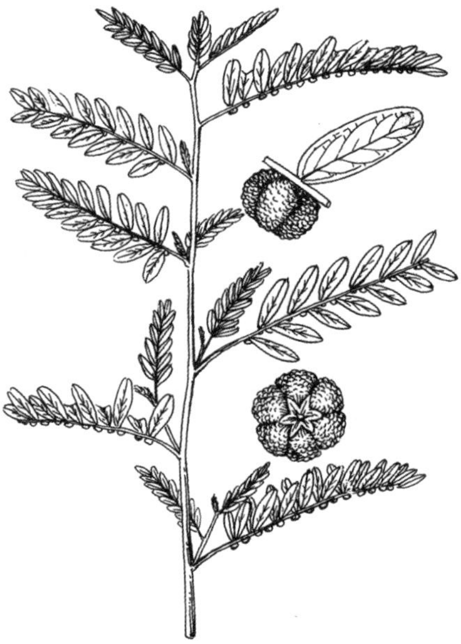

图 206　叶下珠（叶下珠）
Phyllanthus urinaria L.

【药性及功能】性凉，味甘、微苦。赶湿清热，平肝明目，消积健脾。

【土家族用药经验】治疗肾炎水肿，泌尿系结石，肠炎，痢疾，小儿疳积，火眼，黄疸，口疮等。

【单验方】

1. 治疗红白痢疾：叶下珠（鲜）30～60g，水煎服。
2. 治疗传染性肝炎：叶下珠（鲜）30～60g，水煎服。
3. 治疗风火眼，夜盲症，疳积：叶下珠全草 15～30g，水煎服。
4. 治疗肾炎水肿，尿路感染，肠炎：叶下珠 30g，水煎服。

【化学成分】含没食子酸、琥珀酸、阿魏酸、羽扇豆醇等。

【药理作用】1. 保护肝脏作用。2. 抗菌作用。

叶下红

【别名】矮地茶、野枇杷、矮脚草。

【来源】紫金牛科植物平地木 *Ardisia japonica*（Thunb.）Bl. 的全株。

【植物形态】亚灌木，直立茎高可达 40cm。具匍匐根茎；近蔓生，不分枝，幼时被细微柔毛。叶对生或近轮生；叶柄长6～10mm，被微柔毛；花5数，有时6数；萼片卵形，长约1.5或略短，具缘毛，有时具腺点；花瓣粉红色或白色，宽卵形或卵形，背部具腺点；雌蕊与花瓣径5～6mm，鲜红色，多少具腺点。

生于低山林下或竹林下。分布于黔、湘、川（渝）、鄂地区，在陕西及长江流域以南各地也产。

【药性及功能】性平，味辛、微涩。赶风赶毒，止咳化痰。

【土家族用药经验】治疗气管炎，肺结核，肾炎，痛经，风湿骨痛，跌打损伤等。

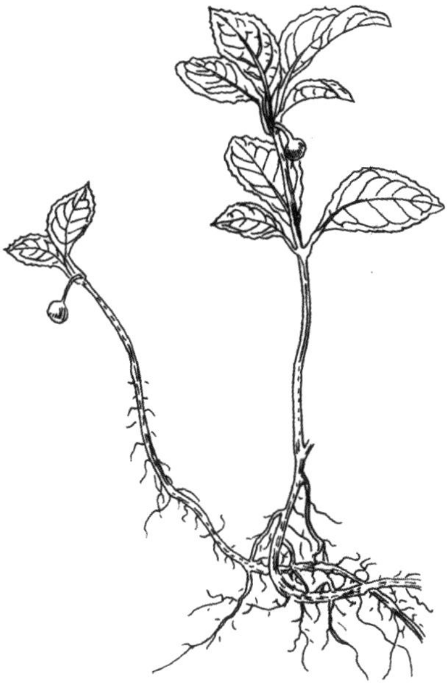

图207　叶下红（平地木）
Ardisia japonica（Thunb.）Bl.

【单验方】

1. 治疗急性黄疸性肝炎：叶下红30g，红糖适量，红枣10枚，水煎服。

2. 治疗痛经，身肿，风湿痹痛：叶下红、益母草、茵陈各15g，水煎服。

3. 治疗肾炎：叶下红、车前草、葎草、鬼针草各9g，水煎服。

4. 治疗消化道出血：叶下红1000g，锦鸡儿500g，白及150g，加水煎至50ml，每服25ml，一日二次。

5. 治疗咽喉肿痛：叶下红10g，三角风6g，金果榄6g，开水泡服或研末吹入。

【化学成分】含挥发油、紫金牛酚Ⅰ及Ⅱ、冬青醇、揌贝素、槲皮素、杨梅甙、槲皮甙等。

【药理作用】1. 对呼吸系统的作用。2. 抗菌与抗病毒作用。3. 体内过程。4. 毒性。

四大天王

【别名】小四块瓦。

【来源】金粟兰科植物宽叶金粟兰 *Chloranthus heuryi* Hemsl. 的根。

【植物形态】多年生草本，全株无毛。根状茎粗短，侧生根多数。茎单生或数枝自根茎长出，高40～60cm，节明显。叶4～6片交叉对生于茎的上部，宽卵圆形，长10～20cm，宽7～11cm，边缘有锯齿，齿端有腺点。穗状花序，单条或多枝成圆锥状，直立；花黄白色，苞片卵状三角形，顶端2～3齿；花两性，无花被；雄蕊3，近条形，下部合生成一个，中间一条长，具2室花药，侧生两条短，各具1室花药，子房卵形。果实卵球形。

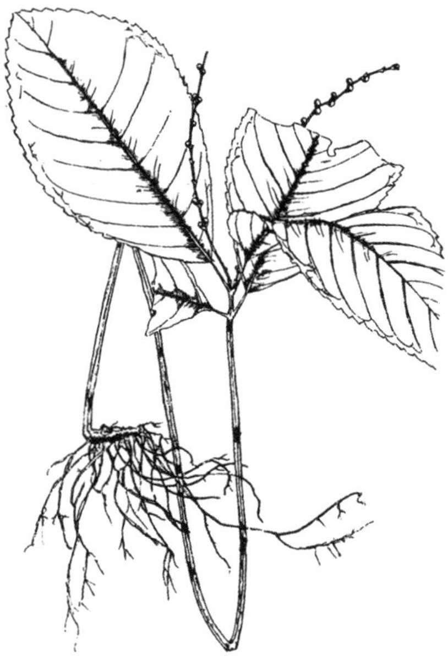

图208　四大天王（宽叶金粟兰）

Chloranthus heuryi Hemsl.

生于山谷林下阴湿处。分布于黔、湘、川（渝）、鄂地区，西南、中南、华南也有产。

【药性及功能】性温，味辛，有小毒。赶气活血，祛瘀通络，赶风止咳。

【土家族用药经验】治疗风湿痹痛，跌打损伤，皮肤搔痒，头癣。

【单验方】

1. 治疗风寒咳嗽，气喘：四大天王、百部、枇杷叶各适量，水煎，加冰糖兑服。

2. 治疗风湿疼痛：四大天王20～30g，水煎服或泡酒服或炖肉服。

3. 治疗跌打损伤：四大天王（鲜）适量，捣烂外敷伤部。

4. 治疗咳嗽：四大天王、金竹草、淫羊藿、枇杷花各适量，水煎内服。

5. 治疗气管炎，支气管炎：四大天王、淫羊藿各适量，水煎服。

【化学成分】含重楼排草甙等。

【药理作用】对子宫平滑肌有收缩作用。

四方麻

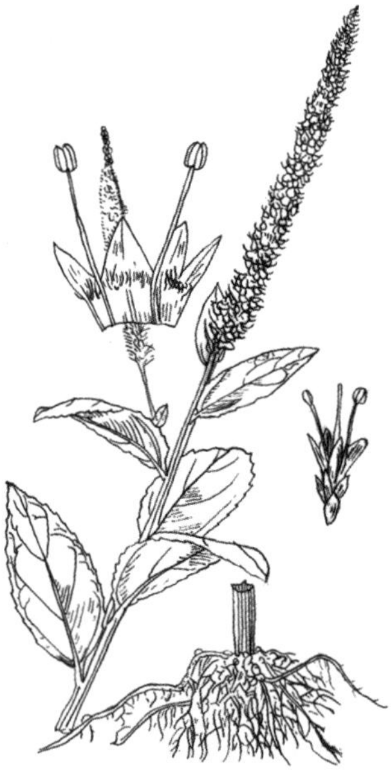

图209　四方麻（四方麻）

Veronicastrum cauloptera（Hance）Yamazaki

【别名】山练草、四角草、四方青、四棱草。

【来源】玄参科植物四方麻 *Veronicastrum cauloptera*（Hance）Yamazaki 的全草。

【植物形态】多年生草本，高达1m。全株无毛。茎直立，上部分枝，有宽达1mm的4条翅，由叶柄下延而成。叶互生；几无柄，至有长约4mm的柄；叶片长圆形、卵形至披针形，长 3 ~ 10cm，宽 1.2 ~ 4cm，边缘具锐尖的锯齿。穗状花序顶生，长可达 20cm，花密集；有短梗；苞片披针形；花萼 5 深裂，裂片钻状披针形，稍不等长；花冠钟状，血红色、紫红色或暗红色，长约 4mm，4 裂，裂片近三角形，宽度不等，后面 1 枚宽 1 倍，筒部内面的上端有 1 圈毛；雄蕊 2 枚，伸出；花柱伸出。蒴果卵状或卵圆状，长 2 ~ 3.5mm。花期 8 ~ 11 月。

生于山谷草地、沟边及疏林下。分布于黔、湘、川（渝）、鄂地区，在江西、广东、广西、云南等地也产。

【药性及功能】性凉，味苦。赶火解毒，赶风消肿。

【土家族用药经验】治疗肠炎，痢疾，痈疽肿毒，皮肤痒疹等。

【单验方】

1. 治疗痢疾，黄疸，尿血：四方麻 15g，水煎服。
2. 治疗火眼：四方麻捣汁加冰片和匀点眼。
3. 治疗刀伤出血：四方麻全草捣烂外敷。
4. 治疗疔毒：四方麻叶适量，捣烂外敷。
5. 治疗痄腮：四方麻全草 15g，水煎服。

四两麻

【别名】华细辛、土细辛、大药。

【来源】马兜铃科植物华细辛 *Asarum Sieboldii* Miq. 及城口细辛的根及全草。

【植物形态】多年生草本。根状茎较长，多节，节间密，且具多数肉质根，茎顶生，1 ~ 2 叶，肾状心形，长 7 ~ 14cm，宽 6 ~ 11cm；叶柄长 10 ~ 15cm；叶片先端短尖，基部心形至深心形，全缘；花两性，单生叶间，暗紫色，直径 1.5 ~ 2cm；花被质厚，筒部扁球形；雄蕊 12，花丝较长，子房下位；花柱 6，顶端 2 裂，花丝较花药长；5 月开紫绿色花，单生叶腋。蒴果肉质近球形；种子多数，卵状锥形，种皮硬，被黑色肉质假种皮。

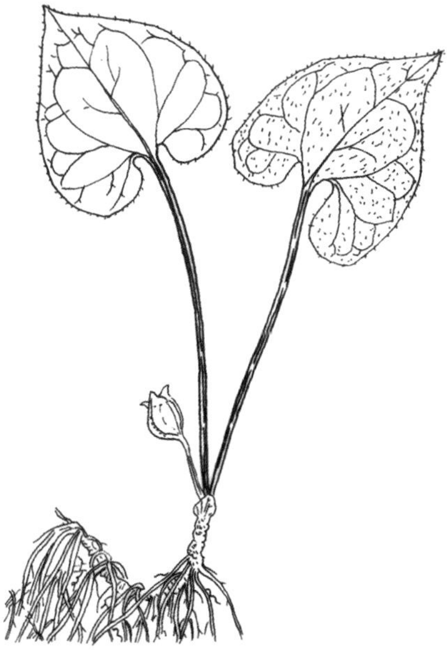

图 210　四两麻（华细辛）
Asarum Sieboldii Miq.

生于山谷溪边、林下、岩石旁等阴湿处。分布于黔、湘、川（渝）、鄂地区及东北、山东、浙江、安徽、江西、陕西、甘肃等省区。

【药性及功能】性温，味辛，有小毒。赶风散寒，赶气止痛，温肺化饮。

【土家族用药经验】治疗风寒头痛咳痰，牙痛，风湿痹痛，口疮等症。

【单验方】

1. 治疗寒性腹痛：细辛根 0.3~0.6g，捣碎凉开水冲服。

2. 治疗风寒头痛，风湿痹痛，寒饮咳喘：细辛 15~30g，水煎服。

3. 治疗跌打损伤：四两麻 10g，五加皮 15g，三百棒 30g，白酒浸泡内服。

4. 治疗腰痛：四两麻 10g，狗牙齿 10g，一点血 10g，五虎劲 5g，朱砂 5g，水煎酒引内服，以不醉为度。

5. 治疗支气管哮喘：四两麻 3g，麻黄 10g，明矾 15g，水煎服。

【化学成分】含 α-蒎烯、樟烯、月桂烯等挥发油，还含有细辛醚等成分。

【药理作用】1. 解热镇痛作用。2. 抗惊厥作用。3. 免疫抑制作用。4. 抗肾病变作用。5. 局部麻醉作用。

四块瓦

【别名】四片瓦、四叶黄、四大天王。

【来源】报春花科植物落地梅 *Lysimachia paridiformis* Franch. 的全草。

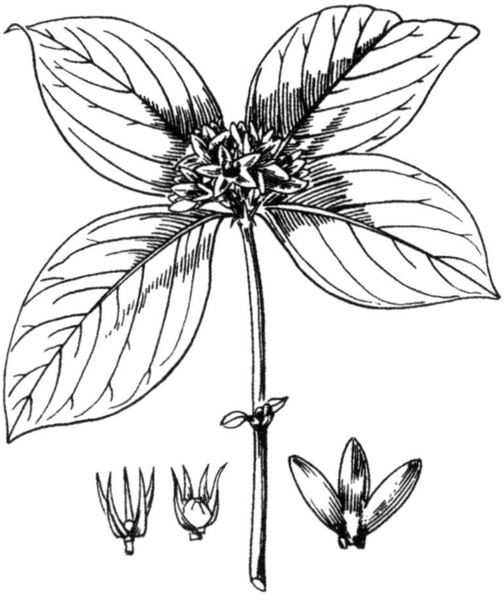

图 211　四块瓦（落地梅）

Lysimachia paridiformis Franch.

【植物形态】多年生草本。根茎粗短或成块状；根簇生，纤维状，直径约 1mm，密被黄褐色绒毛。茎通常 2 至数条簇生，直立，高 10~45cm，不分枝，节部稍膨大。叶 4~6 片在茎端轮生，极少出现第 2 轮叶；叶片倒卵形以至椭圆形，长 5~17cm，宽 3~10cm，先端短渐尖，基部楔形，全缘，稍呈皱波状，上面光绿色，无毛，两面散生黑色腺条，有时腺条颜色不显现，仅见条状隆起，侧脉 4~5 对，叶干时坚纸质。花集生茎端成伞形花序；花梗长 5~15mm；花萼长 8~12mm，5 深裂近达基部，裂片披针形或自卵形的基部长渐尖，有时具稀疏黑腺条；花冠黄色，长 12~14mm，基部合生部分长约 3mm，先端 5 裂片狭长圆形，宽约 4.5mm，先端钝或圆形；雄蕊 5，分离部分长 3~5mm，裂片狭长圆形，宽约 4.5mm，先端钝或圆形，花药椭圆形，长约1.5mm；雌蕊1，子房上位，无毛，1室，花柱长约8.5mm。蒴果球形，直径3.5~4mm，淡黄褐色。

生于山谷林下湿润处。分布于黔、湘、川（渝）、鄂地区，西南、中南、华南均有产。

【药性及功能】性温，味辛、微苦。赶风赶湿，活血散瘀，宽胸利膈，止血止咳。

【土家族用药经验】治疗月经不调，风湿疼痛，胃痛，跌打损伤，消化不良等。

【单验方】

1. 治疗风湿性关节炎，四肢麻木：四块瓦10g，桃风藤10g，竹叶细辛10g，香血藤10g，水煎服。

2. 治疗崩漏，消化道出血：四块瓦20g，鼻血莲10g，血三七10g，天青地白10g，水煎服。

3. 治疗小儿疳积：四块瓦（鲜）3~5兜，鸡蛋2个，煮熟去药渣，蛋、汤同服。

4. 治疗贫血：四块瓦30g，女儿黄20g，月月花20g，水煎服。

【化学成分】含黄酮类、酚类、氨基酸、有机酸、糖类等成分。

玉簪花

【别名】玉泡花、内消花、棒玉簪。

【来源】百合科植物玉簪花 *Hosta plantaginea*（Lam.）Aschers. 的花。

【植物形态】多年生草本。具粗根状茎。叶基生，卵形至心状卵形，长15~25cm，宽9~15.5cm。花葶于夏秋两季从叶丛中抽出，具1枚膜质的苞片状叶，后者长4~6cm，宽1.5~2cm；总状花序，花梗长1.2~2cm，基部具苞片；苞片长2~3cm，宽1~1.2cm；花白色，芳香，花被筒下部细小，长5~6cm，直径2.5~3.5cm，花被裂片6，长椭圆形，长3.5~4cm，宽约1.2cm；雄蕊下部与花被筒贴生，与花被等长，或稍伸出花被外；子房长约1.2cm；花

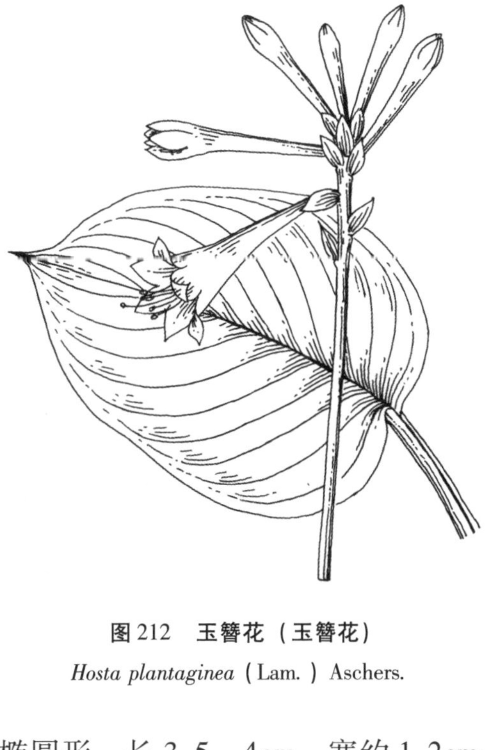

图212　玉簪花（玉簪花）
Hosta plantaginea（Lam.）Aschers.

柱常伸出花被外。蒴果圆柱形，长约6cm，直径1cm。

生于阴湿地区。除华北外全国均有分布，各地有栽培。

【药性及功能】性凉，味甘、苦，有毒。赶火解毒，消肿。

【土家族用药经验】治疗乳痈，中耳炎，颈淋巴结核等。

【单验方】

1. 治疗乳痈：鲜草捣烂外敷。

2. 治疗中耳炎：取鲜草绞汁，滴耳。

3. 治疗颈淋巴结核：鲜草捣烂，外敷患处。

生　姜

【别名】神姜、阳姜。

【来源】姜科植物姜 *Zingiber officinale* Rosc. 的根茎。

【植物形态】多年生草本，根状茎横走，肥厚，芳香及辛辣味。叶披针形至条状披针形；叶舌膜质。花葶单独自根茎抽出；穗状花序卵形；苞片淡绿色；花萼管状；花冠黄绿色；唇瓣中央裂片矩圆状倒卵形，有紫色条纹及淡黄色斑；花药的药隔附属体包裹住花柱。

全国各地均产。目前均为栽培。

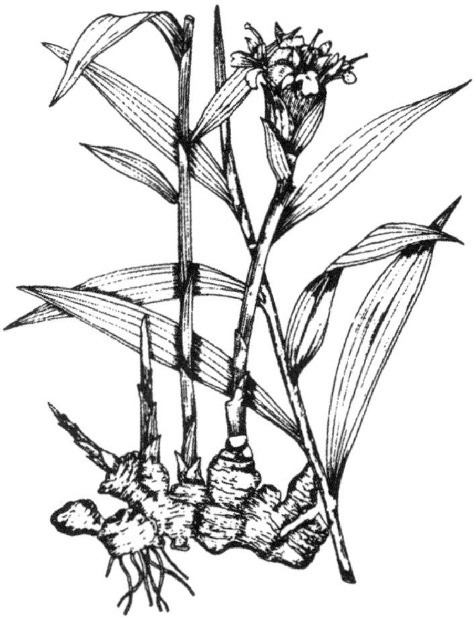

图213　生姜（姜）

Zingiber officinale Rosc.

【药性及功能】性温，味辛。赶风散寒，补元补阳，健胃止呕，宣肺止咳。

【土家族用药经验】治疗感冒，呕吐。

【单验方】

1. 治疗感冒：紫苏叶30g，生姜5片，水煎服。

2. 治疗呕吐：生姜适量，醋调服。

3. 治月经期腹痛：生姜、红糖各30g，水煎服。

【化学成分】含挥发性成分、辛辣成分等。

【药理作用】1. 镇静和抗惊厥作用。2. 解毒、镇痛和抗炎作用。3. 止吐和抗晕动病作用。4. 胃黏膜保护作用。5. 保肝和利胆作用。6. 抗血小板聚集作用。7. 抗氧化作用。8. 抗微生物作用。

包谷毛

【别名】包谷须、玉米须。

【来源】禾本科植物玉蜀黍 *Zea mays* L. 的花柱。

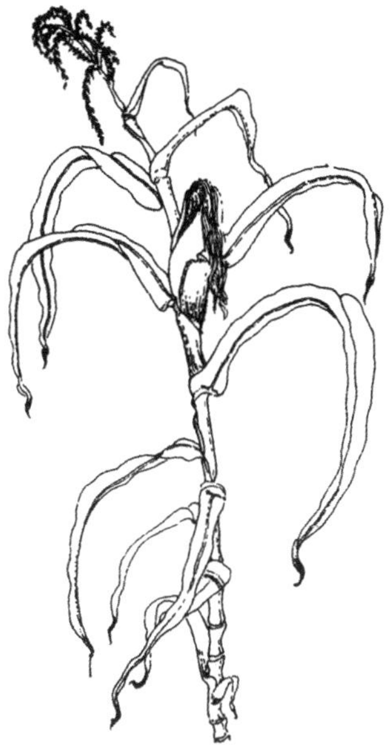

图214 包谷毛（玉蜀黍）

Zea mays L.

【植物形态】一年生草本。秆粗壮、直立、高达2.5m。节间有髓，基部各节具气生根。叶片长大，扁平、剑形、先端尖，边缘波状，中脉明显，雄性圆锥花序顶生，雄小穗成对生于各节；雌花序腋生；雌小穗成对，以8～18（30）行密集于一粗壮呈海绵质穗轴周围而成棒状，其外为多数叶状总苞片所包裹；花柱细长，自总苞顶端伸出，棕红色。颖果略成球状，成熟后金黄色。

全国各地均有栽培。

【药性及功能】性平，味甘。温补中元，赶水赶湿，降血压。

【土家族用药经验】治疗水肿，肾结石，高血压等。

【单验方】

1. 治疗水肿：包谷毛60g，水煎服。
2. 治疗肾结石：包谷毛煎浓汤，频服。
3. 治疗高血压：包谷毛15g，车前草30g，水煎服。

【化学成分】含脂肪油、挥发油、树脂样物质、皂甙、生物碱等。

【药理作用】1. 利尿作用。2. 降压、降血糖作用。3. 利胆作用。

田基黄

【别名】对叶草、细瓜米叶、胆黄草。

【来源】藤黄科植物地耳草 *Hypericum japonicum* Thunb. ex Murray 的全草。

【植物形态】一年生小草本，披散或直立，高30～40cm。根多须状。茎纤细，具四棱，基部近节处生细根。叶小，对生，卵形，抱茎，长3～15mm，宽1.5～8mm，全缘。聚伞花序顶生；花小，黄色；萼片、花瓣各5，几等长；

花柱3，分离。蒴果矩圆形，长4mm。

生于田野较潮湿处。分布于黔、湘、川（渝）、鄂地区，在长江流域及以南各省区也产。

【药性及功能】性凉，味甘、微苦。赶火赶湿，散瘀止痛。

【土家族用药经验】治疗传染性肝炎，毒蛇咬伤，急性单纯性阑尾炎等。

【单验方】

1. 治疗传染性肝炎：田基黄全草60～120g，水煎服。

2. 治疗毒蛇咬伤：田基黄鲜品，捣烂外敷。

3. 治疗急性单纯性阑尾炎：田基黄20g，败酱草20g，单红藤15g，扁竹根15g，千里光10g，青藤香9g，水煎服。

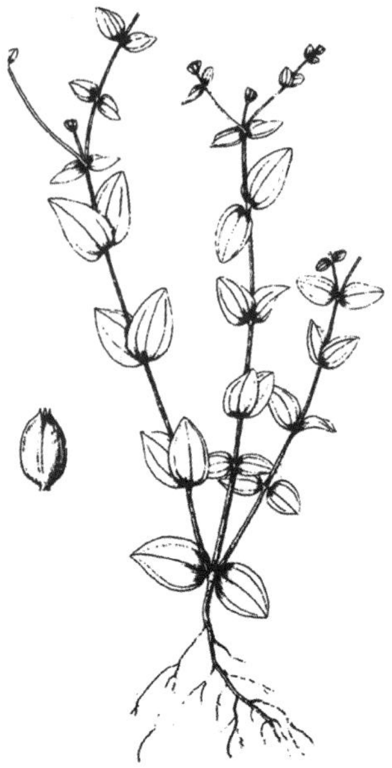

图215　田基黄（地耳草）

Hypericum japonicum Thunb. ex Murray

【化学成分】含槲皮甙、异槲皮甙、槲皮素-7-鼠李糖甙、田基黄灵素及田基黄棱素A、B等。

【药理作用】1. 抗菌作用。2. 抗疟原作用。

白龙须

【别名】勾儿茶、包子树、团鱼叶、白荆条。

【来源】为八角枫科植物八角枫 *Alangium chinense*（Lour.）Harms 的根、须根及根皮。

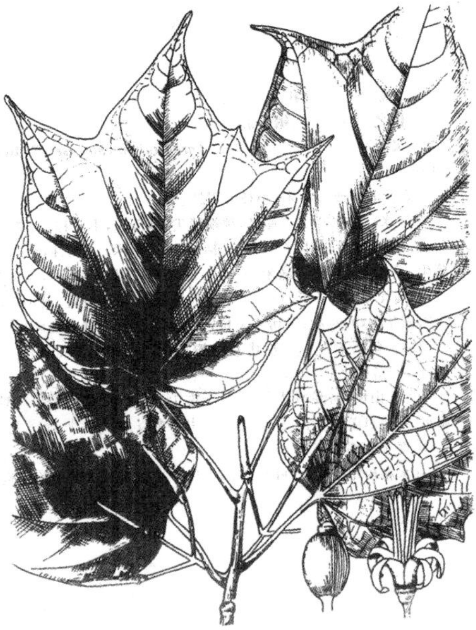

图216　白龙须（八角枫）

Alangium chinense（Lour.）Harms

【植物形态】落叶乔木或灌木，高3～5m。小枝约成“之”字形，幼枝紫绿色；冬芽锥形，生于叶柄基部内。叶互生；叶柄长2.5～3.5cm；叶纸质，近圆形或椭圆形、卵形，顶端锐尖或钝尖，基部阔楔形或截形，稀心形，两侧不对称，长13～19（～26）cm，宽9～15（～

22）cm，不分裂或3～7（～9）裂，裂片短锐尖或钝尖，叶上面无毛，下面脉腋有丛状毛，基出脉3～5（～7），成掌状，侧脉3～5对。聚伞花序腋生，有7～30（～50）花，花梗长5～15mm；小苞片线形或披针形，常早落；花冠圆筒形，长1～1.5cm；花瓣6～8，线形，长1～1.5cm，初白色，后变黄色，基部粘合，上部开花后反卷；雄蕊与花瓣同数而近等长；花盘近球形；子房2室，柱头头状、常2～4裂。核果卵圆形，长约5～7mm，直径5～8mm，种子1颗。花期5～7月和9～10月，果期7～10月。

生于海拔1800m以下的山地和疏林中。分布于黔、湘、川（渝）、鄂及台湾等省区。

【药性及功能】性平，味辛，有毒。赶风除湿，散瘀止痛，赶气活络，解痉。

【土家族用药经验】治疗风湿，麻木，瘫痪，跌打损伤，腰肌劳损。

【单验方】

1. 治疗风湿，麻木，瘫痪，跌打损伤：白龙须根3～5g，水煎服。

2. 治疗鹤膝风：白龙须须根15g，松节10g，牛膝10g，泡酒。每次服50ml。

3. 治疗外伤出血：白龙须鲜叶适量，捣烂外敷。

4. 治疗精神分裂症：白龙须根（粉），每次吞服0.5～1g，一日二次。

【化学成分】含喜树次碱、消旋毒黎碱等成分。

【药理作用】1. 肌肉松弛作用。2. 对呼吸系统的影响。3. 对心血管系统的作用。4. 对平滑肌的作用。

白活麻

【别名】活麻、刺活麻。

【来源】荨麻科植物荨麻 *Urtica fissa* Pritz. 的全草。

【植物形态】多年生草本，茎高60～100cm。生螫毛和反曲的微柔毛。叶对生；叶柄长1～7cm；托叶合生，卵形；叶片宽卵形或近五角形，长及宽5～12cm，先端渐尖，基部圆形，近掌状浅裂，裂片三角形，有不规则的牙齿，下面生微柔毛，沿脉生螫毛。雌雄同株或异株；雄花长达10cm，具稀疏分枝，在雌雄同株时生雌花

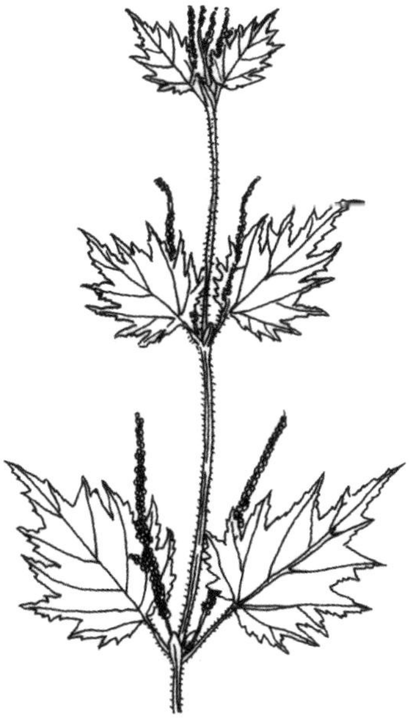

图217　白活麻（荨麻）
Urtica fissa Pritz.

花序之下；雄花直径约2mm，花被片4；雌花序较短，分枝极短，雌花小，长约4mm，柱头画笔头状，瘦果近球形，扁平，有细柔毛。种子黄色细点。花期9～10月，果期10～11月。

生于海拔1000m左右的山坡路旁草丛中或沟边。分布于黔、湘、川（渝）、鄂及云南、河南、广西、陕西、甘肃等省区。

【药性及功能】性凉，味甘、淡，有小毒。赶风除湿，除痹止痛，止痒。

【土家族用药经验】治疗风湿痹痛，皮肤痒疹。

【单验方】

1. 治疗水肿：活麻20g，水煎服。

2. 治疗痒疹：活麻叶捣烂外敷。

3. 治疗风湿痹痛：活麻30g，红活麻30g，嫩包谷根50g，炖肉服。

【化学成分】本品含延胡索酸、甘油酸、苹果酸、草酸以及胡萝卜素等。

石菖蒲

【别名】香蒲七、香菖蒲。

【来源】天南星科植物石菖蒲 *Acorus gramineus* Schott 的根茎。

【植物形态】多年生草本。根茎横卧，直径5～8mm，外皮黄褐色。叶根生；剑状线形，长30～50cm，宽2～6mm，罕达1cm，先端渐尖，暗绿色，有光泽，叶脉平行，无中脉。花茎高10～30cm，扁三棱形；佛焰苞叶状，长7～20cm，宽2～4mm；肉穗花序自佛焰苞中部旁侧裸露而出，无梗，斜上或稍直立，呈狭圆柱形，柔弱，长5～12cm，直径2～4mm；花两性，淡黄绿色，密生；花被6，倒卵形，先端钝；雄蕊6，稍长于花被，花药黄色，花丝扁线形；子房长椭圆形。浆果肉质，倒卵形，长宽均为2mm。

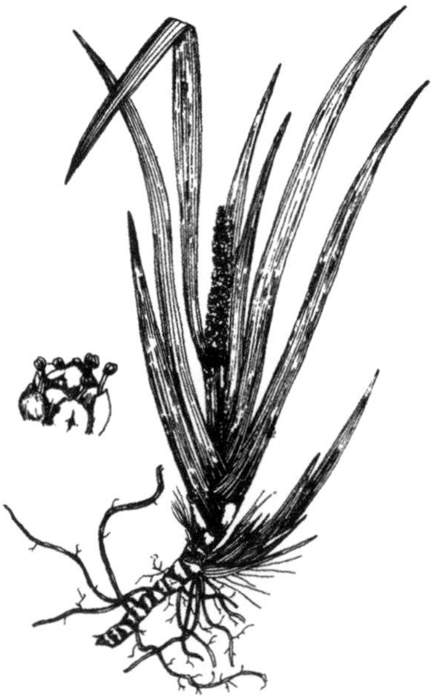

图218　石菖蒲（石菖蒲）

Acorus gramineus Schott

生于山涧泉流附近或泉流的水石间。分布于黔、湘、川（渝）、鄂地区，西南、中南、华南也有产。

【药性及功能】性温，味辛、苦。赶湿止痛，开窍益智。

【土家族用药经验】治疗痰湿内阻，耳聋，腹胀气满等。

【单验方】

1. 治疗痰湿内阻：石菖蒲、郁金各9g，胆南星、远志各6g，茯神12g，水煎，竹沥冲服。

2. 治疗耳聋：石菖蒲、党参、远志、龙齿各9g，茯神12g，水煎服。

3. 治疗腹胀气满：石菖蒲、建曲各6g，香附子、莱菔子各9g，水煎服。

【化学成分】含挥发油、欧细辛脑、榄香脂素、细辛醛、δ－荜澄茄烯、百里香酚、肉豆蔻酸等。

【药理作用】1. 镇静、抗惊厥作用。2. 解痉作用。3. 抗心律失常的作用。

龙　枣

【别名】鸡爪拐、鸡爪树、甜半夜、拐枣。

【来源】鼠李科植物北枳椇 *Hovenia dulcis* Thunb. 的成熟种子和果肉。

【植物形态】落叶灌木，高约10m。小枝红褐色。叶互生，有长柄；叶片广卵形，长8～15cm，宽6～10cm，先端尖或长尖，基部圆形或心形，边缘是不整齐粗锯齿，两面均无毛；基出3脉；淡红色。聚伞花序腋生或顶生，不对称；花杂片，绿色，花梗长6cm，萼片5，近卵状三角形；花瓣5，倒卵形，先端平截，中微凹，两侧卷起；雄花具雄蕊5，花丝细，有退化的子房；两性花有雄蕊5，雌蕊1，子房3室，每室有1胚株，花柱3浅裂。果实近球形，灰褐色，生于肥厚、扭曲、肉质的花板上，成熟后味甘可食；种子扁圆，红褐色，有光泽。

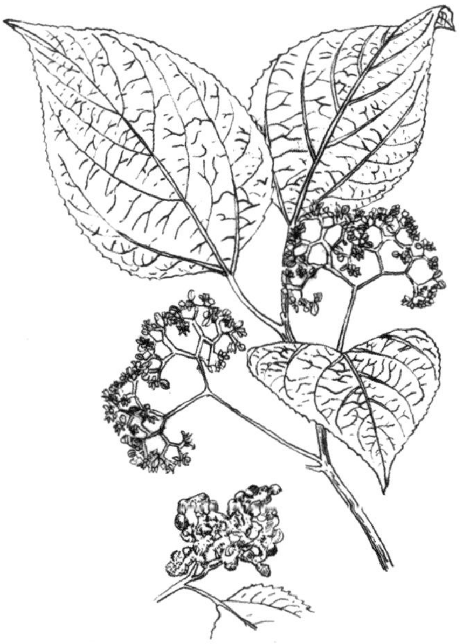

图219　龙枣（北枳椇）

Hovenia dulcis Thunb.

生于海拔200～1400m的次生林中或栽培。分布于黔、湘、川（渝）、鄂地区，在云南、华东、西北等地也产。

【药性及功能】性平，味甘、微酸、涩。赶火除烦，通二便，解酒毒。

【土家族用药经验】治疗酒醉，口渴，烦热，劳伤吐血，风湿筋骨痛等症。

【单验方】

1. 治疗热病烦渴，小便不利：龙枣9g，银花24g，知母9g，灯心草3g，水煎服。

2. 治疗酒醉：龙枣根肉12g，水煎服，或加葛花9g，水煎服。

3. 治疗身体虚弱：龙枣肉40g，黄花头20g，岩白菜20g，鸡骨草20g，炖鸡吃。

4. 治疗劳伤吐血：龙枣根120g，炖五花肉吃。

【化学成分】种子含麦革碱、β－咔啉，枳椇苷L、D、G、G′和H等成分。

【药理作用】1. 中枢抑制作用。2. 降压作用。3. 抗脂质过氧化作用。

龙胆草

【别名】草龙胆、胆草、苦胆草。

【来源】龙胆科植物龙胆 *Gentiana scabra* Bunge 的根和根茎。

【植物形态】多年生草本，高30～60cm。根茎短，其上丛生多数细长的根，长可达30cm。花茎单生，不分枝。叶对生；无柄；下部叶成鳞片状，基部合生，长5～10mm，中部和上部叶近革质，叶片卵形或卵状披针形，长2.5～7cm，宽7～3cm，先端急尖或长渐尖，基部心形或圆形，表面暗绿色，下面色淡，边缘外卷，粗糙；叶脉3～5条。花多数，簇生枝顶和叶腋，无花梗；每花下具2个披针形或线状披针形苞片，长2～2.5cm；花萼钟形，长2.5～3cm，先端5裂，常外反或开展，不整齐；花冠筒状钟形，蓝紫色，长4～5.5cm，有时喉部具多数黄绿色斑点，花冠先端5裂，裂片卵形，褶三角形；雄蕊5，着生于花筒中部，花丝基部宽；子房狭椭圆形或披针形，长1～1.4cm，子房柄长约1cm，花柱短，柱头2裂。蒴果内藏，长圆形，有柄。种子多数，褐色，有光泽，具网纹，两端具宽翅。

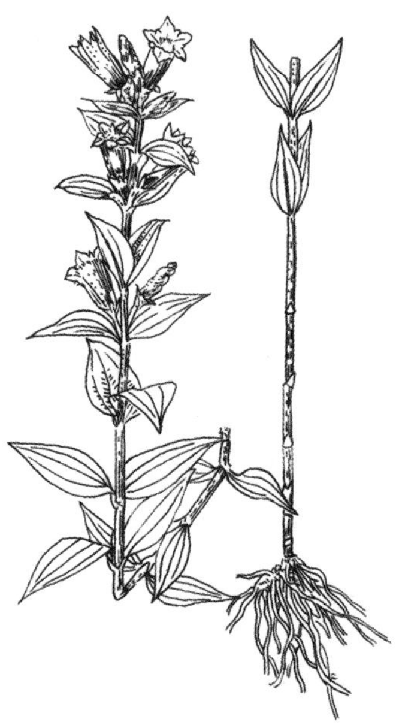

图220　龙胆草（龙胆）

Gentiana scabra Bunge

生于山坡草地、路边、河滩灌丛中以及林下草甸。分布于黔、湘、川（渝）、鄂地区，在东北及内蒙古、河北、陕西、新疆、江苏、安徽、浙江、江西、福建、广东、广西等省区也产。

【药性及功能】性凉，味苦。清泻肝胆湿火。

【土家族用药经验】治疗肝经湿热，黄疸，胆囊炎，热痢，目赤肿痛等。

【单验方】治疗肝癌痛：龙胆草15g，黄芩24g，黄连24g，知母15g，黄柏15g，桔梗15g，昆布15g，柴胡12g，升麻9g，连翘9g，三棱9g，莪术9g，葛根6g，归尾6g，赤芍6g，败酱草15g；欲吐者加赭石30g；咳嗽者加薄荷10g，牛蒡子10g；贫血者加首乌15g；便秘加大黄15～20g。水煎内服，每日服三次，每日一剂。本方亦治疗细菌性肝脓疡。

【化学成分】含裂环烯醚萜甙类、生物碱类等成分。

【药理作用】1. 保肝作用。2. 利胆作用。3. 健胃作用。4. 抗炎、抗过敏作用。5. 中枢神经系统功能的影响。6. 抗病原体作用。7. 其他作用。8. 体内过程。9. 毒性。

阴黄草

【别名】阴行草、罐子草、刘寄奴。

【来源】玄参科植物阴行草 *Siphonostegia chinensis* Benth. 的全草。

【植物形态】一年生草本，高30～80cm，全体密被锈色短毛。茎单一，直立，上部多分枝，稍具棱角。叶对生，无柄或有短柄；叶片二回羽状全裂，裂片约3对，条形或条状披针形，宽12mm，有小裂片13枚。花对生于茎枝上部，成疏总状花序；花梗极短，有1对小苞片；萼筒长10～15mm，有10条显著的主脉，齿5，长为筒部的1/4～1/3；花冠上唇红紫色，下唇黄色，长22～25mm，筒部伸直，上唇镰状弓曲，额稍圆，背部密被长纤毛，下唇顶端3裂，皱襞高隆成瓣状；雄蕊2强，花丝基部被毛。蒴果包于宿存萼片内，披针状矩圆形，顶端稍偏斜；种子黑色。

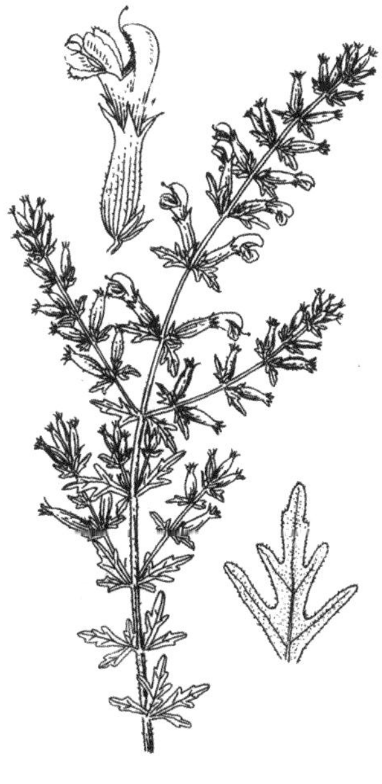

图221　阴黄草（阴行草）

Siphonostegia chinensis Benth.

生于山坡及草地上。遍布全国各地。

【药性及功能】性凉，味苦。赶火赶湿，祛瘀活血。

【土家族用药经验】治疗黄疸性肝炎，胆囊炎，热淋等。

【单验方】治疗黄疸性肝炎：阴行草15g，栀子9g，金丝桃、地柏枝各30g，老萝卜头9g，水煎服。

【化学成分】含芹菜素、木樨草素、桉叶醇、驱蛔素等。

【药理作用】1. 保肝利胆作用。2. 降低血清胆固醇。3. 抗菌作用。

合欢皮

【别名】夜蒿树、合欢皮、合欢花。

【来源】豆科植物合欢 *Albizia julibrissin* Durazz. 的根。

【植物形态】落叶乔木，高达16m。树干灰黑色；小枝有棱角。2回双数羽状复叶，互生；总叶柄长3～5cm；叶长9～23cm，羽片5～15对；小叶11～30对，无柄；上叶片镰状长方形，长5～12mm，先端短尖，基部截形，不对称，全缘，有缘毛，下面中脉具短柔毛，小叶夜间闭合；托叶线状披针形。头状花序生于枝端，总花梗被柔毛；花淡红色；花萼筒状，长约2mm，先端5齿裂，外被柔毛；花冠漏斗状，长约6mm，外被柔毛，先端5裂，裂片三角状卵形，雄蕊多数，基部结合，花丝细长，上部淡红色，长约为花冠管的三倍以上；子房上位，花柱几与花丝等长。荚果扁平，黄褐色，嫩时有柔毛；种子椭圆形而扁，褐色。

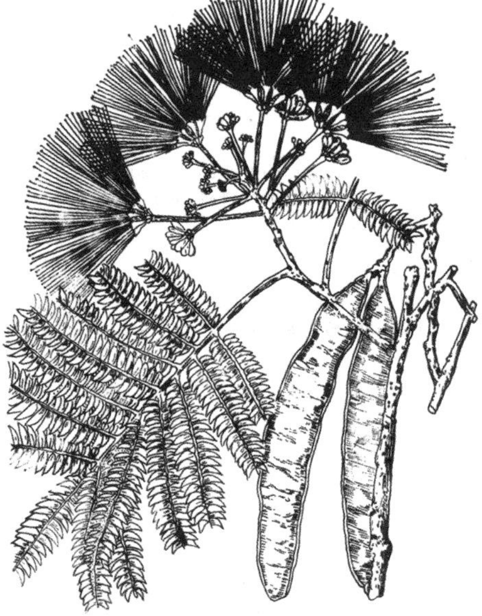

图222　合欢皮（合欢）
Albizia julibrissin Durazz.

生于山坡、路旁。分布于黔、湘、川（渝）、鄂地区，在华南、西南、华东、东北及河北、河南等省也产。

【药性及功能】性平，味甘。赶气活血，除烦解郁，镇静安神。

【土家族用药经验】治疗心气虚，子宫脱垂，肺脓疡等。

【单验方】

1. 治疗心气虚：合欢皮或花30g，猪心1个，炖服。

2. 治疗子宫脱垂：合欢皮、夜关门、蓖麻子、巴山虎、续断、千年老鼠屎、团鱼头、芥粉、剩饭各适量，团鱼头为末敷百会穴，余药与芥粉、剩饭共捣烂外敷患处。

【化学成分】含木脂体糖甙、合欢三萜内酯甲等。

【药理作用】1. 抗生育作用。2. 抗过敏作用。3. 抗肿瘤作用。

地星宿

【别名】星宿草、天胡荽。

【来源】伞形科植物天胡荽 *Hydrocotyle sibthorpioides* Lam. 的全草。

【植物形态】多年生草本。茎匍匐。单叶互生，圆形或肾形，直径5～25mm，不裂或掌状5～7浅裂，裂片宽到卵形，边缘具钝齿，上面无毛或两面有疏柔毛；叶柄长0.5～8cm。单伞形花序腋生，有花10～15朵；总花梗长1～2.5cm；总苞片4～10枚；花瓣绿白色，长约1.2mm。双悬果近圆形，长1～1.5mm，光滑或有多数小斑点。

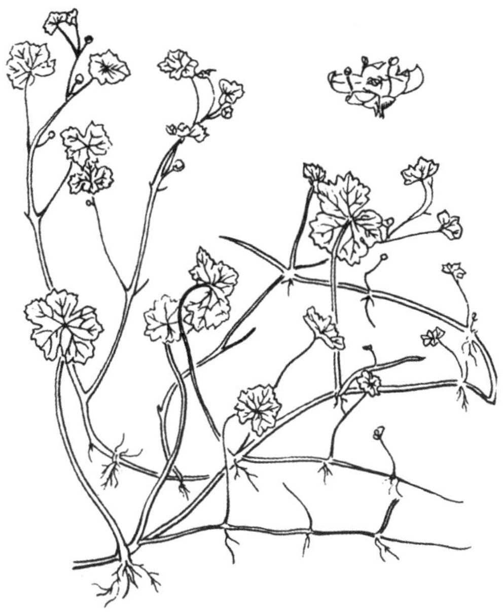

图223 地星宿（天胡荽）
Hydrocotyle sibthorpioides Lam.

生于潮湿的草地、林下或家宅附近。分布于黔、湘、川（渝）、鄂地区，在华中、华东、华南各省区也产。

【药性及功能】性凉，味辛、微苦。赶火毒，赶水通淋，化痰止咳。

【土家族用药经验】治疗黄疸，肝硬化腹水，尿路感染，伤风感冒，咳嗽，百日咳，扁桃体炎，湿疹，带状疱疹等。

【单验方】

1. 治疗湿疹：地星宿鲜草泡茶油，搽患处。
2. 治疗黄疸，夜盲，火眼，淋病：地星宿鲜草30～70g，煎服。
3. 治疗带状疱疹：地星宿鲜草捣烂，加酒泡2～3小时后，外搽。
4. 治疗目翳：地星宿、鹅不食草各等分共捣烂，塞进鼻孔。
5. 治疗心慌心悸：地星宿鲜草60g，白蜡1.5g，鸡蛋1个，蒸服。

【化学成分】含黄酮甙、酚类、氨基酸、挥发油、香豆精等成分。

朱砂根

【别名】开喉箭、山豆根、紫金牛、八爪金龙。

【来源】紫金牛科植物朱砂根 *Ardisia crenata* Sims 的根。

【植物形态】小灌木，高达1m，茎单一，有匍匐的根状茎。叶坚纸质，狭椭圆形或披针形，急尖或渐尖，边缘皱波状，两面有突起腺点。花序伞形，顶生；萼片卵形，钝，有黑腺点；花冠裂片披针形，有黑腺点；雄蕊短于花冠裂片，花药背面有黑腺点；雌蕊与花冠裂片等长。果圆球形，有稀疏黑腺点。

生于丘陵山地常绿阔叶林下或阴蔽灌丛中。分布于黔、湘、川（渝）、鄂地区，西南、中南、华南也有产。

【药性及功能】性平，味辛、苦。赶火解毒，活血祛瘀，消肿止痛。

【土家族用药经验】治疗咽喉肿痛，跌打损伤，腰背痛等。

【单验方】

1. 治疗咽喉肿痛：朱砂根 6～10g，水煎服。

2. 治疗跌打损伤：朱砂根 6～10g，水煎服或泡酒服。

3. 治疗腰背痛：朱砂根、杜仲、续断各 9g，活血膝 15g，细辛 1.5g，秦艽、川芎各 6g，水煎服。

【化学成分】含三萜皂甙、岩白菜素及衍生物、无羁萜、β－谷甾醇、紫金牛醌、胡萝卜素等。

【药理作用】1. 抗生育作用。2. 止咳平喘作用。3. 驱虫和杀虫作用。4. 抑菌作用。

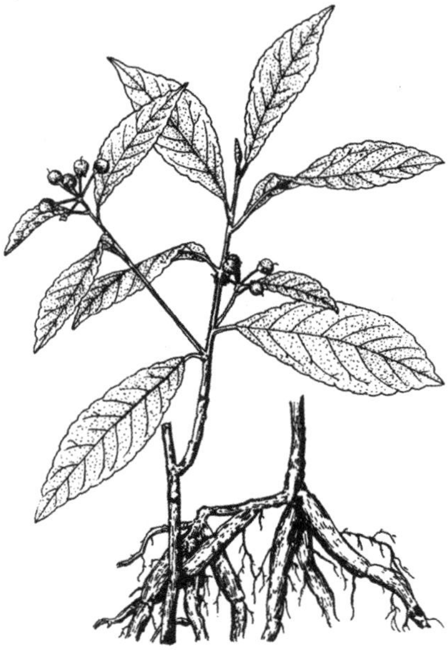

图 224　朱砂根（朱砂根）

Ardisia crenata Sims

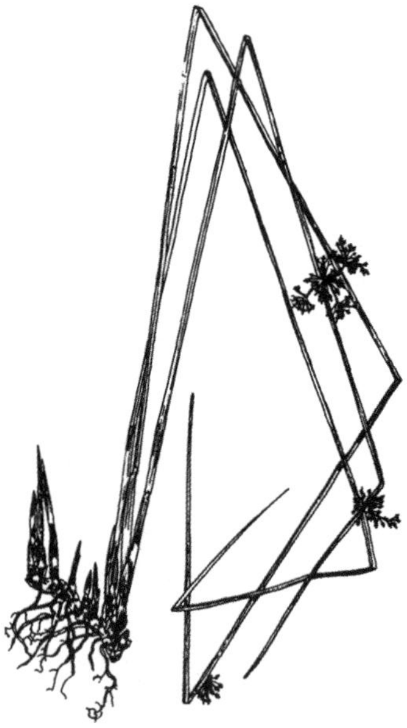

图 225　灯心草（灯心草）

Jumcus effuses L.

灯心草

【别名】水灯草。

【来源】灯心草科植物灯心草 *Jumcus effuses* L. 的全草。

【植物形态】多年生草本，高达 1m。根状茎横走，密生须根。茎簇生，圆筒状，直径 1～2mm，内充满乳白色髓。基部具叶鞘状，红褐色或淡红色，叶片退化呈刺芒状。花序假侧生，聚伞状，花多，密集成簇，淡绿色；总苞片似茎的伸延；花被片6，条形，边缘膜质；雄蕊3，长为花被的2/3；子房3室，柱头3枚。蒴果矩圆状，顶端钝或凹；种子褐色。

生于湿地或沼泽边缘。全国各地均有分布。

【药性及功能】性凉，味甘、淡。赶火解毒，赶湿利尿。

【土家族用药经验】治疗风热感冒。

【单验方】治疗风热感冒：灯心草10g，鱼腥草、一枝黄花各15g，夏枯草10g，矮地茶15g，水煎服。

【化学成分】含菲类衍生物、氨基酸、木犀素等。

【药理作用】1. 抗氧化作用。2. 抑制微生物作用。

百解药

【别名】看园老、九牛糙。

【来源】大戟科植物续随子 *Euphorbia lathyria* L. 的全草。

【原植物】二年生草本，高达1m。茎直立，粗状，无毛，多分枝。茎下部的叶密生，条状披针形，无柄，全缘，上部的叶交互对生，卵状披针形，顶端锐尖，基部心形而多少抱茎，长6~12cm，宽1~1.3cm。总状花序顶生，2~4伞梗，呈伞状，基部有2~4叶轮生，每伞梗再叉状分枝，有2枚三角状卵形苞片；花序总苞杯状，顶端4~5裂；腺体新月形，两端具短而钝的角。蒴果近球形，无毛；种子矩圆状球形，表面有黑褐相间的斑纹。

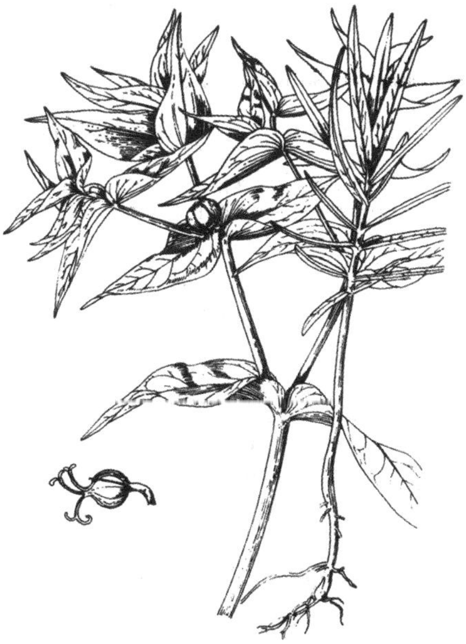

图226　百解药（续随子）
Euphorbia lathyria L.

生于向阳坡、田边，野生或栽培。分布于黔、湘、川（渝）、鄂地区及西南、华南、华东等省区。

【药性及功能】性温，味辛，有毒。赶水消肿，赶气散结。

【土家族药用经验】治疗水肿胀满，痰饮，血瘀经闭。

【单验方】

1. 治疗全身水肿：百解药30g，人参、木香、防己、茯苓、槟榔、海金沙各15g，葶苈子120g，共为丸，每次服6g。

2. 治疗肝硬化腹水：百解药霜0.9g，开水送服，连服两天。

【化学成分】含油酸、棕榈酸、亚油酸、亚麻酸及瑞香素、马栗树皮甙、千斤子素等成分。

【药理作用】毒性。

红　子

【别名】救命粮、小红子、豆金粮、水沙子。

【来源】蔷薇科植物火棘 *Pyracantha fortuneana*（Maxim.）Li 的果实。

【植物形态】常绿灌木，高达3m。侧枝短，先端成刺状，嫩枝外被锈色短柔毛，老枝无毛。叶互生，在短枝上簇生；叶柄短，无毛或嫩时有柔毛；叶片倒卵形或倒卵状长圆形，长1.5～6cm，宽0.5～2cm，先端圆钝形或微凹，有时具短头尖，基部楔形，不延连于叶柄，边缘有钝锯齿，近基部全缘。花两性；花梗长约1cm；萼筒钟状；萼片5，三角形，先端钝；花瓣近圆形，白色；雄蕊20，花药黄色；花柱5，离生，子房上部密生白色柔毛。果实近球形，直径约5mm，橘红色或深红色。

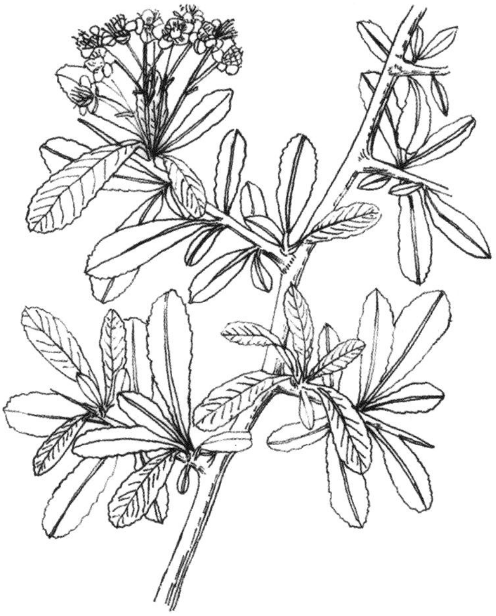

图227　红子（火棘）

Pyracantha fortuneana（Maxim.）Li

生于海拔500～2800m的山地、草地及河沟旁边。分布于黔、湘、川（渝）、鄂地区。

【药性及功能】性平，味酸、涩。补脾胃元气，赶毒止痛，收涩止痢。

【土家族用药经验】治疗痢疾，白带，食积腹泻等症。

【单验方】

1. 治疗白带，痢疾：红子果实15～30g，水煎服。

2. 治疗崩漏：红子根15～30g，水煎服。

3. 治疗痈疽疔疮：红子嫩叶，捣烂外敷。

4. 治疗风火牙痛：红子根、三月泡根、小乌泡根、狗地牙根、路边姜各10g，水煎服。

5. 治疗肠风下血：红子根、地瓜藤根、白茅根、鱼腥草、蒲公英、侧柏叶各 15g，水煎服。

【化学成分】含维生素 B_1、B_2、C、B_6，氨基酸、亚油酸、槲皮素等成分。

【药理作用】1. 抗氧化作用。2. 增强细胞免疫功能作用。3. 增强体力作用。

红椿树

【别名】椿丁、红椿、椿芽皮、椿芽树。

【来源】楝科植物香椿 *Toona sinensis* (A. Juss.) Roem. 的树皮、韧皮部或果实。

【植物形态】落叶乔木，高达 16m。树皮赭褐色，片状剥落；幼枝被柔毛。双数羽状复叶，长 25～50cm，有特殊气味；小叶 10～22，对生，纸质，矩圆形至披针形状矩圆形，长 8～15cm，两面无毛或仅下面脉腋内有长髯毛。圆锥花序顶生；花芳香；萼短小；花瓣 5，白色，卵状矩圆形；有退化雄蕊 5，与 5 枚发育雄蕊互生；子房有沟纹 5 条。蒴果狭椭圆形或近椭圆形，长 1.5～2.5cm，5 瓣裂开；种子椭圆形，一端有膜质长翅。

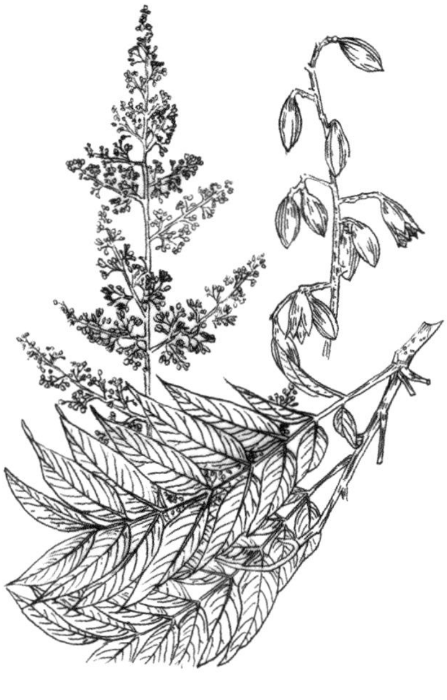

图 228　红椿树（香椿）

Toona sinensis (A. Juss.) Roem.

生于村边、路边房前屋后。分布于黔、湘、川（渝）、鄂地区，西南、中南、华东、华南均产。

【药性及功能】性凉，味苦、涩。赶火清热，调经止血。

【土家族用药经验】治疗崩漏，慢性胃炎，月经过多，便血，伤寒等。

【单验方】

1. 治疗崩漏：椿白皮 30g，水煎服。

2. 治疗慢性胃炎：香椿子 6g，水煎服。

3. 治疗月经过多：香椿子 15g，旱莲草 15g，水煎服。

4. 治疗便血：椿白皮 60g，艾叶 6g，黄芩 9g，研细，吞服，每次 9g。

5. 治疗伤寒：椿白皮、四季红、紫苏、生姜、胡椒、盐各适量，共炒后，水煎服。

【化学成分】含糖、鞣质、原果胶、有机酸、挥发油等。

丝茅根

【别名】白矛根、矛针。

【来源】禾本科植物白茅 *Imperata cylindrica*（L.）Beauv. var. major（Nees）C. E. Hubb 的根茎。

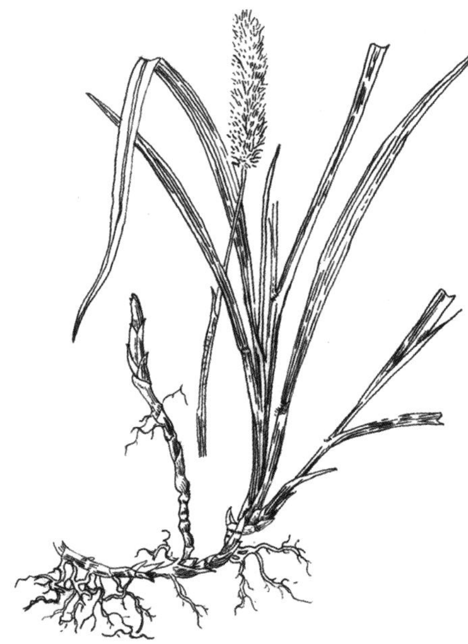

图 229　丝茅根（白茅）

Imperata cylindrica（L.）Beauv. var. ma – jor（Nees）C. E. Hubb

【植物形态】多年生草本。根茎密生鳞片。秆丛生，直立，高 30 ~ 90cm，具 2 ~ 3 节，节上有长 4 ~ 10mm 的柔毛。叶多丛集基部；叶鞘无毛，或上部及边缘和鞘口具纤毛，老时基部或破碎呈纤维状；叶舌干膜质，钝头，长约 1mm；叶片线形或线状披针形，先端渐尖，基部渐狭，根生叶长，几与植株相等，茎生叶较短。圆锥花序柱状，长 5 ~ 20cm，宽 1. 5 ~ 3cm，分枝短缩密集；小穗披针形或长圆形，长 3 ~ 4mm，基部密生长 10 ~ 15mm 之丝状柔毛，具长短不等的小穗柄，除背面下部略呈革质外，余均膜质，边缘具纤毛，背面疏生丝状柔毛，第一颖较狭，具 3 ~ 4 脉，第二颖较宽，具 4 ~ 6 脉；第一外稃卵状长圆形，长约 1. 5mm，先端钝，内稃缺如；第二外稃披针形，长 1. 2mm，先端尖，两侧略呈细齿状，内稃长约 1. 2mm，宽约 1. 5mm，先端截平，具尖钝大小不同的数齿；雄蕊 2，花药黄色，长约 3mm；柱头四枚，深紫色。颖果。

多生长于路旁、山坡、草地上。分布于全国。

【药性及功能】性凉，味甘。赶火清热，生津止渴，凉血止血，赶水消肿。

【土家族用药经验】治疗急性肾炎，小便不利，咯血、吐血、尿血，刀伤出血等。

【单验方】

1. 治疗急性肾炎、小便不利：丝茅根 150g，水煎服。
2. 治疗咯血、吐血、尿血：丝茅根 60 ~ 150g，水煎服。
3. 治疗刀伤出血：丝茅根花（鲜），捣绒外敷伤口。

【化学成分】含蔗糖、葡萄糖、果糖、木糖、柠檬酸、白茅素、草酸等。

【药理作用】1. 利尿作用。2. 抗菌作用。

夹竹桃

【别名】五月花、九节肿。

【来源】夹竹桃科植物夹竹桃 *Nerium indicum* Mill. 的叶及枝皮。

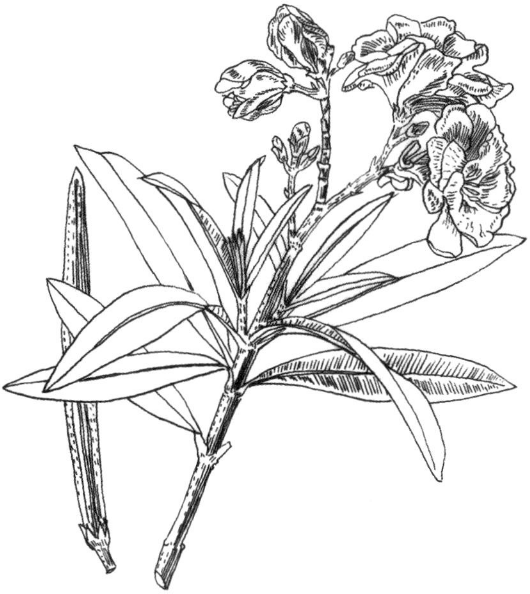

图 230 夹竹桃（夹竹桃）

Nerium indicum Mill.

【植物形态】常绿直立大灌木，高达 5m，全株含水液，无毛，枝条灰绿色。叶 3 ~ 5 枚轮生，下枝为对生，叶柄扁平，基部稍宽，长 5 ~ 8cm；叶片窄披针形，长 11 ~ 15cm，宽 2 ~ 2. 5cm；先端急尖，基部楔形，叶缘反卷，表面深绿色，背面淡绿色，有多数洼点，侧脉扁平，密生而平行，每边达 120 条，直达叶缘。顶生聚伞花序；有花数朵；苞片披针形，花萼 5 深裂，红色，内面基部具腺体；花芳香；花冠深红色或粉红色，单瓣或重瓣，花冠筒内被长柔毛，花冠裂片 5，倒卵形；副花冠鳞片状，先端撕裂；雄蕊 5，着生于花冠筒中部以上，花丝短，被长柔毛，花药箭头状，与柱头连生，基部具耳，药隔延长呈丝状；无花盘；心皮 2，离生，柱头近圆球形。蓇葖果 2，离生，平行或并连，长圆形，两端较窄，长 10 ~ 23cm，绿色，无毛，具细纵条纹，种子长圆形，先端钝，基部窄，褐色，种皮被锈色短柔毛，先端具黄褐色绢质种毛，种毛长约 1cm。

栽培。全国大部分地区有分布。

【药性及功能】性凉，味苦、微辛，有大毒。赶风镇惊，祛痰止喘，活血消肿。

【土家族用药经验】治疗心力衰竭，癫痫，哮喘等。

【单验方】

1. 治疗心力衰竭：夹竹桃叶研末，成人 0. 3 ~ 0. 6g/日，分二次服。

2. 治疗癫痫：夹竹桃叶 3g，铁落 60g，水煎服，每日二次。

3. 治疗哮喘：夹竹桃叶 7 片，粘米一小杯，同捣烂，加冰糖煮粥食。

【化学成分】含多种强心甙。

【药理作用】1. 强心作用。2. 镇静作用。3. 毒性。

皂角刺

【别名】天丁、皂荚刺、皂刺。

【来源】豆科植物皂荚 *Gleditsia sinensis* Lam. 的棘刺或果实。

【植物形态】落叶乔木，高达18m。茎、枝上有粗壮棘刺，常分枝，红褐色。四偶羽状复叶；小叶4~7对，小叶片椭圆形，长38cm，宽1.53cm，先端钝，基部斜楔形，边缘有细锯齿。花杂性，腋生或顶生总状花序；花萼钟形，裂片4；花瓣4，淡黄白色；雄蕊8，4长，4短；子房条形，扁平。荚果扁平，长达30cm，紫黑色，被白霜；种子长椭圆形，红褐色。

生于村寨、路边、园边。分布于黔、湘、川（渝）、鄂地区，西南、西北、华南、华东均产。

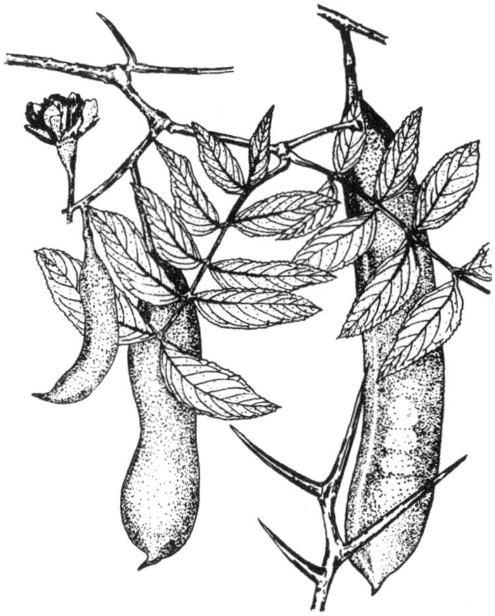

图231　皂角树（皂荚）

Gleditsia sinensis Lam.

【药性及功能】性温，味辛。赶气消肿，祛痰开窍，排脓通便，通乳。

【土家族用药经验】治疗淋病，中风口角歪斜，肠风下血，痈疽惊风，风热疱疹等症。

【单验方】

1. 治疗急性肠梗阻：猪牙皂60g，捣开，放文火上烧，起烟，对准肛门熏10~15分钟，即有肠鸣声，如未见效，再用前法熏1~2次。

2. 治疗小儿厌食症：用皂角置于铁锅内，先武火，后文火煅存性，剥开荚口，以内无生心为度，研细为末，瓶装备用。每次1g，每日2次，用糖拌匀吞服。

3. 治疗中风，口眼歪斜：皂角30g，焙存性研末，醋调敷。

4. 治疗头癣：皂角适量，研末，菜油调匀，涂患处。

5. 治疗乳汁不通：天丁（皂角刺）10g，通草6g，黄芪12g，当归12g，猪蹄炖服。

【化学成分】含皂荚甙、腊醇、二十九烷、豆甾醇、鞣质等。

【药理作用】1. 祛痰作用。2. 抗菌作用。

芙蓉花

【别名】九头花、铁箍散、三变脸。

【来源】锦葵科植物木芙蓉 *Hibiscus mutabilis* L. 的花或叶及根。

【植物形态】落叶灌木或小乔木。高 2～5m。叶互生；叶柄长 5～20cm；托叶披针形，长 5～8mm，常早落；叶宽卵形至卵圆形或心形，直径 10～5cm，裂片三角形，先端渐尖，具钝圆锯齿，上面疏被星状细毛和点，下面密被星状细绒毛；主脉 7～10 条。花单生于枝端叶腋间，花梗长约 5～8mm，近端具节；小苞片 8，线形，长 10～16mm，宽约 2mm，密被星状绵毛，基部合生；萼钟形，长 2.5～3cm，裂片 5，卵形，渐尖；花初开时白色或淡红色，后变棕红色，花瓣渐圆形，外面被毛，基部具髯毛；雄蕊柱长 2.5～3cm，无毛；花柱 5。蒴果扁球形；种子肾形，背面被长柔毛。

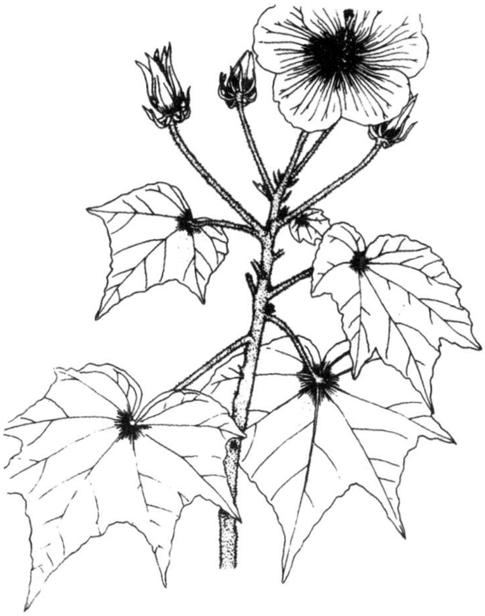

图 232　芙蓉花（木芙蓉）

Hibiscus mutabilis L.

生于路旁、田园，多栽培。分布于黔、湘、川（渝）、鄂地区，在华东、华南、西南均产。

【药性及功能】性凉，味辛、微苦。赶火赶毒，凉血止血，消肿排脓。

【土家族用药经验】治疗肺热咳嗽，吐血，带下，毒蛇咬伤，水火烫伤，猴儿疱，疮肿等症。

【单验方】

1. 治疗痈疽疔疮、跌打肿痛：取芙蓉花鲜叶或花捣烂外敷，或用干品研末，蜂蜜或凡士林调膏外敷。

2. 治疗肺痈、白带、败血症：芙蓉花花或根 10～15g，水煎服。

3. 治疗小癞痢头：先用柳枝、松枝煎水洗头发，然后用芙蓉花根或枝研末调茶油或麻油外敷。

4. 治疗肺脓疡：芙蓉花 30g，水煎加糖服。

5. 治疗腮腺炎：芙蓉花叶、夏枯草、鸡蛋清各适量，共捣烂敷患处。

【化学成分】含异槲皮苷、金丝桃苷、矢车菊素、3－5－二葡萄糖苷、矢车菊素-3-芸香糖苷-5-葡萄糖苷、槲皮素、二十九烷等成分。

芦 根

【别名】芦巴毛、芦竹、甜梗子、芦头。

【来源】禾本科植物芦苇 *Phragmitas communis* Trin. 的根。

【植物形态】多年生草本，具粗壮根状茎。秆高1~3m。叶片宽1~3.5cm。圆锥花序长10~40cm，微垂头，分枝斜上或微伸展；小穗长16~22mm，通常含4~7小花；第一小花常为雄性；颖及外稃均有条脉；外稃无毛，外稃的基盘具长6~12mm的柔毛。

生于水沟、池塘旁阴湿处。分布于黔、湘、川（渝）、鄂地区，华北、东北、华中、华南有产。

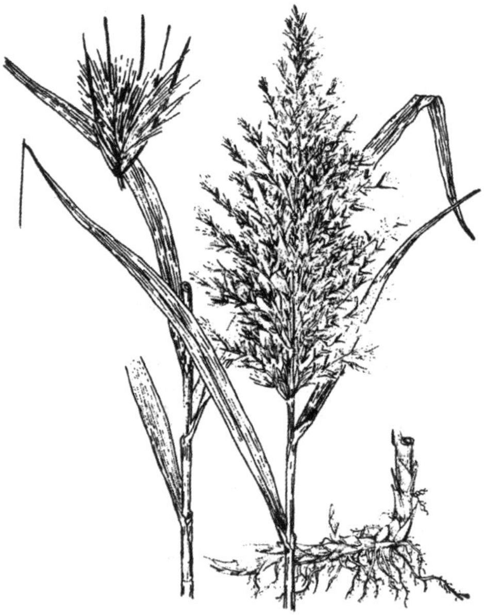

图233 芦根（芦苇）
Phragmitas communis Trin.

【药性及功能】性凉，味甘。赶火除烦，生津止渴。

【土家族用药经验】治疗热病烦渴，胃热呕吐，肺痈，热淋等症。

【单验方】

1. 治疗便秘：芦根500g，蜂蜜750g，将芦根放入煎锅中，加水6000ml，浸泡4小时，慢火煎煮2小时后，去渣，得药液1000ml，浓缩至750ml，然后加入蜂蜜750g，煎熬收膏。服法：每次30ml，每日3次，饭前服，儿童酌减。

2. 治疗热病口渴：芦根30g，知母6g，天花粉9g，水煎服。

3. 治疗肺痈：芦根30g，冬瓜子、薏苡仁各15g，桃仁、桔梗各9g，水煎服。

4. 治疗胃热呕吐：芦根30g，竹茹、枇杷叶各9g，水煎服。

5. 治疗各种出血：芦花、红花、槐花、白鸡冠花、茅花各等量，水煎服。

【化学成分】含维生素B_1、B_2、C，蛋白质，脂肪，碳水化合物，天冬酰胺，又含氨基酸，脂肪酸，甾醇，生育酚，多元酚等。

【药理】有免疫促进作用。

芫　荽

【别名】香菜、香荽、胡菜。

【来源】伞形科植物胡荽 *Coriandrum Sativum* L. 的全草。

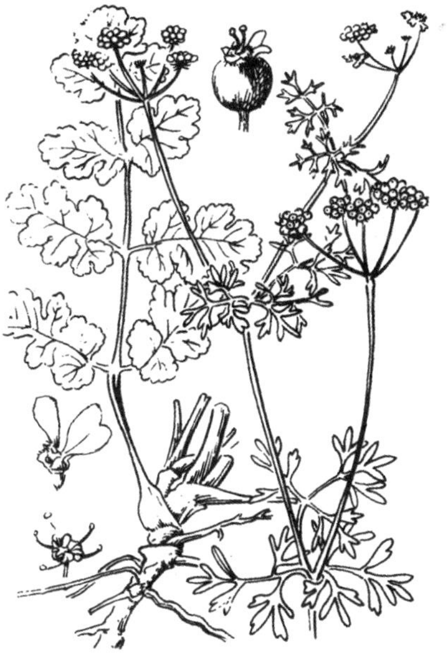

图 234　芫荽（胡荽）
Coriandrum Sativum L.

【植物形态】一年生草本，高 30～100cm，全体无毛，具有强烈香气。基生叶一至二回羽状全裂，裂片宽卵形或楔形，长 1～2cm，边缘深裂或具缺刻；叶柄长 3～15cm，基生叶二至三回深裂，最终裂片狭条形，长 2～15mm，宽 0.5～1.5mm，全缘。复伞形花序顶生；总花梗长 2～8cm；无总苞；伞幅 2～8 个；小总苞苞片条形；花梗 4～10；花小，白色或淡紫色。双悬果近球形，直径 1.5mm，光滑。

我国各地均有栽培。分布于黔、湘、川（渝）、鄂地区，全国各地均产。

【药性及功能】性温，味苦。赶风透疹，赶食开胃。

【土家族用药经验】治疗风寒感冒，麻疹，消化不良等。

【单验方】

1. 治疗消化不良：芫荽 6g，陈皮、六曲各 9g，生姜三片，水煎服。
2. 治疗麻疹不透，感冒风寒：芫荽 15～30g，水煎服。
3. 治疗食积腹痛：芫荽子 3～8g，水煎服。
4. 治疗牙痛：芫荽子适量，水煎漱。

【化学成分】全草含维生素 C，以及正癸醛、王醛和芳樟醇等。

芭蕉根

【别名】巴交卡。

【来源】芭蕉科植物芭蕉 *Musa basjoo* Sieb. et Zucc. 的根茎。

【植物形态】多年生草本，茎短，通常为叶鞘包围而形成高大的假茎，高达 4m。叶长 2～3m，宽 25～30cm，基部圆形或不对称，中脉明显粗大，侧脉平行；叶柄粗壮，长达 30cm。穗状花序顶生，下垂；苞片佛焰苞状，红褐色或紫色，每苞片有多数小花，除苞片最下面 3～4 不育花外，其余皆发育。花单性，通常雄花生于花束上部，雌花在下部；花冠近唇形，上唇较长，下唇较短，基部为上唇所包。浆果三棱形，肉质。

生长于庭园及农舍附近。分布于黔、湘、川（渝）、鄂及广东、海南、广西、云南等省区。

【药性及功能】性凉，味淡、甘、微辛。赶毒消肿，赶气调经，凉血止血，化痰止咳。

【土家族用药经验】治疗脑溢血，血崩，血淋，中耳炎，水肿，脱肛等症。

【单验方】

1. 治疗中耳炎：取芭蕉根鲜品适量、菜油少许，调匀滴耳。

2. 治疗脱肛：芭蕉根 30g，红玉米粒 15g，杜仲 10g，苡仁 10g，炖猪大肠服。

3. 治疗水肿：芭蕉干叶 30～60g，水煎服。

4. 治疗脑溢血：芭蕉干花 10～15g，水煎服。

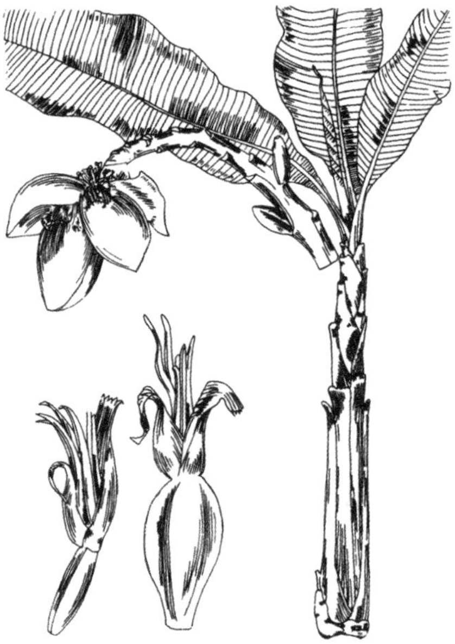

图 235　芭蕉根（芭蕉）

Musa basjoo Sieb. et Zucc.

苍耳子

【别名】牛虱子、若他色步利、羊尿果、老苍子。

【来源】菊科植物苍耳 *Xanthum sibiricum* Patr. 带总苞的果实。

【植物形态】一年生草本，高达 90cm。叶三角状卵形，长 4～10cm，宽 3～10cm，基出三脉，两面被贴生的糙伏毛。头状花序，单性同株，雄头状花序球形，总苞 1，花托圆柱形；小花管状，雄蕊 5；雌头状花序椭圆状，总苞 2～3 列，内层总苞片结成囊状；小花 2 朵，无花冠，子房在总苞内，花柱突出总苞外。成熟瘦果的总苞变坚硬，外面疏生具钩的总苞刺；瘦果 2，倒卵形。

生于山地、草坡及路旁。全国各地均有产。

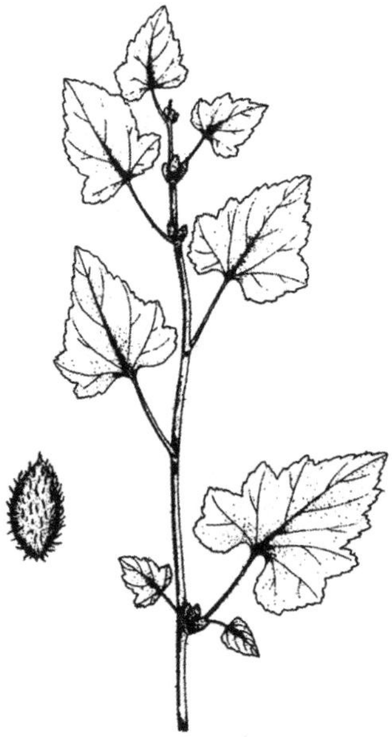

图 236　苍耳子（苍耳）

Xanthum sibiricum Patr.

【药性及功能】性温，味甘、微苦。赶风赶湿，消肿杀虫。

【土家族药用经验】治疗头痛，慢性鼻炎，风湿关节痛，皮肤瘙痒等症。

【单验方】

1. 治疗慢性鼻炎：取苍耳子160g（打碎）和辛夷16g，加入温热的麻油1000ml中，浸泡24小时，文火煮沸至800ml左右，冷却后过滤，瓶装。每日滴鼻3～4次，治疗除鼻窦炎外的慢性鼻炎1576例，结果显效率为73.8%，有效率为86.9%。其中对干燥性和萎缩性鼻炎疗效较好，有效率分别为95.5%及88.9%。

2. 治疗顽固性牙痛：苍耳子6g，焙黄去壳，研细末，与鸡蛋1个调匀，不放油，不放盐，炒熟食之，每日1次，连服3剂。

3. 治疗颈淋巴结核：苍耳子、羊胆草（一口血）种子各适量，共捣烂外敷患处。

4. 治疗毒蛇伤：苍耳叶适量，口嚼烂敷患处。

5. 治疗脱肛：苍耳子草50g，猪尾巴5根，炖服。

【化学成分】含脂肪油、苍耳子甙、葡萄糖、果糖、蔗糖、酒石酸、氨基酸、琥珀酸等。

【药理作用】1. 抗微生物作用。2. 降血糖作用。3. 降压，增强血管通透性作用。4. 抗炎与镇痛作用。5. 镇咳作用。6. 抗氧化作用。

豆杉树

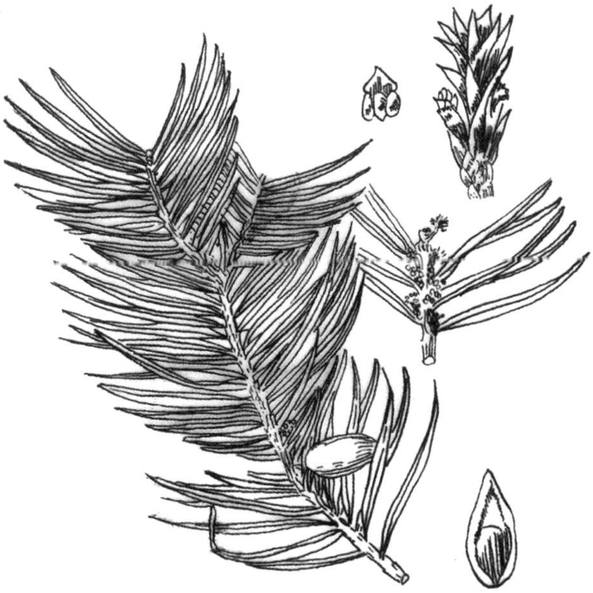
图237 豆杉树（三尖杉）
Cephalotaxus fortunei Hook. f.

【别名】血榧、红榧、石榧、天丛杉。

【来源】三尖杉科植物三尖杉 *Cephalotaxus fortunei* Hook. f. 的枝叶。

【植物形态】常绿乔木，高达20m，胸围40cm。树皮褐色或红褐色，裂成片状脱落。小枝对生，基部有宿存芽鳞；枝条细长，稍下垂，树冠广圆形。叶螺旋状排成2列，披针状线形，通常微弯，长4～13（多为5～10）cm，宽3.5～4.5mm，上部渐窄，先端长渐尖，基部楔形或宽楔形，上面深绿色，下面气孔带白色，较绿色边带宽 3 ~5 倍。雄球花 8 ~ 10，聚生成头状，单生叶腋，总花梗较粗，通常长 6 ~8mm；雌球花由数对交叉对生各有 2 胚珠的苞片组成，生于小枝基部的苞片腋部，稀生枝端。种子椭圆状卵形，长约 2. 5cm，假种皮成熟时紫色或红紫色，先端有小尖头。花期 4 月，种子 8 ~10 月成熟。

生于针、阔叶树混交林中。分布于黔、湘、川（渝）、鄂地区，浙江、甘肃及中南等省区也产。

【药性及功能】果：性平，味微苦。赶气消滞，驱蛔虫。叶：性平，味苦。赶气散结，镇静消肿。

【土家族用药经验】治疗咳嗽，痔漏，癌肿，食积，蛔虫。

【单验方】

1. 治疗食积、蛔虫：豆杉树果实 15 ~20g，水煎服。

2. 治疗心慌、心悸：豆杉树、丹参、神参各 20g，水煎服，每日三次。

【化学成分】含三尖杉碱、表三尖杉碱、左旋及右旋的乙酰基三尖杉碱、粗榧碱、高粗榧碱等成分。

【药理作用】1. 抗肿瘤作用。2. 对心脏和冠脉的影响。3. 对骨髓造血功能的影响。4. 毒性。

清胆草

【别名】青鱼胆、黑节苦草、紫花青鱼胆。

【来源】龙胆科植物双点獐牙菜 *Swertia bimaculata* （Sieb. et Zucc. ） Hook. f. et Thoms. ex C. B. Clarke 的全草。

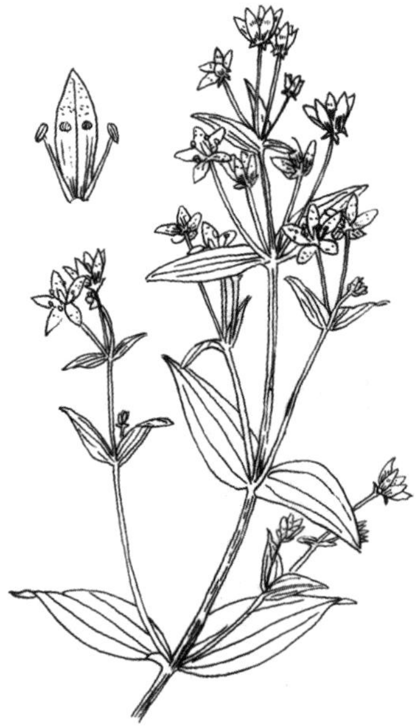

图 238 清胆草（双点獐牙菜）
Swertia bimaculata （Sieb. et Zucc. ） Hook. f. et Thoms. ex C. B. Clarke

【植物形态】一年生草本，高 0. 3 ~2m，茎圆柱形，中部以上分枝。叶对生；叶片椭圆形至卵状披针形，长 4 ~9cm，宽 1 ~4cm，先端长渐尖，叶脉明显。圆锥状复聚伞形花序，疏松而开展，长可达 50cm，花多，花萼绿色，5 裂，裂片狭倒披针形或狭椭圆形；花冠黄色，上部具多数紫色小斑点，花 5 裂，裂片椭圆形或长圆形，在中部有 2 个黄绿色、半圆形的大腺斑；雄蕊 5，花丝线形；子房披针形，长约 8mm，花柱短，柱头小，2 裂。蒴果狭卵形，长 2 ~ 3cm。

种子褐色，圆形，表面具瘤状突起。

生于河滩、山坡草地。分布于黔、湘、川（渝）、鄂及陕西、山西等省区。

【药性及功能】性凉，味苦。赶火利胆，赶湿利水，驱蛔等。

【单验方】

1. 治疗感冒：清胆草30g，水煎服。

2. 治疗牙龈肿痛：清胆草9g，水煎含漱。

3. 治疗小儿蛔虫：清胆草、五倍子根、大救架、八棱麻各适量，捣烂敷脐部。

【化学成分】含异牡荆素、异荭草素、当药苦甙、当药甙等。

佛甲草

【别名】狗牙菜、打不死。

【来源】景天科植物佛甲草 *Sedu lineare* Thunb. 的茎叶。

【植物形态】多年生肉质草本，高10～20cm。全株无毛。根多分枝，须根状。茎纤细平卧，着地部分节生根。叶3～4片轮生，少数对生或互生；近无柄；叶片条形至披针形，质肥厚，长2～2.5cm，宽约2mm，先端钝尖，基部有短距。聚伞花序，顶生，有2～3分枝；花细小，疏生，无梗；萼片5，线状披针形，不等长，长1.5～7mm；花瓣10，2轮，均较花瓣短；鳞片5，宽楔形至四方形，上端截形或微缺；心皮5，开展，长4～6mm。蓇葖果，成熟时呈五角星状；种子细小，卵圆形，具小乳头状突起。

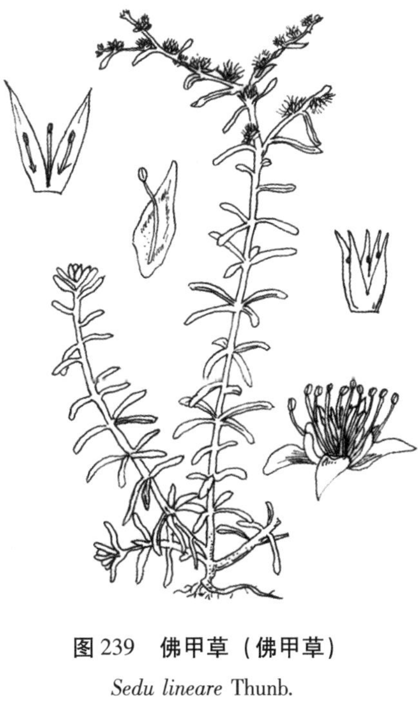

图239 佛甲草（佛甲草）

Sedu lineare Thunb.

生于低山阴湿处或山坡、山谷岩石缝中。分布于黔、湘、川（渝）、鄂及陕西、甘肃、江苏、安徽、浙江、江西、福建、台湾、云南等省区。

【药性及功能】性凉，味酸、甘。赶火赶毒，软坚散结。

【土家族用药经验】治疗咽喉肿痛，肺癌，黄疸性肝炎等。

【单验方】

1. 治疗咽喉肿痛：佛甲草鲜草捣汁，取汁含漱。

2. 治疗肺癌：佛甲草 30～60g，昆布、海藻、桑白皮、夏枯草各 15g，金银花 12g，黄芩、栀子、连翘各 9g，生石膏 30g，水煎服，每日 2～3 次。

3. 治疗黄疸性肝炎：佛甲草 30g，当归 9g，红枣 10 枚，水煎服。

【化学成分】含金圣草素、红车轴草素、香豌豆甙等。

佛顶珠

【别名】文星草、鱼眼草、贯耳草。

【来源】谷精草科植物谷精草 *Eriocaul on buergorianum* koern. 带花茎的头状花序。

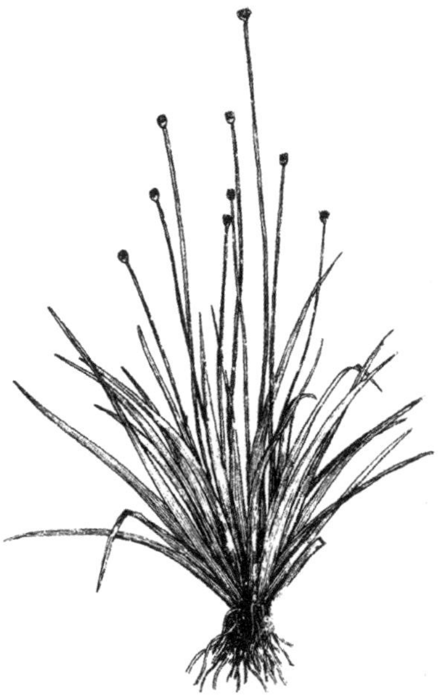

图 240　佛顶珠（谷精草）

Eriocaul on buergorianum koern.

【植物形态】一年生草本。须根多数，细软，稠密。无茎叶基生，线状披针形，长 6～20cm，中部宽 3～4mm，基部最宽可达 8mm，先端稍钝，有纵脉 10 余条，叶片上有纵横脉构成的透明小方格。花葶多数长短不一，高者达 30cm，短于或较高于叶片；头状花序近球形，直径 4～6mm，总苞片倒卵形，长 2～2.5mm，杆黄色；花苞片倒卵形，先端聚尖，长约 2mm，上部密生短毛；雄花少，外轮花被片合生成倒卵形花苞状，先端 3 片裂，钝，有短毛，内轮花被片合生成倒圆锥状筒形；雄蕊 6；雌花多数，生于花序周围，几无花梗；外轮花被片合生成椭圆形苞状，内轮花被片 3，离生，匙形；雌蕊 1，子房 3 室，柱头 3 裂。蒴果三棱状球形，长约 1mm；种子长椭圆形；有毛茸。

生于沼泽、溪沟和田边阴湿处。分布于黔、湘、川（渝）、鄂地区，西南、中南、华北、华中地区均产。

【药性及功能】性凉，味甘、微辛。赶风明目，赶火退热。

【土家族用药经验】治疗眼翳，风眼，风热，风疹等症。

【单验方】

1. 治疗目赤肿痛：佛顶珠 15g，猪肝 60g，同煎服。

2. 治疗夜盲症：佛顶珠 15g，夜明砂、苍术各 9g，猪肝 120g，为末，煮服。

3. 治疗偏头痛：佛顶珠 30g，为末，白酒调涂纸上，再贴敷患处。

4. 治疗吐血：佛顶珠为末，每次6g，热面汤送服。

5. 治疗骨折：佛顶珠20g，大接骨丹20g，千层皮20g，祖司麻10g，雀不沾15g，三百棒20g，接骨丹20g，散血莲20g，臭草15g，川牛膝30g，小鸡1个，共捣烂，酒炒热包敷伤部。

【药理作用】抗菌作用。

鸡尾蕨

【别名】金花草、小野鸡尾。

【来源】中国蕨科植物野鸡尾金粉蕨 *Onychium japonicum* (Thunb.) O. Kuntze 的全草或叶。

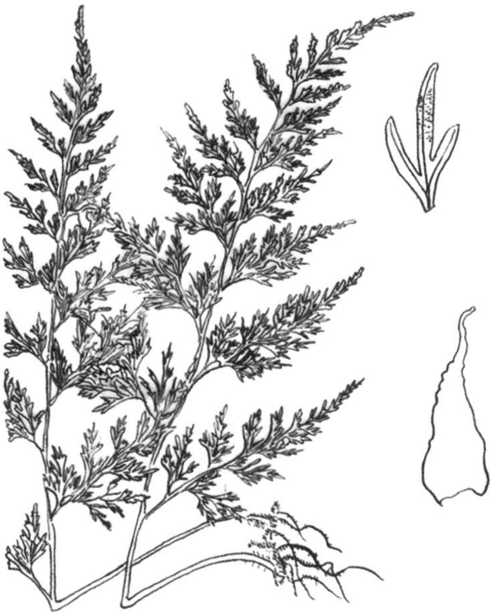

图241 鸡尾蕨（鸡尾金粉蕨）
Onychium japonicum (Thunb.) O. Kuntze

【植物形态】陆生蕨类植物，植株高25～60cm。根状茎长而横走，密被棕色卵状披针形鳞片。叶厚革质，近簇生；叶柄禾秆色，基部棕色，长10～35cm；叶片长卵形至卵状披针形，长20～30cm，宽6～15mm，三至四回羽状分裂；羽片8～15对，有柄，互生，狭卵形，基部宽楔形，先端长渐尖；第1对羽片最大，长10～15cm，宽约5cm；二回羽片8～12对，近卵形；三回羽片3～4对，互生，椭圆形或倒卵形，羽状分裂；四回羽片2～3对，互生，倒披针形或披针形；叶脉分叉，营养叶末回裂片有小脉1条，孢子叶裂片具羽状并有边脉。孢子囊群线形，长2～6mm；囊群盖长圆形或短线形，膜质，全缘，白色。

生于海拔200～1800m的山坡路旁、林下沟边或灌丛阴处。分布于黔、湘、川（渝）、鄂地区；在长江以南各地，北至河北、西至甘肃南部也产。

【药性及功能】性凉，味苦。赶火赶毒，凉血止血。

【土家族用药经验】治疗黄疸性肝炎，急性肠炎，痢疾，丹毒，毒草中毒，吐血。

【单验方】

1. 治疗急性肠炎、痢疾：鸡尾蕨、车前草、旱连草各适量，水煎服。

2. 治疗肝炎、肺痨：鸡尾蕨60～90g，水煎服。

3. 治疗食物或农药中毒：鸡尾蕨（鲜）草60g，紫花地丁60g，共捣汁内服。

4. 治疗蛇虫咬伤：鸡尾蕨鲜草适量，捣烂外敷。

【化学成分】含山柰酚-3，7-二鼠李糖甙、蕨素M、蕨甙M、菊苣酸、野鸡尾二萜醇C等成分。

鸡冠花

【别名】鸡角花、鸡冠头。

【来源】苋科植物鸡冠花 *Celosia cristata* L. 的花序。

【植物形态】一年生草本，高达90cm，全株无毛。茎直立，粗壮。单叶互生，卵形、卵状披针形，长5~12cm，宽4~6cm，先端渐尖，基部渐狭而成柄，全缘。花序顶生，扁平鸡冠状；苞片、小苞片和花被片紫色、黄色、淡红色或杂色；花被5，干膜质，透明；雄蕊5，花丝下部合生成杯状；雌蕊1，柱头2裂。胞果卵形，盖裂，包裹在宿存花被内；种子黑色。

全国各地均有栽培。

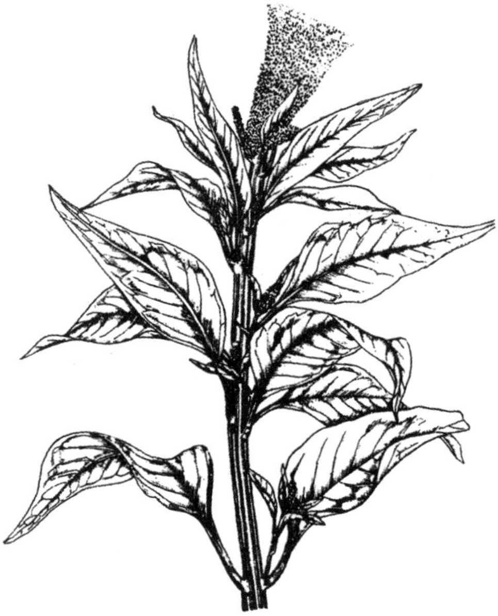

图242　鸡冠花（鸡冠花）

Celosia cristata L.

【药性及功能】性凉，味微甘。赶火赶毒，凉血止血，收敛止带。

【土家族用药经验】治疗肠风下血，功能性子宫出血，赤白带下，月经过多，痔疮出血，痢疾等症。

【单验方】

1. 治疗妇科慢性炎症：用10%鸡冠花注射液，每日1次，每次2ml，肌内注射。

2. 治疗功能性子宫出血：鸡冠花30~60g，水煎服，或炖猪肉吃。

3. 治疗吐血、痢疾：鸡冠花15~30g，水煎服。

4. 治疗便血、呕血：红鸡冠花、白鸡冠花各10g，狗尿泡倒生根30g，朱砂连20g，水煎服。

5. 治疗崩漏：红鸡冠花120g，香附60g，水煎服。

【化学成分】含山萘甙、苋菜红甙、松醇等成分。

【药理作用】1. 引产作用。2. 抗滴虫作用。

刺　梨

【别名】茨梨、刺梨子。

【来源】蔷薇科植物缫丝花 *Rosa roxburghii* Tratt. 的根或果肉。

【植物形态】落叶灌木，高达 1.5m。多分枝，全体具短刺。叶互生，单数羽状复叶，小叶 9 ~ 15，椭圆形，长 2 ~ 3cm，宽 1 ~ 2cm，先端急尖，基部宽楔形，边缘有细锐锯齿，两面无毛；托叶附着于叶柄上，线形。花两性，1 ~ 2 朵生枝顶，淡红色或粉红色，芳香，萼片 5，卵形，两面有绒毛，合生成管，外生皮刺；花瓣 5，广卵形，顶端凹；雄蕊多数，着生于花盘外围；雌蕊多数，着生于萼筒基部。果实扁球状，外具密刺，成熟时黄色。

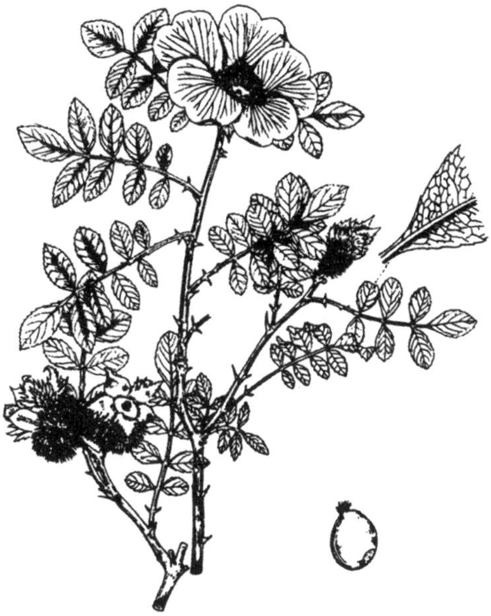

图 243　刺梨（缫丝花）
Rosa roxburghii Tratt.

生于溪沟、路旁及灌丛中，分布于黔、湘、川（渝）、鄂及云南、广东等省区。

【药性及功能】性平，味酸、涩。赶火赶食，健脾健胃，止血止带。

【土家族用药经验】治疗胃痛，中暑，食积腹胀，痢疾，肠炎等症。

【单验方】

1. 治疗痢疾，腹泻：刺梨根 15 ~ 30g，牛耳大黄 30g，铁马鞭 30g，金果榄 15g，水煎服。

2. 治疗体虚自汗：刺梨根 15g，夜关门 15g，浮小麦 15g，大枣 10g，水煎服。

3. 治疗红崩，白带：刺梨根 12g，泡参、黄芪、白果根、三百草根、棕炭、当归、白芍、阿胶、侧柏炭各 10g，水煎服。

4. 治疗遗精：刺梨根、金樱子根各 12g，夜关门 12g，梦花根 6g，覆盆子 12g，羊乳 12g，猪苓参 30g，菟丝子 10g，水煎服。

5. 治疗咳血：刺梨根 20g，竹根七 12g，灯心草 20g，棕树根 15g，牛膝 10g，水煎，兑红糖服。

【化学成分】含维生素、烟酸、β－谷甾醇、脂肪酸、刺梨酸、氨基酸等。

【药理作用】1. 降低血脂及抗动脉粥样硬化。2. 抗氧化作用。3. 抗肿瘤作用。4. 保肝作用。

夜关门

【别名】化食草、大夜关门、羊蹄风。

【来源】豆科植物多脉羊蹄甲 *Bauhinia pernevuosa* L. *chen* 的根及叶。

【植物形态】藤本，小枝近无毛，卷须1个或2个。单叶互生，叶柄长2.5～4cm，疏被硬毛；叶革质，近圆形，长8～11cm，宽8～12cm，基部心形，叶脉9～11条，下面沿脉处被红棕色柔毛。伞房花序顶生，长8～14cm；总花梗和花梗有红棕色柔毛；萼管长，无毛，长2～2.5cm，裂片长椭圆形；花瓣白色带红，匙形或近圆形，长约11mm，宽10cm，外面沿中线有一纵列柔毛，边缘能育雄蕊3，不育雄蕊7；子房有短柄，柱头头状，荚果扁，长达22cm，宽4～5cm，有细的网脉，无毛。种子30多颗。花期6～7月，果期9月。

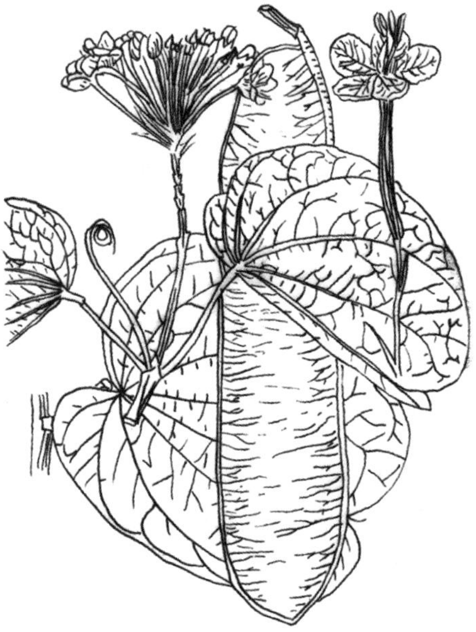

图244　夜关门（多脉羊蹄甲）

Bauhinia pernevuosa L. *chen*

生于林中、灌木丛中或山坡石缝中。分布于黔、湘、川（渝）、鄂及云南、江西、广东等省区。

【药性及功能】性凉，味苦、涩。赶毒清热，赶食消滞，收敛止血。

【土家族用药经验】治疗遗尿，小儿疳积，咳嗽，痢疾，肝炎，白带等症。

【单验方】

1. 治疗遗尿、遗精：夜关门全草15g，水煎服。

2. 治疗肠炎、痢疾：夜关门全草15g，茶叶15g，水煎服。

3. 治疗外伤出血：夜关门鲜草捣烂外敷。

4. 治疗小儿疳积：夜关门30g，胡颓子根30g，麦芽、枯萝卜各6g，水煎服。

5. 治疗急性黄疸型肝炎：夜关门120g，猪瘦肉30g，共炖服。

【化学成分】含香橙素、二氢槲皮素、5，7－二羟基色酮等成分。

岩火炮

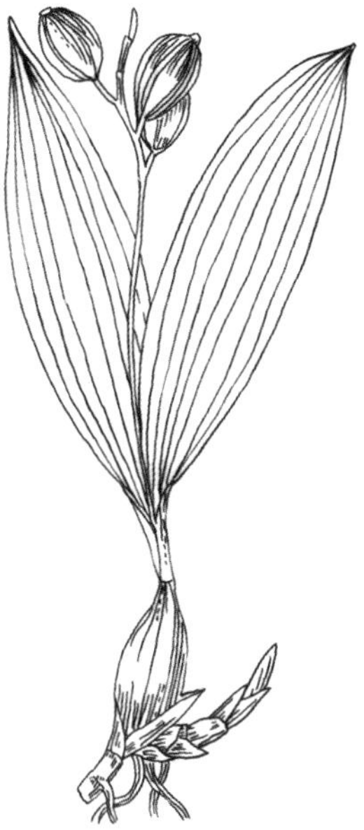

图245　岩火炮（石仙桃）
Pholidota chinensis Lindl.

【别名】石上莲、果上叶。

【来源】兰科植物石仙桃 *Pholidota chinensis* Lindl. 的全草或假鳞茎。

【植物形态】多年生草本。根茎粗壮，匍匐。假鳞茎卵形、圆柱形或狭圆锥形，肉质，长2～6cm，宽1～2.5cm，顶生2叶。叶椭圆形或倒披针形，长5～18cm，宽2～5cm，先端渐尖，基部收狭成柄，具明显的纵脉。花葶从被鳞片包住的幼小假鳞茎顶端抽出，长10～15cm；总状花序直立或下垂，有8～20朵花；花白色、绿白色或带黄色，苞片狭卵形，2列；萼片卵形，近等大，长约1cm；花瓣线形，唇瓣基部凹陷成囊状，3裂。蒴果倒卵形，种子粉末状。

附生于海拔1000～2000m的阔叶林树上、林下或沟边石上。分布于黔、湘、川（渝）、鄂地区，在华东、华南和西南大部分地区也产。

【药性及功能】性凉，味甘、微苦。赶火赶毒，养元润肺，赶气消瘀。

【土家族用药经验】治疗跌打损伤，肺热咳嗽，胸肋痛，痰中带血。

【单验方】

1. 治疗跌打损伤：岩火炮鲜品捣烂外敷，并可加白龙须、接骨丹等约。
2. 治疗肺热咳嗽，胸肋痛，痰中带血：岩火炮全草15～30g，水煎服。

【化学成分】含环石仙桃萜醇、环石仙桃萜酮。

【药理作用】麻醉作用。

岩百合

【别名】家百合、百合花、岩百花。

【来源】百合科植物百合 *Lilium brownii F. E. Brown* ex Miel lez var. viridulum Baker 的根茎。

【植物形态】高大直立草本，鳞茎球形，白色，直径约5cm。茎高0.7～1.5m，有紫色条纹，无毛。叶散生，上部叶常比中部叶小，倒披针形，长7～10cm，宽2～2.7cm，基部斜窄，全缘，有3～5条脉，具短柄。花1～4朵，喇叭形，有香味，花被片6，倒卵形，长15～20cm，宽3～4.5cm，多为白色，背面带紫褐色，无斑点，顶端弯而不卷，蜜腺两边具小乳头状突起；雄蕊向前弯，着生于花被的基部；花丝长9.5～11cm，有柔毛，花药椭圆形，丁字着生，花粉粒褐红色；子房长柱形；花柱长11cm；柱头3裂。蒴果矩圆形，有棱，具多数种子。

生于山坡及石缝中。分布于黔、湘、川（渝）、鄂地区，西南、华南、华东、华北均产。

【药性及功能】性平，味甘、滑，补肺肾元气，润肺止咳。

【土家族用药经验】治疗肺痨咳喘、痰中带血，肺脓疡，燥热咳嗽等。

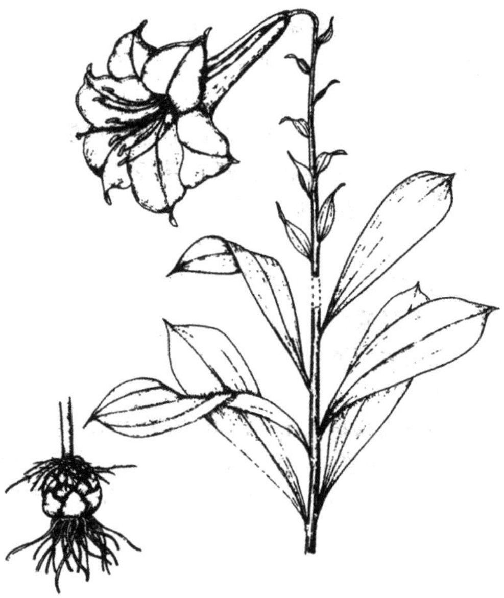

图246 岩百合（百合）
Lilium brownii F. E. Brown ex Miel lez var. viridulum Baker

【单验方】

1. 治疗肺痨咳喘、痰中带血：岩百合18g，生地9g，熟地9g，麦冬9g，贝母6g，水煎服。

2. 治疗肺脓疡：岩百合（鲜）90～120g，水煎服。

3. 治疗燥热咳嗽：岩百合、沙参各15g，鲜芦根30g，枇杷叶9g，水煎服。

【化学成分】含岷江百合甙A、D，3，6－0－二阿魏酰蔗糖、1－0－阿魏酰甘油、1－0－对－香豆酰甘油等。

【药理作用】1. 镇咳、平喘、祛痰作用。2. 抗应激性损伤作用。3. 镇静催眠作用。

岩白菜

【别名】岩白菜、石虎耳。

【来源】苦苣苔科植物岩白菜 *Chirita eburnea* Hance 的全草。

【植物形态】多年生草本。根茎粗壮。根生叶卵形或倒卵状披针形，长10～17cm，宽3～6cm，先端钝，基部渐狭，下延成柄，全缘或波状，两面均被毛，质厚，粗糙。花茎高约20余cm，被白色毛茸，小花呈聚伞状排列，有柄；花柄基部有苞片 1 对，阔卵形，长约 1.5cm，抱茎；萼片 5，基部联合，裂片线状披针形；花冠基部管状，裂片 2 唇形，浅粉红色；发育雄蕊 2，不发育雄蕊 2；子房 2 室。蒴果线形，长约 5cm，黄棕色，先端尖。种子多数。

多生于阴湿的岩石上。分布于黔、湘、川（渝）、鄂地区，西南、华南、华东、华北均产。

【药性及功能】性凉，味苦、甘。补肺元气，止咳平喘，止血。

【土家族用药经验】治疗肺虚咳嗽，咯血，吐血，衄血，崩漏，痔出血。

【单验方】

1. 治疗肺阴虚，咳吐脓血：岩白菜 12g，玉竹参 12g，白果 10g，沙参 10g，甜杏仁 10g，连须 9g，陈皮 6g，石斛 10g，水煎服。

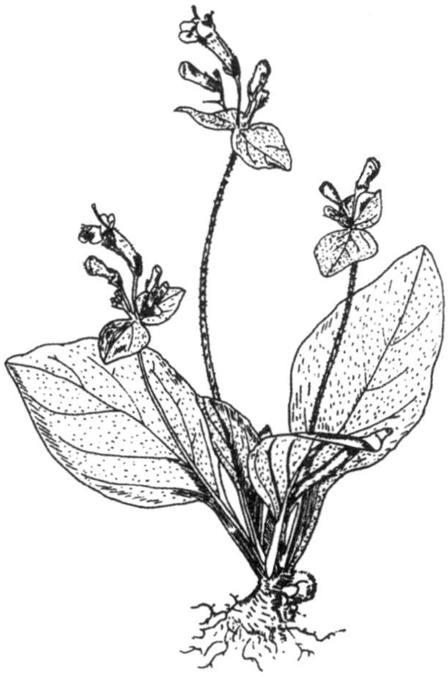

图 247　岩白菜（岩白菜）
Chirita eburnea Hance

2. 治疗崩漏，带下：岩白菜 12g，地锦草 10g，岩耳 10g，红糖少许，水煎服。

3. 治疗痔出血：岩白菜 20g，猪大肠 12～18cm，共煮服。

4. 治疗肺痨咳嗽：岩白菜 20g，小杆子 16g，薄荷 25g，紫苏 20g，生姜 5g，水煎服。

【化学成分】含岩白菜素、6 – O – 没食子酰熊果酚甙、4，6 – O – 二 – 没食子酰熊果酚甙、2，4，6 – O – 三 – 没食子酰熊果酚甙、2，3，4，6 – 四 – 没食子酰熊果酚甙等。

【药理作用】1. 止咳，祛痰作用。2. 抗生物作用。3. 促进病变组织恢复。

岩豇豆

【别名】石豇豆、岩泽兰。

【来源】苦苣苔科植物吊石苣苔 *Lysionotus pauciflorus* Maxim. 的全草。

【植物形态】半灌木；茎长 7～30cm，不分枝或分枝，幼枝常有短毛。叶对生或 3～5 叶轮生，有短柄或近无柄；叶片革质，楔形、楔状条形，有时狭矩圆形、狭卵形或倒卵形，长 1.2～5.5cm，宽 3～16mm，边缘在中部以上有牙齿，无毛，侧脉不明显。花序腋生，有 1～2 朵花，苞片小，披针形；花萼 5 裂，裂片三角状条形；花冠白色，常带紫色，无毛，上唇 2 裂，下唇 3 裂；

能育雄蕊2，花药连着，退化雄蕊2；花盘杯状，4裂，雌蕊无毛。蒴果长7.5～9cm；种子小，有长珠柄，顶端有1长毛。

生于丘陵或山地沟谷石崖下或树干上。分布于黔、湘、川（渝）、鄂地区，西南、华南、华东、华北均产。

【药性及功能】性凉，味苦。赶火赶气，活血化瘀，止咳，止血，止痛。

【土家族用药经验】治疗红崩，白带，腰痛、四肢痛，肺热咳嗽等。

【单验方】

1. 治疗红崩、白带：岩豇豆全草15～30g，水煎服。

2. 治疗腰痛、四肢痛：岩豇豆全草、杜仲各9g，水煎服。

3. 治疗肺热咳嗽：岩豇豆全草、青鱼胆草、岩白菜各15g，水煎服。

【化学成分】含石吊兰素等。

【药理作用】1. 抗炎、祛痰、镇咳作用。2. 抗结核作用。3. 降压作用。

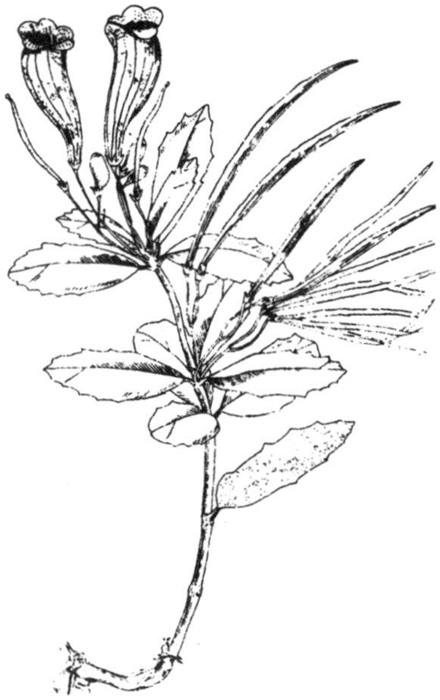

图248 岩豇豆（吊石苣苔）
Lysionotus pauciflorus Maxim.

茶　子

【别名】茶子卡蒙、茶树。

【来源】山茶科植物油茶 *Camellia oleifera* Abel 的根。

【植物形态】灌木或小乔木，高达7m，小枝微有毛。叶革质，椭圆形，长3.5～9cm，宽1.8～4.2cm，上面无毛或中脉有硬毛，下面中脉基部有少数毛或无毛；叶柄上4～7mm，有毛。花白色，顶生，单生或并生；花瓣5～7，分离，长2.5～4.5cm，倒卵形至披针形，深2裂；雄蕊多数，外轮花丝仅基部合生，子房密生白色丝状绒毛，花柱顶端3短裂。蒴果球形，直径1.8～3cm，果瓣厚木质，2～3裂；种子背圆腹扁，长2.5cm。

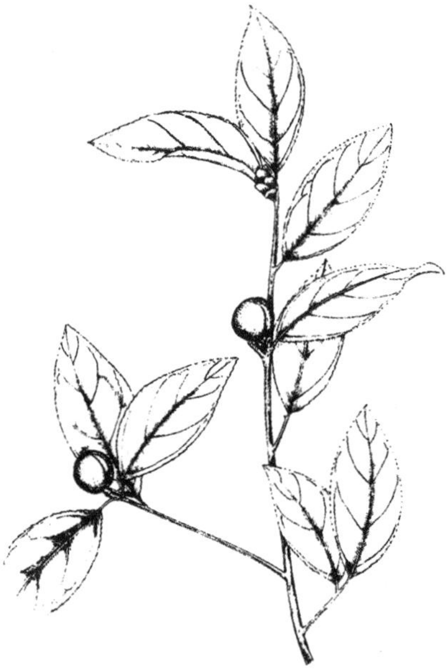

图249 茶子（油茶）
Camellia oleifera Abel

多栽培，分布于黔、湘、川（渝）、鄂地区，在长江流域以及江南各地也产。

【药性及功能】性平，味甘、苦。赶气导滞，滑肠。

【土家族用药经验】治疗气痛，食胀腹泻，胃痛等症。

【单验方】

1. 治疗肉食食积：茶子9g，水煎服。

2. 治疗皮肤搔痒：茶子100g，水煎外洗。

3. 治疗阴囊湿疹：茶子饼60g，青符15g，黄柏15g，炉甘石粉15g，水煎外洗。

【化学成分】含山茶甙、脂肪油与皂甙等成分。

苦　瓜

【别名】癞瓜、凉瓜、红故娘。

【来源】葫芦科植物苦瓜 *Momordica charantia* L. 的果实。

【植物形态】一年生攀援草本。多分枝，茎枝被细柔毛。卷须不分枝，纤细，长可达20cm，被微柔毛。叶柄细，初时被白色柔毛，后变近无毛，长约4～6cm；叶片轮廓为卵状椭圆状肾形或近圆形，膜质，长宽均约4～12cm，上面绿色，背面淡绿色，脉上被明显的微柔毛，5～7裂片，卵状长圆形，边缘是粗锯齿或者不规则的小裂片，先端多呈钝圆形，基部弯曲成半圆形，叶脉掌状。雌雄同株，雄花早生，有柄，长5～10cm，基部有苞片，子房纺锤形，具刺瘤，先端有喙，花柱细长，柱头3枚。果实为长椭圆形，卵形或两端狭窄，长8～30cm，全体具钝圆不整齐的瘤状突起，成熟时橘黄色，自先端3瓣开裂；种子椭圆形扁平，两端均有角状齿，两面均有凹凸不平的条纹，包于红色肉质的假种皮内。

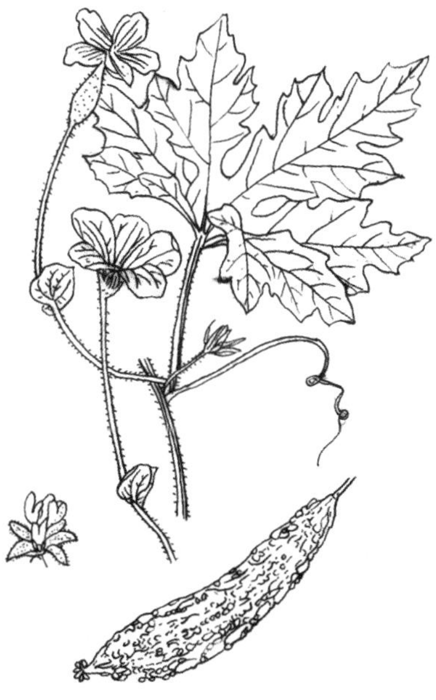

图250　苦瓜（苦瓜）
Momordica charantia L.

全国各地均有栽培。

【药性及功能】性凉，味苦。赶火清热，赶湿赶毒，除暑。

【土家族用药经验】治疗中暑，痢疾，肠炎，牙痛等症。

【单验方】

1. 治疗中暑发热：苦瓜1个，截断去瓤，纳入茶叶，再缝合，悬通风处阴干，每次6～9g，水煎服或泡开水代茶饮。

2. 治疗烦热口渴：苦瓜1个，截断去瓤，切碎，水煎服。

3. 治疗肠炎，痢疾：苦瓜绞汁1杯，开水冲服，或鲜苦瓜200g，炖雄鸡吃。

4. 治疗胃气痛：苦瓜为末，开水送下。

5. 治疗狗咬伤，痈肿：苦瓜叶，捣烂外敷。

【化学成分】含β－谷甾醇－β－D－葡萄糖苷和2，25－谷甾烯醇－3－葡萄糖苷混合苷等成分。

【药理作用】1. 降血糖作用。2. 抗癌作用。3. 抗病毒作用。4. 对免疫功能影响。

苦荞头

【别名】苦芥、苦荞子。

【来源】蓼科植物苦荞麦 *Fagopyrum tataricum*（L.）Gaertn. 的根及根茎。

【植物形态】一年生草本，高50～90cm。茎直立，分枝，绿色或淡绿色，有细条纹。叶互生；有长柄；托叶鞘膜质，黄褐色；花序总状椭圆形，长约2mm；花梗细长，花排列稀疏，白色或淡绿色，花被5深裂，裂片椭圆形，长约2mm；叶片宽三角形，长2～7cm，宽2.5～8cm，先端急尖，基部心形，全缘；托叶鞘膜质。雄蕊8，短于花被；花柱3，较短，柱头头状。瘦果锥状卵形，有3棱，棱上部锐利，下部圆钝，黑褐色，有3条深沟。

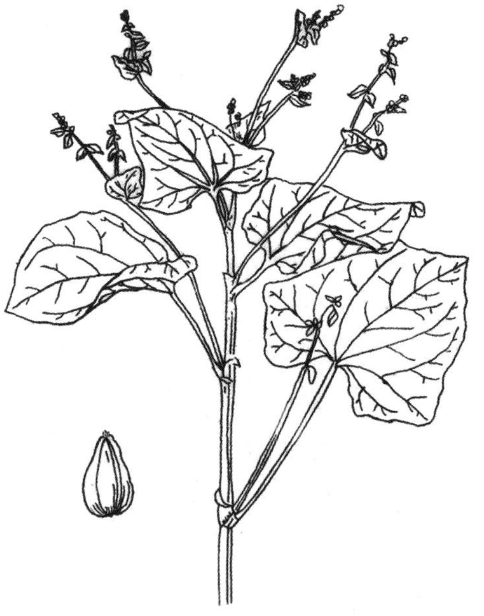

图251　苦荞头（苦荞麦）

Fagopyrum tataricum（L.）Gaertn.

生于路边草地。分布于黔、湘、川（渝）、鄂地区，西南、中南、华南、西北等省区均产。

【药性及功能】性平，味苦、甘。赶风赶湿，健胃顺气，消肿止痛。

【土家族用药经验】治疗胃痛，消化不良，腰腿疼痛，跌打损伤等症。

【单验方】

1. 治疗积滞饱胀：苦荞头 5～10g，胡桃仁适量，水煎服。

2. 治疗胃痛：苦荞头 10～15g，水煎服。

3. 治疗剧烈头痛：苦荞麦 250g，麸醋适量，共炒布包敷太阳穴、印堂、风府。

【化学成分】全草含硝酸盐还原酶、芸香甙。叶含 3′，4′，5，7－四－O－甲基槲皮素－3－O－α－L－吡喃鼠李糖－（1，6）－O－β－D－吡喃葡萄糖甙。果实含蛋白质。种子含槲皮素、山奈酚、芸香甙、山柰酚－3－芸香糖甙、槲皮－3－芸香糖甙－7－半乳糖甙。

【药理作用】1. 抗乙肝表面抗原作用。2. 降血糖、血脂作用。

苦楝皮

【别名】楝树、楝果子、紫花树。

【来源】楝科植物楝 *Melia azedarach* L. 的果实和根皮。

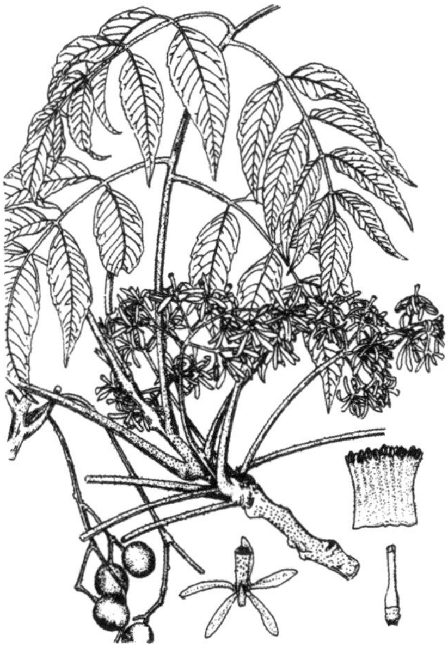

图 252　苦楝皮（楝）

Melia azedarach L.

【植物形态】落叶乔木，高 15～20m。树皮暗褐色，纵裂。叶 2 回单数羽状复叶，互生；小叶 11～13，卵形至椭圆形，长 3～7cm，宽 2～4cm，边缘有钝锯齿，幼时披星状毛。圆锥花序，腋生；花紫色；花萼 5 裂，披针形；花瓣 5，倒披针形；雄蕊 10，花丝合生成筒。核果近球形，淡黄色，4～5 室，每室有种子 1 枚。

生于路旁、坡脚。分布于黔、湘、川（渝）、鄂及陕西、云南、广东、台湾、江西等省区。

【药性及功能】性凉，味苦，有毒。赶气止痛，杀虫止痒。

【土家族用药经验】治牛皮癣，胃痛，肋胁痛，胆道蛔虫，湿疹等症。

【单验方】

1. 治疗阴道滴虫：新鲜的楝树皮 200g，放入 1000～1500ml 的普通水中煮沸过滤得棕色味苦的液体，通过窥阴器每次注入阴道 5ml，再放入浸有该液的纱布球，第 2 日晨取出，5～10 次为 1 疗程。

2. 治疗钩虫病：新鲜苦楝树根皮60g，水煎约2～3小时，煎成药液20～30ml作1次服，连服3天。

3. 治疗胃痛，胁痛，疝气：苦楝子3～10g，水煎服。

4. 治疗黄癣：苦楝子研末，猪油调敷。

5. 治疗蛔虫病：苦楝根皮10g，水煎内服。

【化学成分】含有川楝素、苦楝酮、苦楝酮内脂、葛杜宁等多种成分。

【药理作用】1. 驱虫作用。2. 对呼吸中枢的影响。3. 抗肉毒中毒。4. 毒性等。

虎耳草

【别名】子必席、岩荷叶、丝丝草、猫耳朵。

【来源】虎耳草科植物虎耳草 *Saxifraga stolonifera* Curt. 的全草。

【植物形态】多年生草本，高达45cm，有细长的匍匐茎。叶数个基生或有时1～2个生茎下部；叶片肾形，长1.7～7.5cm，宽2.4～12cm，不明显的9～11浅裂，边缘有牙齿，两面有长伏毛，下面常红紫色或有斑点；叶柄长3～21cm，与茎都有伸展的柔毛。圆锥花序稀疏；花梗有短腺毛；花不整齐，萼片5，稍不等大，卵形，长1.8～3.5mm；花瓣5，白色，3个小，卵形，长2.8～4mm，有红斑点，下面2个大，披针形，长0.8～1.5cm；雄蕊10；心皮2，合生。

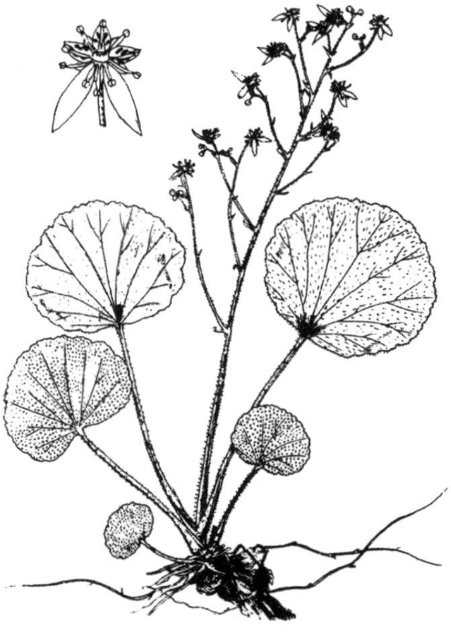

图253　虎耳草（虎耳草）

Saxifraga stolonifera Curt.

生于山坡、岩上阴湿处。分布于黔、湘、川（渝）、鄂地区，在台湾、华南至陕西和河南的西南部均有分布。

【药性及功能】性凉，味淡，有小毒。赶火清热，凉血止血。

【土家族用药经验】治疗丹毒，中耳炎，风火牙痛，风疹，皮肤湿疹，烫伤等症。

【单验方】

1. 治疗风疹块：虎耳草鲜草30g，钩藤15g与甜酒汁煎服，并用鲜草外敷。

2. 治疗中耳炎：虎耳草鲜草捣烂取汁，滴耳。

3. 治疗烧烫伤：虎耳草鲜草捣汁，外搽。

4. 治疗肺热咳嗽：虎耳草 9～18g，冰糖 25g，水煎服。

【化学成分】硝酸钾、熊果酚苷、岩白菜素、去甲岩白菜素、槲皮素、生物碱等成分。

【药理作用】1. 强心作用。2. 利尿作用。

败酱草

【别名】黄花龙芽、黄花草、野黄花。

【来源】败酱科植物黄花败酱 *Patrinia scabiosaefolia* Fisch ex Trev. 全草。

【植物形态】多年生草本，高 70～130cm。地下根茎细长横卧或斜生，有特殊臭气。基生叶丛生；茎生叶对生；柄长 1～2cm，上部叶渐无柄；叶片 2～3 对羽状深裂。聚伞状圆锥花序集成疏而大的伞房状花序，腋生或顶生；总花梗常仅相对两侧或仅一侧被粗毛，花序基部有线形总苞片 1 对；花萼短，萼齿 5，不明显；花冠黄色，上部 5 裂，冠筒短，内侧具白色长毛；雄蕊 4，与花冠近等长；子房 3 室，1 室发育。瘦果长椭圆形，长 3～4mm，边缘稍扁，由背部向两侧延展成翅状。

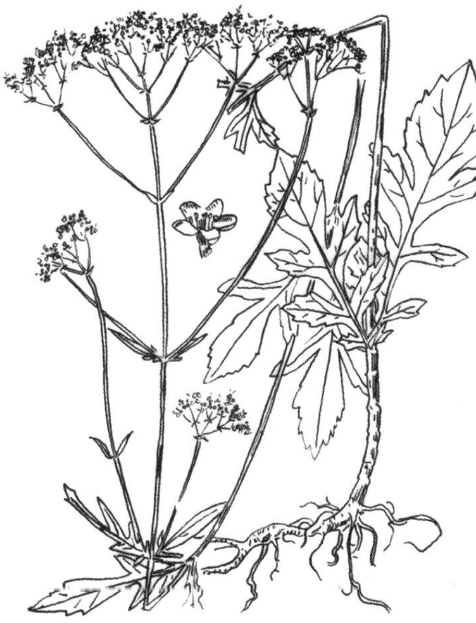

图 254　败酱草（黄花败酱）

Patrinia scabiosaefolia Fisch ex Trev.

生于山沟谷灌丛中。分布于黔、湘、川（渝）、鄂地区，西南、华南、中南、华东等省区均产。

【药性及功能】性微寒，味辛、苦。赶火清热，活血排脓。

【土家族用药经验】治疗肠痈，肺痈，痢疾，产后淤滞腹痛等症。

【单验方】

1. 治疗阑尾炎：败酱草 15g，苡仁 30g，附片 6g，水煎服。

2. 治疗肺脓疡：败酱草 15g，鱼腥草 15g，苡仁 24g，冬瓜子、芦根各 30g，桔梗 9g，水煎服。

3. 治疗产后瘀血腹痛：败酱草 30g，水煎服。

【化学成分】含败酱皂苷 A_1、B_1、C_1、D_1、E_1、F、G、H、J、L 和黄花败酱皂苷 A、B、C、D、E、F、G 以及齐墩果酸等成分。

【药理作用】1. 镇静作用。2. 抗菌抗病毒作用。

金刚散

【别名】见肿消、岩葡萄、母猪藤、金刚伞。

【来源】葡萄科植物三裂蛇葡萄 *Ampelopsis delavayana*（Franch.）Planch. 的根或茎藤。

【植物形态】木质攀援藤本。枝红褐色。卷须与叶对生，二分叉状。叶互生；叶柄与叶等长；叶片掌状 3 全裂，中央小叶长椭圆形或宽卵形，稀菱形，长 5 ~ 10cm，先端渐尖；基部楔形或圆形，有短柄或无柄，侧生小叶极偏斜。花两性，聚伞花序二歧状；与叶对生；总花梗长约 5cm；花小，淡绿色；花萼盘状，5 浅裂；花瓣 5，镊合状排列，雄蕊 5，与花瓣对生；花盘浅杯状。浆果球形或扁球形。

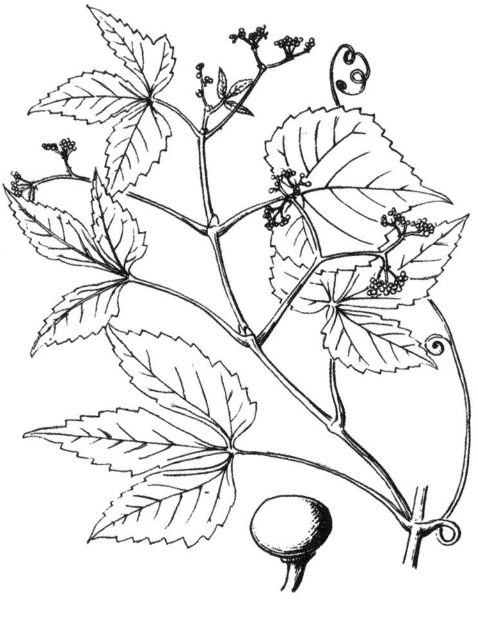

图 255　金刚散（三裂蛇葡萄）

Ampelopsis delavayana（Franch.）Planch.

生于路边、河边或栽培。分布于黔、湘、川（渝）、鄂地区，在中南、陕西等省区也产。

【药性及功能】性平，味辛、淡、涩。赶湿清热，赶气活血，消痈消肿。

【土家族用药经验】治疗疝气，淋症，风湿痛，创伤出血，烫伤，骨折，乳肿等症。

【单验方】

1. 治疗创伤，烧烫伤：金刚散细末，鸡蛋清调匀，外敷。

2. 治疗外伤肿痛，胃痛，痢疾，肠炎：金刚散 10 ~ 15g，水煎或取金刚散 100g，白酒 500g，浸泡 5 ~ 7 天，每次服 10ml，一日三次。

3. 治疗痈肿：金刚散为末，调敷患处或捣烂外敷。

4. 治疗腮壳流：金刚散、刺苞头共捣烂外敷。

5. 治疗奶痈：金刚散、白及、乌不踏、魔芋、车前草、栀子、贯头尖、上天梯各等份，共捣烂外敷患处。

金莲花

【别名】铁血子、旱地莲、金芙蓉。

【来源】毛茛科植物金莲花 *Trollius chinensis* Bunge 的花。

【植物形态】多年生草本。茎直立，不分枝，疏生 2 ~4 叶。基生叶 1 ~4，长 16 ~36cm，有长柄，柄长 12 ~30cm，基部具狭鞘；叶片五角形，长 3.8 ~6.8cm，宽 6.8 ~12.5cm，3 全裂，先端急尖。边缘具不等大的三角形锐锯齿；侧全裂片斜扇形，2 深裂近基部，上方深裂片与中央全裂片相似；下方深裂片较小；茎生叶互生，叶形与基生叶相似。花两性，单朵顶生或 2 ~3 朵排列成稀疏的聚伞花序，直径 3.8 ~5.5cm；花梗长 5 ~9cm；苞片 3 裂；萼片通常 10 ~15，金黄色，椭圆状卵形或倒卵形，长 1.5 ~2.8cm，宽 7 ~16mm，先端疏生三角形牙齿。花瓣 18 ~21，狭线形，稍长于萼片或等长；雄蕊多数，长 5 ~11mm，花丝线形，花药在侧面开裂，长 3 ~4mm；心皮 20 ~30。

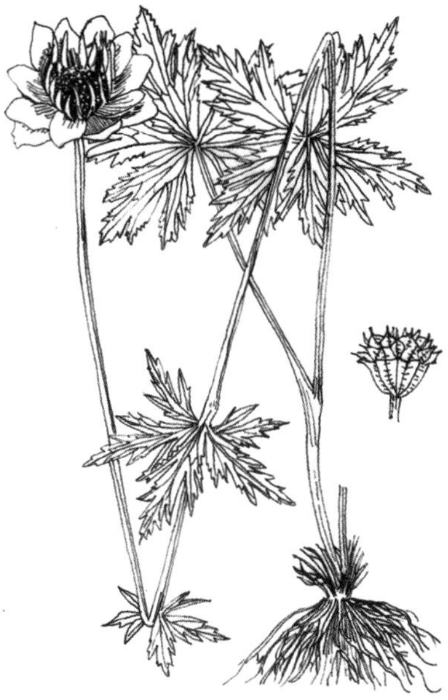

图 256　金莲花（金莲花）
Trollius chinensis Bunge

生于海拔 1000 ~2200m 的山地、草坡、疏林下。分布于黔、湘、川（渝）、鄂地区，西南、中南、华南等省区有产。

【药性及功能】性寒，味苦。赶火清热，赶风赶毒。

【土家族用药经验】治疗扁桃体炎，咽炎，中耳炎，急性淋巴管炎，口疮等症。

【单验方】

1. 治疗急性咽炎，扁桃体炎，上呼吸道感染：金莲花片 3 ~4 片，一日三次。

2. 治疗急性淋巴管炎，结膜炎：金莲花 6g，野菊花 10g，甘草 3g，水煎服。

3. 治疗急、慢性扁桃体炎：金莲花 6g，蒲公英 15g，开水泡当茶喝，亦可含漱。

【化学成分】含双氢黄酮等黄酮类、生物碱成分。

金柴胡

【别名】土泽兰、一枝黄花、黄花马兰、黄花草。

【来源】菊科植物一枝黄花 *Solidago decurrens* Lour. 的全草。

【植物形态】多年生草本，高达60cm。茎下部不分枝，无毛，上部有茸毛。叶互生，近圆形或矩圆形，长3~5cm，宽1~2cm，下部叶具柄，上部叶较小而狭，全缘。圆锥花序状的头状花；总苞片4~6层，边缘膜质；外围有一层舌状花，结实，舌片黄色，中央有多数结实的两性花，花冠筒状，5裂，黄色；花药聚合。瘦果近圆柱形，无毛。

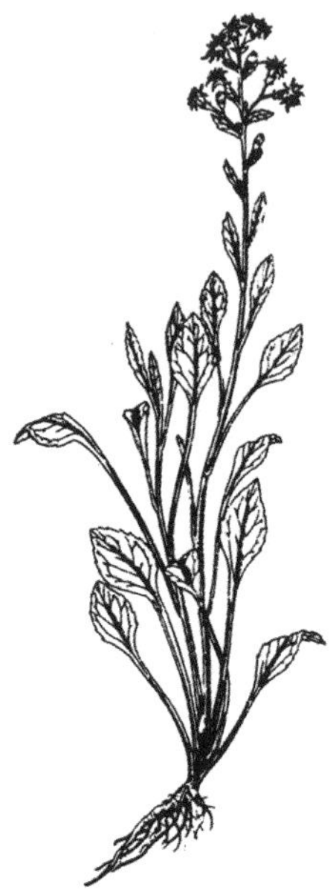

图257　金柴胡（一枝黄花）

Solidago decurrens Lour.

生于山野、草坡。分布于黔、湘、川（渝）、鄂地区，华东、华中、华南各省区也产。

【药性及功能】性凉，味苦、辛，有小毒。赶风清热，寒热双解。

【土家族用药经验】治疗上呼吸道感染，咽喉肿痛，寒热往来。

【单验方】

1. 治疗感冒咳嗽：金柴胡、土荆芥各9g，水煎服。

2. 治疗白喉：金柴胡适量，洗净，手揉搓，取汁滴口中，含漱。

3. 治疗流行性感冒：金柴胡、忍冬藤、葛根、枇杷叶、白茅根各10~15g，水煎服。

4. 治疗跌打损伤：金柴胡根15~20g，酒、水各半浓煎，晚上服。

【化学成分】含苯甲酸苄酯甙类、苯甲酸苄酯类、当归酸桂皮酯类、甾醇类等成分。

【药理作用】1. 抗菌作用。2. 平喘祛痰作用。

金钱草

【别名】地钱串、平地黄、大金钱草、走游草。

【来源】报春花科植物过路黄 *Lysimachia christinae* Hance 的全草。

【植物形态】多年生草本，有短柔毛或近于无毛。茎柔弱，平卧匍匐生，长 20 ~ 60cm，节上常生根。叶对生，心形或宽卵形，长 2 ~ 5cm，宽 1 ~ 4.5cm，顶端锐尖或圆钝，全缘，两面有黑色腺条；叶柄长 1 ~ 4cm。花成对腋生；花梗长达叶端；花萼 5 深裂，裂片披针形，长约 4mm，外面有黑色腺条；花冠黄色，约长于花萼一倍，裂片舌形，顶端尖，有明显的黑色腺条；雄蕊 5 枚，不等长，花丝基部合生成筒。蒴果球形，有黑色短腺条。

生于路旁、沟边及荒地中。分布于黔、湘、川（渝）、鄂地区，长江流域以至山西、陕西、云南等省区也产。

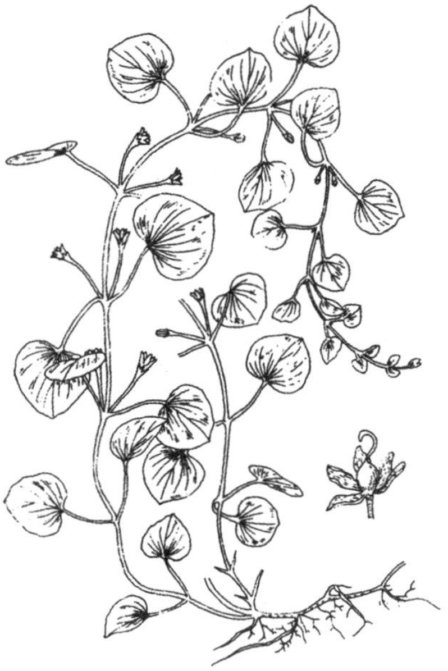

图 258　金钱草（过路黄）
Lysimachia christinae Hance

【药性及功能】性凉，味淡、苦、酸。赶火清热，赶湿通淋，赶水排石。

【土家族用药经验】治疗泌尿系结石，肝胆结石，胆囊炎，水肿，跌打损伤等症。

【单验方】

1. 治疗婴儿肝炎综合征：用单味金钱草 30 ~ 60g，水煎 100ml，每日分 2 次口服。

2. 治疗尿路及胆囊结石：金钱草鲜品 60 ~ 120g，煎服。或金钱草 30g，石苇、车前草各 9g，海金沙 6g，水煎服。

3. 治疗急性黄疸型肝炎：金钱草、大青叶各 15g，车前草 9g，水煎服。

4. 治疗腹水：金钱草 30g，水煎服。或用金钱草鲜药捣烂，外敷脐部。

5. 治疗食草中毒：金钱草 60 ~ 120g，水煎服。

【化学成分】含对羟基苯甲酸、尿嘧啶、亚硝酸盐、环腺苷酸、环鸟苷酸、黄酮类化合物、多糖等成分。

【药理作用】1. 排石作用。2. 抗炎作用。3. 对血管平滑肌有松弛作用。4. 抑制血小板聚集作用。

金银花

【别名】忍冬花、银花、双花。

【来源】忍冬科植物忍冬 *Lonicera japonica* Thunb. 的花蕾或茎。

【植物形态】攀援灌木，幼枝密生柔毛和腺毛。叶椭圆形，长 3 ~ 8cm，宽2～4cm，顶端钝，基部近心形，全缘，幼时两面有毛。总花梗单生叶腋，花成对；苞片2，叶状；萼筒无毛，裂片5；花冠筒细长，外面被柔毛和腺毛，花冠先白色略带紫色后变黄色，芳香，唇形，上唇4裂片直立，下唇反转；雄蕊5，着生花冠口附近；柱头均稍超出花冠外。浆果球形，黑色。

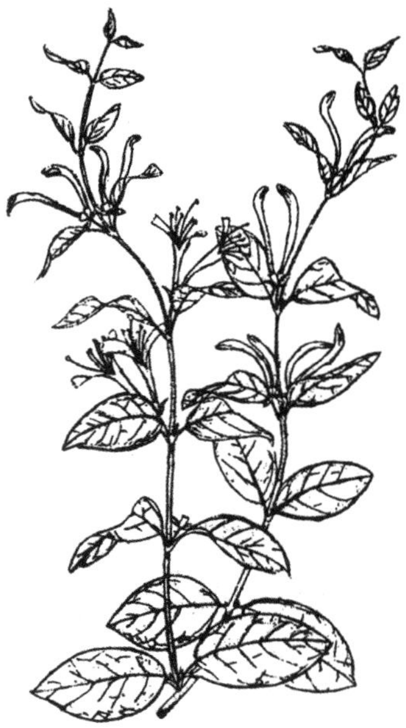
图259 金银花（忍冬）
Lonicera japonica Thunb.

生于灌丛中。分布于黔、湘、川（渝）、鄂地区，西南、中南、华东、华南等省区有产。

【药性及功能】性凉，味甘。赶瘟解毒，赶火清热，通络。

【土家族用药经验】治疗痔疮，上呼吸道感染，肺炎，痢疾，阑尾炎，痈疽，疔毒等症。

【单验方】

1. 治疗儿童上呼吸道感染：金银花、贯众各60g，甘草20g，水煎后，浓缩至120ml。每日上午用喷雾器喷入或滴入咽喉部，每日1次，每次1.2ml。疗程3个月，星期日停药。

2. 治疗咽喉炎：金银花15g，甘草3g，煮汤冷后，作咽含漱，每日3次，作辅助治疗。

3. 预防流脑：金银花、野菊花、蒲公英、板蓝根各9g，水煎服。

4. 治疗急性扁桃体炎：金银花、射干各9g，山豆根、大力子各6g，甘草3g，水煎服。

5. 治疗急性乳腺炎：金银花、蒲公英、地丁各适量，水煎内服及捣烂外敷。或金银花15g，水煎当茶饮，外作热敷。

【化学成分】含绿原酸、异绿原酸、白果醇、β－谷甾醇、挥发油等。

【药理作用】1. 抗病原微生物作用。2. 抗病毒作用。3. 抗炎、解热作用。4. 降血脂作用。5. 中枢兴奋作用。6. 抗生育作用。

金樱子

【别名】蜂糖罐、糖果、灯龙个。

【来源】蔷薇科植物金樱子 *Rosa laevigata* Michx. 的根及果实。

【植物形态】常绿攀援灌木。茎枝有钩状皮刺和刺毛。羽状复叶；小叶3，披针状卵形，先端急尖，基部近圆形或楔形，边缘具细齿状锯齿；叶柄和叶轴具小皮刺和刺毛；托叶条形，早落。花单生于侧枝顶端，白色，花梗和萼筒外面密生刺毛。蔷薇果倒卵形，成熟时咖啡色，有直刺，顶端具长而扩展或外弯的宿存萼裂片。

喜生于向阳山野。分布于黔、湘、川（渝）、鄂地区，华中、华南、华东、西南各省区也产。

【药性及功能】性平，味甘、酸、涩。补元固精，赶毒收敛，涩肠止泻。

【土家族用药经验】治疗老年体弱无力，尿频遗精，脾虚久泻，肠炎，风湿痹痛等症。

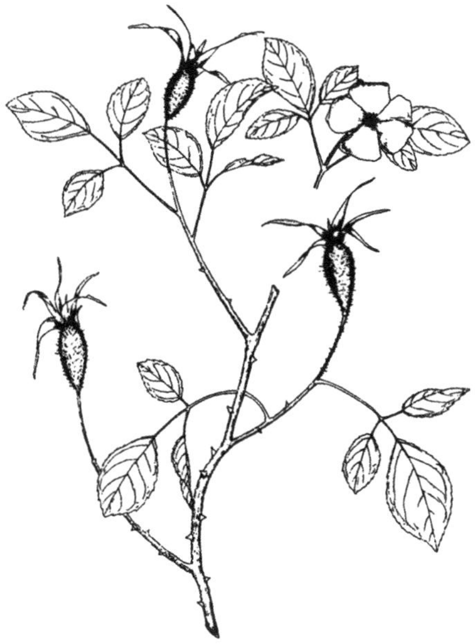

图 260　金樱子（金樱子）

Rosa laevigata Michx.

【单验方】

1. 治疗遗精遗尿，小便频数：金樱子果实、芡实、冰糖各等量，熬膏，一日三次，开水冲服。

2. 治疗子宫脱垂：金樱子果实 125 ~ 250g，水煎浓缩，加红糖适量，一日三次，连服 3 剂为一疗程。

3. 治疗崩漏：金樱子 15g，仙鹤草 10g，艾叶炭 10g，生地 15g，白芍 15g，益母草 15g，桑寄生 12g，水煎服。

4. 治疗不孕：金樱子、茜草根、月季花、木槿花、玉簪花各 15 ~ 20g，炖肉，经期前 2 天服。

5. 走马牙疳：金樱子根 200g，甜酒汁适量，水煎兑服，另用白苋菜梗烧灰涂口腔。

【化学成分】含枸橼酸、苹果酸、水解型鞣质、三萜化合物等成分。

【药理作用】1. 对泌尿系统的影响。2. 对平滑肌的作用。3. 抗动脉粥样硬化的作用。4. 抗病原体作用。

钓鱼杆

【别名】大吊干草。

【来源】玄参科植物宽叶腹水草 *Veronicastrum latifolium*（Memdl.） Yamazaki 的全草。

【植物形态】多年生草本，长达 1m。根状茎，极短而横走。茎细长，弯曲，顶端着地生根或节上生根，仅上部有狭枝，被倒生短卷黄毛。叶互生；具短柄；叶片圆形至卵圆形，长3～7cm，宽2.5cm，先端短渐尖，基部圆形或截形，边缘是三角形锯齿，两面疏被短硬毛。花序腋生，少顶生于侧枝上，长1.5～4cm；苞片条状披针形；花冠筒状，长5mm，淡紫色或白色，4裂；裂片短，正三角形，长不及1mm，喉部有一圈毛；雄蕊2。蒴果卵状，绿色，长2～3mm。种子卵球形，具浅网纹。

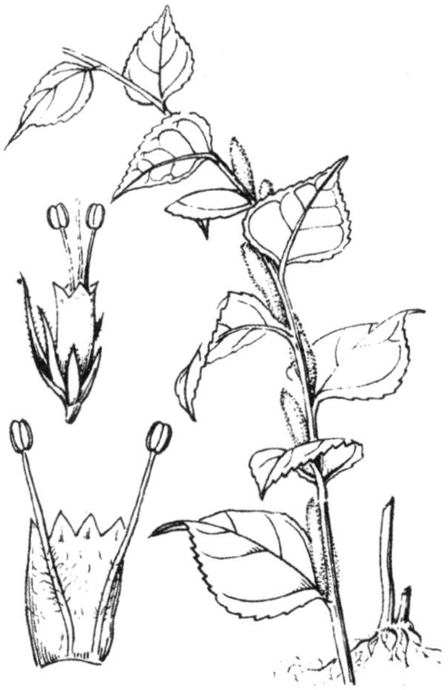

图261　钓鱼杆（宽叶腹水草）
Veronicastrum latifolium (Memdl.) Yamazaki

生于林中或灌丛中，有时倒挂于岩石上。分布于黔、湘、川（渝）、鄂地区，西南、中南各省区有产。

【药性及功能】性凉，味苦。赶火清热，赶湿赶毒，止血生肌。

【土家族用药经验】治疗水肿，咳嗽，外伤出血，蛇虫咬伤等症。

【单验方】

1. 治疗子宫脱垂：钓鱼杆、上天梯各适量，共捣烂，每晚睡前敷神门穴（双）。

2. 治疗淋巴结肿大：钓鱼杆、夏枯草、贯头尖、黄瓜香、六月凉、雷公藤嫩尖、雉鸡尾、细茶叶、五爪龙各适量，共捣烂外敷。

3. 治疗外伤：钓鱼杆、五爪龙、半边钱、酢浆草各适量。共捣烂外敷。

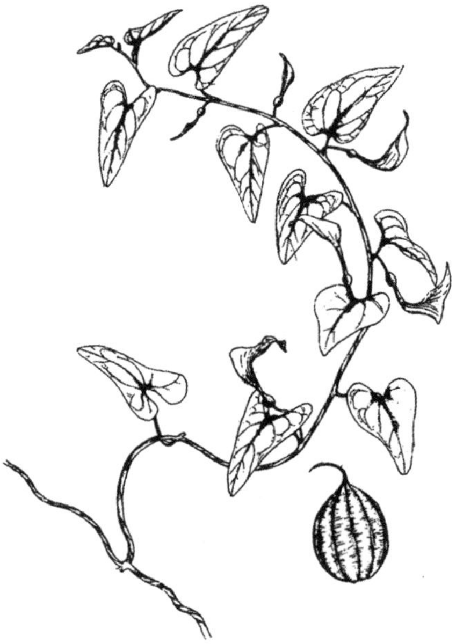

图262　青木香（异叶马兜铃）
Aristolochia heterophylla Hemsl.

青木香

【别名】大汗、大条青木香、青藤香。

【来源】马兜铃科植物异叶马兜铃 *Aristolochia heterophylla* Hemsl. 的根。

【植物形态】木质缠绕藤本，长约2～3m。茎多分枝，幼枝密生淡褐色短茸毛，老枝疏生短柔毛，有浅纵沟；芽小，密生褐色柔毛。叶卵圆形或卵状心形，长3~8cm，宽2~7cm，先端钝或短尖，基部心形，两侧耳状下垂，全缘，上面绿色，密被柔毛，下面灰绿色，密被褐色绒毛。花单生叶腋；花梗长3~4cm，中部以下包围一长宽各约1cm的圆形苞片；花被管烟斗状，黄色，外被细硬毛，内面无毛，中部以上弯曲处膨大，长约2.5cm，缘部灰紫色，3裂，裂片宽卵形，近平展；雄蕊几无花丝，贴生于花柱体上；花柱肉质，先端6裂；子房柱状，外密被褐色硬毛。蒴果长圆状圆柱形，长4~7cm，室间开裂。种子三角状卵圆形，腹面具凹沟，脐部有毛。花期5~6月，果期7~8月。

生于疏林中和山坡灌丛中。分布于黔、湘、川（渝）、鄂及陕西、甘肃等省区。

【药性及功能】性凉，味辣、苦。赶气止痛，赶毒清热。

【土家族用药经验】治疗脘腹胀痛，疝气痛，痈肿，高血压，蛇虫咬伤。

【单验方】

1. 治疗脘腹胀痛：青木香、缬草、尿珠子根各6g，隔山消、鱼腥草，吴茱萸各9g，鱼鳅串、通花根各15g，水煎服。

2. 治疗疮毒红肿：青木香、一支箭、天花粉各9g，紫花地丁、干油菜、夏枯草、土茯苓各15g，水煎服。

3. 治疗高血压：青木香、钩藤、菊花、大火草、地骨皮、棕树根各9g，天青地白15g，水煎服。

【化学成分】β-谷甾醇、尿囊素、马兜铃酸A和木兰花碱等成分。

青鱼胆草

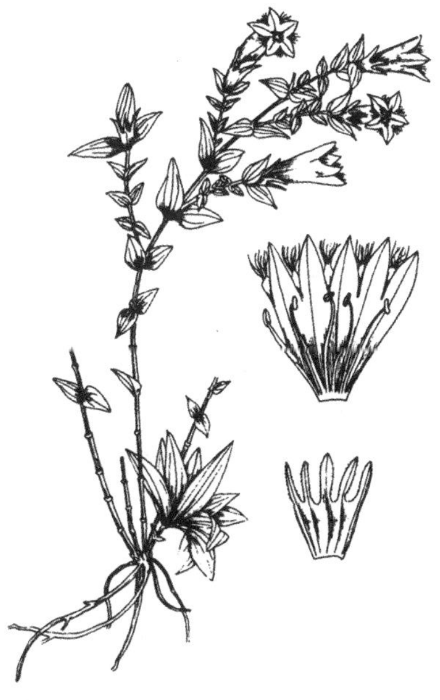

图263　青鱼胆草（红花龙胆）

Gentiana rhodantha Franch. ex Hemsl.

【别名】小龙胆草、阴寒药、九月花。

【来源】龙胆科植物红花龙胆 *Gentiana rhodantha* Franch. ex Hemsl. 的根及全草。

【植物形态】多年生草本，高20~50cm。根数条丛生，稍肉质。茎直立，数个丛生，基部略呈方形，紫色或绿色，节稍膨大。基生叶呈莲座状，椭圆形、倒卵形或卵形；茎生叶对生，几无柄；叶片革质，卵状三角形，长1.5~2.5cm，宽0.8~1.2cm，先端渐尖或急尖，基部多少抱茎，边缘具细锯齿，两面无毛；

具3出脉。花单生于枝顶或叶腋，无花梗；花萼筒状，膜质，筒长7～13mm，脉具狭翅，花萼5裂，裂片线状披针形；花冠淡红色，带紫色条纹，长3～4.5cm，5裂，裂片卵形或卵状三角形，褶不对称，宽三角形，先端具细长的流苏；雄蕊5，着生于花冠筒下部，花丝丝状，长短不等，花药椭圆形；子房椭圆形，长约1cm，柄长4～5mm，花柱丝状，柱头2裂。蒴果内藏或仅先端外露，长椭圆形，长2～2.5cm，果柄长约2cm。种子淡褐色，近圆形，具狭翅。

生于高山灌丛中，或林边草地。分布于黔、湘、川（渝）、鄂及陕西、甘肃、河南、广西等省区。

【药性及功能】性凉，味苦。赶火清热，赶湿清黄。

【土家族用药经验】治疗目赤肿痛，肺炎，痢疾，黄疸，尿频涩痛，小儿惊风，小儿疳积，烧烫伤等。

【单验方】

1. 治疗目赤肿痛，尿频涩痛：青鱼胆草9g，水煎服。

2. 治疗虚热痨咳：青鱼胆草60g，肉250g，炖服。

3. 治疗小儿疳积：青鱼胆草10g，蒸猪肝食服。

4. 治疗疔毒：青鱼胆草适量，水煎服，并用叶捣烂外敷。

5. 治疗黄疸：青鱼胆草9g，水煎加白糖服。

【化学成分】含正三十一烷、β－谷甾醇、当药苦甙、金吉甙、当药甙、齐墩果酸等成分。

青藤香

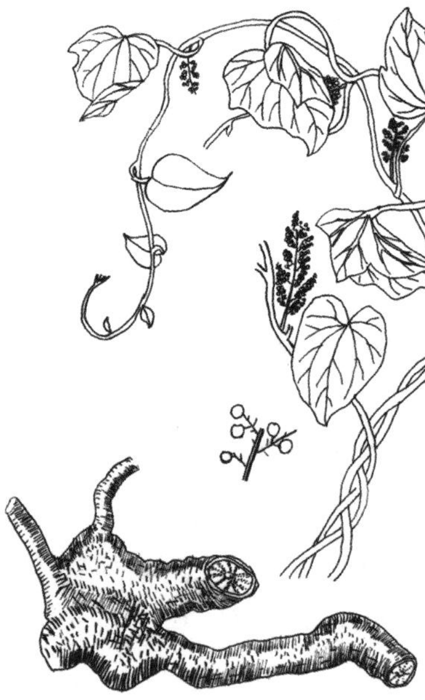

图264　青藤香（青藤）

Sinomenium acutum（Thunb）Rehd. et Wils.

【别名】土木通、黄木香、大叶青藤。

【来源】防己科植物青藤 *Sinomenium acutum*（Thunb）Rehd. et Wils. 的根或藤茎。

【植物形态】木质大藤本，长可达20m多。茎灰褐色，有不规则裂纹；小枝圆柱状，有直线纹，被柔毛或近无毛。叶纸质至革质，心状圆形或卵圆形，长7～15cm，宽5～10cm，先端渐尖或急尖，基部心形或近截形，全缘或3～7角状浅裂，上面绿色，下面灰绿色，嫩叶被绒毛，老叶无毛或仅下面被柔毛，掌状脉通常5条；叶柄长5~15cm。圆锥花序腋生，大型，有毛；花小，淡黄绿色，单性异株；萼片6，2轮，背面被柔毛；花瓣6，长0.7~1mm；雄花雄蕊9~12；雌花的不育雄蕊丝状，心皮3。核果扁球形，稍歪斜，直径5~8mm，红色至暗红色。花期夏季，果期秋季。

【药性及功能】性凉，味苦。赶风赶湿，赶气通络，赶水利尿。

【土家族用药经验】治疗风湿痹痛，关节肿痛，肌肉麻木，瘙痒，小便不利等症。

【单验方】

1. 治疗风湿痹痛，关节肿痛，屈伸不利：青藤香12g，黄柏、木瓜、伸筋草各9g，牛膝12g，苍术6g，忍冬藤30g，水煎服。

2. 治疗腹痛：青藤香、五加皮、红刺藤各10g，水煎服。或青藤香10g为末，分三次水送服。

3. 治疗痹症：青藤香12g，制草乌2g（先煎），豨莶草、臭梧桐各10g，大风藤7g，威灵仙12g，水煎服。

【化学成分】含青藤碱、木兰花碱、尖防己碱、异青藤碱、土杜拉宁、白兰花碱等成分。

鱼鳅串

【别名】鸡儿肠、竹节草。

【来源】菊科植物马兰 *Kalimeris indica* (L.) Sch. –Bip. 的全草。

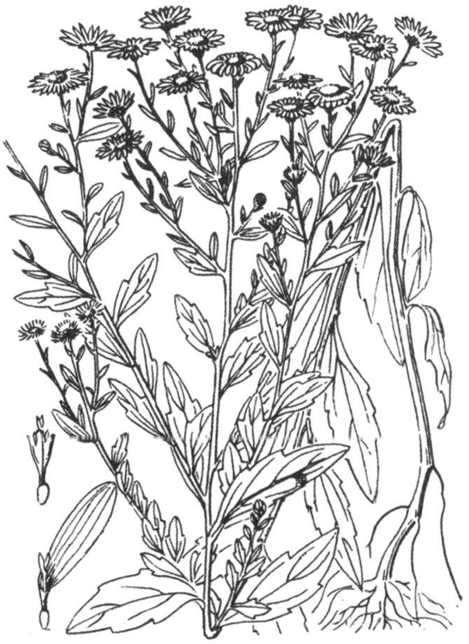

图265 鱼鳅串（马兰）

Kalimeris indica (L.) Sch. –Bip.

【植物形态】多年生草本，高3~10cm。茎直立，叶互生，倒披针形或倒卵状长圆形，长3~10cm，宽0.8~5cm，顶端钝或尖，基部渐狭无叶柄，边缘有疏粗齿或羽状浅裂，上部叶小，全缘。头状花序直径约2.5cm，单生于枝顶排成疏伞房状；总苞2~3层，边缘膜质，有睫毛；舌状花1层，舌片淡紫色；筒状花多数，筒部被短毛。瘦果倒卵状长圆形，极扁，长1.5~2mm，褐色，上部被腺及短柔毛；冠毛长0.1~0.3mm，易脱落，不等长。

生于田边、路边、沟旁。全国各省区均产。

【药性及功能】性凉，味辛，微苦。赶风清热，赶火解毒，止血止痛。

【土家族用药经验】治疗外感尿血，便血，外伤出血，腹痛，胃及十二指肠溃疡，食积。

【单验方】

1. 治疗吐血，尿血：鱼鳅串（鲜）全草30～60g，水煎服。

2. 治疗外伤出血：鱼鳅串鲜叶适量，捣烂外敷。

3. 治疗腮腺炎：鱼鳅串适量，捣烂外敷。

4. 治疗月经不调：鱼鳅串根12g，车前草10g，月月花15g，水煎冲甜酒内服，每日服二次。

5. 治外感：鱼鳅串15g，金银花15g，土荆芥15g，生姜七片，水煎服。

【化学成分】含乙酸龙脑酯、甲酸龙脑酯及酚类等成分。

【药理作用】1. 抗惊厥作用。2. 镇痛作用。

南天竹

【别名】南天竹、猫儿伞、南竹子。

【来源】小檗科植物南天竹 *Nandina domestica* Thunb. 的根、叶或果。

【植物形态】常绿灌木，高约2m；茎直立，圆柱形，丛生，少分枝，幼枝常为红色，叶互生，2～3回羽状复叶；小叶革质，椭圆状披针形，长3～10cm，顶端渐尖，基部楔形，全缘，深绿色，冬季常变为红色，两面光滑无毛。圆锥花序顶生，长20～25cm；花白色；萼片多轮，每轮较小，卵状三角形，内轮较大，卵圆形，雄蕊6，花瓣状，离生。浆果球形，鲜红色，偶有黄色，内有种子2个；种子扁圆形。

生于山地疏林下和灌木丛中。分布于黔、湘、川（渝）、鄂及江西、浙江、陕西等省区。

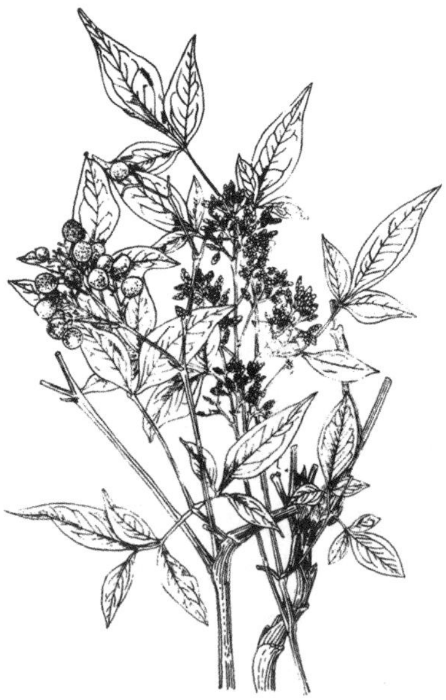

图266　南天竹（南天竹）
Nandina domestica Thunb.

【药性及功能】性平，味苦、甘、涩。赶风赶湿，止咳平喘，凉血止血。

【土家族药用经验】治疗胃痛，哮喘，咳嗽，风热感冒，目赤肿痛，风湿痹痛等症。

【单验方】

1. 治疗反胃：南天竹茎叶，煎水，代茶饮，连服三日。

2. 治疗咳嗽：南天竹根 3～9g，水煎服。或果实 3g，水煎服。

3. 治疗血尿：南天竹叶 9～15g，水煎服。

4. 治疗腰肌劳损：南天竹根 30g，黄酒浸服。

【化学成分】含有南天宁碱、原阿片碱、南天竹种碱、脂肪酸等多种成分。

【药理作用】1. 对心血管系统作用。2. 对平滑肌的作用。3. 对中枢神经系统的作用。

指甲花

【别名】急性子、透骨草、小桃红。

【来源】凤仙花科植物凤仙花 *Impatiens balsamina* L. 的花、种子或全草。

【植物形态】一年生草本，高 40～100cm。茎粗壮，肉质，直立，圆柱形，上部分枝，下部节常膨大，表面有短柔毛或近平滑，常成紫红色的，多汁；单叶互生，披针形，长 4～12cm，宽 1～3cm，先端长尖，基部楔形，边缘有深锯齿，上面绿色略有毛，下面毛较多，侧脉 5～9 对，叶柄长 1～3cm，两侧有数个腺体，紫红色；花两性，单生或簇生叶腋；密生短柔毛，花大，常为白色、淡红、深红、紫红，单瓣或重瓣，萼 3，2 枚侧生，先端绿色，1 枚在下，形大，花瓣状；花瓣 5，上一瓣圆形；雄蕊 5，合生而环绕子房，子房上位，5 室，柱头 5 裂。蒴果椭圆形或纺锤形，密生柔毛，尖头；种子扁圆形或卵圆形，直径约 2mm，褐色。

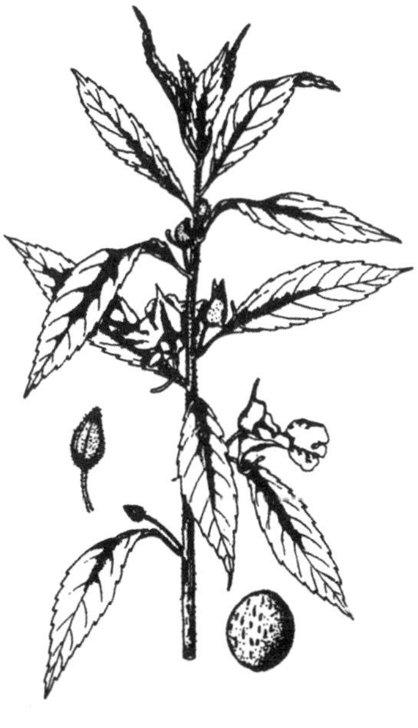

图 267　指甲花（凤仙花）
Impatiens balsamina L.

全国大部分地区有分布。多栽植于庭院作观赏用。

【药性及功能】性平，味苦、甘。赶气通经，活血散瘀，赶毒止痛。

【土家族用药经验】治疗产后血瘀，闭经，难产，风湿痹痛，跌打损伤等症。

【单验方】

1. 治疗各种癌症：指甲花子、隔消七、霸王七、青木香、黄药子、一支箭各25g，煎水服。

2. 治疗胃痛：指甲花子、沉香、白芍各10g，研末，开水冲服，每日三次，每次2g。

3. 治疗痈疮肿毒：鲜指甲花根叶30g，麻玉七15g，大蒜一个，雄黄10g，捣泥，敷患处。

【化学成分】含矢车菊素、飞燕草素、锦葵花素、山奈酚、槲皮素、蒽醌、挥发油、蛋白质、氨基酸等成分。

【药理作用】1. 抗菌作用。2. 抗生育作用。

枸　杞

【别名】芽子、地骨皮。

【来源】茄科植物枸杞 *Lycium chinense* Mill. 的果实或根皮。

【植物形态】灌木，高1m左右。枝细长，柔弱，常弯曲下垂，具短棘，生于叶腋，长约0.5～2cm。叶互生或簇生于短枝上，卵形菱形或卵状披针形，长1.5～5cm，宽5～17mm，全缘；花萼钟状，长3～4mm，3～5裂；花冠漏斗状，筒部稍宽但短于檐部裂片，长9～12mm，淡紫色，裂片有缘毛；雄蕊5，花丝基部密生绒毛。浆果卵状或长椭圆状卵形，红色；种子肾形，黄色。

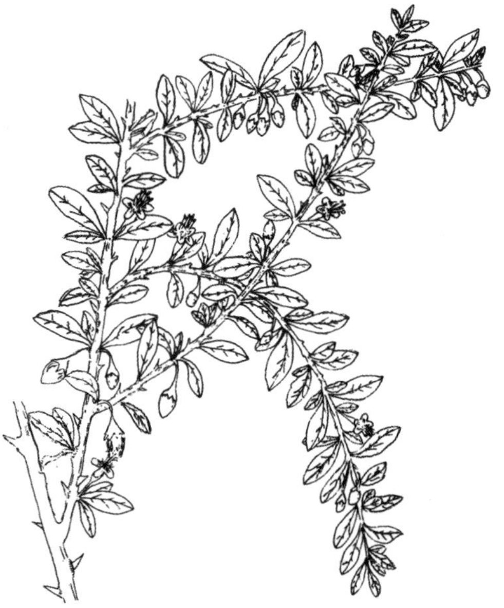

图268　枸杞（枸杞）
Lycium chinense Mill.

生于山坡荒地、路旁及村边宅旁。分布于全国各省区。

【药性及功能】性平，味甘。补肝肾元阳，养肝肾元精，明目。

【土家族用药经验】治疗眼雾不明，头昏目眩，遗精，腰膝酸软等症。

【单验方】

1. 治疗原发性高血压：地骨皮60g，水3碗，煎至1碗，加少量白糖或加猪肉煎煮。隔日1剂，服5剂为1疗程，必要时加服第2、第3疗程。

2. 治疗腰膝酸软，阳痿早泄：枸杞9g，黄精、熟地各15g，补骨脂12g，水煎服。

3. 治疗消渴：枸杞、麦冬、玉米须各30g，水煎服。

4. 治疗急性结膜炎：枸杞叶60g，鸡蛋1个，共煮服，每日1剂。

【化学成分】含甜菜碱、苦可胺A及免疫调节剂、杀病毒剂、肿瘤抑制剂等。

【药理作用】1. 解热作用。2. 降血压作用。3. 抗微生物作用。

洋金花

【别名】曼陀罗、闷头花。

【来源】茄科植物白花曼陀罗 *Datura metel* L. 的花。

【植物形态】多年生草本，全体近无毛，高0.5～2m。叶互生或在茎上部呈假对生，卵形或卵圆形，顶端渐尖，基部不对称，长5～13cm，宽4～6cm，全缘或有波状短齿；叶柄长2～3cm。花单生，直立；花萼筒状，稍有棱纹，长4～6cm，顶端5裂，不紧贴花冠筒；花冠漏斗状，白色、紫色或淡黄色，花冠檐部5裂；雄蕊5，或变态至15枚且附有瓣片。蒴果近球状或扁球状，表面的刺疏而短，4瓣裂；宿存的萼筒部分呈浅盘状。

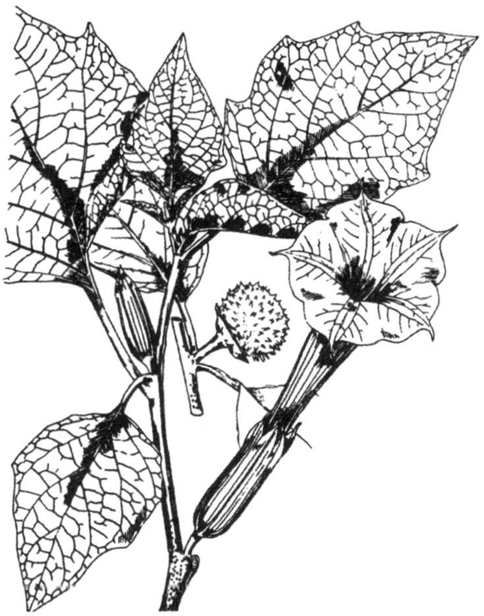

图269　洋金花（白花曼陀罗）

Datura metel L.

生于山坡、路旁。全国各地均有栽培，也有野生。

【药性及功能】性温，味苦。赶气止痛，止咳平喘，醉迷心脑。

【土家族药用经验】治疗哮喘，胃痛，风湿痛，牙痛，跌打损伤，外治毒蛇咬伤等症。

【单验方】

1. 治疗哮喘：洋金花少许切碎与烟丝共卷，日吸3次，每次4～5口。不可多吸以免中毒。

2. 治疗跌打损伤，毒蛇咬伤：洋金花鲜叶捣烂或种子捣烂敷患处。

3. 治疗风湿性关节炎：洋金花10朵，胖婆娘12g，生姜15g，煎水服。

4. 治疗牛皮癣：洋金花根皮、枯矾共为末，加醋调匀涂之。

【化学成分】含莨菪碱、阿托品、酪胺、阿扑东莨菪碱等。

【药理作用】1. 改善微循环。2. 抗氧化作用。3. 兴奋呼吸中枢，加快呼吸。4. 抑制多种腺体分泌。5. 松弛平滑肌。

洋　姜

【别名】姜罗卜、菊芋、黑姜。

【来源】菊科植物菊芋 *Hekuabthus tuberosus* L. 的块茎或茎叶。

【植物形态】一年生草本，高 1 ~ 3m。具块状地下茎。茎直立，上部分枝，被短粗糙毛或刚毛。基部叶对生，上部叶互生；有叶柄，叶柄上部有狭翅；叶片卵圆形至卵状椭圆形，长 10 ~ 15cm，宽 3 ~ 9cm，先端急尖，基部宽楔形，边缘有锯齿，上面粗糙，下面被柔毛，具 3 脉。头状花序数个，生于枝端，直径 5 ~ 9cm；有 1 ~ 2 个披针形的苞叶；总苞片披针形或线状披针形，开展；舌状花中性，淡黄色；管状花两性，花冠黄色、棕色或紫色，裂片 5。瘦果楔形；冠毛上端常有 2 ~ 4 个具毛的扁芒。花期 8 ~ 10 月。

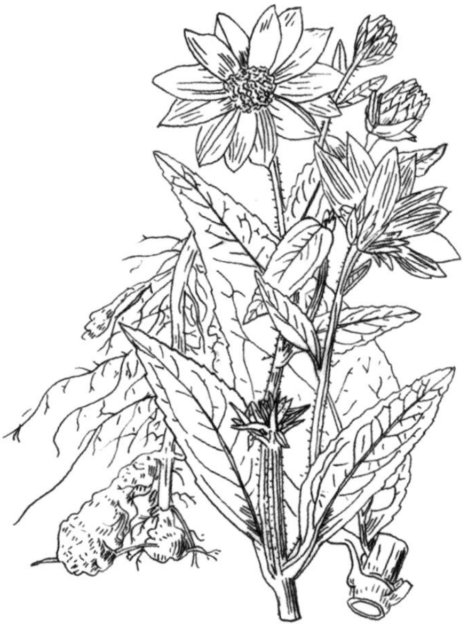

图 270　洋姜（菊芋）
Hekuabthus tuberosus L.

全国多数地方有分布。

【药性及功能】性凉，味苦。赶火清热，培元生津，凉血消肿。

【土家族用药经验】治疗热病，肠热病，跌打损伤等病症。

【单验方】

1. 治疗热病唇焦舌绛：洋姜块茎 1 个，生嚼服。

2. 治疗跌打损伤：菊芋茎叶（鲜）适量，捣烂外敷。

3. 乌须黑发：腌制洋姜 30g，制鹅寿乌 30g，制女贞子 30g，熟地 30g，羊角风 30g，当归 20g，生姜七片，煎水服。

【化学成分】菊芋块根含菊糖、蔗糖、核酮糖等；叶含向日葵精、肿柄菊内酯 E、巴德来因 A 等；地上部分含挥发油向日葵醇 A。

洋桃子

【别名】羊桃、马屎桃。

【来源】猕猴桃科植物京梨猕猴桃 *Actinidia callosa* Lindl. var. henryi Maxim. 的根、果实。

【植物形态】藤本；茎圆柱形，黑褐色，表面光华。叶互生，阔叶披针形，长 7 ~ 10cm，宽 3 ~ 4.2cm，先端渐尖或芒尖，基部心脏形或截形，边缘锯尖齿，两面均无毛，上面深绿色，下面略成紫色；叶柄长 2 ~ 4.5cm。花单生于叶腋；萼片和花瓣均为 4；雄蕊多数；子房上位，花柱多数。浆果长圆形，幼时绿色；种子极多。

生于半阴山腰陡坡上。分布于黔、湘、川（渝）、鄂地区，西南、中南、华南、华东有产。

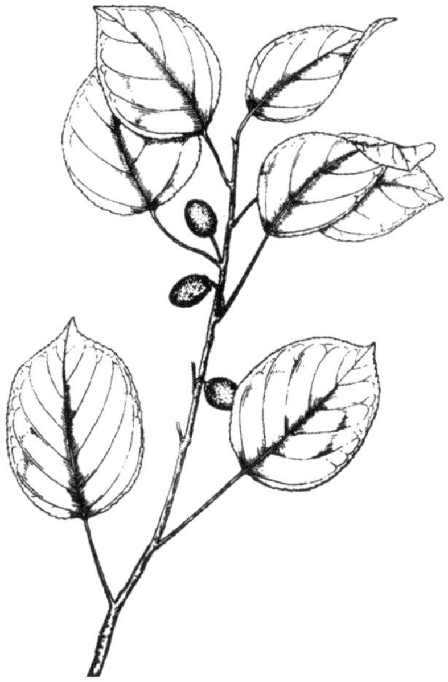

图 271　洋桃子（京梨猕猴桃）

Actinidia callosa Lindl. var. henryi Maxim.

【药性及功能】性凉，味酸、甜。赶火清热，生津止渴，赶气消肿。

【土家族用药经验】治疗肝炎，消化不良，癌肿，风湿关节痛等。

【单验方】

1. 治疗急性肝炎：洋桃子根 60 ~ 90g，红枣 12 枚，水煎代茶饮。
2. 治疗消化不良，乳汁不下：洋桃子根 15 ~ 30g，水煎服。
3. 治疗喉痛：洋桃子根 50g，水煎服。
4. 治疗痢疾：洋桃子根 15g，煨水兑红糖服。

【化学成分】含猕猴桃碱、玉蜀黍嘌呤、大黄素、大黄素甲醚等。

【药理作用】1. 防癌作用。2. 延缓衰老作用。3. 耐缺氧作用。4. 降血脂作用。5. 抗炎作用。

牵牛子

【别名】毛牵牛、紫牵牛、紫花喇叭。

【来源】旋花科植物圆叶牵牛 *Pharbitispur ourea*（L.）Voigt 的种子。

【植物形态】一年生攀援草本，全体具白色长毛。叶阔心脏形，长 7 ~

12cm，宽 7 ~ 13cm，先端短尖，基部心形，全缘。花 1 ~ 5 朵成簇叶生，花梗多与叶柄等长；花萼裂片卵状披针形，长约 1.5cm，基部皆被伏刺毛；花冠漏状，通常为蓝紫色、粉红或白色；雄蕊 5，生于花近基部，花药长圆形；子房圆形，3 室，花柱长于雄蕊，柱头头状。蒴果球形；种子 5 ~ 6 枚，黑褐色或白色、浅黄色，无毛。

生于路旁、田间、墙脚下或灌丛中。分布于全国大部分地区。

【药性及功能】性凉，味苦。赶食消滞，赶水消肿，杀虫。

【土家族用药经验】治疗腹水肿满，便秘，虫积。

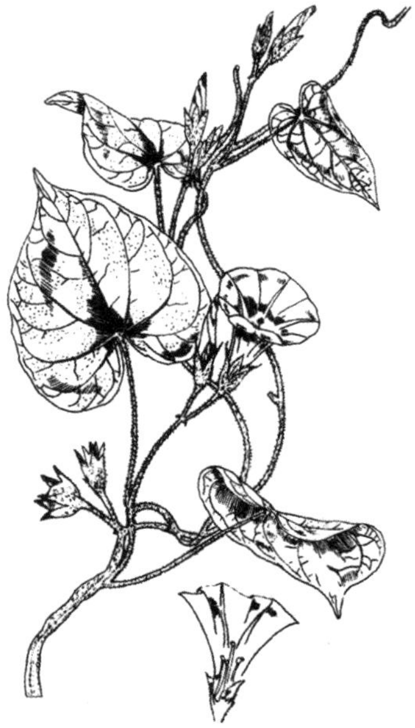

图 272　**牵牛子（圆叶牵牛）**
Pharbitispur ourea（L.）Voigt

【单验方】

1. 治疗食积：牵牛子 12g，五灵脂 15g，研末，每次 3g，一日三次，姜汤送服。

2. 治疗小儿肚胀：黑白牵牛各 30g，川大黄、大白各 30g，共研末，每次服 3g。

【化学成分】含赤霉素 A。

【药理作用】1. 泻下及利尿作用。2. 收缩平滑肌作用。3. 大剂量可直接刺激胃肠引起呕吐。

美人蕉根

【别名】芭蕉。

【来源】美人蕉科植物美人蕉 *Canna indica* L. 的根。

【植物形态】多年生直立草本，高 1 ~ 2m，植株无毛，有粗壮的根状茎。单叶互生；具鞘状的叶柄；叶片卵状长椭圆形，下部叶较大，长 30 ~ 40cm，全缘，顶端尖，基部阔楔形；中脉明显，侧脉羽状平行，叶柄有鞘。顶生总状花序具蜡质白粉；花常红色；苞片长约 1.2cm；萼片 3，苞片状，淡绿色，披针形，长 1.5 ~ 2cm，花瓣 3，萼片状，长约 4cm，顶端尖；退化雄蕊通常 5 枚，花瓣状，鲜红色，倒披针形，其中 2 或 3 枚较大，1 枚反卷，成唇瓣；能育雄蕊仅一边有 1 枚发育的药室；子房下位，3 室，每室具胚珠多颗。蒴果球形，绿色，具小软刺。

我国田园普遍栽培。

【药性及功能】性凉，味甘。补肝脾元阳，赶湿清热。

【土家族药用经验】治疗痢疾，急性黄疸型肝炎，红崩，白带，月经不调，吐血等症。

【单验方】

1. 治疗急性黄疸型肝炎：美人蕉根 50～90g，水煎，分早晚服。

2. 治疗红崩，白带，月经不调：美人蕉根 30～120g，炖肉服。

3. 治疗痈疽肿毒：美人蕉根鲜品，捣烂，酒调外敷。

4. 治疗吐血：美人蕉花或汁 30g，水煎服。

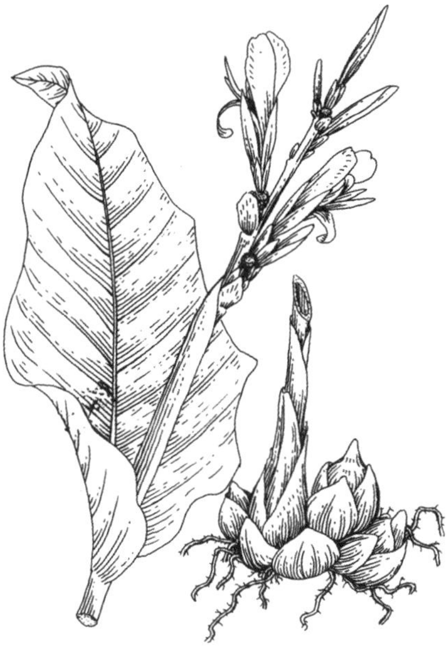

图 273　美人蕉根（美人蕉）

Canna indica L.

5. 治疗小儿发热，腹胀：美人蕉叶、过路黄各适量，捣绒，炒熟，包腹部。

【化学成分】含 β－植物血凝素等。

【药理作用】1. 保肝作用。2. 利胆作用。3. 对肠管运动的影响。4. 对血压的影响。5. 毒性。

茯　苓

【别名】松茯苓、圆茯苓。

【来源】多孔菌科植物茯苓 *Poris cocos*（Schw.）Wolf 的菌核。

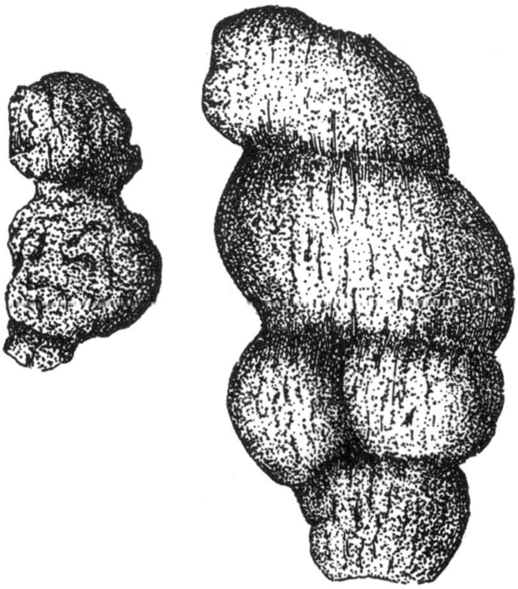

图 274　茯苓（茯苓）

Poris cocos（Schw.）Wolf

【植物形态】常见者为其菌核体，多为不规则的块状，球形、扁茸形，长圆形或长椭圆形等，大小不一，小者如拳，大者直径达 30cm，或更大。表皮淡灰棕色或黑褐色，呈瘤状皱缩，内部白色稍带粉红，由无数菌丝组成。子实体伞形，边缘稍有齿；蜂窝状，通常附菌核的外皮而生，初白色，后逐渐转变为淡棕色，孔多角形，稍屈曲状，担孢子椭圆形至圆柱形，稍屈曲，一端尖，平滑，无色。有特殊臭气。

寄生于松树植物赤松或马尾松的树根上，深入地下20~30cm。分布于黔、湘、川（渝）、鄂及云南、山西、广西、河北、山东、浙江等省区。

【药性及功能】性温，味甘、滑。补脾肺肾元气，赶水渗湿。

【土家族用药经验】治疗脾虚湿胜，小便不利，食少胸闷，心悸失眠等症。

【单验方】

1. 治疗尿路结石：茯苓10g，滑石10g，淡竹叶10g，麦冬10g，车前草10g，海金沙10g，木通9g，甘草3g，日服3次，禁辛辣。

2. 治疗脾虚食少：茯苓15g，白术、党参各9g，枳实、陈皮、生姜各6g，水煎服。

3. 治疗水肿：茯苓10g，白术10g，当归15g，川芎15g，香附12g，黄柏12g，知母12g，甘草5g，水煎服。

【化学成分】含茯苓酸、茯苓酸甲酯、多孔菌酸C甲酯、茯苓聚糖、茯苓次聚糖以及无机元素等。

【药理作用】1. 利尿作用。2. 预防应激性胃溃疡。3. 抗癌作用。4. 免疫增强作用。

茵　陈

【别名】细叶蒿。

【来源】菊科植物茵陈蒿 *Artemisia capillarris* Thunb. 的地上部分。

【植物形态】半灌木状多年生草本。根分枝长斜生。茎常数个丛生，斜上，基部较粗壮。叶密集，有长柄，叶片长圆形，最终裂片披针形，先端尖，常被绢毛。头状花序极多，有梗，在茎的侧枝上排列成复状总花花序；总苞卵形。瘦果稍大，长可达1cm。

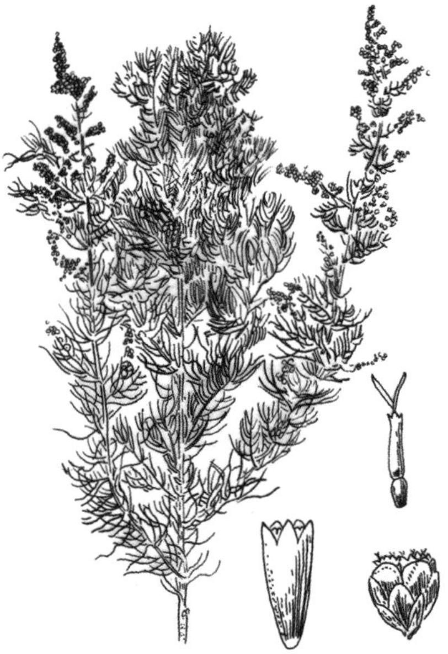

图275　茵陈（茵陈蒿）
Artemisia capillarris Thunb.

生于低海拔地区河岸、海岸附近的湿砂地、路旁及低山坡地区。分布于黔、湘、川（渝）、鄂及陕西、中南、西南、广西、台湾等省区。

【药性及功能】性凉，味苦。赶水赶湿，清热退黄。

【土家族用药经验】治疗湿热黄疸，小便不利，胆囊炎，风疹等。

【单验方】

1. 治疗湿热黄疸，黄疸型肝炎：茵陈蒿、田基黄、蒲公英各30g，枳壳10g，水煎服，一日二次，十五日为一疗程。

2. 治疗胆道感染：茵陈蒿、金钱草、金银花、郁金、大黄各30g，黄芩、木香、败酱草、芒硝各15g，枳壳、柴胡各12g，甘草9g，水煎浓缩至200ml，分2～4次口服。

【化学成分】本品地上部分含挥发油α－蒎烯、β－蒎烯、柠檬烯、α－、γ－松油烯、月桂烯等以及含有苯氧基色原酮类。花序含有马栗树皮素二甲醚、东莨碱等；花蕾含有马栗树皮素二甲醚、茵陈色原酮等。

【药理作用】本品具有利胆、保肝、解热、镇痛、消炎、抗肿瘤等作用。此外，本品还具有对金黄色葡萄球菌、白喉杆菌、炭疽杆菌、伤寒杆菌、副伤寒杆菌等的抑制作用。

荆　芥

【别名】假苏、姜芥、麻今介、磨荆芥。

【来源】唇形科植物裂叶荆芥 *Schizonepeta tenuifolia* (Benth.) briq. 的全草。

【植物形态】一年生直立草本。茎高0.3～1m，被灰白色疏短柔毛。叶子状3裂，偶有多裂，长1～3.5cm，宽1.5～2.5cm，裂片宽1.5～4mm，两面被短毛，下面有腺点。轮伞花序；苞片叶状，小苞片条形，极小；花萼狭钟状，长约3mm，15脉，齿5，三角状披针形，后齿较大，花冠青紫色，长约4.5mm，筒内面无毛，下唇中裂片顶端，微凹，基部爪状变狭；雄蕊4，2强。小坚果矩圆状三棱形，有小点。

生于山坡路边或山谷林缘。分布于黔、湘、川（渝）、鄂及黑龙江、辽宁、河北等省区。

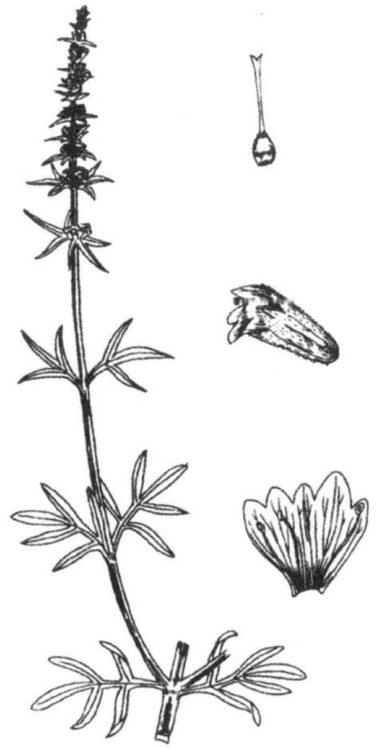

图276　荆芥（裂叶荆芥）

Schizonepeta tenuifolia (Benth.) briq.

【药性及功能】性温，味辛、微涩。赶风散寒，清头目，利咽喉，止痛。

【土家族用药经验】治疗咽喉肿痛，中风口噤，吐血，便血，崩漏等症。

【单验方】

1. 治疗外感发热以及咽喉肿痛：荆芥10g，甘草、桔梗各6g，水煎服。

2. 治疗崩漏，便血：荆芥炭、地榆炭各15g，生地30g，水煎服。

3. 治疗大头风：荆芥10g，川芎5g，防风10g，连翘10g，柴胡10g，牛蒡子5g，白芷5g，薄荷3g，黄柏10g，黄连10g，玄参10g，甘草5g，条芩10g，水煎内服。

4. 治疗荨麻疹：荆芥5g，麻黄5g，银花50g，土茯苓10g，玄参10g，连翘10g，砂仁5g，独活10g，水煎内服。

【化学成分】地上部分、穗、梗各含挥发油1.12%、1.69%、0.60%，其中主要成分均为胡薄荷酮、薄荷酮、异薄荷酮和异胡薄荷酮；还含有：乙基戊基醚、3-甲基环戊酮、3-甲基环己酮等。

【药理作用】1. 解热和降温作用。2. 镇静作用。3. 镇痛作用。4. 芥有抗氧化作用。5. 抗炎作用。

映山红

【别名】满山红、报春花、红杜鹃。

【来源】杜鹃花科植物杜鹃花 *Rhododendron simsii* Planch. 的花。

【植物形态】落叶或半常绿灌木，高2~5m。多分枝，幼枝密被红棕色或褐色扁平糙伏毛，老枝灰黄色，无毛，树皮纵裂。花芽卵形，背面中部被褐色糙伏毛，边缘有睫毛。叶二型；春叶纸质，较短，夏叶革质，较长，卵状椭圆形或长卵状披针形，长3~6cm，宽2~3cm，先端锐尖，具短尖头，基部楔形，全缘，表面疏被淡红棕色糙伏毛，背面密被棕褐色糙伏毛，脉上更多。花2~6朵，成伞形花序，簇生枝端；花梗长约5~8mm；花萼5深裂，裂片卵形至披针形，长3~7mm，外面密被糙伏毛和睫毛；花冠宽漏斗状，玫瑰色至淡红色、紫色，长3~5cm，5裂，裂片近倒卵形，上方1瓣及近侧2瓣里面有深红色斑点；雄蕊10，稀7~9，花丝中下部有微毛，花药紫色；子房卵圆形，5室，长5~8mm，密被扁平长糙毛，花柱细长。蒴果卵圆形，长1~1.2cm，密被棕

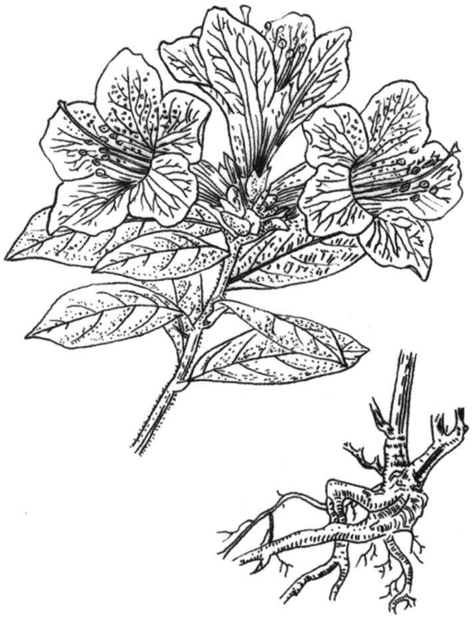

图277 映山红（杜鹃花）
Rhododendron simsii Planch.

色糙毛，花萼宿存。

生于丘陵山地或平地，疏灌丛中。分布于黔、湘、川（渝）、鄂地区，在长江流域以南各地，东至台湾，西到云南也产。

【药性及功能】性平，根味酸、涩。赶气活血。叶、花：味酸、辛。赶风清热，化痰止咳。

【土家族用药经验】治疗月经不调，指疔，白带等。

【单验方】

1. 治疗月经不调：映山红根 10～15g，水煎服。

2. 治疗指疔：映山红嫩叶或花，捣烂外敷，一日换药二次。

3. 治疗白带：映山红根 15g，白节藕 15g，猪肉适量，同煮，吃肉喝汤。

【化学成分】含 3－葡萄糖甙、3－半乳糖甙、5－甲醚－3－半乳糖甙等。

【药理作用】1. 止咳祛痰作用。2. 抗白内障作用。

药王刺

【别名】阎王刺、牛王刺。

【来源】豆科植物云实 *Caesalpinia sepiaria* Roxb. 的根、种子。

【植物形态】攀援灌木，密生倒钩状刺。二回羽状复叶有羽片 6～16 枚；小叶 12～24，长椭圆形，长 10～25mm，宽 6～11mm，先端圆，微缺，基部圆，微偏斜。总状花序顶生；长约 15～30cm；花梗细瘦，长可达 3cm；萼长 7～12mm，萼筒短，裂片膜质；花瓣 5，黄色；雄蕊 10，花丝下半部密生绵毛。荚果长椭圆形，扁平，先端圆，有喙，沿腹缝有宽约 3～4mm 的狭翅；种子 6～9 粒。

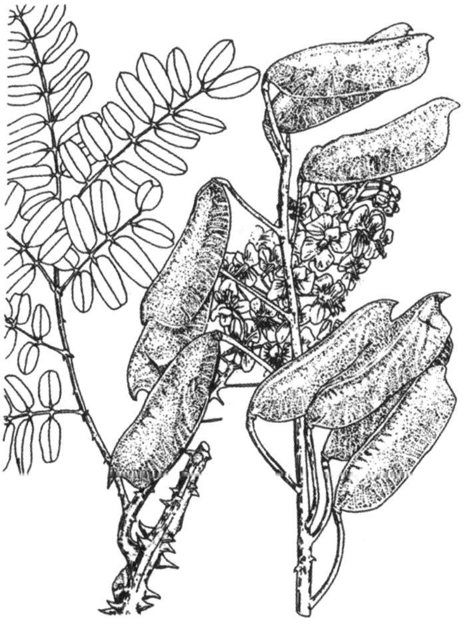

图 278　药王刺（云实）

Caesalpinia sepiaria Roxb.

生于山坡岩旁、河旁或灌丛中。分布于黔、湘、川（渝）、鄂地区，西南、华南、华东、中南有产。

【药性及功能】根：性温，味苦、辛。赶风赶毒，止痛。子：性温，味辣、苦。赶湿杀虫。

【土家族用药经验】根：治疗风湿痹痛，感冒，慢性腰腿痛。子：治疗小儿疳积，痢疾，乳痈。

【单验方】

1. 治疗感冒，风湿痛，牙痛：阎王刺根 15 ~ 30g，水煎服。

2. 治疗痢疾：阎王刺 10g（炒焦），红糖 15g，水煎服。

3. 治疗满口牙痛：阎王刺根枝适量，水煎含漱，每日 3 ~ 5 次。

4. 治疗腹泻：阎王刺芽适量，捣汁内服。

5. 治疗小儿腹痛：阎王刺根 3g，丝瓜皮 3g，四季葱 6g，水煎服。

【化学成分】含鞣质等成分。

韭　菜

【别名】回阳菜、回阳草、起阳草。

【来源】百合科植物韭菜 *Allium tuberosum* Rottler ex Sprengel 的根及鳞茎。

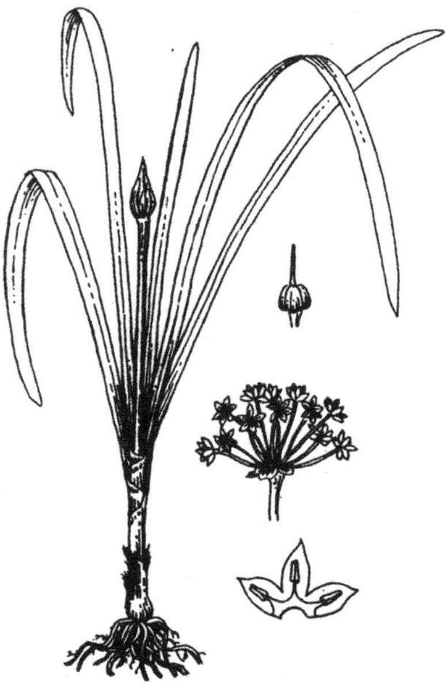

图 279　韭菜（韭菜）

Allium tuberosum Rottler ex Sprengel

【植物形态】多年生草本，高约 20 ~ 45cm，具有特殊强烈臭味。根茎横卧，生多数须根，上有 1 ~ 3 个丛生的鳞茎，呈卵圆柱状，叶基生；长线形，扁平，长 10 ~ 27cm，宽 1.5 ~ 9mm，先端锐尖，边缘粗糙，全缘，光滑无毛，深绿色。花茎自叶丛抽出，长可达 50cm，三棱形；伞形花序，顶生；总苞片膜质，白色，通常 1 ~ 3 片，基部合生，先端锐尖；花被 6 裂，白色，裂片长圆形，长 4 ~ 6mm，先端渐尖或急尖，排列为 2 轮，互生；雄蕊 6，花丝长不超过花被，中部以下扩大，花药黄色；雌蕊 1，子房上位，3 室，三棱状。蒴果倒心状三棱形，绿色，长 4 ~ 5mm，直径约 4mm。种子黑色，扁平，略呈半卵圆形，边缘具棱。

全国各地均有分布。

【药性及功能】性温，味辛。赶风散寒，赶气止痛。

【土家族用药经验】治疗荨麻疹，皮肤瘙痒，胸腹冷痛等。

【单验方】

1. 治疗小腹胀痛：韭菜根适量，捣烂，猪油煎服。

2. 治疗鼻痒：韭菜子、雄黄、荷叶各适量，共烧燃烟熏鼻。

3. 治疗丹毒：韭菜、菜油各适量，韭菜捣烂，菜油调敷。

【化学成分】含甲基烯丙基二硫磺化物、2－丙烯基二硫磺化物、二甲基二硫化物、槲皮素葡萄糖甙等。

【药理作用】1. 抗突变作用。2. 抗滴虫作用。

香　橼

【别名】陈香圆、枸橼子。

【来源】芸香科植物香圆 *Citrus wilsonii* Tanaka. 的成熟果实。

【植物形态】常绿乔木，高 9～11m。全株无毛，有短刺。叶互生；叶柄有倒心形宽翅；叶片革质，椭圆形或长圆形，长 5～12cm，宽 2～5cm。花单生或簇生，花白色。柑果长圆形、圆形或扁圆形，横径 5～9cm，先端有乳突状突起，成熟时橙黄色，有香气；种子多数。花期 4～5 月，果期 10～11 月。

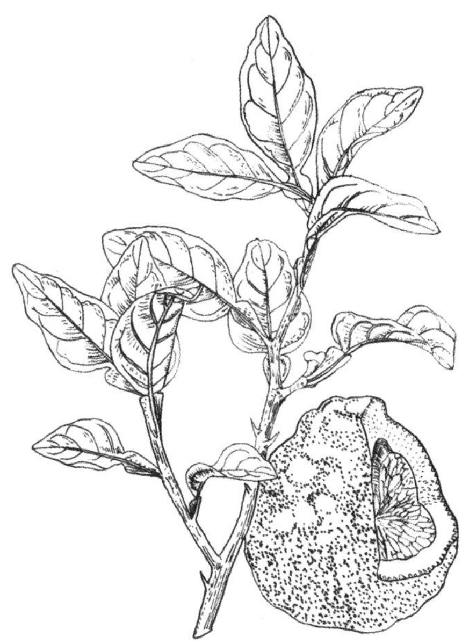

图 280　香橼（香圆）

Citrus wilsonii Tanaka.

分布于黔、湘、川（渝）、鄂地区，江西、山西、广东、广西等省区。

【药性及功能】性温，味辛、苦、酸。赶气消食，止咳化痰。

【土家族用药经验】治疗胸腹胀满，咳嗽，食积等。

【单验方】

1. 治疗胸腹胀满，食积：香橼 10g，山楂 15g，水煎服。

2. 治疗饱胀胃痛：香橼 15g，玄胡 15g，马蹄莲 10g，水煎服。

3. 治疗咳嗽：香橼 10g，白奶参 15g，白气参 15g，风寒草 15g，生姜七片，水煎服。

【化学成分】含胡萝卜素堇黄质、叶黄素环氧化物、新黄质、异堇黄质以及挥发油月桂烯等。

壶　芦

【别名】壶壳、宝壶芦。

【来源】葫芦科植物葫芦 *Lagenaria sicera*（Molina）Standl. 的果实。

【植物形态】一年生攀援草本。茎枝具沟纹，被粘质长柔毛，老后渐脱落。叶柄纤细，长16～20cm，被毛；叶片卵状心形；长、宽约10～35cm。雌雄同株，雌雄花均单生；雄花：花梗细，比叶柄稍长，花梗、花萼、花冠均被微柔毛，花萼筒漏斗状，长约2cm，裂片披针形，花冠白色；雌花花梗比叶柄稍短或近等长，其余近似雄花。果实初为绿色，后变白色至带黄色，成熟后果皮变木质。种子白色，倒卵形，先端截形，稀圆，长约20mm。花期7～8月，果期8～9月。

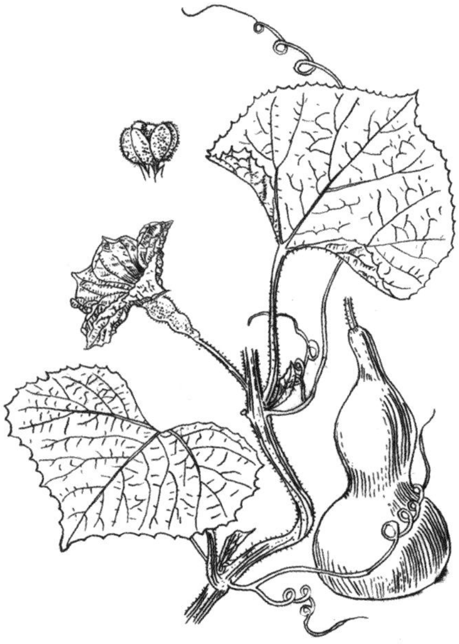

图281　壶芦（葫芦）

Lagenaria sicera（Molina）Standl.

全国各地均有栽培。

【药性及功能】性平，味甘、淡。赶毒清热，赶水消肿。

【土家族用药经验】治疗水肿，腹水，黄疸，消渴，淋病，痈肿等。

【单验方】

1. 治疗热淋：壶芦壳30g，金钱草、石苇、车前草各10g，水煎服。

2. 治疗水肿腹胀：壶芦壳30g，水煎服。

【化学成分】含22－脱氧葫芦苦素D、22－脱氧异葫芦苦素D。

【药理作用】对胰蛋白酶具有抑制作用。

核桃肉

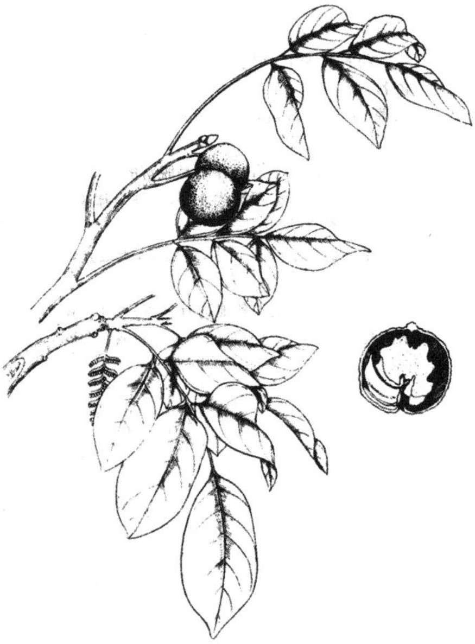

图282　核桃肉（胡桃）

Juglans regia L.

【别名】核桃、山核桃。

【来源】胡桃科植物胡桃 *Juglans regia* L. 的果实。

【植物形态】落叶乔木，高达35m。枝幼时被短腺毛，髓部片状。单数羽状复叶，小叶5～11片，长圆状卵形、椭圆形或倒卵形，长5～13cm，宽2～7cm，先端钝或锐尖，基部圆形，或略偏斜，全缘，幼时有波状锯齿，上面无毛，下面幼时脉腋间有毛。花单性，雌雄同株；雄花聚成柔荑花序，腋生，下垂，长 5 ~ 12cm，花小而密生；苞片 3，矩圆形，两侧 2 小苞片长卵形；花被通常 3 片；雄蕊 15 ~ 30；雌花序生于幼枝顶端，排列成穗状；苞片 3，长卵形；花被 4 裂，裂片线形；子房下位，花柱短，柱头 2 裂。果实近球形，径约 3 ~ 5cm，外果皮肉质，灰绿色，有棕色斑点；内果皮坚硬，有浅皱褶，黄褐色；种仁类球形，皱缩多沟，凹凸不平。

喜生于较湿润的肥沃土壤中。我国各地广泛栽培。

【药性及功能】性温，味甘。培补肺肾元气，止咳定喘。

【土家族用药经验】治疗肾虚咳喘，小便频数，慢性气管炎，肺气肿，白带，便秘等。

【单验方】

1. 治疗肾虚久咳：核桃肉 500g，猪油 120g，蜂蜜 250g，先将胡桃仁用猪油炒酥，再加蜂蜜混合均匀，密封，每日早晚温服 15 ~ 30ml。

2. 治疗虚咳喘急，肾虚腰痛，遗精：核桃肉 10g，党参 10g，五味子 6g，水煎服。

【化学成分】含粗蛋白、粗脂类、1，4 - 萘醌、胡桃仁醌、水杨酸、维生素 C、对 - 羟基苯甲酸、对 - 香豆酸、阿魏酸、咖啡酸、芥子酸、原儿茶酸等。

【药理作用】抗癌作用。

笔筒草

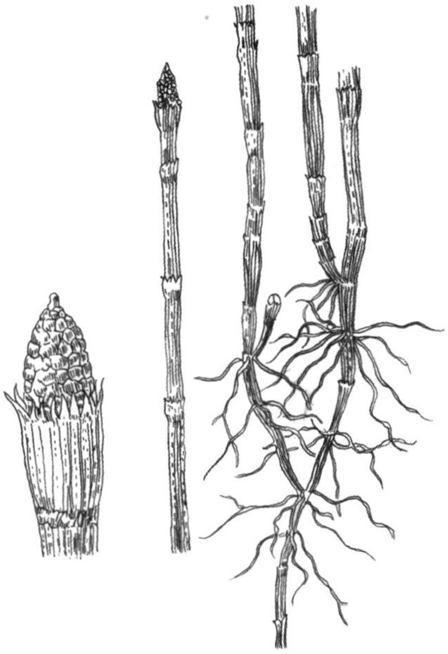

图 283　笔筒草（木贼）

Equisetum hiemale L.

【别名】节节草、擦草、笔头草、锉草。

【来源】木贼科植物木贼 *Equisetum hiemale* L. 的全草。

【植物形态】多年生常绿草本，茎高 40 ~ 100cm。根茎粗，黑褐色；地上茎直立，单一，中空，径 5 ~ 10mm，表面有纵棱脊 20 ~ 30 条；棱脊上有疣状突起 2 行，其表皮细胞壁含大量硅质，故极粗糙。叶退化成鳞片状，基部合生成筒状的鞘，鞘长 6 ~ 10mm，叶鞘基部和鞘齿各有一黑色环圈；鞘齿线状钻形，顶部尾状早落而成钝头，背面有 2 行棱脊，形成浅沟。孢子囊穗生于茎顶，长圆锥形，长 7 ~ 15mm，先端具暗褐色的小尖头，由许多轮状排列的六角形盾状孢子叶构成，中央具柄，周围轮列椭圆形的孢子囊；孢子多数，球形，具2条弹丝，遇水就弹开，便于散播。

喜生于山坡林下阴湿处、河岸湿地、溪边，有时也生于杂草地。分布于黔、湘、川（渝）、鄂地区，在东北、华北、西北、华中等省区也产。

【药性及功能】性平，味微苦、涩。赶风散热，退翳，接骨。

【土家族用药经验】治疗风火眼翳，跌打损伤，骨折，伤风感冒，腹痛泻痢。

【单验方】

1. 治疗胎动不安：笔筒草（去节）、川芎各等份，为末，取9g，金银花3g，水一壶煎服。

2. 治疗目昏多泪：笔筒草（去节）、苍术（泔浸）各30g，焙干为末，每服6g，茶调服或为蜜。

3. 治疗小儿疳积：笔筒草、水灯草、车前草、钩藤、伸筋草、隔山消各适量，火重加黄柏、甘草各适量，水煎服。

【化学成分】含挥发油、黄酮甙类、生物碱、胸腺嘧啶、二甲砜、香草醛、对羟基苯甲醛、葡萄糖、磷、硅、鞣质、皂甙等。

【药理作用】1. 降压作用。2. 镇静、抗惊厥作用。3. 对实验性高脂血症的影响。4. 抑制血小板聚集。5. 抗疟作用。6. 止血。7. 抗菌抗病毒。8. 毒性。

客蚂草

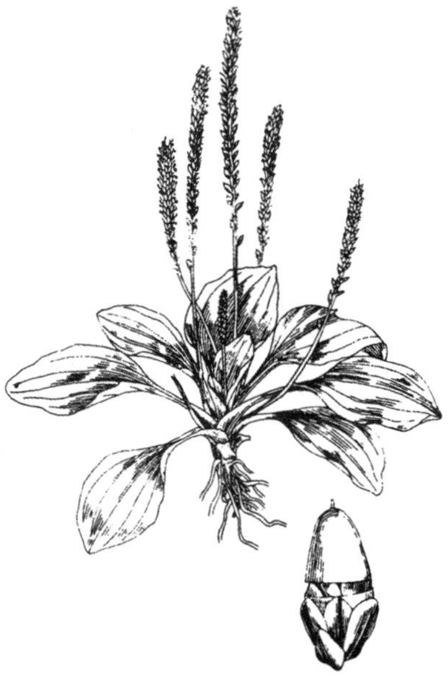

图284　客蚂草（车前草）

Plantago asiatica L.

【别名】客蚂叶、格蚂草。

【来源】车前草科植物车前草 *Plantago asiatica* L. 的全草。

【植物形态】多年生草本。叶基生，具长柄，叶柄与叶片等长或长于叶片，基部扩大；叶片卵形或椭圆形，长4～12cm，宽2～7cm，先端尖或钝，基部狭窄成长柄，全缘或呈不规则波状浅齿，通常有5～7条弧形脉。花葶数个，高12～50cm，具棱角，有疏毛；穗状花序为花茎的2/5～1/2；花淡绿色，每花有宿存苞片1枚，三角形；花萼4，基部稍合生，椭圆形或卵圆形，宿存。蒴果卵状圆锥形。种子4～8枚或9枚，近椭圆形，黑褐色。

生于山野、路旁、花圃以及池塘、河边等地。分布于黔、湘、川（渝）、鄂地区，江西、山西、广东、广西、湖南等省区有产。

【药性及功能】性凉，味甘。赶水赶湿利尿，清热通淋消肿，止咳。

【土家族用药经验】治疗泌尿系感染，小便不利，肾炎水肿，痢疾，气管炎等。

【单验方】

1. 治疗水肿，小便不利，淋症：客蚂草60g，白茅根60g，水煎服。

2. 治疗肺热咳嗽：客蚂草、吉祥草、辣椒七各15g，白茅根30g，水煎服。

3. 治疗慢性肾炎：客蚂草子、白茅根、石苇、芦根各30g，加水500ml，煎至200ml，分二次服。或用鲜药叶、毛茛共捣烂敷患处。

4. 治疗热淋：客蚂草、冬葵根各15g，水煎服。

5. 治疗咳嗽痰多：客蚂草子、杏仁、前胡、枇杷叶各9g，水煎服。

【化学成分】含熊果酸、正三十一烷、β-谷甾醇、豆甾醇、β-谷甾醇棕榈酸酯、豆甾醇棕榈酸酯、桃叶珊瑚甙、车前草甙、去鼠李糖异洋丁香酚甙B等。

【药理作用】1. 利尿作用。2. 镇咳，平喘，祛痰作用。3. 抗病原微生物作用。4. 抗炎作用。

桂　花

【别名】木犀花、九里香。

【来源】木犀科植物木犀 *Osmanthus fragrans*（Thunb.）Lour. 的花。

【植物形态】常绿乔木或灌木，最高可达18m。树皮灰褐色。小枝黄褐色，无毛。叶对生，叶柄长0.8~1.2cm；叶片革质，椭圆形、长椭圆形或椭圆状披针形，长7~14.5cm，宽2.6~4.5cm，先端渐尖，基部渐狭呈楔形或宽楔形，全缘或通常上半部具细锯齿，腺点在两面连成小水泡状突起。聚伞花序簇生于叶腋，或近于帚状，每叶内有花多朵；苞片2，宽卵形，质厚，长2~4mm，具小尖头，基部合生；花梗细弱；花极芳香；花萼钟状，4裂，长约1mm裂片稍不整齐；花冠裂片4，黄白色、淡黄色、黄色或橘

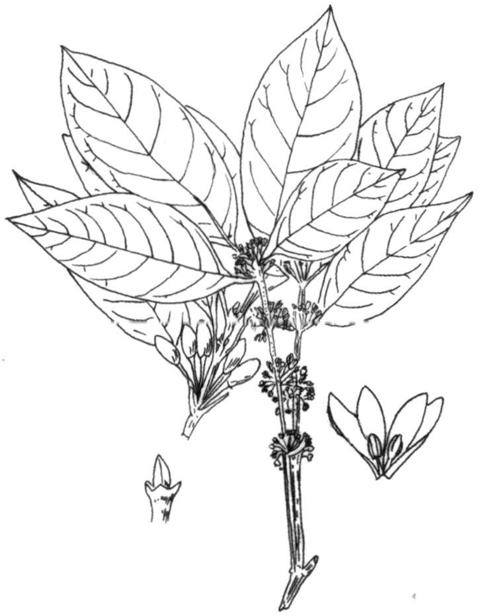

图285　桂花（木犀）
Osmanthus fragrans（Thunb.）Lour.

红色，长 3 ~4mm，花冠管仅长 0.5 ~1mm；花蕊 2，着生于花冠中部，花丝极短，药隔在药先端稍延不明显的小尖头；雄蕊长约 1.5mm，花柱长约 0.5mm；果歪斜，椭圆形，长 1 ~1.5cm 呈紫黑色。花期 9 ~10 月，果期翌年 3 月。

全国大部分地区均有栽培。

【药性及功能】性温，味辛。赶风赶湿，温化寒痰。

【土家族用药经验】治疗牙痛，经闭腹痛等。

【单验方】

1. 治疗经闭腹痛：桂花、对月草、益母草各 12g，艾叶，月季花各 6g，水煎服。

2. 治疗风火牙痛：桂花、百解药、孩儿茶各适量，作膏饼。

3. 治胃寒气痛：桂花、吴茱萸、乌药、陈皮、高良姜各 6g，水煎服。

【化学成分】含 B－顺式和反式罗勒烯、顺式和反式樟醇氧化物、芳樟醇、金合欢醇，丁香油酚。

桐　子

【别名】桐子卡、桐油子、桐子树。

【来源】大戟科植物油桐 *Aleurites fordii* Hemsl. 的果实。

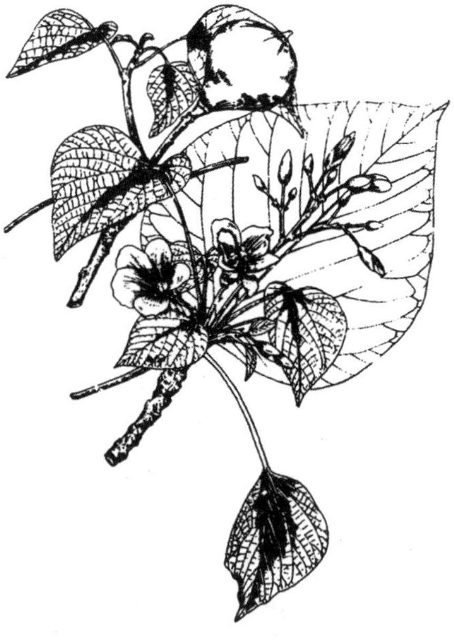

图 286　桐子（油桐）
Aleurites fordii Hemsl.

【植物形态】落叶小乔木，高 3 ~ 10m。分枝伸展呈扁平树冠，树皮平滑，灰色，小枝粗壮，幼枝具长毛；单叶互生，革质，卵状心形，长 8 ~20cm，宽 6 ~15cm，先端尖，基部心形或楔形，全缘，上面深绿色，有光泽，初疏生微毛，沿脉较密，下面有紧贴密生的细毛；叶柄长 4 ~10cm，顶端有红紫色 2 腺体。花先叶开放，单生；顶生聚伞花序，白略带红色，萼片 2 裂，绿色具细毛，花瓣 5，白色覆瓦状排列。基部具橙红色斑点与条纹，内面无毛；雄花具雄蕊 8 ~12，2 轮排列，外轮着生于基部，分离，内轮较长而合生，花药橙红色；雌花子房 3 ~5 室，每室一胚珠；花柱 2。核果近球形，顶端急尖，平滑，直径 3 ~6cm；内具种子 3 ~5

粒，阔卵圆形，背圆拱，腹部平。

生于山坡，多栽培。分布于黔、湘、川（渝）、鄂地区，西南、中南均产。

【药性及功能】性凉，味辛。赶风镇痛，赶食清肠，杀虫生肌。

【土家族用药经验】治疗烧烫伤，风痰痹痛，丹毒，疥癣等症。

【单验方】

1. 治疗烧烫伤：桐子捣汁涂患处。

2. 治疗大小便不通：桐子1粒，磨水服。

3. 治疗丹毒：桐壳（焙焦）为末，调敷患处。

【化学成分】含桐酸、异桐酸及甘等成分。

桃子米

【别名】毛桃仁、白桃仁。

【来源】蔷薇科植物毛桃 *Prunus persica* (L.) Batsch. 的种子。

【植物形态】落叶小乔木，高达8m，树皮棕褐色，皮孔横裂。单叶互生，在短枝上密集簇状，叶柄有腺点，基部有托叶1对，托叶条形，具篦状裂缘；叶片椭圆状披针形，长8～15cm，先端尖，边缘有锯齿，下面脉腋间有髯毛，先叶开花，1朵侧生；花萼被短毛，萼筒钟状；花瓣5，粉红色，倒卵形；雄蕊多数。核果肉质多汁，密被毛，核坚木质。具网状凹纹，种子扁卵心形。

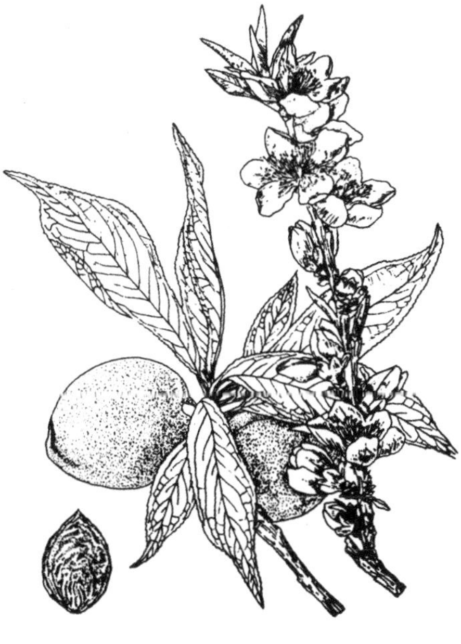

图287　桃子米（毛桃）

Prunus persica (L.) Batsch.

多为栽培。分布于黔、湘、川（渝）、鄂地区，全国各省均产。

【药性及功能】性平，味苦。赶气活血行瘀，润肠排毒。

【土家族用药经验】治疗跌打损伤，经闭，瘀血等。

【单验方】

1. 治疗血滞经闭：桃子米、香附、赤芍各10g，红花、川芎各6g，牛膝15g，水煎服。

2. 治疗跌打损伤，瘀血肿痛：桃子米、柴胡、红花各9g，丹参15g，姜黄 10g，川芎 6g，水煎服。

3. 治疗血燥便秘：桃子米 15g，麻油 30ml，桃仁入麻油中炸后去渣，一次服。

【化学成分】含苦杏仁甙、柠檬甾二烯醇、菜油甾醇、甘油三油酸酯等。

【药理作用】1. 改善微循环。2. 抗凝血作用和抗血栓形成。3. 抗炎作用。4. 抗过敏作用。

蚕桑叶

【别名】山桑树、黄桑、白桑。

【来源】桑科植物桑 *Morus alba* L. 的叶。

【植物形态】落叶灌木或乔木，高 3 ~ 10m 或更高，植物体含乳液。树皮黄褐色，枝灰白色或灰黄色，细长疏生，嫩时稍有柔毛。叶互生，卵形或椭圆形，长 5 ~ 15cm，宽 5 ~ 12cm，先端锐尖或钝，基部心脏形或不对称，边缘有不整齐的粗锯齿或圆齿；叶柄长 1.5 ~ 4cm；托叶披针形，早落。花单性，雌雄异株；花黄绿色，与叶同时开放；雄花成柔荑花序；雌花成穗状花序；萼片 4 裂；雄花有雄蕊 4；雌花无花柱，柱头 2 裂，向外卷。聚花果腋生，肉质，有柄，椭圆形，长 1 ~ 2.5cm，深紫色或黑色，少有白色。

全国各地均有。

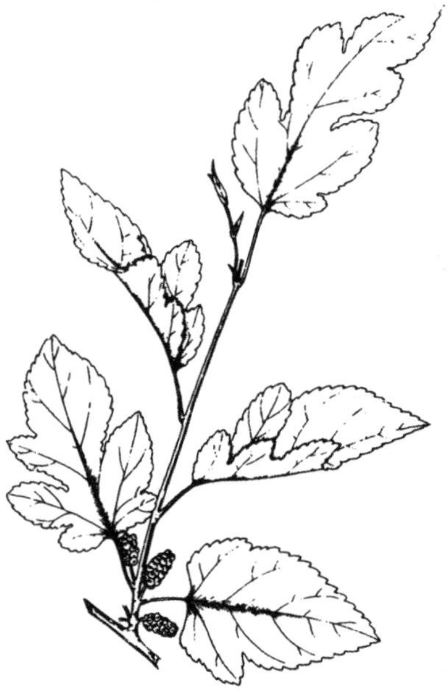

图 288　蚕桑叶（桑）

Morus alba L.

【药性及功能】性凉，味甜、微苦。赶风清热，清肝明目。

【土家族用药经验】治疗风热表症，目赤肿痛，咽喉肿痛，上呼吸道感染等。

【单验方】

1. 治疗目赤肿痛：蚕桑叶、菊花、决明子、车前草各适量，水煎，先薰后洗眼。

2. 治疗外感风热：蚕桑叶、菊花、连翘、杏仁各 9g，薄荷、桔梗各 6g，甘草 3g，芦根 30g，水煎服。

【化学成分】含黄酮类成分、桑色呋喃、伞形花内酯、东莨菪素等。

【药理作用】1. 利尿作用。2. 降压作用。3. 镇静，安神作用。

海金沙

【别名】斑鸠窝、黑须草、乱头发。

【来源】海金沙科植物海金沙 *Lygodium japonicum*（Thunb.）Sm. 的全草或孢子囊。

【植物形态】攀援性草本，长达4m。叶对生于茎上短枝两侧。叶二型，被疏短毛；不育叶尖三角形，二回羽状，小羽片掌状或三裂，边缘有不整齐的浅钝齿。能育叶卵状三角形，小羽片边缘生流苏状的孢子囊穗，穗暗褐色；孢子囊盖鳞片状，卵形，每盖下生一横卵形的孢子囊，环带侧生，有盾状隔丝。

生于山坡、草丛及路旁。分布于全国各省区。

【药性及功能】性凉，味甜。赶湿清热，赶水消肿。

【土家族用药经验】治疗尿路感染，结石，肾炎，感冒，肝炎，气管炎等。

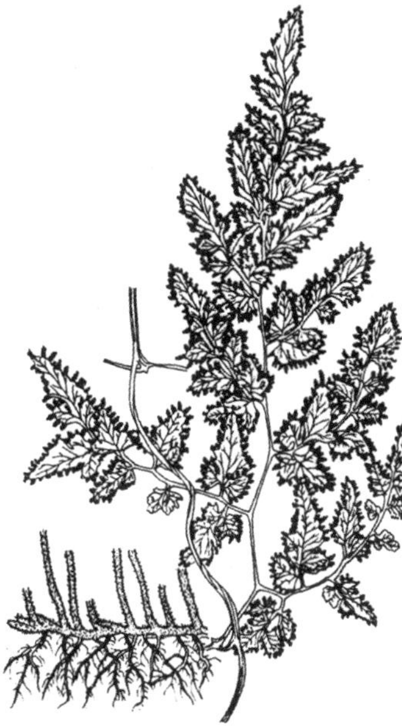

图289　海金沙（海金沙）

Lygodium japonicum（Thunb.）Sm.

【单验方】

1. 治疗尿路结石：海金沙、淡竹叶、滑石、茯苓、麦冬、车前草各10g，木通9g，甘草3g，水煎服，禁辛辣。

2. 治疗脾虚胀满：海金沙30g，白术6g，甘草15g，黑、白牵牛各4.5g，水煎服。

3. 治疗白带多：海金沙30g，瘦猪肉120g，炖服，去渣，吃肉喝汤。

4. 治疗刀伤出血：海金沙全草研末，撒患处。

【化学成分】含二脂酰甘油三甲基高丝氨酸、反式－对－香豆酸、咖啡酸。

【药理作用】利胆作用。

铜钱草

【别名】落得打、半边钱。

【来源】伞形科植物积雪草 *Cenella asiatica*（L.）Urban 的全草。

【植物形态】多年生草本；茎匍匐，无毛或稍有毛。单叶互生，肾形或近圆形，直径 1 ~ 5cm，基部深心形，边缘有宽钝齿，无毛或疏生柔毛，具掌状脉；叶柄长 5 ~ 15cm，基部鞘状；无托叶。伞形花序单生或 2 ~ 3 个腋生，每个有花 3 ~ 6 朵，紫红色；总花梗长 2 ~ 8mm；总苞片 2，卵形；花梗极短。双悬果扁圆形，长 2 ~ 2.5mm，主棱和次棱极明显，主棱间有隆起的网纹相连。

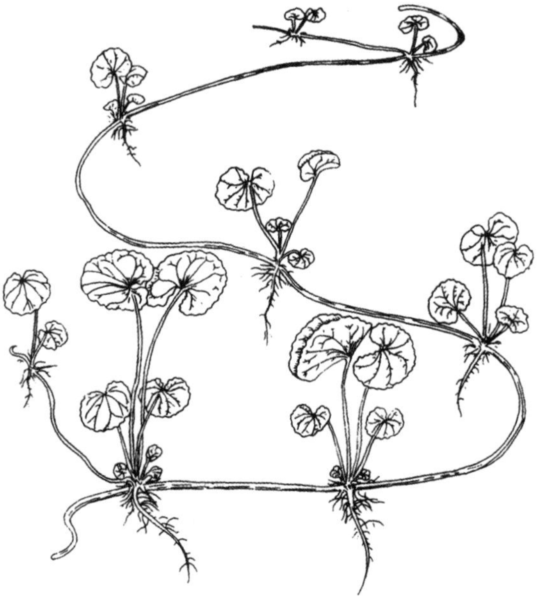

图 290　铜钱草（积雪草）

Cenella asiatica（L.）Urban

生于路旁、田边等阴湿处。分布于黔、湘、川（渝）、鄂及云南、江苏、浙江、江西、福建、广东等省区。

【药性及功能】性凉，味辛、甘。赶湿清热，赶水消肿。

【土家族用药经验】治疗中暑，泄泻，跌打损伤，咽喉肿痛，尿路感染，痈疽疔毒等。

【单验方】

1. 治疗疖痈，麦粒肿：铜钱草全草捣烂外敷，并用鲜草 15 ~ 30g，水煎服。

2. 治疗感冒，咳嗽，喉痛，黄疸：铜钱草（鲜草）60 ~ 180g，水煎服。

3. 治疗肝硬化腹水：铜钱草全草 30g，水煎内服，一日三次。

【化学成分】含 α - 香树脂醇型的三萜、积雪草酸、蜡、类胡萝卜素、叶绿素等成分。

【药理作用】1. 抗病原微生物作用。2. 促进创伤愈合作用。

透骨香

【别名】透骨草、九里香、老鸦泡。

【来源】杜鹃花科植物滇白珠 *Gaultheria yunnanensis*（Franch.）Rehd. 的全株或根。

【植物形态】常绿灌木，高达 3m；枝条细长，左右曲折，无毛。单叶互生；叶柄短，长约 5cm；叶革质，卵状矩圆形，少为卵形，长 7 ~ 8cm，宽 2.5 ~ 3.5cm，顶端尾状渐尖，基部心形或圆形，边缘有锯齿，稍向外折，叶脉下面明显；叶柄长达5mm，无毛。总状花序腋生，长5～7cm；花梗长达1cm，无毛；花萼裂片5，卵状三角形，钝头，仅边缘有睫毛；花冠白绿色，钟状，长6mm，口部5裂，裂片长宽各2mm；雄蕊10，着生于花冠基部，花丝短而粗，花药每室顶部有2长芒；子房球形有毛，花柱无毛，短于花冠。蒴果球形，5裂，包于肉质黑色宿存的花萼内，似浆果状。

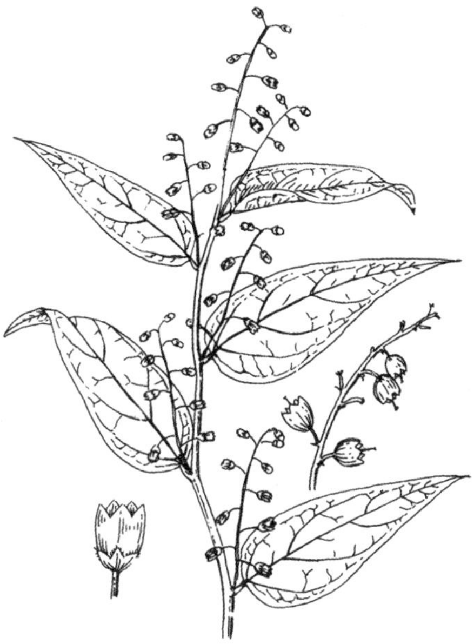

图291　透骨香（滇白珠）
Gaultheria yunnanensis（Franch.）Rehd.

生于灌丛中。分布于黔、湘、川（渝）、鄂及广西、广东等省区。

【药性及功能】性温，味辛。赶风赶湿，舒筋活络。

【土家族用药经验】治疗风湿疼痛，跌打损伤，咳嗽气喘等。

【单验方】

1. 治疗风湿关节痛：透骨香茎叶30g，水煎服。

2. 治疗水臌：透骨香15g，车前草10g，水煎服。

3. 治疗湿疹：透骨香全草适量，水煎外洗。

【化学成分】含挥发油等。

【药理作用】1. 抗炎作用。2. 镇痛作用。3. 有毒性。

通泉草

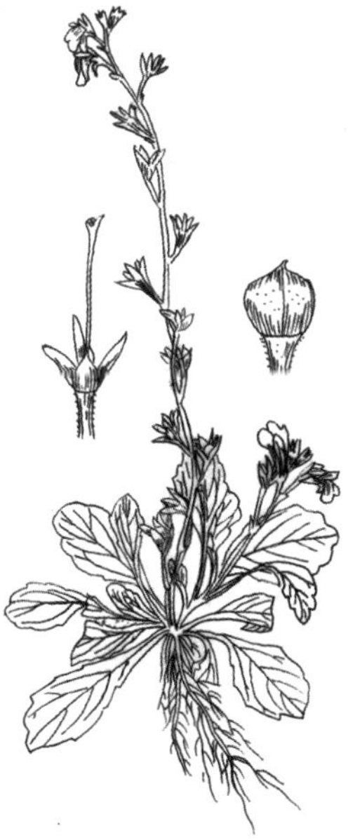

图292　通泉草（通泉草）
Mazus japonicus（Thunb.）O. Kuntze

【别名】野田菜、虎仔草、脓疮药。

【来源】玄参科植物通泉草 *Mazus japonicus*（Thunb.）O. Kuntze 的全草。

【植物形态】一年生草本，高3～30cm。无毛或疏生短毛。主根垂直向下或短缩，须根纤细。茎直立或倾斜。基生叶少至多数；叶片倒卵状匙形至卵状披针形。疏散状总花生于茎枝顶端。蒴果球形，与萼筒平。种子小而多数，黄色，种皮上有不规则的网纹。花、果期4~10月。

生于海拔2500m以下湿润草坡、沟边、路旁及林缘。全国大多数地区均有分布。

【药性及功能】性凉，味苦。赶毒赶水，消肿止痛。

【土家族用药经验】治疗消化不良，痈疽肿毒，水肿，风湿性关节炎等。

【单验方】

1. 治疗烧烫伤：通泉草绞汁外涂。

2. 治疗痈疽疖肿：通泉草为末，冷水调敷患处。

3. 治肾炎水肿：通泉草、车前草、山药、金银花、冬瓜皮各15g，水煎服。

铁扫衣子

【别名】地葵、黄蒿。

【来源】藜科植物地肤子 *Kochia scoparia*（L.）Schrad. 的成熟果实。

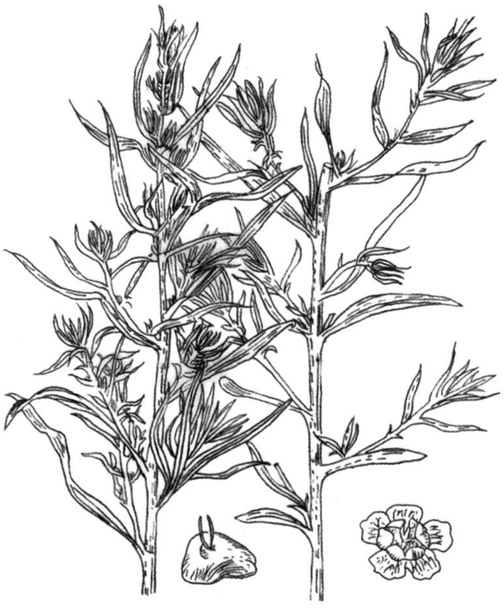

图293 铁扫衣子（地肤子）

Kochia scoparia（L.）Schrad.

【植物形态】一年生草本，高约50~150cm。茎直立，多分枝，淡绿色或浅红色，生短柔毛。叶互生；无柄；叶片狭披针形或线状披针形，长2~7cm，宽3~7mm，先端短渐尖，基部楔形，全缘，上面绿色无毛，下面淡绿色，无毛或有短柔毛；通常有3条主脉；茎上部叶较小，有一中脉。花单个或2个生于叶腋，集成稀疏的穗状花序；花下有时有锈色长柔毛；花小，两性或雌性；黄绿色，花被片5，近球形，基部合生，果期背部生三角状横突起或翅，有时近扇形；雄蕊5，花丝丝状；花柱极短，柱头2，丝状。胞果扁球形，果皮与种子离生，包于花被内；种子1颗，扁球形，黑褐色。

生于荒野、田边、路旁，栽培于庭园。遍布全国。

【药性及功能】性凉，味甘、微苦。赶湿清热，止痒杀虫。

【土家族用药经验】治疗湿热淋症、小便不利，脓疱疮、皮肤瘙痒，过敏性紫癜等。

【单验方】

1. 治疗湿热淋症、小便不利：铁扫衣子、猪苓、萹蓄各9g，木通6g，水煎服。

2. 治疗脓疱疮、皮肤瘙痒：铁扫衣子、苦参各9g，防风、蝉蜕各6g，水煎服。

3. 治疗过敏性紫癜：铁扫衣子、紫草、野菊花、仙鹤草各30g，水煎服。

【化学成分】齐墩果酸等。

【药理作用】1. 抑菌作用。2. 对免疫功能的影响。

铃铃草

【别名】鸡肠子草、田鹅儿肠。

【来源】石竹科植物无心菜 *Arenaria serpyllifoloa* L. 的全草。

【植物形态】一年或二年生草本，高10~30cm。全株具短柔毛。根细长须状。茎多数，簇生，稍铺散，密生白色短柔毛，节间长1~3cm。叶对生；无柄；叶片卵形，长4~12mm，宽2~3mm，先端尖或锐尖，边缘具睫毛，两面疏生柔毛，茎上部的叶较小，背面有3条显著的脉。聚伞花序，疏生枝端；苞片和小苞片叶质，卵形，密生柔毛；花梗细，长6~8mm，有时达1cm，密生柔毛或腺毛；萼片5，披针形，长3~4mm，有3脉，有短柔毛；花瓣5，倒卵形，白色，全缘；雄蕊10，比花萼短；子房卵形，花柱3。蒴果稍长于花萼，卵形，成熟时裂为6瓣；种子肾形，褐色。花期4~5月，果期5~7月。

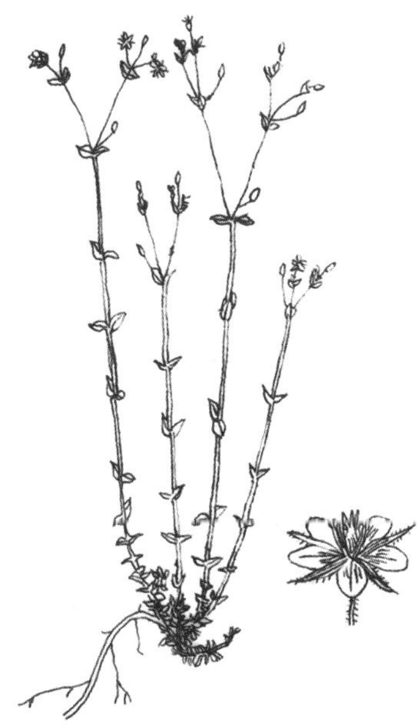

图294　铃铃草（无心菜）

Arenaria serpyllifoloa L.

生于海拔4000m以下的山坡、路旁、荒地或田野中。分布于黔、湘、川（渝）、鄂地区，在自东北经黄河流域到华南、西南各地均有产。

【药性及功能】性凉，味苦。赶毒清热，止咳止血，赶水利尿。

【土家族用药经验】治疗肺痨，骨折，风湿关节炎，耳鸣耳聋，肾虚。

【单验方】

1. 治疗风湿性关节炎：铃铃草、钩藤根、牛膝、伸筋草各12g，加甜酒适量，同炒后，加水煎服，药渣外敷患处。

2. 治疗耳鸣耳聋，肾虚，遗精：铃铃草10～20g，水煎服或猪肾炖服。

3. 治疗肺结核：铃铃草125g，红刺老泡嫩尖125g，川贝母60g，米百合100g，共研细粉，炼蜜丸，每次6g，一日三次。

4. 治疗急性结膜炎：铃铃草15～30g，水煎服。

5. 治疗骨折：铃铃草、三加皮、五加皮、接骨草、三百棒巴各等量，小鸡一只，共捣烂外敷于骨折处。

【化学成分】含牡荆素、异牡荆素、荭草素、异荭草素等成分。

鸭脚板

【别名】水白芷、鸭脚板草。

【来源】伞形科植物鸭儿芹 *Cryptotaenia japonica* Hassk. 的茎叶。

【植物形态】多年生草本，高30～100cm。全株无毛。主根短，侧根多数。茎光滑，具叉状分枝。基生叶及茎下部叶有长5～20cm的叶柄，叶片轮廓三角形至广卵形。复伞形花序呈疏松的圆锥状，花序梗不等长，总苞片及小苞片均为1～3，线形或钻形；花瓣白色，倒卵形。花期4～5月，果期6～10月。

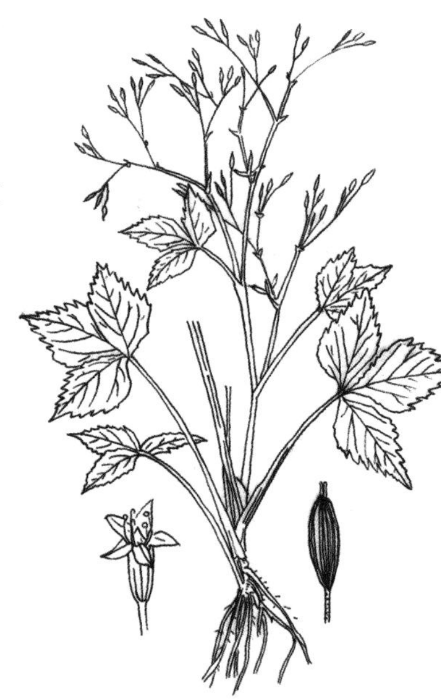

图295　鸭脚板（鸭儿芹）
Cryptotaenia japonica Hassk.

生于海拔200～2000m的山地、山沟及林下较阴湿地区。分布于黔、湘、川（渝）、鄂地区，西南、中南、华东、华南等省区有产。

【药性及功能】性平，味辛、甘。赶风赶气，活血消肿，祛痰止咳。

【土家族用药经验】治疗感冒咳嗽，无名肿毒，跌打损伤，皮肤瘙痒等。

【单验方】

1. 治疗风寒感冒：鸭脚板、紫苏、铁筷子、陈皮各6g，水煎服。

2. 治疗无名肿毒：鲜鸭脚板捣烂外敷。

3. 治疗皮肤瘙痒：鲜鸭脚板适量，水煎服。

鸭跖草

【别名】竹叶草、竹叶菜、鸡舌草。

【来源】鸭跖草科植物鸭跖草 *Commelina communis* L. 的全草。

【植物形态】一年生草本，植株高 15 ~ 60cm。茎多分枝，基部匍匐，仅叶鞘及茎上部被短毛。茎下部匍匐生根，长达 1m。叶披针形至卵状披针形，长 3 ~ 8cm。总苞片佛焰状，有 1.5 ~ 4cm 长的柄，与叶对生，心形，稍镰刀状弯曲，顶端短急尖，长近 2cm，边缘常有硬毛；聚伞花序有花数朵，略伸出佛焰苞；萼片膜质，内有 2 枚常靠近或合生；花瓣深蓝色，有长爪；雄蕊 6 枚，3 枚能育而长，3 枚退化顶端成蝴蝶状，花丝无毛。蒴果椭圆形，种子 4 枚。

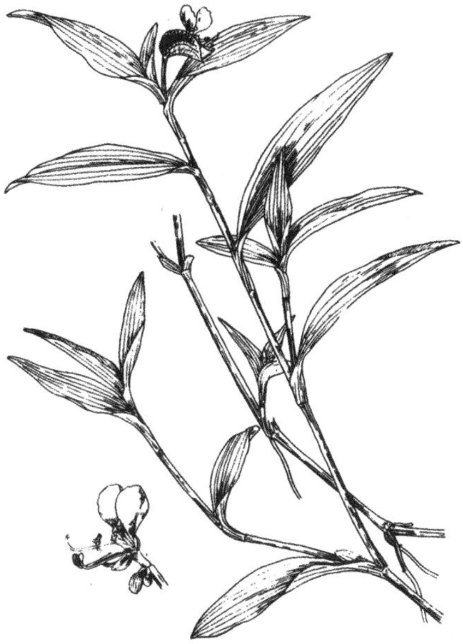

图 296　鸭跖草（鸭跖草）
Commelina communis L.

生于谷溪、路边。分布于黔、湘、川（渝）、鄂地区，西南、华南、中南等省区有产。

【药性及功能】性凉，味甘、淡。赶水赶湿，清热消肿。

【土家族用药经验】治疗小便涩痛，一切热病，小儿夏季热，痈疽，疮等。

【单验方】

1. 治疗高热，咽喉肿痛；鲜鸭跖草 60g，捣汁服。
2. 治疗肠炎：鸭跖草 30 ~ 60g，水煎服。
3. 治疗肾炎水肿：鸭跖草 60g，水煎服。

【化学成分】含左旋－黑麦草内酯、无羁萜、β－谷甾醇、对－羟基桂皮酸、胡萝卜甙和 D－甘露醇及正十三烷醇、生物碱、花色甙和鸭跖黄酮甙等。

【药理作用】1. 抗菌作用。2. 抗内毒素作用。3. 抗炎作用。4. 镇痛作用。5. 止咳作用。6. 毒性。

密蒙花

【别名】蒙花、黄花醉、米汤花。

【来源】马钱科植物密蒙花 *Buddleja officinalis* Maxim. 的花蕾。

【植物形态】灌木，高达 3m。小枝略呈四棱形，密被灰白色绒毛。叶对生，矩圆披针形长 5～15cm，宽 3cm，先端渐尖，基部楔形，全缘，上面被星状毛，下面白灰色或黄色星状绒毛。聚伞圆锥花序顶生，密被灰白色柔毛；花芳香，萼片 4 裂，外面被毛；花冠淡紫色，筒状，口部桔黄色，疏生绒毛；雄蕊 4，着生于花冠中部；子房顶端被绒毛。蒴果卵形，2 瓣裂。种子具翅。

生于山坡、丘陵、河边、村边的灌丛中。分布于黔、湘、川（渝）、鄂及陕西、云南等省区。

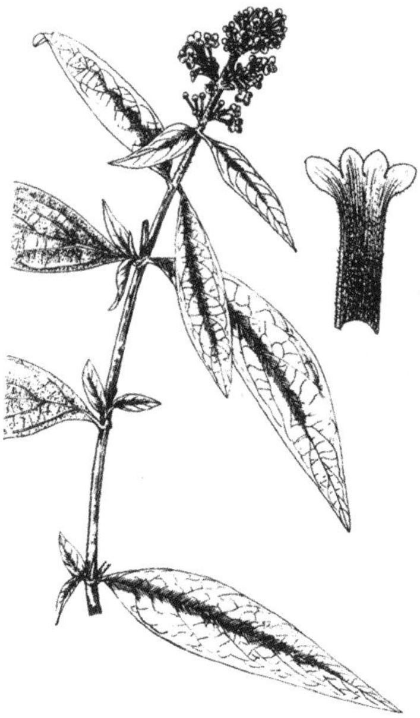

图 297　密蒙花（密蒙花）
Buddleja officinalis Maxim.

【药性及功能】性凉，味甘。赶风清肝，清热凉血，明目退翳。

【土家族用药经验】治疗目赤肿痛，多泪羞目，青盲翳障，风弦烂眼等。

【单验方】

1. 治疗肝热目赤：密蒙花、白术、菟丝子、防风、甘草、羌活、白蒺藜、木贼各 9g，水煎服。

2. 治疗目中翳障：密蒙花、黄柏各 9g，水煎服。

3. 治疗火眼：密蒙花、黄连、黄柏、胆草、赤芍、菊花、荆芥穗各 9g，水煎服。

【化学成分】含蒙花甙、刺槐甙、梓醇、梓果甙、海胆甙等。

【药理作用】1. 保肝作用。2. 抗炎作用。

淡竹叶

【别名】迷身草、竹米、淡竹叶。

【来源】禾本科植物淡竹叶 *Lophatherum gracile* Brongn. 的全草。

【植物形态】多年生草本，具木质缩短的根状茎。须根中部膨大为纺锤形，高 40～100cm。叶互生；广披针形，长 5～20cm，宽 1.5～3cm，先端渐尖或短尖，基部狭呈柄状，小横脉明显。圆锥花序顶生；小穗条形，具极短柄；脱节于颖下；颖矩圆形，第一颖较第二颖短；外稃较颖长，膜质透明；不育外稃顶端具短芒，成束似羽冠。

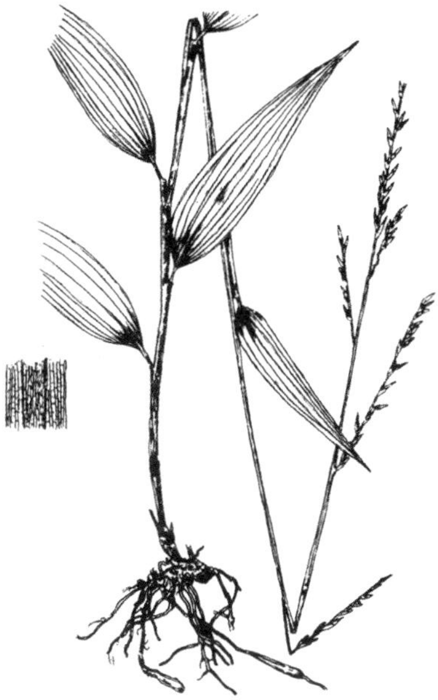

图 298　淡竹叶（淡竹叶）

Lophatherum gracile Brongn.

生于山坡林下。分布于黔、湘、川（渝）、鄂及江苏、浙江、江西、河南、福建、台湾、广东、广西、云南等省区。

【药性及功能】性凉，味甘。赶水赶湿，清热通淋。

【土家族用药经验】治疗小便涩痛，口舌生疮，心烦等。

【单验方】

1. 治疗血尿：淡竹叶、白茅根各 9g，水煎服，一日一剂。

2. 治疗热淋：淡竹叶 12g，灯心草 9g，海金沙 6g，水煎服。

3. 治疗火眼：淡竹叶 9 ~ 15g，白糖少许，豆腐共煮服。

【化学成分】含芦竹素、印白茅素、蒲公英赛醇、无羁萜等。

【药理作用】1. 解热作用。2. 利尿作用。3. 其他作用。4. 毒性。

野　烟

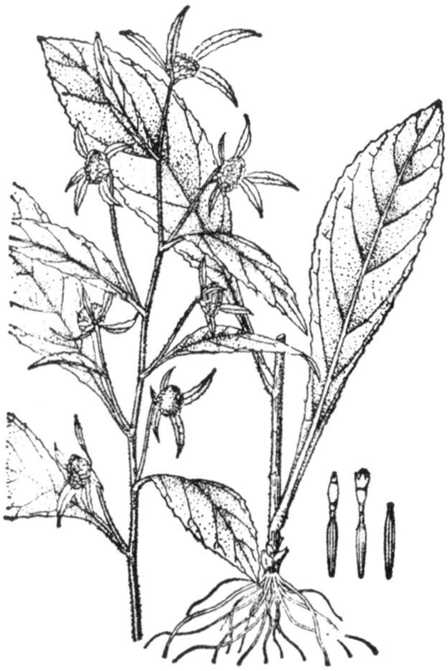

图 299　野烟（天名精）

Carpesium abrotanoides L.

【别名】野叶烟、野烟。

【来源】菊科植物天名精 *Carpesium abrotanoides* L. 的全草。

【植物形态】多年生草本，高达 90cm；全株被白色柔毛。单叶互生，基生叶大型，匙状矩圆形，长 9 ~ 20cm，宽 4 ~ 8cm，先端钝，基部楔形，收缩成具翅的叶柄，边缘不规则的锯齿，两面有白色长柔毛和腺点，茎上叶渐小，几无柄。头状花序沿茎枝腋生，平头。基部有数个条状披针形不等长的苞片；总苞片多层；花黄色，外围雌花筒状；中央两性花，结实。瘦果线形，无冠毛。

生于山野路边。分布于黔、湘、川（渝）、鄂地区，在东北、华北、华中、西北各省区也产。

【药性及功能】性凉，味微涩，有小毒。赶湿清热止痒，赶气散瘀止痛。

【土家族用药经验】治疗咽喉肿痛，衄血，吐血，支气管炎，胃痛，急、慢惊风，皮肤痒疹。

【单验方】

1. 治疗风湿痛，跌打损伤：野烟 10~15g，水煎服或泡酒服。
2. 治疗蛇咬伤，无名肿毒：野烟鲜草适量，捣烂外敷。
3. 治疗衄血，吐血，支气管炎：野烟 9~15g，水煎服。
4. 治疗神经性皮炎：野烟适量，酒精 70% 适量，浸泡 1 周，取汁外搽。
5. 治疗蛔虫性腹痛：野烟 6~9g，水煎空腹服。

【化学成分】含倍半萜内酯：天名精内酯酮、鹤虱内酯、大叶土木香内酯、依瓦菊素、天名精内酯醇、腋生依瓦菊素、11（13）-去氢腋生依瓦菊素、特勒内酯、异腋生依瓦菊素及 11（13）-二氢特勒内酯。

【药理作用】抗菌作用。

野棉花

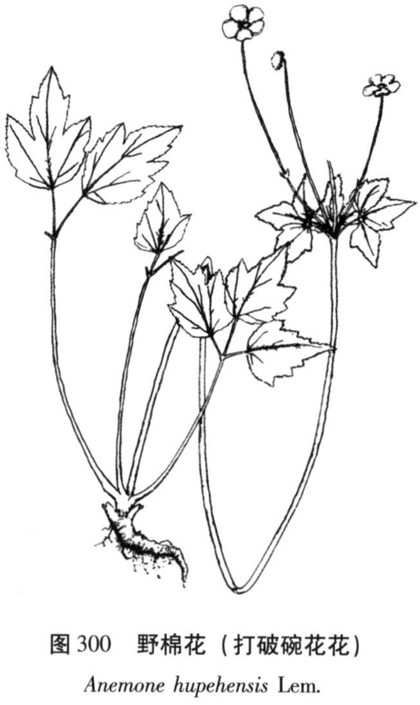

图 300　野棉花（打破碗花花）

Anemone hupehensis Lem.

【别名】秋牡丹、青水胆、一把抓、秋芍药、打破碗花花。

【来源】毛茛科植物打破碗花花 *Anemone hupehensis* Lem. 的根或全草。

【植物形态】多年生草本，高 20~120cm。根斜生或垂直生长。基生叶 3~5，长 12~40cm，具长柄，为三出复叶或少数为单叶；小叶卵形，长 4~11cm，宽 3~10cm，不分裂或具不明显 3 浅裂，边缘具牙齿，下面疏生短毛。花亭高 20~80cm，疏生短柔毛；聚伞花序简单或二至三回分枝；总苞苞片 3，具柄，叶状；萼片 5，红紫色，长 2~3cm，外面密生柔毛；无花瓣，雄蕊多数；心皮多数。聚合果球形；瘦果长约 3.5mm，密生绵毛。

生于丘陵和低山草坡或沟边。分布于黔、湘、川（渝）、鄂地区，西南、华南、中南、华东等省区有产。

【药性及功能】性凉，味苦，有毒。赶瘟清热解毒，赶湿杀虫化积。

【土家族用药经验】治疗小儿疳积，消化不良，腹痛，痢疾，跌打损伤，胆道蛔虫，灭孑孓。

【单验方】

1. 治疗胆道蛔虫：野棉花嫩叶30g，水煎2小时以上，分三次内服。

2. 治疗顽癣，秃疮：野棉花30g，青胡桃皮120g，共研末，水调外敷。

3. 治疗疟疾：野棉花根6g，马鞭草10g，与鸡蛋同煮，或取野棉花叶捣烂，于发疟前一小时敷内关穴15分钟。

4. 治疗跌打损伤，腰痛：野棉花3~10g，泡酒服或用根3条，包谷芯七个，酒煎服。

5. 治疗肺结核：野棉花根15g，白及15g，天丁15g，猪心肺一具，同炖食。

【化学成分】含毛茛甙及皂甙等成分。

【药理作用】打破碗花花鲜汁对金黄色葡萄球菌、绿脓杆菌有抑制作用。

野鸭椿

【别名】夜夜椿、红三七、鸡眼睛。

【来源】省沽油科植物野鸭椿 *Euscaphis japonica*（Thunb）Dippel. 的果实。

【植物形态】落叶小乔木或灌木，高2~8m。茎皮灰褐色，具纵纹。小枝及芽红紫色，枝叶揉破后发出恶臭气味。叶对生；小叶柄长2mm；小托叶线形。花两性，圆锥花序顶生，花梗长达21cm，花多，黄白色；萼片与花瓣均5，椭圆形。种子近圆形，假种肉质，黑色，有光泽。花期5~6月，果期8~9月。

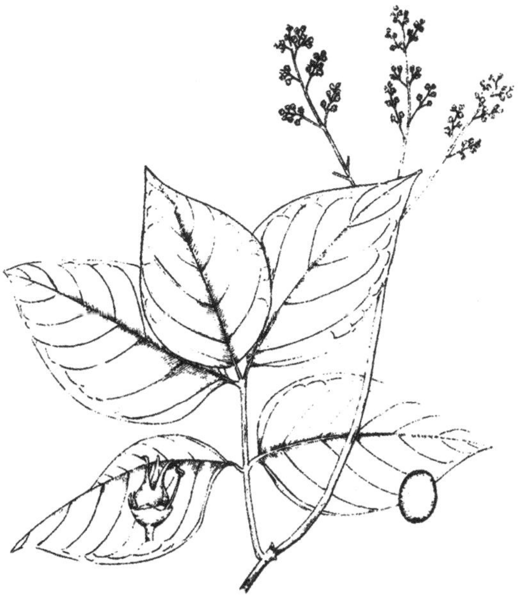

图301 野鸭椿（野鸭椿）
Euscaphis japonica（Thunb）Dippel.

生于山坡、山谷、河边的丛林或灌丛中。分布于贵州、四川、云南、山西、台湾等地。

【药性及功能】性温，味辛、微苦。赶风赶湿，赶气止痛，止血。

【土家族用药经验】治疗月经不调，气滞，脱肛，风湿性关节炎等。

【单验方】

1. 治疗妇人血崩：野鸭椿根 30～60g，桂圆 30g，水煎服。

2. 治疗风湿腰痛：野鸭椿鲜根 30～90g，水煎调酒服。

3. 治疗痢疾，泄泻：野鸭椿根 30～60g，水煎服。

【化学成分】含山柰酚－3－葡萄糖甙、槲皮素－3－葡萄糖甙、异槲皮甙、紫云英甙等。

【药理作用】1. 降低毛细血管通透性作用。2. 利胆作用。3. 利尿作用。

野菊花

【别名】黄花菊、山菊花、苦意、毛蒿子。

【来源】菊科植物野菊 *Dendranthema indicum*（L.）Des Moul. 的全草。

【植物形态】多年生草本，高 25～100cm。根状茎粗厚，有长或短的地下匍匐枝。茎直立或基部铺展。基生叶脱落。茎生叶卵形或矩圆状卵形，长6～7cm，羽状深裂，卵形或矩圆形，全部裂片边缘浅裂或有锯齿；上部叶渐小；全部叶上面有腺体及疏柔毛，下面灰绿色，毛较多，下部渐狭成具翅的叶柄，基部有锯齿的托叶。头状花序，在茎枝下端排成伞房状圆锥花序或不规则伞房花序；总苞片边缘宽膜质；舌状花黄色，雌性；盘花两性，筒状。瘦果全部同型，有 5 条极细几明显的纵肋，无冠毛。

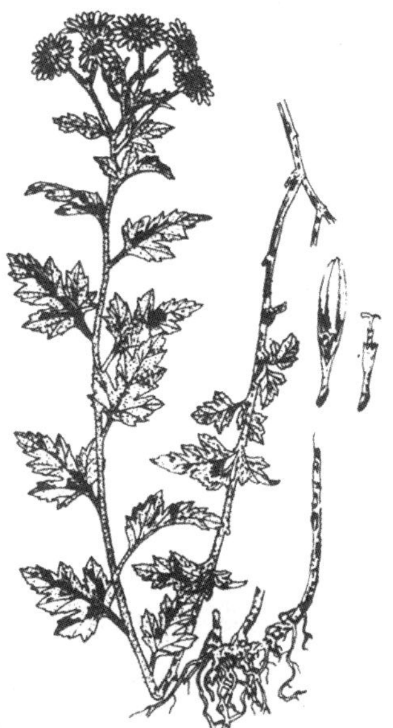

图 302　野菊花（野菊）
Dendranthema indicum（L.）Des Moul.

生于山坡或路旁，野生或栽培。全国除新疆外都有分布。

【药性及功能】性凉，味苦。赶风清热凉血，赶湿赶毒止痒。

【土家族用药经验】治疗乳痈，高血压，皮肤瘙痒，流行性感冒等。

【单验方】

1. 治疗乳痈：野菊花鲜叶适量，捣烂，外敷患处。

2. 治疗高血压：野菊花 15g，水煎服。

3. 治疗皮肤瘙痒：野菊花适量，水煎洗。

4. 治疗流行性感冒：野菊花、鱼腥草、忍冬藤各30g，水煎服。

【化学成分】含野菊花内酯、野菊花醇、野菊花三醇、野菊花酮、菊油环酮、木犀草素、胡萝卜甙、亚油酸、熊果酸、刺槐素、刺槐甙、苏格兰蒿素等。

【药理作用】1. 对血小板聚集功能的影响。2. 抗病原微生物的作用。3. 解热作用。4. 增强吞噬细胞吞噬功能。

蛇床子

【别名】野茴香、蛇米、马床。

【来源】伞形科植物蛇床 *Cndiium monnieri*（L.）Cuss. 的果实。

【植物形态】一年生草本，高20～80cm。根细长，圆锥形。茎直立或斜，圆柱形，多分枝，中空，表面具深纵条纹，棱上常具短毛。根生叶具短柄，上部叶成鞘状；叶片轮廓卵形至三角卵形。复伞花序顶生或侧生，直径2～3cm；总苞片6～10，线形至线状披针形，长约5mm，边缘有短柔毛，花瓣白色。分果长圆形，长1.3～3mm，宽1～2mm。花期4～6月，果期5～7月。

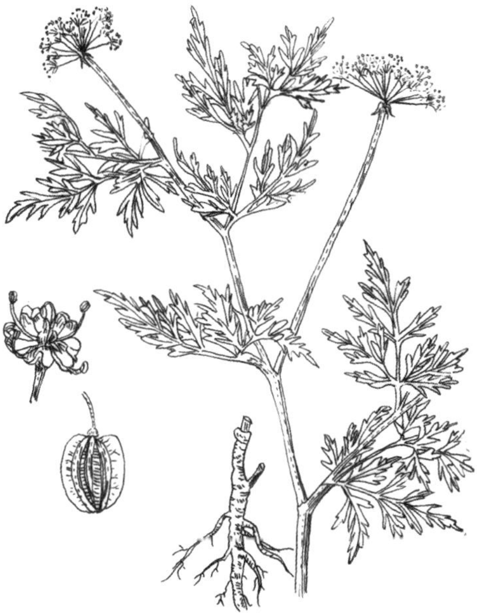

图303 蛇床子（蛇床）

Cndiium monnieri（L.）Cuss.

生于低山坡、田野、路旁、河边湿地。全国各地均有。

【药性及功能】性温，味辛、苦。赶风赶湿，杀虫止痒。

【土家族用药经验】治疗阴囊湿疹，阴痒，带下，阴道滴虫等。

【单验方】

1. 治疗阴囊湿疹：蛇床子15g，水煎洗。

2. 治疗阴道滴虫：蛇床子15g，川椒6g，苦参、白矾各9g，水煎洗，一日三次。

3. 治疗阴痒：蛇床子为末，水煎洗。

【化学成分】含樟烯、月桂烯、柠檬烯、乙酸龙脑酯、二戊烯氧化物等。

【药理作用】1. 抗变态反应作用。2. 抗诱变作用。3. 祛痰平喘作用。4. 局部麻醉作用。5. 性激素样作用。6. 延缓衰老作用。

蛇牙草

【别名】蛇牙草、大龙叶、虎牙草。

【来源】石竹科植物蛇牙草 *Sagina japonica* (Sw.) Ohwi 的全草。

【植物形态】一年生草本，高 10～15cm。茎纤细，基部分枝，丛生，下部平卧，上部直立，稍被腺毛。单叶对生，叶片线形，长 5～20mm，宽约 1mm，基部抱茎，合生成膜质短鞘状，无毛。花小形，通常单一生于茎顶；萼片 5，长圆形至椭圆形，先端钝圆，稍微呈兜状依附于成熟的蒴果；花瓣 5，白色卵形，先端圆；雄蕊 5；子房卵圆形，花柱 5。蒴果广椭圆状卵球形，比宿存萼片稍长或长出 1/3 左右；通常 5 瓣裂，裂瓣椭圆状卵形，先端钝。种子微小，褐色，圆肾形，两侧稍扁，背部圆，密生瘤状突起。

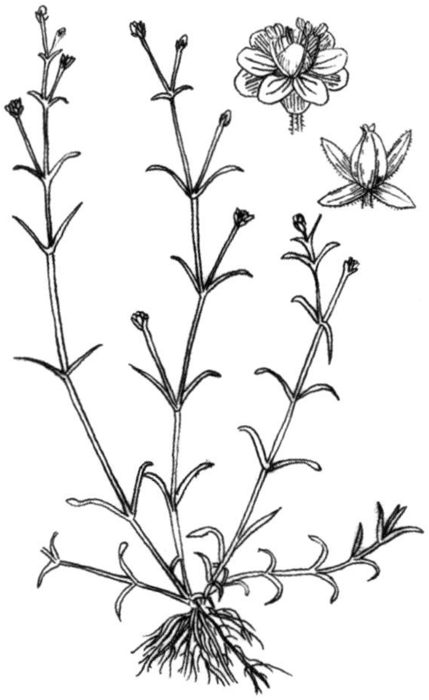

图 304　蛇牙草（蛇牙草）
Sagina japonica (Sw.) Ohwi

生于山地或田间路旁阴湿草地。分布于黔、湘、川（渝）、鄂地区。

【药性及功能】性凉，味苦。赶毒清热止痛，赶气散瘀消肿。

【土家族用药经验】治疗漆疮，疳积，淋巴结核等。

【单验方】

1. 治疗漆疮：蛇牙草（鲜）、丝瓜叶各适量，捣烂取汁，与菜油调敷患处。

2. 治疗疳积：蛇牙草 15g，鱼腥草 10g，水煎服。

3. 治疗淋巴结核：蛇牙草、虎耳草各适量，捣烂敷患处。

【化学成分】含挥发油、皂甙、黄酮等。

【药理作用】1. 抗肿瘤作用。2. 镇咳、祛痰作用。3. 镇痛作用。

蛇根草

【别名】金红花、四季花、辣子草。

【来源】茜草科植物蛇根草 *Ophiorrhiza japonica* BL. 的全草。

【植物形态】多年生草本，高10~25cm。全株常呈绿色，幼枝有棱，老枝柱形；根蔓延地下。叶对生；叶柄长1~3cm，纤细；托叶较小，早落；叶片狭卵形、长椭圆状斜卵形或卵形，长2.5~7.5cm，宽1.5~3.2cm，先端钝或稍钝尖，基部圆形或楔形，全缘，上面近无毛，下面脉上有毛后常变淡红紫色，侧脉7~10对。聚伞花序生于枝顶；花梗长2~5cm；苞片条形，长3~7mm；萼筒短，裂片5，宿存；花冠筒状，淡红色，先端5裂；雄蕊5，着生于喉部以下；花盘肉质，环状；子房下位，2室，柱头2裂。蒴果倒三角形，长约4mm，先端宽约1cm；种子小，椭圆形。花期4~7月，冬天亦开花。

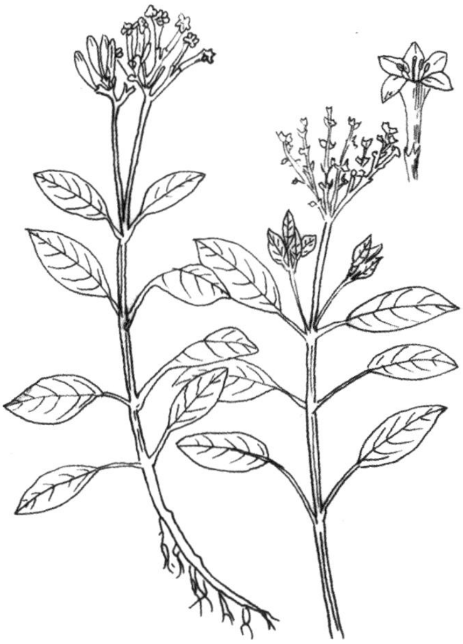

图305　蛇根草（蛇根草）

Ophiorrhiza japonica BL.

生于山坡路边、林下阴湿处草丛中及水沟边。分布于黔、湘、川（渝）、鄂地区及长江以南大部分省区。

【药性及功能】性平，味淡。赶风散寒止咳，赶气调经散瘀。

【土家族用药经验】治疗劳伤咳嗽，吐血，跌打损伤，月经不调，气管炎等。

【单验方】

1. 治疗慢性支气管炎：蛇根草24g，水煎服。

2. 治疗月经不调：蛇根草25g，水煎服。

【化学成分】含蛇根草酸、蛇根草甙、蛇根草碱、蛇根草碱α－甲醚、以及β－咔啉型甙碱。

雪里开

【别名】地雷、拐子药。

【来源】毛茛科植物单叶铁线莲 *Clematis henryi* Oliv. 的根或叶。

【植物形态】木质藤本。主根下部膨大成瘤状，淡褐色。单叶对生；叶柄长2~6cm，幼时被毛，后脱落；叶片卵状披针形，长10~15cm，宽3~7.5cm，先端渐尖，基部浅心形，边缘具刺头状浅齿。聚伞花序腋生，常只有1朵花；花序梗细瘦，与叶柄近等长或稍长，下部有2~4对线形苞片，交互对生，花两性，钟状；萼片4，卵圆形或长方卵圆形，白色或淡黄色；无花瓣；雄蕊多数，花丝线形，具1脉，两侧有长柔毛，花药长椭圆形；心皮多数，花柱被绢毛。瘦果狭卵形，长3mm，被短柔毛，宿存花柱羽毛状，长达4.5cm。

生于溪边、山谷阴地或灌木丛中，缠绕于树上。分布于黔、湘、川（渝）、鄂及江苏、浙江等省区。

【药性及功能】性温，味苦、辛。赶风祛痰镇咳，赶气活血消肿。

【土家族用药经验】治疗胃痛，跌打损伤，急、慢性支气管炎等。

【单验方】

1. 治疗胃痛：雪里开10g，研细，开水送服。

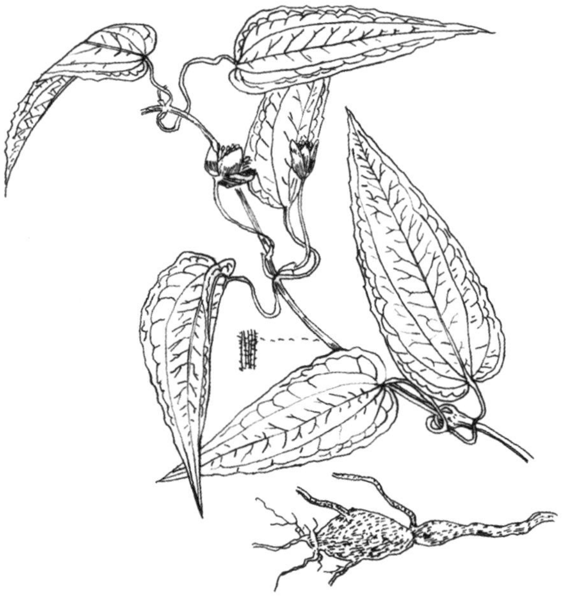

图306 雪里开（单叶铁线莲）

Clematis henryi Oliv.

2. 治疗跌打损伤：雪里开、五加皮、三百棒各适量，用白酒泡10天后，内服。

3. 治疗急、慢性支气管炎：雪里开10g，小杆子10g，九节茶10g，水煎服。

【药理作用】1. 镇痛作用。2. 镇静作用。

黄药子

【别名】土卵、黄金山药、滴水生、地乌龟。

【来源】薯蓣科植物黄独 *Dioscorea bulbifera* L. 的块茎。

【植物形态】缠绕草质藤本。块茎卵圆形至长圆形，棕褐色，多须根。茎圆柱形，左旋无毛。单叶互生；叶片宽卵状心形或卵状心形，长5～26cm，宽4～26cm，先端尾状渐尖，两面无毛；叶腋有大小不等的紫褐色的球形或卵圆形珠芽，直径1～3mm，外有圆形斑点。花单性，雌雄异

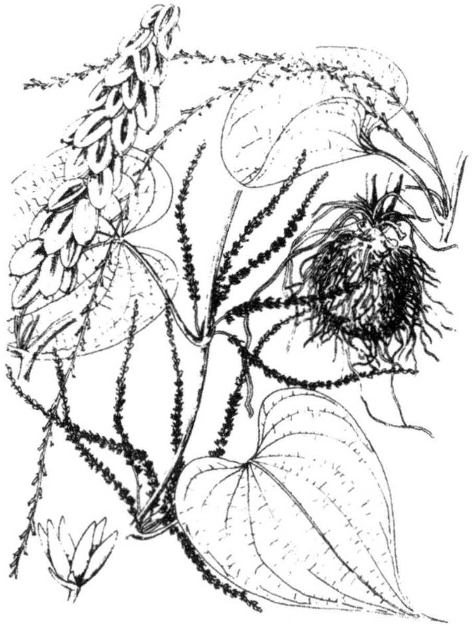

图307 黄药子（黄独）

Dioscorea bulbifera L.

株；雄花序穗状下垂，数个生于叶腋，有时基部花序排列成圆锥状；雄花单生密集，卵形苞片2；花被片披针形，紫色；雄蕊6，着生于花丝基部；雌花序与雄花序相似，丛生于叶腋，长20～50cm，退化雄蕊6。蒴果反折下垂，三棱状长圆形，长1.5～3cm，宽0.5～1.5cm，两端圆形，淡黄色，表面密生紫色小斑点。种子深褐色，扁卵形，种子翅栗褐色，向种子上方延伸，呈长圆形。

生于河谷边、杂木林缘。分布于黔、湘、川（渝）、鄂及江苏、山东、浙江等省区。

【药性及功能】性平，味苦，有毒。赶湿赶毒，赶水消肿。

【土家族用药经验】治疗淋巴结核，吐血，百日咳，蛇咬伤等。

【单验方】

1. 治疗淋巴结核：黄药子90g，何首乌90g，反复蒸晒3～4次，炒焦研细，炼为蜜丸，每次服9g。

2. 治疗吐血：黄药子9g，大黄9g，牛膝12g，鲜茅根30g，水煎服。

3. 治疗百日咳：黄药子15g，水煎加冰糖调服。

4. 治疗蛇咬伤：黄药子鲜根适量，捣烂敷患处。

【化学成分】含8－表黄药子素E乙酸酯、薯蓣皂甙元、D－山梨糖醇、二氢薯蓣碱等。

【药理作用】1. 抗菌作用。2. 抗甲状腺肿作用。3. 兴奋子宫作用。

黄栀子

【别名】黄珠子、山栀子。

【来源】茜草科植物栀子 *Gardenia jasminoides* Ellis 的果实。

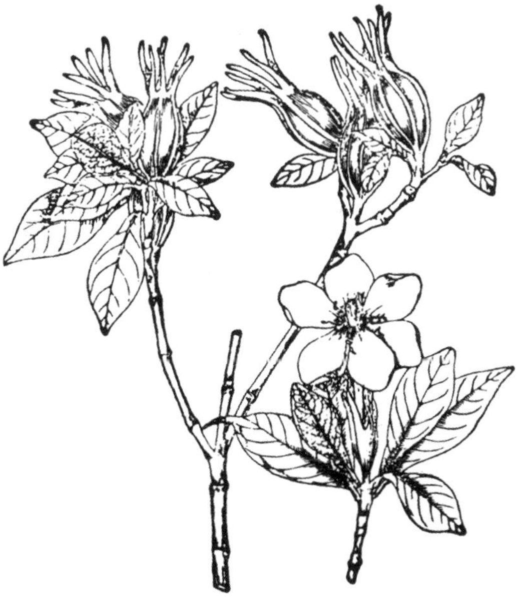

图308　黄栀子（栀子）

Gardenia jasminoides Ellis

【植物形态】常绿灌木，高1～2m，小叶绿色，幼时被毛，后近无毛。叶对生或3叶轮生，革质，形状和大小常有差异，通常椭圆形，长7～14cm，宽2～5cm，基部楔形，全缘，仅下面脉腋内簇生短毛；托叶鞘状。花大，白色，芳香，单生枝顶；萼片5～7，通常比筒稍长；花冠旋卷，高脚蝶状，裂片或更多；雄蕊6，着生花冠喉部，花药线形，外露。果倒卵形，有 5 ~ 9 条翅状直棱，顶端有宿存花萼；种子嵌于肉质胎座上。

生于山坡或栽培。分布于黔、湘、川（渝）、鄂及云南、江苏、福建、安徽、浙江、广东、广西等省区。

【药性及功能】性凉，味苦。赶火退热，赶湿排毒，消肿散瘀。

【土家族用药经验】治疗肝炎，发热，口舌生疮，吐血，跌打损伤等症。

【单验方】

1. 治疗急性黄疸性肝炎：取山栀制成 10% 及 50% 两种煎剂，每日 3 次，饭后服用。一部分病人用 10% 煎剂每次 10ml，以后逐渐增至 50ml；另一部分病人用 50% 煎剂，每次 10 ~ 15ml。

2. 治疗扭挫伤：将山栀子捣细，研成粗粉，以温水调成糊状，加入少许乙醇，包敷伤处。一般 3 ~ 5 天换 1 次，如肿胀明显可隔日更换 1 次。

3. 治疗无名肿毒及腮腺炎：取黄栀子 2 份，大黄 1 份，共研细末，用凡士林适量调成软膏，涂于敷料上，贴患处。

4. 治疗冠心病：黄栀子、桃仁各 12g，共轧成末，加炼蜜 30g（或蛋清）调成糊状。将药摊涂敷在心前区，纱布敷盖固定。开始每 3 天换 1 次，2 次后 7 天换 1 次，6 次为一疗程。

5. 治疗鼻出血：黄栀子（炒黑）、白芷（炒黑）各 15g，共为末，吹入鼻内。

【化学成分】含栀子甙、都桷子甙、山栀甙、栀子酮甙、芸香甙、D－甘露醇、胆碱、叶黄素等。

【药理作用】1. 对消化系统的作用。2. 对中枢神经系统的作用。3. 对心血管系统的作用。4. 抗菌和抗炎作用。5. 毒性。

黄荆子

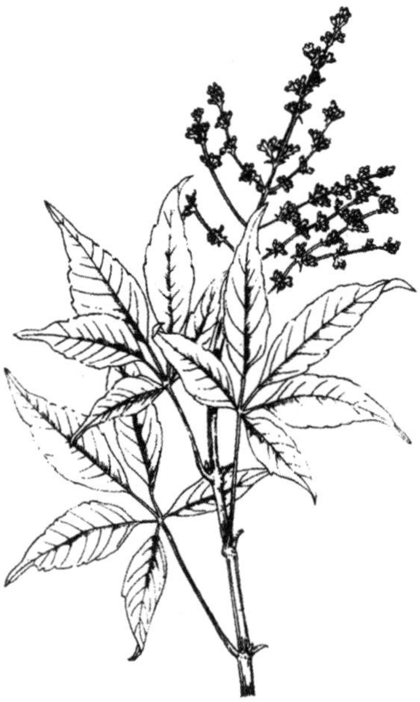

图 309　黄荆子（黄荆）

Vitex negundo L.

【别名】黄金子、荆条果、土常山、灰黄荆。

【来源】马鞭草科植物黄荆 *Vitex negundo* L. 或牡荆 *Vitex negundo* L. 的果实。

【植物形态】直立灌木，植株高 1 ~ 3m。小枝四棱形，与叶及花序通常被灰白色短柔毛。叶柄长 2 ~ 5. 5cm；掌状复叶，小叶 5，稀为 3，小叶片长圆状披针形，基部楔形，全缘或有少数粗锯齿，先端渐尖，表面绿色，背面密生灰白色绒毛，中间小叶长4～13cm，宽1～4cm，两侧小叶渐小，若为5小叶时，中间3片小叶有柄，最外侧2枚无柄或近无柄，侧脉9～20对。聚伞花序排列成圆锥花序式，顶生，长10～27cm；花萼钟状，先端5裂，二唇形；雄蕊伸于花冠管外；子房近无毛。核果褐色，近球形，径约2mm，等于或稍短于宿萼。花期4～6月，果期7～10月。

生于低谷山地，路旁。分布于黔、湘、川（渝）、鄂地区，西南、中南、华南、华东各省区有产。

【药性及功能】性冷，味辛。赶火败毒，赶风赶湿。

【土家族用药经验】治疗疟疾，痢疾，尿路感染，头痛，受凉发热等症。

【单验方】

1. 治疗风寒感冒：黄荆子鲜叶24g，水煎服。

2. 治疗急性胃肠炎：黄荆子鲜叶30～60g，水煎服。

3. 治疗久痢：黄荆子茎叶15～24g，冰糖适量，开水炖1小时，饭前服。

4. 治疗痧症腹痛，胃痛：黄荆子叶20片，嚼服。

5. 预防中毒：黄荆子嫩叶6～9g，水煎服。

【化学成分】含丁香酸、香草酸、油酸、挥发油等成分。

【药理作用】1. 平喘作用。2. 镇咳作用。3. 祛痰作用。4. 降血压作用。5. 镇静催眠作用。6. 抗菌作用。

菟丝子

【别名】小无娘藤、小样无根藤。

【来源】旋花科植物南方菟丝子 *Cuscuta australis* R. Br. 的种子。

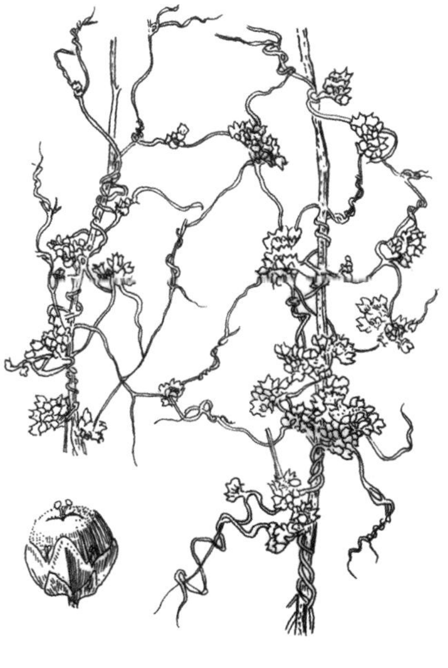

图310　菟丝子（南方菟丝子）

Cuscuta australis R. Br.

【植物形态】一年生草本。茎缠绕，黄色，纤细，直径约1mm，多分枝，随处可生出寄生根，伸入寄主体内。叶稀少，鳞片状，三角状卵形。花两性，多数簇生成小伞形或小团伞花序；苞片小，鳞片状；花梗稍粗壮，长约1mm；花萼杯状，长约2mm，中部以下连合，裂片5，三角状，先端钝；花冠白色，壶形，长约3mm，5浅裂，裂片三角状卵形，先端锐尖或钝，向外反折，花冠筒基部具鳞片5，长圆形，花丝较长，花冠基部的鳞片连接，先端及边缘流苏状；雄蕊5，着生于花冠裂片弯缺微下处，花丝短，花药露于花冠裂片之外；雄蕊2，雄蕊着生于花冠裂片弯缺处；心皮合生，子房近球形，花柱2，柱头头状。蒴果近球形，稍扁，蒴果仅下半部被宿存花冠包围，成熟时不整齐地开裂；种子通常4颗，卵圆形，长0.7~2mm，淡褐色，表面粗糙。花果期6~8月。

寄生于田边、路旁的豆科、菊科蒿属、马鞭草科牡荆属等的草本或小灌木上。分布于黔、湘、川（渝）、鄂及吉林、辽宁、河北、甘肃、宁夏、新疆、陕西、山东、安徽、江苏、浙江、福建、江西、台湾、广东等省区。

【药性及功能】性平，味甘。补肝肾元阳，聪耳明目。

【土家族用药经验】治疗肾虚腰痛，阳痿，遗精，尿频，头晕目眩等。

【单验方】

1. 治疗肾虚腰痛：菟丝子、熟地各12g，牛膝、杜仲、补骨脂各9g，白术6g，水煎服。

2. 治疗目眩耳鸣：菟丝子、煅磁石各12g，菊花、沙苑子、熟地各9g，水煎服。

3. 治疗虚泻便溏：菟丝子、莲子、山药、党参各9g，五味子6g，砂仁4.5g，肉豆蔻6g，水煎服。

【化学成分】含槲皮素、紫云英甙、金丝桃甙。南方菟丝子果实含生物碱。

【药理作用】1. 增强性腺功能。2. 增强免疫功能。3. 能抑制花生四烯酸诱导的血小板聚集。

萝卜子

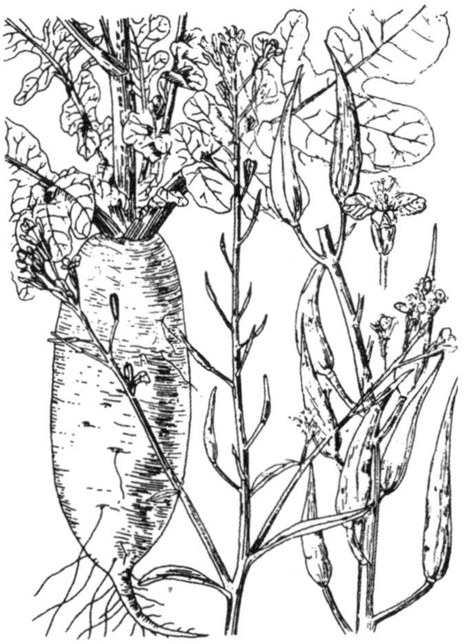

图311　萝卜子（莱菔）

Raphanus sativus L.

【别名】那白、莱菔子。

【来源】十字花科植物莱菔 *Raphanus sativus* L. 的种子。

【植物形态】二年或一年生草本，高20~100cm，全体粗糙；直根粗状，肉质，形状和大小多变化。茎分枝。基生叶和下部叶大头羽状分裂，长8~30cm，宽3~5cm，顶生裂片卵形，侧生裂片4~6对，向基部渐缩小，矩圆形，边缘有钝齿，疏生粗毛；上部叶矩圆形。有锯齿或近全缘。总状花序顶生；花淡紫红色或白色，直径 1 ~ 1.5cm。长角果肉质，圆柱形，长 1.5 ~ 3cm，在种子间缩细，并形成海绵质横隔，先端渐尖成喙；种子卵形，微扁，直径约 3mm，红褐色。

栽培。全国各地均有栽培。

【药性及功能】性平，味甘、辛。赶食消积，定喘化痰。

【土家族用药经验】治疗食滞腹胀，痞积，喘咳，浮肿等。

【单验方】

1. 治疗食滞腹胀：炒萝卜子 10g，淮山 15g，莲米 10g，砂仁 7g，陈皮 7g，文木 5g，枳实 7g，腹毛 10g，厚朴 7g，牵牛 7g，木瓜 10g，茯苓皮 10g，水煎内服。

2. 治疗热咳带血：萝卜子 30 ~ 60g，炖肉服。

3. 治疗咽喉炎，声音嘶哑：萝卜子 15g，桔梗、甘草各 6g，水煎服。

4. 治疗水泻：萝卜子适量，加蜜捣烂，早、晚调服。

【化学成分】含芥子油甙、莱菔甙、糖类、草酸、阿魏酸、龙胆酸等。

【药理作用】1. 抗菌作用。2. 抗病毒作用。

款冬花

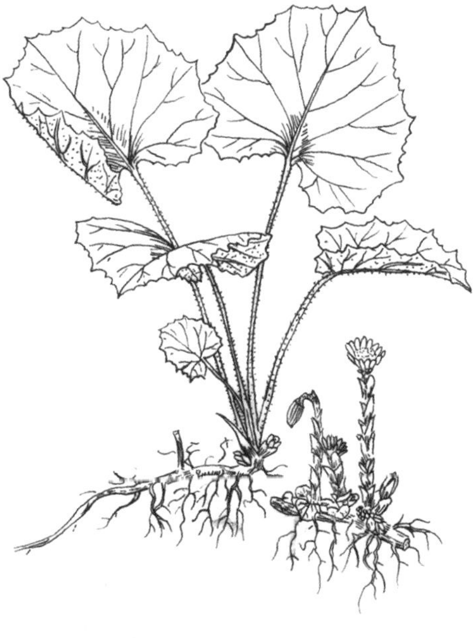

图 312　款冬花（款冬）

Tussilago farfara L.

【别名】九九花、冬花、艾冬花。

【来源】菊科植物款冬 *Tussilago farfara* L. 的花蕾。

【植物形态】多年生草本。根茎褐色，横生地下。叶在花期过后由近根部生出；叶片宽心形或肾形，长 3 ~ 12cm，宽 4 ~ 14cm，先端近圆形或钝尖，边缘的波状顶端增厚的黑褐色疏齿，两面具毛；叶柄具白色绵毛。冬春之间抽出花葶数条，高 5 ~ 15cm，被白柔毛，苞片椭圆形，淡紫褐色，互生于花葶上；头状花序顶生，鲜黄色，未开放时下垂；总苞钟状，1 ~ 2 层，被茸毛，边缘舌状花，雌性多层，子房下位，柱头 2 裂；中央管状花两性，先端 5 裂，雄蕊 5，花药基部尾状，柱头头状。瘦果长椭圆形，有 5 ~ 10 棱，冠毛淡黄色。

生于较温暖的水沟两边。分布于黔、湘、川（渝）、鄂及江西、陕西、甘肃等省区。

【药性及功能】性温，味辛。补肺元润肺止咳，赶风寒降气止嗽。

【土家族用药经验】治疗咳喘，气喘，急慢性支气管炎。

【单验方】

1. 治疗咳喘：款冬花10g，矮地茶20g，桑皮10g，百合10g，苏子5g，水煎服。

2. 治疗肺虚久咳，痰中带血：款冬花、杏仁、紫菀各10g，麻黄、甘草各6g，水煎服。

3. 治疗气逆咳喘：款冬花、桔梗、百合各50g，为末，蜜为丸，每丸9g，一日三次。

【化学成分】含生物碱、款冬花素、款冬二醇、金丝桃甙、精油等。

【药理作用】1. 镇咳、祛痰和平喘作用。2. 呼吸兴奋作用。3. 抗血小板活化因子作用。

肥猪苗

【别名】粘糊草、虾柑草。

【来源】菊科植物毛梗豨莶 *Siegesbeckia glabrescens* Makino. 的地上部分。

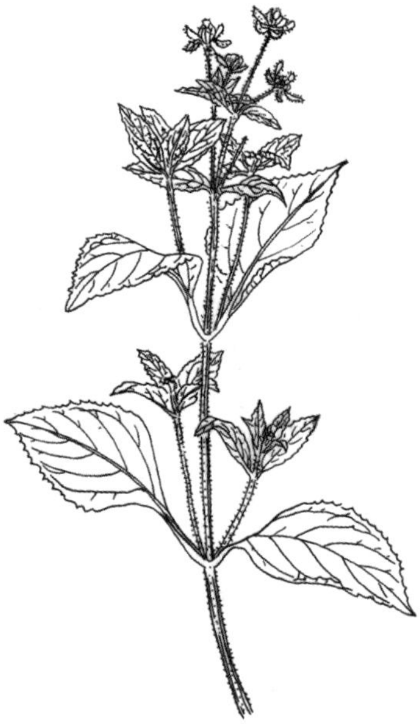

图313　肥猪苗（毛梗豨莶）

Siegesbeckia glabrescens Makino.

【植物形态】一年生草本，高30~100cm。茎直立，上部分枝常成复二歧状，全部分枝被灰白色短柔毛。叶对生；基部叶花期枯萎；中部叶三角状卵圆形或卵状披针形，长4~10cm，宽1.8~6.5cm，先端渐尖，基部阔楔形；上部叶渐小，卵状长圆形，边缘浅波状或全缘，近无柄。头状花序多数，集成顶生的圆锥花序；花梗长1.5~4cm，密生短柔毛；总苞阔钟状；总苞片2层，叶质，背面被紫褐色头状具柄的腺毛；外层苞片5~6枚，线状匙形；内层苞片卵状长圆形；外层托片长圆形，内弯，内层托片倒卵状长圆形；花黄色；两性管状花上部钟状。瘦果倒卵圆形，有4棱，先端有灰褐色环状突起，长3~3.5mm，宽1~1.5mm。花期4~9月，果期6~11月。

生长于海拔200~1000m的山坡路旁草地及灌丛中。分布于黔、湘、川

（渝）、鄂地区及长江以南各省区。

【药性及功能】性平，味苦。赶风赶湿，赶毒止痛。

【土家族用药经验】治疗高血压，风湿骨痛等。

【单验方】

1. 治疗高血压：肥猪苗、夏枯草各90g，龙胆草30g，为末，蜜为丸，每次9g，日服三次。

2. 治疗急性肝炎：肥猪苗60g，过路黄、白茅根各30g，红糖适量，水煎服。

【化学成分】全草含豨莶精醇、豨莶甙、豨莶新甙、异亚丙基奇任醇等。

【药理作用】1. 抗炎作用。2. 降压和扩张血管。3. 抗早孕。4. 免疫抑制作用。

棕　树

【别名】棕衣树、山棕、棕骨。

【来源】棕榈科植物棕榈 *Trachycarpus fortunei*（Hook.）H. Wendl. 的叶、根或果实。

【植物形态】乔木，高达15m；茎有残存不易脱落的老叶柄基部。叶大，掌状深裂，裂片多数，条形，顶端浅2裂，有细纵脉纹；叶柄长，顶端有小戟突；叶鞘纤维质，网状，暗棕色。肉穗花序排成圆锥花序式，腋生，总苞多数，被锈色绒毛；花小，黄白色，雌雄异株。核果肾状球形，熟时蓝黑色。

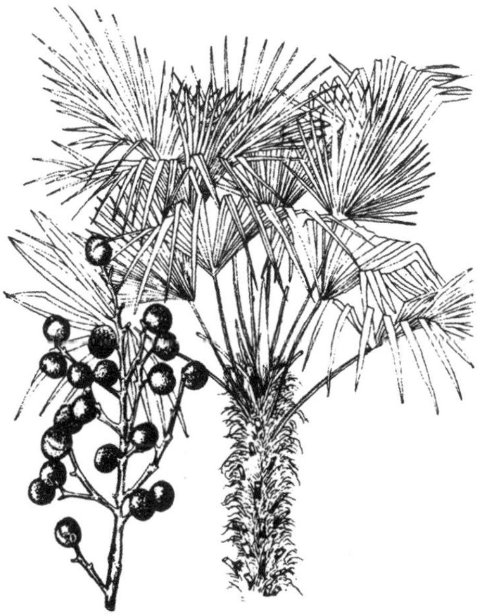

图314　棕树（棕榈）

Trachycarpus fortunei（Hook.）H. Wendl.

栽培或野生。分布于长江以南各地。

【药性及功能】性平，味苦、涩。赶湿止痛，收敛止血。

【土家族用药经验】治疗血崩，痢疾，关节痛等。

【单验方】

1. 治疗血崩：棕炭适量，研细，每次6g，淡酒送服。

2. 治疗痢疾：棕树根60g，六合草60g，红斑鸠窝60g，水煎服。

3. 治疗关节痛：棕树根 15g，白果 6g，水煎服。

【化学成分】含木犀草素 -7-O-葡萄糖、右旋儿茶精、没食子酸、花白苷酸等。

【药理作用】止血作用。

紫草根

【别名】紫丹、地血鸦衔草、红石根、紫血根。

【来源】紫草科植物紫草 *Lithospermum erythrorhizon* Sieb. et Zucc. 的根。

【植物形态】多年生草本，高 50～90cm。根粗大，圆锥形，常分枝，紫红色。茎直立，圆柱形，少分枝，全株密被白色粗硬毛。单叶互生；叶片长圆状披针形至卵状披针形，长 3～8cm，宽 5～17mm，先端渐尖，全缘，两面均被糙伏毛。聚伞花序总状顶生或腋生；花小，两性；苞片披针形或狭卵形，两面有粗毛；花萼 5 深裂近基部，裂片线性，花冠白色，筒状，先端 5 裂，裂片宽卵形，喉部附属物半球形；雄蕊 5，着生于花冠筒中部稍上，花丝长约 0.4mm，着生于花冠筒中部，子房深 4 裂，花柱线形，柱头球形，2 浅裂。小坚果卵球形，长约 3mm，灰白色或淡黄褐色，平滑。种子 4 颗。

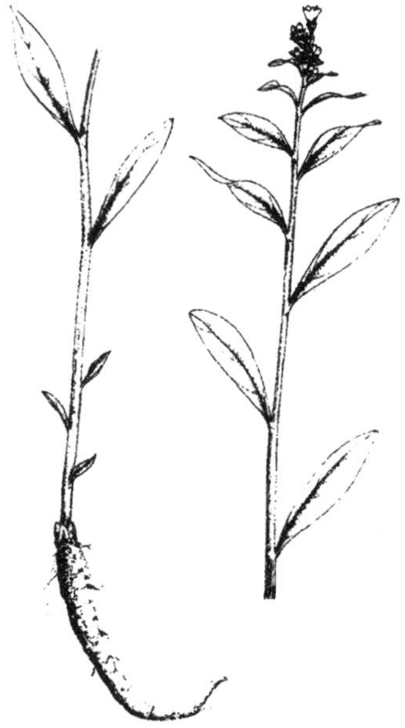

图 315　紫草根（紫草）
Lithospermum erythrorhizon Sieb. et Zucc.

生于向阳山坡草地、灌丛或林缘。分布于黔、湘、川（渝）、鄂及山西、河南、陕西、甘肃等省区。

【药性及功能】性凉、味苦。赶毒清热凉血，赶湿解毒透疹。

【土家族用药经验】治疗中耳炎，小儿丹毒，疮毒，血淋等。

【单验方】

1. 治疗中耳炎：紫草根 6g，冰片 1g，麻油适量，先将紫草放入油中炸后去渣置冷，再放入冰片，取汁滴耳。

2. 治疗小儿丹毒：紫草根 12g，花生油 500g，共煮沸，浸 24 小时后，滤过，每 100ml 加入 0.5% 氢氧化钠 6ml，擦患处。

3. 治疗疮毒：紫草根 6g，黄连 6g，白芷 6g，樟脑 6g，黄蜡 18g，麻油

30ml，前五味药研细，倒入瓦罐内，另把麻油加热至粘手，乘热倒入罐内，充分拌匀备用，用时外擦患处。

4. 治疗血淋：紫草根、连翘、车前草各适量，水煎服。

【化学成分】含紫草素、乙酰紫草素、去氧紫草素、咖啡酸、十八烷醇等。

【药理作用】1. 抗炎作用。2. 解热、镇痛、镇静作用。3. 抗病原微生物作用。4. 抗肿瘤作用。

萹 蓄

【别名】野铁扫把、路柳、疳积药。

【来源】蓼科植物萹蓄 *Polygonum aviculare* L. 的全草。

【植物形态】一年生草本，高15~50cm。茎匍匐或斜上，基部分枝甚多，具明显的节及纵沟纹；幼枝上微有棱角。叶互生；叶柄短，约2~3mm，亦有近于无柄者；叶片披针形至椭圆形，长5~16mm，宽1.5~5mm，先端钝或尖，基部楔形，全缘，绿色，两面无毛；托叶鞘膜质，抱茎，下部绿色，上部透明无色，具明显脉纹，其上之多数平行脉常伸出成丝状裂片。花6~10朵簇生于叶腋；花梗短；苞片及小苞片均为白色透明膜质；花被绿色，5深裂，具白色边缘，结果后，边缘变为粉红色；雄蕊通常8枚，花丝短；子房长方形，花柱短，柱头3枚。瘦果包围于宿存花被内，仅顶端小部分外露，卵形，具3棱，长2~3mm，黑褐色，具细纹及小点。

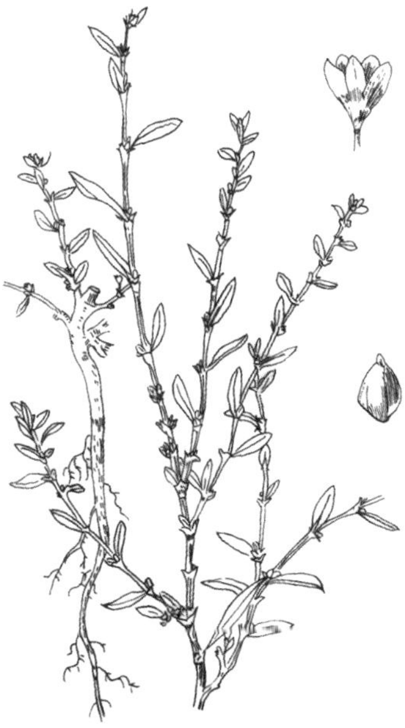

图316 萹蓄（萹蓄）
Polygonum aviculare L.

生于田野路旁、荒地及河边等处。分布于全国各地。

【药性及功能】性凉，味微苦。赶湿清热解毒，赶水利尿排石。

【土家族用药经验】治疗痢疾，结石，黄疸，外伤出血等。

【单验方】

1. 治疗痢疾：萹蓄15g，马鞭草15g，水煎服。

2. 治疗结石：萹蓄20g，海金沙20g，金钱草20g，石莲20g，瞿麦20g，川楝子20g，怀牛膝20g，银花20g，姜黄20g，天丁10g，地丁10g，山甲珠

5g，滑石 10g，水煎服。

3. 治疗黄疸：萹蓄（鲜）30g，水煎，用红糖水送服。

4. 治疗外伤出血：萹蓄（鲜）适量，捣烂敷患处。

【化学成分】含萹蓄甙、槲皮甙、d－儿茶精、没食子酸、咖啡酸、草酸、绿原酸、糖类等。

【药理作用】1. 利尿作用。2. 降压作用。3. 增加子宫张力作用。4. 止血作用。5. 抗菌作用。

酢浆草

【别名】老鸦嘴、三叶破铜钱、冲天泡、酸咪草。

【来源】酢浆草科植物酢浆草 *Oxalis corniculata* L. 的全草。

【植物形态】多年生草本。根茎细长，茎细弱，常褐色，匍匐或斜升，多分枝，长达 50cm，上被疏长毛，节节生根。叶互生，掌状复叶，叶柄长 2.5 ~5cm；托叶与叶柄连生；小叶 3 枚，倒心脏形，长达 5 ~10mm，无柄。花 1 至数朵成腋生的伞形花序，花序柄与叶柄等长；苞片线形；萼片 5，花瓣 5，黄色，倒卵形；雄蕊 10，花丝下部联合成筒；子房心皮 5，5 室，花柱 5，离生，柱头头状。蒴果近圆柱形，长 1 ~1.5cm，有 5 棱，被柔毛，熟时裂开将种子弹出。种子小，扁卵形，褐色。

生于田边、荒地或路旁。分布于全国大部分地区。

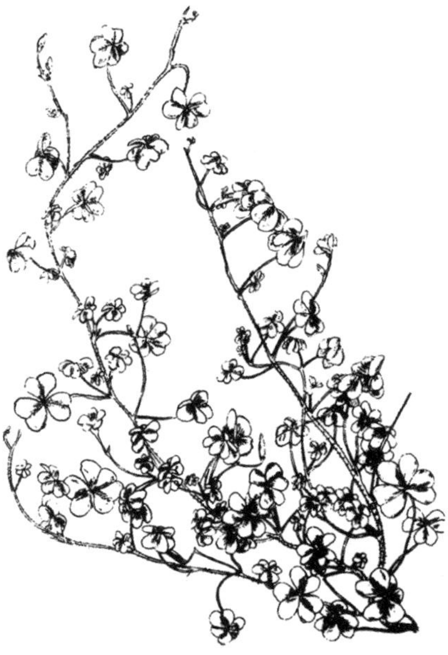

图 317　酢浆草（酢浆草）
Oxalis corniculata L.

【药性及功能】性凉，味酸。赶湿清热利尿，赶气散瘀消肿。

【土家族用药经验】治疗跌打损伤，牙痛，百日咳等。

【单验方】

1. 治疗跌打损伤：酢浆草、破铜钱、田三七、九还阳、赶山鞭、小救架、大救架各适量，泡酒备用，可外擦，也可少量内服。

2. 治疗牙痛：酢浆草适量，捣烂兑淘米水擦口角。

3. 治疗百日咳：酢浆草、矮地茶、枇杷叶各适量，水煎服。

【化学成分】含抗坏血酸、去氢抗坏血酸、丙酮酸、乙醛酸、脱氧核糖核酸等。

【药理作用】抗菌作用。

韩信草

【别名】顺经草、调羹草、红叶犁头尖。

【来源】唇形科植物韩信草 *Scutellaria indica* L. 的全草。

【植物形态】多年生草本，全体被毛，高10~37cm。叶对生；叶柄长5~15mm；叶片草质至近坚纸质，心状卵圆形至椭圆形，长1.5~3cm，宽1.2~3.2cm，先端钝或圆，两面密生细毛。顶生总状花序偏侧，花轮有花2朵；苞片卵圆形，两面都有短柔毛；花萼钟状，长2mm，外被粘柔毛，具2唇，萼筒背生1囊状盾鳞；花冠蓝紫色，2唇形，长约19mm，外被腺体和短柔毛；雄蕊2对，不伸出；花柱细长，子房光滑，4裂。小坚果横生，卵形，有小瘤状突起。

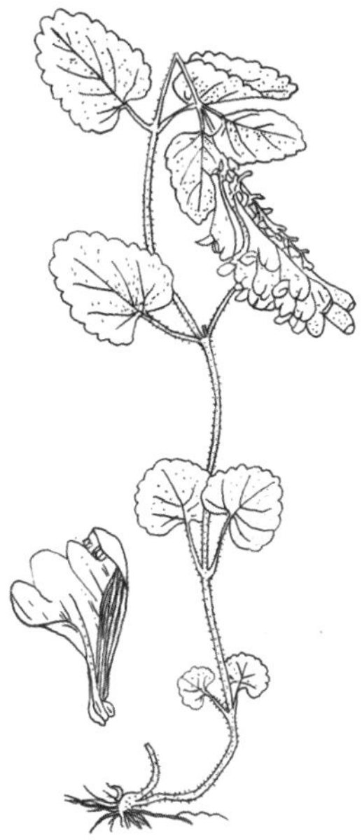

图318　韩信草（韩信草）

Scutellaria indica L.

生于山地、草地或疏林中。分布于黔、湘、川（渝）、鄂及陕西、江苏、浙江、广东等省区。

【药性及功能】性平，味辛、微苦。赶湿清热解毒，赶气散瘀消肿。

【土家族用药经验】治疗跌打损伤，疔疮肿毒，蛇咬伤，咽喉肿痛等。

【单验方】

1. 治疗跌打损伤：韩信草30g，研细加甜酒内服。
2. 治疗疔疮肿毒：韩信草（鲜）适量，捣烂外敷。
3. 治疗蛇咬伤：韩信草、紫花地丁、半边莲、佛甲草各适量，捣烂外敷。
4. 治疗咽喉肿痛：韩信草12g，板蓝根12g，土牛膝12g，水煎服。

【化学成分】含黄酮类成分、白杨素、芹菜素、木犀草素、高山黄芩素等。

蓖麻子

【别名】草麻、牛蓖子草、勒菜。

【来源】大戟科植物蓖麻 *Ricinus communis* L. 的种子。

【植物形态】高大，一年生草本，或在南方地区常成小乔木，幼嫩部分被白粉，绿色或稍呈紫色。叶互生，圆形，盾状着生，直径 15 ~ 60cm，掌状中裂，裂片 5 ~ 11，卵状披针形至矩圆形，顶端渐尖，边缘有锯齿；叶柄长 10 ~ 30cm，下部雄花，上部雌花；雄花萼 3 ~ 5 裂；雄蕊多数，花丝多分枝；雌花萼 3 ~ 5 裂；子房 3 室，每室 1 胚珠；花柱 3，深红色，2 裂，蒴果球形，长 1 ~ 2cm，有软刺。种子矩圆形，光滑有斑纹。

全国各地均有栽培。

【药性及功能】性平，味甘、微辣，有毒。赶食通便排毒，赶风消肿止痛。

【土家族用药经验】治疗便秘，胃下垂，烫、火伤等。

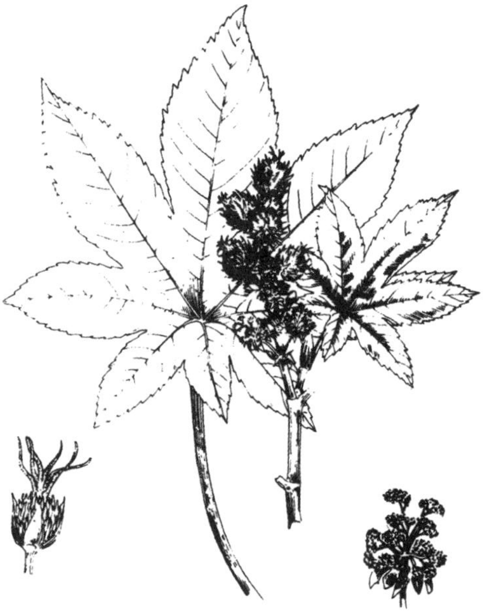

图 319　蓖麻子（蓖麻）

Ricinus communis L.

【单验方】

1. 治疗便秘：蓖麻叶 10g，水煎服。

2. 治疗胃下垂：蓖麻仁 4.5g，桂圆肉 3g，独大蒜 1 个，田螺（去壳）1 个，鳖头 1 个，捣烂敷百会穴。隔日一换。

3. 治疗烫、火伤：蓖麻子、蛤粉各适量，研细，烫伤用菜油调敷，烧伤用水调敷。

【化学成分】含蛋白质、脂肪油、碳水化合物、酚性物质、蓖麻毒蛋白、蓖麻碱等。

【药理作用】1. 泻下作用。2. 抗肿瘤作用。3. 抗艾滋病毒作用。

椒　子

【别名】错古、川椒、椒目。

【来源】芸香科植物花椒 *Zanthoxylum bungeanum* Maxim. 的果皮。

【植物形态】落叶灌木或小乔木，高 3 ~ 7m，全株具辛香气，茎干通常有增大的皮刺。单数羽状复叶，互生，叶柄两侧常有 1 对扁平基部特宽的皮刺；小叶 5 ~ 11，对生，近无柄，纸质。卵形或卵状矩圆形，长 1.5 ~ 7cm，宽 1 ~ 3cm，边缘有细钝锯齿，齿缝处有粗大透明的腺点，下面中脉基部两侧常被一簇锈褐色长柔毛。聚伞状圆锥花序顶生；花单性，雌雄异株；花被片 4～8；雄花雄蕊 5～7；雌花心皮 3～4，子房无柄；成熟心皮 2～3。蓇葖果球形，红色至紫红色，密生疣状突起的腺体；种子黑色。

野生路旁、山坡灌丛中，或栽培。分布于黔、湘、川（渝）、鄂地区，西南、中南等省区有产。

【药性及功能】性温，味辛。赶风温中散寒，赶气止痛杀虫。

【土家族用药经验】治疗干疮，虫积，癣疥等症。

【单验方】

1. 用于止痛：取椒子果皮制成 50% 的注射液，痛时肌内注射或穴位注射，每次 2ml。

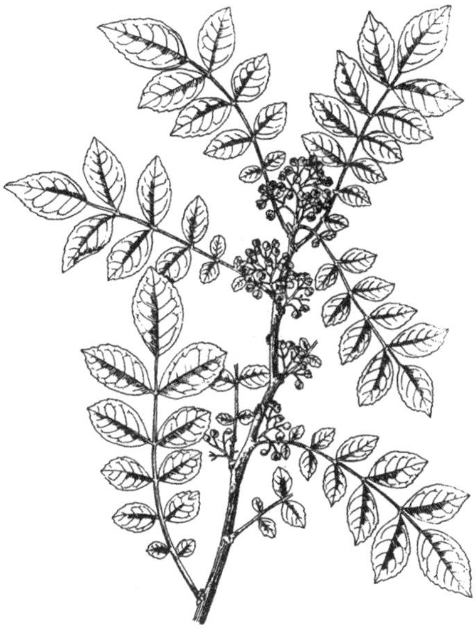

图 320　椒子（花椒）

Zanthoxylum bungeanum Maxim.

2. 治疗胃脘冷痛：椒子、干姜各 6g，党参 9g，水煎取汁，加饴糖 30g，溶化，分二次服。

3. 治疗风湿痛：椒子根 9～15g，水煎服。

4. 治疗牙痛：川椒子、生地各 12g，麦冬、开口箭各 12g，枳实、细辛各 10g，水煎服，每日一剂，连服三剂。

【化学成分】含挥发油、甾醇、不饱和有机酸等成分。

【药理作用】1. 抗实验性胃溃疡作用。2. 抗腹泻作用。3. 保肝作用。4. 镇痛抗炎作用。5. 局部麻醉作用。

鹅不食草

【别名】二郎箭、球子草、地胡椒。

【来源】菊科植物石胡荽 *Centipeda minima*（L.）A. Br. et Ascher. 的全草。

【植物形态】一年生小草本；茎铺散，多分枝。叶互生，长 0.7～1.8cm，楔状倒披针形，顶端钝，边缘有不规则的疏齿，无毛，或仅背面有微毛。头状花序小，扁球形，直径约 3mm，单生于叶腋，近于无总花梗；总苞半球形，总苞片 2 层，椭圆状披针形，绿色，边缘膜质；花托平，无托片；花杂性；淡黄色或黄绿色，全部筒状，外围的雌花多层，花冠细，有不明显裂片；中央的两性花，花冠有明显4裂。瘦果椭圆形，长约1mm，具4棱，边缘有长毛；无冠毛。

生于稻田中、荒地、路旁阴湿处。分布于黔、湘、川（渝）、鄂及广西、广东、浙江等省区。

【药性及功能】性温，味辛、微苦。赶食化积，赶风通窍。

【土家族用药经验】治疗百日咳，小儿疳积，跌打损伤等。

【单验方】

1. 治疗百日咳：鹅不食草（鲜）适量，水煎，取煎液加红糖，多次少量内服。

2. 治疗小儿疳积：鹅不食草适量，鸡蛋1个，拌匀，放入食物中煮食。

3. 治疗跌打损伤：鹅不食草（鲜）适量，捣烂敷患处。

【化学成分】含棕榈酸蒲公英甾醇酯、乙酸蒲公英甾醇酯、蒲公英甾醇、豆甾醇等。

【药理作用】1. 抗过敏作用。2. 抗突变及抗肿瘤作用。

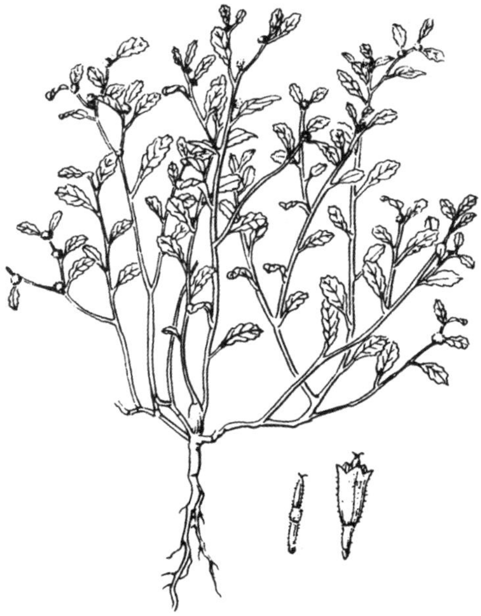

图321　鹅不食草（石胡荽）
Centipeda minima（L.）A. Br. et Ascher.

鼠曲草

【别名】绵花菜、白头草、水曲。

【来源】菊科植物鼠曲草 *Gnaphalium affine* D. Don 的全草。

【植物形态】二年生草本，高10～50cm。茎直立，簇生，密被白色绵毛。叶互生；无柄；基部叶花期时枯萎，下部和中部叶片倒披针形或匙形，长2～7cm，宽4～12mm，先端具小尖，基部渐尖，下延，两面被灰白色绵毛。头状花序多数，通常在茎端密生成伞房状；总苞球状钟形，总苞片3层，金黄色，干膜质，先端钝，外层短；花黄色，外围的雌花花冠丝

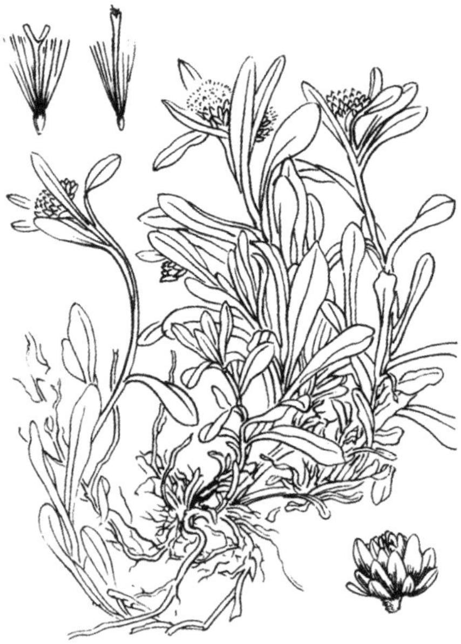

图322　鼠曲草（鼠曲草）
Gnaphalium affine D. Don

状；中央的两性花花冠筒状，长约2mm，先端5裂。瘦果长圆形，有乳头状突起；冠毛黄白色。

生于田埂、荒地、路旁。分布于黔、湘、川（渝）、鄂及浙江、河北、陕西等省区。

【药性及功能】性平，味甘。赶风赶湿，止咳化痰。

【土家族用药经验】治疗口腔炎，火眼，咳喘，小儿蛲虫等。

【单验方】

1. 治疗口腔炎：鼠曲草、五爪龙、满天星、桑叶、糯米藤、吊干草各适量，研细，吹入口腔内。

2. 治疗火眼：鼠曲草、满天星、车前草、团毛叶各适量，捣烂敷患处。

3. 治疗咳喘：鼠曲草30g，水煎服。

4. 治疗小儿蛲虫：鼠曲草10g，五匹风6g，三匹风6g，金挖耳6g，水煎兑红糖服。

【化学成分】含黄酮苷、挥发油、生物碱、胡萝卜素等。

算盘子

【别名】雷打柿、蒜盘子、野南瓜。

【来源】大戟科植物算盘子 *Glochidion puberum*（L.）Hutch. 的果实。

【植物形态】直立多枝灌木，高1～2m；小枝锈色或灰褐色短柔毛，叶互生，叶柄长1～3mm，被柔毛；叶矩圆形至矩圆状披针形，长3～5cm，宽达2cm，基部楔形，表面除中脉外无毛，下面密被短柔毛。花小，单性，雌雄同株或异株，无花瓣，2～5簇生叶腋；萼片6，2轮；雄花无退化子房，雄蕊3；雌花子房通常5室，每室2胚珠；花柱合生。蒴果扁球形，直径5～10mm，有明显的纵沟槽，被短柔毛，熟时带红色。种子近肾形，具三棱，长约4mm，红褐色。

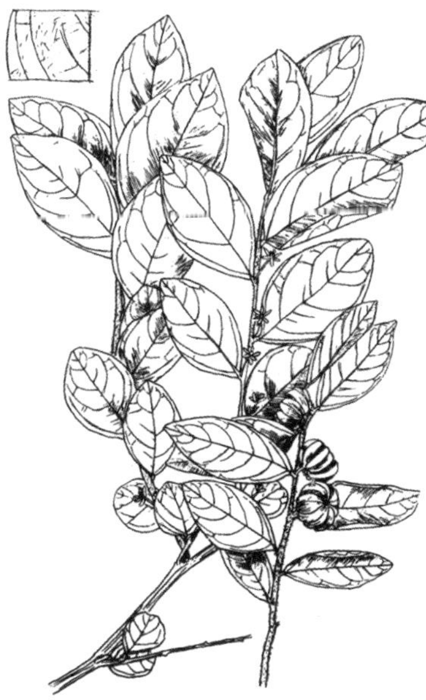

图323　算盘子（算盘子）

Glochidion puberum（L.）Hutch.

生于山坡或灌丛中。分布于黔、湘、川（渝）、鄂及陕西、云南、江苏、广东、广西等省区。

【药性及功能】性凉，味苦涩。赶湿清热，活血散瘀。

【土家族用药经验】治疗疟疾，疝气，咽喉肿痛，睾丸炎，急性胃肠炎等。

【单验方】

1. 治疗疟疾：算盘子根30g，水煎服。

2. 治疗疝气：算盘子果15g，水煎服。

3. 治疗咽喉肿痛：算盘子、蛇泡、荆芥、蒲公英各9g，水煎服。

4. 治疗睾丸炎：算盘子90g，鸡蛋2个，水煎，食蛋服汤。

5. 治疗急性胃肠炎：算盘子叶、桃金娘叶各适量，研末，每次开水送服1g。

【化学成分】含脂肪油、脂肪酸、棕榈酸、硬脂酸、油酸、亚油酸、亚麻酸等。

黑芝麻

【别名】脂麻、油麻、山芝麻。

【来源】胡麻科植物芝麻 *Sesamum indicum* L. 的黑色种子。

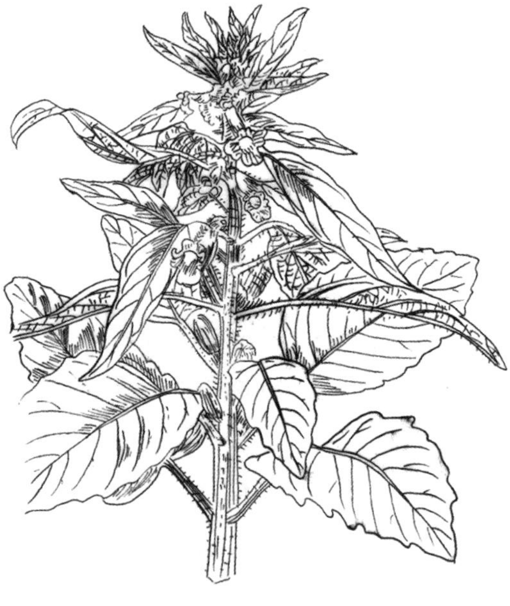

图324 黑芝麻（芝麻）

Sesamum indicum L.

【植物形态】一年生草本，高80～180cm。茎直立，四棱形，基部稍木质化，不分枝，具柔毛。叶对生或互生；叶片卵形、长圆形或披针形，长5～15cm，宽1～8cm，先端急尖或渐尖，全缘、有锯齿或下部叶3浅裂，绿色。花单生，或2～3朵生于叶腋；花萼稍合生，绿色，5裂，裂片披针形，具柔毛；花冠筒状，唇形，白色，裂片圆形，外侧被柔毛；雄蕊4，着生于花冠筒基部，花药黄色，呈矢形；雌蕊1，心皮2，子房圆锥形，2室，花柱线形，柱头2裂。蒴果椭圆形，长2～2.5cm，有棱，纵裂，初期绿色，成熟后黑褐色，具短柔毛。种子多数，卵形，两侧扁平，黑色、白色或淡黄色。

常栽培于夏季气温较高、气候干燥、排水良好的地区。我国大部分地区有栽培。

【药性及功能】性平，味甘。补肝肾元阳，纳肺肾元气。

【土家族用药经验】治疗乳汁不足，半身不遂，中暑，小儿喘咳等。

【单验方】

1. 治疗乳汁不足：黑芝麻（炒）研末，每次6g，用蜂蜜调服。

2. 治疗半身不遂：黑芝麻15g，酒蒸服。

3. 治疗中暑：黑芝麻15g，研细，开水送服。

4. 治疗小儿喘咳：黑芝麻杆适量，瓦上烧灰存性，研细，用淡豆腐蘸食之。

【化学成分】含脂肪油、脂麻甙、蛋白质、车前糖等。

【药理作用】1. 降血糖作用。2. 延缓衰老作用。

酸汤杆

【别名】酸筒杆、川筋龙、活血丹。

【来源】蓼科植物虎杖 *Polygonum cuspidatum* Sieb. et Zucc. 的根茎。

【植物形态】多年生草本，高达1.5m。茎直立，丛生，基部木质化，分枝，无毛。中空，散生红色或紫红斑点。叶有短柄；叶片宽卵形或卵状椭圆形；长6~12cm，宽5~9cm，顶端有短尖，基部圆形或楔形；托叶鞘膜质，褐色，早落。花单性，雌雄异株，成腋生的圆锥状花序；花梗细长，中部有关节，上部有翅；花被5深裂，裂片2轮，外轮3片在果时增大，背部生翅；雄花雄蕊8；雌花花柱3，柱头头状。瘦果椭圆形，有3棱，黑褐色，光亮，包于增大的翅状花被内。

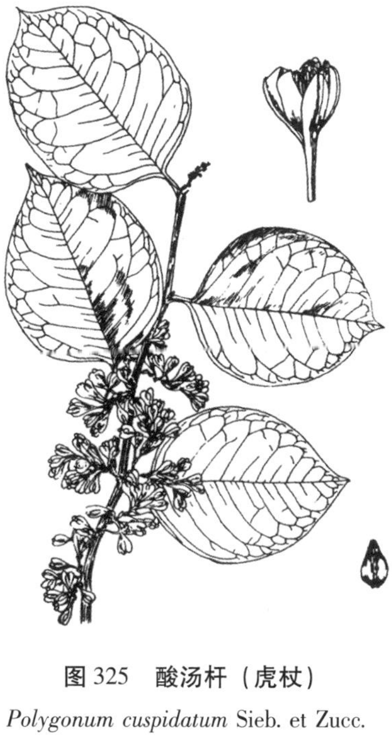

图325　酸汤杆（虎杖）
Polygonum cuspidatum Sieb. et Zucc.

生于山谷溪边。分布于黔、湘、川（渝）、鄂地区，西南、华南、中南等省区有产。

【药性及功能】性凉，味酸、微苦。赶湿清热，通便排毒，活血散瘀。

【土家族用药经验】治疗急性黄疸型肝炎，肠炎，支气管炎，肺炎，风湿痹痛，急性肾炎，尿路感染，便秘，闭经，跌打损伤，烧烫伤等症。

【单验方】

1. 治疗尿路感染，产后瘀血不下，痢疾，急性肝炎：酸汤杆（虎杖）9～30g，水煎服。

2. 治疗跌打损伤：酸汤杆30g，当归15g，红花9g，水煎服。

3. 治疗蛔虫病：酸汤杆嫩尖50～100g，捣汁内服。

4. 治疗腹泻：酸汤杆适量，水煎内服。

5. 治疗荨麻疹、风疹块：酸汤杆10g，大黄10g，菊花10g，柴胡10g，枫树根10g，蛇不过10g，海金沙10g，水煎沐浴。

【化学成分】含总蒽醌2.1%。游离蒽醌：大黄素、大黄素甲醚、大黄酚等；结合蒽醌：大黄素-8-葡萄糖甙、大黄素甲醚-8-葡萄糖甙。数种多聚糖及丰富的缩合鞣质。

酸梅子

【别名】酸梅、乌梅。

【来源】蔷薇科植物梅 *Prunus mume* (Sieb.) et Zucc. 的成熟果实。

【植物形态】落叶乔木，高达12m。多分枝。枝细长。单叶互生，叶宽卵形，长4～10cm，宽2～5cm，先端长尾尖，基部阔楔形，边缘有锯齿；叶柄近顶端有2腺体；花1～2朵；萼筒钟状，5裂片；花瓣5，白色或淡红色，芳香；雄蕊多数，生于花托边缘；心皮1，密生柔毛。核果近球形，两边稍扁，有沟，绿色或黄色。

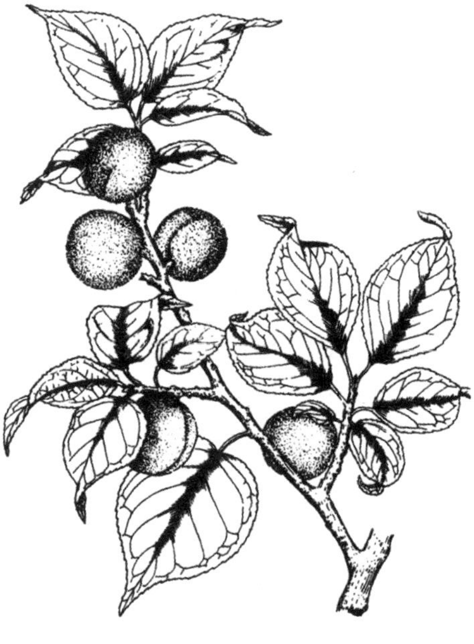

图326 酸梅子（梅）
Prunus mume (Sieb.) et Zucc.

全国各地均有栽培。

【药性及功能】性温，味酸，涩。补脾胃元阳，赶食消滞止渴，杀虫。

【土家族用药经验】治疗久咳，咯血，虚热烦渴，气滞，食滞等。

【单验方】

1. 治疗胆道蛔虫，久痢：酸梅子12g，细辛1.8g，干姜、附片、桂枝各3g，花椒2.4g，黄柏、黄连、党参、当归各6g，水煎服。

2. 治疗虚热消渴：酸梅子、天花粉、葛根各9g，党参、麦冬、黄芪各6g，甘草3g，水煎服。

3. 治疗血痢日久不愈：酸梅子、黄连、灶心土各等份，研末，每次9g，茶水送服。

4. 治疗胬肉过生：酸梅子煅炭研粉或捣烂敷患处。

5. 治疗胆道蛔虫：酸梅子12g，茵陈30g，玄胡10g，水煎服。

【化学成分】含枸橼酸、苹果酸、草酸、琥珀酸、延胡索酸、5-羟甲基-2-糠醛、苯甲醛、4-松油烯醇、苯甲醇、十六烷酸、苦味酸、超氧化物歧化酶。

【药理作用】1. 对蛔虫的作用。2. 抗病原微生物作用。

磨　芋

【别名】鬼头、花杆南星。

【来源】天南星科植物磨芋 *Amorphophallus rivieri* Durieu 的块茎。

【植物形态】多年生草本。块茎扁圆形，直径达25cm。先花后叶，叶1枚，具3小叶，小叶2歧分叉，裂片再羽状深裂，小裂片椭圆形至卵状矩圆形，长2~8cm，基部楔形，一侧下延于羽轴成狭翅；叶柄长40~80cm，青绿色，有暗紫色或白色斑纹，花葶长50~70cm；佛焰苞长20~30cm，卵形，下部成漏斗状筒形，外面绿色而有紫绿色斑点，里面黑紫色；肉穗花序几乎2倍长于佛焰苞，下部具雌花，上部具雄花，二部分约相等长，附属体圆柱形，长达25cm；花柱与子房等长，柱头为3裂。

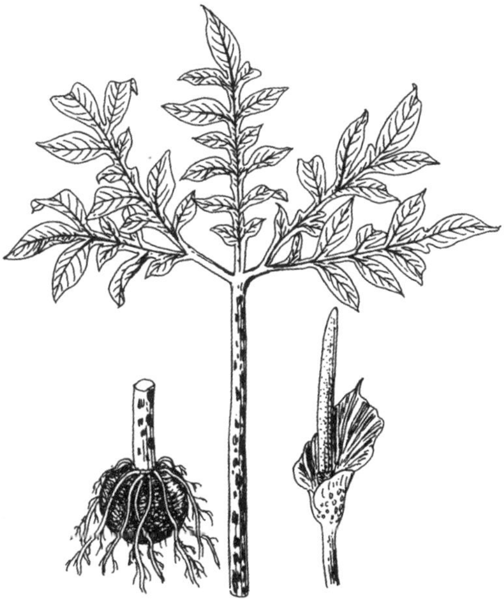

图327　磨芋（磨芋）
Amorphophallus rivieri Durieu

生于疏林下、溪谷边湿润地。分布于黔、湘、川（渝）、鄂及陕西、宁夏、甘肃等省区。

【药性及功能】性温，味辛，有毒。赶湿赶气，消痰散结。

【土家族用药经验】治疗痈疽，淋巴结核，跌打损伤，毒蛇咬伤等。

【单验方】

1. 治疗痈疽：磨芋（鲜）适量，捣烂外敷。

2. 治疗淋巴结核：磨芋50g，水煎3小时后，去渣内服。

3. 治疗跌打损伤：磨芋（鲜）、韭菜、葱白各适量，捣烂，用黄酒调敷患处。

4. 治疗毒蛇咬伤：磨芋（鲜）、青木香、半边莲各适量，捣烂，敷伤口周围。

【化学成分】含葡萄甘露聚糖、甘油、枸橼酸、阿魏酸、桂皮酸、氨基酸、粗蛋白等。

【药理作用】1. 抑癌作用。2. 抗炎和抗菌作用。3. 通便作用。4. 降血脂作用。5. 减肥作用。6. 降血糖作用。

薄　荷

【别名】土薄荷、鱼香草。

【来源】唇形科植物薄荷 *Mentha haplocalyx* Briq 的全草。

【植物形态】多年生草本。茎锐四棱形，直立，高 30～60cm，上部具倒向微柔毛；下部沿棱上具微柔毛。单叶对生，矩圆状披针形至披针状卵圆形，长 3～5（7）cm，上面沿脉密生、其余部分疏生微柔毛。或除脉处近无毛，下面常沿脉密生微柔毛，轮伞花序腋生，球形，有梗或无梗；花萼筒状钟形，10 脉，齿 5，狭三角状钻形；花冠淡紫，外被毛。内面在喉部下被微柔毛，檐部 4 裂，上裂片顶端 2 裂，较大，其余 3 裂近等大；雄蕊 4，前对较长，均伸出。小坚果卵球形，黄褐色或淡褐色，具小腺窝。

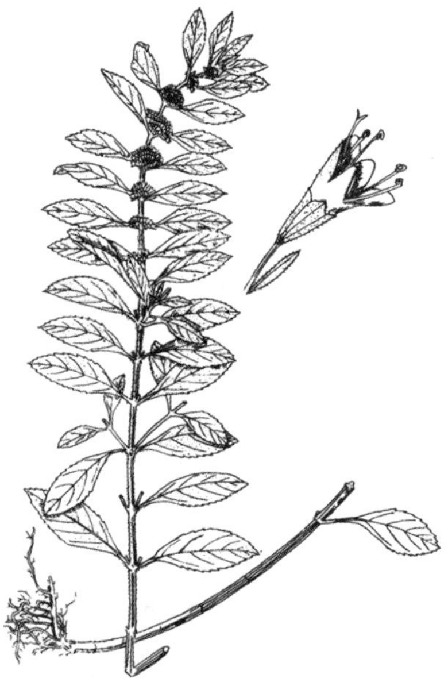

图 328　薄荷（薄荷）
Mentha haplocalyx Briq

生于水旁潮湿地。全国各地均有分布。

【药性及功能】性凉，味辛。赶风散热，清利头目，清凉解暑。

【土家族用药经验】治疗咽痛，疹出不透等。

【单验方】

1. 治疗咽痛：薄荷 10g，荆芥 10g，防风 10g，桔梗 10g，僵蚕 10g，甘草 6g，水煎服。

2. 治疗疹出不透：薄荷 10g，荆芥 10g，防风 10g，虫衣 6g，水煎服。

【化学成分】含左旋薄荷醇、左旋薄荷酮、异薄荷酮、胡薄荷酮、乙酸癸酯、乙酸薄荷酯等。

【药理作用】1. 解痉作用。2. 保肝利胆作用。3. 抗早孕及对子宫的作用。4. 抗炎作用。5. 促进透皮吸收作用。6. 抗微生物作用。

薤　白

【别名】野蒜、小独蒜。

【来源】百合科植物小根蒜 *Allium macrostemon* Bunge 的鳞茎。

【植物形态】多年生草本，高30～60cm。鳞茎近球形，直径0.7～1.5cm，常有1～3个小鳞茎附着。叶互生；苍绿色，半圆柱状狭线形，中空，长20～40cm，先端渐尖，基部鞘状抱茎。花茎单一，直立，伞形花序顶生，球状，下有膜质苞片，卵形，有的花序只有很少小花，而间以许多肉质小珠芽，花被片6，粉红色或玫瑰红色；雄蕊6，比花被长；子房上位，球形。蒴果倒卵形，先端凹入。

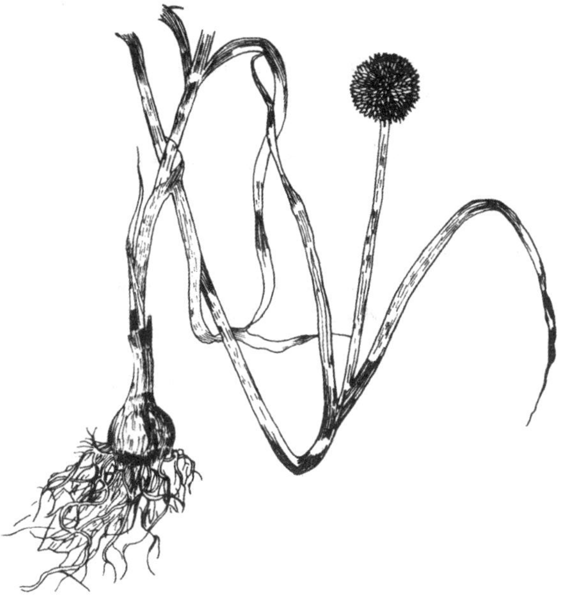

图329　薤白（小根蒜）

Allium macrostemon Bunge

生于山坡、丘陵、山谷或草地。分布于黔、湘、川（渝）、鄂及山东、山西、陕西等省区。

【药性及功能】性温，味辛甘。赶气止痛。

【土家族用药经验】治疗赤白带下，咽喉肿痛，蛲虫病等。

【单验方】

1. 治疗赤白带下：薤白适量，煮粥食。

2. 治疗咽喉肿痛：薤白、醋各适量，共捣烂敷颈部。

3. 治疗蛲虫病：薤白适量，去皮，临睡时塞入肛门，1小时后取出。

【化学成分】含挥发油、薤白甙、胡萝卜甙、琥珀酸等。

【药理作用】1. 抗动脉粥样硬化。2. 抗血小板聚集。3. 抗菌作用。4. 抗氧化作用。

藿 香

【别名】土藿香、野藿香、排香草。

【来源】唇形科植物藿香 *Agastache rugosa*（Fisch. et Mey.）O. Kuntze 的地上部分。

【植物形态】一年生或多年生直立草本。茎高达 40～110cm，上部被极短的细毛。叶具长柄，心状卵形至矩圆状披针形，长 4.5～11cm，宽 3～6.5cm。轮伞花序多花，在主茎或侧枝上组成顶生密集圆筒状的假穗状花序；苞片披针状条形；花萼筒状倒锥形，具腺微毛及黄色小腺体，常染有浅紫色或紫红色，喉部微斜向；齿 5，三角状披针形，前 2 齿稍短；花冠淡紫蓝色，筒直伸，上唇微凹，下唇 3 裂，中裂片最大，顶端微凹。边缘波状；雄蕊 4，2 强，伸出。小坚果卵状矩圆形，腹面具棱，顶端具短硬毛。

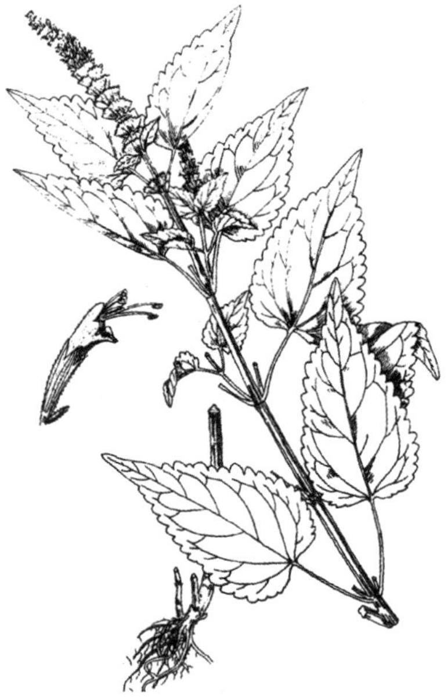

图 330　藿香（藿香）

Agastache rugosa（Fisch. et Mey.）O. Kuntze

生于山坡或路旁，多栽培。分布于黔、湘、川（渝）、鄂及陕西、河北等省区。

【药性及功能】性温，味甘、微辣。赶湿杀虫止痒，温中解暑止呕。

【土家族用药经验】治疗胎动不安，中暑，呕吐腹泻等。

【单验方】

1. 治疗胎动不安：藿香 9g，香附 6g，砂仁 4.5g，甘草 4.5g，研细加盐少许，开水调服。

2. 治疗中暑：藿香 8g，滑石 60g，丁香 1.5g，研细，淘米水调服，每次 4g。

3. 治疗呕吐腹泻：藿香根 12g，姜 9g，竹茹 6g，灶心土 30g，将灶心土烧红放入清水中，待澄清后取上清液煎药内服。

【化学成分】含挥发性成分、黄酮类化合物等。

【药理作用】1. 抗菌作用。2. 抗螺旋体作用。3. 抗病毒作用。

第五节 土家族常用动物药

乌 龟

【别名】缩头乌龟。

【来源】龟科动物乌龟 *Chinemys reevesii*（Gray）的甲壳。

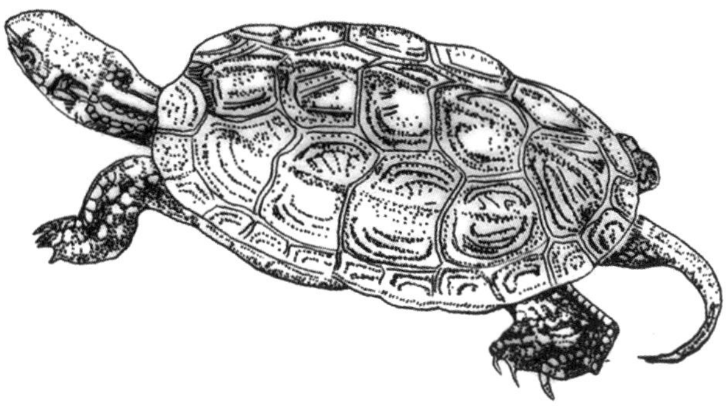

图 331 乌龟（乌龟）
Chinemys reevesii（Gray）

【动物形态】体长扁椭圆形，背腹均有硬甲。头顶前端光滑，颈部细长，能伸缩。背、腹甲的上面为表皮形成的角质板，背甲棕褐色或黑色，椎角板 5，两侧肋角板各 4，缘角板每侧 11 块，腹甲背甲几等长，共 6 对。四肢较扁平，除后肢第 5 趾无爪外其余都有爪，指或趾间有蹼，尾长 20 ~ 30mm。泄殖孔周围色浅，往后呈棕褐色。

栖于河流、池塘。分布于黔、湘、川（渝）、鄂土家族聚居地区，在河北、陕西、山东、江苏、广西等地也产。

【药性及功能】性凉，味甘。补肝肾，补精血。

【土家族用药经验】治阴虚痨病，脱肛，子宫脱垂。

【单验方】

1. 催生：龟板 20g，妇人头发灰 1g，红参 10g，共为细末，开水冲服。

2. 治肺痨：龟肉 60g，当归 15g，黄芪 15g，百合 15g，桔梗 15g，炖服，连服 7 天。

【化学成分】含氨基酸、骨胶原、角蛋白、铬、铜、铁等。

【药理作用】1. 提高免疫功能作用。2. 兴奋子宫作用。3. 延缓衰老作用。

五步蛇

【别名】蕲蛇、五甲棒、棋盘花、烙铁头。

【来源】蝰科动物尖吻蝮 *Agkistrodon acutus*（Güenther）的全体。

【动物形态】全长 120 ~ 200cm。头大呈三角形，与颈部可明显区分，有长管牙。吻端由鼻间鳞与吻鳞尖出形成一上翘的突起；鼻孔与眼之间有一椭圆形颊窝。背鳞具强棱。腹鳞157～171。尾下鳞52～60，前段单行或杂以个别成对的，尾后段为双行；末端鳞角质化较高，形成一尖出硬物，称“佛指甲”。背面棕黑色，头侧土黄色，体背棕褐色具灰白色大方形斑块17～19个，尾部3～5个。咽喉部有排列不规则的小黑点；腹部中央和两侧有大黑斑。

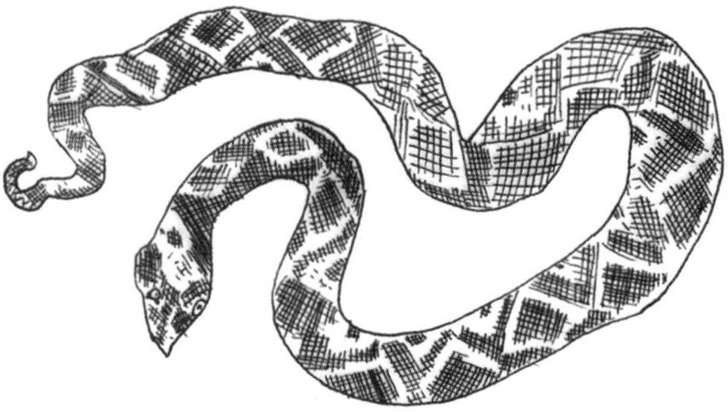

图332　五步蛇（尖吻蝮）
Agkistrodon acutus (Güenther)

栖于山区或丘陵林木茂盛的阴湿地。分布于黔、湘、川（渝）、鄂地区，在广西、广东、江西等地也产。

【药性及功能】性温，味甘、咸。赶风赶湿，止痒止痛。

【土家族用药经验】治四肢麻木，风湿关节痛，皮肤瘙痒。

【单验方】

1. 治疗风瘫，风湿关节痛：五步蛇、白花蛇各一条，天麻50g，桑枝50g，防风50g，牛膝50g，红活麻50g，泡酒服，每次服20ml，每日服2次，连服1个月。

2. 治疗皮肤湿疹：五步蛇一条，透骨香30g，当归30g，炉甘石粉30g，黄柏30g，冰片10g，白癣皮10g，藤黄粉10g，泡酒外擦。

【化学成分】含氨基酸、透明质酸酶、出血毒素等。

【药理作用】1. 抗溃疡作用。2. 增强免疫功能。

天团鱼

【别名】蜂肠、紫金沙、马蜂窝、露蜂房。

【来源】胡蜂科昆虫斑胡蜂 *Polistes mandarinus* Saussure 或同属近缘昆虫的巢。

【动物形态】巢呈圆盘状或不规则的扁块状，有的呈莲蓬状，有的重叠形似宝塔，大小不一。灰白色或灰褐色。腹面有多数整齐的六角形小孔，孔大小不等，颇似莲房，背面有1个或数个黑色凸出的硬柱。体轻，似纸质，略有弹性，捏之不碎。气特殊。味淡。

分布于全国大部分地区。

【药性及功能】性平，味甘，有毒。赶风赶湿，镇惊解痉。

【土家族用药经验】治疗牙痛，风湿关节炎等。

【单验方】

1. 治疗牙痛：天团鱼 1 个，防风 3g，白芷 3g，川芎 2g，细辛 1.5g，猪牙皂 10 个，川椒 1g，葱白 7 根，水煎，取煎液漱口，药液不能吞服。

2. 治疗风湿关节痛：天团鱼 1 个，吴茱萸、生姜汁各适量，先将露蜂房炒烫，再加吴茱萸、生姜汁炒后，用布包敷于患处。

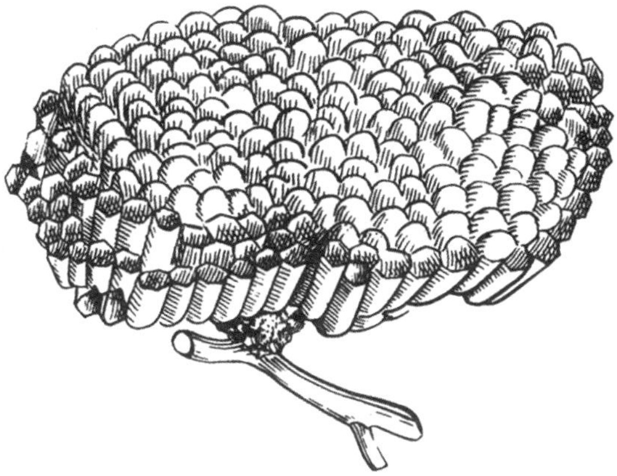

图 333　天团鱼（斑胡蜂）

Polistes mandarinus Saussure

【化学成分】含露蜂房油、蜂蜡、树脂、糖类、维生素、无机盐等。

【药理作用】1. 抗炎作用。2. 镇痛作用。3. 降温作用。4. 促凝血作用。

水牛角

【别名】牛角。

【来源】牛科动物水牛 *Bubalus bubalis* Linnaeus 的角。

【动物形态】体长可达 2.5m，体重一般在 450 公斤左右。体格强壮结实。头大额广；鼻阔口大。上唇上部有 2 个大鼻孔，其间皮肤硬而光滑，无毛，称为鼻镜。眼、耳都很大。头上有角 1 对，左右分开，较长大而扁，上有很多节纹。颈短，腰腹隆凸。四肢较短，蹄较大。皮厚无汗腺，毛粗而短，体前部较密，后背及胸腹各部较稀疏。体色多为灰黑色，也有黄褐色或白色的。

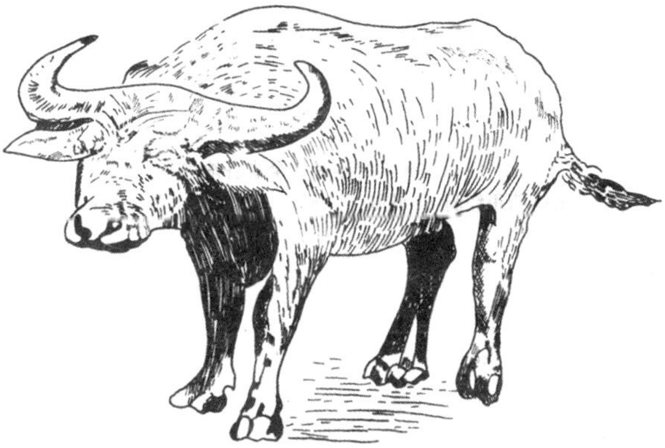

图 334　水牛角（水牛）

Bubalus bubalis Linnaeus

我国大部分地区有饲养。

【药性及功能】性平，味咸。赶风镇惊，清热凉血。

【土家族用药经验】治高热神昏，急慢惊风。

【单验方】

1. 治小儿惊风：水牛角10g，钩藤10g，水煎服。

2. 治胎黄：水牛角10g，银花10g，茯苓10g，车前草5g，水煎服。

【化学成分】含胆甾醇、角纤维、氨基酸等。

【药理作用】1. 强心作用。2. 镇静与抗惊厥作用。3. 抗炎作用。4. 保肝作用。5. 降血脂作用。

水獭肝

【别名】水猫、水狗。

【来源】鼬科动物水獭、江獭、小爪水獭 *Lutra lutra* Linnaeus 的肝脏。

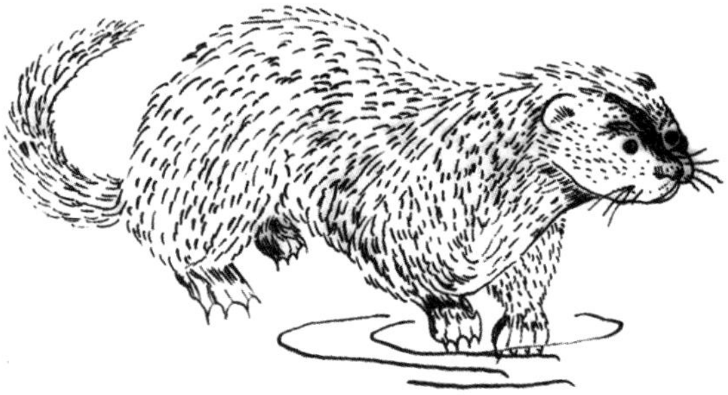

图335 水獭肝（水獭）
Lutra lutra Linnaeus

【动物形态】属半水栖生活的动物。体形细长，体长50～80cm，尾长25～48cm，体重约为3～8.5公斤。头部宽，稍扁而短，吻端不突出。眼小。耳小而圆。四肢粗短，趾间有蹼。尾较长。雌体乳头3对。全身毛短而密，有光泽。自额面部至背及四肢外侧均为咖啡色，底色与身色同。两颊及颈、胸、腹部颜色较淡，有浅黄色或白色细长针毛，底基部仍为棕色。

栖于河流、湖泊，水透明度较大，水生植物较少而鱼类较多处。分布于黔、湘、川（渝）、鄂地区，在云南、广西、广东、陕西等地也产。

【药性及功能】性平，味甘、咸。补肺元气，止嗽止咳，补血调经。

【土家族用药经验】治疗肺结核，鱼骨卡喉，痔疮下血等。

【单验方】

1. 治疗肺结核：水獭肝30g，蛤蚧1对，海龙15g，虫草15g，天冬24g，地骨皮24g，百合24g，麦冬24g，研细，开水送服，每次3g。

2. 治疗鱼骨卡喉：水獭肝适量，烧灰存性，酒送服。

3. 治疗痔疮下血：水獭肝适量，烧灰存性，开水送服，每次3g。

【化学成分】含蛋白质、葡萄糖、磷脂、胆甾醇等。

地团鱼

【别名】地鳖、地乌龟、土鳖虫。

【来源】鳖蠊科动物地鳖 *Eupolyphaga sinensis* Walker 的干燥雌虫全体。

【动物形态】呈卵圆形而扁平，长2～3cm，宽1～2cm。头部一端较窄；尾部较宽；背面紫黑色，呈甲壳状，为9个横节覆瓦状排列而成。腹面深棕色，有光泽，可见小形的头部，棕黑色；触角1对，多已脱落。胸部足3对，弯曲，腹部隆起，有弯曲的节，尾节较宽而略尖。质松脆，易破碎，腹内有灰黑色物质，气腥臭，味微咸。

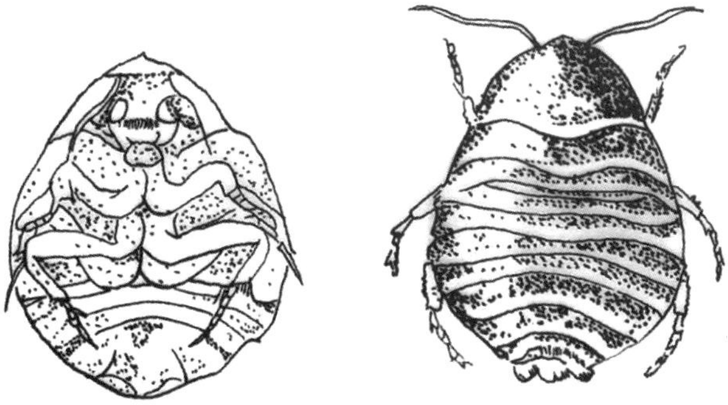

图336　地团鱼（地鳖）
Eupolyphaga sinensis Walker

生活于地下或沙土中。分布于我国大部分地区。

【药性及功能】性凉，味咸，有小毒。赶气破瘀消肿，活血通经止痛。

【土家族用药经验】治疗跌打损伤，痛经，心慌心悸等。

【单验方】

1. 治疗跌打损伤：地团鱼9g，乳香9g，没药9g，龙骨9g，自然铜9g，麝香1.5g，研细，温酒送服，每次2g。

2. 治疗痛经：地团鱼6g，丹参15g，赤芍12g，香附12g，桃仁9g，延胡9g，水煎服。

3. 治疗心慌：地团鱼1个，焙干研细，吞服。

屁巴虫

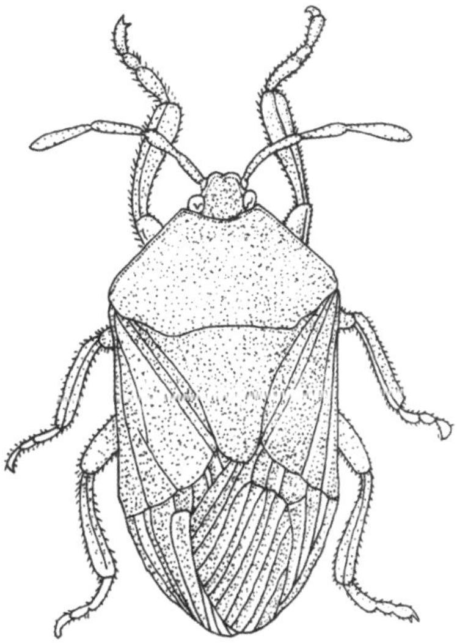

图337　屁巴虫（九香虫）
Aspongopus chinensis Dallas

【别名】黑兜虫、打屁虫。

【来源】蝽科动物九香虫 *Aspongopus chinensis* Dallas 的干燥虫体。

【动物形态】全体长卵圆形，褐色带紫红色。头部狭尖。触角5节，前4节黑色，第5节除基部外为红黄色，第2节长于第3节。前胸背板及小盾片均具不规则横纵纹。前胸背板前狭后阔，前缘凹进，后缘略拱出，中部横直，侧角显著，侧接缘黑色，每节中间有暗红黄斑点，腹部背面为红褐色。

我国大部分地区有分布。

【药性及功能】性温，味咸。赶气止痛，壮阳。

【土家族用药经验】治疗肝胃气痛，胃痛，小儿疳积等。

【单验方】

1. 治疗肝胃气痛：屁巴虫 30g，车前草 12g，陈皮 12g，白术 15g，杜仲 24g，共为末，炼蜜为丸，每次加酒送服 4. 5g。

2. 治疗胃痛：屁巴虫、青藤香各适量，研细，每次 3g，开水送服。

3. 治疗小儿疳积：屁巴虫 50g，红参 10g，研细，与饭拌吃，每日三次，每次 1g。

【化学成分】含脂肪、蛋白质、甲壳质、锰、镁等。

鸡

【别名】鸡崽、毛鸡。

【来源】雉科动物家鸡 *Gallus gallus domesticus* Brisson 的全体。

【动物形态】家禽。嘴短而坚，略呈圆锥状，上嘴稍弯曲。鼻孔裂状，被有鳞状瓣。眼有瞬膜。头上有肉冠，喉部两侧有肉垂，通常呈褐红色；肉冠以雄者为高大，雌者低小；肉垂亦以雄者为大。翼短；羽色雌、雄不同，雄者羽色较美，有长而鲜丽的尾羽；雌者尾羽短。足健壮，跗、跖及趾均被有鳞板；趾 4，前 3 趾，后 1 趾。后趾短小，位略高。雄者跗跖部后方有距。家鸡因饲养杂交的关系，故品种繁多；体形大小及毛色不一。

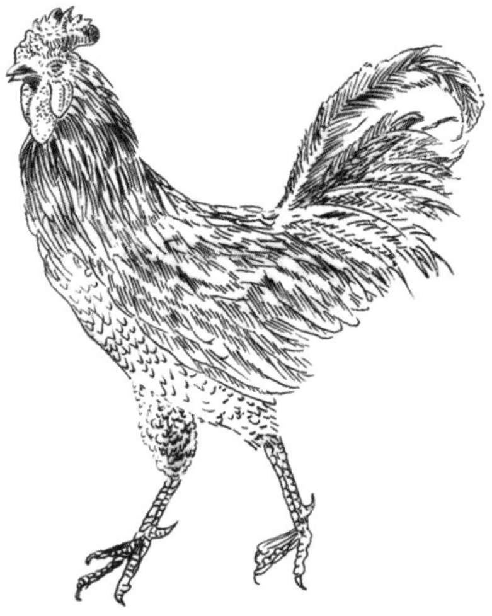

图 338　鸡（家鸡）

Gallus gallus domesticus Brisson

我国大部分地区有饲养。

【药性及功能】鸡肉：性温，味甜。大补元气。鸡卵：性平，味咸。补气血。鸡内金：性平，味咸。赶食化积。

【土家族用药经验】治疗胆结石，慢性肠炎，食积等。

【单验方】

1. 治疗胆结石：鸡内金 12g，金钱草 12g，胡桃 12g，海金沙 12g，郁金 9g，水煎服。

2. 治疗慢性肠炎：鸡内金、炒白术各 9g，研细，饭前开水送服。

3. 治疗食积：鸡内金适量，研细，炒油饭吃。

【化学成分】含蛋白质、脂肪、核黄素、烟酸、钾、胆甾醇等。

夜飞鼠

【别名】盐老鼠、夜明沙。

【来源】蝙蝠科动物普通伏翼 *Pipistrellus abramus* Temminck 的粪便。

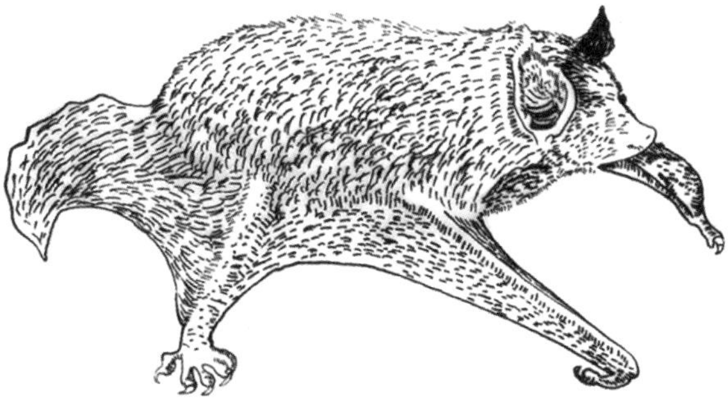

图 339 夜飞鼠（普通伏翼）

Pipistrellus abramus Temminck

【动物形态】体形小。头骨小而宽。耳小略呈三角形，向前折转可达眼与鼻孔之间。足纤细。翼膜从趾基起，距缘膜发达且呈圆弧形。尾最末端伸出股间膜。背面暗棕色，头部色较深；腹面较浅，毛基深棕色而毛端灰棕色。栖于屋檐或古老房屋中。全国各地均有分布。

【药性及功能】性凉，味辛。赶火清肝明目，活血消积。

【土家族用药经验】治疗眼翳，烧烫伤等。

【单验方】

1. 治疗眼翳：夜飞鼠屎、菊花、决明子、蝉衣、白蒺藜各适量，水煎服。

2. 治疗烧烫伤：夜飞鼠屎 50g，樟脑 50g，冰片 40g，猪苦胆 1 个，前三味药研细，用猪胆汁调敷患处。

泥　鳅

【别名】鳅鱼、和鳅。

【来源】鳅科动物泥鳅 *Misgurnus anguillicaudatus*（Cantor）的全体。

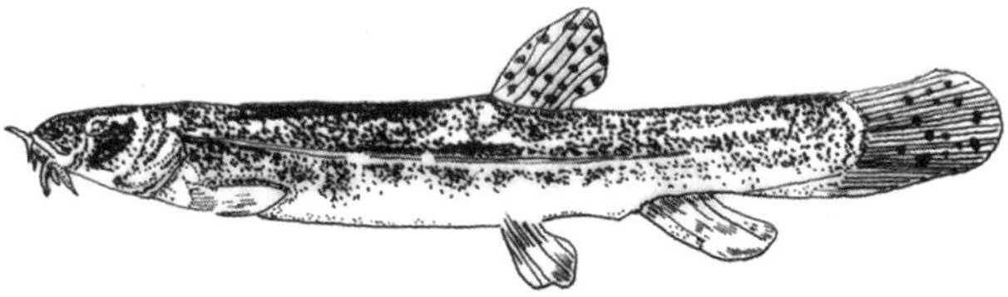

图 340 泥鳅（泥鳅）

Misgurnus anguillicaudatus（Cantor）

【动物形态】体细长，前段略呈圆筒形。后部侧扁，腹圆头尖。口小下位，马蹄形。须 5 对。圆鳞极小埋于皮下，侧线鳞 116～170，体背灰黑色，全体布满小黑斑点，背鳍和尾鳍膜上的斑点排列成行，尾柄基部有一明显的黑斑。

栖于湖泊、沟渠及水田底层的游泥表层。我国大部分地区有分布。

【药性及功能】性平，味甘。补脾肾元气，赶湿止痒。

【土家族用药经验】治疗痔疮，皮肤瘙痒等。

【单验方】

1. 治疗痔疮：泥鳅 120g，地榆 12g，槐角 12g，诃子 6g，粟 6g，炖服。

2. 治疗皮肤瘙痒：泥鳅 120g，鱼腥草 9g，鱼鳅串 9g，老君须 9g，一支箭 9g，炖服。

【化学成分】含天冬氨酸转氨酶、蛋白质、脂肪、钙、铁等。

狗

【别名】毛狗。

【来源】犬科动物家狗 *Canis familiaris* Linnaeus 的骨、肾、皮。

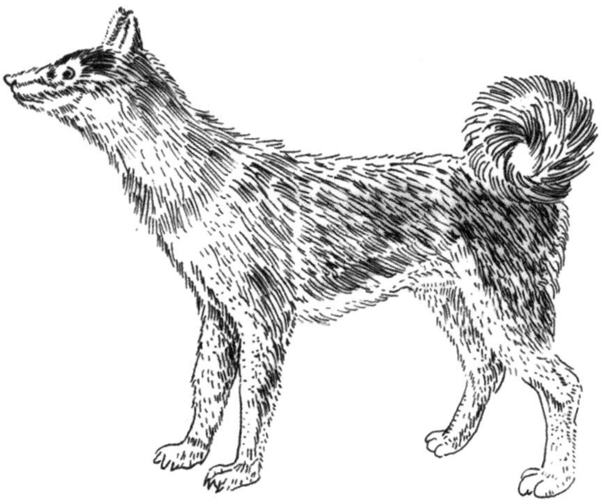

图 341 狗（家狗）
Canis familiaris Linnaeus

【动物形态】体形大小毛色因品种不同而不同。一般的狗，体格匀称。鼻吻部较大，眼呈卵圆形，两耳竖立。四肢矫健，前肢 5 趾；后肢 4 趾。具爪。尾呈环形或镰刀形。

全国各地均有饲养。

【药性及功能】性温，味咸。补脾温肾，壮阳补血。

【土家族用药经验】治疗性机能减退，妇女体弱身冷，水、火烫伤等。

【单验方】

1. 治疗性机能减退：狗肾 3 条，淫羊藿 15g，炖服。

2. 治疗妇女体弱身冷：狗肾 3 条，党参 30g，当归 30g，炖鸡服。

3. 治疗水、火烫伤：狗皮适量，烧炭存性，用菜油调敷患处。

【化学成分】含嘌呤类、肌肽、肌酸、钾、钠等。

金　鸡

【别名】采鸡。

【来源】雉科动物红腹锦鸡 *Chrysolophus pictus*（Linnaeus）的肉。

【动物形态】体长约 100cm。雄性头上具金黄色丝状羽冠；眼睑裸出，呈肉黄色；脸、颏和喉锈红色。后颈围以金棕色的扇状羽，各羽羽支散离如发；尾长占体长的3/4，中央尾羽极度长，黑褐色；外侧尾羽呈桂黄色和黑褐色相间状。雌性头顶和后头黑褐而杂以肉桂色；上背棕色杂黑斑，腹多为纯棕色。嘴短而尖呈角黄色；脚短而健呈角黄色。

栖于多岩的山地及岩坡。分布于黔、湘、川（渝）、鄂地区，在陕西、甘肃、湖南、广西等地也产。

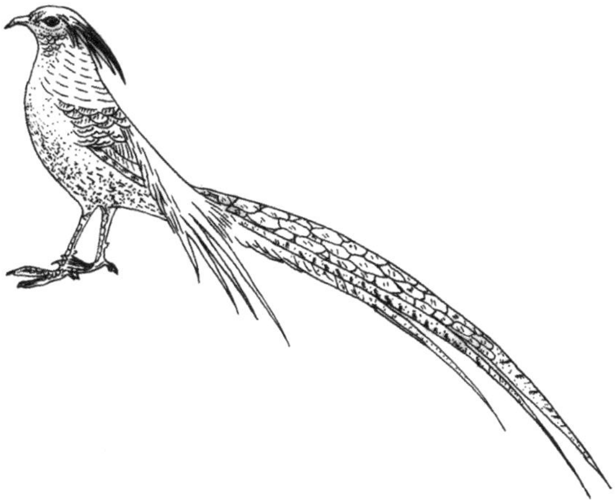

图342　金鸡（红腹锦鸡）
Chrysolophus pictus（Linnaeus）

【药性及功能】性温，味甘。补血补肝，补脾补肾。

【土家族用药经验】治疗贫血等。

【单验方】治疗贫血：金鸡肉50g，草血竭30g，红孩儿30g，炖服。

金钱白花蛇

【别名】白节箍、白花蛇、银报应。

【来源】眼镜蛇科动物银环蛇 *Bungarus* multicinctus Blyth 幼蛇或成蛇除去内脏的全体。

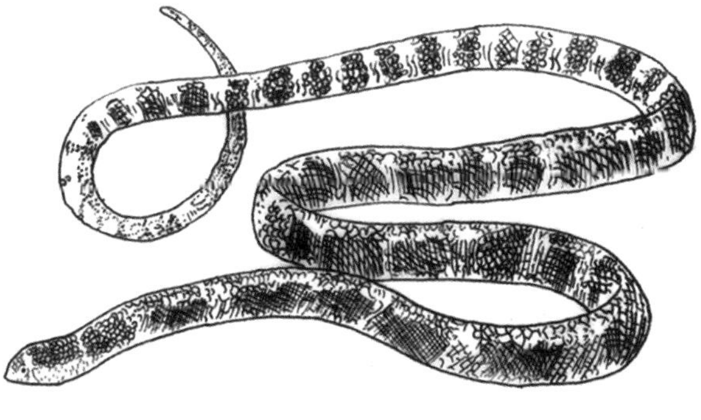

图343　金钱白花蛇（银环蛇）
Bungarus multicinctus Blyth

【动物形态】成蛇全长1m左右。头椭圆形，与颈略可区分。体较细长，尾尖细。头部黑色或黑褐色，躯干及背部黑色，有白色横纹，腹面乳白色，少杂有黑斑。无颊鳞，眶前鳞1，眶后鳞2；颞鳞1（2）。背鳞平滑，通身15行，脊鳞呈六角形；腹鳞203~231；肛鳞完整，尾下鳞单行。

栖于平原、丘陵地区水稻田、塘边等近水处。分布于黔、湘、川（渝）、鄂地区，在安徽、浙江、江西等地也产。

【药性及功能】性温，味甘、咸，有大毒。赶风赶湿，止痒止惊。

【土家族用药经验】治疗风湿关节痛等。

【单验方】治疗风湿关节痛：金钱白花蛇1条，地龙20g，威灵仙30g，独活20g，牛膝20g，石斛20g，续断20g，木瓜20g，秦艽20g，桑寄生30g，黄芪40g，鹿含草30g，用5公斤白酒浸10天后，每次服20ml。

【化学成分】含蛋白质、脂肪、氨基酸、钙、磷等。

【药理作用】1. 神经肌肉阻断作用。2. 神经节阻断作用。3. 呼吸酶抑制作用。

娃娃鱼

【别名】娃儿鱼。

【来源】隐鳃鲵科动物大鲵 *Megalobatrachus davidianus*（Blanchard）的全体。

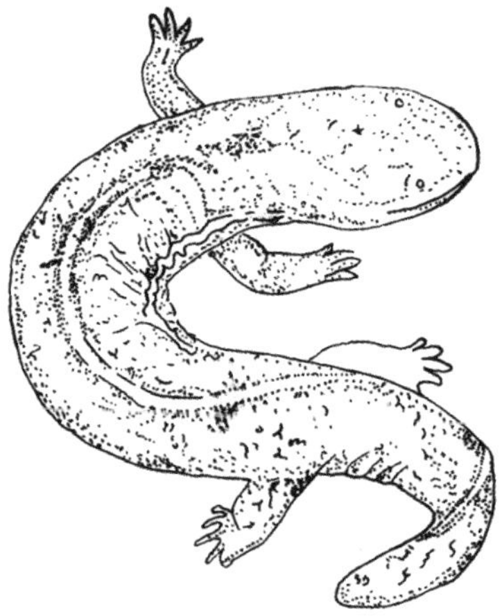

图344　娃娃鱼（大鲵）
Megalobatrachus davidianus（Blanchard）

【动物形态】体形大而扁平，体长以60～70cm为多，大者全长可达180cm。头部极扁平而宽阔。躯干粗壮而扁；尾后端侧扁，尾梢钝圆。眼无眼睑，位于头的背方；口大延到眼后方，舌扁圆，粘连着口腔底。四肢短而肥壮，指、趾极宽扁而短，末端钝圆，外侧四趾基部微具蹼。尾长为全长的1/3，尾背鳍褶高而厚，尾底部宽厚无腹鳍褶，肛孔短小成裂缝状。皮肤较光滑，头部有疣粒。体侧有肋沟12～15条。背部棕褐色，有深色大黑斑，腹面色较浅，指、趾端棕黄色。

栖于山区水流湍急而清澈的溪水中。分布于黔、湘、川（渝）、鄂地区，在河北、广西、广东等地也产。

【药性及功能】性平，味甘、咸。滋补三元，赶气止痛，接骨补虚。

【土家族用药经验】治疗骨折等。

【单验方】

1. 治疗骨折：娃娃鱼1条，捣烂，黄酒送服，每次1.5g。

2. 治月家痨：娃娃鱼1斤，血当归15g，神参15g，大枣15g，炖服，吃肉喝汤。

穿山甲

【别名】鲮鲤甲、山甲、甲片、山甲片。

【来源】鲮鲤科动物鲮鲤 *Manis pentadactyla* L. 的鳞片。

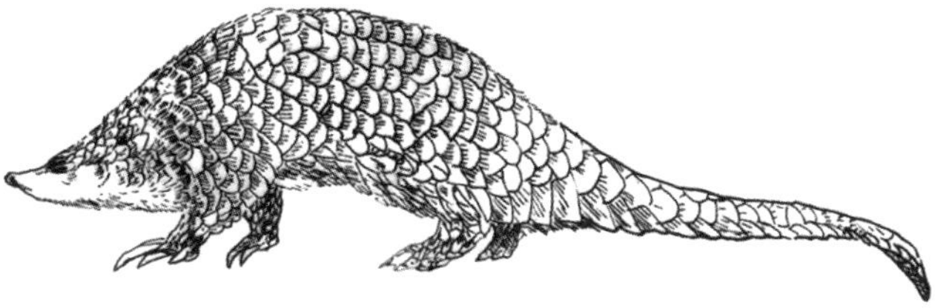

图 345 穿山甲（鲮鲤）
Manis pentadactyla L.

【动物形态】身体背面、四肢外侧和尾部披覆瓦状角质鳞片，头细，吻尖，眼小，舌长，无齿，趾（指）爪强健有力。全身的鳞片间杂有数根刚毛，颜面从下颌开始，过胸腹直至尾基以及四肢内侧无鳞而着生稀毛。两颊、眼、耳周亦被毛。四肢粗短，前肢比后肢长；前足爪长于后足爪，中间趾爪特别粗长，是为挖掘的强劲工具。鳞甲颜色有黑褐色和棕褐两种类型，以前者为多见。老兽的鳞片边缘，橙褐色或灰褐色，每一鳞片自基部始有纵纹，年龄越大纹数越短少。

初生兽则鳞软色白，1 月龄后渐次角化并变为褐色。鳞片形状大体有 3 种：背鳞呈阔菱形，较扁平；腹侧，前肢近腹内侧和后肢鳞呈盾状，鳞片中央有龙骨状突起，该突起亦随年龄而减少，老年个体几乎消失；尾侧鳞呈折合状。

栖于丘陵山地的树林、灌丛、草莽等各种环境中。分布于黔、湘、川（渝）、鄂地区，在福建、广东、广西、云南等地也产。

【药性及功能】性凉，味咸。赶气活血，化瘀消肿，下乳。肉：滋补三元。

【土家族用药经验】治疗乳汁不通，血瘀经闭，胃痛等。

【单验方】

1. 治疗乳汁不通：炮山甲 6g，王不留行 6g，当归 15g，通草 6g，水煎服。

2. 治血瘀经闭：炮山甲 6g，桃仁 6g，红花 6g，赤芍 9g，当归 9g，川芎 9g，水煎服。

3. 治疗胃痛：甲珠 15g，血竭 9g，水煎服。

【化学成分】含硬脂酸、胆甾醇等。

【药理作用】1. 抗凝血作用。2. 抗炎作用。

桑螵蛸

【别名】螳螂蛋。

【来源】螳螂科昆虫大刀螂 *Paratenodera sinensis* Saussure 的干燥卵鞘。

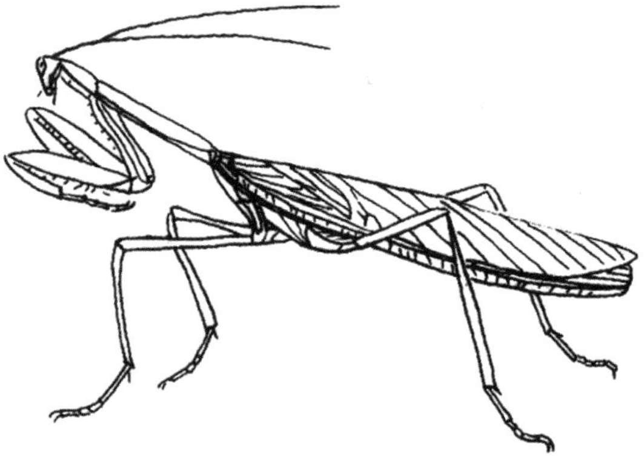

图 346　**桑螵蛸（大刀螂）**

Paratenodera sinensis Saussure

【药物形态】体形较大，呈黄褐色或绿色，长约 7cm。头部三角形。前胸背板、肩部较发达。后部至前脚基部稍宽。前胸细长，侧缘有细齿排列。中纵沟两旁有细小的疣状突起，其后方有细齿，但不甚清晰，前翅革质，前缘带绿色，末端有较明显的褐色翅脉；后翅比前翅稍长，向后略微伸出，有深浅不等的黑褐色斑点散布其间。雌性腹部特别膨大。足 3 对，细长。前胸足粗大，为镰刀状，基部外缘有短棘 16 个以上，腿节下外缘有短棘 4 个，以第 2 个最大。栖息于草丛中及树枝上。

全国大部分地区有分布。

【药性及功能】性平，味咸、甘。补肾助阳，固精止带。

【土家族用药经验】治疗阳痿，遗精，小儿遗尿等。

【单验方】

1. 治疗阳痿：桑螵蛸 30g，枸杞 30g，巴戟天 30g，泡酒服。

2. 治疗遗精：桑螵蛸（烧存性）、煅龙骨各适量，研细，盐水送服，每次 6g。

3. 治疗小儿遗尿：桑螵蛸 6g，益智仁 6g，水煎服。

【化学成分】含磷脂类物质，胆固醇，糖蛋白物质，氨基酸等。

黄　鳝

【别名】田黄鳝。

【来源】合鳃科动物黄鳝 *Monopterus albus*（Zuiew）的肉。

【动物形态】体细长如蛇，前段圆，向后渐侧扁，尾部尖细。体长 24 ~ 40cm。头圆，其高较体高为大。吻端尖，唇发达，下唇尤其肥厚。上下颌与口盖骨上都有细齿。眼小，为一薄皮所覆盖。2 鼻孔分离较远，后鼻孔在眼前上方，前鼻孔在吻端。左右鳃孔在腹面合而为一，呈“V”字形。鳃膜连于鳃峡。体润滑无鳞。无偶鳍，背鳍和臀鳍均退化，仅留低下的皮褶，无软刺，都与尾鳍相联合。尾鳍尖细。体色微黄或橙黄，全体满布黑色小斑点，腹部灰白色。

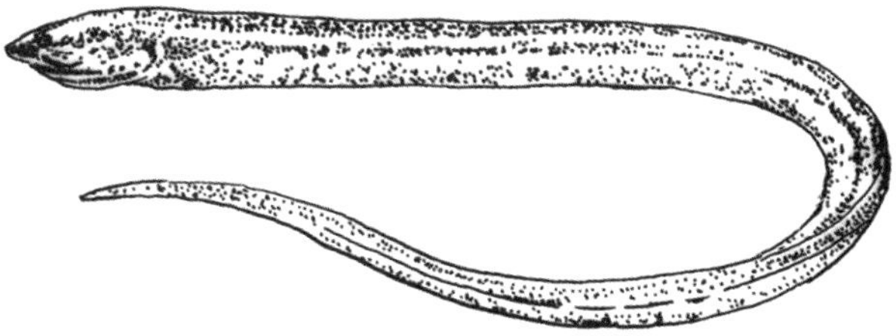

图 347 黄鳝（黄鳝）
Monopterus albus（Zuiew）

栖于河道、湖泊、沟渠及稻田中。全国除西北地区及东北北部外均有分布。

【药性及功能】性温，味甘。补肾补脾，活血止痉。

【土家族用药经验】治疗便脓血，虚劳咳嗽，湿热身痒等。

【单验方】

1. 治疗便脓血：黄鳝 1 条，红糖 9g，研细，开水送服。

2. 治疗虚劳咳嗽：黄鳝 120g，虫草 15g，炖服。

3. 治疗湿热身痒：黄鳝 120g，一支箭 9g，蒲公英 9g，鱼鳅串 9g，炖服。

4. 治面瘫：黄鳝血适量、黄栀子、地团鱼适量打细粉，共和泥敷瘫侧。

【化学成分】含蛋白质，脂肪，钙，磷，铁，维生素 A，维生素 B 和烟酸等。

蛐　蟮

【别名】虫蟮、地龙。

【来源】钜蚓科动物威廉环毛蚓 *Pheretima guillelmi*（Michaelsen）和其它同属种的全体。

【动物形态】体呈圆筒形，长约 13.5cm，粗 0.5cm。体节数 111 ~ 138 节，雌雄同体。环带位于 14 ~ 16 节，肉色，生殖时期为苍白色。雄性生殖孔 1 对，位于 18 节，在腹面两侧隆起；雌性生殖孔 1 个，位于 14 节，在腹面正中。除环带外各节环生刚毛，甚短，肉眼不易见。

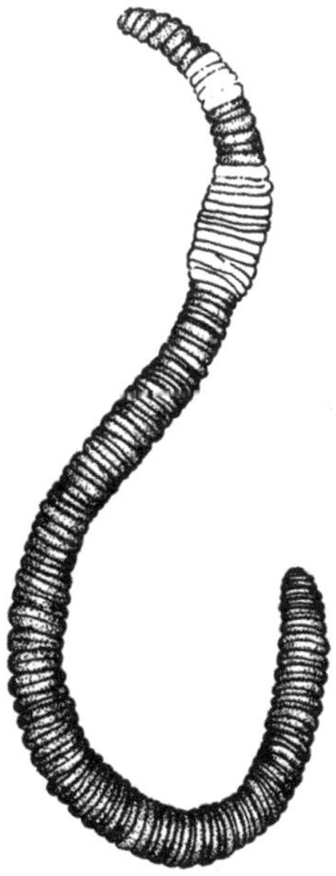

图 348 蛐蟮（威廉环毛蚓）
Pheretima guillelmi（Michaelsen）

生活在潮湿而多有机质的泥土里。全国各地均有分布。

【药性及功能】性凉，味咸。赶风退热，解惊，平喘。

【土家族用药经验】治疗高热惊厥，小儿惊风，支气管哮喘，烧烫伤，产后头痛等。

【单验方】

1. 治疗高热惊厥：蛐蟮 9g，天竺黄 9g，钩藤 30g，水煎服。

2. 治疗小儿惊风：蛐蟮 12g，天麻 12g，蓖麻根 12g，钩藤 12g，石决明 12g，僵蚕 12g，羚羊角 1.2g，水煎服。

3. 治疗支气管哮喘：蛐蟮适量，研细，温开水送服，每次 3g。

4. 治疗烧烫伤：蛐蟮适量，捣烂外敷。

5. 治疗产后头痛：蛐蟮 15g，半夏 15g，赤茯苓 15g，研细，用姜汤送服，每次 2g。

【化学成分】含蚯蚓解热碱、地龙毒素、蚯蚓素、氨基酸等。

【药理作用】1. 降压作用。2. 抗心律失常作用。3. 抗癌作用。

蜂　糖

【别名】蜂蜜、家蜂。

【来源】蜜蜂科动物中华蜜蜂 *Apis cerana* Fabr. 在蜂巢中贮存的糖类物质，经加工、精制而成。

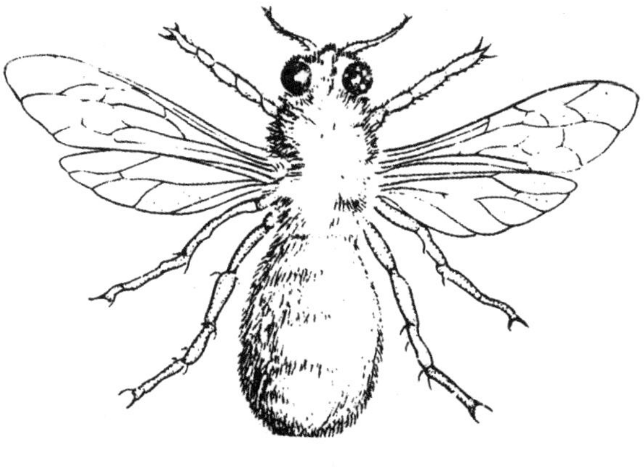

图 349　蜂糖（蜜蜂）

Apis cerana Fabr.

【药物形态】鲜品为稠厚的半透明糖浆状液体，近白色至淡黄色（白蜜），或橘黄色至琥珀色（黄蜜），气芳香，味甜。

全国各地均产。

【药性及功能】性平，味甘。润心肺，补脾肾，止咳喘。

【土家族用药经验】治疗高血压，小儿麻疹，鹅口疮等。

【单验方】

1. 治疗高血压：蜂糖 45g，黑芝麻 45g，先将黑芝麻捣烂，再与蜂蜜拌匀，分两次开水送服。

2. 治疗小儿麻疹：蜂糖 100g，猪肝 100g，炒熟一次服。

3. 治疗鹅口疮：蜂糖适量，硼砂 3g，枯矾 2g，后两味药研细与蜂蜜调匀敷患处。

【化学成分】含蛋白质、糖类、维生素、氨基酸等。

【药理作用】1. 降压作用。2. 降低血糖作用。3. 解毒作用。

雷公虫

【别名】蜈蚣。

【来源】蜈蚣科动物少棘蜈蚣 *Scoloperdra subspinipes mutilans* L. kochis 的全体。

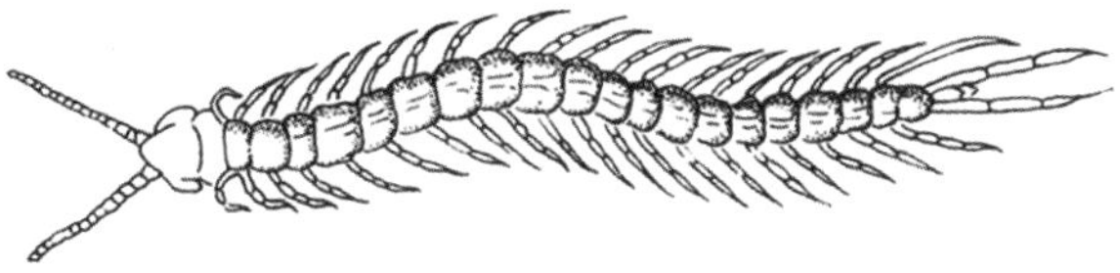

图 350　雷公虫（少棘蜈蚣）

Scoloperdra subspinipes mutilans L. kochis

【动物形态】体长 11 ~ 14cm。头部背板略似心脏形，有 1 对细长多节的触角，触角基部有 4 个单眼。口在头前偏腹面的地方，外围有 1 对大颚和 2 对小颚。胴部由 21 个体节组成，每个体节各有脚 1 对，脚的末端有爪。胴部第 1 对脚特别强大，形成镰形的毒颚，伸向头部下方的两侧，它的末端有毒腺开口。头背和第 1 背板金黄色，体的背面黑绿色或暗绿色，脚端黑色。

栖息于丘陵地和多石少土的低山区。全国各地均有分布。

【药性及功能】性温，味辛。赶风，止痛，赶毒散结。

【土家族用药经验】治惊风，癫风，痛风，疮毒。

【单验方】

1. 治小儿惊风：雷公虫二条，灵陵香 10g，灶心土烧红，吹水服，每日三次，每次 0. 5 ~1g。

2. 治羊癫风：雷公虫一条，当归 10g，土防风 10g，鳖甲 10g，半夏 10g，白芷 10g，共研末，灶心土烧红，吹水冲服，每日三次，每次 1 ~3g。

【化学成分】含蛋白质、胆甾醇、5 – 羟色氨、蚁酸、氨基酸、酶等。

【药理作用】1. 抗肿瘤作用。2. 抗菌作用。3. 血小板聚集作用。

鲤　鱼

【别名】赤鲤鱼。

【来源】鲤科动物鲤 *Cyprinus carpio* L. 的全体。

【动物形态】全体长而侧扁，背部弧形，腹部圆。头中等，吻钝，眼略下。口下位，闭口时呈马蹄形，有 2 对须，第 1 对在上颌侧面；第 2 对在口角。鳃盖上有放射线纹。全体黑褐色略带黄色，腹部淡白色。

栖于江河及湖泊中。全国各地均有分布。

【药性及功能】性平，味甘。补肾元气，健脾壮骨，润肺止咳。

【土家族用药经验】治疗妊娠水肿，久咳不止，胎动不安等。

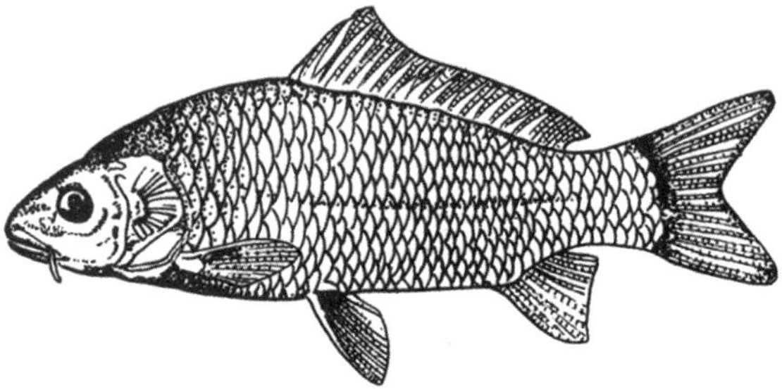

图 351　鲤鱼（鲤）
Cyprinus carpio L.

【单验方】

1. 治疗妊娠水肿：鲤鱼 1 条，赤小豆 15g，炖服。

2. 治疗久咳不止：鲤鱼 30g，川贝末 9g，煮汤服。

3. 治疗胎动不安：鲤鱼 1 条，阿胶 30g，糯米 60g，煮熟服。

【化学成分】含水分、蛋白质、脂肪、灰分等。

【药理作用】降血脂、抗血栓作用。

螺　丝

【别名】螺丝壳。

【来源】田螺科动物中国圆田螺 *Cipangopaludina chinensis*（Gray）的全体。

【动物形态】贝壳呈长圆锥形，质薄而坚。螺层 6 ~ 7 层，各层增长迅速，螺旋部发达，体螺层膨大，缝合线深。壳面黄褐色或深褐色，壳口卵圆形，周缘有黑色框边。厣角质，为一黄褐色的卵圆形薄片，有环纹。

栖于水草茂盛的湖泊、河沟、水田等地。我国大部分地区有分布。

【药性及功能】性凉，味甘、咸。补肺脾元气，赶湿清热。

【土家族用药经验】治疗呕吐，尿闭，子宫脱垂，中耳炎等。

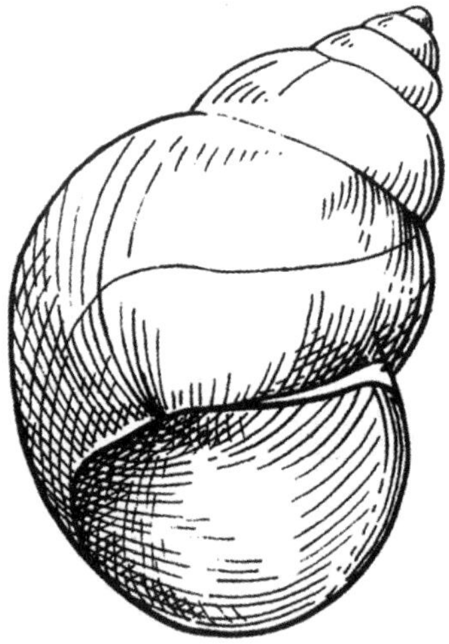

图 352　螺丝（中国圆田螺）
Cipangopaludina chinensis（Gray）

【单验方】

1. 治疗呕吐：螺丝壳（炒灰）3 个，南天竹 15g，水煎服。

2. 治疗尿闭：螺丝数个，捣烂敷肚脐，小便通时去除。

3. 治疗子宫脱垂：螺丝、团鱼、茄子各 30g，水煎服。

4. 治疗中耳炎：螺丝 1 个，白糖少许，将白糖放入田螺壳内，田螺化水，取水滴耳。

【化学成分】含蛋白质、脂肪、核黄素、硫胺素、钙、铁等。

癞格宝

【别名】癞哈麻。

【来源】蟾蜍科动物黑眶蟾蜍 *Bufo melanostictus* Schneider 的全体及分泌物。

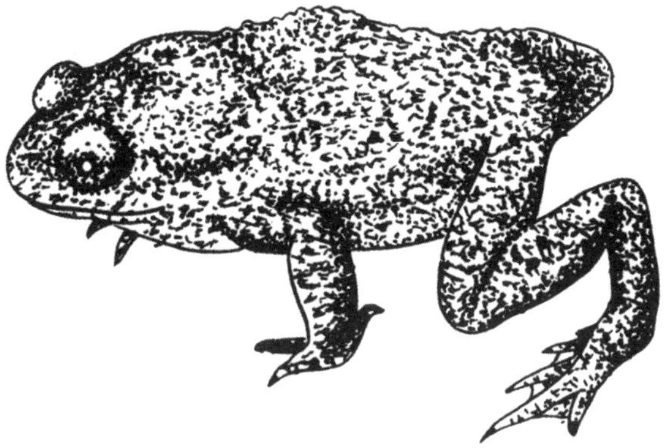

图 353　癞格宝（黑眶蟾蜍）

Bufo melanostictus Schneider

【动物形态】体长 20～100mm，雄性略小。头宽短，上下颌均无齿。头部沿吻棱、眼眶上缘、鼓膜前缘和上下颌缘有十分明显的黑色骨质棱或黑色线，故称“黑眶蟾酥”。鼓膜大，椭圆形。雄性在咽下有发声的声囊。前脚细长，后肢短，趾的基部有半蹼。全身满布有大小不等的圆形疣粒。体色一般是黄棕色。头的两侧有长椭圆形的耳后腺，能分泌白色乳状液。

栖息在田边、住宅、水塘等隐蔽处。分布于黔、湘、川（渝）、鄂地区，在江浙、江苏、福建、广东、广西、云南等地也产。

【药性及功能】性温，味辛、咸，有毒。赶气止痛，破瘀软坚，赶毒解痉。

【土家族用药经验】治疗小儿惊风，虫牙痛。

【单验方】

1. 治疗小儿惊风：癞格宝 6g，雄黄 6g，牛黄 4.5g，珍珠 4.5g，麝香 0.3g，朱砂 4.5g，癞格宝用酒化，其余药研细，泛丸 100 粒，百草霜衣，每次服 10 粒。

2. 治疗牙痛：癞格宝少许，置痛处，流涎后吐出。

【化学成分】含胆甾醇、南美蟾蜍精、日本蟾蜍它灵、远华蟾蜍精等。

【药理作用】1. 升压作用。2. 局麻作用。3. 抗肿瘤作用。

獾　子

【别名】猪贩子、地猪、沙猪。

【来源】鼬科动物猪獾 *Arctonyx collaris* F. Cuvier 的脂肪。

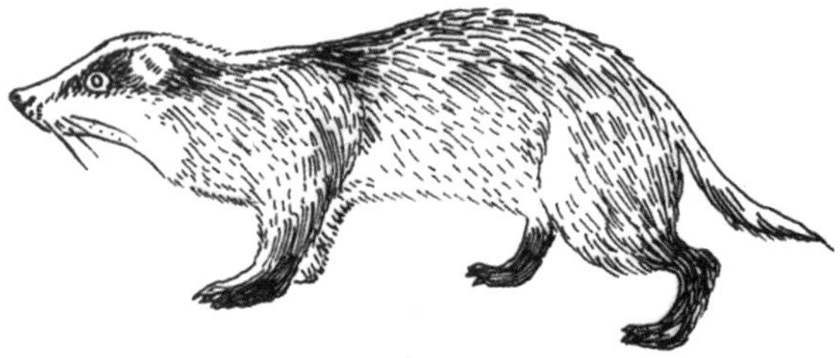

图 354　獾子（猪獾）

Arctonyx collaris F. Cuvier

【动物形态】体长 60 ~ 70cm，重约 10 公斤。鼻吻较长，鼻垫与上唇间裸露，眼小，耳圆短可见。四肢短粗有力；后脚掌裸露部位不达脚跟处。爪长弯曲有力。尾较长。通体黑褐色；体背两侧及臀部杂有灰白色；两颊在眼各具一条污白色条纹。针毛粗长挺拔，背部毛尖棕黑，体毛变化因地区、年龄等有差异。

栖于岩洞或挖洞而居。分布于黔、湘、川（渝）、鄂地区，在云南、江苏、山西、河北等地也产。

【药性及功能】性平，味酸。补脾补气，强筋健骨。

【土家族用药经验】治疗烧烫伤，子宫脱垂等。

【单验方】

1. 治疗烧烫伤：獾子油适量，擦患处。

2. 治疗子宫脱垂：獾子油 9g，鸡蛋 7 个，油煎后加入水适量，打入鸡蛋，趁热服。

麝

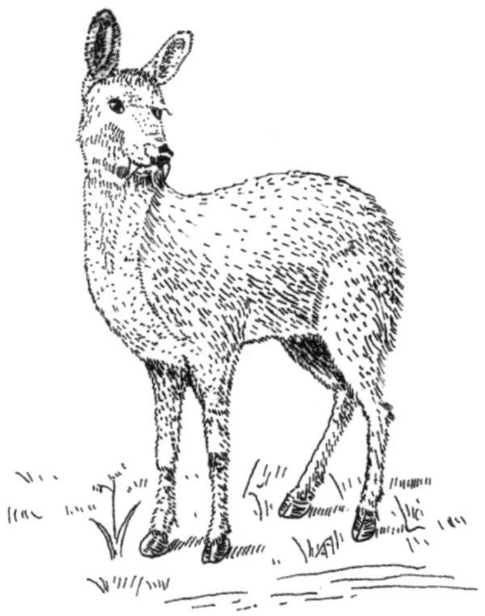

图 355　麝（林麝）

Moschus berezovskii Flerov

【别名】香獐、獐子、香驴子、拉石子。

【来源】鹿科动物林麝 *Moschus berezovskii* Flerov 成熟雄体香囊中的干燥分泌物。

【动物形态】体长约 75cm，体重 10kg。毛色较深，深褐色或灰褐色，耳背多为褐色或黑褐色；耳内白色，眼的下部有两条白色或黄白色毛带延伸至颈和胸部。四肢前面体色较淡，后面多为黑褐色或黑色。前肢短；后肢长，为蹠行性。成年雄麝有 1 对上犬齿外露，腹下有 1 个能分泌麝香的腺体囊，开口于生殖孔相近的前面；雌麝无腺囊和犬齿。尾短小，掩藏于臀毛中。

分布于黔、湘、川（渝）、鄂土家族聚居地区，在西藏、青海等地也产。

【药性及功能】性温，味辛、特香。赶气通络，解痉止痛，开窍醒神。

【土家族用药经验】治疗毒蛇咬伤，小儿夜啼，偏头痛等。

【单验方】

1. 治疗蛇咬伤：麝香0.3g，雄黄15g，白芷9g，细辛3g，研细，每次3g，白酒冲服。

2. 治疗小儿夜啼：麝香0.03g，开水冲服。

3. 治疗偏头痛：麝香0.3g，皂角刺3g，用纸包敷于患处，炒盐置于上面热敷。

【化学成分】含麝香酮、麝香吡啶、雄性激素、胆甾醇等。

【药理作用】1. 抗炎作用。2. 雄激素样作用。3. 抗肿瘤作用。4. 抗菌作用。5. 抗溃疡作用。

第六节　土家族常用矿物药

石　膏

【别名】白岩、玄精石。

【来源】硫酸盐类石膏族矿物石膏 Gypsum。

【矿物形态】呈纤维状的结晶聚合体，长块状或不规则形，大小不一。全体白色、灰白色或浅黄色，有的附有青灰色状杂质，有的半透明，质松，易纵向断裂，手捻能碎，纵断面具纤维状纹理，显绢丝光泽。味淡，无臭。

分布于黔、湘、川（渝）、鄂土家族聚居地区，广西、云南有产。

【药性及功能】性凉，味甘、辛。赶火清热，凉血除烦。

【土家族用药经验】治疗多汗，小儿口腔炎，肾炎，火眼等。

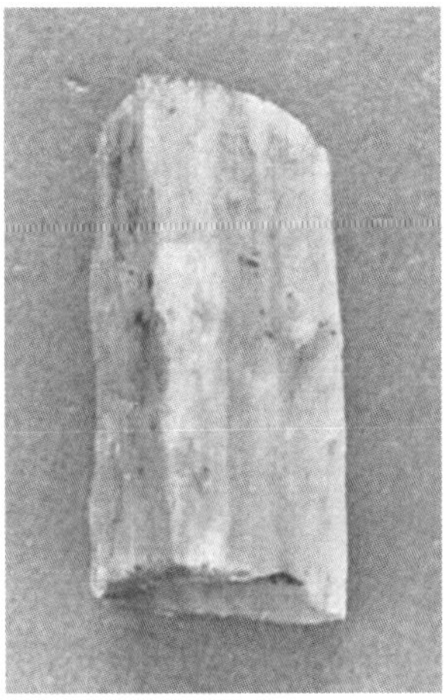

图356　石膏
（硫酸盐类石膏族矿物石膏）
Gypsum

【单验方】

1. 治疗多汗：石膏60g，甘草6g，粳米15g，知母12g，水煎服。

2. 治疗小儿口腔炎：熟石膏9g，百草霜9g，冰片0.3g，共研细，吹入口中。

3. 治疗肾炎：石膏10g，麻黄3g，陈皮5g，生姜3g，白术5g，红枣3g，甘草3g，水煎服，每日一剂，分三次服。忌盐。

4. 治疗火眼：生石膏10g，天青地白10g，夏枯草15g，小血藤15g，满天星10g，共捣烂，敷眼角。

【化学成分】含水硫酸钙等。

【药理作用】1. 对发热的影响。2. 解渴作用。3. 对免疫功能的作用。

朱　砂

【别名】母砂、丹砂、金星砂。

【来源】硫化物类辰砂族矿物辰砂 Cinnabar。

【矿物形态】矿石呈大小不一的块片状、颗粒状或粉末状。鲜红色或暗红色，具金属光泽，半透明。质重而脆，条痕红色，无味无臭。

分布于黔、湘、川（渝）、鄂地区及陕西。

【药性及功能】性凉，味甘，有毒。镇心安神，赶毒止惊。

【土家族用药经验】治疗失眠、心悸，黄肿病等。

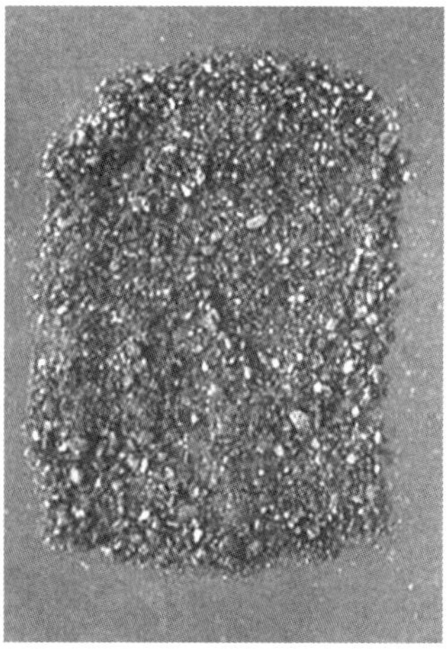

图357　朱砂

（硫化物类辰砂族矿物辰砂）

Cinnabar

【单验方】

1. 治疗失眠、心悸：朱砂30g，生地30g，当归30g，黄连45g，甘草15g，共研细，炼蜜为丸，每丸9g，一次服一丸。

2. 治疗黄肿病：朱砂10g，青矾500g，沉香6g，广三七6g，共研细，装胶囊，每次一颗。

【化学成分】含硫化汞。

【药理作用】1. 镇静、催眠、抗惊厥作用。2. 抑制生育作用。

自然铜

【别名】铁蛋。

【来源】硫化物类黄铁矿族矿物黄铁矿 Pyrite。

【矿物形态】多呈立方体，粒径0.2～2.5cm，有棱，亮淡黄色；条痕绿黑色或棕红色。表面平滑，不透明；具金属光泽。体重，质硬而脆，断面黄白色，有金属光泽。无嗅无味。

分布于黔、湘、川（渝）、鄂土家族聚居地区，在河北、云南、辽宁等地也产。

【药性及功能】性平，味辛。赶气散瘀止痛，续筋接骨消肿。

【土家族用药经验】治疗跌打损伤，骨折，心气痛。

【单验方】

1. 治疗跌打损伤：自然铜（水飞）15g，当归 15g，没药 15g，用酒调敷患处。

2. 治疗骨折：自然铜适量，骨碎补 15g，自然铜用醋淬 7 次，共泡酒放入土中 6 个月后，取出酒浸，取汁服。

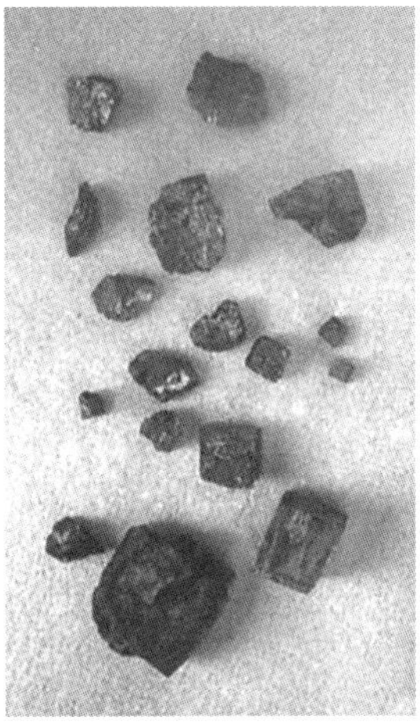

图 358　自然铜
（硫化物类黄铁矿族矿物黄铁矿）
Pyrite

3. 心气痛：自然铜适量（醋淬 9 次），研细，醋调服。

【化学成分】含二硫化铁、铜、砷、钡、铅等。

【药理作用】1. 促进骨折愈合作用。2. 抗真菌作用。

硫　黄

【别名】冲黄。

【来源】自然元素类硫黄族矿物自然硫 Sulfur。主要为含硫矿物经炼制的结晶体。

【矿物形态】矿石呈不规则块状，大小不一。黄色或略呈黄绿色，表面不平坦，常有细孔，断口呈脂肪光泽，半透明。质脆，易碎。断面常呈针状结晶形，条痕白色或淡黄色。味淡，具特异的臭气。

分布于黔、湘、川（渝）、鄂地区，在内蒙古、陕西、河南等地也产。

【药性及功能】性温，味酸，有毒。赶毒杀虫，止痒止痛。

【土家族用药经验】治疗癣，牙痛等。

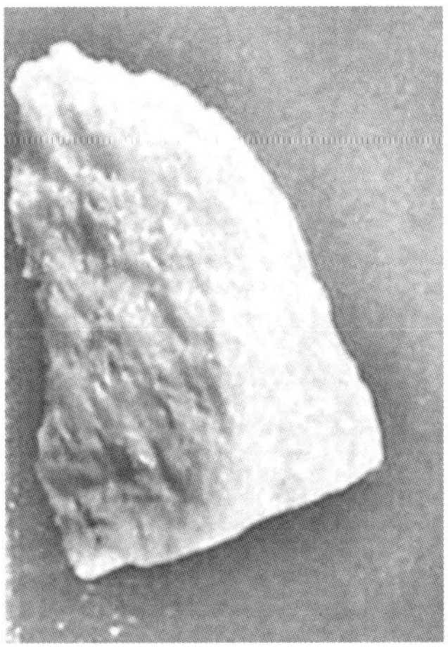

图 359　硫黄
（自然元素类硫黄族矿物自然硫）
Sulfur

【单验方】

1. 治疗癣：硫黄、轻粉、冰片各适量，研细，用醋调敷患处。

2. 治疗牙痛：硫黄5g，六月椒5g，四两麻5g，冰片5g，樟脑10g，研细，擦患处。

【化学成分】含硫、砷、硒、碲等。

【药理作用】1. 杀菌作用。2. 缓泻作用。3. 消炎、镇咳、祛痰作用。

雄　黄

【别名】黄金石、石黄、天阳石。

【来源】简单硫化物类雄黄族矿物雄黄 Realgar。

【矿物形态】矿石呈不规则的块状或粉末，大小不一，全体呈橙红色或深红色。块状者表面常覆有橙黄色粉末，以手触之易被染成橙黄色。半透明，有光泽。微有特异臭气，味淡，燃之易熔融成红紫色液体，并生黄白色烟，并有强烈蒜臭味。

分布于黔、湘、川（渝）、鄂地区及云南、陕西。

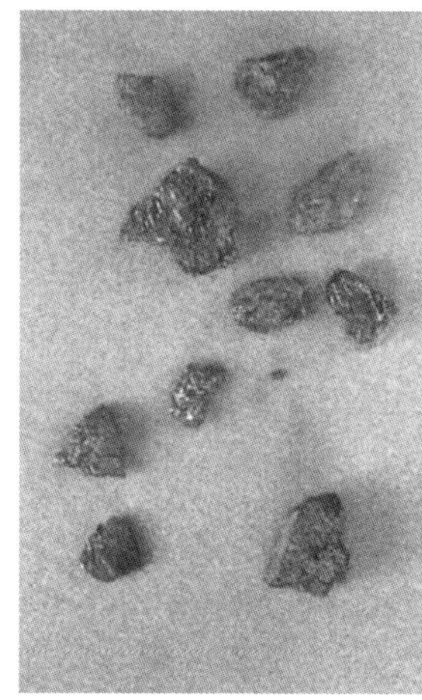

图360　雄黄
（简单硫化物类雄黄族矿物雄黄）
Realgar

【药性及功能】性温，味苦、辣，有毒。杀虫解毒。

【土家族用药经验】治疗慢性湿疹，感冒，毒蛇咬伤等。

【单验方】

1. 治疗慢性湿疹：雄黄、木槿花各适量，用白醋浸泡，取浸液擦患处。

2. 治疗感冒：雄黄1g，白胡椒7粒，研细末，吹入耳孔。

3. 治疗毒蛇咬伤：雄黄、生草乌各适量，用酒磨，取汁擦患处。

【化学成分】含二硫化二砷、硅、铅、铁、钙、镁等。

【药理作用】1. 抗菌作用。2. 抗血吸虫作用。

第五章　土家族医药的学术研究价值和开发前景展望

土家族医药是横跨我国武陵山区与大娄山、大巴山、巫山余脉切入的黔、湘、渝、鄂四省市边区，有较大区域性的民族医药。它为世世代代居住在这方圆10万平方公里土地上的800多万土家人民和其他民族人民的繁衍生息，防病治病，健康繁荣作出了不可磨灭的贡献。历时二十多年对土家族医药的调查考察研究，使我们深感土家族医药原始自然神奇，民族特色突出，理论哲理精深，单方验方经典，临床效果卓著。所以说，土家族医药是我国传统医药宝库中的一支新秀，它具有较高的学术研究价值和广阔的开发前景。

第一节　土家族医药的重要学术价值和意义

土家族由于长期受历代封建统治者的压迫和歧视，致使土家族医药和土家民族发展史一样经历了漫长的隐族埋名不能发扬光大的惨痛遭遇。但土家族医药深厚的文化积淀，精深的医学哲理，丰富的医药内容，使土家族医药一问世就在我国传统医药中独树一帜，特别是土家族医药“三元论”和土家族药物的“三元性”是一种独具土家民族特色的新的医学哲学思维模式。它不受我国传统医药“阴阳平衡”、“四气五味”理论的约束，而在几千年千回百折的医疗实践中创立了以阳统阴的“三元论”理论。“以阳统阴的三元论”学说，其主要观点是强调阳气（元阳、真阳）的作用。阳气是人体生命最宝贵的物质。土家医认为：“阳行则阴行，阳停则阴凝，阳衰则阴盛，阳微则阴绝，阳气健旺，百病难作，阳气稍病，群阴峰起。”“三阳本乎乾元之气一气所分，亦即一元之气，一元之阳气。阳气流通，阴气无滞，阳气不足，稍有阻滞，百病丛生。”“万物之精，莫不以阳统阴。故阳者，阴之主也，阳盛则壮，阴盛则老。”人体生命是由阳始生，阳渐旺，到阳渐盛，到阴始生，阴渐盛，阴盛极，阳无存的生、长、壮、老、病、死的生命消长转归过程。“阳盛则壮，男女一样”，“阴盛则老，康寿阳保”。土家族医药这种崭新的医学哲学思维模式，深刻地揭示了人体生命的起源和人体生命科学的生、长、壮、老、病、死的客观规律。并且深刻地提示人们保元培阳、赶风、赶气、赶火、赶水、赶食，是维护人体生命防病治病、康复保健的奥秘，保元培阳、赶毒排毒更是延长人体生命的寿命、健康长寿的关键。这将对现代医学研究人体生命疾病的治疗预防、康复保健、延年益寿提供一个新的学科研究方向，并产生重大影响。土家族药物的“三元性”即苦、酸、涩味的药为凉（寒）药，麻、辣、咸味的药称为温（热）药，甜、淡、滑味的药称为平（淡）药，这就形成了土家族药学的“三元性”与土家族医学“三元论”的一致性。土家族医药理、法、方、药哲理清新，特别是土家医经过千回百想的哲学思维，将人体三元脏器、三元孔窍、三元物质的生理功能和病理趋势用土家民间文化歌谣、简句形式进行高度浓缩和概括，形象生动，栩栩如生，使老百姓一听就懂。所以说，土家族医药是老百姓的医药。更为可贵的是土家医用土家族医药理论的反复实践创立的防病治病、康复保健、延年益寿的特色医疗方法和用药经验、单方、验方疗效卓著，这是我国实施中药现代化十分需要的新药开发第一手资料。所以说，土家族医药的开发具有深厚文化底蕴和资源环境的独特优势。

一个民族的特色，本质上表现为一个民族的文化。一个民族的进步繁荣，实质上表现为一个民族的创新精神。土家族医药从流传《土王真药本草》记载的七十二参、七十二七、七十二莲、三十六风、三十六还阳、三十六蜈蚣、三十六血和一百单八将（即108种行之有效的土家民族药）和七十二症、七十二风、七十二痧、三十六痨、三十六疮疡、三十六惊、三十六伤疾和“一百单八症”（即108种常见病的诊断治疗和方药）的感性辨证医药理论，再演化到创立土家族医学独特的以阳统阴的“三元论”和药学“三元性”的理性辨证医学理论，这是土家族能立于我国和世界传统医药之林的医药文化特征和创新精神。因而，我们认为加强和加快研究开发土家族医药独特的医学理论、特色民间疗法和土家民族新药产业经济有着极其重要的学术价值和深远的民族政治经济意义。

第二节　土家族医药开发的必要性和重要性

土家族医药是植根于我国武陵山和大娄山、大巴山、巫山余脉切入的黔、湘、渝、鄂四省市边区方圆10万平方公里的原始自然沃土之上，它具有浓烈的原生态民族特色和原生态地域特色，是我国宝贵的民族医药资源。

我国国务院1992年批准的《国家中长期科学技术发展纲要》指出，“医药卫生科学技术的发展关系到国计民生和民族的兴旺，在社会发展中占有重要地位，要充分利用和发展我国宝贵的传统医药和丰富的药物资源，加强民族医药研究”。1997年中共中央、国务院又在《关于加强卫生改革和发展的决定》中指出“各民族医药是中华民族传统医药的重要组成部分，要努力发掘、整理、总结、提高，充分发挥其保护各民族健康的作用”。土家族是我国主要的少数民族之一，加强土家族医药理论研究和土家民族药物的开发研究，对推动我国民族医药学科的完整，配合我国民族医药产业现代化的开发，带动我省地方经济的繁荣，特别是对土家族聚居的铜仁地区和湘、川（渝）、鄂四省市边区民族经济的发展和繁荣，增强民族团结有着极为重要而深远的意义。这将使土家族医药早日走出武陵深闺，为我国和世界各民族人民健康服务。

第三节　土家族医药开发研究的内容及目标

一、加强土家族医药学科理论的深层次研究

土家族医药蕴藏在土家民间几千年，还有许多宝贵的东西值得我们去挖掘，去探索和提高整理，以完善土家族医药的学科建设。土家族医药学科理论研究是一项系统工程，需要集中各方面的力量，特别是需要黔、湘、渝、鄂四省市边区和全国热爱土家族医药研究的民族医药研究工作者和民族文化研究工作者长期的努力和大力的协作，要在党和国家加强民族医药研究开发的大政方针指引下，整合黔、湘、渝、鄂四省市边区和全国热爱土家族医药研究的人力资源、物力资源和科研经费投资格局。在黔、湘、渝、鄂四省边区大量详实的调研内容中进行严肃严谨的科学整理，以达到去伪存真，去粗取精，真正体现土家族医药真实科学的学术真缔之目的。要结合现代医药科学技术研究的方法，对土家族医药理论进行系统化、标准化、科学化的研究。其研究的主要内容包括：1. 对土家族医药发展史的进一步研究。2. 对土家族医药诊断学进一步研究。3. 对土家族医药内科学、外科学、骨伤科学、妇科学、儿科学的系统分科研究。4. 对土家族医药“三元论”和土家族药物“三元性”的进一步研究。5. 对土家族医药预防保健科学的研究。6. 对土家族药物的进一步系统分类研究等。唯有这样才能真正建立起中国土家族医药学。

二、加强对土家族医药珍稀地产药材的保护和新药的开发研究

土家族人民不仅创造了自己独特的医药理论，而且创立了各种特色医疗方法和大量行之有效的单方、验方。特别是深藏在武陵山深闺的土家族药物更是丰富多彩，现世界公认的贵州梵净山是“世界生物基因库”，湖南的张家界自然资源列入世界遗产保护，湖北的恩施素有“华中药库”之称，重庆西

阳的轿子顶、广阳界有“民族中草药王国”的美誉。这些都是不可多得的原始民族中草药生态园，根据1984－1987年全国中草药资源普查，本辖区有维管束植物药3303种，包括242科1106属，其中蕨类83属234种，裸子植物9科27属43种，被子植物189科996属3026种。动物药158种包括103科139属；矿物28种。土家族聚居辖区有动植物、矿物中草药达3489种。全国常用中药80%以上在我辖区有产。这是一块我国民族中草药蕴藏极为丰富的宝地。所以，保护与开发土家族野生药物资源迫在眉睫。我们必须对土家族医药进行科学产业化的开发研究。其主要开发研究的内容包括三个方面：一是土家族珍稀地产药物的保护和科技产业化开发研究；二是土家族特色医疗方法科技产业化开发研究；三是土家医行之有效单验方新药科技产业化开发研究。

（一）土家族医药珍稀地产药物的保护和科技产业化开发研究

民族常用地产珍稀中草药是民族医药的精髓，这些药物疗效好，需求量大，使用价值高。前些年由于民族中草药自然野生资源被过度地采伐、采挖，已使一些民族中草药处于灭绝的边缘。所以，如何加强对这些民族中草药进行保护，如何变野生为家种进行科学产业化开发研究，这是摆在我们民族医药工作者面前的崭新课题。通过这些年的调查研究，我们认为对土家族地产珍稀民族中草药108种应该进行有力保护，并进行科学产业化开发研究，使之变野生为家种。其具体品种是：1. 神参（竹节参）；2. 神麻（天麻）；3. 神草（灵芝草，树枝样灵芝）；4. 神香（细梗香草）；5. 神仲（杜仲）；6. 神树（银杏）；7. 神木（黄杨木）；8. 神荪（竹荪）；9. 盘龙参（绶草）；10. 双肾参（落地金钱）；11. 霸王七（雷公藤）；12. 百棒七（飞龙掌血）；13. 七叶莲（绞股蓝、七叶参）；14. 五甲皮（刺五加）；15. 血三七（菊叶三七）；16. 乌骨七（青木香）；17. 葫豆莲（鄂豆根）；18. 朱砂莲（薯莨）；19. 水龙胆（黑茇草）；20. 地乌七（林阴银莲花）；21. 雪见七（雪里见）；22. 九死还阳（卷柏）；23. 隔消七（牛皮消、隔山消）；24. 红活麻（红活麻）；25. 五花血藤（大血藤）；26. 岩豇豆（吊石苣苔）；27. 蜘蛛七（蜘蛛香）；28. 地蜈松（垂盆草）；29. 白贝七（湖北贝母）；30. 美荷莲（莲）；31. 金钩莲（钩藤）；32. 竹黄血（竹黄）；33. 鸡血藤（香花崖豆藤）；34. 马蹄莲（掌叶大黄）；35. 旱八角莲（八角莲）；36. 水八角莲（川八角莲）；37. 木仙挑（木瓜）；38. 水杨柳（水白前）；39. 肺痨七（阴地蕨）；40. 九滴血（百两金）；41. 一支箭（瓶尔小草）；42. 药王七（徐长卿）；43. 气藤（木防己）；44. 五虎劲（野花椒）；45. 四大天王（宽叶金粟兰）；46. 乌龟七（中华千金藤）；47. 地胆七（青牛胆）；48. 独角莲（七叶一枝花）；49. 百味莲（雪胆）；

50. 轩龙剑（骚羊古）；51. 止血莲（紫珠）；52. 蛇癀莲（白花蛇舌草）；53. 田基黄（地耳草）；54. 益母莲（益母草）；55. 岩白菜（牛耳朵）；56. 白龙须（瓜木、八角枫）；57. 半边莲（半边莲）；58. 老虎七（黄精）；59. 九节莲（九头狮子草）；60. 岩白合（百合）；61. 蜂科莲（夏枯草）；62. 白气参（泡参）；63. 马蹄香（马蹄香）；64. 金银花（金银花）；65. 透骨七（滇白珠）；66. 鱼鳅串（马兰）；67. 马鞭七（马鞭草）；68. 五香血藤（铁箍散）；69. 水黄连（美丽獐牙菜）；70. 羊角七（箭叶淫羊藿）；71. 白鸡七（白及）；72. 鹅寿七（何首乌）；73. 阎王七（阔叶十大功劳、阎王刺）；74. 蜂子七（地蜂子）；75. 岩火炮（石仙桃、果上叶）；76. 恶鸡七（大蓟、恶鸡婆）；77. 乳清莲（蒲公英）；78. 盘龙七（蜘蛛抱蛋）；79. 一包崽（百部）；80. 三颗针（豪猪刺）；81. 败毒莲（抱茎苦荬菜）；82. 玉龙七（白接骨）；83. 刺梨子（缫丝花）；84. 米辣子（吴茱萸）；85. 乌头七（乌头）；86. 多儿参（麦冬）；87. 蓼花七（头花蓼）；88. 红牛克七（土牛膝）；89. 润血莲（鹿含草）；90. 半枝莲（半枝莲）；91. 风寒草（聚花过路黄）；92. 麻玉七（半夏）；93. 金钗莲（金钗石斛）；94. 木姜花（木姜子）；95. 鸡脚参（翻白草）；96. 飞天蜈蚣（云南蓍）；97. 双肾藤（鄂羊蹄甲）；98. 蜈蚣还阳（蛇足石杉）；99. 金柴胡（一枝黄花）；100. 白奶参（桔梗）；101. 石松还阳（石松）；102. 娃娃鱼（大鲵）；103. 水团鱼（鳖甲）；104. 地团鱼（土鳖虫）；105. 麝香（林麝）；106. 天团鱼（露蜂房）；107. 蜂糖（中蜂蜜）；108. 朱砂（朱砂）。以上这些品种是土家医常用的108种行之有效和珍稀的地产土家民族药，其中不少品种的资源受到严重破坏，应采取有力的保护措施。土家医常用土家族民间药达800多种，所以，研究保护和产业化开发土家民族药是一项十分艰巨的系统工程，必须精心组织，科学规划，保护生态，突出特色，立足市场，立足长远。

（二）土家族医药特色疗法、单验方的保护和新药产业化开发研究

土家族医药历史悠久，内涵丰富，不仅有完整的医学医药理论，而且有较为广泛的应用基础，在土家民间长期使用行之有效的单验方和特色医疗方法，极具市场开发前景和潜在较大的经济效益，通过这些年的调查研究，我们认为极具现代化科技产业化开发前景的品种分三个方面。

1. 土家民族特色疗法开发品种

（1）土家民族医药瑰宝梵净山“九皇娘美容器”的产业化开发研究；（2）土家民族医药珍宝“土王魔球按摩器”的产业化开发研究；（3）土家民族医药“痛症超导新医诊疗”产品的产业化开发研究；（4）土家民族医药奇珍“土王长寿药枕”的产业化开发研究；（5）土家“荨麻蜇刺疗法”的产业

化开发研究。

2. 土家民族单验方新药开发品种

（1）土王保阳长寿酒；（2）土娘保阳长寿露；（3）土王清肺止咳露；（4）土王赶毒伤风灵片；（5）土王赶毒保肝冲剂；（6）土王消肿百棒酒；（7）土王消癌肿痛灵；（8）土王三通尿淋清；（9）土王三通脑心康；（10）土王三通胃肠清；（11）土王风湿肿痛消；（12）土王戒毒净；（13）土王神清郁散喜；（14）土王鼻咽爽片；（15）土娘眩晕停片；（16）土民肺痨康复片；（17）土娘乐通美容宝；（18）土妹歌清润喉宝；（19）土王百消肿痛膏。

3. 土家民族保健食品的开发品种

（1）土家胡桃龙枣酒；（2）土王五加玉珍液；（3）土王刺梨干红；（4）土王傩堂神爽酒；（5）土王傩神爽口茶；（6）土王猕猴长寿饼；（7）土王荣发美容糕。

土家民族药疗效卓著的单验方很多，但是随着时代的变迁和自然环境的变化，有许多单验方还需要进一步验证。毛泽东同志说："知识的问题是一个科学问题，来不得半点虚伪和骄傲。"所以说，土家民族药能否形成科学产业化开发，关键是要经得起实践的检验。以上土家民族新药开发品种是从千百个土家民族医药单验方中筛选并经过一定的临床实践证明临床效果很好，才正式列出来作为土家民族新药产业化第一代开发研究品种，加入我国中药现代化科技产业研究开发专项科研课题攻关，以期为振兴贵州民族医药产业作出贡献。

第四节　土家族医药产业化研究开发前景展望

20 世纪是人类"回归自然，返朴归真"，医药卫生保健科学运用天然药物防病治病，促进人类健康繁荣的崭新世纪。随着世界科技日新月异地发展和经济全球一体化进程的加快，我国传统民族医药必将在这个新世纪展现它新的风采。

土家族医药是我国传统医药的一支新秀，它既有完整的医学医药理论体系，又有千百年土家医在土家民间广泛使用的临床经验，特别是土家医独特的民间疗法和用药经验单方、验方，具有真实可靠的临床疗效。因此，土家族医药产业化研究开发有着十分美好广阔的前景。现代产业经济的发展，市场需求是第一要素，当今世界对医药卫生资源在 20 世纪经历化学合成药高速发展之后，人们对化学合成药对人体带来越来越多的副作用和危害越来越警觉，并感到一种新的危机。所以，人类回归自然、顺应自然的科学发展观逐步趋向理性成熟，因而人类几千年运用天然药物防病治病的历史经验重新得到重视，从20世纪80年代开始，世界性的“传统医药热”“中医药热”悄然掀起，随着世界经济的发展和人民生活水平的提高，人类对医疗卫生医药保健的需求越来越高，美和健康长寿成为人类追求的新的目标。

自党的十一届三中全会以来，我国经过了二十多年的改革开放和经济持续高速的发展，使我国成功地建立了社会主义市场经济，并加入了世界贸易组织（WTO），所以，我国民族医药的发展进入了前所未有的良好市场机遇期。土家族医药的学科研究发展和医药产业经济的开发研究，虽然起步较晚，但它一问世，就以它悠久灿烂独特医药文化的全新理论和根深叶茂的丰硕成果，赶上了这个良好的市场机遇期。如前面第三节所述的对土家族医药地产珍稀变野生为家种的108种土家族药物进行保护和科学产业化开发；对土家族医药5种民间新医疗法和19个单验方新药科学产业化开发。它包括内、外、妇、儿等科常见病和疑难病的治疗，这些都是我国和世界医药市场很有开发前景的品种，它蕴藏的科技含量和经济含量总量很高。如果能迅速加大科技经济和人力资源投入，按照国家和我省中药民族药现代化科技产业研究开发项目进行整体开发，土家族医药必将成为我国民族医药产业的一支新的生力军，我们相信土家族医药现代化科技产业化开发整体进入我国和世界医疗医药保健市场一定为期不远，土家族医药现代化科技产业化开发研究前程似锦，大有希望。土家族医药现代化科技产业化开发一定会为我国和世界医药卫生事业，为人类的健康繁荣作较大的贡献。

第六章　土家族医药学术论文

在中国·铜仁“2008 全国土家族苗族医药学术研讨会”的讲话

中国民族医药学会会长　诸国本

（2008 年 5 月 12 日）

各位领导、各位专家，同志们：

全国土家族、苗族医药学术研讨会曾在湘西、恩施、重庆分别开过多次，但在贵州省铜仁地区召开，这还是第一次。贵州是一个多民族省，苗族占全国苗族人口的49%，土家族人口 160 万（铜仁地区 120 万）。4 月 23 日，我收到朱国豪同志关于介绍会议筹备情况的一封信，信上说，“久久的梦想，朝朝的努力，才使黔、湘、渝、鄂四省边区 10 多万平方公里土地内的土家族、苗族医药展现在这美好的时代，矗立于中华世界医药之林”。这短短几句话，反映了铜仁人民对民族医药的自豪，也反映了民族医药继承发展工作的艰辛。黔、湘、渝、鄂四省边区是一个很有特色的民族文化区。这里的土家族、苗族医药正像这一地区的其他民族文化一样，具有深沉厚重的内涵，也有永不消褪的特色。它的文化底蕴以及与汉族文化交融的历史都值得我们进一步发掘整理。

铜仁地区位于贵州高原东北部，武陵山区的腹地，是一个土家族、苗族、侗族、仡佬族人口比较聚居的地区，少数民族人口近乎占 70%（68.47%）。几年前我看过梵净山的介绍，一直令我十分神往。过去我们只知道天下“五岳”（东岳泰山、西岳华山、南岳衡山、北岳恒山、中岳嵩山）和“四大佛教名山”（峨嵋山、九华山、五台山、普陀山）。我多次到过西藏，也去过尼泊尔，特别向往珠穆朗玛和地球上 8000 米以上的十四座高峰，但对“立天地而不毁，冠古今而独隆”的梵净山，却所知甚少。梵净山自古被佛家辟为“弥勒道场”。按佛教教义，过去佛燃灯佛，现在佛释迦牟尼佛，未来佛弥勒佛，弥勒佛是继承释迦佛位的未来佛，这很有象征意义。供奉未来，面向未来，山高路长，高瞻远瞩，代表了佛道和人道的统一。过去大家都知道小乘佛教和大乘佛教。大乘小乘都是佛教，只是领悟人生的意境不同，而无高低优劣之分。贵州和铜仁的地方志都记载梵净山相传有辟支佛的遗迹。辟支佛乘也称“中乘佛教”，在教义上仅介于大乘和小乘之间，既独善其身，也广施天意。这些都反映了铜仁地区特殊的文化背景，而且不可避免地影响到民族传统医药的生命信息和人文观念。

这几年，贵州民族医药的发掘整理和研究，取得了不少成绩，这里我讲几点意见：

一、抓住有利时机，落实国家关于民族医药的各项政策措施

2006 年 10 月，中共中央《关于构建社会主义和谐社会若干重大问题的决定》指出，要“大力扶持中医药和民族医药发展。”这项政策，在“十七大”这是建设中国特色社会主义医药卫生事业的基本方针，是“中西医并重”方针的发展和体现，是中国卫生事业的一项重大战略决策，把中医药和民族医药相提并论，理由是我国是一个历史悠久的统一的多民族国家，是文化的一体性和多元性相结合的“多元一体文化”格局，中医药和民族医药是我国传统医药的基本构架，国家如此重视民族医药，为民族医药继承发展提供了最好的历史机遇，民族地区应该抓住机遇，乘势而上，充分利用《民族区域自治法》赐予的权利，努力把工作做好。

二、充分发挥民族医药在新农合和社区医疗中的作用

最近，我们介绍了四川省的经验，让民族医药进农村、进社区、进家庭。四川是一个多民族大省，又是一个经济发展不平衡的西部地区，境内藏族、彝族、羌族等少数民族拥有大量传统医药资源。四川省人民政府对此作了全面规划，首先将民族医药纳入医疗服务体系，加快民族医院的基础建设和设备配置，支持民族医院制剂室建设和院内制剂的合理使用，并且把这些民族医医院作为新农合的定点医疗机构和基本医疗保险定点单位，将民族医的诊疗服务项目和院内制剂纳入新农合的报销范围和基本医疗保险支付范围，全面推进民族医药进农村、进社区、进家庭。这项工程不仅提得好，具有中国特色和民族特色，而且规划周到，措施有力，容易操作，是一项实实在在的好政策。同时，我们也介绍了贵州省黔东南苗族侗族自治州支持、培养、考核民族医药人员的经验，使民族医药人员生活有路，报国有门。前有四川省政府的文件，后有贵州省政府的经验，使我国的民族医药发展工作有上行下效的信心。

三、积极培训和提高民族医药人才

我认为有两方面的基础性工作，一是利用和提高现有人才；一是培养新生人才。提高现有人才靠继续教育，培养新生人才靠学历教育。从目前来看，民族医药人才绝大部分在草莽之中。如何发现他们，认可他们，利用他们，允许他们合法执业是关键问题。但也要认真地分析现状，看到他们的弱点，这就是文化水准低，专业基础差，现代知识少。这样的队伍要和中、西医平起平坐，会有一定困难。唯一的方法是培养提高他们。首先是要认真发掘整理原有的民族医药遗产，做到全面继续，发展创新，同时要给予系统培养，例如每年搞一些培训班，因时制宜，因地制宜，农忙时少学，农闲时多学，请名家为师，多交流经验，持之以恒，几年以后必奏大效。

学历教育，即在大学和中专学校设立专业，把课堂教学和师承教学结合起来，把医院实习和农村实习结合起来，把发掘整理和规范创新结合起来，不拘泥现代医学教学的现成模式，恢复或独创传统医学教学的中国模式。贵阳中医学院开设了中医专业苗医方向的本科教育，贵州民族学院也开始办民族医药班，遵义医学院办了民族医药中专班。有了人才，学问才有附丽，事业才有可传承，这是百年大计，我们这一代人不一定能完成，但我们可以在传统医学教育中断之后把它恢复振兴起来。

我每次来到武陵地区，总会想起陶渊明的《桃花源记》。在《桃花源记》中，那位武陵渔夫沿着小溪前行，忽然看见一片桃花林，“中无杂树，芳草鲜美，落英缤纷”。他觉得非常惊异。再往里边走，通过一个隐秘的山口，才进入桃花源里面，我从事民族医药研究多年，一直处在不断学习、不断探求当中。在座的不少专家，都是我的朋友，都是我一个电话就可以请教到答案的老师。但我清醒地认识到，我现在来到了桃花林，还远远没有进入桃花源。我对民族医药知识是十分表浅的，因为我不懂民族语言，也没有某种医药临床经验，也没有亲自深入田野调查的第一手材料。这三种“空白”基础令我奋进，也令我惶惑。我想跟大家说，今天我们对民族医药的发掘整理和研究利用，还刚刚开始，还只是攀登高峰的第一步，还需要同道们坚韧不拔地继续奋斗！

1. 学术探讨

解读土家族医药的学术价值和开发研究战略

朱国豪[1]　杜江[2]　朱娜琳[1,3]　鲁道旺[1,4]　赵能武[2]

1. 贵州梵净山土苗特色医药研究所（铜仁 554300）

2. 贵阳中医学院（贵州 贵阳 554300）

3. 铜仁市中医院（贵州 铜仁 554300）

4. 铜仁学院（贵州 铜仁 554300）

关键词：民族医药；土家族医药；学术价值；开发研究战略

土家族医药是横跨我国武陵山区与大娄山、大巴山、巫山余脉切入的黔、湘、渝、鄂四省市边区，有较大区域性的民族医药。它为世世代代居住在这方圆10万平方公里土地上的800多万土家人民和其他民族人民的繁衍生息、防病治病、健康繁荣作出了不可磨灭的贡献。历时二十多年对土家族医药的调查考察研究，使我们深感土家族医药原始自然神奇，民族特色突出，理论哲理精深，单方验方经典，临床效果卓著。所以说，土家族医药是我国传统医药宝库中的一支新秀，它有着较高的学术研究价值和广阔的开发前景。

1. 土家族医药的重要学术价值和意义

土家族由于长期受历代封建统治者的压迫和歧视，致使土家族医药和土家民族发展史一样经历了漫长的隐族埋名不能发扬光大的惨痛遭遇。但土家族医药深厚的文化积淀，精深的医学哲理，丰富的医药内容，使土家族医药一问世就在我国传统医药中独树一帜，特别是土家族医学“三元论”和土家族药学的“三元性”是一种独具土家民族特色的新的医学哲学思维模式。它不受我国传统医药“阴阳平衡”、“四气五味”理论的约束，而在几千年千回百折的医疗实践中创立了以阳统阴的医学“三元论”理论。“以阳统阴的医学三元论”学说，其主要观点是强调阳气（元阳、真阳）的作用。阳气是人体生命最宝贵的物质。土家医认为，“阳行则阴行，阳停则阴凝，阳衰则阴盛，阳微则阴绝，阳气健旺，百病难作，阳气稍病，群阴峰起”。“三阳本乎乾元之气一气所分，亦即一元之气，一元之阳气。阳气流通，阴气无滞，阳气不足，稍有阻滞，百病丛生”。“万物之精，莫不以阳统阴。故阳者，阴之主也，阳盛则壮，阴盛则老”[1]。人体生命是由阳始生，阳渐旺，到阳渐盛，到阴始生，阴渐盛，阴盛极，阳无存的生、长、壮、老、病、死的生命消长转归过程。“阳盛则壮，男女一样，阴盛则老，康寿阳保”[2]。土家族医药这种崭新的医学哲学思维模式，深刻地揭示了人体生命的起源和人体生命科学的生、长、壮、老、病、死的客观规律，并且深刻地提示人们保元培阳、赶风赶气是维护人体生命防病治病、康复保健的奥秘，保元培阳、赶毒排毒更是延长人体生命的寿命、健康长寿的关键。这将对现代医学研究人体生命疾病的治疗预防、康复保健、延年益寿提供一个新的学科研究方向，并产生重大影响。土家族药学的“三元性”即苦、酸、涩味的药为凉（寒）药，麻、辣、咸味的药称为温（热）药，甜、淡、滑味的药称为平（淡）药，这就形成了土家族药学的“三元性”与土家医学“三元论”的一致性。土家族医药理、法、方、药哲理清新，特别是土家医经过千回百想的哲学思维，将人体三元脏器、三元孔窍、三元物质的生理功能和病理趋势用土家民间文化歌谣、简句形式进行高度浓缩和概括，形象生动，栩栩如生，使老百姓一听就懂。所以说，土家族医药是老百姓的医药。更为可贵的是土家医用土家族医药理论的反复实践创立的防病治病、康复保健、延年益寿的特色医疗方法和用药经验、单方、验方疗效卓著，这是我国实施中药现代化十分需要的新药开发第一手资料，所以说，土家族医药的开发具有深厚文化底蕴和资源环境的独特优势。

“一个民族的特色，本质上表现为一个民族的文化。一个民族的进步繁荣，实质上表现为一个民族的创新精神”[3]。土家族医药从流传《土王真药本草》记载的七十二参、七十二七、七十二莲、三十六风、三十六还阳、三十六蜈蚣、三十六血和一百单八将（即 108 种行之有效的土家民族药）和七十二症、七十二风、七十二痧、三十六痨、三十六疮疡、三十六惊、三十六伤疾和“一百单八症”（即 108 种常见病的诊断治疗和方药）的感性辩证医药理论，再演化到创立土家族医学独特的以阳统阴的医学“三元论”和药学“三元性”的理性辩证医药学理论，这就是土家族能立于我国和世界传统医药之林的医药文化特征和创新精神。因而，我们认为加强和加快研究开发土家族医药独特的医学理论、特色民间疗法和土家民族新药产业经济有着极其重要的学术价值和深远的民族政治经济意义。

2. 土家族医药开发的必要性和重要性

土家族医药是植根于我国武陵山和大娄山、大巴山、巫山余脉切入的黔、湘、渝、鄂四省市边区方圆 10 万平方公里的原始自然沃土之上，它具有浓烈的原生态民族特色和原生态地域特色，是我国宝贵的民族医药资源。

我国国务院一九九二年批准的《国家中长期科学技术发展纲要》指出，“医药卫生科学技术的发展关系到国计民生和民族的兴旺，在社会发展中占有重要地位，要充分利用和发展我国宝贵的传统医药和丰富的药物资源，加强民族医药研究”。一九九七年中共中央、国务院又在《关于加强卫生改革和发展的决定》中指出，“各民族医药是中华民族传统医药的重要组成部分，要努力发掘、整理、总结、提高、充分发挥其保护各民族健康的作用”。土家族是我国主要的少数民族之一，加强土家族医药理论研究和土家民族药物的开发研究，对推动我国民族医药学科的完整，配合我国民族医药产业现代化的开发，带动我省地方经济的繁荣，特别是对土家族聚居的铜仁地区和黔、湘、渝、鄂四省市边区民族经济的发展和繁荣，增强民族团结有着极为重要而深远的意义。这将使土家族医药早日走出武陵深闺，为我国和世界各民族人民健康服务。

3. 土家族医药开发研究的内容及目标

3.1 加强土家族医药学科理论的深层次研究

土家族医药蕴藏在土家民间几千年，还有许多宝贵的东西值得我们去挖掘，去探索和提高整理，以完善土家族医药的学科建设。土家族医药学科理论研究是一项系统工程，需要集中各方面的力量，特别是需要黔、湘、川、渝、鄂五省市边区和全国热爱土家族医药研究的民族医药研究工作者和民族文化研究工作者长期的努力和大力的协作，要在党和国家加强民族医药研究开发的大政方针指引下，整合黔、湘、渝、鄂四省市边区和全国热爱土家族医药研究的人力资源、物力资源和科研经费投资格局。在黔、湘、渝、鄂四省边区大量详实的调研内容中进行严肃严谨的科学整理，以达到去伪存真，去粗取精，真正体现土家族医药真实科学的学术真缔之目的，要结合现代医药科学技术研究的方法，对土家族医药理论研究进行系统化、标准化、科学化的研究。其研究的主要内容包括：1. 对土家族医药发展史的进一步研究。2. 对土家族医药诊断学进一步研究。3. 对土家族医药内科学、外科学、骨伤科学、妇科学、儿科学的系统分科研究。4. 对土家族医学“三元论”和土家族药学“三元性”的进一步研究。5. 对土家族医药预防保健科学的研究。6. 对土家族药学和常用药物品种的进一步系统分类研究等[4]。唯有这样，才能真正建立起中国土家族医药学。

3.2 加强对土家族医药珍稀地产药材的保护和新药的开发研究

土家族人民不仅创造了自己独特的医药学理论，而且创立了各种特色医疗方法和大量行之有效的单方、验方。特别是深藏在武陵山深闺的土家族药物更是丰富多彩，现世界公认的贵州梵净山是“世界生物基因库”，湖南的张家界自然资源列入世界遗产保护，湖北的恩施素有“华中药库”之称，重庆酉阳的轿子顶、广阳界有“民族中草药王国”的美誉。这些都是不可多得的原始民族中草药生态园，根据1984－1987年全国中草药资源普查，本辖区有维管束植物药3303种，包括242科1106属，其中蕨类83属234种，裸子植物9科27属43种，被子植物189科996属3026种。动物药158种包括103科139属；矿物28种。土家族聚居辖区有动植物、矿物中草药达3489种。全国常用中药80%以上在我辖区有产。这是一块我国民族中草药蕴藏极为丰富的宝地。所以，保护与开发土家族野生药物资源迫在眉睫。我们必须对土家族医药进行科学产业化的开发研究。其主要开发研究的内容包括三个方面：一是土家族珍稀地产药物的保护和科技产业化开发研究；二是土家族特色医疗方法科技产业化开发研究；三是土家医行之有效单验方新药科技产业化开发研究。

3.2.1 土家族医药珍稀地产药物的保护和科技产业化开发研究。

民族常用地产珍稀中草药是民族医药的精髓，这些药物疗效好，需求量大。使用价值高，前些年由于民族中草药自然野生资源被过度地采伐、采挖，已使一些民族中草药处于灭绝的边缘。所以，如何加强对这些民族中草药进行保护，如何变野生为家种进行科学产业化开发研究，这是摆在我们民族医药工作者面前的崭新课题，通过这些年的调查研究，我们认为对土家族地产珍稀民族中草药“108将”应该进行有力保护，并进行科学产业化开发研究，使之变野生为家种。其具体品种是：1、神参（竹节参）；2、神麻（天麻）；3、神草（灵芝草，树枝样灵芝）；4、神香（细梗香草）；5、神仲（杜仲）；6、神树（银杏）；7、神木（黄杨木）；8、神苏（竹苏）；9、盘龙参（绶草）；10、双肾参（落地金钱）；11、霸王七（雷公藤）；12、百棒七（飞龙掌血）；13、七叶莲（绞股蓝、七叶参）；14、五甲皮（刺五加）；15、血三七（菊叶三七）；16、乌骨七（青木香）；17、葫豆莲（鄂豆根）；18、朱砂莲（薯莨）；19、水龙胆（黑茇草）；20、地乌七（林阴银莲花）；、雪见七（雪里见、半截烂）；22、九死还阳（卷柏）；23、隔消七（牛皮消、隔山消）；24、红活麻（红活麻）；25、五花血藤（大血藤）；26、岩豇豆（吊石苣苔）；27、蜘蛛七（蜘蛛香）；28、地蜈松（垂盆草）；29、白贝七（湖北贝母）；30、美荷莲（莲）；31、金钩莲（钩藤）；32、竹黄血（竹黄）；33、鸡血藤（香花崖豆藤）；34、马蹄莲（掌叶大黄）；35、旱八角莲（八角莲）；36、水八角莲（川八角莲）；37、木仙挑（木瓜）；38、水杨柳（水白前）；39、肺痨七（阴地蕨）；40、九滴血（百两金）；41、一支箭（瓶尔小草）；42、药王七（徐长卿）；43、气藤（木防己）；44、五虎劲（野花椒）；45、四大天王（宽叶金粟兰）；46、乌龟七（中华千金藤）；47、地胆七（青牛胆）；48、独角莲（七叶一支花）；49、百味莲（雪胆）；50、轩龙剑（骚羊古）；51、止血莲（紫珠）；52、蛇癀莲（白花蛇舌草）；53、田基黄（地耳草）；54、益母莲（益母草）；55、岩白菜（牛耳朵）；56、白龙须（瓜木、八角枫）；57、半边莲（半边莲）；58、老虎七（黄精）；59、九节莲（九头狮子草）；60、岩白合（百合）；61、蜂科莲（夏枯草）；62、白气参（泡参）；63、马蹄香（马蹄香）；64、金银花（金银花）；65、透骨七（滇白珠）；66、鱼鳅串（马兰）；67、马鞭七（马鞭草）；68、五香血藤（铁箍散）；69、水黄连（美丽獐牙菜）；70、羊角七（箭叶淫羊藿）；71、白鸡七（白及）；72、鹅寿七（何首乌）；73、阎王七（阔叶十大功劳、阎王刺）；74、黄连（黄连）；75、岩火炮（石仙桃、果上叶）；76、恶鸡七（大蓟、恶鸡婆）；77、乳清莲（蒲公英）；78、盘龙七（蜘蛛抱蛋）；79、一包崽（百部）；80、三颗针（豪猪刺）；81、败毒莲（抱茎苦卖菜）；82、玉龙七（白接骨）；83、刺梨子（缫丝花）；84、米辣子（吴茱萸）；85、乌头七（乌头）；86、多儿参（麦冬）；87、蓼花七（头花蓼）；88、红牛克七（土牛膝）；89、润血莲（鹿含草）；90、半枝莲（半枝莲）；91、风寒草（聚花过路黄）；92、麻玉七（半夏）；93、金钗莲（金钗石斛）；94、木姜花（木姜子）；95、鸡脚参（翻白草）；96、飞天蜈蚣（云南蓍）；97、双肾藤（鄂羊蹄甲）；98、蜈蚣还阳（蛇足石杉）；99、金柴胡（一枝黄花）；100、白奶参（桔梗）；101、石松还阳（石松）；102、娃娃鱼（大鲵）；103、水团鱼（鳖甲）；104、地团鱼（土鳖虫）；105、麝香（林麝）；106、天团鱼（露蜂房）；107、蜂糖（中蜂蜜）；108、朱砂（朱砂）[5]。以上这些品种是土家医常用的108种行之有效和珍稀的地产土家民族药，其中不少品种的资源受到严重破坏，应采取有力的保护措施。土家医常用土家民族药达800多种，所以，研究保护和产业化开发土家民族药是一项十分艰巨的系统工程，必须精心组织，科学规划，保护生态，突出特色，立足市场，立足长远。

3.2.2　土家族医药特色疗法、单验方的保护和新药产业化开发研究。

土家族医药历史悠久，内涵丰富，不仅有完整的医学医药理论，而且有较为广泛的应用基础，在土家民间长期使用行之有效的单验方和特色医疗方法，极具市场开发前景和潜在较大的经济效益，通过这些年的调查研究，我们认为极具现代化科技产业化开发前景的品种分三个方面。

3.2.2.1　土家民族特色疗法开发品种：①土家民族医药瑰宝梵净山“九皇娘美容器”的产业化开发研究；②土家民族医药珍宝“土王魔球按摩器”的产业化开发研究；③土家民族医药“痛症超导新医诊疗法”产品的产业化开发研究；④土家民族医药奇珍“土王长寿药枕”的产业化开发研究；⑤土家“荨麻蜇刺疗法”的产业化开发研究[2]。

3.2.2.2　土家民族单验方新药开发品种：（1）土王保阳长寿酒；（2）土

娘保阳长寿露；(3) 土王清肺止咳露；(4) 土王赶毒伤风灵片；(5) 土王赶毒保肝冲剂；(6) 土王消肿百棒酒；(7) 土王消癌肿痛灵；(8) 土王三通尿淋；(9) 土王三通脑心康；(10) 土王三通胃肠清；(11) 土王风湿肿痛消；(12) 土王戒毒净；(13) 土王神清郁散喜；(14) 土王鼻咽爽片；(15) 土娘眩晕停片；(16) 土民肺痨康复片；(17) 土娘乐通美容宝；(18) 土妹歌土王清润喉宝；(19) 土王百消肿痛膏[6]。

3.2.3　土家民族保健食品的开发品种：

①土家胡桃龙枣酒；②土王五加玉珍液；③土王刺梨干红；④土王傩堂神爽酒；⑤土王傩神爽口茶；⑥土王猕猴长寿饼；⑦土王荣发美容糕[7]。

土家民族药疗效卓著的单验方很多，但是随着时代的变迁和自然环境的变化，有许多单验方还需要进一步验证。毛泽东同志说："知识的问题是一个科学问题，来不得半点虚伪和骄傲。"所以说，土家民族药能否形成科学产业化开发，关健是要经得起实践的检验。以上土家民族新药开发品种是从千百个土家民族医药单验方中筛选并经过一定的临床实践证明临床效果很好，才正式列出来作为土家民族新药产业化第一代开发研究品种，加入我国中药现代化科技产业研究开发专项科研课题攻关，创新打造土家族医药品牌，以期为振兴贵州和四省边区民族医药产业作出贡献。

4　土家族医药产业化研究开发前景展望

二十一世纪是人类"回归自然，返朴归真"，医药卫生保健科学运用天然药物防病治病，促进人类健康繁荣的崭新世纪。随着世界科技日新月异地发展和经济全球一体化进程的加快，我国传统民族医药必将在这个新世纪展现它新的风采。

土家族医药是我国传统医药的一支新秀，它既有完整的医学医药理论体系，又有千百年土家医在土家民间广泛使用的临床经验，特别是土家医独特的民间疗法和用药经验单方、验方。具有真实可靠的临床疗效。这是土家族医药经典研究成果。因此，土家族医药产业化研究开发有着十分美好广阔的前景。现代产业经济的发展，科技是动力。市场需求是第一要素。当今世界对医药卫生资源在二十世纪经历化学合成药高速发展之后，人们对化学合成药对人体带来越来越多的副作用和危害越来越警觉，并感到一种新的危机。所以，人类回归自然、顺应自然的科学发展观逐步趋向理性成熟，因而人类几千年运用天然药物防病治病的历史经验重新得到重视，从二十世纪八十年代开始，世界性的"传统民族医药热""中医药热"悄然掀起，随着世界经济的发展和人民生活水平的提高，人类对医疗卫生医药保健的需求越来越高，美和健康长寿成为人类追求的新的崇高目标。

自党的十一届三中全会以来，我国经过了二十多年的改革开放和经济持续高速的发展，使我国成功地建立了社会主义市场经济，并加入了世界贸易组织（WTO），所以，我国民族医药的发展进入了前所未有的良好市场机遇期，土家族医药的学科研究发展和医药产业经济的开发研究，虽然起步较晚，但它一问世，就以它悠久灿烂独特医药文化的全新理论和根深叶茂的丰硕成果，赶上了这个良好的市场机遇期。如前面所说述的对土家族医药地产珍稀变野生为家种的108种土家族药物进行保护和科学产业化开发；对土家族医药5种民间新医疗法和19个单验方新药科学产业化开发。它包括内、外、妇、儿等科常见病和疑难病的治疗，这些都是我国和世界医药市场很有开发前景的品种。它蕴藏的科技含量和经济含量很高。如果能得到各级政府和远见卓识的企业家的重视，迅速加大科技投入，按照国家和我省中药、民族药现代化科技产业研究开发项目进行整体全面开发，土家族医药必将成为我国民族医药产业的一支新的生力军，我们相信土家族医药现代化科技产业化开发整体进入我国和世界医疗医药保健市场一定为期不远，土家族医药现代化科技产业化开发研究前程似锦，大有希望。土家族医药现代化科技产业化开发一定会为我国和世界医药卫生事业，为人类的健康繁荣作出较大的贡献。

参考文献

[1] 清 汪古珊．谭宗艾等编．《医学萃精》[M]．国际文化出版社，2002年4月

[2]-[7] 朱国豪等编．《土家族医药》[M]．北京古籍出版社，2006年10

简议土家医学文化的特点

曾　超　彭丹凤

长江师范学院（重庆 涪陵 408003）

摘　要：在长期的社会历史发展过程中，土家族及其先民充分利用其所居住的地域的地理环境、动植物资源，特别是药材资源，探索生死，谋求健康，强健体质，为民族的生存和发展服务，从而形成了具有鲜明特色的土家族医学文化。

关键词：土家族；医学文化；特点

土家族是中华民族大家庭重要的一员，他们主要居住在今天的湖北、湖南、重庆、贵州等地。这里，山高林密、江河纵横，丘陵起伏、植被丛生、资源丰富。居住在这片热土的土家族及其先民在认识自然、改造自然、征服自然的过程中，植根乡土，充分利用宝贵的自然“天赐”，求生存，谋发展，创造了内容丰富、意蕴广博的土家医学文化，引起了学者们的高度关注，产生了不少的成果。仅从著述而言，就有朱国豪等主编的《土家族医药》，田华咏主编的《土家族医药学》和《土家族医药史》，赵敬华主编的《土家族医药学概论》等。土家族医学文化有着极为鲜明的特点。

1. 医学历史的悠远性

土家族的族称和族体虽然出现较晚，但是土家族地区的医药文化则源远流长，远可追溯到中国古史传说时期。早在五千年前的炎黄时代，土家族地区的医药文化即开始出现。《帝王世纪》记载，神农“尝味草木，宣药疗疾，救夭伤人命”。为尝百草，一日之间而遇七十毒。炎帝在与大自然，与疾病作斗争中，为后世医药事业的发展奠定了基础。炎帝“尝百草”的地域就主要在古代的巴人地域，今天的土家族地区，而且祭祀炎帝神农氏的庙宇就在陕西宝鸡市渭滨区差门乡（神农乡）境内常羊山上。这是神农炎帝的陵寝，为炎黄子孙拜祖祭祀的主要场所。这表明了土家族医学文化的悠远和源远流长。

从土家族的医药文化发展而言，其历程大体经历了土家族先民时期和土家族时期两个阶段。早在巴人时期，土家族先民对巴地医药即有认识。如陶弘景的《名医别录》就有“丹砂生涪陵山谷，采无时，光泽如云母，可折者，良作末珍珠……”、“女贞实生武陵山谷，立冬采，……仙方亦服之”、“零陵香生武陵山谷，叶如罗勒……土人名燕草，又名薰草及香草也”、“杜若生武陵山泽，八月采根入药，菖蒲生上络池泽及蜀郡严道……上络属粱州，黔蜀蛮人常将随行，以治卒患心痛，其生蛮谷者尤佳，人家移种者亦堪用。但干后辛香不及蛮人持来者，此皆医方所用石菖蒲也”等记载。在宋代及其以后的土家族时期，土家族的医学文化更得到了长足的发展，并与汉医不断融合。主要表现在：

1.1 药种开发。土家医积极挖掘土家族地区的药材资源，成效显著。如清道光《思南府志》就说“元朝二百年来，府县各地，地灵呈露，动植物丰昌，木欣欣而向荣，草茸茸而吐秀，……属松阴而采药，穿竹坞以寻花”，并记有药之属 68 种，类属药物 300 多种。

1.2 著书立说。土家族地区不少人著书立说，整理土家族医学文化。如恩施州土家名医汪古珊的《医学萃精》16 卷〔木刻本，现存恩施博物馆，按子丑寅卯辰巳午未申酉戌亥装订成十二册。其中《本草萃精》收药 459 种；

《杂症灵方》收载内科杂症66种，收方113个；《急救传方》收方137个；《外科从真》收方112个；《女科摘要》收方131个〕，咸丰名医秦子民的《玲珑医鉴》、《中草药考证》、《验方集锦》等遗稿5册，胡先容的《医方守药》3卷，胡先兆的《医方济世》18卷，汤开濮的《秦世津梁》、张序的《振危备要》、汤先兆的《汤氏医案》、褚正泰的《褚氏医案》、刘老任的《民海医案》、罗国秉的《医学风采录》等等。在民间，还流传有《医法医案》、《草药三十六反》、《血道专书》、《蛮剪书》、《草药汇编》、《医学秘授录》、《医方精选》、《陈为寿记》、《医学指南》、《眼疾诊史》、《二十四惊症》、《七十二症》、《二十四惊风》、《老祖传秘方》、《急救秘方》等民间医籍手抄本。

1.3　药堂广布。在汉医影响下，土家族地区相继出现了中草药结合的药房药堂。如鹤峰的“康济药堂”，桑植的“寿之堂”，永顺的“芝兰药室”，五峰的“益善药房”、“大朝山药房”，保靖的“永和堂”、“德和堂”、“生春堂”，恩施的“延玲堂”，铜仁的“保和堂”、“济生堂”，沿河的“福星堂”，大庸的“武林堂”等，可见，土家族医药应用广泛，声誉颇高。

1.4　名医辈出。土家医在长期的医疗实践中，人才代出，涌现出一大批名医。如保靖田维和，慈利黎民藩、唐寿民，大庸田运干、罗秉周、刘泽民，永顺彭廉泉、彭子晋，咸丰秦子文，江口李树藩，秀山李治民，酉阳彭清明，思南肖海源，龙山陈运武，桑植程九畴，沿河田国丰、周鸿翔，德江安明高、杨先学，鹤峰罗国秉等，他们爬山涉水，救治民众，声誉卓著。

中华人民共和国成立以后，土家族的医学文化更是焕发出无比的生机。即以药材开发而言，1982－1987年，国家对土家族地区的医药资源进行了深入的普查。铜仁地区共查出中草药资源2069种。湘西自治州中草药资源普查成果更为丰硕。彭延辉、王万贤主编的《湘西土家族医药调查与研究》就收载有中草药资源1834种，其中植物药1666种，动物药140种，矿物药28种，还总结出土家药200多种，土家医单验方1082个。

2. 药材资源的多样性

土家族地区有着至为丰厚的药材资源，这从土家族地区的药用品种就可以得到充分证明。土家族人们在长期的医学实践中，认识和确定了很多的药材品种。土家族的药物品种主要是土家医在医疗实践中使用的药物物种或种类，它包括植物、动物和矿物三个大类。关于土家族地区的药材资源，早在唐代陈藏器所著的《本草拾遗》即有记载。其后，宋代唐慎微的《经史证类大观本草》收录土家族医药40种，明代李时珍的《本草纲目》收录土家族医药60余种，清代赵余敏的《本草纲目拾遗》收录土家族医药80余种，吴其浚的《植物名实图考》收录土家族医药210多种。而据流传在土家族地区的

《土王真药本草》记载，土家族地区的药材品种主要有“七十二参、七十二七、七十二莲、三十六风、三十六还阳、三十六蜈蚣、三十六血”。其实，这只是土家族地区医药品种的原生态。近年来，人们对黔湘渝鄂四省市的土家族药材资源进行了长达二十多年的深入调查，指出原始土家族药物品种应该为360种，后随着土药汉化、汉药土化的融汇变迁和发展，土家族药物品种名称发生了深刻的变化，现在土家族药物品种数量也逐渐增多达到800多种。

依据朱国豪、杜江、张景梅、田永松主编的《土家族医药》一书介绍，土家族医药品种包括常用植物药、动物药和矿物药三大类，而常用植物药又包括珍稀神奇类药物等五大类。具体地说，土家族医药品种包括珍稀神奇类药物有神参、神麻、神草、神香、神苏、神仲、神树、神木等8种；常用参、七类药物有土人参、土党参、双肾参、玉竹参、白奶参、白党参、仙茅参、多儿参、苦参、鸡脚参、茅菊参、盘龙参、人血七、土蛋七、山姜七、马牙七、马尾七、马鞭七、乌头七、乌龟七、乌金七、乌骨七、乌棒七、五爪七、毛狗七、毛姜七、牛克七、玉龙七、白马七、白鸡七、白薯七、地乌七、地胆七、百疮七、百棒七、竹根七、红牛克七、红根七、老虎七、血三七、抚芎七、鱼蓼七、鸡血七、肺痨七、脉根七、药王七、黄干七、恶鸡七、海椒七、破血七、翁须七、耗子七、盘龙七、萝卜七、阎王七、雪见七、麻玉七、麻根七、景天三七、黑骨七、蜂子七、隔消七、蓼花七、缠腰七、豌豆七、螃蟹七、霸王七等67种；常用莲、风类药物有七叶莲、七孔莲、七星莲、八宝莲、九节莲、马蹄莲、水八角莲、水苦莲、水黄连、半边莲、半枝莲、瓜子莲、对月莲、百儿莲、芍药莲、地黄连、朱砂莲、竹叶莲、竹节莲、鸡血莲、乳清莲、败毒莲、金钗莲、金钩莲、美荷莲、独角莲、蛇癀莲、益母莲、润血莲、黄连、葫豆莲、雷公莲、散血莲、蜂科莲、鼻血莲、墨旱莲、七角风、三匹风、三角风、五匹风、五刺风、风寒草、防风、惊风草、接骨风、钻地风等46种；常用血、蜈蚣、还阳类药物有一口血、一颗血、九滴血、小血藤、止血珠、五花血藤、五香血藤、血升麻、血当归、血盆草、地榆血、竹黄血、红血藤、鸡血藤、活血丹、破血丹、散血草、上树蜈蚣、飞天蜈蚣、血蜈蚣、红蜈蚣、地蜈蚣、水蜈蚣、九死还阳、石松还阳、鸡公还阳、虎耳还阳、晒死还阳、蜈蚣还阳等29种；土汉演化植物类药物有一点红、一包针、一包崽、一窝蛆、八棱麻、八月瓜、三颗针、千里光、子柏叶、土大黄、土当归、土连翘、土茯苓、土荆芥、土茵陈、土香薷、土黄芩、大凤尾草、大蒜、大蜘蛛香、小凤尾草、小金钱草、小茴香、小蜘蛛香、山扁豆、川楝子、马齿苋、马桑叶、马蹄香、五甲皮、五谷米、五虎劲、五倍角、双肾藤、天南星、天青地白、巴豆、月月红、木姜花、木槿花、老虎草、气藤、水白前、水菖蒲、水辣蓼、火麻仁、火艾叶、牛渣口、牛蒡子、王瓜、仙桃草、仙鹤草、冬瓜皮、冬青子、冬葵子、叶下珠、叶下红、四大天王、四方麻、四两麻、四块瓦、玉簪花、生姜、包谷毛、田基黄、白龙须、白活麻、石菖蒲、龙枣、龙胆草、阴黄草、合欢皮、地星宿、朱砂根、灯心草、百解药、红子、红椿树、丝茅根、夹竹桃、皂角树、芙蓉花、芦根、芫荽、芭蕉根、苍耳子、豆杉树、清胆草、佛甲草、佛顶珠、鸡尾蕨、鸡冠花、刺梨、夜关门、岩火炮、岩百合、岩白菜、岩豇豆、茶子、苦瓜、苦荞头、苦楝皮、虎耳草、败酱草、金刚散、金莲花、金柴胡、金钱草、金银花、金樱子、钓鱼杆、青木香、青鱼胆草、青藤香、鱼鳅串、南天竹、指甲花、枸杞、洋金花、洋姜、洋桃子、牵牛子、美人蕉根、茯苓、茵陈、荆芥、映山红、药王刺、韭菜、香椽、壶芦、核桃肉、笔筒草、客吗草、桂花、桐子、桃子米、蚕桑叶、海金沙、铜钱草、透骨香、通泉草、铁扫衣子、铃铃草、鸭脚板、鸭跖草、密蒙花、淡竹叶、野烟、野棉花、野鸭椿、野菊花、蛇床子、蛇牙草、蛇根草、雪里开、黄药子、黄栀子、黄荆子、菟丝子、萝卜子、款冬花、肥猪苗、棕树、紫草根、萹蓄、酢浆草、韩信草、蓖麻子、椒子、鹅不食草、鼠曲草、算盘子、黑芝麻、酸汤杆、酸梅子、魔芋、薄荷、昇白、藿香等178种；常用动物药有乌龟、五步蛇、天团鱼、水牛角、水獭肝、地团鱼、尾巴虫、鸡、泥鳅、夜飞鼠、狗、金鸡、金钱白花蛇、娃娃鱼、穿山甲、桑螵蛸、黄鳝、蛐蟮、蜂糖、雷公虫、鲤鱼、螺丝、癞格宝、獾子、麝等25种；常用矿物药有石膏、朱砂、硫黄、雄黄等4种。

根据1985年5月——1992年12月全国中药资源普查资料，中国武陵山、大娄山、大巴山、巫山交汇的湘、鄂川（渝）黔四省市土家族聚居区的药材资源达到3311种，包括蕨类44科，83属，234种；裸子植物9科，27属，43种；被子植物189科，996属，3024种；动物药103科，158种；矿物药25种。

这些是见于文献记载的土家族医药资源，但是我们认为由于土家族地区是一个重要的药材资源宝库，相信在对土家族医学文化的进一步利用与开发中，还会发现更多的土家族药材资源。

3. 医学文化的丰富性

土家族及其先民在长期的生产生活实践中，在与生老病死的抗争过程中，在对人类自身的认识过程中，形成、完善、不断丰富了土家族的医学文化。

在医学理论方面，土家族在经历了漫长的巫医理论体系以后，开始进行理性的思考，于是土家医充分吸收汉医的药学理论，特别是创造性地把《周易》的太极、河洛、阴阳、五行、八卦学说等引进土家族医学之中，从而构建了极具土家民族特色的医学理论体系，即土家医的“三元论”。认为：人体主要由形体的三元结构〔筋脉、肌肉、骨头〕、体内的三元脏器〔上元或天元脏器包括脑髓、心、肺；中元或地元脏器包括脾、胃、大小肠；下元或水元、精元包括肝、腰、精门、膀胱、生殖器〕和功能特殊的三元孔窍〔上元孔窍包括眼睛、耳朵、鼻子；中元孔窍包括嘴唇、舌条、牙齿；下元孔窍包括生殖器、尿道口〕，体外的三元物质〔筋、肉、骨〕和体内的三元物质〔气、血、精〕所组成。筋脉、肌肉和骨头组成人体架构，再由筋脉、血脉通三元脏器、三元孔窍连贯全身体架，构成一个以三元物质“气、血、精”升降不息的圆形循环生命活动的有机整体。

在临床医学实践方面，土家医以“三元论”为基础，强调人体生理之气为内气，人体外环境之气为外气。因之，治疗应当遵循“天人合一”、“内外合一”的准则。因为外感病是内伤病的先兆，内伤病是外感病的积累，所以“外感宜赶风赶毒，保元纳元；内伤宜赶气活血，补元培元”。土家医极为注重医疗实践，因之，在土家族民间流传着很多土家医的心血和智慧的结晶——偏方、秘方等，如《土王真药本草》、《七十二症》、《二十四惊风》、《三十六疾》、《梧桐接骨》、《老祖传秘方》、《急救药方》、《血道专书》、《外科秘方》、《气功擒拿》等。其中鄂西流传的《土王真药本草》就记载了土家族常见民间疾病“七十二症、七十二风、七十二痧、三十六痨、三十六疡、三十六惊、三十六伤疾、一〇八症”的诊断和治疗。土家族的疾病治疗方法主要有外治法、内治法、内外兼治法和神解精神疗法。一病一方，精炼不繁，就地取材，自采自用，特别是多种多样的外治法，方法简单易行，疗效快捷神通。如鲜药外敷疗法和熏蒸、推抹、滚蛋、爆灯火、提风、拔火罐、麝针、刮痧、气功、魔球按摩、荨麻刺等疗法，往往能够收到意想不到的效果。

据《土家族医药》介绍，土家医的疾病治疗方法包括药物内治法、外治法、神解精神疗法三大类，其中内治法主要有赶清法、活消法、温补法三种；外治法主要有外敷疗法、熏蒸疗法、拔罐疗法、烧灸疗法、刮痧疗法、推抹疗法、瓦针放血疗法、麝针疗法、药浴疗法、药佩疗法、滚蛋疗法、发泡疗法、扑灰碗疗法、烧灯火疗法、踩油火疗法、火功疗法、提筋疗法、吸负疗法、荨麻蜇刺疗法、痛症超导诊疗法、土王魔球按摩疗法、药枕疗法、太乙神针疗法、针罐酒疗法等 24 种。土家族临床诊治的主要病症有：白虎症、寒伤风症、热伤风症、重伤风症、寒吼包症、热吼包症、乌鸦症、摆子症、黄疸症、泥鳅症、蛤蟆症、长蛇症、麻木症、麻脚症、雷火症、红杀症、马杀症、跳山症、鸡窝症、脱肛症、脱茄胎症、羊毛痧症、红痧症、水鼓症、肺痨症、肺流症、秋蝉症、蒙心症、蒙忘症、夜游神症、羊癫疯症、母猪疯症、红痢症、白痢症、鼓胀症、尿急症、尿石症、尿泔症、尿血症、缩阴症、遗尿症、遗精症、弱症、老鼠钻心症、飞蛾扑心症、干咳症、痰咳症、红虎症、卧虎症、偏瘫症、面瘫症、寒头风症、热头风症、湿头风症、虚头风症、偏头风症、骨节风症、钻骨风症、破骨风症、肿痛风症、坐骨风症、气厥风症、血厥风症、痰厥风症、食厥风症、胸口痛症、胁肋气痛症、胁肋胀痛症、腰寒痛症、腰胀痛症、腰伤痛症、腰虚痛症、相思痨、相色痨、月家痨、真月痨、假月痨、干血痨、虚痢症、嗝食症、百虫吃肝症、出肤子症、出水痘症、寒水泻症、热水泻症、实水泻症、虚水泻症、肚气痛症、肚绞痛症、肚瘀痛症、肚隐痛症、小儿百咳症、胆气痛症、小儿猴耳包症、小儿疳积症、小儿冷惊风症、小儿热惊风症、小儿痰惊风症、小儿心惊风症、小儿慢脾惊风、小儿慢肾惊风症、干渴痨症、气包卵症、气瘤症、肉瘤症、岩死症、不孕症、小儿鸡胸五迟症等108种。

4. 医学行为的巫术性

在人类发展的“早期阶段，人们差不多普遍地走错了路。他们以为同类事物可以感应相生，因此就企图在交感巫术的仪式中，用模仿自然的办法，来为丰富的土壤祈得雨水、阳光或肥沃”[①]。土家族的先民主要为巴人，而巴人发源于巫风浓郁的巫巴山地，巴人社会是巫风烈烈。土家族也充分继承了巴人浓郁的巫教、鬼教文化和精神，体现在土家族医学中就是浓郁的医学行为的巫术性，这集中表现和反映在土家族的宗教信仰梯玛文化之中。

梯玛，是土家族的民间巫师、祈神“使者”，是土家族先民的上层人士及知识分子，他们的活动范围所涉面广泛，远不止反映在敬神消灾、驱邪、年初祈禳氏族繁衍、婚丧生育、卜居迁徙等方面，此外，对人的生老病死，疾病治疗都有他们祈求的活动。在医药活动中，表现形式有：

梯玛的“法术”疗法：在土家族民间，梯玛有主坛梯玛和赶坛梯玛之分，他们的医术比药匠、水师要高，梯玛治疗融药物、手术、精神于一体，有的地方还形成了梯玛治疗的网络。梯玛在治病时，注重诊断，先摸清病情，再借助“神灵”之手，解除病人精神上的顾虑，然后用药物或施以手法对症治疗。梯玛在精神治疗时，要奉行“法事”，其形式有“还愿”、“解结”、“退邪”等方法，使病人得到精神安慰、心理平衡，增强抗病能力，达到康复目的。在非药物治疗方面有开刀、扎麝针、瓦针、止血、正骨等。在民间流行有“是草为良药”，“是水为酒精”，“铁火为刀具”，“瓷瓦为钢材”。梯玛治病确有一定的疗效，是土家族人们信奉梯玛的原故所在。画水念咒是土家族梯玛

① 〔英〕W. C. 丹皮尔，《科学史》，上册，商务印书馆，1989年，第9页

或药匠施治疾病的“神法”：古代，土家族民间巫风盛行，治疗疾病时多采用神药两解之法，除用药物外，还用画水念咒辅之。当人们患病，如伤疾、出血、烧烫伤、食物噎喉、小儿着吓等疾病时，梯玛一边念咒（口中念念有词），一边画水。画水的种类较多，如突然晕倒的急症画“将军水”，产妇缺乳画“化乳水”，骨刺噎喉画“鹭鸶水”，烧灼伤皮肤画“雪山水”，隔山跌打损伤画“隔山水”，刀伤画“封刀口水”，伤血不止者画“担血水”，为使尸体暂不腐烂画“封尸水”等。当胎儿异常，产妇缺乳，小儿生病，梯玛或药匠们认为是“四眼病人”所致，病人家请巫师或梯玛画水、念咒，其方法为：由巫师燃香点烛，口念咒语对着水碗画符，然后将画好的神水给病人内服或由画水者将画好的水用口喷于病人的患处。吹胎水，是祈祷胎儿出生平安，请梯玛念咒：“吹得玉马龙凤开，是男是女早下来。一不准伤肝，二不准伤肺，吾奉太上老君，急急如律令。”小孩在受到惊吓后，用“取吓”的方法来治其病，其咒语是：“一变、二变、三变……十变，人心变做观音娘娘心，头上有头，肝中有口，身上生毛，行到人前人怕，行到鬼边鬼也愁。吾奉太上老君，急急如律令。”对“四眼病人”，念除四眼病咒语等。梯玛、药匠们在民间治疗除用画水念咒、祈祷外，还辅以简单的药物、按摩推拿、外治、气功等方法治疗，这是古代药匠们采用的精神与药物治疗疾病有机结合的尝试，这些带有神秘色彩的画水、咒语、祈祷方式虽然融有梯玛文化的印记，其中也包含了一些古代的朴素唯物主义认识。

口诀，也是咒语的一种，匠人们在某些仪式时，为保平安、吉祥，在仪式上要念口诀，如木匠在起屋时，敲敲打打，欲忌震动孕妇胎位，故念“安胎口诀”，念到：“胎怀六甲，寄在娘怀乳腹之中；一家大小，寄在凤凰之地……，五方五位神煞，寄在凤凰之地；弟子本名原神，寄在凤凰之地；要鲁班弟子，工夫圆满，神煞各归原位，工夫不圆满，神煞不得归位。”祈祷之意为孕妇安康，胎儿平安出世，有现代围产期保健与优生学的早期萌芽意识。

仪式歌中的土家族医药遗迹，是口碑流传土家族医药的重要载体，通过仪式歌来传递千百年纷繁万象的土家族文化。在这些仪式歌中生动地记载了有关土家族民间医药，如“十月怀胎歌”中从一月怀胎唱到十月怀胎，将每个月怀胎所发生的变化，劳体结合，生活禁忌，唱得淋漓尽至，与现代的“孕妇学校”所学的知识相比，只是抽象罢了。在古代能总结出像“十月怀胎歌”这样的具有孕妇保健知识，实在是难能可贵。还有一点值得一提的是，土家族民间历来提倡母乳喂养，以使婴儿健康成长。他是这样唱的：“娇儿落地娘心喜，全家老少喜盈盈，一双奶头是儿饭，娘手就是儿的枕……儿吃娘奶见风长，儿肥娘瘦是常情。”在婚姻仪式、还愿仪式、傩愿仪式等仪式歌中，也常有医药知识的传记性歌词。这些医药知识虽然零星散在于浩翰的巫歌之中，若进行详细收集、整理，可能是一部土家族生息繁衍和与疾病作斗争的医药史诗。占卜、古代预测疾病转归的方法：卜筮占验，是一种古老的迷信形式，在土家族民间俗称“抽签”，往往以抽签来决定吉凶或疾病的转归，虽然是愚昧之举，但在傩祭中用其华丽的文词、古朴的韵味来预测疾病的转归，对土家族医药早期的预防思想是有裨益的。如“目疾”祭词中写到：“前世佛前欠灯亮，如今因受此祸殃；虔诚持灯祀佛祖，灾患方可转吉祥。汝来佛前问眼疾，皆因古物来作戏，虔心求佛来解化，不消几日便自愈。汝来佛前问眼疾，古物作戏呈疾根……要想眼睛得清亮，还须良医开良方；我上灵山求佛佑，神药两解得安康。”在预防思想上，重点讲到“古物作戏是病根”，古物，似指房事，意为要节制房事，不可放纵，可预防目疾。

“水师”的封刀接骨术：梯玛、水师、药匠是土家族民间医治疾病的3种人员。药匠治疗以诊断及药物或非药物治疗为主，梯玛是神药兼备的方法来治疗疾病，水师治病与梯玛略同，也用巫术加药物及手术，但治病以专科为主，主治筋骨疾病、皮肤疮疡等病。水师治疗“巴骨流痰”时，先画水，将画好的水喷于患处，令病人突然一惊，趁其不备，就用刀切开，排除脓汁，达到“疱穿祸散”之目的。外伤骨折患者，水师也是先画水，喷水，复位，用草药外敷，加杉树皮或柳枝外固定。水师，顾名思意，用“法水”或“神水”治病的医师，其特点是突出水的功用，其实水师在画水时一般都放一点止痛药粉到水中，用止痛药水喷在患处，达到止痛作用，再用锋利的刀将疱疮或流痰切开、排脓，外敷草药，治愈疾病。

土家族对梯玛的崇拜，也体现为对“药王菩萨”的信奉上。土家族人民尊奉的医药始祖“药王菩萨”。相传“药王菩萨”是五千年前玉皇大帝要太白仙官派到土家族民间解除土家族人民疾病痛苦、驱除瘟疫魔鬼的“药神”。他识百草、治百病，藏百技、创百药，医术精湛，法术高明，人神相通。因此，土家族地区到处流传着药王菩萨为老虎〔巴人、土家族始祖廪君化身〕治病的故事，土家族民间至今还有歌谣云：“忽山王，药菩萨，蛇虫五瘟都怕它，保佑土民平安福，消灾除邪迷鸡沙。”土家族地区的“梯玛”、“水师”、“药匠”、“土医”均被认为是药王菩萨的弟子。土医对药王菩萨的信奉非常虔诚，他们在用土药为病人治病之前，先要焚烧香纸，拜祭药王菩萨，并要默念咒语，云：“土地混沌起云团，魔鬼人间来捣乱，我随药王来消灾，普度众生把阳还，我得药王真药传，一百八症都过关，隔山喊你隔山应，百医百顺保平安，山岚瘴气你扫尽，冤鬼离体去阴山，叫他不痛就不痛，化钱烧纸我心甘，节节如律令，药王真君，师传永记，摸凯好凯。”后口含用香纸化的圣水，喷于患者病痛部位，十分肃穆，然后再用药物开始治病。

5. 文化互动的交融性

土家族长期定居在我国的武陵山和大娄山、大巴山、巫山余脉切入的湘鄂川（渝）黔四省交汇的广大地区，这里是荆楚文化西进、百越文化北上、夜郎文化和巴蜀文化东进、中原文化南下的通道，因之土家族地区在中国文化带中占有至为重要的地位。张正明就曾经将土家族地区称为一条文化的沉积带，他说："中国的地形，从西到东，从高到低，大致可分为三级阶梯。长江上游与长江中游的交接地区，位于第二阶梯中段的东缘和第三阶梯中段的西缘。这里是连山叠岭和险峡急流，地僻民贫，易守难攻，历史的节拍比东面的大平原和西面的大盆地舒缓得多。若在深山最深处，此中人乃如桃花源中人，说得夸张一些，'不知有汉，无论魏晋'。北起大巴山，中经巫山，南过武陵山，止于五岭，历来是逋逃的渊薮。汉藏语系的各个语族，相互穿插，这里是他们交会的中心。古代的许多文化事象，在大平原和大盆地上早就被滚滚滔滔的历史大潮冲淡甚至淹灭了，在这里却还有遗迹可寻，所以我把它叫做文化沉积带。这么长又这么宽的一条文化沉积带，在中国是绝无仅有的。"当然这里主要从文化原生态的角度考察了土家族地区的重大价值。

在今天的土家族地区，古代生活着众多的少数民族，这些民族在长期的共同的生产生活实践中，相互之间是"你中有我，我中有你"，这就导致了民间文化互动的交融性，土家族的医学文化也不例外。在土家族的医学文化中，因为长期以来的土苗相处，很自然地土家族会吸收不少苗族医学文化的成分。特别是由于土家族特殊的地缘优势，充分利用中原地区汉族的优秀医学文化成果，不断充实和丰富土家族文化的内涵，构建土家族的医学文化体系。这在改土归流后尤为明显，从而体现出土汉结合的明显优势。如借用汉族文化中的中医学理论，构建了土家医学文化的"三元论"体系；借用汉字汉语整理土家族民间医学文献，形成了土家族医学文献学；借用汉文化成果，形成了众多土汉演化类药材品种等。

参考文献：

1. 朱国豪等主编，土家族医药，中医古籍出版社，2006 年 10 月

2. 田华咏等，"梯玛神歌"中的土家族医学文化解读，中国民族医学杂志，2007 年 6 期

3. 田华咏，梯玛文化与土家族医药，中国民族医学杂志，2002 年 2 期

4. 田华咏，论土家族医学理论体系的建构及学术特色，中国民族医学杂志，2005 年 9 期

5. 朱国豪等，论土家族医药的学术研究价值和开发前景，中国民族医学杂志，2006 年 5 期

6. 罗文华，土家族医药史考，中国民族医学杂志，1998 年总 31 期

7. 彭延辉等，土家族医药史探讨，中国民族医学杂志，1994 年总 4 期

8. 诸国本，湘西土家族医、苗族医调查报告，中国民族医学杂志，2001 年 4 期

9. 刘超祥，土家族禁忌习俗的医学文化探析，怀化学院学报，2004 年 6 期

10. 彭万廷等主编，《巴楚文化研究》，中国三峡出版社，1997 年

论土家族医药理论基石病机“三元论”的奥秘

朱国豪　杜　江　张景梅　赵能武

贵州省中医药研究院民族医药研究所（贵州 贵阳 550002）

关键词：民族医药；土家族医药；基本理论；三元论

在我国武陵山和大娄山、大巴山、巫山余脉切入的黔、湘、渝、鄂四省边区这片原始自然、秀美神奇方圆近 10 万平方公里土地上的土家族，是一个有着悠久历史和灿烂文化的优秀民族，当近代人们踏进“峰三千，水八百，养在深闺人未识，一举成名天下知”的张家界这座原始山水花园和蹬上世界人与自然生物圈（MAB）保护网成员武陵山主峰梵净山的“金顶”、“玉皇顶”，在“万卷书”中翻阅土家族珍贵的民族历史、民族文化、民族经济、民族风情之后，发现这块土地上最宝贵、对土家人民和其它各民族人民健康有较大贡献的土家族医药理论基石“三元论”更具独特的魅力。这是土家人民几千年在这块土地上繁衍生息与疾病作抗争的过程中所形成的深厚的医学文化积淀，它有着精深的哲理和无穷的奥秘，在世界民族传统医学中独树一帜。

1. “三元论”揭示了人类生命起源生成的奥秘

土家族医药“三元论”认为：人体生命是天、地、水之元气化生的世间一切生命中最精灵，最智慧的生命。水是产生和维持人体生命最宝贵的物质基础，地是人体生命生存活动的场所，天是人体生命生存活动的空间，故土家医药创立了“天元、地元、水元”三元辩证医学哲学理论，并将人体生命归纳为“三元体架、三元脏器、三元孔窍、三元物质”的三元一体认识论，

土家医“三元论”认为：人体的三元体架、三元脏器、三元孔窍、三元物质的生理功能虽各不相同，互相分工，但它们总是相互联系，相互支持，整体协调。人体生命是先天形成的三元物质“气、血、精”、“筋、肉、骨”与后天水与五谷经中元脏器化生增长的“气、血、精”、“筋、肉、骨”形成人体生长发育活动的生命周期。气与精都藏于血中，所以血靠气之力，气靠血之功，精血才运行不息。土家医所说的“精”是“精微”，即血中所含的一切营养物质成分，它包括现代医学所说的蛋白质、氨基酸、各种糖元、维生素和各种微量元素及人体需要的一切物质，也包括人体遗传生命最宝贵的精子、卵子、遗传因子。所以土家医认为：“气、血、精”是人体内在的三元物质，“筋、肉、骨”是人体外在的三元物质，它们之间互相滋养，互相转化、互相依存、有机结合、融为一体，所以，人体生命才运动不止，生命不息。

2. “三元论”在人体生命中的组成和功能的奥秘

土家医“三元论”认为：人体主要由形体的三元架构、体内的三元脏器和功能特殊的三元孔窍、体外的三元物质“筋、肉、骨”和体内的三元物质“气、血、精”组成，筋脉、肌肉、骨头组成人体架构，再由筋脉、血脉同三元脏器、三元孔窍连贯全身体架，构成一个以气、血、精升降不息的圆形循环生命活动的有机整体。

2.1　体架的三元结构：上元骨架：包括头顶骨（脑颅骨）、面额骨（面颅骨）共23块。头顶骨（又称头顶八卦骨），包括额头骨（额骨）1块、天庭骨（顶骨）2块、后庭骨（蝶骨）1块、枕骨1块、颅骨1块、听骨（颞骨）2块。共8块。面额骨（面颅骨），包括：上牙巴骨（上颌骨）2块、鼻梁骨（鼻骨）2块、脸巴骨（颧骨）2块、眼眶骨（泪骨）2块、下鼻甲骨（下鼻骨）1块、其它面小骨6块。共15块。

中元骨架（躯干骨）包括：龙脊骨（椎骨）、肋巴骨（肋骨）、胸堂骨（胸骨）共51块。龙脊骨（椎骨）包括：龙颈骨（颈椎骨）7块、龙背骨（胸椎骨）12块、龙腰骨（腰椎骨）5块、龙板骨（底骨）1块、龙尾骨（尾骨）1块。共26块。肋巴骨（肋骨）与龙背骨连接左右各12块。共24块。胸堂骨（胸骨）1块。

下元骨架（四肢骨）包括：手杆骨（上肢骨）与脚杆骨（下肢骨）。手杆骨包括手杆连胸骨和手杆活动骨和饭食骨（锁骨）。手杆连胸骨包括饭锁骨（锁骨）2块、肩膀骨（肩胛骨）2块。手杆活动骨包括手膀骨（肱骨）2块、手杆外骨（尺骨）2块、手杆内骨（桡骨）2块、手腕骨（腕骨）16块、手掌骨（掌骨）10块、手指骨28块。脚杆骨（下肢骨）包括脚杆连带骨和脚杆活动骨，脚杆连带骨包括胯侠骨（髋骨）2块、胯骨（髂骨）2块、坐板骨

（坐骨）2 块、相思骨（耻骨）2 块。脚杆活动骨包括脚筒子骨（股骨）2 块、客膝盖骨（髌骨）2 块、内连二杆骨（胫骨）2 块、外连二杆骨（腓骨）2 块、足板骨（足骨）2 块、螺丝拐骨 14 块、脚掌骨 10 块、脚趾骨（趾骨）28 块。

2. 2　脏器的三元结构：上元（天元）脏器：包括脑髓、心、肺。脑心肺共居上为天，为三元之首，具有统领气血、司呼吸而吐废纳清，主思维、定神志之功。脑髓（又名神器）居八卦骨内、主神志，管意识，定思维，为人体生命活动的神器，指挥着人体生命的一切活动。脑髓的充盈全赖人体三元物质气、血、精的滋养，气血旺、精气盛则神清气爽、行动敏捷。反之，气血亏、精气弱则精神萎弱，形如枯槁，运动不灵。所以土家医认为“神器象地球，有山川河流，往来不间断，灵感注心头”。心子（心）居胸腔内，主血脉，是人体生命的血泵，它可以把血输到全身，营养体架、筋脉、肌肉各部和其它脏器，是生命活动的动力脏器，所以土家医认为：“心像一拳头，握动血就流，血流全身润，往返无尽头”。肺门（肺）居胸腔两侧，主气换，管呼吸，为人体真气与自然界清气交换的场所，是人体生命活动防卫门户，是气的原发场所，故土家医认为“肺是两扇门，挡贼在门前，门开清气入，关门养元神”。

中元（地元）脏器，包括连蹄（脾）、肚子（胃）、肠子（大小肠）居腹腔内、连蹄（脾）主运化、统血肉。肚子（胃）主五谷受纳，溶纳。肠子管分清化浊，共同完成受纳溶纳五谷、化生补充人体的精、气、血。使人体的三元物质气血送藏于肝脏，精送藏于肾的精门，并将废物排出体外。所以土家医认为“脾胃消五谷、肠分清化浊、精气血都造，废物通排出”。

下元（水元、精元）脏器，包括肝子（肝）、腰子（肾）、精门、尿包（膀胱）和男女生殖器。肝子（肝），苦胆（胆）居上腹右下胸腔内，肝是藏血藏微的仓库，苦胆附肝体上，为分清化毒解毒的过滤器，所以说肝胆是人体生命藏血藏微，分清解毒的调节器，故土家医认为：“肝胆连一体，藏血藏微，毒经此脏解，血精此调出”。腰子（肾）精门：共居于下腹腔后上接腰部，精门在两腰子之间，膀胱位于盆腔内，腰子、精门、膀胱的总体功能是主精、管水、强骨、通脑、连生殖。它们在肾元和膀胱的气化作用下完成精气的收纳和多余水分杂质的排出。腰子和精门是人体生命的元阳启动器，所以土家医认为“肾阳化元精、元精代代生，阳足体魄壮。阳弱体虚轻”。

2. 3　孔窍的三元结构：土家医认为：眼睛、鼻子、耳朵都位于头部，并通经脉与脏器连系，又得各脏器气、血、精上升循环而滋养，但全部功能都是受脑心的指挥，故为上元孔窍。嘴巴（舌条、牙齿）和皮肤汗孔、肌肉紧布全身，主要靠肝脾气血的滋养和调节，还有肛门，主要靠脾、胃、肠气的推动，使五谷消化的余浆废物排出体外。故为中元孔窍。尿道口为人体生命余液废水排出之道，主要靠尿包气化功能的推动完成。男女生殖器的玉茎和玉宫为男女繁衍后代交合的喜器，其功能主要靠肾气精门之精的推动完成，故为下元孔窍。

上元孔窍：眼睛：位于头上面部两侧眼眶内，主观看一切事物，接受调节识别外来一切光线和颜色刺激。故土家医有："眼睛是神灵，尘污不进门，若有五毒犯，赶火乌云散"耳朵：位于头后部两侧，主听感一切声音传导调节，识别外来一切声响的刺激。故土家医有"两耳半边圆。脑健五音全，肾强耳不聋。肾弱耳则鸣。"鼻子：位于头面部的中央，突于两眼眶之间，主呼吸，闻香臭，是人体的嗅觉器官，能感知外来一切气味和吸收天地间之清气，呼出身体代谢排出的废气。故土家医有："鼻高面中央，两孔闻臭香，若有五毒犯，两孔就呼唤。"

中元孔窍：嘴巴（口）：包括嘴唇、舌条、牙齿，主吞咽食物与水液。嘴唇舌条红润光泽是人体健康的表现。嘴唇、舌条苍白少华或瘀暗、鲜红都是人体的病态反应。嘴巴、牙齿与舌条是共同完成咀嚼吞咽食物、水液。再输送到肠胃，土家医认为人体患病，舌条反应较为灵敏，故土家医有"舌为味之觉，舌助声之圆，唇舌查病根，舌苔看就明"。"嘴巴两圆皮，吃喝无尽其，齿舌共同动，嘴巴才有用"。皮肤毛孔与肌肉紧密相连，并与三元体架构成人体健康的血肉之躯。皮肤毛孔，司开合，保护人体正常体温，可排出多余的汗液，是人体体温的调节器，肌肉与三元骨架产生动力。主运动。故土家医有："人皮是外层，毛孔最精灵，寒来孔就关，热来孔开屏。"肛门：其功能主要是靠肠胃和肌肉的推动完成。土家医有："肛门紧又圆，肠胃的大门，肚子饿就收，肚皮胀放行。"

下元孔窍：包括男女生殖器及尿道口。男的阴囊、睾丸和玉茎（阴茎）与女的玉宫（子宫）和喜道是男精女液交合的秘道，位于骨盆的前下方，其生殖功能主要靠肾气和精门元精、元气助动来完成男女交合和繁衍后代。土家医有："玉茎感最灵，大小随心情，喜时大且硬，平时小低沉。""喜道喜盈盈，月月开红门，痨伤五毒侵，污浊不堪言。"尿道口，其排尿功能主要是在肾和尿包（膀胱）的气化作用推动下来完成余水废液的排出。故土家医有"男女尿道口，尿胀就解手，若是肾中用，排尿无热痛"。

3. "三元论"揭示人体生命生长壮老死的转归规律的奥秘

土家医病机"三元论"认为：人体发病的主要机理是人体上、中、下三元的元气（阳气）不足所致。脑、心、肺居上为天；脾、胃居中为地；肝、肾居下为水。统乎上元之阳为用者为君火。于象为离，阳重阴轻。统乎下元元阳为体者，为相火，即肾中之真阳。于象为坎，阴重而阳轻，坎离相交，即水火相交而为乾，而化中土。人之立命者，即此乾元之气，健运不息。三阳本乎乾元之气一气所分，亦即一元之气，一元之阳气。阳气流通，阴气无滞。阳气不足，稍有阻滞，百病丛生。人身之关节窍道，全赖此气播护运行，阳气健旺，则活动矫健，出纳有节。

“三元阳”的关系是下阳是上、中二阳之根，无下阳则无上中二阳，下阳本于先天所生，中阳乃是后天所赖，中阳不运，上下即不相交，故中者，天下之大本也。“后天概以中土立极”。三阳各有专司，为分上、中、下三焦“天、地、水”三元是作一焦一元也，就是一元之阳气。“阳气无伤，百病自然不作，阳气若伤，群阴峰起。人以精、气、血三元为本。“气血即阴阳，阴阳即水火，病症百端，元非水火不济。”精乃气血之精微，故为阳中之元阳，阴中之真阳。所以三元论病机学说，其主要是强调阳气的作用。

“阳行则阴行，阳停则阴凝，阳衰则阴盛，阳微则阴绝，阳气继旺，百病难作，阳气稍病，群阴峰起。”三元论还强调；“万物之精，莫不以阳统阴，故阳者，阴之主也。阳盛则壮，阴盛则老”，人体生命就是阳气生至盛再由盛致衰的转归消亡过程。所以土家医认为：赤子初生，元气混沌，纯静无知，体虽属阳，而象则属阴，故于卦为重坤，自一至三岁长元气六十四铢。则一阳生而为地雷复 ，至五岁又长元气六十四铢，则二阳生为土泽临，至八岁又长元气六十四铢，则三阳生而为地天泰 。至十岁又长元气六十四铢，则四阳生而为雷天大壮. 至十三岁又长元气六十四珠，则五阳为泽天央 ，及至十六岁又长元气六十四铢，则六阳已具，阴尽而阳钝，是为重乾 。际斯时也，元气弥沦。流动充满，知觉运动，先天主宰，盗天地三百六十四铢之，真阳元气，原父母二十四铢之祖气，所谓先天三百八十四铢之真阳气，以全周天之造化，共为一斤之数者，靡不于是乎全焉，乘此纯阳既备，微阴未萌，血气充足，精神完固，如得指一贯心法，立定性命根蒂，修炼金丹大道，以此纯阳假体，修炼金刚之真身。尽性复命，返本还元，则脱飞身，功成可立而待矣。无如自此以后，阳极而阴生，心迷意乱，而精窍渐开，识神日长，元性日离，以至魂魄不定。彼此代贼，加以禁忌不知，贪痴无已，既于先无末极时而不知保阳，复于后天将起之际而不能制阴，遂至真者不埋没，假者猖狂。七情六欲，五蕴四相，百忧攻其心，万缘劳其型，先天本来之面目。渐至矢却。由是六水之浊清。感而生哀，以克七火之“元神”，而以癸贼丙矣，二火之失神，性贪主灵，感而生乐。以克九金之“元命”，而丁贼庚，四金之魂魄，性恶主死，感而生怒，以克三木之“元性”，以辛赃甲矣，八木之游魂，性善主生，感而生喜，以五土之“元气”，而以乙贼戊矣。且二坤八艮为十土，谓之妄意，性乱主动，感而生欲，又克一水之“元精”，而巳贼壬矣，从此以后，五物五贼，日肆戕害。而先天之五元五德，渐次剥削，故由十六至二十四岁谓之一关，耗去元气六十四铢，一阴暗伏于下，即剥去纯阳一爻。于卦象应乎天风垢量量．此时一阴出生，势将淳浇朴散，去本虽觉未远。而履霜坚冰，此其渐也，然一阴初起，五阳犹盛，若能保其五，而补其一。犹可未不远复者矣。无如气拘欲蔽，火炽血沸。故至三十二岁又耗元气六十四铢，于卦象应乎山天肫 、此时二阴寝长，阳德渐消，欲虑峰起，真泉荡溢，然而血气方刚，年富力强，若能戒色与斗，早觅觉路而导本来，建立丹基亦为有力……。故至四十岁，又耗元气六十四铢，于卦象应乎天地否，自是天地不交，大往小来，阴柔用事，而潜伏于内。阳刚分晓失位，而徒见于外，若能悟颠倒之妙用，做逆行之功夫，以返还之，则危者可安，亡者可存，而“否”不难复泰矣。乃复以妻室纠缠，儿女婚嫁，名利恩爱，愈缚赶紧，故至四十八岁，又耗元气六十四铢，于卦则应乎风地观，这时已成二阳在外，而阳德愈微。重阴上行而阴气渐盛……。若能种方盛之阴邪，扶向微之阳德，则亦可不至剥尽乃竟至。利欲薰气，用尽机械。故至五十六岁，又耗元气六十四铢，于卦象应乎山地剥，将尽五阴并起于下，孤阳将穷于上……，若能保此剩余一气，以作水穷云起，山尽路回之想，续火种将穷之木，布雨露于垂槁之苗．纵不能将前此之剥去者逐渐收回，而亦可却病延年。乃为子孙计，越老越贪，不守全训．不知止足，故至六十四岁，卦气已周，其所得天地父母之元气，共三百八十四铢，而足一斤之数，至此则耗散已尽，于卦象乃复为重坤 。当此时也，纯阴用事，真阳无存。精已涸而欲枯矣，气已泄而欲脱矣。神已摇而欲散矣，兼以杂念而妄想，烦劳的灼心，致令气腾而血滞，华盖开张，遂使肝旺脾困，而水火不交，金木不育，以内脏失和，而外贼于是乎肆虐，适至油尽灯残，魂散神离，而数十年耗余之魄气，一旦下脱，则坠入地狱。这些论述深刻地揭示了土家医“三元论”以阳统阴在人体生命科学的生、长、壮、老、病、死的客观规律和深刻的辩证哲学内涵。特别对如何预防人体生命衰老，延长人体寿命。使之健康长寿提出了崭新的科学见解。

土家医“三元论”还进一步指出：阳中之阴沉静而降，阴中之阳浮动而升，外则成“火”为“元神”，降则成“水”，为“元精”，水旺则精凝，火旺则神发。“神发”“精凝”，而后循太极之方位。阳至东南而升，阴至西北而降。东方为木，主“元胜”，西方为金，主“元命”，生降之间，黄庭四运。密密绵绵，凝结中土而生黄芽，特人以气化不以精化。精如果中之仁，气如仁中之有生意，芽生而仁即腐焉，如是欢之，则精不能生，而所以生者，精中之气也。故土气中含是为“始气”，是为无极，而始气之动机，则是“元气”，乃为“太极”。

以上论述说明土家医的病机“三元论”是以阴阳、五元即“元神（火）

心，”元精（水）肾，“元性”（木）肝，“元命”（金）肺，“元气（土）脾为基本要素，进行辩证论治。揭示了人体由阳始生，到阳渐盛，到阳盛旺到阴始生，阴渐盛，阴盛极阳无存的生、长、壮、老、病、死的以阳统阴的生命消长转化过程，所以，土家医“三元论”对人体疾病的治疗预防和保健长寿很有现实指导意义和研究价值。综上所述。土家族医药病机“三元论”是土家人民几千年实践～理论～再实践～再理论的千回百折中锤炼出来的理论基石，它奠定了土家族医药深厚的理论基础。

21世纪是人类科学实现人与自然协调和谐发展的崭新世纪。揭示土家族医药病机“三元论”的科学奥秘，挖掘出土家族医药新的医学哲学思维模式，这将对现代人类疾病的治疗和预防及康复保健、延年益寿起到不可估量的作用，为丰富我国传统医药宝库作出更大的贡献。

“三元辨证”在土家族医学中的运用

陈　义

铜仁地区思南县民族中医院（贵州 思南 554300）

摘　要：土家族医学几千年来不断与中医学结合，并在土家族民间广泛应用，得到了较快的发展，“三元辨证”就是在中医学的基础上形成的，是对中医学理论的丰富和发展。

主题词：三元辨证　中医学　土家族医学

土家族医学是以我国的武陵山区与大娄山、大巴山、巫山余脉切入的湘、黔、渝、鄂四省市边区，有着10万平方公里区域的民族医药，几千年来为着这片土地上的土家儿女和其它民族的繁衍生息、防病治病做出了巨大的贡献，是中华民族医药中一颗璀灿之星。

由于土家族没有自己的文字，土家族医学在相当长的历史长河中完全靠“口传心授、师徒相承”的方式传播和继承，但土家族民族医学仍为祖国医学做出了不朽的贡献，如《本草图经》载施州的土人用药20多种，明代大医学家李时珍《本草纲目》载武陵土家族聚居地区药物30多种，清道光《思南府志》记载：“元朝二百年来，府县各地，地灵呈露，动植物丰昌，木欣欣而向荣，草茸茸而吐秀，……属松阴而采药，穿竹坞以寻花。”共计有药之属68种，类属药物300多种，以后中医不断与土家族医学结合，并在土家族民间广泛应用，得到了较快的发展，特别是新中国成立以后，土家族医学得到了新生和全面发展，进入21世纪后土家族医学迎来了全面总结研究的发展时期，我们相信土家族医学一定会在中国和世界传统民族医学之中大放异彩，为人类的健康事业做出更大的贡献。

我们必须看到土家族医学从医药理论基础到临床实践，从预防到治疗，从养生到保健都积累了较为丰富的理论系统，但还没有形成一套完整的、系统的、科学的理论体系，尤其是土家族医学的辨证理论体系，还需要作大量的探索和总结工作，提高到一个新的理论和实践的高度，故本文根据土家族医学的“三元论”理论而提出“三元辨证”以供同道参考。

我国是以汉民族为主的多民族的国家，几千年来由于各民族不断的交流和融合，因此各少数民族文化都受到了汉文化的影响，土家族医学也是这样，在《周易》和《黄帝内经》的影响下，提出了“三元论”（即天元、地元、水元）。土家族医学认为：人的生命是天、地、水之元气化生而成的世间最具智慧的万物之灵，水是产生人体生命和维持人体生命最宝贵的物质基础，地是人体生命活动的场所，天是人体生命活动的空间，正是这种以天地为法则的思想，才形成了土家族医学的天元、地元和水元之说，这实际上是中医阴阳五行学说的衍化，和受《黄帝内经》“人以天地之气生，四时之法成”，以及“人与天地相参也，与日月相应也”的影响，并提出“脑、心、肺居上为天，脾、胃居中为地，肝、肾居下为水”的三元藏象学论，笔者认为，三元藏象学说和三元物质学说应该成为土家族医学的基础，即“三元辨证”学说。

1. 上元（天元）脏器：包括脑髓、心、肺。

脑髓、心、肺为三元之首，具有主思维定神志，统领气血，司呼吸而吐故纳新之功。

1.1　脑髓：居八卦骨中，主神志、管意识，定思维，为人体生命活动的神器，指挥着人体生命的一切活动，土家族医学认为“神器像地球，有山川河流，往来不间断，灵感注心头”。而脑髓的充盈全赖人体三元物质气、血、精的充养，所以气血旺，精气壮则神清气爽，行动敏捷。反之，气血亏、精气弱则精神萎靡，行动迟缓，反应呆滞，正如《黄帝内经》所说：“头者，精明之府。”

1.2　心：居于胸腔内，主血脉，依靠它把气血输送到全身，营养筋、骨、肉各部和其它脏器，是人体生命的根本动力，土家族医学认为“心象一拳头，握动血就流，血流全身润，往返无尽头”。这和中医“心主血脉”无异，应该是《黄帝内经》的思想传承。

1.3　肺：居胸腔两侧，主换气，管呼吸，为人体真气与自然界清气交换的场所，是人体生命活动防卫门户，是气的原发场所，故土家族医学认为“肺是两扇门，挡贼在门前，门开清气入，门关养元神”。这和中医《黄帝内经》中的“肺者相傅之官，治节出焉”以及“肺者，气之本”之述，如出一辙，可见中医对其影响之深。

2. 中元（地元）脏器：包括脾、胃、大小肠。

居腹腔之内，共同完成受纳消化五谷，化生补充人体的精、气、血，使人体的三元物质气血送藏于肝脏，精送藏于肾的精门，并将废物排出体外，所以土家族医学认为“脾胃消五谷，肠分清化浊，精气血都造，废物通排出”。这应该源于《黄帝内经》“脾、胃、大肠、小肠……仓廪之本，营之居也，名曰器，能化糟粕，转味而入出者也。”

3. 下元（水元、精元）脏器：包括肝、肾、精门、膀胱和男女生殖器。

3.1　肝、胆居上腹右下胸腔内，肝、胆是人体藏血和解毒器，故土家族医学认为：“肝胆连一体，藏血藏微器，毒经此脏解，血精此调出。”这实际上是中医“肝藏血”的继承和发扬。

3.2　肾、精门共居于下腹后上接腰部，精门在两肾之间，膀胱位于盆腔内，肾、精门、膀胱的总体功能是主精、管水、强骨、通脑、主生殖。它们在肾元和膀胱的气化作用下完成精气的收纳和多余水分杂质的排出，肾及精门是人体生命的元阳启动器，土家族医学有“肾阳化元精，元精代代生，阳足体魄壮，阳弱体虚轻”。理论源于《黄帝内经》“肾者、作强之官，伎巧出焉，……膀胱者，州都之官，津液藏焉，气化则能出矣。”“肾者、主蛰，封藏之本，精之处也。”

但我们也看到土家族医药的三元脏器学说与中医学的渊源中也有自身的特点，一是将脑髓归于上元，而且认为与神志的关系非常密切，这是对中医理论的补充和发展；二是只有脏器，而不像中医学有脏腑之别；三是以脏器在人体的位置来划分上、中、下三元结构，这种划分实际上仍然是“人与天地相参”的结果，天元居上，清阳之象；地元居中，五谷纳运；水元居下，藏精泄浊。这种思想实际上和中医一样受到中国古代朴素的自然哲学思想影响而产生的，这就决定了土家族医学从一开始就以朴素唯物论的形象思维来认识和探索人体生命的生理功能和病理变化，特别是自然界各种变化对人体的影响。

根据土家族医学的三元理论，天元居上，清阳之象，只有这样人体才会健康，因而清阳被外邪所犯，或清阳不升则必致各种弊端，犯于脑则昏蒙失智，克于心则血脉瘀阻，侵于肺则咳喘气促。在治法上，应该是治上元如羽，非轻不升，即用药一定要有清灵疏畅之品，如防风、菊花、杏仁、桃仁、丹参之属。如清阳因虚而衰，则用补益之品，如人参、白术、天麻、黄芪、当归之属。

地元居中，五谷纳运，地元是中枢之处，为营养受纳之地，并升清阳于天元，降浊物于水元，故其通达流畅则人体自安，在治法上应该是治中元如衡，非衡不畅，即用药多用平和之品，如茯苓、法夏、苍术、佛手、广香、枳实、厚朴、通草之属。

水元居下，藏精泄浊，其精华所藏必有所归，其浊毒所泄定有出路，精不藏，浊不泄则诸病蜂起，命必危也。在治疗上应该是治水元如权，非权不固，即用药常用重镇味厚之品，如熟地、枣皮、菟丝、女贞、附片、大黄、玄参、苦参之属。

笔者经过多年的临床实践，通过运用“三元辨证”的方法，解决了许多疑难杂证，深深体会到“三元辨证”是对中国传统医学的补充和发展，是土家族医学的一大特色，是我们每一个献身于土家族医学的人值得不断地去探索、总结和提高的，相信它一定能够放彩于世界民族之林。

土家医生理歌诀浅说

杜　江[1]　朱国豪[2]

1. 贵阳中医学院（贵阳 554300）2. 贵州梵净山土苗特色医药研究所（铜仁 554300）

土家族是长期定居在我国的武陵山和大娄山、大巴山、巫山余脉切入的湘、黔、川（渝）、鄂四省交汇地区的一个历史悠久的古老民族。在本民族生存繁衍的过程中创造了灿烂的文化，特别是其医药文化在中南、西南一带有着广泛而深远的影响。土家族虽然没有形成本民族的文字，在医学上没有传世的经典著作，但其深藏于民间的医药文化却丰富多彩，独具民族特色。用歌诀的形式来记述医药内容在传统医药中并不鲜见，中医有之，其他民族医亦有之，但多见于概括药性和方剂，土家医在人体生理方面也采用歌诀的形式来表达，朗朗上口，通俗易懂，既便于记忆，又便于传播，且丰富和系统，这在我国民族医学中实属仅见，是土家族医学的一大特点。本课题组在 10 多年的土家族医药调查中对这些歌诀进行了搜集和整理，现将其介绍如下。

1. 大脑和内脏

1.1　大脑：歌曰：神器象地球，有山川河流，往来不间断，灵感注心头。

注：土家医把大脑称为神器。其意为人的大脑像地球一样，大脑中的脑

髓有如山川河流，沟壑纵横，延绵不断，是灵魂、智慧、感情的基地。

1.2　心：歌曰：心像一拳头，握动血就流，血流全身润，往返无尽头。

注：把心脏形象地比喻为一个拳头，当其收缩时把血液送往全身，以润泽和营养机体，舒张时又把血液回收到心脏，如此循环往复，维持了生命活动。

1.3　肺：歌曰：肺是两扇门，挡贼在门前，门开清气入，门关养元神。

注：肺是人体呼吸道的一个屏障，其形状像门，也有把外界气毒拒之门外的作用。当这两扇门打开时吸入人体所必需的新鲜空气，当其关闭时则把吸入的新鲜空气生化为人体精气以养全身和元神。

1.4　脾胃：歌曰：脾胃消五谷，肠分消化浊，精气血都造，废物通排出。

注：本歌诀介绍了脾胃系统消化食物，取其精微，弃其糟粕的生理功能。

1.5　肝胆：歌曰：肝胆连一体，藏血藏微器，毒经此脏解，血精此调出。

注：本歌诀介绍了肝胆相联的关系及其藏血化精，解毒的功能。

1.6　肾：歌曰：肾阳化元精，元精代代生，阳足体魄壮，阳弱体虚轻。

注：歌诀主要突出了肾脏在人体中的重要作用，强调肾阳是生化元精基础，肾阳是身体功能运化的根本，是体质强弱的关键，体现了土家医“以阳统阴”的思想观念。

2. 九窍

2.1　眼：歌曰：眼睛是神灵，尘污不进门，若有五毒犯，赶火乌云散。

注：歌诀讲述了眼睛是神志和灵魂的体现，在睫毛和眼睑的保护下杜绝了尘土和污物的进入，而五毒入侵会导致眼病，且以火毒为多见甚至长出眼翳，当以赶火法来治疗。

2.2　耳：歌曰：两耳半边圆，脑健五音全，肾强耳不聋，肾弱耳则鸣。

注：本歌诀表达了耳朵为人体的听觉器官，与脑和肾有紧切的关系。一方面，耳受大脑的指挥，大脑健康则耳朵聪灵，能辩五音；另一方面，耳需肾精的濡养，故“肾强耳不聋”，一旦肾精不足，则耳失濡养就会出现头昏耳鸣之类的症状。

2.3　鼻：歌曰：鼻高面中央，两孔闻臭香，若有五毒犯，两孔就呼唤。

注：歌诀反映了鼻为嗅觉器官的特点，一旦受到外邪侵入就会出现鼻塞不通、流清涕的症状。

2.4　口舌：歌曰：嘴巴两圆皮，吃喝无尽其，齿舌共同动，嘴巴才有用。又曰：舌苔看就明。

注：口是接纳和咀嚼食物的器官，舌是味觉器官并能帮助发声。歌诀不仅讲述了口舌的功能，而且也体现土家医通过查看口唇、舌质、舌苔来诊断

疾病的方法。

2.5　皮肤：歌曰：人皮是外层，毛孔最精灵，寒来孔就关，热来孔开屏。

注：歌诀特别着重介绍人体皮肤通过毛孔的开关来调节人体温度的作用。

2.6　肛门：歌曰：肛门紧又圆，肠胃的大门，肚子饿就收，肚皮胀放行。

注：人体肛门的作用和灵活收放以维持体内的正常代谢。

2.7　男女生殖器：歌曰（男）：玉茎感最灵，大小随心情，喜交大且硬，平时小低沉。歌曰（女）：喜道喜盈盈，月月开红门，痨伤五毒侵，污浊不堪言。

注：歌中形象、生动地表现了男女生殖器官的生理特点，并认为女性生殖器官的防御能力较弱，易受病变侵害。同时也表现出了土家族传统男尊女卑的封建思想的影响。

2.8　尿道：歌曰：男女尿道口，尿胀就解手，若是肾中用，排尿无热痛。

注：男女尿道口有区别，但以排除小便为主要功能，由于尿道与肾脏密切相关，故排尿的正常与否和肾脏的健康息息相关。

3. 人体基础物质和基本组成

3.1　气、血、精：气："气是血所生，精血气之源，人靠一身气，气是人精神"；血："血是精所生，精在血中行，精血化力气，气推血运行"；精："精是先天授，精乃气血源，要想人康寿，保精保阳元"；"气血精，生命圈。筋肉骨，生命曲。人是一口气，精气血滋养。体是一炉香，火灭生命亡"。

注：土家医认为，气、血、精是人体最重要的基础物质，歌诀表达了气是血所生，是力量和精神的象征；血由饮食的精微转化而来；先天之精为先天所授，而由后天摄入食物的精微不断地补充。歌诀也表达了血生气，气行血，食物精微是气血的基础的相互关系，气、血、精的充盈和相互间关系的协调是人体健康的根本。

3.2　筋脉：歌曰："筋脉连全身，血随筋脉行，若是筋脉阻，不死命难全"。

注：人体的筋脉系统是人体气血的运行通道，通畅则体健，受阻则产生各种相应的病变。

3.3　肌肉：歌曰：肌肉保体骨，骨力才护着，力由肌发生，气由肺发出。

注：歌诀讲述了肌肉的三大功能，即保护身体，保护、强化骨骼和产生力量，而力量的产生与主管气的肺有紧密的联系。

3.4　骨：歌曰：骨是体架构，骨力精源出，若是骨不坚，体力难支撑。

注：骨是支撑人体架构的组织，骨依靠精来濡养，骨的坚实与否与精关系十分密切，且由于肾主精，故肾脏与骨有着紧密的关系。

解读《土家族医药》专著哲学社会科学研究成果的创新实践性

朱国豪[1]　朱娜琳[1]　鲁道旺[1]　田永松[2]　晏朝操[2]　袁景祥[1]
1. 铜仁梵净山土苗特色医药研究所（铜仁 554300）
2. 德江县民族中医院（铜仁 565200）

摘　要：土家族医药是黔、湘、渝、鄂四省（市）边区近10万平方公里自然沃土上保存较完好的原生态民族医药。它为世世代代居住在这里的“毕兹卡”土家族和其它多民族的生存繁衍、健康繁荣作出了不朽的贡献。特别是土家族医药的医学“三元论”和药学“三元性”更具独特魅力，是我国民族哲学社会科学指导民族自然科学发展创新实践的典范。

关键词：民族医药；土家族医药；哲学研究；成果创新

土家族医药是以人类朴素的自然哲学辨证思想为指导，以朴素唯物论的形象思维，探索认识人体生命的起源、生理功能，病理变化的消长转归。

土家族医药是以信仰自己的祖先图腾和天命象数观为指导，认为“万物之为我生、万物之为我用、天生万物必能养人治病”，故土家族常把自己的幸福向往寄希望于“祖先神灵”、“天地神灵”。故创造了原始超然的“神解”精神疗法（跳傩堂戏冲傩还愿）和神药两解的特殊治病形式。完整地保存了土家族医药原生态脉络和与汉医药融合的创新实践。

土家族医药是以我国博大精深的哲学巨著“周易”的太极阴阳、河洛数理和天命相数观为指导：认为太极阴阳河洛总数为五十五，络数为四十五，二数之和为一百。河络皆以五数居中央，以奇数统偶数。故土家族医药将天、地、人与天地、社会、人类的三维哲学思维模式创造，特人以气化不以精化的以阳统阴“三元论”。并将人体生命分为：三元体架、三元脏器、三元孔窍、三元物质。认为人体生命是由“阳始生到阳渐盛，阳渐旺到阴始生，阴渐旺，阴盛极，阳无存的生、长、壮、老、病、死，生命消长转归过程”。“阳盛则壮，男女一样。阴盛则老，康寿阳保”，故土家族医药“三元论”创新地提出了：如何保元培阳、赶毒清毒是维护人体生命，防病治病的奥秘，如何防病治病、康复保健是延长人体生命，健康长寿的关键，这为现代医学研究人体生命的防病治病，康复保健、健康长寿提供了一种新的哲学思维模式和新的研究方向。

土家族药学“三元性”是土家族医学“三元论”的物质基础。土家族药学“三元性”将土家族药物分为凉寒药、温热药、平淡药。土家族药物的

“三性九味”既能解释土家族药物的功能主治，又能正确地指导着土家医药多法治病的科学实践。

土家族医药流传民间的歌诀是土家族医学“三元论”、药学“三元性”的哲学精辟总结，是土家族医药千锤百炼的实践哲理升华总结，她集中体现了土家族医药哲学社会科学的原生态文化特征和土家人民的创新精神，其学术价值将永载我国和世界医学史册。

土家族是一个有着悠久历史和灿烂文化的优秀民族，她以其民族历史悠久，民风原始古朴，文化内涵丰富，人民勤劳智慧，思想包容协调，性格劲勇淳朴，群体团结坚强而著称于世。特别是这块土地上的土家族医药哲学更具独特魅力，这是我国民族哲学社会科学的“瑰宝”。其主要成果表现如下：

1. 土家族医药“三元论”哲学社会科学的唯物辩证性

1.1　以朴素自然哲学思想为指导：土家族医学以朴素唯物论的形象思维探索人体生命的生理功能和病理变化，土家医认为“人与天、地、水三元相应，病与气候、物候、人候相连”。人之所病，皆人体上、中、下三元阳气不足，毒邪乘虚而入所致，故治则提出培元补元、保元纳元和赶风赶气、赶水赶食、赶火赶毒、排毒清毒的药物内治法、外治法和神解精神疗法，故土家族医学有“一百单八症”（即七十二症、七十二风、七十二痧、三十六痨、三十六疮疡、三十六惊、三十六伤疾）和药学“一百单八将”（即七十参、七十二七、七十二莲、三十六风、三十六还阳、三十六蜈蚣、三十六血）。

1.2　以信仰自己祖先图腾和天命象数观思想为指导：原始土家族把自己的幸福生活向往和健康长寿寄希望于自己的“祖先神灵”和“天地神灵”，故创造了原始超然的“神解精神疗法”、“神药两解”特殊治病方法。

1.3　以《周易》太极阴阳经络数理哲学，《内经》阴阳五行学说创立的土家族医药“三元论”为指导：太极阴阳河图总数为五十五，络数总数为四十五，二数之和为一百。河络皆以五数居中央，以奇数统偶数，并将天、地、人与天地、社会、人三维哲学模式创造为“特人以气化不以精化的以阳统阴三元论”。（“三元”即天元、地元、水元）土家医认为：人是天、地、水之元气化生的世间最智慧精灵的生命，水是产生人体生命最宝贵的物质基础，地是人体生命活动的场所，天是人体生命活动的空间，故土家医才以天元、地元、水元三元立论。并提出脑、心、肺居上为天，脾、胃居中为地，肝、肾居下为水。故天元为上元，地元为中元，水元为下元。并将人体分为三元体架，三元脏器，三元孔窍，三元物质，提出了“万物之精，莫不以阳统阴”，“阳盛则壮，阴盛则老”。人体生命里是由阳气生致盛，再由盛至衰的生、长、壮、老、病、死的生命消长转归的自然规律。

2. 土家族医学“三元论”哲学的科学创新性

土家族医学包括（1）土家医对人体结构与功能的认识（包括三元体架、三元脏器、三元孔窍、三元物质的结构与功能)。(2）土家医“三元论”对人体病因病理机制的认识。(3）土家医“三元论”对药物“三元性”的认识。土家族医药“三元论”的医学哲学揭示了人体生命是由阳始生到阳渐盛，到阳渐旺，到阴始生，阴渐盛，阴盛极，阳无存的生、长、壮、老、病、死的以阳统阴的生命消长转归过程，提出“阳盛则壮，阴盛则老”，“阳盛则壮，男女一样”，“阴盛则老，康寿阳保”，土家族医学“三元论”创新地提出了如何保元培阳、赶毒清毒是维护人体生命、防病治病，康复保健的奥秘，如何保元培阳、赶毒清毒是延长人体生命、健康长寿的关键，土家族医学“三元论”，为现代医学研究人体生命疾病预防治疗提供一种新的哲学思维模式和社会科学与自然科学结合研究人体生命健康长寿新的研究方向。

3. 土家族药学“三元性”哲学的科学实践性

土家族药学“三元性”是土家族医学“三元论”的体现，土家族药学将土家族药物分为凉（寒）药、温（热）药、平（淡）药三性，并以九味配三性，即苦、酸、涩为凉（寒）药；麻、辣、咸为温（热）药；甜、淡、滑为平（淡）药。而滑味是土家医第一次提出。土家族药物的“三性九味”既能解释药物的功能主治，又形成了土家族药学的“三元性”与土家医学“三元论”的一致性。

土家族药学“三元性”的哲学科学性能指导土家族医学多法治病的科学实践，如三元内治法、二十四种外治法和神解精神疗法是哲学社会科学指导自然科学的研究成果。

4. 土家族医药歌诀的科学哲理性

4.1　土家族医药三元脏器生理歌诀：上元（天元）脑壳（头)：“神器象地球，有山川河流，往来不间断，灵感注心头”；心子：“心象一掌头，握动血就流，血流全身润，往返无尽头”；肺：“肺象两扇门，挡贼在门前，门开清气入，门关养元神”；中元（地元）脏器，脾、肚子：“脾胃消五谷，肠分清化浊，气血精都造，废物通排出”；下元（水元）脏器，肝子：“肝胆连一体，藏血藏微器，毒经此脏解，血精此调出”。腰子（肾)：“肾器化元精，元精代代生，阳足体魄壮，阳弱体虚轻”。

4.2　土家族医药三元孔窍的生理歌诀：

4.2.1　上元孔窍，眼睛：“眼睛是神灵，尘污不进门，若有五毒犯，赶火乌云散”。耳朵：“两耳半边圆，脑健五音全，肾强耳不聋，肾弱耳则鸣”。鼻子：“鼻高面中央，两孔闻臭香，若有五毒犯，两孔就呼唤”。

4.2.2　中元孔窍，嘴巴：“嘴巴两圆皮，吃喝无尽其，齿舌共同动，嘴巴才有用”。舌条：“舌为味之觉，舌助声之圆，唇舌查病根，舌苔看就明”。皮肤：“人皮是外层，毛孔最精灵，寒来孔就关，热来孔开屏”。肛门：“肛门紧又圆，肠胃的大门，肚子饿就收，肚皮胀放行”。

4.2.3　下元孔窍，玉茎：“玉茎感最灵，大小随心情，喜交大且硬，平时小低沉”。玉道：“喜道喜盈盈，月月开红门，痨伤五毒浸，污浊不堪言”。尿道口：“男女尿道口，尿胀就解手，若是肾中用，排尿无热痛”。

4.3　土家医药三元物质生理歌诀：

4.3.1　人体内在的三元物质：精：“精是先天授，精乃气血源，要想人康寿，保精保阳元”。气：“气是血所生，精血气之源，人靠一身气，气是人精神”。血：“血是精所生，精在血中行，精血化力气，气推血运行”。

4.3.2　人体外在的三元物质：筋脉：“筋脉连全身，血随筋脉行，若是筋脉阻，不死命难全”。肌肉：“肌肉保体骨，骨力才护着，力由肌发生，气由肺发出”。骨头：“骨是体架构，骨力精源出，若是骨不坚，体力难支撑”。“气血精，生命圈”。“筋肉骨，生命曲”。“人是一口气，精气血滋养。体是一炉香，火灭生命亡”。

4.4　病因病机生理歌诀：

4.4.1　病因：“喜怒忧思悲恐惊，心情过度伤元精，饥饱饮食乱，中元遭侵犯，饮食不清洁，伤元又伤血，房屋过贪心，损元又伤精，劳伤得痨病，病重才发现，外伤病常见，止血是关键，蛇虫咬毒急，赶毒消毒是秘绝，骨折跌打伤，复位消肿是秘方”。“ 重冷为寒，重热为火”。“五毒侵体，痛必先之，五毒侵体，肿必随之”。风毒：“风为百病先”。“毒气侵入，风必先之”。“无风毒不入，毒随风伤人”。寒毒：“百病寒凉起，寒随风气至”。“风寒邪入表，赶风解肌表”。“风寒入脏器，强元驱寒气”。火毒：“火为热重毒，病急神昏厥，外火容易治，内火难灭绝”。湿毒：“久居雨湿间，风湿易缠身，不是湿热注，就是湿困身，三元都俱损，手足肿不灵”。瘟毒：“瘟气发病急，病危在旦夕，一人得瘟病，四邻遭殃及”。“瘟病种类多，防治要隔绝，赶毒源头起，消毒要迅速”。

饮食失常：“脾胃功能好，饮食纳正常，切勿饥饱乱，五谷不偏尝，饮酒勿酗酒，油腻勿多尝，不洁腥臭物，绝不进肚肠，脾胃三元本，健康福命长”。起居：“人体活动，起居有常，劳逸有度，寒暖得当，过劳伤身，过累损脏，循太极动，养生有方，好逸恶劳，血流不畅。早起练拳，早睡养脏，神体勿伤，切忌勿忘”。房室：“男女同房乐，过贪体羸弱，色妄起祸殃，精亏神更伤，三元阳俱损，五毒乘虚整，整你起不来，色痨如狼豺”。劳伤：“土王百棒酒，任你打出手”。“土王止血丹，血止痛就散”。“土王接骨散，断骨把原还”。“土王蛇药丹，肿痛立消散”。

4.4.2　病机："五毒侵袭，三元受损。阳不统阴，气血精亏。气血精滞，诸痛所致。气血精亏，百病重生"。"血靠气之力，气靠精之功，血才行而不固，生命不息，运动不止"。"气血精盛，生命旺盛"。"滞则不通，不通则痛，气血精滞，诸病所致"。"诸病有痛，病知轻重，病而不痛，病危命送"。

4.4.3　诊病："人活天地间，日月照乾坤，五谷养人体，五毒伤人身，土民得了病，梯玛坐堂前，一看二又问，三听细分明，四摸病何处，五号脉显灵，手掌指纹谱，心肝十指连，病变找得准，病情弄得清，卜卦预吉凶，傩堂祈祷诚，土王八百药，药匠数家珍，百人生百病，药王百方灵"。看诊："得神者，虽病可治，重病可治"。"失神者，轻病难安，重病难愈"。"三元脏器，华色在面，神气在眼，灵气在鼻"。"脏腑若有病，面色跟着病"。"舌为味之觉，通心脾和胃"。"腰为肾亏府，肾虚则腰痛，有胃则生，无胃则死"。舌苔："苔生五毒侵脾胃，连累五脏诊病情，赶散清利是关键，赶湿赶气泻毒灵，若是舌质干枯萎，阎王难将命挽回"。"五毒侵人体，皮肤首受之，阻之为疹子，瘀之为疱疮，若要清洁爽，常洗热熏良，常赶湿热毒，常泻胃和肠，大小便顺畅，体美身健康"。看眉："眉如新月多康健，眉如细草多体弱"。时间："男怕三六九，女怕二四八"。妇女："女人命不同，月月见信红，洁为身之本，活血见神功，孕产应注意，防风防寒流，气血常温外，经调体从容"。"胃不和，寝不安，睡眠好，病难找，睡不宁，命难全"。七情："肝怒心喜笑，脾歌忧烦躁，肺伤咳喘急，肾恐身闪腰"。"病轻病重，呻唤有用，解除忧伤，解除病痛"。脉诊："人有三元，脉有三关，病脉相应，病显脉灵，号脉有时，心静神定，号脉功夫，全在手尖，三元何损，心领神会，气血精滞，脉可分清，气血精亏，脉可明辨，太极无极，相通类推，土王脉经，代代传背"。"五毒不单行，病脉无单脉，仔细体味，认真分析，多脉合诊，脉症结合"。"十指连心肝，脚指保平安"。易理："道生一，一生二，二生三，三生万物，万物负阴而抱阳，冲气以为和"。"一生二，两仪生四象，四象生八卦，乾坤（天地）二卦为万物之母，万物生于天地之间"。"一到二，二到四，四到八，八到十六，再到三十二，六十四，乃至无穷"。"阳为阴之基，阴为阳之用"。"仰观象于天，俯观象于地，近取诸身，远取诸物，于是始作八卦，以通神明之德，以类万物之情"。"太极生两仪，两仪生四象，四象生八卦"。"生生之为易，易穷则变，变则通，通则久"。"乾三连，坤六断，震仰盂，艮覆盌，离中虚，坎中满，兑上缺，巽下断"。"立天地之道，曰阴与阳。立地之道，曰刚与柔，立人之道，曰仁与义，兼三才而两之，故易六画而成卦"。

4.5　节日、卫生保健歌诀：春节："过年扫院打阳尘，一年四季无鬼神，过年全家扫干净，一年四季不生病"；端午节："端午雄黄驱蛇虫，一年全家得安隆”。“百草煎汤浴了身，一年四季病不生”。“喝了雄黄蛇胆酒，土王保你四方走，洒上雄黄灵香水，赶邪赶毒驱魔鬼”；六月六：“六月六，晒衣服，祭土王，全家福，虫不伤，毒不入”；七月半：“七月半，鬼乱窜，送出门，保平安，跳傩堂，阴气散，喝神汤，病不犯”；顺应自然：“人与天地相应，病与气候物候相连”。“病从口入，病从心起，病从毒生”；讲卫生：“五毒侵人体，首从口中入”。“劳动回家多喝几杯热茶，不喝凉水、冷水”。“吃饭不吃冷饭冷菜，死腐臭肉不进肚肠”。“碗筷热水冲洗干净，灶头灰尘抹洗经常”。“衣被讲究勤换勤洗，身体讲究洗澡冲凉”。“早洗脸，晚洗脚，一年四季病不着”。“半月洗被，三天洗裳，虱子臭虫不上床”。“晚上开水洗脚，等于吃剂补药”。“饭前洗手，病毒冲走”；养生防病：“宁静思远，知足常乐，乐观向上，逸趣自热，劳逸有度，养生养脏，淡薄名利，长寿安康”。“病从体虚起，防病要强身，体强毒不入，长寿是福禄”。“强身健体，从小练起”。“儿来世间不平凡，一月蹬脚把手玩，半岁独立金鸡站，一岁学步脚闪闪，二岁跳步练大胆，三岁跑步练脚杆，五岁玩耍不要管，土家娃儿一身胆”。“人感五毒要生病，百病自有百药防，看你认识不认识，若不认识问药王”。

4.6　治则歌诀：“五毒侵人体，由表再入里”。“赶风赶气赶火毒，痛止肿消除”。“赶毒先赶风，寒热在其中”。“赶毒要赶气，五毒血中去”。“赶毒首赶火，火去人安处”。“五毒之邪，赶而去之，赶风汗之，赶气行之，赶食下之，赶毒（瘟）解之”。“不通则凝，不通则阻，不通则滞，不通则痛”。“结有气结，血结，痰结，食结，岩结，此五结日久必坚，应活而消之，清而散之，赶而利之，下而泻之，或割而去之”。“气结于胸，赶气宽胸，痰结于胸，祛痰宽中，食结于胸，赶食宽中，血结于胸，活消同用，软坚破结，岩消不痛”。“虚有气虚、血虚、精虚、阳虚、阴虚之分，故有补气、补血、补精、补阳、补阴之说”。“体不虚，邪不入，阳气旺，邪自出，三元足，人安福”。“补之得当，人安体壮，补之不当，损元伤脏，急补、缓补，依病酌处，大补、平补要辨清楚”。“一法力薄，多法跟上，辨证施治，运用得当”。“毒邪侵犯，瞬息变幻，需赶需清，酌情施展，需活需消，运用连贯，驱赶毒邪，不留隐患，温补收功，体健人安”。

4.7　神解精神疗法歌诀：“万物有灵，灵为神灵，冲傩还愿，心诚则灵”。“生病之酬神愿，十分病退九分，祈嗣之人酬神愿，早生贵子入家门，怀胎之人酬神愿，是男是女早出生，小儿关急酬神愿，添庚快长命长生，癫疾之人酬神愿，翻冤解结病脱生。出门之人酬神愿，逢凶化吉转回程，年迈体弱酬神愿，长寿健康福禄全”。“神药两解，娱神娱人”。“三魂寄在三清殿，七魄藏在九霄云，三魂七魄都寄下，留下法身去降妖”。“冲傩还愿，永恒刚健，憧憬向往，健康和平”。“天地浑沌起云团，魔鬼人间来捣乱，我随药王来消灾，普渡众生把阳还，我得药王真药传，一百八症都过关，隔山喊你隔山应，百医百顺保平安，山岚瘴气你扫净，冤鬼离体去阴山，叫他不痛就不痛，花钱烧纸我心甘，节节如律令，药王真君，师传永记，摸凯好凯”。“红云金衣玉桥通，作造堪称鬼斧工，僧醉酒归丹练熟，客卜吟诗药烹浓，鹏飞寨顶枫林晚，风舞山岗瑞草丰，巧将多才神力助，蒿蒿砌石叠玲珑”，“灵芝草起死回生，鹅首乌乌发延年，田医公二指成仙，药王晕死茶露醒，洋桃子与海金沙，五花蛇咬一支箭，思南岩关亮杯传，龙半仙得瞎眼艺，罗氏梧桐接骨灵，一百八将神仙药，七十二症病根除”。“万物之为我生，万物之为我用，天生万物必能养人治病，世间没有治不好的病，只有治不好的命”。“人之所病，皆人体上、中、下三元不足，毒邪乘虚而入所致，故治则取培元、补元、保元、纳元，赶风、赶气、赶水、赶食、赶火、赶毒、排毒、清毒、泻毒”。

4.8　药物命名性味功能采药歌诀：采药歌“神医采药进深山，白虎堂前卜一卦，保佑蛇虫兽不咬，保佑爬岩不掉崖，神药长在深山里，百药满山任你拿，采药时令要记住，采药季节要对匀，春采尖叶夏采枝，花药含苞待放时，秋末冬初挖根茎，果实采摘刚熟时，块茎药在夏秋挖，树皮春末夏初剥，草草药物用全株，夏至秋初快采割，挖药采药要留秆，切莫一次就挖绝，记清何药长何处，病急需要才熟路，常用药物栽满园，鲜药干药挂堂前，备得奇药三百种，何愁药王不显灵”。药性味功能歌：“藤木空心定赶风，对枝对叶可除红，枝叶有刺可消肿，叶内藏浆赶毒功，苦清辣打麻赶气，酸涩止泻甜补益，香药走窜赶风湿，苦寒赶热消肿痛，苦涩排脓咸软坚，淡滑滋补药称雄”。“打得地下爬，离不开四两麻；打得地下困，离不开五虎劲；打得地下拍，离不开一点血；打得地下弹，离不开透身寒；打得一把渣，离不开海金沙；打得稀巴烂，离不开地罗汉；打得一身瘫，离不开接骨丹；百打不躲将，常服三百棒；常服神参麻天丁，飞檐走壁一身轻；常服天地水团鱼，四方乱走不撞邪；莲荷出芙蓉，莲藕消白愁；蛇咬一支箭，狗咬一枝蒿，带上半边莲，敢与毒蛇眠；治病百毒，随风侵入；赶风赶毒，毒解邪出；气血充、人百功，气血少、人百了；气血滞、人百事；男女精气神，都是血显灵；人死不能不复生，复生便是神仙；死而还阳，梯玛心肠”。

4.9　赞武陵土家歌诀：“悠悠千古，长溯洪荒，中国土家，源远流长，今得名扬，万古流芳”。“中国武陵，风水宝地，土家山寨，人杰地灵，土家人民，健康神往”。

综上所述，土家族医药的哲学社会科学成果的创新性主要体现于土家族医学“三元论”和土家族药学“三元性”。其科学实践性完全融入土家族医药哲理歌诀，这是土家族医药文化的特征和创新精神，其哲学道理和文学风格已世代映入土家人民的心底，其学术价值将永远载入我国和世界医学史册，并将为人类健康繁荣作较大的贡献。

2. 临床研究

土家医瓦针放血疗法配合方药治疗坐骨风症 43 例

蒲　克

贵州省铜仁市中医院颈肩腰腿痛专科（铜仁 554300）

关键词：坐骨风症；瓦针放血疗法；土家医治疗

坐骨风症是以坐骨板里深处疼痛，痛连脚肚子，脚后跟扯痛，遇劳疼痛加重，得卧稍减为临床表现。多属于现代医学之腰椎间盘突出症及梨状肌综合生范畴。自 2007 年 3 月至 2008 年 3 月，笔者以土家医瓦针放血疗法配合方药治疗该症，取得了满意疗效，现报道如下：

1. 临床资料

本组 43 例坐骨风症患者，其中男 19 例，女 24 例，年龄 19 ~ 68 岁，平均 35. 5 岁；病程最短 1 天，最长 5 年；左下肢痛者 20 例，右下肢痛者 22 例，双下肢痛者 1 例；工人 7 例，农民 19 例，学生 3 例，干部 14 例；伴患肢麻木者 10 例，伴患肢肌肉萎缩者 1 例；其中有 30 例患者经摄腰椎间盘 CT 片提示：有不同程度腰椎间盘膨出或突出，其中 5 例合并有不同程度腰椎骨质增生，1 例有 L_5椎体 I^6滑脱，2 例腰椎 X 片无异常发现；另有 3 例患者经腰椎 MRI 扫描，均有不同程度腰椎间盘突出。

2. 治疗方法

2. 1　土家医瓦针放血疗法

患者取俯卧位，患肢伸直，使其充分放松，医者将细瓷碗打破，取一块一头较为锋利，另一头好拿的碎土家医瓦片，此即为土家医瓦针。然后医者手持土家医瓦针用白酒烧 2 ~ 5 分钟，稍冷却后，选取患肢穴位：秩边、环跳、承扶、殷门、委中、承筋、承山、昆仑、阳陵泉、阳交、绝骨、丘墟，每次选取 4 ~ 5 个穴位，快速闪刺，使之出血，可刺入 1 ~ 2mm，放血 2 ~ 5 滴为度，放血完毕，嘱患者 2 日内保持针孔处干燥，清洁，以防感染。3 ~ 5 日放血 1 次，3 次为 1 疗程。

2. 2　方药治疗

黄芪 15g　防风 10g　茅菊参（白术）10g　当归 15g　牛克七（牛膝）15g　木瓜 15g　五花血藤（大血藤）15g　狗骨 20g　红花 10g　红活麻 15g　白活麻 15g　甘草 6g，水煎内服，每日一剂。

3. 治疗效果

本组43例患者，经1个疗程治疗后，坐骨板里处疼痛及脚肚子、脚后跟扯痛均完全消失，行走自如，痊愈者共37例，占86.1%；经1~2个疗程治疗后，坐骨板里处疼痛及脚肚子、脚后跟扯痛基本消失，行走轻微受限，显效者3例，占6.9%；经1-2个疗程治疗后，坐骨板里处疼痛及脚肚子、脚后跟扯痛减轻，行走有所改善，有效者2例，占4.7%、坐骨板里处疼痛及脚肚子、脚后跟扯痛无改善无效者1例，总有效率达97.7%.

4. 体会

坐骨风症是临床常见病多发病，其原因大多系腰椎间盘突出后压迫或刺激L_4或L_5神经根引起坐骨风症，或是梨状肌劳损后，局部炎性，水肿，刺激坐骨神经干引起坐骨风症，或是妇女盆腔慢性炎症，刺激骶神经丛引起坐骨风症。病程日久，可致患肢肌肉萎缩，严重者可导致足下垂。从土家族医学角度讲，坐骨风症多系寒湿停滞坐骨板处，经络阻滞所致。故治则当以赶风利湿，行气活血止痛。土家医瓦针放血疗法能赶风利湿，行气活血，取穴：秩边、环跳、承扶、殷门、委中、承筋、承山、昆仑、阳陵泉、阳交、绝骨、丘墟，能驱赶患肢经络痹阻，达到通则不痛的目的。方药以黄芪、茅菊参（白术）、当归、牛克七（牛膝）、狗骨补肝肾、益气血，以防风、五花血藤（大血藤）、木瓜、红花、红活麻、白活麻赶风散寒利湿、赶气止痛。土家医瓦针放血疗法与方药内服合用，能提高赶风散寒利湿、行气活血止痛的功效，故能取得满意疗效。本治疗方法操作方便，值得临床推广应用。

参考文献

1. 朱国豪等主编，土家族医药，中医古籍出版社，2006

土家医针药合用治疗中风后遗症疗效观察

孙延康　罗会勇

贵州省思南县民族中医院（565100）

关键词：土家医；针药合用；中风后遗症；疗效观察

中风是中老年人的一种常见病、多发病，是严重危害老年人健康的疾病之一，不仅病死率高，且常易导致半身不遂、言语障碍、口眼歪斜等后遗症。

由于其高发病率、致残率高，一直以来倍受全体医务工作者的关注。中风发病半年以上未能恢复的半身不遂、言语障碍、口眼歪斜等症称为中风后遗症。中风后遗症一直是临床康复治疗中棘手的问题。2000 年 1 月～2007 年 10 月，我们采用土家医针刺并穴位注射疗法结合内服中药治疗中风后遗症患者 58 例，取得较好疗效。现报道如下：

1. 临床资料

1.1　一般资料　观察病例共 85 例，随机分为 2 组。治疗组 58 例，男 36 例，女 22 例；年龄 38～75 岁，平均 62 岁；病程均在发病 6 个月后；其中脑栓塞 5 例，脑血栓形成 29 例，脑出血 16 例，蛛网膜下腔出血 8 例。对照组 27 例，男 15 例，女 12 例；年龄 36～68 岁，平均 54 岁；病程均在发病 6 个月后；其中脑栓塞 4 例，脑血栓形成 14 例，脑出血 8 例，蛛网膜下腔出血 1 例。

1.2　瘫痪分级　肌张力分为 6 级。0 级：完全麻痹，患侧肢体肌肉无任何收缩现象；Ⅰ级：接近全麻痹，患侧肢体肌肉略有收缩现象，或触之有收缩现象，但不引起动作；Ⅱ级：重度麻痹，能在床上作轻微的水平移动；Ⅲ级：中度麻痹，能将患肢抬离床面，但不能承受任何压力；Ⅳ级：轻度麻痹，能承受轻微压力，或能进行一定的持物有效动作；Ⅴ级：肌力正常。本组 58 例中，0 级 18 例，Ⅰ级 18 例，Ⅱ级 16 例，Ⅲ级 6 例。

2. 治疗方法

2.1　治疗组　给予土家医针药合用治疗：

（1）土家医针刺取穴：阳陵泉、曲池、外关、太冲、肩井、合谷、环跳、足三里、肩髃、丘墟；伴口眼歪斜者加阳白、四白、颊车；伴语言不清者加廉泉、地仓。毫土家医针刺法，平补平泻，15min 左右捻转运土家医针 1 次，留土家医针 30min 后取土家医针；用 5.5 号注射土家医针，抽取丹参、黄芪注射液各 10 ml，混匀成复合液，再常规消毒各穴，快速进入皮下后缓慢进土家医针，患者有酸、麻、胀或向某一方向传导感后将药物慢慢注入 1.5ml 后取土家医针，取土家医针后用消毒干棉球按压土家医针孔片刻，1 次/日，15 日为 1 个疗程，1 个疗程后休息 3 日。

（2）中药予温化通络汤：炙黄芪 30g，地龙 12g，僵蚕 10g，阿胶 10g（烊化），水蛭 5g，赤芍 12g，桂枝 9g，杞子 12g，怀牛膝 12g，防风 12g，当归 12g，川芎 10g，南星 5g，羌活 9g，丹参 12g。每日 1 剂内服。

2.2　对照组　给予单纯土家医针灸治疗，取穴同治疗组，只采用常规毫土家医针治疗。毫土家医针刺法，平补平泻，15min 左右捻转运土家医针 1 次，留土家医针 30min 后取土家医针；1 次/日，15 日为 1 个疗程，1 个疗程后休息 3 日。

以上两组 2 个疗程后统计疗效。

3. 疗效标准与治疗结果

3.1 疗效标准：参照瘫痪 6 级划分，临床痊愈：治疗后肌力基本恢复，能自由活动。好转：肌力提高 1 级以上，但不能自由活动。无效：肌力无改善。

3.2 治疗结果：2 组治疗结果比较。见表 1。

表 1 二组临床疗效比较［例（%）］

组别	n	痊愈	好转	无效	有效率
治疗组	58	25 （43.10）	30 （51.70）	3 （5.20）	94.8
对照组	27	10 （37.00）	12 （44.40）	5 （18.60）	81.4

两组总有效率比较 $P<0.05$，说明治疗组优于对照组。

4. 讨论

脑血栓形成、脑栓塞、脑出血等脑血管意外中医称中风或卒中，好发于中老年人。多由素体气血不足，风痰流窜经络，血脉痹阻，经络不通，气不能行血，血不能濡筋，以致肢体废而不用。中医认为，阳主动，肢体出现运动障碍，其病在阳，而阳明为多气多血之经，如果阳明经气血通畅，正气旺盛，则运动功能易于恢复。故选取以阳明经穴为主的三阳经腧穴治疗该病，目的在于疏通经脉，调和气血，促进康复。另根据中医“气为血帅，血为气母，气虚则血滞，瘀血阻滞经络则成中风”以及“气行则血行，瘀血消散则经络通”的理论，采用黄芪注射液穴位注射治疗脑卒中后遗症[1]；丹参可以扩张血管，增加血液流速，改善微循环，并能降低血压，降低血液凝聚度。两药合用益气活血，更加调和气血及微循环的畅通[2]。

中风后遗症除气虚血瘀外，多伴有肝肾不足，精血颓败，虚邪贼风，痰浊留连，故以温化通络立法，采以温化通络汤内服。方中黄芪、桂枝益气温阳通络，调和营卫；杞子、阿胶、当归滋阴养血，补肾填精；怀牛膝强筋骨、益肝肾；川芎、赤芍、丹参、水蛭行血化瘀；南星、僵蚕、地龙清化痰热并熄风；防风、羌活祛风除湿。诸药共奏益气血、补肝肾、通经络、熄虚风、化痰浊。

综上所述，土家医针药合用治疗中风后遗症，疗效确切，症状改善明显，值得临床推广。

参考文献

［1］李文杰．黄芪注射液临床应用进展［J］．时珍国医国药，2002，13（1）：46

［2］杨俊杰，杨彦．复合注射液的临床应用［J］．2002，9：243

土家医针刺加民族药内服治疗面神经麻痹23例

符宁学　尹海燕　刘双双

贵州省铜仁地区第二人民医院（554300）

关键词：面神经麻痹；土家医药；针刺疗法

面神经麻痹是指茎乳孔内面神经的非化脓性炎症所致的一种急性周围面神经麻痹，临床以面肌瘫痪而见口眼歪斜为基本特征，属民族医“口㖞”、“口僻”、“面瘫”等。若失治误治，难以复原，并可继发颜面肌肉痉挛、萎缩等。春秋两季发病较高，可发生于任何年龄，男性略多。余近年来采用土家医针刺加民族药内服疗效满意，现报道如下：

1. 临床资料

23例中，19例为本院门诊患者，其余4例为住院患者；其男性14例，女性9例，年龄最小为5岁，最大为77岁；病程最长3个多月，最短1天，治疗15天为一疗程。

2. 治疗方法

2.1　方法：选双侧风池、完骨、翳风、下关、颧髎、太阳、合谷（瘫痪对侧），久病加双侧太冲。再以瘫痪经筋透刺、排刺、围刺。阳白穴以四枚土家医针分别向上星、头维、丝竹空、攒竹方向透刺；攒竹透向睛明；丝竹空沿眉横刺；四白、迎香分别透向睛明；承浆、颊车分别透向地仓；沿颊车至地仓，下关至迎香每间隔1寸浅刺，留土家医针20分钟，并加TDP（特定电磁波）照射患侧。而后采用刺络法，即选阳白、颊车、下关等部位任选一处用三棱土家医针点刺3～5点，速用闪火罐，令其出血数滴，隔日一次，操作2～3次。

2.2　民族药基本方：黄芪20g，当归12g，全蝎10g，僵蚕10g，生地12g，白附子10g，鸡血藤15g，秦艽15g，防风10g，白术10g，白芷10g，痰涎多者加半夏10g，病程长或顽固不效者加蜈蚣2～3条，每日一剂，连服3～9剂。儿童剂量酌减。

3. 治疗观察

23例患者经治疗一疗程后，21例治愈，眼睑完全闭合，额纹对称，面部表情恢复正常，治愈率为87%；2例有效，眼睑基本闭合，额纹大致对称，笑时口角仍有轻度歪向健侧。有效率为100%。

4. 讨论

该病属临床多发病，源于《灵枢·经筋》，经曰："其病，……卒口僻，急者目不合，……引颊移口。"多因劳汗当风或贪凉喜冷，嗜卧风口，或因腠理开泄，卫外不固，风寒之邪乘虚直中面部经筋，致使外邪瘀阻，经筋失利，纵缓不收。所以三阳经筋受阻是该病的关键。《灵枢·经筋》记载着手足三阳之筋均上行于面，额为太阳所系；目下属阳明所主；耳前、耳后系少阳所过。面部经筋的透刺、排刺治疗旨在疏调三阳经经筋，刺络法源于《灵枢·官针》，经云："络刺者，刺小络之血脉也，……始刺浅之，以逐邪而束血气。"刺络配以拔罐，令血出邪尽，血气复行。三阳经经筋均上行于面，多结于顴、颔、颊等处。合谷、太冲为循经远取法，加强了祛风通络、镇惊熄风之功。采用经穴治疗及经筋透刺、排刺，刺络法共收祛风散邪、活血疏经之功。

民族医学认为，面瘫属中风所致，因生活不慎，烦劳体倦，致精血衰耗而发病，系风痰中络、筋络拘急。依据"治风先治血，血行风自灭"理论，方中选生地、当归、黄芪、白术滋阴益气养血，秦艽、防风祛风舒筋通络，白附子、半夏祛风痰，全蝎、僵蚕、蜈蚣均辛散，可熄风止痉、通经活络，白芷走阳明经，芳香上达、祛风散寒，鸡血藤行血舒筋活络，诸药合用共奏益气养血、活血祛风通络、散寒化痰止痉之功。药后病瘥。

土家医烧灸疗法与方药合用治疗钻骨风症

杨昌宽

贵州省铜仁市中医院颈腰痛专科（554300）

关键词：钻骨风症；烧灸疗法；土家医治疗

钻骨风症是以肢体疼痛，痛有定处，且疼痛较剧，得热则舒，遇冷则增，关节不可伸屈，伸屈则更加痛甚，关节肿痛处皮色不红，触之不热甚则发冷等症为临床表现的一种土家族病名。自 2005 年 2 月至 2007 年 12 月笔者以烧灸疗法合以土家药物治疗该症，取得了较为满意的疗效，现报道如下：

1. 临床资料

本组 58 例钻骨风患者，其中男：21 例，女：37 例，年龄：35 ~ 79 岁，平均为：42.5 岁，病程最短 5 天，最长 10 年，职业涉及工人、农民、教师、干部及军人。其中有 5 例化验类风湿因子（+），血沉增快，有 11 例摄 X 光片示“关节间隙变窄，关节面模糊”，有 8 例摄 X 光片示“关节间隙消失”。

2. 治疗方法

2.1　烧灸疗法：患者取适当体位，也即是便于施灸之体位，使其放松上肢，痛者取肩髃、肩贞，肩髎、曲池、手三里、外关、合谷等，下肢痛者取秩边、承扶、委中、委阳、承山、足三里、昆仑、血海等穴，盐水或清水擦拭，然后将艾绒揉成包谷子大小的圆形小团，贴敷于选取的穴位上，点燃艾团尖端，边烧边吹，并用手在艾团周围轻轻摩擦皮肤以分散患者的注意力，消除患者的紧张情绪，待艾绒烧尽，如患者感到疼痛时，医生即用拇指腹部蘸水迅速压在烧尽的艾团上，紧压片刻，这叫一柱灸，一般每穴可灸 5 ~ 8 柱，若痛甚则可灸 9 ~ 12 灸。每日或隔日一柱，5 次为 1 个疗程。

2.2　土家药物治疗：烧乌头七 10g，寒风草 15g，四大天王 10g，黄芪 10g，五花血藤 10g，芍药莲 10g，当归 10g，桑寄生 10g，桂枝 10g，细辛 3g，透骨草 10g，松节油 8g，生姜 9 片，甘草 10g，水煎服，每日一剂。

3. 疗效观察

3.1　疗效标准

疼痛消失，关节功能活动自如者为治愈；疼痛明显减轻，关节功能活动明显自如为显效；疼痛稍有减轻，关节功能活动稍感自如者为有效；疼痛未见减轻，关节功能活动仍然明显受限甚则不能活动者为无效。

3.2　治疗效果

治愈者 40 例，占 70.0%，显效者 10 例占 17.2%，有效者 6 例占 10.3%，无效者 2 例，占 3.4%，总有效率 96.6%。

4. 临床体会

4.1　钻骨风症是临床的一种常见病多发病，土家医认为此症为风寒邪偏盛，且表现风寒湿毒已侵入里，故痛有定处，疼痛剧烈，气血受寒邪抑运行不畅，故宗筋失其濡润而关节不可伸屈，伸屈则痛甚。因风寒闭经络，故得热则舒，遇寒则甚，治疗当以祛风散寒，温经通络，活血止痛为治则。

4.2　土家医之治钻骨风症相当于汉方灸医学之“寒痹”范围，现代医学之“风湿性关节炎”也可参照本法治疗。

4.3　本法属于土家医学的温灸法，具有赶散寒湿，行气活血，通络止痛的功效，用本就具有该药理效应的艾叶施治寒邪闭之局部，再加上内服赶风表散，温寒除湿之土家药物，自当立竿见影，疗效显著。

4.4　本法操作简单易行，且成本低廉，故可大胆放心使用，但烧后有痒感，故勿用手抓或水洗，以免破皮感染。

4.5　本土家医烧灸法还可用于劳伤、痨症咳嗽、哮喘失眠、脘腹疼痛等症。

应用土家族药喜复康治疗多种癌症67例疗效小结

彭承松

湖南省龙山县民安镇民族医诊所（416800）

摘　要：目的，观察应用土家族民族药喜复康合剂对多种癌症的治疗效果。结果：67例患者治愈11例，临床治愈5例，显效10例，有效29例，无效12例，总有效率82.09%。结论：喜复康合剂对多种癌症有较好的治疗效果。

关键词：土家族民族药；多种癌症；喜复康合剂

癌症是当今危害人类健康的重大疾病。本人十余年来应用土家族民族药组成治疗多种癌症的喜复康合剂系列组方，治疗多种癌症67例，对癌症患者的康复有一定的作用，改善了患者的生活质量，延长了患者的生命，部分人做到了完全康复，现小结如下：

1. 临床资料

1.1　一般资料：多种癌症患者67例（统计至2007年8月30日），其中男43例，占64.18%；女24例，占35.82 %；年龄分布：最小10岁，最大76岁，平均年龄43岁。共19类：肺癌31例、眼球内及球后肿瘤2例、鼻咽癌4例、颈横纹肌肉瘤1例、扁桃体癌1例、喉癌1例、肝癌5例（2例原发性并巨块型、1例转移性）、胃癌5例、结肠癌1例、直肠癌3例、胆囊癌1例、胆囊息肉1例、癌性胸水1例、胰腺癌1例、乳腺癌5例、腹腔巨大低分化恶性间质瘤1例、肾上腺恶性肿瘤1例、膀胱癌1例、恶性黑色素瘤伴溃疡切除术后骨转移1例。做活检者33例。Ⅰ期1例，Ⅱ期7例，Ⅲ期12例（其中肝癌4例），Ⅳ期47例。

1.2　诊断依据：本组病例64例均经当地或外地县以上医院检查确诊，备有诊断证明和相关检查资料。12例为诊断后直接来本诊所求治的病例，55例均为经医院治疗后疗效不佳或症状加重的病例。

2. 治疗

2.1 药物组成：喜复康合剂由湘西土家族民族医习用药物八月莲、空心草、细叶雀舌草、马蹄三七、小白花草、黄芩、补骨脂等10余味药组成。每剂药物按量配齐后分煎3次，然后浓缩至每剂100ml以备临床应用。

2.2 治疗原则：祛邪排毒采用清热解毒，软坚散结，活血化瘀和理气行滞的治则；扶正益气采用健脾益气，补肾益精，滋阴补血等治则。

2.3 治疗方法：根据每位患者病情的具体症状单用喜复康合剂给予清热解毒，软坚散结，活血化瘀治疗或加用理气行滞，健脾益气，补肾益精，滋阴补血等治则施治。喜复康合剂1日1剂，辨证分型后需加用其他中药者另配中药，1日1剂，水煎2次分2次与喜复康合剂同时服用。以上午8时左右和下午8时左右服药为最好。

2.4 辅助治疗：根据患者临床症状，水电解质紊乱或长期食欲低下，中、重度消瘦患者，据情补充能量和每日必需维生素。伴有发热或白细胞增高者配合抗生素药物抗感染。对原已应用西药止痛药的患者应用以喜复康合剂为主的综合疗法症状逐渐缓解的患者，逐渐减少直至完全撤用西药止痛药，对于疼痛无法缓解的患者加用或继续服用西药止痛药。对于合并有其他疾病者给予相关中药或西药治疗。治疗中除各种原因引起过敏者可短期应用糖皮质激素外其他情况不用糖皮质激素。

3. 结果

3.1 疗效标准：根据国家1972年制定的《中草药治疗恶性肿瘤的疗效判断标准》。

3.1.1 治愈：症状、客观检查阳性体征完全消失，恢复一定劳动能力，连续观察三年以上无复发者。

3.1.2 临床治愈：症状及客观检查阳性征象消失，恢复一定劳动能力。1级：连续观察1年以上无复发者；2级：连续观察半年至1年无复发者；3级：连续观察2至6个月无复发者。

3.1.3 显效：症状基本消失，癌症缩小一半以上，其他客观检查有明显好转。1级：观察半年以上不再发展者；2级：观察2至6个月不再发展者。

3.1.4 有效：症状有所改善，病灶基本稳定，观察在1个月以上者。

3.1.5 无效：症状及客观检查无改善，或仅有短期改善，而又迅速恶化者。

3.2 癌症疼痛：本组67例中有各种不同疼痛症状者35例，包括头痛、胸痛、腹痛、骨痛。疼痛完全缓解21例，占疼痛35例的60%；较治疗前减轻但未完全缓解8例，占22.86%；疼痛缓解有效率82.86%；疼痛未缓解需继续服用或加用西药止痛药 6 例，占 17.14%。

3.3 癌性发热：本治疗组中 13 例有发热症状者均在短期内完全退热，其中 9 例配用抗生素抗感染（包括在外地医院住院治疗无法退热者），3 例单用喜复康合剂。

3.4 癌性胸腹水：本治疗组 9 例合并癌性胸、腹水，未抽胸、腹水，未用西药利尿剂。治愈 1 例，显效 4 例（其中 2 例治后于 3 月和 8 月死亡时胸、腹水均未复发），有效 1 例，无效 3 例（其中 2 例于治疗中胸、腹水较前减少，停用喜复康合剂后短时间内又恢复至治疗前症状甚至加重；1 例是在某市级医院治疗中每日均按常规补液，配与喜复康合剂和中药治疗无效）。

3.5 癌症骨转移：本治疗组 67 例确诊为癌症骨转移和溶骨性破坏 13 例，确诊为癌症伴有典型骨痛症状但未做骨扫描者 12 例，包括肺癌骨转移、乳腺癌骨转移、胃癌骨转移、直肠癌骨转移、鼻咽癌颅骨转移、右眼球后恶性肿瘤骨转移、肝癌骨转移、恶性黑色素瘤术后骨转移共 25 例。治愈 4 例，此 4 例现均无症状健康生存，生存时间最短已 3 年余，最长已 6 年余；临床治愈 3 例；显效 3 例；有效 11 例；无效 4 例。

3.6 结果：本治疗组 67 例，治愈并完全康复 11 例，占 16.42%；健康生存时间最短已 3 年余，最长已 19 年。临床治愈 1 级 3 例，占 4.48%；临床治愈 2 级 1 例，占 1.49%；临床治愈 3 级 1 例，占 1.49%。显效 1 级 4 例，占 5.97%；显效 2 级 6 例，占 8.96%；有效 29 例，占 43.28%。无效 12 例。占 17.91%。治疗总有效率 82.09%。

4. 讨论

恶性肿瘤发热的主要因素是恶性肿瘤细胞在生长繁殖过程中产生的毒素作用于人体产生的，次要因素是并发感染或贫血，单纯应用抗感染、解热镇痛药、糖皮质激素，不能很好解决肿瘤病人的发热问题，只有应用有效抑制恶性肿瘤细胞的药物，合并感染者加用有效抗感染抗病毒药物才能得到有效解决。癌症疼痛的一个主要因素是恶性肿瘤细胞侵蚀局部肌肉、骨骼组织，而该处的神经细胞同样受到侵蚀而产生的；其次就是肿块包膜生长性肿胀，炎性坏死，气滞血瘀，肝气郁结等因素的综合作用。没有有效的抑制癌细胞的药物，单纯应用活血化瘀、理气止痛、扶正培本等方法治疗，临床效果多不理想。癌性胸水、腹水的产生一是恶性肿瘤细胞生长繁殖过程中分泌产生的；二是肝、脾、肾功能失调，没有有效的药物抑制恶性肿瘤细胞的生长，单纯辨证分型调理肝、脾、肾功能，即使反复多次抽吸胸水、腹水亦无法控制胸、腹水的再生。治疗 6 例癌性胸、腹水有效患者说明，只要恶性肿瘤细胞得到有效抑制，不需抽胸水和腹水，人体中的体液调节系统会自然分解吸收胸腔、腹腔多余水分。

按照世界卫生组织对癌症治疗的界定，认为当前的医学技术可以做到三个三分之一，就是三分之一的癌症可以预防，三分之一可以通过早发现、早治疗治愈，三分之一可以通过积极治疗延长生命，改善生存状态。这三个三分之一的结论是有全世界范围内几千万临床病例支持的。后二个三分之一是说现代的西医治疗技术。单纯中医的治愈率达到过 7%。本组 67 例中多数为晚期病例，12 例为直接来本诊所求治的病例，其余 55 例均为确诊后经当地医院或外地医院治疗数天或数月疗效不佳或加重而求治病例，在本诊所治疗 1 月或稍长时间，部分患者经 CT 或者 B 超复查发现原癌性肿块无变化或略有增大，12 例确实无效；凡经复查患者不看到在本诊所治疗后临床症状已得到完全改善或明显改善，不能认识到来本诊所之前之所以临床症状会加重是因为原治疗医院没有应用到有效抑制癌细胞的药物，癌性肿块会毫无疑问的增长，认为治疗无效，而是另择医治疗；其他临床症状明显改善患者因家属不支持而放弃治疗，或因家庭经济原因未再治疗。因此这部分患者中的多数人生存期均不长。观察发现 12 例一经发现身患癌症患者由于在本诊所治疗及时，3 例仅治疗数天，5 例治疗 1 月至 1 年，另有 4 例晚期癌症骨转移患者在本人处治疗 100 天至 1 年多时间，均做到了肿瘤完全消散或明显缩小，做到无症状健康生存，远期疗效好。如果其他患者一经发现和外科手术后的患者及时应用喜复康合剂治疗和临床症状已得到完全改善或明显改善的患者坚持应用喜复康合剂治疗一定的时间，相信治愈率会有所提高。

临床观察证明：喜复康合剂系列组方能增强癌症患者免疫力，提高机体抵抗力，具有清热解毒、活血化瘀、软坚散结作用，对多种恶性肿瘤细胞具有抑制作用，对部分恶性肿瘤细胞具有凋亡作用。能治疗肿瘤发热，肿瘤疼痛，癌性胸水和腹水，癌症骨转移。单独应用该系列配方或者配与其他综合对症支持疗法（不用糖皮质激素，不用免疫抑制剂），只要患者坚持治疗一定的时间，无须长期服药，少数人做到了治愈，其中多数人完全或明显改善了临床症状，提高了生存质量，有效延长生命，是治疗多种癌症比较理想的系列组方。

参考文献

［1］毛德西．中西医肿瘤诊疗大全［M］．中国中医药出版社，1996

土家医神解心理疏导配合中药治疗性病后综合症30例探讨

田景全　苻宁学

贵州省铜仁地区人民医院（铜仁　554300）

摘　要：目的：运用土家医神解心理疏导配合中药治疗性病治愈后综合症临床疗效的探索。方法：对就治患者首先做好心理疏导工作，让患者从紧张、恐惧的情绪中解脱出来，耐心细致做好解释工作，消除其紧张恐惧的思想负担，树立起战胜疾病的信心，保持一个良好稳定的心理状态，完全配合医生的医治方案治疗，在做好心理疏导工作的同时，再根据患者的不同临床所出现的症状，按照中医的辨证施治，选用精确适当的方法以助改善其临床症状。协同心理疏导调治以提高疗效。结果：心理疏导配合中药治疗性病后综合症，经临床验证，疗效较为满意，无不良反应。结论：心理疏导配合中药是治疗性病后综合症较为有效的方法之一，疗效确切，有推广价值。

关键词：性病后综合症心理疏导；中药

性病后综合症是由于患者曾因感染过有关的性传播疾病，但已治愈，经多方有关的理、化检查，均未能查找到相关病源及阳性征，而只是患者自己感觉不适的一组综合症候群，虽然患者无实质性器质性病变，但对其心身摧残危害极大，甚至有个 gU 患者曾有过放弃生存的念头，给家庭与社会带来潜在的危害性，而本病凭借药物及某种方法治疗至今尚无较为有效的方法。我们在探索治疗本病的过程中，运用心理疏导配合中医辨证，选方用药同步调治，取得了较为满意的效果。

1. 资料与方法

1.1　临床资料：本组30例均为我科门诊2002～2006年10月门诊病人，年龄19～62岁，平均年龄28岁，病程3个月～2年，平均6～9个月。诊断依据：所有患者就诊前均有过不洁性行为史，并感染过有关性传播疾病的病史。而当我科就诊时均经过有关的理、化检查，并排除一切阳性征及其它病症，是患者自我感觉以尿道不适为主的一组综述症候群（如尿道灼热、刺痒、间断性抽痛等不适），伴有精神抑郁，心烦易怒等。

1.2　治疗方案：对首次就诊患者必须做好心理疏导工作，使其思想放松，坚信其疾病是完全可以治愈。让其从紧张、恐惧的心理情绪中完全解脱出来，树立起战胜疾病的自我信心，再根据每位患者所呈现的不同临床表现症状，按祖国医学的辨证施治，运用适宜的方药协同调治，以助缓解其临床症状，使患者能在短期内见到明显效果，更加坚信其能获得彻底治愈的信心，最终达到获得治愈的目的。

1.3 结果

组别	人数	显效	有效	无效	总有效
心理疏导配合中药	30	21	6	3	90%
中药	10	3	2	5	50%
西药	10	2	2	6	40%
心理疏导	15	6	3	6	60%

2. 验案举例

王某某，男，18 岁，已婚，铜仁市人，外出打工者，2 年前曾有过不洁性接触史，事后半月感尿道不适，时感有虫子爬行样感，尿道有少量粘液分泌物渗出，当即到一家个体诊所就治，经服药、输液（用药不详）治疗半月余，病情未见明显好转，事后曾在多家医院就治，疗效仍然欠佳，后到一家正规医院就诊，确诊为非淋菌性尿道炎支原体衣原体混合感染，经近半月的服药输液等治疗，尿道分泌物及尿道口红肿消失。曾作有关理、化多次检查，均未阳性征。但患者仍感尿道有不适感，于 2006 年 4 月上旬前往我科就治，其精神抑郁、心烦易怒，长期处在紧张、恐惧之中，经支原体、衣原体培养及荧光抗体检测，均为阴性。我们首先耐心做好患者疏导工作，让其放弃一切思想顾虑，使其完全从紧张、恐惧的思想情绪中解脱出来。在做好心理疏导的同时，选用逍遥散与八正散加减治之，经一周治疗后，患者自述诸症减轻，继用一周诸症消失，随访 3 月一切正常。

3. 讨论

性病综合症主要是由于有过不洁性行为接触史，并感染过有关传播疾病，不少患者由于没有及时到有关正规医院进行正规的治疗，到一些个体诊所就治，在没有明确病因及做药敏的情况下猜疑性用药，延误了最佳治疗时间，使其久治不愈，给其在精神上、经济上都增加了极大的负担，最终使其思想长期处于紧张、恐惧之中，即使患者最后在正规医院治愈了，由于未能从紧张、恐惧的思想情绪中完全解脱出来，但总感余症未消。

还有一部分患者是遇到一些无职业道德的江湖游医，为了骗取其病人的钱财，对患者进行恐吓、欺诈，过度夸大其疾病的危害性，骗取高昂的费用，使患者思想处于高度紧张、恐惧之中，使患者在精神上、经济上造成极大的伤害。性传播疾病感染者中多数存在显著的精神心理因素和人格特征改变，如：焦虑、压抑、多疑病症、紧张、恐惧甚至放弃生命，这些精神、心理因素的变化可引起植物神经功能紊乱，造成后尿道神经肌肉功能失调，导致排尿功能失调，出现尿道及其它自觉不适的一系列临床表现症状，即使患者的疾病治愈了，但其始终未能从紧张、恐惧的情绪中完全解脱出来，而导致本病的形成。性病综合征，虽然无实质性病变，但给患者的精神摧残不亚于其它实质性病变，特别是对心身损害极为严重，给家人与社会均可带来不良影响。而本病的治疗单一凭借药物及某种单一的方法均难达到预期的效果，因此，我们在诊治本病的过程中，经过不断探索，最终选用心理疏导配中药协助调治本病取得了较好效果。性病后综合症特别是要做好心理疏导是治愈本病的关键。对于首次就诊患者必须做好心理疏导工作，让其从紧张、恐惧的情绪之中完全解脱出来，消除一切思想顾虑，树立起战胜疾病的信心，对医生有一种信任感，保持一种良好的心理状态，并能积极按照医生的治疗方案进行治疗，这就成功了一大半，医生再根据每位患者所出现的不同症状，按照祖国医学的辨证施治，选择适宜药物协助调治，以缓解其临床症状，使其在短期内症状获得明显改善，更加坚信其能完全治愈的信心，使其最终能获得早日彻底治愈的目的。

土家医综合治疗盆腔瘀血综合征60例

郑继昌
贵州省德江县中医院（德江 565200）

关键词： 土家医；治疗；盆腔瘀血综合征

盆腔瘀血综合征是由于盆腔静脉慢性瘀血而引起的，以下腹部疼痛为主要症状的病症，是妇科的常见病之一，多发于育龄期妇女，常常影响工作和生活。笔者自2005年以来采用土家药中药内服、保留灌肠综合治疗的方法治疗本病，取得较好的疗效，现报告如下：

1. 临床资料

60例患者均为门诊病人，且均为经产妇，年龄25～46岁，平均年龄38.5岁，病程6个月～12年。诊断标准参照《现代妇产科学》[1]中的标准。临床表现为下腹部坠痛、低位腰痛、性交痛、白带量多、月经量多，痛经等。妇科检查阴道、子宫颈黏膜常成紫蓝色，子宫颈肥大、糜烂，子宫体肥大、多数后倾，子宫颈、阴道后穹窿有触痛，但又触不到明显结节。子宫旁、附件区有压痛及饱满感，但无明显增厚及块状物。彩色多普勒超声检查：盆腔静脉扩张。盆腔静脉造影显示：造影剂流出盆腔时间大于20秒。

2. 治疗方法

2.1　内服法：基本方：当归9g，川芎9g，赤芍9g，延胡索12g、没药9g，蒲黄9g，灵脂9g，小茴9g，干姜6g，肉桂6g，甲珠15g，香附12g。每日一剂，水煎汁300ml，分两次服。10天为一疗程，治疗两个疗程。辨证加减：伴乳房胀痛，两胁胀痛等气滞症状者，加柴胡12g，郁金9g，生麦芽30g；伴白带量多色黄等湿热症状者，加黄柏9g，川楝子10g，白花蛇舌草30g；若小腹疼痛，劳累后加重，伴带下量多，色白质稀，易疲劳气虚症状者，加黄芪30g，党参15g，白术12g。

2.2　保留灌肠法：自月经干净后3天起配合灌肠。取上药分煎2次，浓缩至150ml，保留灌肠，日一剂，10天为一疗程。灌肠护理：灌肠前排空二便，灌肠时取左侧屈膝卧位，臀部抬高15~30cm。选择一次性吸痰管作为肛管，前端涂少许石蜡油，排尽管内空气，轻轻插入肛门14cm，滴速为50~60滴每分。注完药液维持姿势或平卧位休息30分钟，并控制排便，使中药在直肠内保留2小时以上。灌肠时注意肛管要细，以减少对直肠、肛门的刺激，使患者感到舒适，无便意。注意药液的速度要缓慢，以减少对肠壁的机械性刺激，易于保留。温度要适宜（37~38℃），过高易烫伤肠黏膜，过低会引起肠蠕动加快致腹泻、腹痛，达不到保留的目的。

3. 疗效标准及结果

痊愈：临床症状、体征消失，彩色多普勒超声检查盆腔静脉扩张消失；有效：临床症状、体征及盆腔静脉扩张减轻；无效：临床症状、体征及盆腔静脉扩张基本无改善。结果：60例中，痊愈38例，有效20例，无效2例，有效率96.7%。

4. 讨论

中医古籍无盆腔瘀血综合征之病名，根据其临床“三痛、两多、一少”，即盆腔坠痛、低位腰痛、性交痛，月经多、白带多，妇科检查阳性体征少的特点，应属于“腹痛”、“月经过多”、“带下病”等范畴。《景岳全书·妇人规》曰：“瘀血留滞作症，唯妇人有之，其证则或由经期，或由产后，凡内伤生冷，或外受风寒，或恚怒伤肝，气逆而血留……总由血动之时，余血未净，而一有逆，则留滞日积，而渐以成症矣。”此论述与盆腔瘀血综合征的发病与临床特点相似。本病的病因病机，现代医学认为多由于孕产频繁，或子宫后屈，长期站立，习惯性便秘，分娩时阔韧带裂伤加之情志因素和体质等而导致盆腔静脉血流迟缓，静脉扩张弯曲，使盆腔静脉在功能上发生变化，影响血流通行，形成瘀滞。祖国医学认为：七情内伤，脏气不宣，肝气郁积，或经期、产后，血室正开，风寒乘虚侵入，滞留于冲任胞宫，气机不畅，瘀血内停，脉络不通而发为本病。治以活血化瘀止痛为主。方中当归、赤芍、蒲黄、灵脂、没药主活血化瘀止痛，延胡索、香附、川芎等行气温通之品，使气行血行。《本草纲目》曰："延胡索，能行血中气滞、气中血滞，固专治一身上下诸痛。"炮山甲气腥而窜，无所不至，血凝血聚为痛皆能开之，且可领诸药直达病所。现代药理研究证实，活血化瘀药可以直接扩张血管，改善组织微循环，改善病灶周围血氧供应。中药保留灌肠，可经直肠吸收，渗透作用于病变部位，具有药物吸收快、作用时间长等优点。故采用中药内服加灌肠的综合治疗方法，共同达到通则不痛的目的。

参考文献

［1］顾美皎．现代妇产科学［M］．北京：人民军医出版社，2002.

3. 方药纵横

土家族医药神香（灵陵香）调查研究

朱国豪　毛万智

贵州沿河土家族自治县药检所（贵州 沿河 565300）

关键词：土家族医药；神香（灵陵香）；调查研究

"灵陵香"是一种在土家民间医生中长期秘密相传、疗效显著的止痛要药，又是延年益寿、强身健体、醒脑提神的珍品。因该药性味芳香，疗效显著，有药灵、效灵、香满陵园之美意，故土家医称之为"灵陵香"。"灵陵香"在土家民族药用中历史悠久，且将药物奇效与土家民族敬献神灵、敬祭土司结合一起，具有一定的神秘色彩，故名"神香"。

1. 对"灵陵香"的认识和调查

端午节是土家民族吃雄黄酒、上山采百药治病、驱除顽疾蛇虫的民间预防疾病活动日。这一天家家门前都要挂白蒿'鸢尾'菖蒲、随手香等"百草把"，晚上煎"百草汤"洗浴。我有幸在1990年民族医药考察中进入一位年过八旬的土家老医生家中过端午节。当我们一踏进老先生家，一股清香扑鼻而来，使人顿时心旷神怡、疲劳顿消，如入仙境之感。我拿下老先生门前两把“百草把”，并指着这药问老先生，你的“百草把”与别家不同、这药从哪里采得的。老先生迟疑片刻后说：看来你们是内行，我不瞒你们，这是“灵陵香”，是我们土家族的神药。我因通过乌江流域铜仁地区中药资源考察，识得此药“细梗香草”，又名排香草。通过我们的诚恳交谈与开导，老先生便意味深长地揭开了这味药的神效与神通的秘密，也解开了我几次见到几个土家民间医院神药治病、神酒还魂之谜。

近年来，我对“灵陵香”的原植物和药用效果、使用方法等在土家民族医生中进行了广泛的调查研究。实践资料表明，“灵陵香”的确是土家民族医药中的珍品，药用效果肯定，药用方法多样，具有浓烈的土家民族特色，所以具有独特的经济开发价值。

2. “灵陵香”的原植物与形态特征

灵陵香的原植物系报春花科排香草属植物细梗香草。一年生草本，有特殊的清香气。茎下部匍匐地面，节上生须根与分出的直立枝，高达 50 厘米，茎细长、呈四角或五角形。棱生狭翅、无毛、单叶互生。叶片卵形或卵状披针形，长 3 ~6 厘米，宽 8 ~17 毫米，先端渐尖，全缘，基部楔形，羽脉每侧 4 ~5 条、淡绿色、纸质。叶柄长 2 ~3 厘米，花黄色，直径约 1 厘米，花萼长约 3 毫米，下部合生，长齿裂 5，花冠 5，深裂，蒴果形，直径 2 毫米。种子多数细小，呈多三角形，花期 6 月，果熟秋末。

3. 灵陵香的生长环境与资源状况

灵陵香喜生于山地斜坡草丛中、茂密的林边或林下，沿河、德江、印江有零星少量分布，但均未形成大的商品药材，又由于土家名医都把此药当作“神药”使用，因而一见就进行灭绝性的采集，故野生的灵陵香已经不能满足药用需要。但此药系一年生草本植物，只要收集种子变野生为家种，灵陵香商品药材生产发展前景广阔。

4. 灵陵香的药用价值与采集加工

灵陵香味甘、性平，有特殊清香气，无毒，具有驱风除湿、理气止痛、醒脑除烦、提神补虚之功。主治风湿关节痛（包括类风湿关节炎、急性风湿关节炎）、头痛头晕（包括感冒头痛、神经性头痛）、脘腹痛（包括胃肠炎症、溃疡引起的疼痛）、中风晕厥等，特别是对中老年体虚外感有良好的预防保健作用。

灵陵香，全株入药，以茎叶为主，采集以夏秋花开时节为宜。采集后切成五分长节晒干备用。

5. 灵陵香在土家民间的单验方应用

5.1　治风湿关节痛（包括类风湿急性关节炎引起的疼痛）。处方：灵陵香 30g，红活麻根 15g，白活麻根 15g，五花血藤 15g，木防己 15g，白酒 500ml。用量用法：白酒浸泡七日可用，内服外擦。内服每日 3 次，每次 15 ~ 30ml。外擦每日 2 次，每次擦 15 分钟。不吃酒者，汤、散剂内服，酒剂外擦。此方经验证 5 例，均获痊愈，消肿止痛效果显著。

5. 2　治头痛头晕（包括神经性头痛、感冒头痛）。处方：灵陵香 30g，白芷 15g，土防风 15g，桃仁 10g，白酒 500ml。用法用量：白酒浸泡七日，内服外擦均可，每日 3 次，每次 15 ~ 30ml，外擦痛点随用。不吃酒者汤、散剂内服，酒剂外用。

5. 3　治脘腹痛。处方：灵陵香 30g，透骨香 15g，白芍 30g，白牡丹皮 15g，红糖 30g，白酒 50ml。用法用量：内服每次 15 ~ 30ml，呕吐加服生姜、红糖、灶心土淬水，吐血者禁用酒剂，改成汤、散剂加血余炭内服。

5. 4　中风晕厥（包括各种突然晕倒、不省人事）。处方：灵陵香 50g，吴茱萸 30g，打粉密封备用（提取物更好）。用法：吹鼻内服，立即见效，还有醒脑还魂之功。

5. 5　强身健体，益寿延年，预防中老年体虚易感冒。处方：此方暂不外传，泡酒服用，我所研究有开发方案。此方系土家长寿名医世代家传强身健体、益寿延年、预防中老年体虚感冒的保健秘方，处方组合精湛，符合现代提高人体免疫功能、性功能的原理，预防中老年体虚易外感疗效显著。

6. 灵陵香的开发前景

6. 1　灵陵香是土家名医长期使用验证有显著疗效与神奇功能的珍品，使野生为家种，研究其生长发展及有效成分、药理作用、临床效果，争创新药，前景广阔。

6. 2　强身健体、延年益寿、预防中老年体虚感冒的果香酒，我所已研究有开发方案。此酒集清香甘美之精华，显保健神奇之功能，独具土家民族特色，建议有关部门予以支持，立即进入产品开发，也欢迎中外朋友合资洽谈。

湖北恩施地区土家医治疗骨伤方药特色浅谈

杨付明

湖北民族学院医学院（湖北 恩施 445000）

摘　要：本文介绍了土家医药治疗骨伤用药的主要种类，疗效确切显著，民间特色浓厚，形式简捷，使用方便，经济价廉。土家医药治疗骨伤常用经典方，组成合理性，具有较强的适用性，以及进一步开发利用的前景和有待加强的工作。

关键词：土家医药；骨折；方药

土家族是我国的主要少数民族之一，在医药学方面积累了大量的宝贵经验，是我国民族医药学的重要组成部分，土家族人民在长期的医疗实践中积累了宝贵的用药经验，尤其在骨伤科疾病的治疗用药方面。对土家医药治疗骨伤方药的发掘、整理和研究，极有进一步开发利用的价值。本文欲就湖北恩施地区土家医药治疗骨折方药特色做一分析探讨，简述于后。

1. 骨伤用药概况

据对现已在该地区、尤其是在民间使用较广的骨伤类用药的不完全统计，止血类药有140余种，如具有较好疗效的一口血、江边一碗水等；治疗跌打损伤类药物180余种，如八角莲、四块瓦等；治疗烧烫伤类药物90余种，如厚朴七、黄瓜香等；专用于续筋接骨的药物50余种，使用较多的鸟不踏、接骨木等。这些药物隶属于多个科属，其中尤以蔷薇科、蕨科、五加科、唇形科和菊科植物居多。入药可为全草、根、根茎、块根、藤茎等，少量为动物、矿物类。其中还有不少稀有品种药物，如具有较高观赏价值的扇子七、大三七、开喉剑等。

2. 应用特色

2.1　疗效确切显著：土家族人民经过长期的探索，筛选和积累了很多疗效确切，毒副作用小，显效快的骨伤用药及用药经验。如用接骨木、烂泥巴树、红鸟不踏、臭黄金、雷公高、地蜈蚣、川椒、仙鹤草、透骨消各等份，加适量三七，与凡士林为膏外用[1]，一般三周即可痊愈。笔者曾见一民间医生，用烂泥巴树、红鸟不踏、苎麻根、滴血珠、小仔鸡一只，共捣烂外敷，治疗一七岁小孩因重物砸伤引起的青枝骨折，用药一周后基本能活动，半月后痊愈，无明显不适及其他后遗症。

2.2　民间特色浓厚：长期以来，该地区人民在骨伤治疗用药等方面积累的宝贵用药经验，多无文字记载，而是以师徒相承、口传心授为主要流传方式，使得许多确有良好疗效的用药经验，只是在较小范围内使用而不能广泛传播，形成了具有神秘感的浓厚的民间特色。这一点，一方面在很大程度上保持了该地区骨伤治疗方药的独特性，但另一方面，也从客观上制约了这些药物学知识的进一步发展、完善、补充，不利于相互之间的交流，更不利于这些知识内容在更大范围的传播。

2.3　简、便、廉

简—许多骨伤用药形式简单，药味少而又有可靠的疗效，其中还包括许多单方，如用报春花科的巴地麻鲜草捣烂外敷治疗跌打损伤、筋骨折伤；用蓼科植物荞当归泡酒内服治疗劳伤腰痛；用蛇尾七配伍铜锤、生栀子、连翘捣烂外敷治疗骨折等。这些用法从形式上而言，均具有十分简单的使用特征。

便——一是制作方便，如巴东县著名的“片子药”，可用于治疗外伤出血、跌打损伤、劳伤疼痛及风湿疼痛等，其制作多是在夏季取白布一块，先采见雪飞浆汁涂擦，然后分别用地鳖虫、桑树、柘树、五倍子树等浆汁不拘时地涂擦于布上，反复数次直至呈黑色，使用时剪取一小块用童便或酒吞服[1]。二是服用方式方便，多用酒、水等内服，或外敷，或外擦，有些用药还采取咀嚼的方式使用，如牛血莲治疗外伤出血，即研末外敷等。

廉—所用药物多为野外自然生长（少部分现已发展为家栽），药物来源充足，随处可以采集，多不需经过特殊的加工炮制，经济价廉实用。如能治疗五劳七伤疗效显著的“七药”，其主要治疗范围正是在骨伤科疾病方面，而称之为“七药”的就有146种[2]，由此可见药源之丰富，这是价廉经济的保证。

3. 经典用方介绍

方一：接骨木根皮、烂泥巴根皮、红刺老苞根皮、臭黄荆根皮、狗骨头树叶、地蜈蚣全草、川椒、仙鹤草、透骨消、玄参各等量，北三七1/6量[3]。

用法：本方为断指再接的外敷膏药，常将以上诸品研末，加入凡士林为膏。使用时，先撒上外撒药八仙丹，再将此膏平摊纱布上环周外敷断指伤处，小甲板固定。

分析：本方药用11味，其中，接骨木为忍冬科接骨木属植物接骨木 Sambucus williamsii Hance，始见于《新修本草》，药用根皮，具有接骨续筋、活血止痛、祛风除湿之功，且外用还可止血；烂泥巴为山茱萸科叨里木属植物椴叶烂泥树 Torricellia tiliifolia（Wall.）DC. 药用根皮，具有散瘀止痛、消肿解毒、除湿等作用；红刺老苞为五加科楤木属植物棘茎楤木 Aralia echinocaulis Hand. -Mazz 及其变种白背叶楤木（var. nuda Nakai），能活血破瘀、清热解毒、祛风行气。三者合用，散瘀止痛、消肿解毒、接骨续筋共为方中之主药。臭黄荆（忍冬科接骨木属植物 Sambucus chinensis Lindl.）消散瘀肿、祛风通络，狗骨头树叶（雷公高）祛风除湿、止血消肿、解毒，地蜈蚣全草散瘀止痛、清热解毒，透骨消具有活血散瘀、利尿消肿之功，四者共奏活血散瘀、通络解毒之功以助主药；川椒性温，取其温通经络散寒，仙鹤草收敛止血、消肿解毒，玄参清热解毒凉血，北三七活血止血止痛，四者重在止血止痛，共为之辅。通观全方，散瘀、止血、止痛、通络、解毒，而以散瘀、止痛、消肿为主，诸法兼备，顾盼周全。

方二：五加皮、刺老苞根皮、泡桐树根皮、苎麻根、滴血珠各适量，子鸡1～2个[3]。

用法：外用方，将上述药共捣烂外敷，5～7天换药一次。

分析：本方药用6味，其中，刺老苞根皮作用同方一；苎麻根为荨麻科苎麻属植物，为常用中药之一，一般取其清热解毒、凉血、安胎作用，土家医中视之为治疗骨折的要药，《全国中草药汇编》中亦载有以本品为主，伍以鲜葱头、鲜小驳骨茎叶、鲜艾叶用于治疗骨折[4]；泡桐树根皮作用同刺老苞根皮；三者合用散瘀止痛、消肿解毒、接骨续筋，共为方中之主药。五加皮系五加科植物刺五加之根及茎皮，具有强筋健骨、祛风除湿作用，滴血珠消散瘀肿、祛风通络，子鸡为血肉有情之品，能补虚扶正，三者重在活血、补虚共为之佐。通观全方，散瘀、止痛、通络、解毒，而以散瘀、消肿、补虚为主，标本兼治，组方合理，故为接骨良方。

方三：蛇尾七配铜锤、生栀子、连翘各适量[3]。

用法：以上各药共捣烂外敷。

分析：此方中蛇尾七为属百合科植物吉祥草 Rerneckea camer（Andr.）kunth，具有活血散瘀、消肿止痛、祛风通络作用，为该方之主药；铜锤为鸢尾科植物，有散瘀止痛、清热解毒作用，尤其解毒作用甚强，栀子生用能泻火凉血、消肿止痛，连翘功能清热解毒、消痈散结，重在解毒散结，素有“疮家圣药”之称，三药合用，意在解毒散瘀结以助主药，共为方中之辅佐。全方散瘀止痛、解毒散结，药味少而配伍精当，故有良效。

方四：刺老苞根皮、烂泥巴根皮、茜草、一滴血[3]。

用法：以上各药共捣烂外敷。

分析：红刺老苞功能活血破瘀、清热解毒、祛风行气，烂泥巴具有散瘀止痛、消肿解毒、除湿等作用，二者合用，共为方中之主药；茜草为常用中药，具有散瘀活血散瘀、凉血止痛作用，一滴血为罂粟科植物，具有清热解毒、散瘀消肿作用，二者合用具活血散瘀、消肿止痛之功，为方中之辅药。全方活血散瘀、消肿止痛、凉血解毒，主辅配伍得当，共奏良效。

4. 开发应用前景

首先，湖北恩施地区优越的地理及气候条件，有利于多种药物的生长繁殖，如有药物栽培种植、加工等方面的技术保证，十分有利于推广种植。若销售渠道畅通，则可以形成一定的药物种植规模，产生明显的经济效益，有望成为区域性经济发展的支柱产业之一。其次，对本地的药物研究开发，有利于保护物种，特别是一些稀有贵重物种，如既具有观赏价值又能活血理气、疗伤止痛的杓兰，在恩施地区就有三个品种（扇脉杓兰、绿花杓兰、黄花杓兰），均属于国家三级保护植物[5]。再次，对于一些疗效好的用药，经过研究开发，形成固定合理的用药形式后，可直接用于当地及周边地区的医疗实践活动，在较短的时间内产生直接的经济效益。

5. 有待加强的工作

其一：该地区土家医在长期的骨伤方药运用过程中，对其有效成分组成、含量多少、最佳配伍方式、高产栽培技术等方面，还没有得到有效深入的研究，许多极有价值的内容现仍隐匿在民间，有待发掘；虽有一些为数不多的药物成分等方面的研究成果，但远远不够系统和全面。在药物研究技术相对发达的今天，极有必要组织各方面的力量对这些有价值的药物进行多方位的研究，以期使这些宝贵资源得到充分有效地利用。

其二：由于长期在民间使用，因此存在相对不规范的现象，即使同一药物，在该地区不同的小区域内，仍有一定的差别。从这些不同的用药方式中筛选出最佳的方式加以规范，使之成为较为固定合理的用药方式，以便于推广应用，是开发研究该地区骨伤用药工作中的一个重要环节。

其三：该地区已知的骨伤用药经验方还不是很多，很多疗效好的方药还没有得到有效运用，相对于该地区丰富的药物资源而言是很大的浪费，因此很有必要深入民间，对该地区的骨伤用药进行广泛的搜集和整理工作，形成初步的体系，这既是对该地区民族文化的继承和发展，又是对有限的自然资源的充分利用。

参考资料

［1］恩施地区中草药研究小组．恩施中草药手册．湖北恩施：1970：878，220

［2］郑小江，许兰等．武陵地区民间146种“七”药考证与分析．湖北民族学院学报，1999，16（2）：5

［3］恩施地区中草药研究小组．恩施中草药手册．湖北恩施：1970：878，572，836，368

［4］全国中草药汇编编写组．全国中草药汇编．河北：人民卫生出版，1990：295

［5］詹亚华．中国神农架中药资源．湖北：湖北科技出版社，1994：512

中国武陵山区淫羊藿（羊角七）属种类与地理分布的研究

何顺志　王悦云　徐文芬

贵阳中医学院药学院（贵阳 550002）

摘　要：目的 通过分类学研究，确认中国武陵山区淫羊藿属的种类与地理分布。方法 资源调查，文献资料考证。结果 中国武陵山区有淫羊藿属 16 种。结论 分布于贵州武陵山区 8 种、湖北武陵山区 8 种、湖南武陵山区 7 种、重庆武陵山区 3 种。

关键词：中国；武陵山区；淫羊藿属；种类；地理分布

淫羊藿属植物约 55 种[1]，中国约 40 种[2]，其中《中国药典》收载 5 种[3]、《贵州省中药材、民族药材质量标准》6 种 1 变种[4]，其他种类或多或少在当地入药。淫羊藿为常用中药，最早记载于《神农本草经》，具有补肾壮阳、祛风除湿功效，主要用于骨质疏松、更年期综合征、乳房肿块、高血压、冠心病等，除此之外还具有抗衰老、抗肿瘤、抗艾滋病等，因此受到国内外广泛关注。为了进一步开发中国武陵山区（贵州的沿河、德江、松桃、江口、印江、石阡、芩巩、余庆、施秉、玉屏、万山、镇远、思南、铜仁；湖南的新晃、芷江、怀化、溆浦、麻阳、凤凰、辰溪、泸溪、吉首、花垣、古丈、沅陵、保靖、永顺、龙山、大庸、桃源、慈利、桑植、石门；湖北的五峰、鹤峰、宣恩、咸丰、来凤；重庆的黔江、酉阳、秀山，计 42 县）淫羊藿属植物资源，作者根据十多年来对淫羊藿属植物资源的调查研究情况，结合现有文献资料，对中国武陵山区淫羊藿属植物的种类、地理分布报道如下，供生产、科研及药材收购部门参考。

1. 种类及地理分布

1.1　黔北淫羊藿 *Epimedium borealiguizhouense* S. Z. He et Y. K. Yang　武陵山区特有药用植物，20 世纪九十年代初发现的药用植物新种[5]，目前仅在贵州武陵山区的沿河发现有分布，生于海拔 300 ~ 500 米的山谷溪边；该种植株高大，叶长可达 20cm，单株产量较大；该种小叶狭披针形而不同于小花类群其他种。淫羊藿苷含量约 0.32%，产地长期作淫羊藿入药。

1.2　德务淫羊藿 *E. dewuense* S. Z. He, Probst et W. F. Xu　是近期发现的药用植物新种[6]，分布于贵州武陵山区德江与务川的交接处，生于海拔 1200 ~ 1400 米的山坡灌丛或林下；该种叶两面具毛，这一特征在淫羊藿属中十分特殊。当地土家族以根茎入药。

1.3 小叶淫羊藿 *E. elachyphyllum* Stearn 武陵山区特有药用植物，九十年代初发现的药用植物新种[7-8]，目前仅在贵州武陵山区松桃的甘龙发现有分布，生于海拔1300～1450米的山坡松林下；该种植株高仅15～25cm，单叶1枚与花序梗对生而十分特殊。淫羊藿苷含量约0.37%，当地苗族以全株入药。

1.4 偏斜淫羊藿 *E. truncatum* H. R. Liang 武陵山区特有药用植物，九十年代初发现的药用植物新种[9]，目前仅在湖南武陵山区的保靖、大庸发现有分布，生于海拔400～600米的山坡灌丛中；该种小叶基部平截，不呈心形而不同于小花类群其他种。淫羊藿苷含量<0.1%，产地长期作淫羊藿入药。

1.5 天平山淫羊藿 *E. myrianthum* Stearn 分布于贵州武陵山区的玉屏、施秉、镇远、岑巩、江口，湖南武陵山区的新晃、保靖等，湖北武陵山区的咸丰。生于海拔650～850米的山坡灌丛草地；该种植株高大，叶背具伏毛，大型圆锥花序，花瓣浅兜状而不同于小花类群圆锥花序其他种。淫羊藿苷含量高的可达3.57%，产区长期作淫羊藿入药，《贵州省中药材、民族药材质量标准》收载种。

1.6 柔毛淫羊藿 *E. pubescens* Maxim. 分布于湖北武陵山区的鹤峰、宣恩，生于海拔约600～1500米的山坡灌丛、林下、沟谷及草丛中；该种叶背密被柔毛，花瓣距长约2毫米而不同于小花类群其他种。淫羊藿苷含量高的可达1.40%，《中国药典》收载种。

1.7 箭叶淫羊藿 *E. sagittatum*（Sieb. et Zucc.）Maxim. 分布于湖南武陵山区的桑植、永顺、保靖，湖北武陵山区的咸丰、鹤峰，贵州武陵山区的松桃，生于海拔200～1300米的山坡灌丛、林下及沟谷；该种叶背具短伏毛，花瓣囊状距长约1.5毫米而不同于小花类群其他种。淫羊藿苷含量约0.50%，《中国药典》收载种。

1.8 短茎淫羊藿 *E. brachyrrhiaum* Stearn 武陵山区特有植物，九十年代末期发现的植物新种[10]，目前仅在武陵山区的梵净山发现有分布，生于海拔600～1200米的山坡林下。该种近似黔岭淫羊藿，但本种地下根茎细短，不伸长，内萼片披针形而易于区别。

1.9 黔岭淫羊藿 *E. leptorrhizum* Stearn 分布于贵州武陵山区的江口、岑巩，湖北武陵山区的宣恩、咸丰、鹤峰，湖南武陵山区的桑植，重庆武陵山区的酉阳。生于海拔300～2000米的山坡、林下或灌丛中。该种近似短茎淫羊藿，但本种地下根茎伸长达20厘米，内萼片狭椭圆形而易于区别。淫羊藿苷含量<0.1%，产地长期作淫羊藿入药，地标种。

1.10 紫距淫羊藿 *E. epsteinii* Stearn 武陵山区特有植物，九十年代末发现的植物新种[10]，目前仅在湖南武陵山区的天平山发现有分布，生于海拔约

400～1000 米的林缘或河边阴处。该种近似方氏淫羊藿，但本种根状茎细长，叶背被细状柔毛，内萼片卵形，叶厚革质而易于区别。

1.11 粗毛淫羊藿 *E. acuminatum* Franch. 分布于贵州武陵山区的印江、江口、铜仁，湖北武陵山区的鹤峰，武陵山区的重庆。生于海拔 450～1500 米的山坡灌丛、林下及草丛中。该种近似湖南淫羊藿，但本种叶背被短伏毛，花瓣基部无瓣片而易于区别。淫羊藿苷含量约 0.52%，地标种[11]，在贵州、重庆作淫羊藿收购入药。

1.12 湖南淫羊藿 *E. hunanense*（Hand. －Mazz.）Hand. －Mazz. 分布于湖南武陵山区的芷江，生于海拔 400～1400 米的山坡灌丛及林下。该种近似粗毛淫羊藿，但本种叶背被疏短柔毛或无毛，花瓣基部有瓣片而易于区别。淫羊藿苷含量约 0.18%。

1.13 四川淫羊藿 *E. sutchuenense* Franch. 分布于湖北武陵山区的鹤峰、咸丰、宣恩，重庆武陵山区的黔江、酉阳，生于海拔 400～1900 米的山坡灌丛、林下及溪边阴处。该种近似强茎淫羊藿，但本种内萼片长 15～17 毫米、长披针形，距长 15～20 毫米、淡紫红色而易于区别。淫羊藿苷含量约 0.42%，部分产区作淫羊藿收购入药。

1.14 保靖淫羊藿 *E. baojingense* Q. L. Chen et B. M. Yang 武陵山区特有药用植物，八十年代初发现的植物新种[12]，目前仅在湖南武陵山区的保靖、大庸、永顺发现有分布，生于海拔约 500～600 米的林下或沟边。该种近似恩施淫羊藿，但本种叶背无毛、无白粉而易于区别。淫羊藿苷含量 $<0.1\%$，产区作淫羊藿入药。

1.15 川鄂淫羊藿 *E. fargesii* Franch. 分布于湖北武陵山区的咸丰、五峰，生于海拔 1200～1700 米的山坡灌丛、林下。该种内萼片反折，花瓣距长约 7 毫米而不同于小花类群其他种。淫羊藿苷含量约 1.03%，民间作淫羊藿入药。

1.16 巫山淫羊藿 *E. wushanense* Ying 分布于湖北武陵山区的咸丰、五峰，生于海拔 300～1700 山坡林下、灌草丛中及岩石缝中。该种近似绿药淫羊藿，但本种叶背被绵毛或无毛，内萼片阔椭圆形，花药黄色而易于区别。淫羊藿苷含量约 0.46%，药典种。

2. 分种检索表

淫羊藿属是分类学上非常复杂的类群，种类变异大，种间界限不清，现列出武陵山区淫羊藿属分种检索表，供应用时参考。

1. 花瓣具长距，花瓣明显大于内轮萼片，花直径大于 1cm。

2. 总状花序。

3. 花茎具 1 叶。

4. 花距长 2. 2 ~ 2. 6cm；内萼片淡红色……………………………1. 短茎淫羊藿 E. brachyrrhiaum

4. 花距长 2cm 以下；内萼片白色…………………………………2. 黔岭淫羊藿 E. leptorrhizum

3. 花茎具 2 叶。

5. 花距短于 13cm，内轮萼片短于 7cm…………………………3. 保靖淫羊藿 E. baojingense

5. 花距长于 15cm，内轮萼片长于 10cm…………………………4. 紫距淫羊藿 E. epsteinii

2. 圆锥花序。

6. 花序轴、花梗光滑无毛……………………………………………5. 巫山淫羊藿 E. wushanense

6. 花序轴、花梗或仅花梗被腺毛。

7. 小叶卵形至披针形，背面密被粗短伏毛……………………6. 粗毛淫羊藿 E. acuminatum

7. 小叶卵形，背面被柔毛或白粉。

8. 小叶背面常被白粉，顶生小叶长圆形；距挺直………………7. 湖南淫羊藿 E. hunanense

8. 小叶背面不被白粉，顶生小叶卵形；距弯曲………………8. 四川淫羊藿 E. sutchuenense

1. 花瓣囊状或囊状距，花瓣短于或短于内轮萼片，花直径小于 1cm。

9. 单叶……………………………………………………………9. 小叶淫羊藿 *E. elachyphyllum*

9. 复叶。

10. 雄蕊花丝长于花药。

11. 花瓣囊状，无瓣片，圆锥花序………………………………10. 德务淫羊藿 E. dewuense

11. 花瓣具短距，瓣片 2 浅裂，总状花序………………………………11. 川鄂淫羊藿 *E. fargesi*

10. 雄蕊花丝短于花药。

12. 花瓣无距，浅兜状。

13. 花瓣倒卵形，叶背疏被柔毛…… ……………………12. 黔北淫羊藿 E. borealiguizhouense

13. 花瓣椭圆形，叶背被较多伏毛…………………………13. 天平山淫羊

藿 E. myrianthum

12. 花瓣具囊状距。

14. 小叶基部平截不呈心形，雄蕊极短，长约 2mm……………14. 偏斜淫羊藿 E. truncatum

14. 小叶基本圆呈心形，雄蕊长 4－5mm。

15. 内萼片披针形，叶背密被长柔毛……………………………15. 柔毛淫羊藿 E. pubescens

15. 内萼片卵状三角形，叶背被短伏毛…………………………16. 箭叶淫羊藿 E. sagittatum

3. 讨论

3.1 《中国植物志》发表的新种多花淫羊藿 *E. multiflorum* Ying，产贵州武陵山区的玉屏，Ying 认为该种近似 *E. myrianthum* Stearn，不同处为小叶膜质，花序轴基部簇生 1～5 个具 20～30 朵花的圆锥花序，花序具 300～400 朵花，花瓣无距囊状。我们 1994 年在玉屏火车站附近采集淫羊藿标本（S. Z. He 94022，HGCM）时发现，不同植株上花序轴基部簇生的圆锥花序、花序长短、花多少有一定的变异幅度，花瓣形状与 *E. myrianthum* Stearn 一致，因此作者认为多花淫羊藿可能是天平山淫羊藿晚出的异名[12]。

3.2 植物分类学报发表的裂叶淫羊藿（*E.* 1*obophyllun* L. H. Liu et B. G. Li）[13]，分布于武陵山区的天平山，特征主要为中部小叶先端明显 3 浅裂，此现象在天平山淫羊藿中也常见，且分布区均为天平山，因此作者推测裂叶淫羊藿可能是天平山淫羊藿晚出的异名。

3.3 武陵山区淫羊藿属植物 16 种，其中柔毛淫羊藿、箭叶淫羊藿为《中国药典》种，粗毛淫羊藿、天平山淫羊藿、黔岭淫羊藿为《贵州省中药材、民族药材质量标准》种。我们对淫羊藿属植物进行了质量研究[14]，发现天平山淫羊藿淫羊藿苷含量高于药典种箭叶淫羊藿、巫山淫羊藿，开发利用前景十分看好。

3.4 在武陵山区淫羊藿属植物中，天平山淫羊藿分布较广达 8 个县，黔岭淫羊藿次之达 7 个县，箭叶淫羊藿 6 个县，粗毛淫羊藿 5 个县，四川淫羊藿 5 个县，保靖淫羊藿 3 个县，偏斜淫羊藿 2 个县，德务淫羊藿 2 个县，川鄂淫羊藿 2 个县，柔毛淫羊藿 2 个县，巫山淫羊藿 2 个县，湖南淫羊藿 1 个县，紫距淫羊藿 1 个县，短茎淫羊藿 1 个县，小叶淫羊藿 1 个县，黔北淫羊藿 1 个县。

3.5 武陵山区特有淫羊藿种类较多达 7 种，他们是黔北淫羊藿、德务淫羊藿、小叶淫羊藿、紫距淫羊藿、短茎淫羊藿、保靖淫羊藿、偏斜淫羊藿，初步推测武陵山区可能是淫羊藿属的起源和分布中心之一。

基金项目：黔科合J字［2006］2019号；国家自然科学基金（No.30660224）
作者简介：何顺志（1954－），男，研究员，系主任，主要从事中药资源及质量研究，Tel：（0851）5653025

参考文献

［1］Stearn W T. *Epimedium* et *Vancouveria*（Berberidaceae），a monograph［J］. *J Linn Soc Bot*，1938，51：409.

［2］中国科学院《中国植物志》编辑委员会. 中国植物志［M］. 第29卷. 北京：科学出版社，2001：262.

［3］国家药典委员会. 中华人民共和国药典（一部）［S］. 北京：化学工业出版社，2000：267.

［4］贵州省药品监督管理局编. 贵州省中药材、民族药材质量标准（第一版）［S］. 贵州：贵州科技出版社，2003：350.

［5］何顺志. 中国淫羊藿属药用植物一新种［J］. 植物资源与环境，1993，2（4）：51.

［6］何顺志，徐文芬. 贵州淫羊藿属一新种［J］. 云南植物研究，2003，25（3）：281.

［7］何顺志，张天伦. 贵州淫羊藿属药用植物一新种［J］. 广西植物，1994，14（1）：25.

［8］Stearn W T，Shaw J M H. The genus*Epimedium* and other herbaceous berberidaceae including the genus*podophyllum*［M］. Published by The Royal Botanic Gardens，Kew，2002：49－173.

［9］梁海锐，阎文玫，杨春澍，等. 淫羊藿属新植物［J］. 植物分类学报，1990，28（4）：321.

［10］Stearn W T. Four new Chinese Species Of *Epimedium*（Berberidaceae）［J］. *Kew Bulletin*1997. 52（3）：659.

［11］何顺志，郭宝林，王晓春. 箭叶淫羊藿及近缘种的分类研究［J］. 贵州科学，2003，21（1）：102.

［12］陈青莲，杨保民. 湖南小檗科二新种［J］. 植物分类学报，1982，20（4）：482.

［13］刘林翰，刘克明，胡光万. 湖南淫羊藿属（小檗科）一新种［J］. 植物分类学报，1999，37（3）：288.

［14］何顺志，郭宝林. 贵州产淫羊藿属质量研究［J］. 药物分析杂志，1996，16（5）：291.

黔产铁线蕨、阴地蕨科药用植物的种类和分布研究

赵俊华　赵能武　王培善　潘炉台*
（贵阳中医学院民族医药研究所，贵州 贵阳 550002）

摘　要：目的：对黔产铁线蕨、阴地蕨科药用植物的种类和分布进行研究。方法：通过野外考察、标本鉴定以及资料的收集、分析和研究等。结果：基本弄清了黔产铁线蕨、阴地蕨科药用植物的种类和分布情况。结论：贵州有铁线蕨、阴地蕨科植物共25种，可作药用植物20种，除少数种外，贵州各地均有分布。

关键词　铁线蕨；阴地蕨；药用植物；种类；分布

全球铁线蕨科植物约200余种，广布于世界各地；阴地蕨科植物约40余种，主要分布于温带地区。在我国，铁线蕨科植物约40余种，分布较广；阴地蕨科植物约20余种，全国各地均有分布。根据“贵州蕨类植物志”及有关植物分类研究资料的记载，贵州有铁线蕨科植物19种；阴地蕨科植物6种；通过查阅相关的医药专业文献以及我们的调查研究，结果表明黔产铁线蕨科植物入药的有14种；阴地蕨科植物6种均能入药。在黔产铁线蕨、阴地蕨科药用植物中，《贵州省中药材、民族药材质量标准》收载4种（团羽铁线蕨、铁线蕨、薄叶阴地蕨、阴地蕨）；民族药用品种2种（阴地蕨、铁线蕨）。

一、铁线蕨科药用植物的研究

1. 毛足铁线蕨

又名毛脚铁线蕨、猪鬃草。系铁线蕨科植物毛足铁线蕨 Adiantum bonatianum Brause 的全草。生于海拔1400－2200m的西部高中山地区林下、林缘之石隙。分布于威宁、盘县、普安。性寒，味微苦。具有清热解毒，利尿通淋作用。主治痢疾，尿路感染，白浊，乳腺炎。

2. 团羽铁线蕨

又名猪鬃七。系铁线蕨科植物团羽铁线蕨 Adiantum capillus－junonis Rupr. 的全草或根茎。生于海拔680－1800m的石灰岩地区溪边、林缘、石灰岩洞口内外的石隙或石上。贵州各地均有分布。性凉，味淡、甘。具有清热解毒，利尿，止咳作用。主治小便不利，血淋，痢疾，咳嗽，瘰疬，乳痈，毒蛇咬伤，烫火伤。

*通讯作者：潘炉台

3. 铁线蕨

又名肺心草。系铁线蕨科植物铁线蕨 Adiantum capillus - veneris L. 的全草。生于海拔 260 - 1600m 的溪沟边、泉边、石灰岩洞口的石头上或钙质土上。贵州各地均有分布。性凉，味苦。具有清热解毒，利水通淋作用。主治感冒发热，肺热咳嗽，湿热泄泻，痢疾，淋浊，带下，乳痈，瘰疬，疔毒，烫伤，毒蛇咬伤。含紫云甙、异槲皮甙、芸香甙、糖、酸、甾醇等化学成分。

4. 鞭叶铁线蕨

又名岩虱子、旱猪鬃草。系铁线蕨科植物鞭叶铁线蕨 Adiantum caudatum L. 的全草。生于海拔 220 ~ 700m 的南部低海拔地区沟谷石隙。少见。分布于兴义、望谟、罗甸。性平，味苦、微甘。具有清热解毒，利水消肿作用。主治痢疾，水肿，小便淋涩，乳痈，烧烫伤，毒蛇咬伤，口腔溃疡。含糖、蛋白质、脂肪、三萜类、黄酮类等化学成分。

5. 白背铁线蕨

又名铁线蕨、猪鬃草。系铁线蕨科植物白背铁线蕨 Adiantum davidii Franch. 的全草。生于海拔 1980 ~ 2680m 的山坡林下、山顶竹丛下石隙。分布于威宁、赫章。性凉，味微苦。具有清热解毒，利水通淋作用。主治痢疾，尿路感染，血淋，乳糜尿，睾丸炎，乳腺炎。

6. 普通铁线蕨

又名猪鬃草、小猪鬃草。系铁线蕨科植物普通铁线蕨 Adiantum edgeworthii Hook. 的全草。生于海拔 400 ~ 1800m 的山坡石上、石隙、土中。贵州各地均有分布。性凉，味苦。具有利尿通淋，止血。主治热淋，血淋，刀伤出血。

7. 肾盖铁线蕨

又名团盖铁线蕨、红盖铁线蕨。系铁线蕨科植物肾盖铁线蕨 Adiantum erythroclamys Diels 的全草。生于海拔 400 ~ 1800m 的山坡石上、石隙、土中。贵州各地均有分布。性凉，味苦。具有利水通淋，清热解毒作用。主治小便淋沥涩痛，瘰疬，溃疡。

8. 扇叶铁线蕨

又名过坛龙。系铁线蕨科植物扇叶铁线蕨 Adiantum flabellulatum L. 的全草或根。生于海拔 150 ~ 1100m 的酸性山地之林下、林缘、荒坡。贵州各地均有分布。性凉，味苦、辛。具有清热利湿，解毒散结作用。主治流感发热，泄泻，痢疾，黄疸，石淋，痈肿，瘰疬，蛇虫咬伤，跌打肿痛。含黄酮甙，酚类，有机酸，氨基酸，糖等化学成分。

9. 白垩铁线蕨

又名猪鬃草。系铁线蕨科植物白垩铁线蕨 Ad - iantum gravesii Hance 的全草。生于海拔500～1200m的阴湿石灰岩壁上，尤以石灰岩洞口内外的滴水岩石壁上常见。贵州各地均有分布。性凉，味甘。具有利水通淋，清热解毒作用。主治热淋，血淋，水肿，乳糜尿，乳痈，睾丸炎。

10. 马来铁线蕨

系铁线蕨科植物假鞭叶铁线蕨 Adiantum malesianum Ghatak 的全草。生于海拔200～1400（ ～1600）m石灰岩山地林下、林缘、山坡、河谷的石上、石隙间。贵州各地均有分布。性凉，味苦。具有利水通淋，清热解毒作用。主治淋证，水肿，乳痈，疮毒。

11. 单盖铁线蕨

又名丹草、长生草。系铁线蕨科植物单盖铁线蕨 Adiantum monochlamys Eaton 的全草。生于海拔850～1950m的林下、灌木丛下、溪边石隙或水岩旁。分布于册亨、望谟、罗甸。性微寒，味咸。具有清热化痰，解毒作用。主治肺热咳嗽，感冒发热，痈肿疔毒。含铁线蕨烯、铁线蕨酮、甙等化学成分。

12. 灰背铁线蕨

又名铁杆猪毛七、过坛龙系铁线蕨科植物灰背铁线蕨 Adiantum myriosorum Bak. 的全草。生于海拔850～1950m的林下、灌木丛下、溪边石隙或滴水岩旁。贵州各地均有分布。性平，味苦。具有清热，利水，活血作用。主治小便癃闭，跌打损伤，烫伤，冻疮。

13. 半月形铁线蕨

系铁线蕨科植物半月形铁线蕨 Adiantum Philip－ pense L. 的全草。生于海拔270～1100m的阴湿溪边林下酸性土上。分布于册亨、望谟、罗甸。性平，味淡。具有清肺止咳，利水通淋，消痈下乳作用。主治肺热咳嗽，小便淋痛，乳痈肿痛，乳汁不下。

14. 蜀铁线蕨

系铁线蕨科植物蜀铁线蕨 Adiantum refrectum Christ 的全草。生于海拔1350～2600m的林下、林缘、沟边石上或石灰岩洞口石壁上。分布于威宁、赫章、水城、盘县、六枝、西秀、黔西、桐梓、绥阳、印江、江口。具有清热解毒、驱风除湿、利尿通淋作用。主治肺热咳嗽，小便淋痛，乳痈肿痛。

二、阴地蕨科药用植物的研究

1. 绒毛蕨萁

又名蕨苗一支蒿。系阴地蕨科植物绒毛假阴地蕨 Botrypus lanuginosus（Wall. ex Hook et Grev.）Holub 的全草或根茎。生于海拔1500～2200m的林下、林缘。分布于兴仁、六枝。性微寒，味微苦、涩。具有清热解毒，止咳平喘作用。主治毒蛇咬伤，乳痈，疔疮肿毒，咽喉炎，肺热咳嗽。

2. 蕨萁

系阴地蕨科植物蕨萁 Botrypusvirginianus（L.）Holub 的根或全草。生于海拔 1400～1900m 的溪沟边、阴湿林下、林缘。分布于道真、正安、绥阳、桐梓、江口、黔西、龙里。性微寒，味甘、苦。具有清热解毒，祛风定惊作用。主治肺痈，疮毒，蛇咬伤，小儿急惊风，风湿麻痹，跌打损伤。

3. 薄叶阴地蕨

又名西南阴地蕨、一朵云。系阴地蕨科植物薄叶阴地蕨 Sceptridium daucifolium（Wall. ex Hook. et Grev）Lyon 的全草或根茎。生于海拔 500～1600m 的阴湿山坡林下、灌丛下及河谷地带。分布于赤水、松桃、江口、大方、安龙、贞丰。性微寒，味甘、辛。具有清肺止咳，解毒消肿作用。主治肺热咳嗽，痄腮，乳痈，跌打肿痛，狂犬咬伤。

4. 华东阴地蕨

又名红细补药、日本阴地蕨。系阴地蕨科植物华东阴地蕨 Sceptridium japonicum（Prantl）Lyon 的全草或根茎。生于海拔 1000～1630m 的林下及溪边。贵州各地均有分布。性微寒，味甘、苦。具有清肝明目，化痰消肿作用。主治目赤肿痛，小儿高热抽搐，咳嗽，吐血，痈肿。

5. 药用阴地蕨

又名蕨萁细辛、独脚苗。系阴地蕨科植物药用阴地蕨 Sceptridium officinale（Ching）Ching et H. S. Kung 的全草。生于海拔 1500～2200m 的灌丛下。分布于赫章、雷山、贞丰、望漠。性微寒，味微苦。具有解毒，散结，清热止咳作用。主治疮毒肿毒，肺热咳嗽。

6. 阴地蕨

又名蛇不见、一朵云。系阴地蕨科植物阴地蕨 Sceptridium ternatum（Thunb.）Lyon 的全草。生于海拔 800～2500m 的溪沟边林下、林缘、山坡灌丛旁、草丛中。分布于赤水、习水、正安、松桃、赫章等。性微寒，味甘、苦。具有清热解毒，平肝息风，止咳，止血，明目去翳作用。主治小儿高热惊搐，肺热咳嗽，百日咳，癫狂，痢疾，疮肿痈毒，毒蛇咬伤，目赤火热，目生翳障。含阴地蕨素、苷类等化学成分。

高效液相色谱法测定有柄马尾杉中石杉碱甲的含量

邹　娟　李齐激　王　冲　潘炉台*
贵阳中医学院民族医药研究所（贵州 贵阳 550002）

摘　要：目的：采用高效液相色谱法测定有柄马尾杉中石杉碱甲的含量。方法：采用 ZORBAXSB－C_{18}色谱柱（150mm×4.6mm，5μm），流动相为 0.02mol. L^{-1}磷酸二氢钠溶液－乙腈（91.8 ：8.2），检测器波长 310nm，柱温 22℃，流速 1.0ml/min。结果：石杉碱甲在 0.04～0.24μg 之间与峰面积呈良好线性关系（r＝0.99989），平均回收率为 98.34%，平均含量为 0.028%。结论：本测定方法快速、易行、准确，可用于有柄马尾杉中石杉碱甲的质量控制。

关键词：有柄马尾杉；石杉碱甲；高效液相色谱法

有柄马尾杉（Phlegmariurus petiolatus（Clarke）H. S. Kung et L. B. Zhang）系石杉科马尾杉属植物，生于海拔 600～2500 m 的溪旁、路边、林下的树干或岩石上或土生[1]。我国科学家从同科植物千层塔中分离出新药石杉碱甲（Huperia A，又名福定碱 fordine），其对真性胆碱酯酶有选择性抑制作用，已用于治疗早老性痴呆和重症肌无力[2]。由于石杉碱甲天然资源极其匮乏，寻找新的资源便成为主要研究热点。据现有文献报道[3]，石杉科植物中普遍都含有石杉碱甲。本实验对有柄马尾杉中石杉碱甲的含量进行了测定，结果表明该植物中石杉碱甲的含量较高。

1. 药材、仪器与试药

1.1　药材　有柄马尾杉采自贵州习水，经贵州科学院生物研究所王培善教授鉴定为有柄马尾杉 Phlegmariurus petiolatus（Clarke）H. S. Kung et L. B. Zhang 的全株。

1.2　仪器　Agilent－1100 高效液相色谱仪（DAD 紫外检测器（美国）），电子天平（日本岛津），KQ50B 超声清洗器（昆山市超声仪器有限公司），电热恒温水浴锅（上海医疗器械厂）。

1.3　试药　石杉碱甲对照品（中国药品生物制品检定所，批号：100243－200401），乙腈（色谱纯），水为重蒸水，其他试剂均为分析纯。

2. 方法与结果

2.1　测定方法

2.1.1　对照品溶液的配制　精密称取石杉碱甲对照品适量，用无水乙醇

*通讯作者：潘炉台（Tel：0851－3847340）

溶解并稀释成0.02mg/ml的对照品溶液。

2.1.2　样品溶液的制备　样品经低温干燥后粉碎过40目筛，精密称取粉末2g，用95%甲醇回流提取2次，每次1小时，过滤，合并滤液，减压回收溶剂至干。残留物用2%酒石酸溶解，用氨水调节pH至8.0，再用氯仿萃取至Dragendorffor' s反应呈阴性，挥干有机溶剂，用无水乙醇溶解并定容至25ml，摇匀，用0.45μm微孔滤膜过滤，滤液备用。

2.1.3　色谱条件　根据文献方法[4-5]：ZORBAXSB－C_{18}色谱柱（150mm×4.6mm，5μm）；流动相为0.02mol. L^{-1}磷酸二氢钠溶液－乙腈（91.8：8.2）；检测器波长310nm；柱温22℃；流速1.0ml/min；进样量5μl。

2.1.4　系统适用性试验　根据上述仪器条件得到石杉碱甲对照品、有柄马尾杉样品色谱图，见图1。其理论踏板数n为3535。样品中石杉碱甲峰与相近峰分离清晰完全，分离度为6.54。

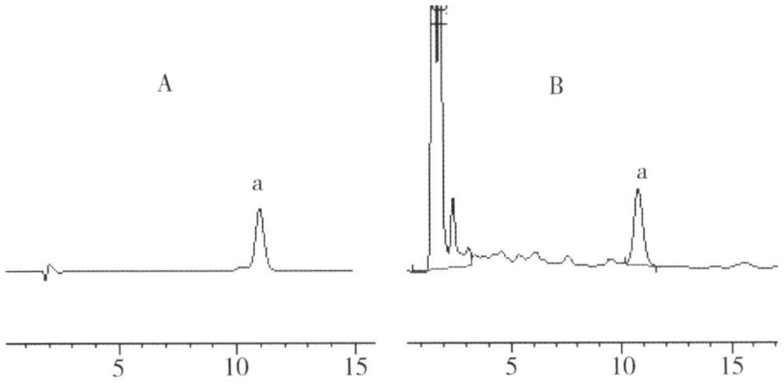

图1　有柄马尾杉HPLC图

A. 石杉碱甲对照品　B. 有柄马尾杉样品　a 石杉碱甲

2.2　方法学考察及结果

2.2.1　线性关系　取石杉碱甲对照品溶液（0.02mg/ml），分别精密吸取2、4、6、8、10、12、14μl进样，记录石杉碱甲峰面积，以进样量μg（C）为横坐标，峰面积（A）为纵坐标，绘制标准曲线，得到曲线方程为：A＝1350.72321C－1.6267857（r＝0.99989）。结果表明，石杉碱甲在0.04～0.24μg范围内有良好的线性关系。

2.2.2　精密度试验　取样品一份，精密称定，按样品溶液制备方法制备得到供试液，在色谱条件下进样6次，记录石杉碱甲峰面积，RSD为1.44%（n＝6）。

2.2.3　重复性试验　取样品6份，分别精密称定，按样品溶液制备方法制备得到6份供试液，在色谱条件下分别进行测定石杉碱甲的含量，RSD为0.25%（n＝6）。

2.2.4　稳定性试验　取样品1份，精密称定，按样品溶液制备方法制备得到供试液，在色谱条件下每隔2小时进样1次，考察石杉碱甲的含量变化，结果含量的RSD为0.12%（n=6），表明样品溶液在10小时内稳定。

2.2.5 回收率试验 精密称取有柄马尾杉0.10g，精密吸取一定量的对照品溶液加到样品中，再按制备样品溶液余下操作得到供试液，测定石杉碱甲的含量，计算加样回收率。结果石杉碱甲的平均回收率为98.34%，RSD为0.46%（n=6）。

2.2.6 样品测定 取对照品溶液和样品溶液各5μl，进液相色谱仪，记录石杉碱甲峰面积，用外标法计算样品中石杉碱甲的含量，平均含量为0.028%。结果见表1：

表1

编号	含量（%）	平均含量（%）
1	0.027	
2	0.028	0.028
3	0.028	

3. 讨论

本文根据孙远明等[4]和李齐激等[5]石杉碱甲的含量测定方法，把流动相调节为0.02mol. L^{-1}磷酸二氢钠溶液-乙腈（91.8:8.2），使得样品中的石杉碱甲与其他杂质峰达到分离，分离度为6.54，理论踏板数n为3535。所以确定前述的液相色谱条件。

目前，千层塔是制药企业提取石杉碱甲主要的中药材原料，从本文研究结果看，有柄马尾杉也含有较丰富的石杉碱甲，与王俊等所测的相似，因此可以考虑把有柄马尾杉作为蛇足石杉的替代药材，以扩大制药企业生产的用药资源。

参考文献

[1] 张丽兵，孔宪需．中国马尾杉属拟石杉组（新组）的分类研究及马尾杉属的属下分类［J］．植物分类学报，1999，37（1）：40~53

[2] Zeng F X, Jiang H L, Yang Y S, et al. Progress in Synthesis and Structural Modification of Huperzine A［J］. Progress in Chemistry, 2000, 12（1）：63~76

[3] 王峻，吴伟，潘胜利．HPLC法测定6种石杉科植物中石杉碱甲的含量［J］．中草药，2003，34（7）：607~608

[4] 孙远明，余红英，杨跃生，等．HPLC法测定蛇足石杉中石杉碱甲含量［J］．中草药，2002，33（12）：1078~1080

［5］李齐激，等．贵州不同产地千层塔中石杉碱甲的含量研究［J］．中国民族民间医药，2007，89（6）：364～365

土家族医治疗疾病常用的27种菊科植物药

赵能武　朱国豪

贵阳中医学院民族医药研究所（贵阳 550002）

摘　要：本文对土家族医治疗疾病常用菊科植物药的土家族药名、基源及拉丁学名、化学成分、药理、性味、功能、土家族医主治、附方作一简单介绍。

关键词：土家族医；治疗疾病；菊科；植物药

丰富多彩的民族医药，是中华民族博大精深的传统医药学的重要组成部分。土家族，又是中华民族大家庭中一个拥有悠久历史、灿烂文化的古老民族，而土家族医药又是土家族先民赖以生存、繁衍的基本条件之一，而我们土家族人民长期以来为了生存繁衍，用菊科植物药治疗疾病历史悠久、源远流长，其用法简单、疗效独特，积累了不少宝贵经验。特择选土家族医治疗疾病常用的27种菊科植物药，对其基源及拉丁学名、化学成分、药理、性味、功能、土家族医主治、附方作简介如下。

1. 翻白草

土家族药名：鸡脚参；基源及拉丁学名：为菊科植物翻白草 *Potentilla disaelor* Bunge 的全草；化学成分：含延胡索酸、槲皮素等；药理：具有抗菌作用；性味：性温，味甘；功效：健脾消滞、舒筋活络；土家族医主治：消化不良、小儿疳积、腹泻等；验方：鸡脚参、冬瓜皮、苡仁米各30g，煎水服。（治水肿）

2. 白术

土家族药名：茅菊参；基源及拉丁学名：为菊科植物白术 *Atractylodes macrocephala* Ko －idz. 的根茎；化学成分：含挥发油、东莨菪碱、果糖、氨基酸等；药理：具有保肝利尿、抗氧化、抗菌、降血糖等作用；性味：性平，味甘苦；功效：补脾元气、健脾燥湿；土家族医主治：脾胃虚弱、小儿单纯性消化不良、白带清稀等；验方：茅菊参、茯苓、炙草、苡仁、砂仁各20g，党参、淮山、莲肉、扁豆各10g，共为末，枣、姜各10g，水煎服。（治疗脾胃虚弱）

3. 菊叶三七

土家族药名：血三七；基源及拉丁学名：为菊科植物菊叶三七 *Gynura segetum*（Lour.）Merr. 的根或全草；化学成分：含千里光宁碱、菊叶三七碱类、芸香苷等；药理：具有抗疟等作用；性味：性温，味甘微苦；功效：赶气止痛、活血散瘀、止血消肿；土家族医主治：跌打损伤、骨折、咳血等；验方：血三七、乌骨七各 15～30g，水煎服或捣汁冲酒内服。（治跌打损伤）

4. 多头苦荬菜

土家族药名：败毒莲；基源及拉丁学名：为菊科植物多头苦荬菜 *Ixeris polycephala* Cass. 的全草；化学成分：含黄酮类、酚性化合物、有机酸、香豆素内酯类、氨基酸、植物甾醇等；药理：具有对心血管功能的影响、对血液系统的影响、镇痛镇静作用等；性味：性寒，味苦、辛；功效：赶毒清热、止痛消肿；土家族医主治：咽喉肿痛、黄水疮、痔疮等；验方：败毒莲适量，水煎，熏洗患处。（治痔疮）

5. 毛大丁草

土家族药名：钻地风；基源及拉丁学名：为菊科植物毛大丁草 *Gerbera piloselloides*（L.）Cass. 的全草；化学成分：含酚类、苷类、还原糖、挥发油、粘胶及叶绿素等；药理：具有降低血压等作用；性味：性平，味苦、辛而涩；功效：赶毒清热、止血、止咳；土家族医主治：咯血、咳嗽、气管炎、腹胀消化不良等；验方：钻地风 15～30g，水煎服。（治咳嗽痰多）

6. 单叶佩兰

土家族药名：血升麻；基源及拉丁学名：为菊科植物单叶佩兰 *Eupatorium japonicum* Thunb. 的全草；化学成分：含己醛、樟烯、月桂烯、香豆精等；药理：具有抗癌、抗菌、毒性等作用；性味：性凉，味苦；功效：赶毒清热、通乳利尿、止痛止痢；土家族医主治：咽喉肿痛、中耳炎、痢疾等；验方：血升麻 50g，小茴香 10g，水煎服。（治痛经）

7. 一点红

土家族药名：叶下红；基源及拉丁学名：为菊科植物一点红 *Emilia sonchifolia*（L.）DC. 的全草；化学成分：含生物碱、多榔菊碱、黄酮类、三萜类等；药理：具有对金黄色葡萄球菌、绿脓杆菌、伤寒杆菌有抑制作用等；性味：性平，味甘、微苦、辛；功效：赶风散寒、赶毒止痛；土家族医主治：痛经、肺结核等；验方：一点红 15～30g，水煎服。（治中耳炎）

8. 三叶鬼针草

土家族药名：一包针；基源及拉丁学名：为菊科植物三叶鬼针草 *Bidens pilosa* L. 的全草；化学成分：含金丝桃苷、奥卡宁、海生菊苷、水杨酸、原儿茶酸、没食子酸、脂肪类化合物等；药理：具有镇痛、抗高血脂及血栓形成、抗胃溃疡、对胃肠道平滑肌有收缩等作用；性味：性平，味苦；功效：补肾元、强筋骨、赶气、活血、止痛；土家族医主治：跌打损伤、骨折、瘀血作痛等；验方：一包针、润血莲、仙桃草、泽兰、伸筋草、接骨草各20g，共捣烂外敷。（治骨折）

9. 千里光

土家族药名：九里光；基源及拉丁学名：为菊科植物千里光 *Senecio scandens* Buch. - Ham. 的全草；化学成分：含毛茛黄素、菊黄质、千里光宁碱、香草酸、水杨酸、焦粘酸等；药理：具有抗菌、抗钩端螺旋体、抗滴虫等作用；性味：性凉，味苦；功效：赶风明目、赶毒消肿；土家族医主治：眼翳、风火眼、咽喉炎、感冒等；验方：千里光30g，水煎服。（治咽喉肿痛，乳腺炎，阑尾炎）

10. 艾

土家族药名：火艾叶；基源及拉丁学名：为菊科植物艾 *Artemisia argyi* Lévl. et Vant. 的干燥叶；化学成分：含挥发油、黄酮类、桉叶烷类、三萜类、豆甾醇等；药理：具有抗菌、增强网状内皮细胞的吞噬功能、平喘、抗过敏性休克、镇咳、祛痰等作用；性味：性温，味苦；功效：赶风散寒、止痛止血、安胎、止咳化痰；土家族医主治：小儿咳嗽、哮喘、支气管炎、皮肤瘙痒等；验方：火艾叶、凤尾草、金不换、陈皮各等量，水煎熏洗。（治皮肤瘙痒）

11. 一枝黄花

土家族药名：金柴胡；基源及拉丁学名：为菊科植物一枝黄花 *Solidago decurrens* Lour. 的全草；化学成分：含苯甲酸苄酯苷类、苯甲酸苄酯类、当归酸桂皮酯类、甾醇类等；药理：具有抗菌平喘祛痰等作用；性味：性凉，味苦、辛，有小毒；功效：赶风清热、寒热双解；土家族医主治：上呼吸道感染、咽喉肿痛等；验方：金柴胡、土荆芥各9g，水煎服。（治感冒咳嗽）

12. 牛蒡子

土家族药名：大力子；基源及拉丁学名：为菊科植物牛蒡 *Arctium lappa* L. 的果实；化学成分：含牛蒡苷、罗汉松脂酚、络石苷元、倍半木质素 AL - D 及 AL - F 等；药理：具有抗菌抗病毒、降血糖、钙拮抗、抗肿瘤抗诱变等作用；性味：性凉，味苦；功效：赶风赶毒、清热透疹；土家族医主治：风疹块、风热、麻疹、咽喉肿痛等；验方：牛蒡子、西河柳各9g，蝉蜕6g，水煎服。（治麻疹不透）

13. 大蓟

土家族药名：恶鸡七；基源及拉丁学名：为菊科植物大蓟 *Cirsium japonicum* DC. 的根或全草；化学成分：含柳穿鱼苷、β－香树脂醇乙酸酯、三十二烷醇、豆甾醇、β－谷甾醇、柳穿鱼素、蒲公英甾醇乙酸酯、φ－蒲公英甾醇乙酸酯、菊糖等；药理：具有止血、降压、抗菌、对平滑肌作用；性味：性凉，味甘、苦；功效：赶火赶毒、清热止血；土家族医主治：吐血、衄血、血尿、崩漏等；验方：恶鸡七 30g，生地 60g，大黄 3g，水煎服。（治吐血，咳血）

14. 云南蓍

土家族药名：飞天蜈蚣；基源及拉丁学名：为菊科植物云南蓍 *Achillea wilsoniana* Heimerl. 的全草；化学成分：含挥发油、鞣质、有机酸等；性味：性凉，味辛；功效：赶风消肿、赶毒清热、活血止痛；土家族医主治：头痛、痛经、跌打损伤、肺炎、毒蛇咬伤等；验方：飞天蜈蚣（鲜）9～15g，水煎服。（治闭经腹痛）

15. 刺儿菜

土家族药名：牛渣口；基源及拉丁学名：为菊科植物刺儿菜 *Cephalanoplos segetum*（Bungr）Kitam. 的全草；化学成分：含芸香苷、原儿茶酸、绿原酸、蒙花苷、豆甾醇等；药理：具有升高血压、止血、抗菌等作用；性味：性凉，味苦；功效：赶火散热、凉血止血；土家族医主治：咯血、月经过多、崩漏、尿血等；验方：牛渣口、侧柏叶各 30g，藕节 15g，水煎服。（治咳血，咯血）

16. 苍耳

土家族药名：牛虱子；基源及拉丁学名：为菊科植物苍耳 *Xanthum sibiricum* Patr. 带总苞的果实；化学成分：含脂肪油、苍耳子苷、葡萄糖、果糖、蔗糖、酒石酸、氨基酸、琥珀酸等；药理：具有抗微生物、降血糖、降压、抗炎、镇痛、镇咳、抗氧化等作用；性味：性温，味甘、微苦；功效：赶风赶湿、消肿杀虫；土家族医主治：头痛、慢性鼻炎、风湿关节痛、皮肤瘙痒等；验方：苍耳叶适量，口嚼烂敷患处。（治疗毒蛇伤）

17. 鳢肠

土家族药名：墨旱莲；基源及拉丁学名：为菊科植物鳢肠 *Eclipta prostrata* L. 的全草；化学成分：含生物碱、黄酮类化合物、三萜类化合物、有机醇、蛋白质、氨基酸、皂苷等；药理：具有抑菌、保肝、增强细胞免疫功能、抗诱变、止血等作用；性味：性凉，味甜、微酸；功效：滋补肝肾、凉血止血；土家族医主治：外伤出血、痢疾、血尿等；验方：墨旱莲（鲜）适量，捣烂敷患处。（治外伤出血）

18. 菊芋

土家族药名：洋姜；基源及拉丁学名：为菊科植物菊芋 *Hekuabthus tuberosus* L. 的块茎或茎叶；化学成分：含菊糖、蔗糖、核酮糖等；性味：性凉，味苦；功效：赶火清热、培元生津、凉血消肿；土家族医主治：热病、肠热病、跌打损伤等；验方：菊芋茎叶（鲜）适量，捣烂外敷。（治跌打损伤）

19. 马兰

土家族药名：鱼鳅串；基源及拉丁学名：为菊科植物马兰 *Kalimeris indica*（L.）Sch. – Bip. 的全草；化学成分：含乙酸龙脑酯、甲酸龙脑酯及酚类等；药理：具有抗惊厥、镇痛等作用；性味：性凉，味辛、微苦；功效：赶风清热、赶火解毒、止血止痛；土家族医主治：尿血、便血、外伤出血、腹痛等；验方：鱼鳅串（鲜）全草 30 ~ 60g，水煎服。（治吐血，尿血）

20. 茵陈蒿

土家族药名：细叶蒿；基源及拉丁学名：为菊科植物茵陈蒿 *Artemisia capillaries* Thunb. 的地上部分；化学成分：含有挥发油、茵陈二炔、茵陈烯酮、茵陈二炔酮、降茵陈二炔、茵陈炔醇、邻 – 甲氧基茵陈二炔等；药理：具有利胆、保肝、解热镇痛消炎、抗病原微生物、抗肿瘤等作用；性味：性凉，味苦；功效：赶水赶湿、清热退黄；土家族医主治：湿热黄疸、小便不利、胆囊炎、风疹等；验方：茵陈蒿、田基黄、蒲公英各 30g，枳壳 10g，水煎服。（治湿热黄疸，黄疸型肝炎）

21. 天名精

土家族药名：野烟；基源及拉丁学名：为菊科植物天名精 *Carpesium abrotanoides* L. 的全草；化学成分：含天名精内酯酮、鹤虱内酯、大叶土木香内酯、依瓦菊素、天名精内酯醇等；药理：具有抗菌等作用；性味：性凉，味微涩；功效：赶湿清热止痒、赶气散瘀止痛；土家族医主治：咽喉肿痛、吐血、支气管炎、胃痛、皮肤痒疹等；验方：野烟 9 ~ 15g，水煎服。（治衄血，吐血，支气管炎）

22. 蒲公英

土家族药名：乳清莲；基源及拉丁学名：为菊科植物蒲公英 *Taraxacum mongolicum* Hand. – Mazz. 的全草；化学成分：含蒲公英甾醇、胆碱、菊糖、果胶等；药理：具有抗病原微生物、抗肿瘤、抗胃溃疡、利胆及保肝等作用；性味：性凉，味微苦；功效：赶毒清热、消痈消肿；土家族医主治：乳痈、目赤肿痛、尿路感染、水火烫伤等；验方：乳清莲（鲜）60g，水煎服。（治目赤肿痛）

23. 鹅不食草

土家族药名：石胡荽；基源及拉丁学名：为菊科植物石胡荽 *Centipeda minima*（L.）A. Braun et Aschers. 的全草；化学成分：含棕榈酸蒲公英甾醇酯、乙酸蒲公英甾醇酯、蒲公英甾醇、豆甾醇等；药理：具有抗过敏、抗突变及抗肿瘤等作用；性味：性温，味辛、微苦；功效：赶食化积、赶风通窍；土家族医主治：百日咳、小儿疳积、跌打损伤等；验方：鹅不食草适量，鸡蛋1个，拌匀，放入食物中煮食。(治小儿疳积)

24. 野菊

土家族药名：野菊花；基源及拉丁学名：为菊科植物野菊 *Dendranthema indicum*（L.）Des Moul. 的全草；化学成分：含野菊花内酯、野菊花醇、野菊花三醇、野菊花酮、菊油环酮等；药理：具有对血小板聚集功能的影响、抗病原微生物等作用；性味：性凉，味苦；功效：清热凉血、赶毒止痒；土家族医主治：乳痈、高血压、皮肤瘙痒、流行性感冒等；验方：野菊花15g，水煎服。(治高血压)

25. 款冬花

土家族药名：九九花；基源及拉丁学名：为菊科植物款冬 *Tussilago farfara* L. 的花蕾；化学成分：含生物碱、款冬花素、款冬二醇、金丝桃苷、精油等；药理：具有镇咳、祛痰和平喘等作用；性味：性温，味辛；功效：润肺止咳；土家族医主治：咳喘、气喘、急慢性支气管炎等；验方：款冬花10g，矮地茶20g，桑皮10g，百合10g，苏子5g，水煎服。(治咳喘)

26. 毛梗豨莶

土家族药名：肥猪苗；基源及拉丁学名：为菊科植物毛梗豨莶 *Siegesbeckia glabrescens* Makino. 的地上部分；化学成分：含豨莶精醇、豨莶苷、豨莶新苷、异亚丙基奇任醇等；药理：具有抗炎、降压和扩张血管、抗早孕、免疫抑制等作用；性味：性平，味苦；功效：赶风赶湿、赶毒止痛；土家族医主治：高血压、风湿骨痛等；验方：肥猪苗、夏枯草各90g，龙胆草30g，为末，蜜为丸，每次9g，日服三次。(治高血压)

27. 鼠曲草

土家族药名：白头草；基源及拉丁学名：为菊科植物鼠曲草 *Gnaphalium affine* D. Don 的全草；化学成分：含黄酮苷、挥发油、生物碱、胡萝卜素等；性味：性平，味甘；功效：赶风赶湿、止咳化痰；土家族医主治：口腔炎、火眼、咳喘、小儿蛲虫等；验方：鼠曲草10g，五匹风6g，三匹风6g，金挖耳6g，水煎兑红糖服。(治小儿蛲虫)

土家族珍稀药材神参的研究概述

鲁道旺[1,2]　朱国豪[2]
1. 铜仁学院（贵州 铜仁 554300）
2. 贵州铜仁土苗特色医药研究所（铜仁 554300）

摘　要： 神参（竹节参）是我国西南地区土家族、苗族聚居地民间常用的中草药，具滋补强壮、活血化瘀、消肿止痛、止血祛痰、滋补强壮等功效。本文对土家族珍稀药材神参的历史沿革、资源分布、化学成分、药理作用、临床应用进行介绍，为加强土家族珍稀地产药材的质量控制和研究开发打下奠基。

关键词： 土家族医药；竹节参；化学成分；药理作用；临床应用

土家族珍稀药材神参（竹节参）*Panax japonicus* C. A. Mey 又称竹节人参、竹节三七、白三七，为五加科人参属植物，以根状茎和肉质根入药，具有活血化瘀、消肿止痛、滋补强壮、止血祛痰等多种功效[1-2]，其化学成分主要为皂苷类成分[3]，是一个值得开发利用的民族医药资源。在前期的科研工作中，我们项目组的部分成员主持和参与了历时二十多年对“土家族医药的调查研究”，使我们深感土家族医药原始自然神奇，民族特色突出，单方验方经典，临床效果卓著。在大量临床经验基础上，该课题组还向国家知识产权局申请治疗心脑血管疾病“土王脑心康”土家族医药验方专利[4]，专利号为200610051018. x。现对该专利验方中君药竹节参（神参）的研究概况介绍如下：

1. 竹节参的历史沿革及资源分布

竹节参始载于《百草镜》，以其根状茎如竹节而得名，历代本草著作中，仅清赵学敏在《本草纲目拾遗》中有记载：“形如人参”，“味甘颇似人参”，“皮上间有带芦节纹者”，“色白如僵蚕，每条上有凹痕如臼”。故名为竹节人参。因“每茎上七叶，下生七根”，又叫竹三七[2]。竹节参还有多种别名，各地叫法不一，如贵州叫水三七，云南叫峨三七等等。竹节参生于山坡沟边、阴湿地区或岩石沟涧旁，主要分布于贵州、湖南、云南、安徽、江西、湖北等地。每年秋季采挖，除去茎叶，分出肉质根，将根茎除去外皮，晒干或阴干即可入药。

2. 竹节参的化学成分研究

竹节参主要含有竹节参皂苷（ehikusetsu—saponin）、人参皂苷（ginsenoside）、三七皂苷 R_2（notogin—senoside R_2）及伪人参皂苷 F_{11}（pseudo - ginsenoside F_{11}）。还有齐墩果酸 - 28 - O - B - D - 吡喃葡萄糖甙[5]、齐墩果酸 - 3 - 0 - a - D -

吡喃葡萄糖醛酸苷（olean - olic acid - 3 - 0 - a - D - glucopyranoside）、竹节参多糖 A. B（toehiba - nanA. B）。竹节参还含有极少量的 a 一檀香烯（i - Santalene），a - 金合欢烯（a - Famesene）、大拢牛儿烯（gerinacrene）和以门冬氨酸、精氨酸、丙氨酸、酪氨酸、赖氨酸为主的一些氨基酸[6]。竹节参皂苷已分离出 Ia、I_b、II、Ⅲ、V、Ⅳ、Ⅳa，人参皂苷又分为 Rc、Ro、R_d、R_{b1}、Rg_1、Rg_2。其中，竹节参皂苷 V、Ⅳ、$Ⅳ_a$、I_b是齐墩果酸型皂苷，竹节参皂苷 III、I_a 是人参二醇型皂苷[7]。

日本研究者 Toshinobu Morita 等[8]于 20 世纪 80 年代对生长在日本的当地称为 Satsuma - ninjin 的竹节参（Panax japonicus C. A. Meyer）进行了化学成分的研究，并与在日本称为 Chikusetsu - ninjin 的品种进行了成分比较。从 Satsuma - ninjin 分离出了人参皂苷 - Rg_1，- Re，- Rc 和 - Rb_1，三七皂苷 - R_1 和 - R_2，以及七叶胆皂苷 - XⅦ，还分离出竹节参皂苷 - Ⅳ和 - V。而从 Chikusetsu - ninjin 中除分离出竹节参皂苷 - Ⅳ和 - V外，还分离出竹节参皂苷 - $Ⅰ_a$和 - Ⅲ。

3. 竹节参的药理作用研究

现代药理研究表明，竹节参的有效成分主要为皂苷类成分[4]。大量的药理实验证明竹节参主要的药理作用有以下几种。

3.1 抗炎镇痛作用：有人[9]经动物实验发现，复方竹节参片能抑制费氏完全佐剂所致关节炎大鼠的炎症影响，降低二甲苯所致小鼠耳廓炎症和大鼠角叉菜胶性关节炎引起的足跖肿胀，说明它能对抗炎症第一期血管通透性亢进。同时复方竹节参片也能显著提高小鼠热板法痛阈，抑制腹腔注射醋酸引起的小鼠疼痛[10]，提示其镇痛作用可能在中枢神经系统。最近，鄢丰等[11]人从竹节三七、肉桂、大黄中提纯天然活性成分（20% 药液）进行了镇痛研究。发现 20% 浓度的药液（中等浓度）对动物物理刺激性疼痛（热板法）和内脏化学刺激性疼痛（腹腔注射冰醋酸）具有镇痛作用，而且镇痛作用有一定量效关系。

3.2 免疫调节作用：陈龙全等[12]发现给小鼠分别以由竹节参、制川乌、黄芪、当归、芍药等水煎而得的浓缩药液（含生药 1g/ml）灌胃 2 周和 4 周（0.4 ~0.6mol/d），可明显提高淋巴细胞转化率和增加小鼠胸腺和脾的重量，给佐剂性关节炎模型大鼠（后足跖皮内注射佐剂液体石蜡、羊毛脂）灌服 15d（0.1ml/kg），CD4 + 阳性细胞增加，接着又发现复方竹节参片能降低佐剂模型大鼠局部细胞因子前列腺素（PG）的含量，提高具有抗自由基损伤作用的 SOD 的活力[9]。但是，复方竹节参片对免疫功能的促进作用是否随药物剂量增加而呈上升趋势，尚不明确。

3.3 抗心肌缺血作用：有学者认识到竹节参有类似三七的活血作用。张宝恒等[13]为了验证竹节参与同科植物三七是否有相似的扩张冠状血管，降低心的耗氧作用，分别进行了蟾蜍离体心脏作用、猫开胸测心肌耗氧量、家兔股静脉和小鼠心肌 cAMP 含量等一系列实验。实验结果显示竹节参使离体心脏输出量增加一倍多，氧耗量降低 25.7% 左右，血浆 cAMP 给药 5min 后增加 34.4% ，由此推论竹节参与三七对心血管系统有相同作用，并推测其强心作用可能与其升高 cAMP / cGMP 比值有关。随后，刘家兰等[14]进一步用相同方法提取的竹节参提取物治疗垂体后叶素导致的小鼠心肌缺血，观察到给药组乳酸脱氢酶（LDH）和脂质过氧化物的代谢产物丙二醛（MDA）明显降低，从而推论竹节参物能保护缺血心肌，抗脂质过氧化作用。另外，也有相关报道人参皂苷 Rc、Rd、Rg 及竹节参皂苷能抑制磷酸二酯酶活性，升高细胞内 cAMP[15]。

3.4 降血糖作用：竹节参含有以齐墩果酸为苷元的皂苷。在 1982 年，胡润生[16]发现齐墩果酸对链尿佐菌素（STZ）所致糖尿病大鼠有治疗效果。给 Wistar 系雄性鼠造 STZ 模型后，齐墩果酸组大鼠（口服 4d，共 6 次，500mg/kg）的饮水量、尿量、血糖、尿糖均低于甲磺丁脲组（口服 4d，共 6 次，100mg/kg），而且也证实，含齐墩果烷系皂苷的竹节参对糖尿病抑制效果强。彭邦瑜等人[17]用含有竹节参的复方药中西医结合治疗 2 型糖尿病，与对照组（优降糖）比较，可明显提高临床疗效。

3.5 其它作用：叶勇[18]报道竹节参总皂苷有抗氧化活性，此可作为竹节参抗衰老机理之一。竹节参提取物[19]能增加小鼠运动前血清乳酸脱氢酶，降低游泳小鼠运动后血乳酸水平及血清尿素氮，提高恢复期血乳酸清除率，从而实现抗疲劳作用。

4. 竹节参的临床应用

竹节参对多种疾病都有较广泛的临床应用，尤其对风湿病和心脑血管疾病的治疗疗效显著。陈龙全[20]以竹节参为主药组成复方糖衣片制剂作为治疗组，观察治疗类风湿性关节炎（RA）50 例，进行总疗效、主要症状 、体征及实验室指标的对比观察。结果治疗组各疗程总有效率均高于对照组，改善主要症状、体征及实验室理化指标方面也具有明显优势，且两药均无明显毒性反应，初步显示了复方竹节参片治疗类风湿性关节炎效果显著。

复方竹节参片[21]对 RA 的血液流变学影响的研究将 50 例 RA 病人随机分为复方竹节参片治疗组（30 例）和尪痹冲剂对照组（20 例），各组治疗前和治疗 2 个月后测定全血粘度、血浆粘度等指标，结果 50 例 RA 病人的血液流变学指标均值均高于正常值，复方竹节参片能改善全血粘度、血沉、红细胞压积、K 值、还原粘度；与治疗前和尪痹冲剂比较分别为 $P < 0.05$ 和 $P < 0.01$。说明复方竹节参片能改善微循环，降低红细胞聚集性，提高红细胞变形

能力。说明该药具有活血化瘀、通络止痛作用。

5. 小结与展望

竹节参由于与人参和三七是同科同属的植物，而且在应用上又有益气补虚、舒筋活血等类似人参和三七的功用，所以，对珍稀竹节参药用资源的保护、药用价值的开发和利用具有重要价值和长远的意义。

5.1 不同产地竹节参有效成分含量有差异，竹节参药片质量标准有待客观化。不同产地、不同采收期、不同药用部位和不同炮制品中药材的有效成分的含量存在一定的差异，对其质量进行控制分析非常重要。因此，加强中药指纹图谱和含量测定分析方法的研究，从而达到从整体上鉴别和控制其质量的目的，特别适应于中医药传统理论的需要，为中药材的鉴定提供科学的依据。

5.2 竹节参的开发前景十分广阔。据文献资料报道，临床疗效肯定，在风湿病和心脑血管疾病方面疗效显著。竹节参含有人参、三七类似的成分，可以通过进一步的研究，利用竹节参补气调节机体免疫功能的作用，配制新型保健食品；可以取代化学抗氧化剂，做绿色无毒的食品保护剂；可以利用竹节参对免疫功能的影响开发新型抗肿瘤药物；也可以研制作用于心血管的中西医结合制剂：如竹节参对心血管有强心、保护缺血心肌的作用，但作用稍慢，持续时间长，副作用较弱，强心苷类药物显效快，但副作用明显，可取二者之长研制新型药物。

5.3 竹节参天然资源稀少有限，不能适应日益扩大的需求，应加强人工种植和质量控制方面的研究工作。通过对竹节参中的皂苷类成分进行含量测定研究和采用有效的指纹图谱方法，为该药材的鉴定和质量控制提供了科学的依据，从而为加强人工种植等方面的研究，确保药材资源的供求和发展地区经济作出贡献。

参考文献

[1] 江苏新医学院．中药大辞典（上）[M]．上海：上海科技出版社，1985：420.

[2] 清．赵学敏．本草纲目拾遗 [M]．北京：人民卫生出版社，1957：74－75.

[3] 左锐，袁丁．竹节参化学成分和药理活性研究进展 [J]．时珍国医国药，2005，16（9）：838－839.

[4] 朱国豪，杜江等．土家族医药 [M]．北京：中医古籍出版社，2006：459.

[5] 蔡平，等．竹节参化学成分研究 [J]．中草药，1982，13（3）：1－2.

[6] 陈永波，饶 斌，等．竹节人参中氨基酸和皂甙特征组分的分析鉴别

［J］．色谱，2003，21（3）：248－250.

［7］马玲，等．竹节参的研究概况［J］．时珍国医国药，2005，16（12）：1306.

［8］Toshinobu Morita，OsamuTanaka，Hiroshi Kohda. Saponincomposition of rhizomes ofPanax japonicus collected insouth Kyushu，Japan，and itssignificance in oriental traditionalmedicine［J］. Chem. Pharm. Bull，1985，33（9）：3852.

［9］陈龙全，郜红利．复方竹节参片对大鼠佐剂性关节炎治疗作用的实验研究［J］．中国实验方剂学杂志，2003，9（3）：25－26.

［10］陈龙全，袁德培，孟卫星，等．复方竹节参片镇痛抗炎作用的实验研究［J］．江苏中医，1998，19（9）：47248.

［11］鄢　丰，杨　频．从竹节三七、肉桂、大黄中提纯的天然活性成分的镇痛作用研究［J］．中国新医药，2003，2（5）：19－20.

［12］陈龙全，陈朝俊．复方竹节参片抗风湿作用的免疫调节机制研究［J］．中国医药学报，2003，18（4），247－248.

［13］张宝恒，齐　治，温淑荣，等．竹节人参提取物对心血管的作用及对cAMP和cGMP含量的影响［J］．中华心血管病杂志，1986，14（2）：100－100.

［14］刘家兰，李德清，刘　红．竹节人参提取物对实验性心肌缺血的保护作用［J］．湖北民族学院学报医学报·医学版，1999，16（1）：6－8.

［15］陈莉，胡孝国，白淑芳，等．近年来日本对中药与人体生化酶类作用的研究进展（3）［J］．中国新医药，2004，3（1）：74－76.

［16］胡润生．日本对八味丸中抗糖尿病成分的研究［J］．中成药研究，1982，（1）：46－46.

［17］彭邦瑜，刘　毅，邢宏志．中西医结合治疗2型糖尿病94例［J］．湖北中医杂志，2001，23（4）：17－17.

［18］叶勇．植物天然抗氧化成分及其效果［J］．中国食品添加剂，2000，（4）：45－48.

［19］刘红．竹节人参提取物抗疲劳的实验研究［J］．湖北民族学院学报医学报·医学版，2001，18（3）：4－6.

［20］陈龙全，袁德培等．复方竹节参片治疗类风湿性关节炎30例临床研究［J］．中医杂志，2003，4（5）：362－363.

［21］

土家族药米辣子（吴茱萸）的栽培技术研究

孙益武　王元辉

铜仁地区药品检验所（贵州 铜仁 554300）

1. 沿革、历史概况

米辣子（吴茱萸）最早始载于《神农本草经》,《神农本草经》是我国第一部关于中药的专著，在这本书中吴茱萸被列为中品，距今已有几千年的历史。明朝李时珍在《本草纲目》中把吴茱萸列为上品，李时珍是我国古代最伟大的中医药学家，他用一生的心血写出了名扬世界的《本草纲目》，这是一部不朽的著作。这本书比较系统的、全面的对中药的采集、属性、药理作用及临床应用进行了研究和总结，这是一笔留给华夏子孙的宝贵财富，有着极其重要的研究价值。

2. 名家学说

《名医笔录》中说：米辣子（吴茱萸）生长于谷川，九月九采，阴干，陈久者良。这里的谷指的是山川或山地，川指的是平地。著名中医专家陈藏器则说：吴茱萸南北总有，入药以吴地为好，吴地系指吴茱萸的主要产区。李时珍曰：吴茱萸叶长而皱，果实长于枝头，垒成簇而无核，与花椒不同，一种粒大，一种粒小，小者为胜。李时珍在前人的基础上进一步对小花吴萸叶以充分的肯定，明确了小花比大花好。现在我们国家的《中国药典》只收载了小花吴萸，其余的均不作为药典品种。

3. 原植物

吴茱萸别名：米辣子、茶辣子、漆辣子、伏辣子、曲辣子、臭辣子等各种叫法，但有一点是共同的，那就是很形象。

吴茱萸 Evodia rataecarpa（Juss.）Benth - 芳香科 Rutaceae。属常绿灌木或小乔木，高约 3 ~5 米，幼枝、叶轴、小叶柄均密被黄褐色长柔毛，单数羽状复叶，对生，有叶 4 对左右，花单性（雌性），雌雄异株，所以单性的吴茱萸果实不能繁殖，这就是为什么吴茱萸多采用根或枝的方式来进行繁殖的原因。花小，黄白色，前期 6 ~7 月，果期 8 ~9 月。

4. 主要产地

米辣子（吴茱萸）主产贵州（铜仁）、广西、湖南、陕西、浙江、四川等省、区，湖北、江西、安徽亦产。但全国最地道、质量最好的吴茱萸产自我们贵州铜仁，因此铜仁是全国最主要的产地。铜仁的吴茱萸以其颜色好、颗粒饱满、香味浓、含量高、疗效佳而著称于全国乃至世界，铜仁的吴茱萸品种纯正，是正宗的小花吴萸。这些年来有不少的周边省份或地区所产的吴茱萸都是打着铜仁吴茱萸的牌子在全国进行销售，甚至我们还发现一些药贩把其它地区的吴茱萸运到铜仁，冒充铜仁吴茱萸，扰乱和影响铜仁吴茱萸这块牌子，这些年来政府有关部门已经意识到这个问题，提倡和鼓励大家有规模的发展吴茱萸，只有上了规模，产量大了，质量提高了，铜仁吴茱萸才能发展壮大，才能把我们铜仁最好的、最具代表性的品牌推向全国、推向世界。

吴茱萸主要为两个品种，一种是疏毛吴萸 Evodia rataecarpa（Juss.）Benth. rar. bodini eri（Dode）Huang；一种是石虎 Evodia rataecarpa（Juss.）Benth. rar. officinalis（Dode）Huang。其中以石虎质量最好、最具代表性，颗粒饱满，产量高。石虎是吴茱萸当中的一个变种，据我所去年的调查情况综合，目前我区有铜仁、松桃、印江、石阡、思南、江口、玉屏等地栽培，松桃、印江为疏毛吴萸，铜仁、石阡为石虎。上述两个品种我们请贵州最具权威的中药专家何顺志教授作了鉴定。这里有一个历史问题要先告诉大家，铜仁的吴茱萸过去指的就是铜仁市内，现在发展到各个县，因为我们铜仁地区都适宜栽培吴茱萸。

5. 栽培方法

5.1　造地、整地

吴茱萸对土壤要求并不严格，一般山坡、平原、房前屋后、路旁等阳光充足的土地均可种植。中性、弱碱性或微酸性土壤都能生长，适宜栽培。铜仁地区以及周边地区的湖南、重庆秀山都是这种土壤。但作苗床时要求较严，一定要以土地肥厚、排水良好的土壤或砂壤为最佳，低洼、易积水的土地不适宜种植，一般种植条件为海拔400米以上，800米以下，或上或下都不适宜种植。海拔高于800米后，由于气候较冷，它只开花却很少结果，而且果实极易脱落，海拔过低，由于温度较高，不易结果实，而且极易得病害。吴茱萸总体上的属性是怕冷而不怕热，特别适合山区生长，我们铜仁正是这类地形，所以极易栽培，而且质量很好，产量很高。在栽培时每亩地施农家肥2000～3000千克基肥，将土地深翻，暴晒数日，碎土耙平，作成1～1.3米宽的高畦。

5.2　繁殖方法：用根插、枝插两种。

5.2.1　根繁殖：选4～6年生，根系比较发达，生长旺盛、粗壮优良的单株作为母株，于二月上旬挖出母根连同泥土，截取筷子样粗的侧根，切成15cm长的小段，在备好的畦面上按行距15cm，株距10cm，将根插入土中，上端稍露出土面，覆盖时稍加压实，浇上稀释后的粪水，然后盖上草，两个月后即可长出新芽，此时除去盖草，并浇灌清粪水一次，待苗长高至5cm左右时，及时松土除草，再浇上稀粪水一次，春季或冬季均可出圃定植。

移栽方法：按株行距2米×3米，挖穴深60cm左右，穴径50cm，施入腐熟基肥540千克，每穴一株，然后填土压实浇水。

5.2.2　枝繁殖：选2~3年生、发育健壮、无病虫害的枝条，切取中段，于二月剪成20cm长的插穗，插穗时需保留2~3个芽眼，上端裁平，下端近节处切成斜面，将穗的下端插入1ml（ppm）的吲哚丁酸溶液中，浸半小时取出，按株行距10cm×20cm插入苗床中，入土深度以穗长的2/3为宜，切忌倒插，覆上土稍加施压，浇水，遮阴。一般情况下，1~2个月可生根，4个月后长出新枝，第二年就可以移栽。前两年，可以同时套种一些农作物，如花生、豆类及红薯等，吴茱萸、农作物都不受影响，可充分利用耕地资源，起到以短养长的作用。

5.3　田间管理：冬季培土，每年施肥2~3次，夏季要多施磷钾肥，以防止落果，适时除草，保持土地湿润，春萌发时施一次腐熟的人粪或动物粪，施肥量随树子的大小而定，一般3年生者施人粪10~20千克，必要时可在株距之间（看地形而定）开上一条小沟以排水，冬季培土的目的是防冻。修整树枝，以利来年生长，在春秋两季时要剪去顶心，形成定型树冠，有利于生长和结果。

5.4　病虫害防治

5.4.1　天牛虫：天牛幼虫除捕杀外，还可以6%可湿性六六六粉溶液或二二三乳剂灌注杀虫，也可用石灰或硫磺水涂上去，防止成虫产卵。

5.4.2　煤病：又称煤汗病，是由于蚜虫、蚧壳虫紧贴在吴茱萸树上，诱发不规则的黑褐色煤状斑，到后期叶片和枝干上均覆盖上厚厚的煤层。这种病树一般情况下结果很少。防治方法：蚜虫及蚧壳虫在发育期，喷洒2000~3000倍稀释的40%的乐果乳剂，或者用25%亚胺硫磷800~1000倍，每7天一次，连打两次。

5.4.3　锈病：该病主要是危害吴茱萸的叶片，发病初期在叶片上形成近似圆形的黄绿色小斑点，橙黄色小疱斑，致使叶片枯死。防治方法：喷以波美0.3度的石硫合剂或65%代森锌可溶性粉剂，稀释成500倍的溶液，7~10天打一次即可。

5.4.4　老木虫：又称棉虫。老木虫主要是在树干内蛀食，把树蛀空后死亡，在离地约30cm以上的树干上出现胶状分泌物、木屑和虫粪便。防治方法：用小刀刮去卵块及初期孵出的幼虫；如果虫已蛀入木质部内，可在蛀孔外向内灌入可湿性六六六粉，并稀释成50倍，或者用药棉浸湿80%敌敌畏塞入蛀孔，封住洞口即可杀虫。

6. 采收加工

用根繁殖移栽的吴茱萸要三年后才能挂果；用基枝插栽的吴茱萸当年就可挂果，三年后是盛果期，8~9月份果实成熟。在果实呈赤橙色或茶绿色、果实心皮尚未开口时采收是最佳季节。如心皮开口再采时，即为次品。摘下果穗，暴晒或阴干均可。除去果柄等杂质，装入木箱或竹箱为最佳，并放置于干燥、通风较好的地方。如果采收时遇阴雨天气，为不影响其颜色、质量，可用30～40℃左右的微火烘干。

7. 产量

3年后的树子，可采收干品1～1.5千克；6～7年生的树子可采收3～5千克，丰果期约15～20年。因此吴茱萸的寿命较短，20年后会自然枯竭死亡。

8. 主要成分

吴茱萸主要含挥发油、吴茱萸烯、罗勒烯、吴茱萸内酯、吴茱萸内酯醇、吴茱萸酸，还含有多种生物碱：吴茱萸碱、吴茱萸次碱、吴茱萸因碱、羟基吴茱萸碱。其中吴茱萸碱用盐酸或乙醇处理后，可转化为异吴茱萸碱。还含有吴茱萸啶酮、吴茱萸精及吴茱萸苦素等。石虎除含有上述成分外，还含有不饱和的酮、石虎甲素（$C_{18}H_{18}O_6$）、挥发油、花色甙和甾体化合物。由于吴茱萸所含成分复杂，国内多家科研单位对吴茱萸的有效成分进行了多年的研究，投入了巨资，到现在还未彻底搞清，我所从去年开始也在对吴茱萸进行全面的调查和研究，目前还没有完成。

9. 性味及功能

吴茱萸属味辛、性热、有小毒。具有温中散寒、疏肝止痛之功效。主要用于治疗脘腹冷痛、胀痛、呕吐腹泻、疝气痛、妇女痛经等。也可用于治疗口疮。用量一般在1.5～6g，不宜多服，阴虚火旺者忌用。

10. 临床及药理作用

1、镇痛作用；2、驱蛔作用；3、抗菌抗病毒作用，对霍乱弧菌、表皮癣、盎氏菌癣及皮肤真菌有抑制作用；4、中枢神经：对中枢神经有兴奋作用；5、对子宫的作用：对子宫肌肉有松弛作用，同时还可收缩子宫；6、对肾上腺素β兴奋剂有广泛的生理作用，如强心、扩张血管、松弛平滑肌、增强脂质代谢、升高血压等。因此吴茱萸有着较为广泛的作用，除医疗外，也可用于作香料、食品等。它越来越受到人们的重视，有着广泛的发展前景。

11　发展前景及行情预测

近年来，由于国内医药行业大力发展，很多中成药和中药制剂都加了吴茱萸中的有效成分，尤其是生产膏药的厂家，由于吴茱萸能止痛散寒，纷纷都在处方里采用了吴茱萸这个品种，需求量逐年攀升。在收购季节，外地药商从全国各地涌入铜仁争相抢购，价格看涨，稳中有升，产品供不应求，预计需求量会越来越大。吴茱萸除了临床配方、医药生产外，每年还有大量的出口，主要出口国家为前苏联的一些国家，以及香港、日本、韩国、印度尼西亚、马来西亚等国家和地区。因此现在是我们大力发展吴茱萸的大好时机，把我们铜仁的吴茱萸品牌推向全国和世界，对发展铜仁、振兴铜仁经济有着重大的意义。

土家良药楤木品类及临床运用体会

林志社
湖北省恩施市白果乡卫生院（恩施 445037）

摘 要：在恩施地区使用的主要是棘茎楤木 Aralia echinocaulis Hand. –Mazz 和变种白背叶楤木（var. nuda Nakai）两个品种，具有活血破瘀、清热解毒、祛风行气等作用。楤木为土家族民间医药中常用民族药物，广泛用于治疗风湿疾病、腰腿痛、跌打损伤、骨折、上消化道疾病等。

关键词：土家医药；楤木；临床运用

楤木为土家族民间医药中常用民族药物，在土家族居住地区中亦有春季食用其嫩芽者。由于其根皮独特的功效，楤木在土家族医药中具有极其广泛的应用。本文欲就恩施地区楤木使用品类及其临床运用作一介绍。

1. 恩施地区楤木品类

楤木始载于《千金方》。唐代谓之“檐头尖”，《千金方》中有治疗肠痈“截取檐头尖少许，烧灰，水和服，当作孔出脓血即愈”的记载。陈藏器的《本草拾遗》，亦有“生江南山谷，高丈余，直上无枝，茎上有刺”的记述。在湖北恩施地区生长的楤木，分布较为普遍的楤木是棘茎楤木 Aralia echinocaulis Hand. –Mazz，该地区生长的楤木，为落叶灌木，木质较疏松，一般高约3～5米，至高者可达10米以上，多直立少曲，极少分枝，树干及叶柄密生棕黄色绒毛和针刺，故在当地称之为“红刺老苞”、“鸟不踏”、“红楤木”、“飞天蜈蚣”等。其叶柄较长，叶互生，二回奇数羽状复叶，叶片卵形或长卵形，尖端渐尖，基部接近圆形，边缘细锯齿状。夏秋季节开白色小花，球形核果。干皮及根皮（色白）肥厚，质脆，由于干皮多刺，入药时多用根皮。主要功效：活血破瘀、清热解毒、祛风行气等。在该地区另有一种楤木，即变种白背叶楤木（var. nuda Nakai），俗称“白刺老苞”、“刺苞头”，是楤木 Aralia chinensis L. 的一个变种[1]，其特征与棘茎楤木基本相同。二者均供药用，功效无大的差别，习惯上常用红楤木。

2. 临床运用体会

楤木是土家医使用的重要药物之一，使用范围较广，主要用于以下几个方面。

2.1　用于治疗风湿疾病及腰腿痛：这在土家医药中使用最为广泛。使用时单用或配伍八角莲、拔力麻、三加皮、乌金七、山乌龟、石南藤、叶花椒、清水珠、岩五加等。常用酒浸泡后随时适量服用或外搽，亦可煎汤内服。笔者在使用过程中发现，其生药如加普通白酒炒至色黄后入药，或配伍秦艽、鸡血藤、牛膝、细辛、威灵仙等品，其祛风通络、除湿止痛作用更强。此外，将楤木与盐同炒，趁热外敷寒性风湿疾病关节疼痛者，亦可获良效。

2.2　用于治疗骨折：这也是楤木的主要用途之一，本地区治疗筋骨折伤常以本品作为主药。习惯上多配合苎麻根、红马桑、接骨木、水冬瓜、茜草、一滴血、白毛七、地葫芦、桐子树根皮等品捣烂外敷，是治疗骨折外用药中的佳品。如治疗骨折的一般外敷用药，可以本品与五加根皮、苎麻根、茜草根、滴血珠、泡桐树根皮与嫩子鸡1～2只捣烂外用[2]。尤其是用于断指再接的接骨外敷膏，即由红楤木、接骨木、水冬瓜、臭黄金荆的根皮、雷公高树叶、地蜈蚣、仙鹤草、透骨消、玄参的全草各等份，与白三七为膏[2]。除了外用作用良好，本品已可内服。此外，还可用于骨髓炎、骨质增生症等疾病的治疗，对于缓解症状、减少疼痛作用较为明显。

2.3　用于治疗跌打损伤：为治疗跌打损伤的常用配药，多与巴地麻、冷水七、雄黄连、见雪飞、乌金七、头顶一颗珠、血蜈蚣、铜锤、辣椒七、水冬瓜等品合用，可水煎服或酒泡服。简便者如与透骨消共捣烂外敷用于治疗跌打损伤瘀肿疼痛[2]。运用时，如果肿痛明显，配用药物中重用巴地麻、铜锤，效果尤为显著。

2.4　其他运用方面：可用于上消化道疾病，如胃及十二指肠溃疡、慢性胃炎，特别是在消除疼痛方面作为突出。单用可获效，如配三变脸、物乌梅、木香、黄连等则效果更佳。有出血可伍岩丸子、一口血或中药白及、仙鹤草等品。现亦有人用于治疗虫蛇叮咬伤、湿疹湿疮、烧烫伤等。

参考资料

［1］江苏省植物研究所等．新华本草纲要（第3册）［M］．上海：上海科学技术出版社，1990：215－216

［2］恩施地区中草药研究小组．恩施中草药手册［M］．湖北恩施：1970：572，877，84

浅谈土家药麦芽剂量与催乳回乳的关系

田秋扬

铜仁地区人民医院中药房（铜仁 554300）

摘　要：本文论述在医院工作中，中药麦芽在实际应用中产妇用于通乳或回乳存在的误区，主要反应在中药麦芽在妇女产后用于回乳和通乳的量的应用。

关键词：土家医药；麦芽；剂量；催乳回乳

麦芽是土家族在临床上常用的消食药，具有行气消食、健脾开胃、益气补虚、退乳消胀之功效。治疗食积不消、脘腹胀痛、脾虚食少、乳汁郁积、乳房胀痛等证，并可用于妇女断乳[1]。本人在药房工作当中，发现一部分中医医生认为生麦芽有催乳的作用，炒麦芽有回乳的作用，而一部分则认为生、炒麦芽都有回乳和催乳的作用，关键在于量的大小。而临床医生都有独到见解，意见颇不一致。针对这一问题，本人查阅了有关文献及本院有名老中医之经验，现将观点阐述如下，以供大家共同探讨。

1. 来源记载

1.1　本草记载：麦芽，为禾本科植物大麦（*Hordeum Vulgare* L.）的成熟果实经发芽干燥而成，我国各地均产，并可随时制备。始载于《药性本草》。又称大麦芽（《本草汇言》）、麦蘖（《日华子本草》）、大麦蘖（《药性论》）、大麦毛（《滇南本草》）[1-2]。麦芽性味甘、平，归脾、胃、肝经，具有行气消食、健脾开胃、益气补虚、退乳消胀之功效[2]。

1.2　制备方法：以成熟大麦，水浸约一日，捞起篓装或布包，经常洒水至发短芽，晒干，生用或炒用。炒用即将生麦芽置锅内炒至深黄色为炒麦芽。将麦芽置锅内微炒至黄色，喷洒清水，取出晒干，即为焦麦芽。焦麦芽具有健脾和胃、舒肝化滞之功，用于治疗食积不消、脘腹胀满、食欲不振、呕吐滞泻等症。现代研究认为，麦芽中富含淀粉分解酶、转化糖酶、脂化酶、维生素 B 等，有良好的助消化作用。焦麦芽、焦山楂、焦神曲，三药合用，名“焦三仙”[3]。

2. 临床应用

2.1　麦芽催乳回乳的用法用量记载。

麦芽用于回乳已有上百年的历史，早在《滇南本草》中就有“……治妇人奶乳不收，乳汁不止”的记载。古代医药学中《药品化义》：“大麦芽，……若女人气血壮盛，或产后无儿饮乳，乳房胀痛，丹溪用此二两，炒香捣去皮为末，分作四服立消，其性气之锐，散血行气，迅速如此，勿轻视之。”《医学衷中参西录》：“大麦芽，至妇人乳汁为血所化，因其善于消化精微兼破血之性，故又善回乳。入丸散剂可炒用，入汤剂宜生用。”《医学衷中参西录》中并无明确规定回乳用炒麦芽或生麦芽，可见生、熟皆可。《中国药典》中“生麦芽：健脾和胃通乳，用于脾虚食少，乳汁郁积；炒麦芽：行气清食回乳，用于食积不清，妇女断乳；焦麦芽：消食化滞，用于食积不调，脘腹胀痛，用量9～15g；回乳炒用60g”。《中药学》中“单用生麦芽或炒麦芽120g（或生、炒各60g）用于断乳、乳房胀痛”[2,6]。

综上之言，可见麦芽的催乳、回乳有以下三个观点：生麦芽通乳，“生”取其“生发”之意，量在30g以下；炒麦芽回乳，“炒”取其“炒枯”之意，量在60g之上。生、炒麦芽均可单独用于回乳，量60～120g。生麦芽、炒麦芽混用用于回乳，量各为60g。

2.2　麦芽催乳回乳的现代研究

2.2.1　麦芽回乳与催乳的药理探索。现代药理学研究认为生麦芽含有麦角胺类化合物，能够抑制催乳素的分泌，从而用于回乳，炒后可破坏麦角胺类化合物，回乳作用减弱。临床上有因服用脉安冲剂（生麦芽、生山楂组成）致哺乳期妇女断乳之说，可见单味生麦芽有回乳作用。然而药理学对生、炒麦芽的研究有片面性。

现代医学家认为，乳汁的产生与妇女体内存在的泌乳素（ PRL，也称之为催乳素）的多少有密切关系，而PRL的分泌调节受到松果腺、下丘脑、卵巢激素、甲状腺激素以及药物等多方面影响，其中与多巴胺能神经有关的药物可直接影响PRL的分泌[4]。麦芽中含有麦角胺类化合物，能够抑制PRL的释放[5]。维生素B_6是吡哆醛25’2磷酸盐的前体、氨基酸的氨基转移和脱羧作用的辅酶，能促进多巴向多巴胺转化，从而加强了多巴胺的作用。而麦芽中含有丰富的维生素B_6，因此，有人认为麦芽回乳是由于麦芽中维生素B6的作用[6]。另外，中药麦芽不能与抗生素合用。因为这些中药含有丰富的消化酶，而抗生素可使酶活性下降，从而严重影响疗效。

2.2.2　麦芽剂量与回乳催乳关系探讨。回乳用生麦芽还是炒麦芽，历来存在不同的观点，不同的医书所述的观点也不同[7]，而且实际应用证明生麦芽与炒麦芽均有回乳作用[8]。故有人认为麦芽的回乳与催乳的作用在于量的差异，小剂量消食化滞，疏肝解郁而催乳（用复方），麦芽催乳，量在30 g以下；大剂量消散之力强耗散气血而回乳（用单方）[5,9]，量在60 g之上。

2.2.3 临床上缺乳的病因病机。气血虚弱，影响乳汁生成；肝郁气滞，乳汁运行不畅，乳窍不通。前者宜用补益气血的药物，辅以通乳之药，酌加生或炒麦芽。因“见肝之病，当知传脾，当先实脾（《金匮要略》）”，肝气郁结势必影响脾胃的运化功能，脾失健运而缺乳。所以用生或炒麦芽使脾胃功能恢复正常，肝气条达，气血充盈，乳汁自生。

3. 结语

综上可见，麦芽的回乳与催乳的作用，不在于炒与否，而在于量的差异。即小剂量消食化滞，疏肝解郁而催乳（用复方）；大剂量消散之力强，耗散气血而回乳（用单方）。中医上有句行话叫“中医不传之秘在于用量”。不同的医生开同样种味的中药，而疗效不同，除“因人、因时、因地”不同之外，究其原因，关键在于量的大小。苏木量小和血，量大破血。红花量小和气养血，量大则活血化瘀。可见中药用量大小，功效有异，甚至产生相反的作用。因而，掌握以麦芽为代表的众多类中药剂量，无论对于药学工作者，还是医学工作者，都有很大的帮助。

参考文献

［1］江苏新医学院．中药大辞典［M］．上海：上海科学技术出版社，1986.

［2］颜正华．中药学［M］．北京：人民卫生出版社 1991 年 6 月第一版，431

［3］贵州省食品药品监督管理局．贵州省中药饮片炮制规范［M］．贵州：贵州科学技术出版社，2005 年 12 月第一版本，112

［4］黄李梅．散瘀回乳方［J］．广西中医药，2001，24（1）：48.

［5］张文芳．麦芽回乳生用还是炒用［J］．江苏中医药，2002，23（6）：46.

［6］王晓飞等．麦芽的药理研究及临床应用［J］．中成药，2007，11（11）：1677

［7］尹青青，解爱华，陈娟娟．生麦芽炒麦芽与催乳回乳关系的探讨［J］．时珍国医国药，2002，13（3）：162－163.

［8］郭晓东，郭丙章．不同炮制规格的麦芽对回乳作用的影响及其机制［J］．华北煤炭医学院学报，2006，8（5）：658－659.

［9］张　超，秦延讯．麦芽用于哺乳期妇女回乳时的应用体会［J］．光明中医，2006，21（7）：38－39.

土家族医药珍宝“葫豆莲”的调查综述

沿河土家族自治县药检所　朱国豪

关键词：土家族医药；葫豆莲；调查研究

“葫豆莲”是一种在土家民间长期流传，疗效奇特的珍贵土家民族药。因其植物形态，特别是叶、果状似豆科植物葫豆（蚕豆），故土家医称此药名葫豆莲。

葫豆莲在土家民族中药用历史悠久，相传元末年间，思州官军特史宋头领到沿河巡查，在路边草丛中被一条“岩通斑”（五步蛇）咬伤小腿下部，宋头领疼痛难忍，当即倒下，脚肿如盘，遂上大腿，面如土色，惨叫如猿，众随从束手无策。此时，正碰上前来迎接他的地方首领“田师爷”，田师爷立即召见附近地方山村的一位年过七旬的土医生“田公”前往，田公即到村头岩壁峡谷中扯几种草药（不准人随行），用口咀嚼成细泥，涂敷咬伤处，并用淘米冲内服，约半个时辰，咬伤处黄水流出，宋头领痛即止、心悸平，十日后，宋头领痊愈而归。临行前召田公于宅下，封田公为“土神医”，并送银钱数两，相传田公当时所用药中“葫豆莲”即是其中主药。

根据民间的流传和所掌握的历史资料表明：葫豆莲是一种治疗痈疮肿毒、蛇虫咬伤、刀伤、鼻咽喉恶疽，痨伤咳喘的土家民族药。为了进一步弄清葫豆莲的基源和药用效果，我们从 1989 年 6 月开始收集民间有关葫豆莲的单验方，并采集标本 20 多棵，标本号为（沿药植 0175），彩色图即为（沿药彩 0146 号）。

1. 葫豆莲的形态特征与标本鉴定

1.1　形态特征：葫豆莲系多年生的常绿阔叶小灌木，植株高 1 ~ 2 米，茎直立，高的蔓似藤本，地下根为圆柱形分枝，根质软，有豆腥气，沿茎节长出叶柄；叶柄长 5 ~ 7 厘米，叶柄顶端长小叶五片，基部两小叶对生，5 小叶是掌状，叶倒卵形或椭圆形，草质，长 4 ~ 10 厘米，宽 2 ~ 4 厘米，叶端稍钝，基部楔形，叶背面有灰白色的短柔毛；花冠白色或略带淡红色。果为椭圆形的夹角，长 15 ~ 18 毫米，宽 6 ~ 8 毫米，荚果绿色，肉质，内有扁圆形种子一枚。

1.2　标本鉴定：我们根据现有资料（《中药大辞典》《全国中草药汇编》《中国高等植物图鉴》《贵州草药》），进行了广泛的查阅对照，这些资料中未记载，但与豆科植物小三叶山豆根相似，我们曾将此标本送省中医研究所民族医药研究室、省中药研究所、省药检所都未查到有关资料，故我们暂定为新发现可疑新种——葫豆莲（后来经陈德媛教授鉴定为鄂豆根）。

2. 葫豆莲的生长环境与资源状况

葫豆莲喜生长在切割较深的悬岩峭壁，沟谷灌丛的腐植质土壤中，或常绿阔叶林中的阴凉地带，海拔在 500 ~ 800 米左右，以半阴半阳中午日照可及的地方多见。葫豆莲在沿河主要分布在乌江流域下游的麻阳河、洪渡河、暗溪河所属支流溪内切割较深的悬岩险要地带，其中多长生在半岩的腐植质土较厚的石缝坪上，有的成片生长，多则100多株，少则10多株，在裸露的石灰岩旮石缝隙也偶有生长，现由于民间及土医生毁灭性的采集，幸存不多，但有一些人们难以涉足的地方，有的土医生秘密地保护起来，当作药园使用。由于葫豆莲的药物疗效奇特显著，有的民间医生变野生为家种，自种自用。总之，葫豆莲在我县分布较广，是一种珍贵的土家民族药物资源。

3. 葫豆莲的药用价值及土家民间的单验方

3.1 药用价值及采收：葫豆莲味苦、性凉，具有消热解毒、消肿止痛、散结去瘀之功能，主治：痨伤咳喘，痢疾肠痈、蛇虫咬伤、痈疮肿毒，特别是对毒蛇咬伤和鼻咽喉恶疽，疗效更为显著。葫豆莲根茎叶全株皆可入药，以根茎为主药，采集以7-8月药果期采集为佳。全株采集后洗净切片晒干备用。土家民间土医生多鲜用。

3.2 土家民间的单验方：

（1）治毒蛇蜈蚣咬伤。处方：葫豆莲15g，斩龙剑（骚羊古）15g，一支箭（瓶尔小草）10g，半边莲10g，黄花香（蔓茎堇菜）10g，雄黄粉1~3g，乌骨七粉（青木香）10g。

用法：外用，先将前五味药分别以口咀嚼成泥，再加雄黄粉、乌骨七粉与鸡蛋清捣成糊状，用此药敷蛇咬伤处5~10厘米，但咬伤处先划开留一小口，如药干可喷少量白酒，日换1~2次，直至痊愈。内服：用此药糊10~20g冲淘米水服，每日3次，每次半碗。此方经验证，消肿止痛效果良好，但治前应扩大伤口1~2分，再用口含酒漱口后在伤口处吸毒6~12次（但口腔必须无破伤出血）。

（2）治鼻咽喉恶性肿痛（鼻咽癌）。处方：葫豆莲25g，穿心莲15g，一支香（徐长卿）15g，一支箭（瓶尔小草）15g。用法：1日一剂煎水服，外用，鲜葫豆莲，半截烂15g，鲜蒲公英15g，捣成泥，外敷肿处。

（3）治刀伤、创伤、狗咬伤。处方：葫豆莲根叶果各10~15g。用法：用口咀嚼后敷于伤口，一日一换，不会感染。

（4）治脘腹痛。处方：葫豆莲15g。用法：用葫豆莲根或全草碾成细粉，每服0.5~1g，能立即止痛。

（5）治肺痨咳伤，肺痈咳喘。处方：葫豆莲15g，一支黄花15g，白花香10g，一包崽（百部）15g，山花椒6g，折耳根（鱼腥草）10g。用法：煎水服，一日一剂，5~10剂痊愈。

4. 分析讨论

葫豆莲是沿河土家民族广为流传的珍贵药物，用现代医药科学研究葫豆莲的有效成分、药理作用及临床效果很有必要。根据目前有关资料，对葫豆莲的基源尚未弄清，为新发现可疑新种，为此进一步弄清基源，研究其生长习性栽培引种，保护发展，开发利用，对发掘振兴祖国医药宝库和少数民族医药事业有着极为重要的意义。

4. 医学琐谈

走高等教育之路，传承土家族医药

吉首大学医学院　杨德胜

关键词：高等教育；传承；土家族医药

国家中医药管理局局长王国强指出，民族医药是我国以中医药为代表的传统医药和优秀民族文化的重要组成部分，是各族人民长期与疾病作斗争的经验总结和智慧结晶，它不仅在历史上为各族人民的生存、繁衍做出了重要贡献，而且时至今日仍然对提高人民群众健康水平、促进经济社会发展发挥着不可替代的独特作用。

作为传统医学重要组成部分的土家族医学，是以具有朴素唯物主义思想的“三元论”为理论核心。三元，指上、中、下，即天、地、水。精气血是人体的三元物质。土家族医学用三元理论来划分人体脏腑组织结构，说明其生理功能和病理变化之间的相互关系，从而构建了较为系统的土家族医学理论体系，并指导临床治疗。土家族医学不仅有较为系统的理论，而且具有采集方便、加工简单、配伍精炼、应用较广、疗效确切的治病药物。从上世纪50年代开始，土家族药物先后进行了多次大规模的调查、收集和整理工作，使土家族药物的总数超过了2000种，千里光等8种土家族药物第一次载入《中国民族药志》，湖北恩施的板党、石窑当归、紫油厚朴、巴东独活、五鹤续断、湖北贝母、鸡爪黄连、竹节参、缬草都是享有盛名的道地药材；还有江边一碗水、头顶一颗珠、文王一支笔、七叶一枝花等稀有药材。近20多年来是土家族医学理论总结整理最快的时期，各地专家为土家族医学体系的完备做了大量的工作，先后出版了《土家族医药学》、《土家族医药》、《土家族医药概论》、《土家族医学史》、《土家族民间医疗》、《土家族药物志》、《土家族方剂学》等著作。科研临床方面取得了显著的成就，就以湖南为例，上世纪70年代初期，湖南中医药研究所对土家族药矮地茶进行了研究，确定其止咳有效成分为矮地茶素1号（佛手配质或称岩白菜素）。进一步找到含矮地茶素（岩白菜素）高于矮地茶5倍的虎耳草科三种落新妇属植物，成为生产矮地茶素的理想药源。湘西州民族医药研究所对土家族药水黄连与木瓜进行了抗菌痢、抗肝炎等方面的研究，两项研究分别获得州科技成果二等奖。吉首大学的《土家族药材鉴别研究》获湖南省中医药科技进步二等奖。湘西州民族中医院以水黄连为主制成的龟龙丸，治疗慢性溃疡性结肠炎，被列为全国首批民族医药专科（专病）建设重点项目。最近与州民族医药研究所共同申报的“十一五”重点专科（专病）建设项目“土家医药肝病专科”，已获得国家中医药管理局批准立项。贵州铜仁地区开发的土家族医药瑰宝“九皇娘美容器”和“痛证超导诊疗仪”、“土王魔球按摩器”，近些年来土家族境内开发出的酒类新产品，如雨后春笋，不断涌现。

目前土家族医药在基础理论、临床应用与科研诸方面已取得了显著的成绩，世世代代居住在土家山寨的民间医生，他们在交通闭塞的山区继续发挥着防治疾病的重要作用，但从整体上来看形势还是不容乐观的：一是现在从事行医诊病的土家族医生，年纪大都偏于老化，有的已是年逾古稀。二是这些民间医生文化水平都不高，基本上没有接触过现代医学，譬如他们虽然会接骨疗伤，但不一定懂解剖知识。三是后继乏人，现在的年轻人，大都不愿意留在农村，而愿意到城市找工作，使家传的医术无人接班，导致祖传的治病绝活与秘方面临失传的危机。我们不能简单地看待这一方一法的失传，因为这提示着一种非物质文化遗产的消失。老祖宗把长期积累的临床经验毫不保留地传给了后代，但后代却不能像传接力棒一样的继续传承下去，而又把它退还给老祖宗，这是大家都不愿意看到的事情。四是现代医学诊断疾病和预防、救治水平的迅速提高，中医药学术进步和事业的发展，以及中西医结合工作的开展，老百姓保健防病治病选择日趋多元化，使得土家族医学原有的优势领域受到较大的冲击。五是旧的教育模式已不适应当今医学发展的形势，现在学习土家族医学的也大有人在，也确实能掌握很多临床经验，尤其是验方绝活。但学习仍然采取师傅带徒弟的模式，由于绝大部分医生各承家技，知识面相对有限，其医学知识都是家传口授，缺乏系统的理论指导。其次由于历史、地理等因素的影响，这些医生文化水平偏低，对现代医学的基础知识了解甚少，这恰恰又是当今医生必须掌握的知识；有些医生自身诊治疾病是知其然，而不知其所以然，这样培养出来的医生，可想而知也是难以适应当今医学发展形势的。

面对以上的现状，为了不让历史悠久的土家族医药在我们这一代衰落消失，能继续为民族地区的卫生保健事业服务，改变旧的医学传承模式，走高等教育之路已迫在眉睫。我们国家历来十分重视民族医药事业，为深入贯彻落实十七大报告中关于切实加强民族医药事业发展的精神，国家中医药管理局等11个部门于2007年年底联合发布了《关于切实加强民族医药事业发展的指导意见》的重要文件，即国中医药发［2007］48 号文件。《指导意见》强调“切实加强民族医药继续教育工作。各地要充分利用现有的民族医药资源，依托各民族医药医疗、教育、科研机构，建立一定数量的民族医药继续教育基地。继续做好全国老民族医药专家学术经验继承和优秀民族医临床人才培养工作”。从全国的民族医学教育来看，西藏、青海、吉林等省、自治区早就创办了民族医药高等院校，甘肃中医学院设立了藏医系，有的院校还招收研究生和留学生。从我们周边的情况来看，形势也是喜人、逼人，贵阳中医学院开办了苗医专业本科学生和苗医药方向的研究生，黔南自治州也成立了民族医学专科学校，湖北民族学院也招收民族医学方面的硕士研究生。湘西自治州是土家族的主要分布区之一，肩负着历史使命感和民族医学的责任感，我们从 2002 年开始，进行了土家族医药学的教学尝试，在吉首大学开设了土家族医药的选修课，让土家族医药第一次登上了高等学府的大雅之堂，开课的效果很好，特别是医学院、生物资源与环境科学学院的学生纷纷选择土家族药物申报校级课题。

土家族医学的传承走高等教育之路，这并不是高谈阔论，异想天开，而是完全能够实现的。因为土家族医药研究已取得丰厚的理论成果，包括基础理论、临床诊断、医疗、方药、医药学史等方面，只要将这些资料适当的编著即成为教材。实践上，已开设选修课、有一定办学经验。师资方面，医学院有一支业务水平高、教学能力强的师资队伍；还有一批长期从事土家族医药研究并卓有成就的专家学者，他们著书立说，对土家族医学有很深的造诣，也完全可以参与土家族医学的教学工作。故土家族医药走高教之路的条件是基本成熟的。至于实习基地两条腿走路，既安排在县级以上的民族中医院实习，又安排具有丰富临床经验的土家族民间医生带教，向他们学习辨认、采收、炮制药物与治病的宝贵经验，继承原汁原味的土家族医药精华。

通过走高等教育之路，我们认为首先是解决目前土家医药生存状况的有效途经，将有效地扭转土家族医后继乏人的状况，使土家族医学人丁兴旺。其次是土家族医药工作者提高技术水平，提升服务人民群众能力的重要途经，民族医药人员通过参加民族医药技术骨干培训、乡村医生民族医药知识与技能培训，提高了他们的医药知识和技术水平，充分利用本地药物资源防治疾病，减轻农民医疗负担，经受起来自中西医几方面的较大冲击，有利于农村合作医疗的巩固。三是为继续深层次地研究土家族医药培养专门人才。四是土家医药走向规范化的重要途经，有利于医药的科学化管理。五是土家族医药发展的要求，土家族医学虽然有自己独特的理论体系，但它也面临着来自日益发展的中西医压力，因此它的发展也要不断吸取其它科学的知识，才具有强大的生命力。六是有利于解决日益增多的医源性、药源性疾病和难以解决的新的医学问题；也有利于更好地满足民族同胞日益增长的、日趋多元化的医疗保健服务需求。七是有利于我校科研活动的开展，立足湘西，打造民族品牌，是吉首大学的一贯办学思想，因此开展土家族医学教育，将为进一步地研究、开发利用民族药物资源建立平台，为土家族医学走出国门奠定基础。

《关于切实加强民族医药事业发展的指导意见》是当前及今后一段时期发展民族医药事业的纲领性文件，是民族医药事业发展史上具有里程碑意义的一件大事。我们一定要认真学习、领会文件精神，以实际行动来执行、落实文件精神，希望在吉首大学医学院开办土家族医学专业。土家族医学教育开始可采取大中专多层次、统招与短训班相结合的多种形式。通过土家族医学教育的开展，我们完全有理由相信，历史悠久的土家族医学一定会得到发扬光大，将和其他兄弟民族医学一样，永远立于祖国传统医学之林，为人类的医疗保健事业做出新的贡献。

论土家族医药的民族特色

朱国豪　田永松　晏朝操　邹廷生
铜仁梵净山土苗特色医药研究所（贵州 铜仁 554300）

关键词：土家族医药；神药两解；实践创新；学习创新；善事于民

土家族是我国五十六个兄弟民族之一，是中华民族的重要组成部分。它以其民族历史悠久，民风原始古朴，文化内涵丰富，人民勤劳智慧，思想包容协调，性格劲勇诚挚，群体团结坚强著称于世。

自以“比际卡”、“毕兹卡”为族称的土家族是一个古老而又年轻的少数民族。说他古老，是说它历史悠久，源远流长。据我国考古资料古文化遗址“长阳人”的考证到铜仁滑出石巴人遗物“虎纽睇谆于”铜古碎片的发现，从张家界桑植米家台两处旧石器遗址陶器发现神釜纹陶锦酷似家蚕到思南合鹏溪瓦窖嘴和永顺不二门发现“雷屑子”即新石器时代的石刀、石斧都证明，早距 10 万年远古石器时代，土著先民就在武陵山地区这块群山耸围、环境幽静、原始古朴、动植丰昌的神奇土地上世代相守、繁衍生息。说它年轻，是说它整个民族成分是 1957 年 9 月 6 日由国务院批准成立“湘西土家族苗族族自治州”承认土家族为单一少数民族后，直到党的十一届三中全会后，党的民族光辉政策进一步落实，到 1980 年 8 月 19 日批准成立“鄂西土家族苗自治州”。后湖北的长阳、五峰，重庆市酉阳、秀山、彭水、黔江、石柱，贵州的沿河相继成立土家族自治县，到 1986 年 12 月 13 日国务院批准成立贵州省印江土家族苗族自治县后，湘、黔、川（渝）、鄂四省边区土家族整体民族成份才全部完整恢复。所以说：土家族又是一个年轻的少数民族。

中国土家族地处荆楚文化西偏，巴蜀文化东陲，为西南蛮夷之楔尖。它长期居住在我国腹地湘、黔、川（渝）、鄂四省交界的中国武陵山和大娄山、大巴山、巫山余脉切入的广大地区，面积约 5000 多平方公里，人口 638 万人，居我国少数民族第六位。这是一块原始、秀美、神奇的土地，这里属亚热带季风湿润性气候，又得乌江、沅江两水系溪河密布、交相辉映。所以，光、热、水资源十分丰富。这里地貌类型多样复杂，高山、丘陵、平坝、河谷纵横交错，海拔落差悬殊较大，最高贵州铜仁境内五陵山主峰梵净山风凰山顶 2570. 5 米，最低湖南……望城县乔口湛湖 23. 5 米，所以该地区，气候、土壤、生物种类垂直立体差异明显，致使该地区生长着品种繁多的动、植物民族中草药资源，真可谓“天然民族中草药王国”。如铜仁地区梵净山是当代地球上同纬度地带保存最为完好的“生物基因库”，它兼存南北区系的众多生物种类，是我国国家级自然保护区和世界人与生物圈（MAB）保护区网成员，还有世界著名的国家级森林公园湖南的张家界，重庆市酉阳县轿子顶和湖北恩施的星斗山都是我国目前保存较好的动植物生态园。古人曰“一方水土养一方人”。所以，这块原始自然土地上的自然风光、自然资源、自然人文景观、自然风土人情、自然民族文化独具魅力。特别是原始超然的土家民族医药，更是这块神奇土地上的一颗璀灿明珠，具有原始古朴鲜明的民族特色，极具深远的开发价值。

1. 精神疗法与药物疗法有机结合的“神药两解”是土家民族医药的原始特色

始有人类，就有医药，“神农尝百草，一日而遇七十毒”代表我国民族传统医药学的原始性、实践性、广泛性和科学性。特别是土家族长期聚居生活在中国腹地武陵山和大娄山、大巴山、巫山余脉切入的重峦叠嶂、林海莽莽、原始古朴的“动植物王国”之中。所以，土家族医药的原始性则经历了更长的岁月，医药的起源和发展离不开人类生产和生活实践，中国土家族是没有本民族文字、仅存本民族语言的少数民族。因而土家族医药的起源缺乏本民族文字资料记载。土家族人民为了自己的生存和发展，疗伤治病的经验完全靠口传心授，家族师徒代代相承。所以，土家族医药起源何时，溯源颇难稽考，随着时间的推移，经验就越积越多，知识也就越来越丰富，这样在土家族民间就慢慢地产生了专门治病的“土药匠”“土医生”“土先生”“土老师”。根据汉文字传入土家族地区后的记载：最早流传在土家民间治病的土医生叫“梯玛”。“梯”意为敬神，“玛”是人们的意思。在漫长的封建社会，中国土家族在五陵山这块重山峻岭、溪河密布、交通闭塞、长期封闭、原始保守、生产力水平低下、科学文化落后的地区生活，因而土著先民常常把自己幸福生活的向往和健康长寿的希望寄托于“天地神灵”。他们自觉和不自觉地把一些科学和不科学的东西奉之为“神”。故土家医治病分“神解”和“药解”。

原始土家医认为，土民生病受灾都是妖魔鬼怪驱动的山岚瘴气作祟，是魔鬼缠身，邪气附体，冤鬼夺人魂魄离身所致。所以土家医必须作“神解法事”（如跳傩堂戏），他们祈祷土王神灵保佑受病的土民漂离其身的魂魄附体还阳。再用“药王菩萨”点化的药物祛邪解毒，调养健身，方可痊愈。因而土家民间土医生（梯玛）治病常常和原始宗教混杂在一起。他们“原始超然、神药两解（即精神疗法与药物疗法有机结合），药到病除”，有时的确把土家族医药推到了神化的地步使之蒙上一层神秘的色彩。所以“神药两解”是土家族医药治病的最原始的特色。

2. 注重实践经验总结与升华是土家族医药的“原始内核”

土家民族是智慧劲勇、坚韧不拔的民族，所以，土家族医药的发展常常显示出自强不息的民族精神和对人类自然的崇高信仰。土家民族医认为“万物之为我生，万物之为我用，万物不离其土，土生万物必能治病养人”。在土家民间流传着这样一种风俗，五月端午节那天，家家户户都要扯些草药来煎“百草汤”洗澡浴身以健身除病；喝雄黄蛇胆酒以壮胆除病：洒雄黄灵香水以防疫除病；点雄黄熏烟在屋内外驱除蛇虫邪魔以驱邪防病。还说，端午节那天早晨趁露水未干，从山坡上采到的百草，捉来的蛇虫蚂蚁泡酒，捡来的砂石点穴都是“药王菩萨”点化的好药，都可以治病。土家族医药学是土家人民为自己的生存和发展不断总结完善的经验医学，它对祖国医药学作出了杰出的贡献。我国明代大医药学家李时珍在30多年对祖国医药学的研究生涯中，曾踏足武陵山这块原始神奇的医药宝库，在他医药巨著《本草纲目》中已载：土家族医药早在先秦时期就有一定的发展。如梁代陶弘景的《名医别录》中就这样说“丹砂生涪陵山谷（黔江秀山一带），采无时，光彩如云母，可拆者良作末珍珠……。”“零陵香生五陵山谷，叶如罗勒……土人名燕草，又名熏草即香草也。”“生五陵山谷，八月采根入药。菖蒲生上络池泽即蜀郎严道，上络属梁州，黔属蛮人常将随行，以治卒患心痛，其生蛮谷者尤佳……。”土家族医药是土家人民不断实践，不断总结升华的传统民族医药，流传着很多土家民族神药神医治病的故事：如“灵芝草起死回生”、“鹅首乌乌发延年”、“田医公二指成仙”、“九皇娘姐变妹颜”、“药王晕死茶露醒”、洋桃子与海金砂、五花蛇咬“一支箭”、毒解痛止“半边莲”、梵净炼丹人长寿、思南岩关亮杯传、龙半仙得瞎眼艺、罗氏梧桐接骨灵、痈疮肿毒海螺七、雪见嚼敷肿痛除、“神麻”醒脑还魂气、蜘蛛木香肚痛无、一百八将神仙药、七十二症病根除，这些典故体现了土家医药注重实践经验的总结与升华，这是土家医药得以发展的“原始内核”。

3. 善于学习创新是土家族医药“活的灵魂”

我国是以汉族为主的多民族国家，其它少数民族时刻受到汉文化的影响，特别是对于没有本民族文字、只有本民族语言的土家族、就更不例外。但是马克思主义认为“没有文字的民族也有自己的文化”。中国土家族长期居住在我国内陆腹地，湘、黔、川（渝）、鄂交界的武陵山区自给自足，自我发展。历代封建王朝都从未大规模进驻占领过。所以，原始自然，保存至今。自秦始皇统一中国、统一文字后，历代封建王朝为了加强中央集权统治，对我武陵山区少数民族采取了比较宽松的羁縻政策。特别是唐高祖李渊认为：“夷狄亦人耳，其情与中华不殊。人丰患德泽不加，不必猜忌，盖德泽洽，则四夷可使如一家。”司马光（《资治通鉴》）这就有力地促进了我武陵山区土家族地区政治、经济、文化的自我发展。但随着汉文化的输入，在我土家族地区出现了一批有文化的书面文人，他们开始总结土家族的政治、经济、军事、文化、历史，也总结独具民族特色的土家族医药。特别是出现一批有文化的土家医（梯玛），他们既懂一定的医药文化知识，又是不脱离生产的宗教学职业者。他们活动于只有语言、没有文字土家族聚居的土民之间，为人治病，借人招魂，充当土家民间治病消灾的祈祷者和保护神。他们在土家民间不断学习，不断实践，探索创新，因而不断掌握了土家民间长期使用的各种草药、推抹、按摩、爆灯火、拔火罐、磨针、放痧、瓦针等民间疗伤治病的绝技，使古老的土家族医药日趋成熟。

我近 10 年走遍黔、湘、渝、鄂四省土家族地区调查研究了解。在黔东北、川东南民间流传着一本《土王真药本草》手抄本，书中记载着土家族常用药物 360 多种，那就是土家民间常用的七十二七、七十二莲、七十二参、三十六蜈蚣、三十六血、三十六还阳。还总结出疗效卓著的一百单八将，即 108 种疗效较好的土家民族药，同时简述了远古至那个时代土家医常见的病症：“七十二症、七十二痧、七十二风、七十二痨、三十六惊、三十六疾、三十六疮伤”，简述了土家医常见 108 种疾病的临床表现和治疗方法。可惜这本史料现已失传。据土家名医肖国臣和王正清口述，他们原在他们师傅那里看阅过，据说已传 8 代，但不准转抄，后房被火烧失传。但这本手抄的内容却长期在湘、黔、渝、鄂土家民间土医生的师徒弟子中广泛流传使用。

自元代起，中央封建王朝对土家族少数民族地区采取“以蛮治蛮、以夷治夷、以土治土的世袭土司制度”。到清康熙采取“改土归流，土流并治”的强化集权政策，汉文化的强高温逐步消融了土家族地区“武陵蛮”部落首领强权的寒冬。这个时期汉医药医籍理论全面传入土家山寨，这就使土家医药不断与汉医汉药紧密结合。纵观元、明、清土家医和祖国传统中医药不断发展，出现了民间研究与政府重视的历史飞跃。各土司、府、县都设有“阴阳医学官员”。土汉医药结合使土家族医药得到了进一步的提高和升华。他们著书立说，使土家族医药迈入了理论创新的崭新阶段，如恩施土家名医汪古珊著的《医学萃精》，他运用我国古代文化医著《周易》的太极图和“河洛”理论，以子丑寅卯辰巳午未申酉戌亥装订成十二册。他结合土家族医药伦理，提出“特人以气化，不以精化”的病机“三元论”。认为：“精、气、血”是人体内在的“三元”物质。人体患病的主要病机是“上中下元气不足所致”。上中下“三元”即为“天地水”“脑心肺居上为天，脾胃居中为地．肝肾居下为水”。并提出“以阳统阴”、“阳盛则壮，阴盛则老”的生命根本形式。与此同时还进一步指出“三元”之阳的关系是“下阳为上中二阳的根，无下阳则无上中二阳”。下阳本于先天所生，中阳乃先天所赖。中阳不运，上下即不相交，故中者天下之大本也，后天概以中土立极”。还指出人体生理之气为内气，人体外环境中的气为外气，所以，治则提出“内外合一”治疗原则，认为“外感病是内伤病的先兆，内伤病是外感病的结累。故外感宜宣散，内伤宜收纳，祛邪必须扶正，治外必须安内，不能顾此失彼”，这些都是对我国传统医药理论的创新。所以，这是一本土家族医药与中医药理论认识结合的经典著作。其它著作如秦孜的《玲珑医鉴》和民间的《血道专书》、《七十二症》、《三十六惊风》、《老祖传秘方》等10多种土家医籍都很有研究价值。土家医药还创造了多种多样的外治法，方法简单易行，疗效快捷神通。如鲜药外敷、药浴、薰蒸、推抹、滚蛋、爆灯火、提风、拔罐、麝针、太乙神针、放血、踩油火、火针、放痧等疗法往往能收到意想不到的效果。这些都是我国民族传统医药的珍宝。

土家族药学更是丰富多彩，药物命名独具民族特色，它根据药物的形色、气味和功能主治进行系统命名，故形象生动便于识别和记忆。如“七十二参”多属补益药；“七十二七”多属跌打损伤，活血去瘀止痛药；“七十二莲”多属活血去瘀收敛解毒散结药；“三十六蜈蚣”多属驱风除湿止痛皮肤病药；“三十六血”多属妇科用药等。土家族药物分类更是直指疗效和病症，使之一目了然。如表药、下药、打药、赶气药、解毒药、赶风药、止痛药、杀虫药、消食药、蛇伤药，使人清晰易懂。所以，纵观土家族医药的发展历史，不管西医中医如何渗透，为何土家族医药总是长盛不衰，理论创新是它“活的灵魂”。所以千百年来，土家族医药为土家人民和杂居在这里的汉、苗、侗等民族人民的防病治病、健康繁荣作出了不朽的贡献。

4. 尊师重训，善事于民是土家族医药学的高尚情操

土家族医药是世代相承、师徒相传、家族相传的经验医学。所以尊师重训是土家族医药的优良传统。土家族医药学是土家人民消灾除病的武器。土家医（梯玛）认为，自己行医治病是土王派我为一方老百姓行善结德，善事于民是天职，不能存有任何私心杂念，更不能贪图钱财。土家医称师傅为师父，从拜师那天起，师父、师娘就是自己父母，必须尊重听从，不得违抗。土家医拜师学艺非常庄重，肃穆。首先要双方父母同意，然后备足礼物，如烟、酒、为师父做的衣服、鞋子和雄鸡一只及香、烛、钱纸。然后择吉日良辰到师父家烧香磕头拜祭，请客公开后方正式为徒。土家医艺须三年才能单独行医，这叫“背三年的包包”。更严肃的是土家医（梯玛）在给病人治病前还要焚香烧纸拜祭“药王菩萨”和牢记师训，拜祭时的咒语是这样念的：“老天昏昏乌云团，魔鬼人间来捣乱。我随药王来消灾，普渡众生把阳还。我得土王真药传，一百八症都过关，隔山喊你隔山应，百医百顺保平安、山岚瘴气你挥尽，冤鬼离体去阴山，叫他不痛就不痛，化钱烧纸我心甘。节节如令，药王真君，师传永记，摸凯好凯。”然后口含吞香纸化的圣水喷在患者病灶部位，十分虔诚肃穆。这段咒语既真实地佐证了土家民间流传的《土王真药本草》这本土家族医药典籍的真实性，又是了土家医治病“神药两解”的真实写照。土家医看病不论贫富和男女老幼都是有求必应，所需药物不管生长在何处都要去采集齐全。炮制加工，煎药服药，尊师重训，一丝不苟，不能有差错。土家医治病不收钱财，一般是患者病好后主动酬谢。烟酒衣物米粮它物都不强求。家庭贫穷者说几句好话传名亦可。所以说，尊师重训，善事于民是土家族医药的高尚情操。

综上所述，土家族医药民族特色浓烈，医德医风高尚，来源原始实践，理论独特创新，疗法多样简炼，疗效确切可靠，它是我国民族传统医药的一支最绚丽的奇葩，有着极其重要的学术研究价值和广阔的开发前景。

我们相信在我国继承和发扬民族传统中医药政策的光辉照耀下，在我湘、黔、渝、鄂四省市和全国热爱土家民族医药研究的领导、专家、学者们的团结求索和积极努力下，在二十一世纪世界医药发展强烈要求“回归自然，返朴归真”的大潮中，深藏在中国武陵山地区这块原始、秀美、神奇土地上的土家族医药一定会发扬光大，走向世界，为人类的健康文明和繁荣作出自己的贡献。

土家传统美容瑰宝“九皇娘”美容器研究报告

朱娜琳[1]　朱国豪[1]　罗　致[2]
1. 铜仁梵净山土苗特色医药研究所（贵州 铜仁 554300）
2. 贵州省铜仁市川硐医院（贵州 铜仁 554300）

关键词：民族医药；土家族医药；美容器；研究报告

土家传统美容瑰宝“九皇娘”美容器，系根据土家族医药和祖国传统医学“熏蒸疗法”，结合现代医药科学技术研制开发而成。它是以其特制美容陶瓷容器，采用现代强化电场加热煎煮药物产生蒸气雾化，然后通过药物蒸气的热力，药力直接薰蒸、薰洗人体面部，辅之以面部穴位按摩，使之缓缓作用于皮肤，刺激神经末梢，使皮肤毛孔开放，微血管扩张，让药物有效成分透入皮肤，促进血液循环，同时彻底清除皮肤毛孔内各种有害病菌。根据现代医药科学研究结果表明：药物蒸气薰蒸面部能显著提高口腔、鼻黏膜中免疫球蛋白的含量，从而提高机体抵御病原微生物的入侵，达到最佳保健护肤美容、防病治病的良好效果。

1. 美容器的历史来源

始有人类，就有美容。人之爱美，出于天性。永葆青春，世代追求。从历代皇后、皇妃、宫娥彩女到城镇千金小姐，山乡妹子和世间男儿，爱美之心，人皆有之。然前者多喜欢雍容华贵的化妆美容；后者则喜欢顺应自然，飘怡自得的自然传统保健美容。

中国土家族世居在奇峰巍峨、风景秀丽的黔、湘、渝、鄂交界的武陵山区。被世界誉为“地球和人类绿色宝库”的贵州铜仁梵净山和“峰三千、水八百，养在深闺人未知，一举成名天下知”的原始山水花园、水晶迷宫张家界都镶嵌在这块宝地。800 多万土家人民世世代代在这里繁衍生息。在这山青水秀、原始幽静、神奇美妙的土家民间，人们爱美、比美、创造美。姑娘爱跳“摆手舞”，小伙喜唱“牛王歌”。药浴美容人人爱，青春常驻个个求。相传，在明万历年间，梵净土王扬土司有两个女儿，大女儿叫喜鹊，小女儿叫孔雀。两个女儿身材苗条，面貌极其相似，唯大女儿面容油黑老气，不起人眼。小女儿白皙妍丽，楚楚动人。所以，小女儿在家受宠爱，在外得恩爱。而大女儿在家受辱语，在外无人理。由于这样，聪明的大女儿常常自悲，忧虑成疾。一日因和幺嫂口角受辱，她并一气之下逃出家中，跑到梵净山顶磨菇崖去寻死路。此时，正被出游梵净山九皇仙姑看见，急叫随从小仙女救回。问其原由，喜鹊一一哭诉相告。九皇仙姑非常同情，并告诉喜鹊，你人好心善，聪明过人，好日子还在后头，何必去寻短路。你看这里山灵水秀，佛光环绕，只要你和我去“九皇洞”药浴沐身，薰蒸美容七七四十九天，我包你变得比你的妹妹还年青美丽。但喜鹊不信，后在几个小仙女的劝导下，喜鹊就跟九皇仙姑到“九皇洞”去药浴沐身，用九皇娘美容器薰蒸美容七七四十九天。果然，喜鹊油黑粗脸变得白净红润，美丽动人，像完全变了个人似的。喜鹊和那几个小仙女无不欢心，喜不胜喜。九皇仙姑又收喜鹊为义女，留在山中修炼。三年以后，很是讨人欢喜。喜鹊思念家中父母，遂还愿回家。临行时，梵净山九皇仙姑送了一套土陶瓷“薰蒸美容器”给喜鹊带回，喜鹊如获珍宝，甚为感激，回到家中，一家亲人都误认为是孔雀回来了，喜鹊说我不是孔雀是喜鹊，众亲不信，都说喜鹊早已死去，认为孔雀今天是想念姐姐喜鹊，故假戏说。正在这时，孔雀回来了，方知真是喜鹊。喜鹊和孔雀紧紧拥抱，含泪诉说三年离别衷情，家中父母老幼甚感惊喜。故将此“美容器”叫做“九皇娘”美容器，尊放在家中堂上供奉。后来这种美容器就在土家民间代代相传，延续至今。经查考，现梵净山树立的清光绪二十二年的石碑上也有这样的记载：“我黔省有梵净山者，崔嵬不减五岳……。明万年间，李皇后修行于此。血生成圣，百日升天，因之创造庙宇，满修佛像，建立四大脚庵，凿开五方通路，进香男女，时往时来，若城市然……。”印江县志亦记述，明万历年间，御史肖重望游梵净山诗言：“红云金衣玉桥通，作造堪称鬼斧工，僧醉酒归丹炼熟，客卜吟诗药烹浓。鹏飞寨顶枫林晚，风舞山岗瑞草丰。巧将多才神力助，蒿蒿彻石叠玲珑”。由此可以见，那时梵净山炼丹、烹药、保健美容、求神拜福、祈求长寿，已相当盛行。的确，中国武陵山美、水美、人更美，“九皇娘”美容器，健美、真美、自然美。

2. 美容器简介

土家传统美容瑰宝“九皇娘”美容器，是挖掘土家族医药“薰蒸疗法”结合现代医药科学研制而成，它是由特制美容陶瓷瓶、强化电热器、九皇娘美容药袋三个部分组成。现简介如下：

2.1　特制美容器陶瓷瓶：此陶瓷系加入古代美容珍品丹沙烧制而成。“九皇娘”美容陶瓷瓶容量为300毫升，精制美观。

2.2　强化电热器：该电热器系利用两个金属极板通电后的电场效应，主要是通过水在容器内的有效空间导通后，产生的电势强化电热，它能在短时间内迅速使容器内的水加热，煎煮药物产生药物蒸气，并喷出容器上端小孔直接薰蒸面部肌肤，达到保健美容的目的。此加热器使用时具有定量水蒸干立即自动断电的功能，使用现代方便。

2.3　九皇娘美容药袋：是秘传九皇仙姑在梵净山采集的土家民族美容秘方，经我们用现代医药研究精制而成九皇娘美容药袋。药袋分A、B、C、D、E五种。A：润泽驻颜，营养肌肤，能改善皮肤干燥、粗糙，使肌肤光洁如玉。B：祛风解毒，使皮肤细嫩，白皙红润而富有弹性。C：行气活血，化斑消瘀，能消除色素沉着、雀斑、褐斑。D：祛风解毒，消除粉刺、痤疮（青春痘）。E：祛风醒脑，通络止痛。故能治疗感冒、头痛、鼻炎、口腔炎等。此五种药袋根据各种患者的情况需要选择一种药袋，放在美容器瓶内，让强化电热水蒸煮药袋，使药汁与蒸气一起喷出，直接薰蒸、薰洗颜面，自我保健，按摩美容。

产品典雅美观，古朴自然，是极富土家民族特色精美民族用品。

3. 作用机理

药物薰蒸疗法是祖国传统医药和土家民族常用的一种作用快、疗效好的外治疗法。药物薰蒸美容更有其独特的作用，它是通过加清洁水适量在特制美容陶瓷瓶中，通过强化电热煮沸产生药物雾化蒸气。利用药物蒸气热力，药力作用于面部皮肤、体窍。其特点是：药物并不与肌肤直接接触，而是通过薰蒸药物形成的药力、热力双重刺激，达到薰蒸腠理，疏通经络，使面部微循环扩张，刺激神经末稍感受器，促进血液循环，增强新陈代谢，改善面部组织营养，从而达到提高免疫功能和抗炎灭菌、保健美容的目的。现将主要作用机理分述如下：

3.1　薰蒸腠理，汗而发之，培阳清毒，容光焕发。

人是一个有机内外统一的整体。体表与体内脏腑是通过经脉、经络纵横相连，他们在大脑皮层高级神经中枢的指挥下，使体表与各器官分工负责，相互协调，维持人的各种正常生理机能，达到以阳统阴，阴平阳和。人体面容华色饱含着五脏六腑之元阳与精气。“五脏有五色，皆见于面”。正如《素问·六节藏象论》中所说：“心者，生之本、神之变也，其华在面，其充在血脉，为阳中之太阳。通于夏气。肺者，气之本，魄之所处也，其华在毛，其充在皮，为阳中之太阴。通于秋气。肾者，主蛰，封藏之本，精之处也，其华在发，其充在骨，为阳中之少阴。通于冬气。肝者，罢极之本，魂之所居也。其华在爪，其充在筋。以生血气。其味酸，其色苍，此为阳中之少阳。通于春气。脾、胃、大肠、小肠、三焦、膀胱者，仓廪之本，营之居也，名曰器，能化糟粕，转味而入出者也，其华在唇四白，其充在肌，其味甘，其色黄，此至阴之类，通于土气。”所以药物薰蒸美容，汗而发之，能使药物蒸气切于皮肤，彻于腠理，摄于吸气，融于渗液，培补元阳，达到清洗颜面、毛孔深部灰尘细菌，润养皮肤，传之五脏六腑十四经脉而起到“祛邪拔毒外出，抑毒内消扶正”。阳气旺毒，自去，阳气充和，容光焕发。

3.2　疏通经络，活血去瘀，气行血行，华色增辉。

人体面部表面的皮肤干燥，华色晦暗或产生雀斑、褐斑、黑斑、粉刺、色素沉着、青春痘等疾病，虽然诸多病因引起，但它们有一个共同点，就是内分泌紊乱，在面部引起气血瘀结凝滞。土家医认为：阳行则阴行，阳气健旺，百病难作。“气为血之帅，血为气之行”，“气行则血行，气滞则血凝”。人体四肢百官，五脏六腑，特别是颜面、五官都靠全身血液正常运行而滋养，方能容光焕发。药物薰蒸美容，是通过药力作用于面部使皮肤毛孔开放、微血管扩张促进血液循环，改善面部组织营养。同时药物药力薰蒸美容，让药物有效成分透入面部皮肤、肌腠，杀灭面部毛孔深部细菌、病毒，并进行彻底清洗。这就是土家医的“就近处祛邪，治外以调内”“外治之外，尤为捷着”。气行血行，赶毒排毒，薰蒸美容，华色增辉。

3.3　促进新陈代谢，提高免疫功能。

皮肤是人体最大的外围屏障。因而，体表皮肤除有屏障抗邪作用外，还有排泄、吸收新陈代谢的作用。而面部皮肤尤为特殊。它布满了通向全身的穴道。“十四经脉三百六十五络，其气血皆注于面”。药物薰蒸美容，并辅之以按摩面部皮肤、穴位，汗而发之，又行清洗，这使药物的性味由经脉传入脏腑，再通过脏腑的输布作用，加快了人体面部与五脏六腑的新陈代谢机能。同时，药物薰蒸面部刺激口腔、鼻腔、眼腔黏膜，能使黏膜分泌较多的球蛋白，这就显著地提高了人体免疫球蛋白的含量，从而提高机体抵御病原微生物的能力。现代医药研究认为，通过中草药液薰蒸，让药物蒸气的渗透性与皮肤的吸收性高度统一，形成温热刺激，可促进血液与淋巴液的循环，有利于血肿和水肿的消散。同时加强糖、脂肪、蛋白质的代谢。由于薰蒸出汗，有利于组织间的回流吸收，使白细胞吞噬能力显著提高，具有较好的抗炎、灭菌作用。还能调节高级神经中枢和全身生理、病理过程。药物薰蒸美容，辅之按摩面部皮肤与穴位，能强化面部肌肤功能，促进颜面充满活力，达到去皱除斑、颜活神俱、玉容照人。

4. 分析讨论

4.1　药物薰蒸疗法是传统医药外治法的一种。主要用于：①风、寒、湿毒侵入肌体而致的痹症。②外感恶寒无汗，用解表药亦发不出汗的伤寒症。③中风引起的风湿瘫痪，肢体麻木手足不仁，半身不遂症。④皮肤湿疹和痈疮肿毒。其使用方法有①局部薰蒸法，如皮肤、头部、咽部、肛门、外阴、脐部等。②药物薰洗法，即用药汤薰蒸擦洗患部。③药浴法，即用药汤趁热薰蒸坐浴或沐浴。④浸渍法，即将患部，多用于四肢浸渍在药液中 20～30 分钟。所以，传统薰蒸药物疗法能治内、外、儿、皮肤、五官等诸科疾病。但用于美容唯土家民间常用。土家传统美容瑰宝“九皇娘”美容器的发掘研制成功，是继承和发扬祖国传统民间医药宝库的一项重要科研成果，它有着十分重要实用价值。

4.2　薰蒸药物美容疗法是以祛除病理产物为治标，消除致病因子为治本，辅之按摩面部皮肤、穴位，达到培补元阳，促进代谢循环，使之标本兼治，共达祛毒扶正之目的。薰蒸药物美容，返朴归真，疗效确切，安全可靠，又无毒副作用，具有简、廉、验的特点，能进入千家万户，具有极其广阔的开发前景。

4.3　薰蒸药物美容疗法是一项经过民间长期验证有效的科学美容方法，但它也有其自身的针对性，所以，使用这种方法必须注意下列有关事项：①面部皮肤有裂伤未愈者忌用。②患高热急性炎症疾病者忌用。③眼结膜严重充血、火眼、火牙痛者忌用。④大病后气血亏损，并有头晕、目眩、胸闷、气喘者忌用。⑤严重失血、极度贫血者慎用。⑥薰蒸美容时应调整好距离，以薰蒸热度对皮肤舒适为度，薰时出汗，薰蒸后应适当饮水为宜。薰蒸时间不宜过长，15～20 分钟为佳。

5. 结论

土家传统美容瑰宝"九皇娘"美容器源于民间、源于自然。高于民间，顺应自然。保健按摩，传统美容。防治结合，现代美容。化瘀祛斑，疗效卓著。延缓衰老，再现青春。该产品问世将为我国多姿多彩的美容事业增添一朵绚丽的花朵。必将受到广大男女青年和中老年美容爱好者的青睐，更将一展英姿走在时代美容的前列，使古老自然的土家药物薰蒸美容走向世界，美化人类。

（本产品已向国家申请专利）。

浅谈土家族补法在骨科临床中的应用

黄　海

铜仁地区第二人民医院外一科（贵州 铜仁 554300）

摘　要：骨伤科疾病多为各种外因所引起的局部伤损，但人体是一个整体，局部损伤往往造成整体的失调而致气血阴阳失衡、经络受损和脏腑功能失常，导致气血阴阳或脏腑的虚损，继而必然影响损伤的修复，因此在骨伤科疾病中应用补法甚为重要。

关键词：民族医补法、治疗、骨伤科疾病

1. 民族医补法理论与骨伤科疾病的关系

补法是针对人体阴阳气血或某一脏腑的虚损，给以补养的一种治法。《素问·三部九候论》曰"虚则补之"，《素问·至真要大论》也说"损则益之"。补气法的作用在于补养人体气血阴阳之不足，协调脏腑之偏胜，使之归于平衡，同时，在正气虚弱不能抗邪或祛除余邪时，也可用补法扶助正气，达到扶正祛邪的目的。现代医学研究表明，许多民族药能提高机体免疫机制，增

强抗病能力，调整能量代谢，促使组织的修复以及器官功能的改善及恢复。在骨伤科疾病中，如肝肾不足、筋骨失养可致新骨不生，骨折不得愈合；气血化生失常可致创口难以愈合；肝血不足、血不养筋可致手足拘挛，肢体麻木；肾精亏损可致腰酸腿困，骨质增生或疏松；脾胃虚弱可致肌肉消瘦，肢体萎弱无力等等。所以需要补虚益损，调节脏腑功能，使气血旺盛以濡养皮肉筋骨，疾病才能得以早愈。

2. 补法在骨伤科的应用

2. 1　创伤骨折　祖国医学认为“肝主筋”，脾胃为后天之本，脾主肌肉四肢，“肉伤则内动脾”，骨折的治疗补气血，益肝肾、健脾胃是创伤骨折补法的主要内容，它可用于骨折后期，为促进骨痂生长，加速骨折愈合。如伴有脾胃虚弱者，又当脾肾同治，补脾可用四君子汤或补中益气汤加减。骨折延迟愈合或不愈合，从内因方面讲，主要与气血耗伤，肝肾亏损不能濡养筋骨有关，故其治疗除针对病因，去除妨碍骨折愈合因素外，药物上可补气血，养肝肾，壮筋骨为大法 。

2. 2　损伤内证　《正体类要・陆序》指出：“肢体伤于外，则气血伤于内，营卫有所不贯，脏腑由之不和。”损伤内证的病机以气血失调、脏腑受损为根本，临床上常见的损伤内证许多是由于气血或脏腑虚损，阴阳失调引起。如气虚用补中益气汤，血虚当选当归补血汤、归脾汤加减，气血双虚者选八珍汤，肝肾亏虚者以右归饮等方剂随证加减运用。

2. 3　骨关节感染　急慢性骨髓炎，化脓性关节炎的发生除与热毒、外伤等因素有关外，与先天不足或久病体虚有密切关系。由于正气亏损，肝肾虚弱，筋骨不健，腠理不密，致使肾亏骨空，寒邪湿毒乘虚而入，附于骨和关节而发病，慢性骨髓炎更是如此，消、托、补为其治疗的三大法则，其中的补法主要用于：关节感染术后，此时当用益气补血或益气活血之法调补。气血双亏者用十全大补汤加减，血虚者用桃红四物汤加减。

2. 4　慢性骨髓炎　因久病消耗、正气不胜邪而使病变经年累月，反复发作，临床常表现气血虚弱及脾肾不足的证候，如患肢肌肉萎缩，局部窦道，稀脓淋漓，以及形体消瘦，面色苍白无华，食欲不振，脉细无力等。宜补养气血，扶正祛邪，代表方有人参养荣汤。创面肉芽水肿者，脓淡稀薄或经常出血，纳呆少食及长期卧床休息者，应当注意重健脾胃，化湿浊，以促进气血化生，一般选用参苓白术散。另外在炎症急性发作期，清热解毒，托里排脓同时还应当注重补托荣气，使邪祛而不伤正气，可在仙方活命饮中加党参、熟地、白术、山药等益气血、健脾胃之品。

2. 5　腰腿痛　《素问・脉要精微论》曰“腰者肾之府”，《诸病源候论》说“肾主腰脚”，这说明了腰及下肢的生理、病理变化与肾有密切的关系，临床上常见的腰椎间盘突出症、腰椎管狭窄症、腰肌纤维组织炎等腰腿痛疾病中，辨证上属肾虚或肝肾亏虚者并不少见。其治疗以滋补肝肾、强筋壮骨为大法，可以补肾壮筋骨汤加减。另外笔者还发现有些慢性腰腿痛是以脾胃气虚为主要表现，如腰痛沉重下坠感，下肢沉重乏力而酸痛以纳少食呆，乏力头晕，血压偏低，女子则白带稀薄而多或经血淡等，此时以调补脾胃，益气升阳的补中益气汤加味治疗，往往能得以良效。

2.6 骨质疏松和骨质增生 肾主骨，骨生髓，是通过肾精对骨髓的生长，肾调节的水液对骨髓的滋养而生长，滋养骨骼。肾精不足，骨和髓失养，骨枯而髓虚，致易发生骨质疏松或骨质增生。两种病的治疗均应本着肾主骨生髓，髓充则能健骨和治肾亦能治骨的理论，以补肝肾、强筋骨为主治其本，其治疗方为补肾壮阳汤。

2.7 骨关节肿瘤 补法在骨关节肿瘤尤其是恶性肿瘤的治疗中有着重要的价值。祖国医学认为骨瘤的发生与素体亏损，脏腑衰弱，气血虚衰，营卫不和等内因有密切关系，肿瘤病变不但破坏骨骼、关节，也可形成不同程度的气虚及血虚、脾虚、肾虚，治疗上注意肿瘤局部的处理，更重视从整体出发，扶正培本，用补益、强壮的方药来补充阴卫及气血津液的不足，清除虚热证候，其中以补脾胃养气血为主方能取得更好的效果。恶性肿瘤后期，不仅肿瘤有扩散转移，而且出现邪盛正虚征象，在治疗方面以补虚益损。

县级民族中医院的现状及发展战略探讨

贵州省德江县民族中医院（德江 565200）张永红 田永松
铜仁梵净山土苗特色医药研究所（铜仁 554300）朱国豪

关键词：民族中医院；现状；困难；发展战略

中医药作为中华民族创造的医学科学是我国的国粹，是我国优秀传统文化的瑰宝，是我国劳动人民在长期防病治病的实践中创造的独具特色的医学科学，其地位、作用及科学性不容置疑，是世界医学科学的重要组成部分。中医药泛指中华民族传统医药包括中医药和民族医药，千百年来为维护人类的健康做出了重要贡献。然而随着改革开放的不断加大，医疗体制改革的不断深入，计划经济向市场经济转型，县级民族中医院矛盾突出和历史等诸多方面的原因，绝大部分县级民族中医院在苦苦挣扎、惨淡经营，发展较好的县级中医院，实际上已经不姓“中”，而是以“西医”为主了。这个问题不解决，民族中医院就名不符实，难于发展。

1. 民族中医药劫难的历史

民族中医药为中华民族几千年来的繁荣昌盛和人类的健康、文明作出巨大贡献。可至晚清时期，西方医药传入中国后，发展迅速，从宏观至微观，从整体到局部，从抽象到个体，更直观、更直接，容易被人们接受，政界和知识界批驳中医药愚昧落后之声日渐高涨，中医药的存在之争越演越烈，于是清末俞越民提出“取消中医”，也认为中医与巫医无异，药物与脉象不足为信，他的学生章太炎指责中医理论不科学，但他却肯定中医疗效。余云岫更明确提出中医是伪科学，所有的中医理论都是假的，他在 1929 年向国民中央政府会议提交“废止中医以扫除医药卫生之障碍的 6 项消灭中医的具体办法”的议案。汪精卫、胡适、丁文江以及钱玄同等人制造各种障碍阻止中医发展。解放初期，时任卫生部第一副部长的贺诚伙同副部长王斌企图制造并推行取消中医、中药政策行为。就在国务院颁发《中华人民共和国中医药条例》实施 3 周年之际，有人竟然在网络“博客”中发表意见：公然叫嚣要取消中医、中药，扬言要修改《宪法》21 条有关中医的内容，取消中医药高等教育，取消中医科研经费，取消中医院，5 年之内让中医退出主流医学，并征求签名[1]。这是何等的废典忘祖。

2. 县级民族中医院的现状

2.1　众所周知，县级民族中医院成立较晚（大部分是 20 世纪 80 年代成立），房屋窄小，经济薄弱，人员素质参差不齐，有些中医院是由民营或联合诊所转型的，现大部分老中医都退休了，民族中医院的特色伤失，但联合诊所遗留的旧思想、旧观念影响深刻，吃光、分光的思想和近亲繁殖现象严重，这给管理上增加了难度。院领导在如何克服这些困难，努力办成中华民族中医药特色，规范管理，严明纪律，思想教育等为医院的发展想方设法，千方百计，殚精竭虑，在“冲锋陷阵”的时候，却有人说三道四，甚至放“冷枪”，说不管中医药怎么搞都发展不赢西医药。

2.2　人员结构：据统计，我国目前有中医从业人员 40 万，其中真正用望、闻、问、切，辨证论治看病不过只有区区的 3 万人左右，并且大多数都是 50 岁以上的中老年医师，纯正的中医学在逐渐减少。几千年的争奇斗艳，得到的是大中医学家和大中华医药和多民族医药流派逐渐消失（中医流派是指中医学同一个学科内，因不同的师承而形成的独特的研究旨趣、技艺、方法为基础的不同学术派别。如历史上著名的金元四大家和岭南医学、新安医学、少林派别、平乐正骨流派、陈氏儿科流派，藏、蒙、维、朝、苗、土家、壮侗医学等）。

2.3　形成原因：

2.3.1　我国中医药教育西化，中医医疗与中医药教育脱节，中医药教育供给与社会需求脱节，中医药理论教育与中医临床实践脱节的矛盾日益突出，人才培养机制的缺陷。师徒传承是中医人才培养的传统方式，几千年来造就了一批批有名望的中医人才，中医的精髓和技能往往只是“只可意会，不可言传”，自古师徒如父子，自当尽心尽力传授。但现行的医疗体制，使师徒传承无立足之地，再加上政策因素使经验丰富的少数名老中医观念保守，甚至连中医实习生都不愿意带，他认为我一生刻苦学习，不断总结经验，才得来这些体会和经验，不是便宜他们了，有这种思想中医如何能发展和发扬光大呢?

2.3.2　大多疗效确切，突显中医特色的祖传秘方、单方、偏方、验方散在民间，政府没有组织和措施进行专人整理、挖掘，并且大多数民间中草药医的古老思想，又受到传内不传外、传男不传女的封建思想约束，而现在市场经济体制下，他们的子女要么走上了工作岗位，要么外出务工，无人继承，面临失传。

2.3.3　中医院与综合医院比较起来，医院收入偏低，从业人员的待遇较低，医生钻研业务的积极性不高，病人不多，又不思进取，就越要越懒，病人就越来越少，如此恶性循环，且不是等于自杀。

2.3.4　谈到的教育西化问题，现在绝大多数中医院校毕业的学生，无论是中医专业，中西医结合专业，安排他们在科室轮转，很难看到他们开一张中药处方，甚至有的中医师开不出中医处方，中医又不如西医专业的医师，真的是“不中不西、不洋不土”的三不像。

据了解，大多数的中医院人才招聘计划中，临床专业的都是要西医院校的毕业生。因此中医药院校毕业生就业难，60%以上的学生自己改行做其他工作。

3. 存在的困难和面临的问题

3.1　激烈的市场竞争对中医院发展的影响：随着医疗体制改革的不断深入，医学科学技术日新月异，市场竞争日趋激烈，政府对卫生行业投入逐渐减少（由1978年的21.87%到2006年的4.5%），对县级中医院来讲，生存都万般艰难，更谈不上发展，但是不发展更是死路一条。所以许多中医院为了保障职工的工资奖金和医院的发展，就以经济指标核定职工的收入。改革的影响，中医药服务价格收费偏低，由于投入不足，补偿机制不合理，诊疗项目偏少，技术劳务价格偏低，加之药品价格机制改革的影响，中医院单纯依靠提供中医药服务，难以维持生存。为了体现多劳多得，能用中药而不用中药，骨科对一些骨折的病人本来可以用手法复位或闭合复位，却选择了手术。大多数中医师转向开西药，因为西药平均价格要高得多，不合理用药因素增加，这样使开中药的医师越来越少，自然中医师就越来越少，中医逐渐萎缩，中医药越来越边缘化。

3.2　中医药的法律不健全、不完善对中医药发展的影响：我国改革开放以来，中医立法取得累累硕果，为中医药事业的发展起到巨大的保障和规范作用，但也暴露出许多问题，如如何依法加强中医药管理，依法维护中医药医疗机构和从业人员的合法权益等，诸多法律、法规、规章中均涉及到中医药、民族医药的相关内容，多头管理，管理主体多元化，难以沟通和协调，沟通协调成本较大，由于管理机构组织不保障，不健全，不重视，中医的法律责任不明确，给中医药的发展带来不利影响[2]。党中央、国务院历来都非常重视，支持中医药发展，2007年，温家宝总理在政府工作报告中指出："要大力扶持中医药和民族医药发展，充分发挥传统医药在防病治病中的重要作用，"原国务院副总理吴仪同志在2007年全国中医药工作会议上强调"要切实推进继承创新，充分发挥特色优势，坚定不移地发展中医药事业"。应该说中医药的发展似乎春天来了，所有中医药人为之振奋。但是我们基层中医院却还没有感受到这种政策温暖。我们各级中医药各职能和管理部门未能制定具体措施和办法，对各民族医药的发展缺乏有力的保障措施和法律条文。比如对中医药人员、组织机构必要的经费保障政策，大力支持中医药的发展，逐步加大财政投入，政策不具体，很多县级中医院财政投入和同级综合医院的比例一样都是60%，因此，晚成立30多年的中医院与同级综合医院不能在一个平台上竞争，在新型农村合作医疗制度等保障体系中，提高中医药的报销比例，究竟提高多少？也没有制定具体提高比例政策指导。

中药制剂室的标准化，使县级中医院的自制制剂消失，因为他们自制制剂要达到GMP（药品生产管理规范）的要求，需要大量的资金投入，地县中医院根本无法做到。中医院不自制创新中药制剂，许多名方、名药都不可能继承和发扬光大。

3.3　继承不够，创新不足，民族医药专科特色无从体现，严重影响了中医院的发展：由于教育、师承、体制、生存和认识等多方面原因，从事中医的人越来越少，中医院校的学生基础越来越差，有些院校医古文不学习，中医的经典理论、中医古籍和医案知识怎么搞得懂，理解不透，怎么谈得上继承和思维创新？这样出来的学生，开出的中药处方，也只是知其然，而不知其所以然。再加上大部分中医院为了生存，已经西化，中医门诊中医师越来越少，有水平的中医院更是凤毛麟角，老祖宗好的经验都继承不下来，何言创新？没有民族中医专科特色，中医院和西医综合医院的环境条件、设备、人才素质都不在同一个起跑线上，在激烈的市场竞争中，民族中医院该如何发展，值得重视。

3.4　大型医疗设备的限制，一定程度上影响中医院的发展：由于同级综合医院"财大气粗"，不断加强基础建设，改善环境，购置大型设备，首先占领了卫生资源的制高点，如 CT，绝大部分中医院由于没有 CT，本可以留下体现中医特色的病人，如心脑血管疾病，颈椎病，腰椎间盘膨出、突出、增生等中药、针灸疗效较好病人，只有从中医院不断涌向综合医院，脑外伤、车祸伤、打架、酗酒闹事及外伤的病人会到中医院来吗？门面都没有，因为你没有 CT，这类病人到医院无论有事没事，都强烈要求做 CT 检查。目前基层医疗机构当中，CT 他们认为就是最好的设备了，上级部门愿望是好的，规定大型设备的区域配置要合理，需审批，避免造成不必要浪费和闲置，然而我国的现实是卫生资源向高端医疗机构和西医综合医疗集中，病人哪怕是感冒发烧都涌向高端医疗机构，谁会把握和分流病人的走向，哪些病人在乡镇卫生院，哪些病人到中医院，哪些病人到同级综合医院，哪些病人才到省、地到“三甲”医院，既然不能把握和分流，那就应一视同仁，同级中医院应予配置 CT，走中西结合的道路，随着人们的健康需求和生活水平的提高，新型农村合作医疗启动，门诊和住院病人大幅度增加，加强县级中医院大型医疗设备的配备和基础设施建设，才能落实国家大力发展中医药民族医药的政策。改变患者该去看病而未去看病、患者因经济原应该住院而不住院、患者本可以到民族中医院看病而非去西医院看病的困境。

4. 县级民族中医院的发展思考

在现行的市场经济和医疗体制下，县级民族中医院的路何去何从，值得大家深思，为此我们认为重点加强县级民族中医院软硬件建设是落实国家大力扶持中医药民族中医药的必由之路。其具体思路是：

4.1　要切实加强中医院院长的培训和学习，使之深刻体会温家宝总理、吴仪副总理以及佘靖局长的讲话精神，落实在行动上，贯穿在工作中，使中医院真正姓“中”，走中西结合发展的道路，走小综合、大专科的路子，形成院有专科、有专病、病有专药的发展思路和模式，以中医药为主要手段，突出中医专科特色。

4.2　转变观念，更新思想，与时俱进。只在口头上保护特色是保护不了的，只有让他在实践中不断检验，真正形成大趋势，老百姓乐于接受，弘扬特色不是一味地追求与他人的不同，而是要努力形成人无我有，人有我优，人优我精的格局。弘扬特色需扬长避短，取长补短，取其精华，去其糟粕，对一些暂时没有优势的特色或者原来有优势而现在失去优势的，也要认真研究，找出原因，以利发展[3]。

4.3　坚持科技创新是县级民族中医院发展的动力。对县级民族中医院来讲，也要同其它综合医院一样不断适应广大老百姓的就医需求，每天要面对大量的病人，不能光靠“三个指头”和“一个枕头”去打天下，而是要在重视民族中医药特色的同时，充分发挥中医药特色与利用现代医学技术相结合，将中医院发展成为多功能、现代化的并与中医药、民族医药科研结合的特色性民族中医院，如土家族、苗族医药的研究应用，以不断满足人民健康防病治病和医院发展需要。

4.4　市场竞争，说到底，就是人才的竞争。合理安排“人培养的长效机制”，老、中、青民族中医药人员要互相尊重，互相爱护。在人才结构，临床科室中医和中西医结合专业人才要占60%；在人才培养上，除了请进来，送出去外，还要发展师徒传承教育，真正培养一批留得住，用得着，务实的中医人才，充分发挥其才华；确立一批中西结合重点专科和学科带头人，积极开展“名医、名科、名院”工程，并加大宣传，不断树立医院新形象，扩大医院声誉。

4.5　要正确对待继承与发展、传统与现代的关系。民族中医院应用现代科技手段和先进设备诊疗病人，被认为就是西化，这种误解会影响和阻碍中医药的发展，对于中医药继承和发展，传统与现代之间的关系应坚持“继承不泥古，发展不离宗”的宗旨，相辅相承，互相促进，加大科研力度，推进中医药的继承和创新。要加强民族民间医药的研究，我地区是以土家族、苗族为主，黔湘渝鄂四省（市）边区近些年来土家族、苗族医药研究已取得了丰硕的成果，现在关键是要有自己知识产权的新药和新的医疗方法，方能使县级民族中医院办出真正的特色。

4.6　提高管理能力，创新管理模式。医院要发展，一靠科技，二靠人才，三靠管理，唯有民族中医院加快发展，对管理者提出了更高要求，且必须摒弃“求稳防变”、“循规蹈矩”、“按部就班”的管理模式，必须理清思路，转变观念，明确目标，实现创造性管理。

4.7　充分发挥中医药民族医药便、简、廉的特点，不断改善服务，才是高服务质量，赢得病人的信赖。“路漫漫兮其修远兮，吾将上下而求索”，民族中医院的发展既有机遇，也有挑战，需要我们一代又一代的中医人才不懈努力，才能把民族中医药事业发扬光大。

4.8　国家要像对西医院一样真正对民族中医院房屋医疗设备等基础设施加大投入，落实国家《中医药创新发展纲要》加快中医药民族医药的现代化与国际化进程。

参考文献

［1］彭长文．“取消中医严重违背宪法精神”［J］．中医药管理杂志，2007年2月第15卷第2期。

［2］李哲，鲁北麟．浅议我国现行中医药法制体系制度、现状和存在的问题［J］．中医药管理杂志，2007年9月第15卷第9期。

［3］章亚成．中医院如何突出中医药特色［J］．中医药管理杂志，2007，15（3）

土家医拔火罐疗法在针灸临床上的应用

冯胜军
贵州德江县民族中医院针灸科（贵州 德江 565200）

土家医拔火罐法是以竹罐为工具，利用燃烧排除罐内空气，造成负压，使之吸附于腧穴或应拔部位的体表，产生刺激，使被拔部位的皮肤充血、瘀血，以达到治疗疾病的一种民间疗法。此法早在马王堆汉墓出土的玉帛书《五十二病方》中就有记载，晋代葛洪著的《肘后备急方》中有角法之说。随着现代民族中医药的不断发展，火罐的质料、拔罐的方法也不断改进，由角罐、竹罐、瓷罐、铜罐改进为目前普遍使用的玻璃罐；而且治疗范围也逐渐扩大，现内科、外科、妇科、五官科等都有适应症。由于拔罐疗法操作简单，治疗范围广，疗效好，在我国民间广为流传，尤其土家山寨更为普及，并为针灸治疗重要辅助方法，临床上与针刺配合使用，收效甚好，仅举几例证之。

1. 针刺、拔火罐配合梅花针治疗面瘫

运用针刺、拔火罐治疗面瘫选穴以风池、攒竹、太阳、颊车、颧骨，配外关、合谷、牵正等；常规消毒后，病区穴位多选用斜刺透穴，强刺激不留针，并用梅花针叩患部，以投火法扣上大小适宜的火罐，拔罐 10～15 分钟，一般一天一次，一周为一疗程。经临床 55 例治疗观察，痊愈 36 例，显效 10 例，有效 7 例，无效 2 例，有效率为 96%。本病多由身体虚弱，起居失调，面部伤风受寒所致，治宜散风通络，疏调经气，运用上法配合使用，调其卫气，祛其表邪，拔罐直接祛风活血，开其闭塞，病自愈。（注：中枢性、病毒性、耳源性、外伤性不在讨论之列）。

2. 背俞穴拔火罐治疗慢性胃炎

经临床 500 例疗效观察，用背俞穴治疗慢性胃炎，每次 2～4 对俞穴，3 号玻璃火罐，拔罐 30 分钟，每日一次，10 次为一疗程。治疗结果：临床治愈 276 例，好转 224 例，有效率为 100%。本法用火罐对俞穴产生负压，对比较表浅的背俞穴起到了直接刺激作用。同时，由于局部充血，毛细血管破裂，使机体产生瘀血吸收现象，这一过程，使火罐对俞穴的刺激作用得以持续。背俞乃脏腑精气汇聚之处，所以刺激背俞具有调节脏腑功能，调和阴阳，疏通经络，扶正祛邪的作用。

3. 针刺加火罐治疗坐骨神经痛

用针刺加火罐以足太阳、足少阳经穴为主，选夹脊穴、环跳、阳陵泉、委中、昆仑等穴，使针感传至足部，留针 20 分钟，起针后拔火罐留罐 15～20 分钟，每日治疗一次，二周为一疗程。对 180 例患者临床观察，痊愈 114 例，显效 42 例，好转 24 例，有效率为 100%。本法主要是坐骨神经由腰 4～5 至骶

1～3 神经根组成，针刺加火罐对大肠俞、关元俞可刺激神经根，可激发体内致痛与抗痛的两种对立，达到治疗目的。

4. 华佗夹脊穴配合絮刺、拔火罐治疗脊棚巴大症

用华佗夹脊穴配合絮刺、拔火罐，在患处常规消毒后，30 号毫针在患椎（经 X 片的增生椎）夹脊穴，邻近俞穴针刺施泻法；再用梅花针叩患处，至体表浸出血珠为止；然后在患处拔火罐 15 分钟；最后嘱患者热敷患处，每天一次，十天为一疗程，疗程间休息五天，一般三疗程为限。运用本法对 23 例患者临床观察，显效 15 例，有效 6 例，无效 2 例，有效率为 91%。本法治疗重在局部，法用活血祛瘀，施用针刺，疏理其经络阻滞；皮肤针叩打，调其卫气，祛其表邪；拔火罐则直接祛瘀活血，开其闭塞，三者配合，开豁毛窍，通调气血，祛邪不伤正，达到消除病痛之目的。

5. 针刺拔火罐治疗肋间神经痛

运用针刺拔火罐治疗肋间神经痛，治疗方法分型论治：气滞型取内关、阳陵泉，局部拔火罐；血瘀型加刺支沟，局部皮肤针刺出血加拔罐。本法对 308 例肋间神经痛临床观察，以患者自觉疼痛消失为治愈，一次治愈 280 例；二次治愈 20 例；三次治愈 8 例，治愈率为 100%。肋间神经痛是一个自觉症状，一般药物治疗效果不够理想，内关穴属于手厥阴心包经，其胸部支脉分布出于肋部，可宽胸解郁，行气止痛，支沟、阳陵泉疏泄肝经阳气，配合局部拔罐则可化瘀止痛，达到治疗效果。

6. 刺络拔罐法治疗急性阑尾炎

采用局部取穴与循经取穴相结合，选穴为：一组，府舍（右）、腹结（右）、阑尾穴（双）；二组，大横（右）、阿是穴、阑尾穴（双）。疼痛局部常规消毒后，用三棱针快速点刺 5～10 下，立即拔火罐，15 分钟后起罐，两组交替选用，每日一次，七次为一疗程。本法对 46 例患者临床观察，有效率为 93.5%。本病主要是湿热积滞，肠腑壅热，气血瘀滞而成“不通则痛”，用三棱针点穴刺络，可以起到泄血热、调卫气之作用，拔火罐可以疏通经络、活血化瘀，两者配合有开豁毛窍、镇痛消炎功效。

参考文献

［1］中国针灸学会第四次临床经验交流会论文集。
［2］彭玉蓉，中国针灸，1994（3）31 页
［3］张志芳，中国针灸，1992（4）29 页

土家姜艾蒸骨疗法简介

杨文莲①　朱国豪②　罗 军③
1：河北姜延堂管理有限公司（河北 任丘 062500）
2：贵州铜仁梵净山土家特色医药研究所（贵州 铜仁 554300）
3：北京淞柏中医药研究院（北京 朝阳 100020）

土家姜艾蒸骨疗法是河北省任丘市杨文莲祖辈传承的土家族医药独特疗法。传承人杨文莲采用贵州高原土家族医药小黄姜加蕲春艾叶及 30 种名贵中药材秘制而成，杨氏利用保元培阳、扶阳固本，使其药力穿透体内，打通瘀堵经络，直接加热蒸骨，达到疏通经络，促进血液循环，祛除体内的风、寒、湿邪及体内瘀毒，通过深层排汗的方式，从体内排出体外，提高肌体免疫功能，使全身经络舒畅，达到驱邪防病治病的目的。

一、疗法简介

第一步：加热姜艾料包

1. 首先剪开姜艾料包装、将袋内姜艾汁倒入瓷碗内存放、以备使用。

2. 将姜艾料包放入蒸锅加热 5 分钟，直到均匀受热（40 度正负 2 度）即可。

第二步：铺物料，

1. 先将浴巾或床单铺在床上，再将一次性防水床单减半取出铺在浴巾上。

2. 然后将加热好的姜艾料包均匀摇平放在一次性防水床单上。

第三步：患者平躺在铺好的姜艾料包上，再用浴巾包裹严实，上面盖个被子 43 分钟即可；（宫寒患者）需平躺蒸 30 分钟，翻身再蒸 30 分钟。

第四步：起身后立即擦干身体换好衣服、需喝两杯热水、注意屋内不要通风。

第五步：将用完后的姜艾料包放凉、装回外包装自封袋封好、常温储存，可重复使用。

第六步：重复使用须知：

1. 每套姜艾料包可重复加热使用 8 ~ 10 次 。

2. 再次加热时，需取适量姜汁及 10 克 50 度以上白酒一同撒在姜料包上进行加热。

3. 最后几次姜汁不够时可加水 20 克兑白酒 10 克一同撒在姜料包里。

二、适应症

肩颈腰疼痛、身体沉重、后背僵硬隆起、颈椎僵硬、肝气瘀堵不畅、腰椎僵硬、强制性脊柱炎、腰肌劳损、老寒腿、四肢冰凉、怕冷、双腿走路沉重、风湿性关节疼痛、痛风、体寒类风湿关节炎、滑膜炎积液、浑身不舒服等。

三、疗法特点

姜艾蒸骨疗法是通过姜和艾叶以及 30 多种名贵中药材，经过纳米技术利用药物把毛细孔打开，药液渗透体内，把风、寒、湿邪从体内排出体外，疏通经络气血，达到独特神奇的疗效。

四、疗效结果

河北姜延堂管理有限公司董事长杨文莲，从 2005 年 03 月公司成立以来，对该疗法进行公益治疗上述适应的各种疾病 28000 人，均收到了良好神奇的效果。

《中华人民共和国中医药法》第二条规定“本法所称的中医药，是包括汉族和各少数民族医药在内的我国各民族传统医药的统称，是反应中华民族对生命、健康和疾病的认识，具有悠久历史传统和独特理论及技术方法的医药学体系”，我们应当努力发掘，加以提高和发扬光大。

药用植、动、矿物中文名索引

四画

五画

六画

七画

八画

九画

十画

十一画

十二画

十三画

十四画

十五画

十六画

十七画

十八画

十九画

二十画

二十一画

二十三画

药用植、动、矿物拉丁学名索引

A

B

C

D

E

F

G

H

I

J

K

L

M

N

O

P

R

S

T

U

V

X

Z

《土家族医药》主要参考书目及资料

1 贵州省铜仁地区土家族聚居的沿河、印江、思南、德江、江口、石阡、铜仁、松桃、万山和遵义地区务川、凤冈、道真及黔南州岑巩、三穗等县、市编著的《县志》、《民族志》

2 湖南省土家族聚居湘西自治州的吉首、永顺、龙山、保清、花恒、古丈、凤凰、张家界市的永定、武陵源、桑植、慈利及怀化等州、市、区、县编著的《县志》、《民族志》

3 重庆市土家族聚居的酉阳、秀山、彭水、石柱、黔江及涪陵等市、区、县编著的《县志》、《民族志》

4 湖北省土家族聚居的恩施自治州的恩施、宣恩、建始、利川、巴东、咸丰、来凤和宜昌市的长阳、五峰土家族自治县等县、市编著的《县志》、《民族志》

5 《中国土家族历史人物》田荆贵等编著,民族出版社,1993

6 《梵净山研究》周政贤等编著. 贵州人民出版社,1990

7 《养在深闺人未识》,梵净山纪行,陈世海著,贵州人民出版社,1991

8 《中国传统医药概览》陈士奎、蔡景峰等编著,中国中医药出版社,1997

9 《科学技术的起源》,吴声功等编著,上海社会科学院出版社,1988

10 《医学萃精》,清. 汪古珊著,谭宗艾等编. 国际文化出版社,2002

11 《贵州中药资源》,贵州中药资源普查办公室、贵州省中药研究所编. 中国医药科学出版社,1992

12 《贵州省民族志》,贵州省地方志编委编. 贵州民族出版社,2002

13 《贵州草药》,贵州省中药研究所编. 贵州人民出版社,1970

14 《中华药海》,冉先德等编著,哈尔滨出版社,1993

15 《中医诊断学》,邓铁涛等编著,上海科学出版社,1984

16 《中华本草》,国家中医药管理局编,上海科技出版社,1999

17 《中国传统医学大系·传统疗法大成》,闫洪臣等编,长春出版社,1995

18 《民族资料汇编》. 第九辑. 土家族. 陈国安等编. 贵州民族志编委会,1989

19 《中国民族民间医药学术论文集》. 第一、二、三、四集,中国民族民间医药杂志社增刊,1992~1998

20 《周易与中医学》. 杨力编著. 北京科学技术出版社,1989

21 《土家族近百年史》陈国安编著,贵州民族出版社,1994

22 《土家族研究》第一、二、三、四集,贵州土家学会编,1988~2005

23 《土家族研究论文集》第一、二集,湘西州文艺干部学校编,1983~1988

24 《医林拔萃》袁家玑等编著,贵州民族出版社,1983

25 《印江土家风情》第一集. 李树等编著. 中国旅游出版社,2004

26 《德江傩堂戏》李华林等编著. 贵州民族出版社,1993

27 《冲傩还愿》张建建编著. 贵州人民出版社,1997

28 《梵净山神》章海荣编著. 贵州人民出版社,1997

29 《疼痛针灸治疗法》. 何广新编著 . 中国中医药出版社,1994
30 《全国土家族学术会议论文集》,中国民族学会编　湘西民族医药研究所印,2001
31 《百病中医熏洗熨擦疗法》. 程爵堂编 . 学苑出版社,1993
32 《刺血疗法》. 财吉拉胡编著 . 中国中医出版社,1995
33 《刮痧疗法》. 李琳编著 . 中国中医药出版社,1994
34 《脉诊选要》. 上海中医文献研究所编 . 上海科学技术出版社,1965
35 《四诊抉微》清 . 林之翰编著 . 人民卫生出版社,1963
36 《百病外贴疗法》. 乔模编著 . 山西科学出版社,1995
37 《土家族民间医疗》. 向国成编著 . 中国中医药出版社,2004
38 《恩施唐崖土司概观》. 刘文政编著 . 国际文化出版公司,2001
39 《鹤峰傩愿戏》. 何月平等编著 . 国际文化出版公司,2001
40 《土家族医药学》,彭延辉,关祥祖编著 . 云南民族出版社,1994
41 《土家族医药学》,田华咏,潘永华编著 . 中医古籍出版社,1994
42 《恩施自治州碑刻大观》. 王晓宁编著 . 新华出版社,2004
43 《土家族地区竹枝词三百首》. 沈阳选著 . 民族出版社,2003
44 《巴东堂戏》. 高源章等编著 . 国际文化出版公司,2001
45 《恩施风味食谱》. 唐朝祖编著 . 国际文化出版公司,2001
46 《西水流域摆手舞》. 周益顺编著 . 国际文化出版公司,2001
47 《走进土家山寨》. 田永红等编著 . 贵州人民出版社,2001
48 《木瓜研究》. 田奇伟 . 黑龙江科技出版社,1991
49 《药苑漫话》. 吴正中著 . 科学普及出版社,1985
50 《医论集锦》. 陶广正等编著 . 中华中医药学会医史文献学会,2005. 9
51 《中国古代医学家故事》. 唐应龙编著 . 少年儿童出版社,1979
52 《药物漫谈》. 中国药学会广东分会编 . 广东科技出版社,1984
53 《乌江经济文化研究》. 第一、二集 . 戴维、丁娟等主编 . 重庆出版社,2005
54 《中国民间医学三套集成》,思南、沿河、德江、印江、江口卷,1993
55 《中华药学会西南各省民族药第二次会议论文集》. 1993
56 《中药大辞典》. 江苏新医学院 . 上海人民出版社,1977
57 《关于对铜仁地区中药资源优势进行综合经济开发的可行性论证报告》,朱国豪编著,1997
58 《养生寿老集》. 林翰良等编著 . 上海科技出版社,1982
59 《2003 年全国苗医药学术研讨会》特辑,梁光义主编 . 贵阳中医学院学报,2003
60 《黔东摄影作品选》. 曹运良主编 . 贵州铜仁摄影家学会,1999

后　记

在人类历史发展的长河中，土家族人民以自己的聪明才智、博大的胸怀、勤劳的双手，经历了漫长的艰辛实践，并在不断总结和升华的基础上创造了自己宝贵灿烂的医药文化。由于历史的波折，致使土家族医药像土家民族史一样经历了隐族埋名的惨痛遭遇。但土家人对本民族医药的探索从未停歇过，在与汉医药和其他民族医药的相互渗透中，更加充实完善了自已的医药理论，使之成为独具土家民族特色的医学理论体系。

实践是检验真理的标准和科学发展的基础。要找到土家族医药的真谛，必须作艰苦细致的调查研究工作，必须有孜孜不倦的求索精神，更须树立严谨的科学态度。为了挖掘打开土家族医药宝库，我们从黔东北武陵山主峰梵净山经湘西到鄂西延伸的大神农架；从贵州乌江流域中下游的石阡、思南、德江、沿河，沿重庆市的酉阳、秀山、黔江、彭水、石柱、涪陵到长江三峡宜昌市的长阳、五峰；再从鄂西恩施、宣恩、鹤峰、咸丰到湖南的龙山、永顺、张家界市和湘西与贵州的铜仁地区进行了全面深入的调查考察。并与四省市边区土家族地区从事土家族医药研究的专家、学者进行了密切广泛的交流和探讨。通过广泛深入地调研，全面认真地考察，我调研组深感土家族医药文化积淀深厚，内涵原始古朴，理论哲理精深，方法独特多样，药物资源丰富，医疗效果卓著。但是，任何理论的发现、总结与升华都必须经历调研—发现—总结—理论升华—再调研—再总结—再理论升华多次反复的探索过程，土家族医药也不例外。为此，十多年来我们的调研总结工作在四个方面反复下功夫：一是对土家族历史、文化、风土人情和各种史料的查阅上反复下功夫；二是在四省市边区民间寻访老土家医讲述土家族医理、药理、治病方药上反复下功夫；三是在四省市边区热心研究土家族医药的专家、学者、领导的沟通交流上反复下功夫；四是将调研材料与中医药理论和其他各民族医理论与现代医药理论进行比较鉴别上反复下功夫。做到开渠深、脉络清、取长补短、去粗取精、有理有据、去伪存真。做细了这四项工作，使我们的视野大为开阔，切入点更加深入有效，资料更加完整可靠。当我们将整理的《土家族医药》初稿反馈到一些专家、学者、领导，特别是老土家医听取意见时，很多专家、学者、领导给我们提出了许多宝贵的意见，使我们受益良多，特别是与一位八十多岁的老土家医田仁才老先生的一夜长谈，使我们对土家族医药的精髓有了更深的认识。他说：“朱所长，我十分高兴，您们能将土家族医药整理成传世之作，我就是死了也瞑目了，我们的土王、药王也会高兴的。我现把我师傅的真传传给你，我师傅说，土家族医药的精髓就是‘神’，人体的三元脏器，脑壳叫‘神器’，腰子叫‘肾器’，神器为‘神’，肾器为‘圣’，所以说我们人很‘神圣’。我师傅说‘神器像地球，有山川河流，往来不间断，灵感注心头；心像一拳头，握动血就流，血流全身润，往返无尽头；肺像两扇门，挡贼在门前，门开清气入，门关养元神；脾胃消五谷，肠分清化浊，气血精都造，废物通排出；肾器化元精，元精代代生，阳足体魄壮，阳弱体虚轻’。”他又说：“我们的土家药也很‘神’，有神参、神草、神麻、神香、神苏、神仲、神树、神木；还有血三七、药王七、霸王七、乌骨七、雪见七、百棒七、双肾参、盘龙参、白党参、白奶参、玉竹参、多儿参、葫豆莲、七叶莲、朱砂莲、八角莲，半边莲等等，这些都是土家医常备的好药，用处大得很。还有土家梯玛大师跳‘傩堂戏’解结还愿，祛邪治病的‘化神水’、‘断血水’那是神得很。那是我们土家医对天地神灵、祖先神灵的真诚信仰。‘正气盛，邪气衰，神气旺，乾坤藏，乾坤定，百病降’。好的医生讲的是天性、悟性；土家医讲的是仁义、仁信；土家人讲的是大度、诚信；治病讲的是德行、理性。我今天算是知音说给知音听。我浪迹武陵行医做了一生的善事，可后代目不识丁，不能理解，不能传承，我很难受。有人说我们土家人是信巫不信医，那是屁话。我们土家医讲的是‘神药两解’。所以说，土家族医药很‘神’。”这真是给我上了一堂“神圣”的民族医药课，使我们真正理解了土家族医药的真谛，土家族医药的精华所在和原生态脉络。正如中国民族医药学会副会长、中国中医研究院研究员蔡景峰老师所说的一样“那是得来不易的成果”。

历史是人民创造的。在十多年调研过程中，我们得到了国家中医药管理局副局长、中国民族医药学会诸国本会长；副会长中国民族医药史学专家中国中医研究院蔡景峰研究员；国家中医药管理局科技教育司苏刚强副司长；中医科技处陈梦生副处长；中国民族医药学会办公室孙亚丽主任；原湘西自治州副州长、政协主席、土家医药专业委员会田荆贵名誉会长；张家界市卫生局陈长才局长；湘西州卫生局麻老政副局长；张家界市土家族医药研究的老专家彭延辉副主任医师；张家界市药检所张仁学所长；张家界市卫生局红十字会汪绍先会长；张家界市铁路医院田仁华院长；张家界市永定区卫生局候启年副局长；湘西州民族医药研究所田华咏所长；湘西州民族医药研究所田奇伟、潘永华、彭芳胜副所长；湘西州吉首市卫生局张祖训科长；鄂西恩施自治州卫生局蔡大林副局长；鄂西恩施自治州卫生局谭大林科长；鄂西恩施自治州民族医药研究所邢宏志所长；湖北省民族学院医学院袁培德院长、雷永恕教授；医学院办公室杨付明主任；湖北省药检所万定荣主任药师；怀化市民族医药研究所苻开春所长；重庆市中医药研究院瞿显友副主任药师；重庆市黔江区医药局王永贤副局长；重庆市酉阳县骨伤医院土家医骨伤专家彭诗杰院长；鄂西恩施州宣恩县椿木营医院严其云主治医师；湖南湘西永顺县中医院肖一兵主治医师等等热心土家族医药研究的领导、专家、学者和很多老土家医无私的支持和关心。现博采精粹，广集真言，反复修订，终将《土家族医药》一书呈现在世人面前。为此，在《土家族医药》一书付梓之际，我代表贵州土家族医药调查科研课题组全体同志和编委会全体同仁，以最诚挚的心情向为我们调研工作和编写工作提供大力支持和帮助的黔、湘、鄂、渝四省边区地、州、市、县民委、卫生局、民族中医院的领导、专家、学者以及有关单位和个人致以最崇高的敬礼和衷心的感谢！

土家族医药学的发掘研究与提高是弘扬土家民族优秀文化与土家民族精神的一项造福子孙的艰巨的系统工程，需要黔、湘、渝、鄂四省市边区和全国热爱土家族医药研究的同仁长期不懈的努力和通力合作，需要国家和各级领导的关怀和支持、扶持方能建立起真正的中国土家族医药学。然而发掘与研究是为了继承发展与发扬光大，我们一定要为此而携起手来加倍努力奋斗，使之为黔、湘、渝、鄂土家族聚居地区的民族医药经济和民族医药事业的振兴，为我国民族医药事业与人类的健康繁荣做出自己的贡献。

朱国豪

2006年1月18日于贵阳

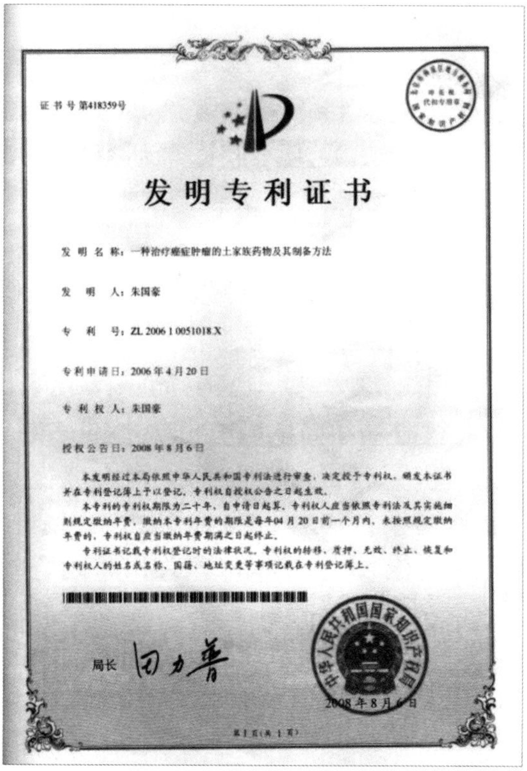

证书号第418359号

发明专利证书

发明名称：一种治疗癌症肿瘤的土家族药物及其制备方法

发明人：朱国豪

专利号：ZL 2006 1 0051018.X

专利申请日：2006年4月20日

专利权人：朱国豪

授权公告日：2008年8月6日

本发明经过本局依照中华人民共和国专利法进行审查，决定授予专利权，颁发本证书并在专利登记簿上予以登记。专利权自授权公告之日起生效。

本专利的专利权期限为二十年，自申请日起算。专利权人应当依照专利法及其实施细则规定缴纳年费。缴纳本专利年费的期限是每年04月20日前一个月内。未按照规定缴纳年费的，专利权自应当缴纳年费期满之日起终止。

专利证书记载专利权登记时的法律状况。专利权的转移、质押、无效、终止、恢复和专利权人的姓名或名称、国籍、地址变更等事项记载在专利登记簿上。

局长 田力普

2008年8月6日

第1页（共1页）

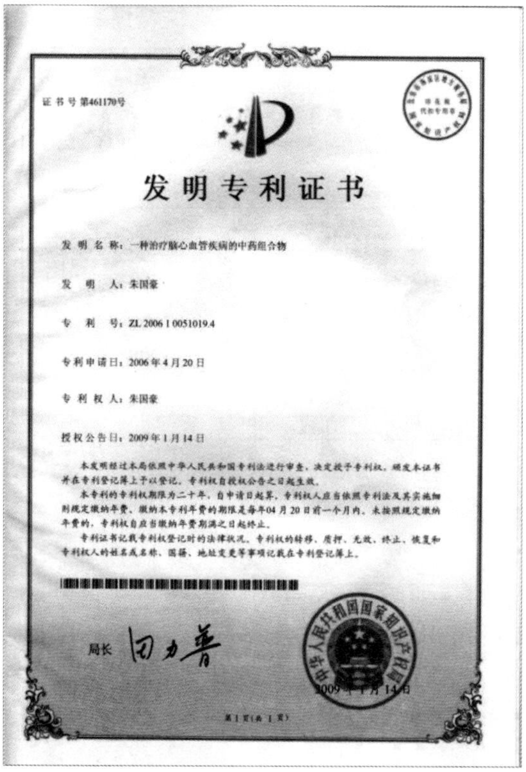

证书号第461170号

发明专利证书

发明名称：一种治疗脑心血管疾病的中药组合物

发明人：朱国豪

专利号：ZL 2006 1 0051019.4

专利申请日：2006年4月20日

专利权人：朱国豪

授权公告日：2009年1月14日

本发明经过本局依照中华人民共和国专利法进行审查，决定授予专利权，颁发本证书并在专利登记簿上予以登记。专利权自授权公告之日起生效。

本专利的专利权期限为二十年，自申请日起算。专利权人应当依照专利法及其实施细则规定缴纳年费。缴纳本专利年费的期限是每年04月20日前一个月内。未按照规定缴纳年费的，专利权自应当缴纳年费期满之日起终止。

专利证书记载专利权登记时的法律状况。专利权的转移、质押、无效、终止、恢复和专利权人的姓名或名称、国籍、地址变更等事项记载在专利登记簿上。

局长 田力普

2009年1月14日

第1页（共1页）

神奇的土家族医药主题曲

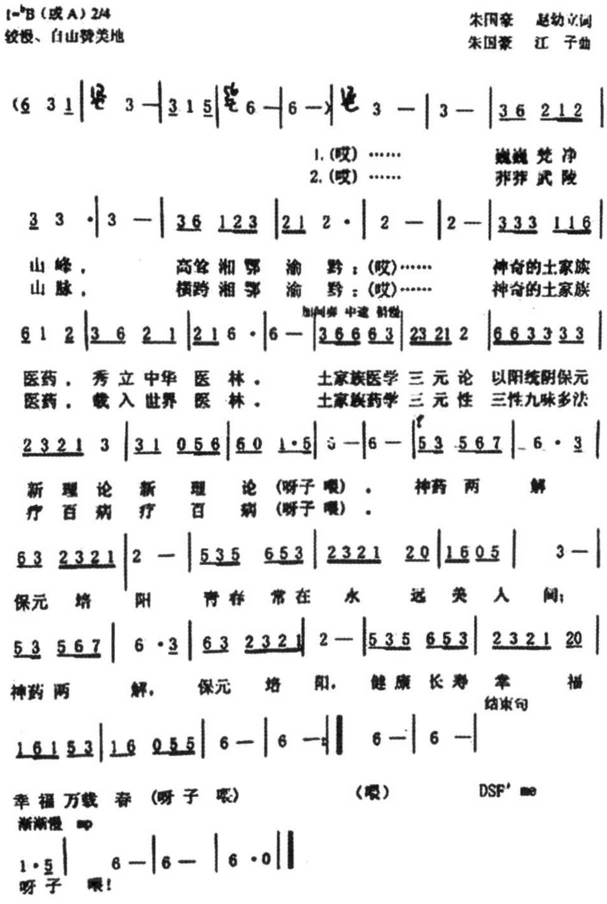

（注： 处既为男女合唱至F' me）